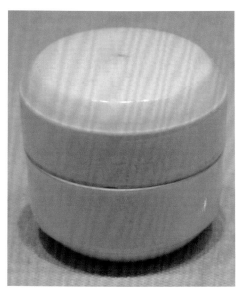

图1 宋·尚药局药罐,浙江大学老和山工地墓葬出土,浙江省博物馆藏,朱德明摄

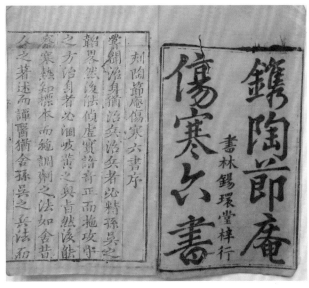

图2 明·陶华(号节庵,浙江余杭人)《伤寒六书》,明朝刻本,浙江中医药博物馆藏

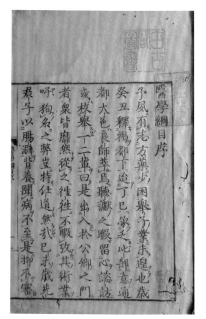

图3 明·楼英(浙江萧山人)《医学纲目》,明朝刻本,浙江中医药博物馆藏

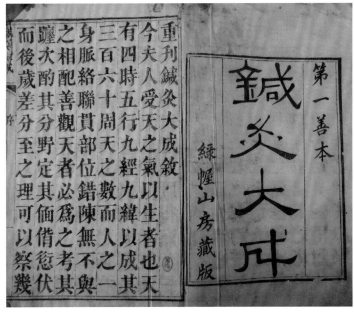

图4 明·杨继洲(浙江衢州人)《针灸大成》,清朝刻本,朱德明藏

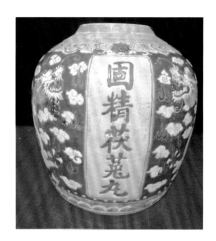

图5　清同治年间珐琅彩"固精茯菟丸"药罐,朱德明摄

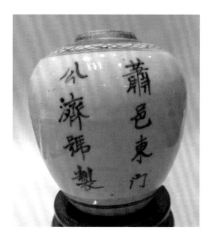

图6　清·萧山公济堂药罐,
朱德明摄

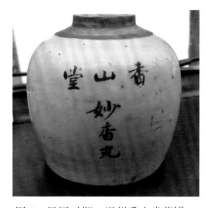

图7　民国时期,温州香山堂药罐,
朱德明摄

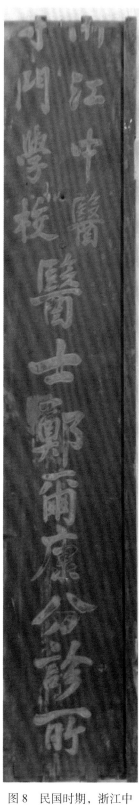

图8　民国时期,浙江中
医专门学校郑尔康医士分
诊所招牌,朱德明摄

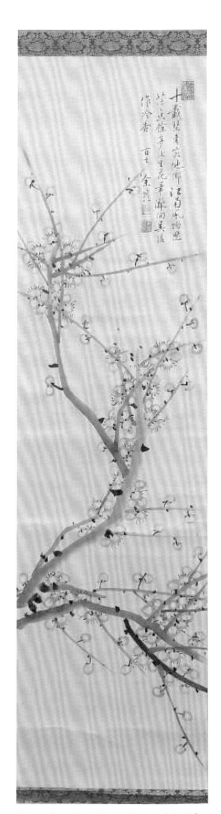

图9　余云岫(浙江镇海人)《梅花》,
朱德明摄

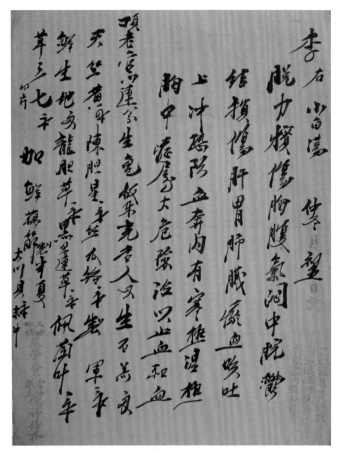

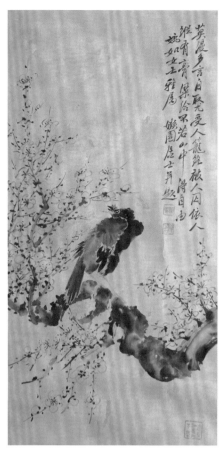

图10 民国时期，罗荣香（浙江省中医院罗氏儿科创始人）处方，朱德明藏

图11 民国时期，浙江中医专门学校创始人、首任校长傅嬾园绘制的《梅鹊图》，浙江中医药博物馆藏

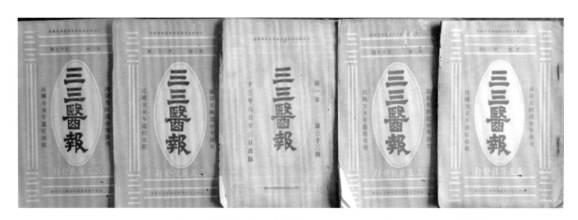

图12 民国时期，裘吉生（杭州市中医院创始人）《三三医报》，浙江中医药博物馆藏

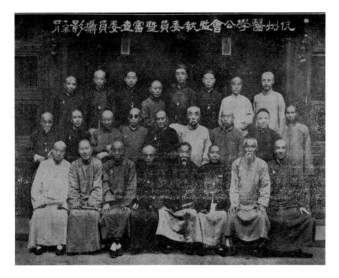

图 13 1929 年 4 月，杭州医学公会监执委员暨审查委员合影，朱德明摄

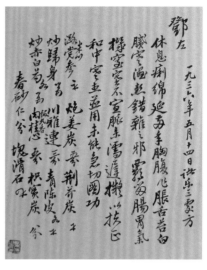

图 14 1936 年 5 月 14 日，诸乐三（浙江安吉人）处方，朱德明藏

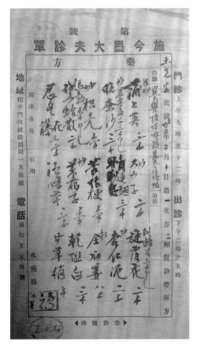

图 15 1943 年 2 月 10 日，施今墨（浙江萧山人）处方，朱德明摄

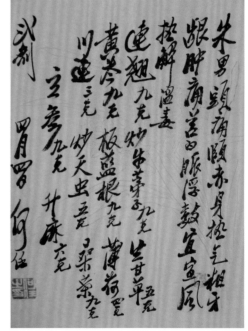

图 16 1986 年 4 月 4 日，国医大师何任（原浙江中医学院院长）所开处方，朱德明摄

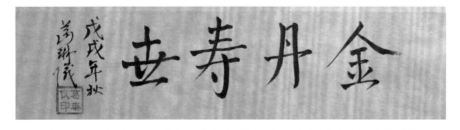

图 17 2018 年秋，国医大师葛琳仪（原浙江中医学院院长）题，朱德明藏

浙江医学史

主　编　张光霁

科学出版社
北京

内 容 简 介

本书是 2009 年浙江省社科联社科普及课题的研究成果,与其他研究浙江医药史的著作不同,主要着笔浙江中医发展历程,按内、外、妇、儿、骨伤、针灸推拿六大临床分科进行剖析,从先秦、秦汉、魏晋南北朝、隋唐、宋元、明清、民国及中华人民共和国八大历史时期,对各临床分科的历史源流、重大历史事件、代表人物、诊疗特点,以及不同时期的学术地位、学术思想、学术价值进行详细的阐述。以期读者知晓浙江地区历代名医、名著,以及重大的医事活动,了解浙江中医人在整个中医发展史上的重要地位,认识到浙江中医的临床发展特点和规律。

本书可供中医临床工作者、医学院校学生及中医爱好者参考阅读。

图书在版编目(CIP)数据

浙江医学史 / 张光霁主编. —北京:科学出版社,2022.10
ISBN 978-7-03-073294-1

Ⅰ. ①浙… Ⅱ. ①张… Ⅲ. ①医学史–浙江 Ⅳ.①R-092

中国版本图书馆 CIP 数据核字(2022)第 179054 号

责任编辑:鲍 燕 李 媛 / 责任校对:刘 芳
责任印制:肖 兴 / 封面设计:陈 敬

科 学 出 版 社 出版
北京东黄城根北街 16 号
邮政编码: 100717
http://www.sciencep.com

中国科学院印刷厂 印刷
科学出版社发行 各地新华书店经销

*

2022 年 10 月第 一 版 开本:787×1092 1/16
2022 年 10 月第一次印刷 印张:28 1/4 插页:2
字数:723 000

定价:**168.00 元**
(如有印装质量问题,我社负责调换)

本书编委会

主　　编　张光霁

副主编　朱德明　朱爱松　叶新苗

编　　委　（以姓氏笔画为序）

叶新苗　朱飞叶　朱爱松　朱德明

杨丹倩　杨楚凡　吴佳豪　吴菲菲

张光霁　张海航　胡力丹　钟海平

秦逸扬　贾瑞婷　钱袁媛　徐小玉

郭海峰　黄雪莲　揭　晓

前　言

　　浙江，聚东南之秀，乃文物之邦。自古以来就孕育着诸多名人贤士，浙江中医更是衣钵相传，世家林立，名医辈出。有史可考，清末以前的浙江名医有1700多人，有案可稽的中医药著作有1800多种；全国统编高校教材《中国医学史》所载全国名中医58人中浙江有20人，占34%；全国中医药名著496部中浙江有94部，占19%；《中国医学大事年表》所载全国中医大事216件中浙江有35件，占16%。这些可查资料共同印证了浙江医学的辉煌历史。

　　早在100万年前，浙江就有了人类活动。2004～2006年，浙江省长兴县泗安镇白莲村七里亭的旧石器时代古人类遗址出土了100万年前的700多件刮削器、砍砸器、手镐等打制石器，开启了浙江历史的长河。距今1万多年的浦江县黄宅镇境内的上山遗址，是长江下游地区最早的新石器时代遗址，对后来的萧山跨湖桥文化、河姆渡文化和良渚文化的形成具有重要影响。距今8000～7000年的萧山跨湖桥遗址出土了中药材，揭开了浙江医学的发展序幕。从此，浙江医学从无到有，先秦至汉唐时期浙江医学有了进一步发展，到了宋代，浙江医学优势更加突显，出现了许多医家学派，如萧山竹林寺妇科、绍兴钱氏女科、宁波宋氏妇科、陈木扇女科、海宁郭氏女科、绍兴"三六九"伤科、永嘉医派等，尤其是宋王朝南下迁都临安（今杭州）后，浙江医学进入了一个辉煌时期。此后的金元、明清时期，浙江医学流派众多，整体实力更是强大，如元代浙江最负盛名的"金元四大家"之一的朱丹溪，被后世尊为滋阴派始祖；医经学派张介宾及侣山堂一派；伤寒学派"钱塘三张""绍派伤寒"；温病学派王孟英、雷少逸等，此类名贤多不胜举，将浙江医学推向又一辉煌巅峰。民国时期，随着西方医学的大量涌入，中医遭到巨大的冲击和挑战，浙江中医界冲破重重阻力，汲取中西医之所长，将两种学术加以汇通，"中西医融合"这一新方法应运而生。中华人民共和国成立至今，浙江医药的发展更是可圈可点，名医辈出，世家林立，形成了中西医并驾齐驱的局面。

　　纵观古今，浙江医学源远流长，学派纷呈，推陈出新，时病诊治，学堂论道，厚德仁术。中医药界悬壶施诊、救死扶伤、丸散膏丹、丹浆栓片的美谈萦绕于耳，在中国科技史和中外医药交流史上占有重要的地位。

浙江医学史是研究浙江医学的历史沿革、医学流派、学术思想、临床经验、医学教育及医疗慈善等诸多方面的一门学问，也是对浙江地区医学发展轨迹的总结和归纳。当今，对浙江医药通史、医药文化的研究取得丰硕成果，如浙江医药通史及浙江医药文化研究权威朱德明《浙江医药文物及遗址图谱》、《浙江医药通史》(古代卷、近现代卷)、《南宋医药发展研究》、《张山雷与兰溪》，以及谢红莉《浙江医学史》等20部专著，均从不同角度揭示了浙江医药学变迁的艰难历程。

本书主要着笔浙江中医发展历程，按内科、外科、妇科、儿科、骨伤科、针灸推拿等六大临床分科进行剖析，从先秦、秦汉、魏晋南北朝、隋唐、宋元、明清、民国及中华人民共和国八大历史时期，对各临床分科的不同源流、重大历史事件、代表人物、诊疗特点，以及不同时期的学术地位、学术思想、学术价值进行了详细的阐述。笔者编写这部书的目的不仅在于完成对浙江医学史的探究任务，更希望浙江中医的历史进程能被更多的浙江中医界人士甚至对中医学感兴趣的人们所熟悉、了解，亦期更多的人在阅读本书后能了解中医学的精妙，知晓浙江地区历代名医、名著，以及重大的医事活动，了解浙江中医人在整个中医发展史上的重要地位，认识到浙江中医的临床发展特点和规律。通过对过去的总结，将有助于我们更好地认识现在、预见未来。

是书之作，来之不易。历经8年，今撰录校准已毕，即将面世。此时此刻，谨向浙江省中医药界关心支持本书撰稿工作的同仁深表敬意和谢忱！同时，限于笔者学识精力，识见未到之处，或有不足，实属难免，望读者不吝赐教，以求本书更臻完美。

编　者

2022年1月28日

目　　录

第一章　浙江医学发展概述

第一节　先秦时期浙江医学

　　浙江,位于中国的东南沿海、长江以南,地形自西南向东北呈阶梯状倾斜,西南高东北低,以山地丘陵地貌为主,素有"七山一水二分田"之说,有浙北地区的长江中下游冲积平原,浙东地区的绵延丘陵,浙南地区的茂密山区,以及沿海地区典型的海岛地貌,可谓山河湖海无一不有。从气候上说,浙江属于亚热带季风气候,四季分明,雨水丰沛,气温适中,宜人的气候条件,自然也适合各类生物的生长繁衍,造就了浙江生物繁茂、物产丰富的特点,也促进了文化的产生和发展。追溯到史前时期的新石器时代,浙江各地陆续出现了原始氏族公社文化,如上山文化、跨湖桥文化、河姆渡文化、马家浜文化和良渚文化等。这些文化的产生,使得浙江具有了与中原地区相媲美的辉煌灿烂的史前文明,并且在此基础上,形成了浙江地区独有的文化格局。在文化起源后几千年的时间里,浙江虽经历了环境、战乱、人口迁徙、政治划分的种种变迁,但不可否认,在这些变迁中,浙江也在不断地进行着经济、政治、文化、教育、医疗卫生等各方面的融合、变通和发展。

　　早在100万年前,浙江就有了人类活动。2004~2006年,浙江省长兴县泗安镇白莲村七里亭的旧石器时代古人类遗址出土了100万年前的700多件刮削器、砍砸器、手镐等打制石器,开启了浙江历史的长河。大约10万年前,浙江"建德人"开辟草莱,续写了浙江的历史。距今1万多年的浦江县黄宅镇境内的上山遗址,是长江下游地区最早的新石器时代遗址,对之后的萧山跨湖桥文化、河姆渡文化和良渚文化的形成具有重要影响。此后,新石器时代兴起的文化逐渐遍布浙江,据考古研究证实,包括跨湖桥文化(距今8000~7000年)、河姆渡文化(距今约7000~6000年)、马家浜文化(距今7100~6000年)、崧泽文化(距今6000~5200年)、良渚文化(距今5200~4200年),老和山与水田畈遗址以及上山遗址、小黄山遗址,这些文化共同构建起了距今8000~4000年浙江文化起源的发展脉络。而随着对这些文化遗址的深入勘考,展现在我们眼前的是当时居住在浙江地区人类的生产劳动、饮食居所,虽文献资料不多,但确有医药卫生方面的痕迹。

一、萧山跨湖桥文化遗址医学

　　起源于萧山的跨湖桥文化遗址,距今8000~7000年,通过从中出土的骨针和带有针孔的兽皮可以看出,跨湖桥的先民已经开始为了抵御严寒而缝制衣物,衣物的出现,降低了人们因为寒冷而患病、死亡的概率,同时也在一定程度上延长了人类的寿命,这对人类的生存和健康具有极其重大的意义,也是卫生文明的一个鲜明标志。此外,萧山跨湖桥遗址的发掘与考察中,发现了许多烧土坑,坑口形成焦积的锅底状灰烬,说明此时先人已能熟练地利用火了。从整个人类发展的进程来说,火的利用对医药学与卫生保健无疑是一次非常重大的变革。考古学家还发现了一件稍有残缺的绳纹小陶釜,根据现象观察及浙江省食品药品检验研究院中药室对其进行的成分检测(发现为茎枝类),确定了这是一件因高温烧裂而被丢弃的煎药陶釜。这也证实了在这一历史时期,人们已经认识到了自然物材的药用价值,同时也对研究药物煎煮的起源有极其重要的参考价值。因此,距今8000~7000年的萧山跨湖桥遗址出土了中药材,正式揭开了浙江中医药发展序幕[1]。

二、河姆渡文化遗址医学

河姆渡文化兴起的时间稍晚于跨湖桥文化,遗址位于余姚市河姆渡镇,距今约有7000年。河姆渡遗址是一处原始村落遗址,最具特色且广为人知的就是"干栏式"建筑,区别于同一时期黄河流域半坡遗址的半地穴式房屋,"干栏式"是一种在木柱或竹柱底架上建造的高出地面的木结构房屋,这种架空房屋下层养家畜,上层用于居住。加之南方气候潮湿多雨,"干栏式"建筑既能通风采光,又能防潮防水,还能避开蛇虫鼠兽之患,一举多得。"干栏式"建筑的出现,大大改善了人类的居住条件,提高了人类在自然界中的生存能力,也是医疗卫生的一大进步。同时,从发掘到的植物,如芡实、橡子、菱角、桃子、酸枣、薏仁米和菌米与藻类植物,壳斗科的赤皮稠、栎、苦槠,桑科的天仙果,樟科的细叶香桂、牛筋树、山鸡椒、江浙钓樟,虎尔草科的金粟兰、夜合花、紫南、旱莲木、蓼薏、苔、假灵芝、橡子、青冈、钩栲、芦苇、带弧皮的小葫芦中,考古研究认识到河姆渡人已经从中认识到了许多可以用作防治疾病、驱虫洁室的植物。不仅如此,遗址中还出土了61种动物遗骨,数量庞大,数不胜数,通过对遗骨的鉴定,也确认了河姆渡时期的人们已经意识到吃炙烤过的熟肉能大大加强人体营养和促进生长发育,在此过程中也意识到某些动物的脂肪、血液、内脏、骨骼、壳甲等有一定的治病作用。

史料记载,中国早在新石器时代就已发明"砭针"等外科医疗工具,在河姆渡遗址中,发现的无眼孔的骨针(用于刺砭)、骨锥(一种尖端打磨极其精细,作刺砭用;另一种为凹形带沟,主要用于穿刺引流)、骨簸(用于刺砭)等,与史料记载高度吻合。这一发现证明浙江地区在新石器时代就已有外科学。

马家浜文化时期,人们的居住方式已发展成木构地面建筑和"干栏式"建筑并存的形式。遗址中发现多处房屋残迹,确认当时已有榫卯结构的木柱,在木柱间编扎芦苇后涂泥为墙;用芦苇、竹席和草束铺盖屋顶;居住面经过夯实,内拌有砂石和螺壳;有的房屋室外还挖有排水沟等,这些居住建筑与形式的改善,对人们的生活与身体健康非常有益,大大推进了人类卫生保健的步伐。在马家浜文化遗址和崧泽文化遗址中,还发现了先民有关于拔牙的医疗技术,拔牙不仅是史前先民的共同习俗,也在一定程度上说明当时的人们已经意识到牙齿的疾病,并且开始尝试治疗。

三、良渚文化遗址医学

良渚文化时期，良渚遗址——一个具有早期城市形态的大型聚落遗址，规模和品质即使在全世界看来也是较为罕见的，在人类文明史上具有唯一性和独特的重要性，遗址区内遗址点多达 100 多处，其中包括宫殿、祭坛、墓地、工场、农耕区、土垣、城址、村落等各类遗存。这样一种集中的社会形态为人们的医药卫生保健创造了条件。

良渚文化分布于环太湖地区的史前文化，太湖地区地形平坦开阔，水域宽广，土地斥卤，气候温暖潮湿，是血吸虫传播的天然温床。由于古人对血吸虫病的认识和治疗极其匮乏，受到的健康威胁很大。与此同时，原始社会也已发展出了土葬、水葬、火葬等殡葬方法，在经历了马家浜无墓坑，层叠密集的埋葬，崧泽地区仰身直肢单人葬，至良渚文化时期，出现了散布在居址范围内的专门的墓地，这样的墓葬形式的最终形成，不仅对遗骸有了统一的归属和管理，也大大有利于环境卫生的治理及人们的身心健康。而在老和山与水田畈遗址中出土的稻米、煮熟食物用的陶制炊具及扬糠除秕的簸箕，都证明了良渚文化时期浙江地区的先民已经认识到食品卫生的重要性。

四、桐君、彭祖医学

黄帝时期，相传有一药学家，居于浙江桐庐县，屋舍周围桐树荫蔽，人不知其姓名，问之即指桐树，因而称其为"桐君"。在《本草纲目》《本草经集注》《吴普本草》等中医药古籍中均有对桐君及其著作《桐君采药录》的记载。这不仅说明了当时的桐庐地区盛产药用植物，还说明了当时人们对植物药用价值已有了一定的认识，并做了详细的记录流传后世。殷商时代，颛顼的孙子——彭祖，从彭城辞官来到八岗十六弯（现名为天目山）隐居养生，形成了独特的彭祖养生文化，其中包括彭祖摄养术、彭祖导引术、彭祖服气术、彭祖房中术和彭祖烹调术，彭祖也因此成为上古养生术的集大成者，被称为"上古大贤"。商周时期各地越人在有条件的地方多已出现饮用井水的现象。如《越绝书》载越国会稽有 "禹井"。至于在无井水可汲的地方，越人及先民也懂得采用澄清法对水进行过滤后再饮用。

浙江与其他地区一样，这一历史时期还没有发展出完整意义上的医政机构，医药管理尚受民间习俗制约。但值得一提的是，诞生于春秋时期的越国却出台了浙江地区有史可考的第一份医政敕令。可见，浙江地区的国君十分重视民间疾苦，关注百姓医疗卫生情况。如越王勾践奉行 "疾者吾问之，死者吾葬之；老其老，慈其幼，长其孤，问其病"的医疗慈善政策，并亲自躬身医事，反映了战国时期浙江医药事业较为昌盛的状况，为这一地区政府关心民瘼开了个好头。越国大夫范蠡 "以医药救人"，从不取利。

先秦时期，文明还在起步和萌芽的阶段，浙江医学的发展尚处褓褓之中，从时间线来说，发展速度非常缓慢，浙江地区的医药卫生直至春秋战国时期才有了一些相对先进的政策理念和医疗水平，尽管并不系统完善，但已是当时浙江地区最好的医学发展状况。

第二节　秦汉三国两晋南北朝时期浙江医学

一、秦汉时期浙江医学

秦汉时期可以说是中国古代医学理论体系初步形成的时期，这一时期整个王朝的政治、经济、文化、教育、医疗中心都集中在黄河流域，浙江地区在各方面的发展都远不如中原地区，医学方面也不例外。

秦汉时期浙江的主要医学人物有上虞的王充、魏笃，嵊县的刘晨、阮肇，临安的张道陵，东阳的赵炳。其中最著名的医学人物便是东汉时期的王充。作为一代博综古今的学术大师，王充开启了浙江学术博采、创新、求实、重史、爱国等优良学风，并著有《论衡》85篇、《养性》16篇等书。他有关于养生保健的纲领性思想是"养气自守，适时则酒。闭明塞聪，爱精自保。适辅服药引导，庶冀性命可延，斯须不老"。他还提出生老病死是自然规律，强调未病先防、已病早治的预防思想。王充还在其书中记录了在金属冶炼中发生的烟火侵袭眼鼻和皮肤灼伤的病例。他的医学学术思想和论著推动了浙江医学的发展，也为秦汉时期医学理论的研究提供了珍贵的资料。

这一时期，疫病横肆，举国上下都饱受疫病之苦，浙江地区由于医疗水平远不如黄河流域，因感染疫病而死的人畜更是不计其数。浙江境内有关于疫病流行的史料记载，最早出现在东汉建武二年（26年），《南史》中记录了当时嵊县一家母子由于感染斑疹伤寒而双双死亡的病例。《后汉书》中亦有疫病相关的记载，东汉建武十四年（38年），绍兴一带暴发疫情，染疾者甚众；东汉永元六年（94年），绍兴再次发生大疫；东汉元初五年（118年）四月，绍兴一带大疫，朝廷遣太医前往诊疗，并赐棺木瘗葬尸体，免除当地人民的赋税，减轻百姓的生活负担。

汉代虽举国上下都尊奉儒术，但不可否认浙江地区医药的发展离不开道家学说的引导。《后汉书·徐登传》中记载，东阳著名道士赵炳，字公阿，能以禁咒法治病，又通内科，擅长用越人方药治病，医术高超。面对东汉兵乱、疫疾大作的现象，他与徐登相约在乌伤溪水之上（今浙江义乌市东），以此法治病，闻名江南。东汉章帝、和帝时人张道陵，出生于临安天目山，精通长生不老之术，隐迹高居，一生遍游名川大山，东抵兴安云锦溪云锦洞，在附近的仙岩炼丹，三年而成，后得道升天，所遗经箓符章河剑，传授给子孙后代，世袭天师之号，杭州的炼丹之士，有许多便是出自他的门下。浙江中医在秦汉时期虽无明确的分科，但在妇科方面，早在东汉就有道士于吉（一作干吉）专为妇人治疾。东汉末年，上虞地区著名的道教大师伯阳真人（魏伯阳），修真炼丹，吐纳养息，撰写了一部综合内、外丹与房中术的关于长寿的系统性著作《周易参同契》，这是道教最系统、最具权威性的炼丹学著作，也是世界上现存的最古老的丹经，从而伯阳真人有"万古丹经王"的美誉。不仅如此，该书中还记述了如何修炼精、气、神，为气功的修炼提供了重要的参考价值。由此我们不难发现，伯阳真人及其所著的《周易参同契》为医药学、养生学乃至人体科学的发展都做出了不可磨灭的贡献，是道家与医学结合的学术价值极高的实例。

秦汉时期作为中国医学史上的重要奠基时期，中医学四大经典著作在这一时期相继问世，同时产生了众多著名医家如扁鹊、张仲景等，但他们都活跃在黄河流域，而回顾这一时期浙江医学人物的数量及成就、医事活动和疫疠控制等方面来看，发展仍旧相对缓慢，远不及黄河流域[2]。

二、三国两晋南北朝时期浙江医学

三国两晋南北朝时期虽然历经时间不长，但浙江地区的医学活动已然蓬勃发展，有欣欣向荣之势，浙江医家在中国医学史上的影响开始扩大。然而对比同时期的中原地区，不仅有华佗这样名扬四海的大医，且有了外科（晋《刘涓子鬼遗方》）、针灸科（晋《针灸甲乙经》）、儿科（梁《疗小儿杂方》《疗少小杂方》等，均已散佚）等专科著作的出现，浙江地区虽已有了产科、外科等专科医生的出现，《肘后备急方》也是内科急症的重要著作，但临床分科仍不具体、明确，直至隋唐。

魏晋南北朝时期，是中国道教发展兴盛时期，浙江受北方文化重心南移的影响，成为道教活动传播的重要地区之一。这一时期的浙江医学发展有着极其重要的特点——道医结合。主要的代表人物包括晋代的葛洪、白云先生，南北朝时期的陶弘景、齐国人胡圣等。

浙江医家辈出，既有医学世家，又有达官贵胄；既有文豪及艺术大师，又有宗教领袖人物，共同推动浙江医药学向前迈进。这一时期，浙江各地著名的医药学家，杭州有徐熙、徐秋夫、徐道度、徐叔向、徐文伯、徐謇、徐嗣伯、杜京产、暨齐物；萧山有许询；於潜有张道陵；余姚有虞翻、虞悰、虞世南；海宁有顾欢；武康有姚菩提、姚僧垣、姚最；湖州有陆修静、何佟之、何聪；会稽（今浙江绍兴）有孔氏医学世家、王羲之；嵊县有于法开、赵广信、胡圣；上虞有王弘之、嵇康、谢灵运、孙溪叟；东阳有徐嗣、范汪；天台有白云先生、智顗。

《南史·顾欢传》记载，顾欢（390～453年），字景怡，又字元平，今海宁人。事黄老道，解阴阳书，为数术多效验，治疗驱邪有方[3]。

南北朝时期的上虞人孙溪叟，对外科疮疡有特异疗法，凡疮疡流血不止者，应手即止，疮疡也敛口而愈。治疾兼授养生、延寿之法。孙氏被认为是浙江有关外科医疗活动的先期人物，是浙江最早的外科医生之一。浙江地区第一家私立慈善医院也于491年在湖州府第北面建成。

医学世家，代有名医，这正是由于这些医学世家，经历了长期积累，医疗水平确实较高，加之患者对世家医技的信赖，使得世医的医名鼎盛乡间。古有"医不三世，不服其药"说法，家学渲染，秉承祖业，深入研究，使臻完美，而成世家。在中医药学的发展过程中，通过世传、讲经、办学、投师、访友、自学等多种形式，并加上地理环境、风俗习惯等多因素作用，自然地形成了各种特色鲜明的"世医"派系。

南北朝时期，居于钱塘（今浙江杭州）的徐道度著有《疗脚弱杂方》8卷，是目前世界上最早的治疗脚气病的专著。而徐道度所系的江南徐氏家族，七代当中就出了十二位名医，他们大都医道精湛，名扬海内，在我国医学发展史上占有一席之地。姚菩提、姚僧垣父子，南北朝时期人，姚菩提得梁武帝赏识，命为侍医，而姚僧垣则承其家业，著有《集验方》12卷、《行纪》3卷，是他将自己一生搜集到的民间医疗经验和奇方验方，经临床验证后筛选整理编辑而成，可惜原书已经佚失，部分验方还可以在《外台秘要》《医心方》等医籍中见到。

佛教医学同浙江医药学也有着种种的关联。浙江会稽是东晋王朝的战略后方，也是东晋前期重要的学术文化中心,遍布有世家大族的庄园,因而当时的名士高僧也大多居住在这个地方。僧侣中多有精通医术,从事行医救人行善者。东晋的于法开等法师精心研究医术,救护贫穷与患病的百姓是寺院医学的最有力的佐证。史载晋僧于法开"初以义学著名,后与支遁有竞,故遁居剡县,更学医术"。他著有《议论备豫方》1 卷(已佚),并开僧医治疗产科病之先河。《高僧传卷第四·晋剡白山于法开(于法威)》记述了于法开对羊膜、羊肉羹及针术治难产的案例,也说明了于氏医术之精湛。还有北齐时,那连提黎耶舍就在寺中收容麻风病患者,施以医护与疗养。

陈隋间的智顗在天台山居住多年,创立了天台宗,对气功养身很有研究,著有《六妙法门》,并与僧人慧绰在山上种植苣拾像草药[3]。

第三节 隋唐宋元时期浙江医学

一、隋唐时期浙江医学

随着医疗实践经验的不断丰富、医学理论的不断提高,临床医学的发展越来越专门化。隋唐五代十国时期,我国现存最早的外科、针灸科、小儿科、妇产科、伤科的专著均已出现,隋太医署首创了医学分科教育,分医师、按摩、禁咒、药学四科,唐代则将药学分出,进行独立教育,新增"针科",分医师(唐太医署又将医师下分五科,分别为体疗、少小、疮肿、耳目口齿、角法)、按摩、禁咒、针科。临床医学专科化发展日趋成熟。

唐朝浙江医官(生)的设置,开启了设官建制管理浙江医药行业的先河。唐贞观三年(629年),各府州县置医药博士。同年,衢州置州医学,设博士、助教各 1 人,管理医药和教学。唐开元元年(713 年)改医药博士为医学博士,主要负责用百药医治民疾,并需执刀除病。医学助教执掌本草验方的收集、撰写。医学生从事偏远贫困地区的巡诊医疗。当时越州属中都督府,故设医药(学)博士 1 人、医学助教 1 人、医学生 12 人。随后,浙江部分府州县设立医学机构,如台州、浦江、龙游等地。唐朝浙江医官、生的设置,对浙江医学的发展意义重大[4]。

这一时期,浙江地区也出现了一些著名的医家,也出现了专科学术流派的起源。如唐开元年间,广平公宋璟,儒而精医,每见堂下吏有疾,则审视之,知其所患,药到病除。其夫人余氏,窃其术,专究妇人病,而济于世,虽闾间小民之妇,靡不被其泽,宋氏女科由此发端。又如《钱塘县志》载:"唐乾宁时,有陈仕良者,以医名于时,诏修《圣惠方》,官药局奉御。"而陈仕良本人也是浙江桐乡地区陈士铎女科世家的源起。

隋唐五代十国时期浙江各地的医药学家,杭州有陈仕良、马湘、丁飞、宋广平;萧山有高昙;宁波有陈藏器、四明人、四明善医、施肩吾、张伊、田大明;温州有杜光庭;瑞安有王延叟;绍兴有赖公、李会通、罗珦、许寂、胡廷寅、谢玄卿;嘉兴有陆贽;天台有释智顗、李翰林、司马承祯、白云子;武义有牧牛和尚;浙西有沈中;丽水有叶法善[3]。

二、宋元时期浙江医学

宋元时期,尤其是南宋迁都杭州之后,以中原地区为政治经济中心的格局发生了重大变化,开始向长江流域转移，同时宋元时期也是我国古代科学技术发展的高峰期，指南针、火药、活字印刷术这三大对人类文明做出重大贡献的科技成果都发明于宋代。印刷术的发明，不仅加速了文化思想的传播，也使大量的医学著作得以刊刻，加快了这一时期中医学的传播与发展。宋元时期可以说是医家创新丰富思想理论的高峰期，也是中国古代医学具有突出成就的时期。此时的浙江的医家著作如雨后春笋，浙江医学在这个时期飞速发展，进入一个辉煌时期。

金元时期诸医家无论在理论上还是在临床上的创新成就对明、清乃至今日中医学的发展，都有重要影响。

（一）宋朝浙江医学

北宋时期，浙江各州县设立了医学官制和惠民药局，还出现了杭州第一所亦是当时中国为民服务的最大医院“安乐坊”。北宋时期名医辈出，成就斐然，对后世影响深远，如裴宗元奉敕校正《太平惠民和剂局方》并刊行于世；沈括撰写的《良方》（后与苏轼《苏学士方》合编为《苏沈良方》）涵盖了病因病机、医理、本草、灸法、养生、炼丹、方药等方面，涉猎了养生、治风、治疫、治气血疾病、治妇科疾病和治儿科疾病六类；朱肱潜心研究伤寒20年，开创了以方类证、从证论方的先河，并著有《类证活人书》等，他们在阐发中医学术方面，可谓千峦叠秀，百花争艳，光彩夺目。

南宋时期，建置浙江的中央及该省医药卫生机构较为完善，御药院、太平惠民局、惠民和剂局、惠民局、施药局等在体恤民众、诊治疾病、规范行规、炮炙药物、施舍军民诸方面建树非凡。浙江出现了众多医家学派。他们均有独特的医疗方法，疗效如神，受到蛰居临安（今浙江杭州）的南宋朝廷首肯，形成了完整的中医药理论体系。浙江的医学基础理论和临床各科发展迅猛，在内科、外科、妇产科、儿科、针灸、耳鼻喉科、食疗科、法医等领域建树非凡。颇具盛名的医学流派主要有萧山竹林寺妇科、绍兴钱氏女科、宁波宋氏女科、陈木扇女科、海宁郭氏女科、绍兴“三六九”伤科、永嘉医派等，世家医派百川争流，成果迭出，通过不同医学流派的专擅特色便可看出，这一时期的临床诊疗已经非常专门化。

北宋时期，名医辈出，考其籍贯却有明显集中于江浙一带的倾向，尤其有贡献的浙江籍医药学家人数占全国前茅，现按浙江省各地胪陈如下：

杭州：裴宗元、陈师文、沈括、陈沂、王衮、范思贤、李立之、郎简、陈承、王复、靳起蛟、稽清、靳鸿绪、范防御、范思贤、徐防御、王介、严防御、周守忠、章杰、邢氏、吴观善、郭昭乾、初虞世、陈谏、曹五、林洪、严观、彭浩、金刚中、祝氏、严恭、潘殿直、林逋、陈静复、货药道人、张上舍、千佛寺异僧、郭冯氏、靳豪、靳从谦、萧氏、临安名医、管范、僧法坚、沈允振、肖氏、管归真、西溪寺僧、杭州婢、杭州道人、钱宗元。萧山：僧高昙、僧涵碧、僧广岩、僧志坚、僧子傅、僧静暹、僧大有、僧华玉、僧道印、萧山恶医。临平：僧法本。余杭：岑村人、僧了性。建德：监寺僧。於潜：唐子霞。

宁波：释奉真、释元觉、释法琮、王作肃、高衍孙、史源、魏岘、医偏肠毒道人、陆从老、陈安上、楼璹、楼钥、僧了性、臧中立、王承宣、史弥守、俞正臣、魏邢部。宁海：罗适、韩扆。奉化：周尔皇、舒津、陆貂、陆曮、董溱、陆溥、李中。余姚：虞氏、张永、程迥、王俣。象山：卞大享。

温州：僧法程、僧道光。永嘉：卢檀、周无所、王硕、戴煟、施发、王暐、屠鹏、王叔权、卢祖常、夏元鼎、刘拱辰。瑞安：王执中、张声道。嘉兴：谢医、骆飞尘、闻人耆年、闻人规、徐名世、周澄、严秋蟾。

嘉兴海宁：陈迁、郭敬仲、郭时义。桐乡：蔡梅友、蔡渊斋、蔡竹友。

湖州：朱肱、姚称、陆修静、章杰、道场山僧、严秋蟾、牧羊子、王克明、周端仁、治酒鼻查小兵、刘荄、莫伯虚。安吉：下蛇医、雄黄医。长兴：贾耘老、刘荄。

绍兴：陈师文、王璆、伍捷、张升之、王宗正、嵇绍、嵇幼域、陆游、诸葛兴、王小八、钱氏女科。诸暨：杨文修。上虞：赵才鲁。

金华：谢天锡、卢鸿、金华老人。兰溪：汪夫人、郭桂其。武义：汤晙。义乌：朱杓。东阳：汤民望、汤衡、陈氏、李明甫。

衢州：申受。常山：阎明广。

台州：黄宣、王世臣。天台：张伯瑞、天台僧、黄宜、王可道、胡德完、张无梦。黄岩：徐似道、陈万卿、葛自得、陈衍。仙居：湛新道人。临海：王卿月。

丽水：陈坡、钱竽、王硕、鲍志大、冯守经、吴嗣英、何俋。松阳：毛梓孙。

青田：陈言、余刚。龙泉：吴应能、吴子桂。缙云：赵初旸[3]。

萧山竹林寺，建于南齐（479～502年）。943年，寺僧高昙始开妇科，师徒代代相传。南宋时萧山竹林寺妇科医家学派正式得到朝廷的认可。主要医书有现存于浙江省中医药研究院的《竹林寺女科秘方》《宁坤秘笈》等37种。传秘方为调经、胎前、产后三门。主要特色是在辨证上以肝、脾、肾三脏主论，在诊断上强调问诊，在治疗上重视调和气血，疏肝解郁，在具体措施上提出补血行气，补肾益精，祛瘀解郁的治疗方法。在竹林寺妇科发展史上贡献较大的有所谓十世医王，院内名医辈出，患者比肩接踵，初具妇科医院的格局[5]。

绍兴钱氏女科，其因世居山阴石门槛，故又称"石门槛女科"。北宋末年，钱氏第十一代女科始操女科业，是钱氏女科鼻祖。迄今22代，代有传人，有《大生秘旨》《胎产要诀》两书作为世传衣钵。1130～1132年，宋康王赵构在绍兴行宫称帝期间，浙东女科只有钱氏一家，因此后宫女眷染疾都请钱氏女科诊治，因每能应手取效，颇得皇家青睐，钱氏医名鹊起，并世代相传。钱氏女科医学得自家传，识症用药与一般医家不同，自成一家之言。南宋时期钱氏女科主要特色有善用风药；治崩漏不用固涩方，喜用清肝凉血之品；带下病以五脏五色理论为依据，临证处理则灵活变通；胎前要注重调养；产后以通补为贵，还提出了孕产须注重宜忌。

陈木扇女科，起源于唐代善调妇科各病的医家陈仕良，但真正兴起是在南宋建炎年间，陈沂奉诏为康王妃治病，用药奇效，竟做到了力挽狂澜，因而得到皇帝的宠信，皇帝特地赐给他"罗扇"，陈沂拿着扇子，可以随时出入禁宫，畅通无阻。他官至翰林院金紫良医，陈木扇女科名声大噪[6]。

海宁郭氏妇科，开始于宋代郭昭乾。由儒学医，擅长诊治妇产各病，享誉汴京，1013年徙临安。宋高宗南渡，郭氏全家南迁，居住武林。相传郭府男女都通医理。昭乾的夫人冯氏，尤其精于妇科，因治好当朝孟太后的病，得封国姓并赐府邸得以世代居住于海宁。其子郭敬仲，也继承家业，因善于医药也被敕封"光禄大夫"，此后郭氏根据经验总结出了"郭氏十三方"，历代相传，绵延至今。

南宋定都临安，从北方带来一大批太医院医官及其家属安置绍兴，使绍兴成为南宋时期医药业的中心之一，出现了绍兴民间名声很大的"三六九"伤科。绍兴"三六九"伤科，世居山阴下方桥里西房，故又称"下方寺里西房伤科"，为浙江著名的伤科世家。此时的"三六九"伤科留有的著作主要是《下方寺西房秘传伤科》《秘传伤科》。绍兴"三六九"伤科辨证宗内科各家之说，手法以少林武术为基本功，又辅以外科、针灸术，在治疗骨折、伤筋方面具有独特经验。

永嘉医派是活动于南宋淳熙至淳祐年间（1174～1252 年）浙江内科医学流派，它的学术源头是中国医学史上颇负盛名的医学大家陈无择。这一从温州土生土长的医学流派，无论是认病识证、处方用药或是医学理论探讨，都充满着浓郁的温州地方特色，也是浙江地区这一时期极重要的医学流派之一。此所倡导的务实医风，经久不衰，一直影响着浙江乃至全国的中医学发展，它足以与宋金元时期的河间、易水三足鼎立，在中国医学史上占有一席之地[7]。

（二）元朝浙江医学

中国医药学发展有几个重要的历史阶段，而具有学术创新、谋求不同学术思想和医学流派的交流与争鸣、繁荣医学理论、提高临证医疗技术水平、有着重要影响并取得诸多成就者，当推金元时期。朱丹溪就是这一时期中国医学史上具有开创性学术争鸣的金元四大家之一，他也是我国古代最著名的医学家之一，世称"滋阴派"鼻祖。继金元以朱丹溪、戴原礼为首的"滋阴派"后，鉴于中医药学的博大精深，杏林人物众多，各家研究内容不尽相同，历史上医学流派纷呈，明清时期浙江又形成以张介宾、赵献可为主的"温补派"，以张志聪、高世栻为代表的"钱塘学派"，以俞根初、高学山为首有地域色彩而无师承关系的"绍派伤寒"等学术流派。他们从医药学的不同角度努力实践、勇于探索创新，完善了各学科的建设，开创了多种学（流）派。在元明清时期的浙江众多医家学（流）派中能以医学泽被后世，学播寰宇。

医生在不同朝代有不同的社会地位，在中国封建社会制度下，主要取决于统治者对医学和医生的态度，元代医生的社会地位和政治待遇较以往历朝为优，表现在征召名医、医官品秩较高和减免医户赋役三方面。元朝多次征召名医。忽必烈为亲王时，开幕府于金莲川，结集了很多汉族文人，儒臣许国桢"以医征至翰海，留守掌医药"。忽必烈嗣立后授许国桢荣禄大夫、太医院提点，赐金符。此后，他又曾多次诏令征求名医。元至元十二年（1275 年）进军南宋时，遣使去江南搜访名医，次年又诏谕临安（今浙江杭州）新归附的府、州、司县官民，具名上报所知的医生。因此，元朝浙江出现了一些著名医家，明清两代名医更加辈出。

杭州：李诇、沈复东、陈以善、宋会之、周古愚、吴恕、崔进之、倪居敬、刘埙、静隐处士、仇远、仇沅、仇天一、林子文、姚懒、燕志学、肖德祥、瞿佑、陈仲常、沈好问、沈允振、夏应祥。萧山：僧德宗、僧性间、僧宏慈、僧持敬、楼文隽、楼寿高、楼友贤、楼全善、夏祖姑。宁波：陈瑞孙、陈居仁、陈宅之、李生、陈公亭、高青、李植纲、高一清、高文昌、史源。鄞县：吕复。余姚：许举仲、苗仲通、滑寿、张经、杜晓村、陆简静。慈溪：桂起予、张德渊。宁海：丘处机。奉化：陈璹、严兴贤。永嘉：刘资深、孙华、王与、孙志宁。乐清：曾应孙。瑞安：郑作新、陈允文。嘉兴：吴森、张年。桐乡：蔡君实、蔡济、蔡熙、蔡伯仁。海宁：胡瑞、贾铭。嘉善：吴宣、吴宏道。湖州：姚观、赵孟頫。绍兴：享老、蔡文、陈白云、江仲谦、王练、韩明善、费子明。诸暨：吴庸。上虞：赵才鲁、贝元瓚。嵊县：吕孟伦。新昌：王宗兴、王公显。金华：俞时中、许谦。兰溪：王开、王开元、吴奂、何凤、王迪、王廷玉、王宗泽、王镜泽、王国瑞。义乌：刘应龟、朱丹溪、朱玉汝、朱嗣汜、虞诚斋、贾思诚、王顺、冯彦章。

东阳：张去非、陈樵、程常、乔光庭。武义：杨进、杨景希。浦江：戴清、戴泳、戴良、戴直元、赵道震、赵良本、赵良仁。衢州：刘光大、刘光山、刘埙、伍敬中、徐幽、郑礼之。常山：徐旸。龙游：徐泰亨。江山：伍子安。开化：徐绥、张文楷。定海：严兴贤、许若璧。舟山：胡逢辰。天台：叶孝墅、胡克明、林邦献、胡德亮。黄岩：赵与庆、陶宗仪、林恺祖。临海：施敬仲。龙泉：项濂。庆元：陈宅之、陈瑞孙。遂昌：项可立、郑元[8]。

宋元时期这些浙江籍的中医学家群星璀璨，让这一时期的浙江医学整体实力大步跃进，携手推动了浙江乃至全国的中医学嬗递。这一时期，浙江医学领域人才济济，流派众多，可谓百家争鸣，百花齐放。他们携手为祖国医学的发展筚路蓝缕，做出了卓越的贡献。

第四节　明清时期浙江医学

一、明朝浙江医学

明清时期是中国古代封建社会的后期，科学技术的进步，宋明理学的严谨学风，王阳明心学的产生，明末清初革故鼎新的思想解放，清代兴起的文字狱，以及因思想禁锢而兴起的考据训诂学，这些重大的时代背景和历史事件都对中医学术的发展和理论构建产生了极其深远的影响。这一时期，浙江地区的医学发展不仅有医学家个人的临床实践和学术思想，如继承丹溪学说的戴思恭、楼英、虞抟、王纶，对仲景伤寒颇有研究的陶华、柯琴，还有专注于针灸学的马莳、杨继洲、高武等，还发展起了包括以张介宾、赵献可为代表的温补学派，还有以三张（张遂辰、张志聪、张锡驹）为代表的钱塘医派，以俞根初、何秀山为代表的绍派伤寒，以顾士圣为代表的顾氏伤科，以及以何九香、何少山为代表的何廉臣女科在内的学术流派，浙江医学有了新的发展，浙江地区医药卫生事业取得了令人瞩目的成就。

明清时期，浙江医学基础理论，诸如脏腑学、运气学说、病因病机学、诊疗学都有嬗递，临床医学有所发展，在外科、骨伤科、妇产科、儿科、口腔科、食疗、养生保健诸方面都取得了骄人业绩，明末清初的钱塘医派在医学基础理论和临床各科都取得了相当的成就。

明一代，浙江籍医官及在太医院任职的医药学家众多，医家辈出，百家争鸣，各成一体，现将这一时期有史可稽的医药学家按地区罗列于下：

杭州：张遂辰、李英、倪洙龙、卢复、卢之颐、王逵、邹观、叶文龄、叶折手、钱益、王赐爵、诸余龄、严元、朱玩泉、林澜、沈太洽、王少泉、王仍奕、王修德、皇甫泰、葛林、嵇胜、郭绍渠、郭琬、郭桢、郭杞、郭枚、翁禹训、王锦澜、王宏泉、王紫芝、王嘉嗣、高濂、郑晔、陆圻、陆林、徐镗、沈君宾、邵元、李珥臣、刘用宾、刘均美、倪居敬、靳鸿绪、张环、卢燊、燕喜时、任鹤龄、皇甫中、皇甫嵩、郭毛氏、郭绍矩、郭嗣汾、彭浩、郭钦浩、吴毓昌、钱寰、陈振先、钱惟邦、沈汝孝、陈谢、钱国宾、陈元赟、王绍隆、吴元溟、马更生、沈士逸、潘楫、锁万言、锁文良、锁乾世、姚应凤、陈椿、陈鼎、陈诰、陈谨、陈模、陈林、陈赞、陈引川、陈引泉、陈惟善、陈清隐、任二琦、任允谦、任懋谦、闵自成、孙志宏、刘默、戴曼公、方谷、胡文焕、李元素、朱天璧、吕恺阳、倪厚、倪晕、皇甫山、倪伯温、王允曙、西桥老人、瞿佑、潘氏、顾行、燕士俊、燕嘉时、靳吉、靳咸、靳谦、吴绥、吴瓒、吴仁斋、吴邦宪、吴绍裕、郭靖、郭凤、郭龙、闻忠、周某、卢淳熙、于彰、方隅、朱应轸、吴氏、毛氏、毛桢、毛杞、毛枚、卢万钟、王锡爵、仇沄、梅得元、孙如槐、孙志宏、孙适、孙瑸、沈管、张懋忠、卢不远、卢似立、孙钝、孙桂岩、徐镗、蒋正斋、潘灼、潘灿、静隐处士、王茵、冷谦、洪梗、梅得春、郭钦浩、郭子泷、郭子沨、王佐贤、王遵逊、姚仁、姚耕山。富阳：沈文奎、王尚、方喆、释瑞公、方模、童杰、王尚、邵继稷、沈汝孝。余杭：程氏、陶华、周礼、何古朴、施季泉、洪炜。临安：天目山异人、郑华、童自成、李立之、邹观。昌化：胡虚台。於潜：谢以闻。萧山：楼英、楼师儒、楼宗起、楼宗望、魏直、俞文起、绍钟、道本、清禅、孔子明、孔广宾、王应华、史宝、僧宣理、僧圆泠、僧圆洭、僧文佩、僧文璟、僧元颖、僧树富、曾径怡、僧果祚、僧果意、僧道安、僧泰如、僧明德、僧普门、僧克修、僧惠群、僧惠怿、僧德昂、王任、王尚明。桐庐：金少邱、袁廷用、袁瑾、张在中、张与敬、张约、张世、来师会、戴廷赞、姚美。分水：吴嘉言、王永辅、王禹道、吴学易。建德：方叔和、戴天佑、戴邦聘、仇凤翔、宋贤。遂安：周望。

宁波：董宿、张时彻、胡宏、胡君、钟大延、王坡、张世贤、卢铣、赵献可、宋法、高武、何一帖、陆昂、何镛、何桧、何恒、何望之、徐国、徐阳泰、徐凤垣、万表、万邦孚、孙淑、李兰泉、宋北川、高士、宋林皋、徐国麟、鲍思、沈应凤、应诗洽、张大纲、杜春、李伯惠、董光宏、杨式、孙天弼、陈沂、陈某、陈德成、蔡继周、尤敬宗、黄渊、仇廷权、周理卿、王瑞伯、董元明、唐祖官、王俊照、范大捷、李赞化、赵贞观、高鼓峰、王廷先、王氏、王宗衡、朱思贞、孙某、毛云鸡、郑珞说、蒋式金、卢骈、苏伊举、钱雷、薛敬、薛三才、陈宏烈、吕复、屠隆。镇海：王慈人、董一麟、袁镳、沈光文。慈溪：王纶、赵继宗、翁晋、翁文九、王经、周南、秦东阳、僧彻尘、钱澍田、罗伯成、徐连塘。奉化：俞承春、俞承历、俞应震、俞成震、俞寿、俞涛、俞德扬、俞惟圣、周志域、邵真斋、方孝孺、陈德成。象山：李铖、卜者。余姚：项昕、黄渊、黄大中、黄世仁、黄济之、杨道桂、赵世美、史琳、黄宗羲、张琳、严叔信、孙照、邵讷、孙西河、杨日东、孙天弼、劳双龙、沈贞、杨应期、严昌世。宁海：贺广龄。

温州：张源。永嘉：孙华、金子性、蔡伟节、虞君平、翁朝缙、袁迁、张源、陈蕴璧、张鸣凤、徐孟彬、陶与让、王沛。乐清：虞群、翁应祥。平阳：杜德基、薛仁附、韩昌、叶三德。

嘉兴：朱儒、徐名世、徐谦、许文达、许景芳、许敬、严乐善、蒋淙澹、方耀、方本恭、袁祥、沈衍、陆承宣、陆拱台、陆犀阳、薄珏、顾萃、王文禄、黄承景、黄尝候、钱晓、张轸、谈时雍、袁灏、俞汝言、沈尧中、邱珪、王有礼、王衍之、朱绩、吴岳、严汉、周履靖、陈文治、常君嗣、姚思仁、陶承宣、僧希遁、孙浦、袁仁、许观、许升、张鹤仙、骆骧、陆明之、沈持征、杨府、赵瀛、严贵和、冯吉、徐氏、陶拱台、黄承昊、殷志伊、殷观国、严引芳、严世美、严萃、严震、许绅、贾所学、殷仲春、常效先、常星海、贾九如、章一鳌、钱昺、钱贽、钱晓、计楠。海宁：沈章、许相卿、陈司成、裴一中、吴氏、金义孙、俞桥、祝淇、许令典、朱檠、吴镇、郭琬、许勉焕。嘉善：郑晓、刘念台、郁光始、郁国瑛、高隐、陈龙正、孙复古、冯哲、丁凤梧、蒋仪、张逸、君永、张万春、金元德、潘师正、潘遵、缪仲淳、刘览、吴振民、殳珪、殳晡、殳晓、殳赉、卞模、钱萼、高果哉、冯科、张霆、谈宠、潘元、吴文冕、韩德基、刘性良、吴蒙吉、马菊南、袁伯、袁祥、袁黄、袁朴、袁泽、袁显、唐达仙、黄石斋、贺岳、钱同文、徐桂庵、徐光瑞、钱安、钱云。海盐：吴文冕、胡翠台、陆汝衡、陆长青、盛赐禄、冯谦益、裴昌源、钱同文、鲍大才、韩本、韩履祥、谈宠、韩克诚、陆朝、姚能、张晖、张翰、陆大朝、陆麟、王文禄、石涵玉、石楷、李大才、陆宇怀。平湖：陆道光、陆道充、姚井、张培、陆金、陆因、李中梓、李延罡、鲁烈、朱鸿猷、俞允昌、陆长庚、陆桂、吴悦、冯煦、唐守元、徐光瑞。桐乡：黄光陆、金天衢、蔡孟熙、周邦南、韦编、祝文琳、王宠、王紫芝、吴中允、周敬山、金天巨、陈谢、周北山、赵恒、姚方壶、唐科、金少邱、陈会千、王中立、王銮、王以勤。

湖州：吴世缨、陈理、陈嘉言、周半山、陆士龙、陈子重、陈元初、许兆桢、娄氏、吴正向、方贤、陈药婆家、慎云峰、谢道宾、高氏、周廷华、陆桂、徐良相、吴延龄、吴君宁、施侃、黄文渊、钟述和、凌云、金樗丘、金阆风、陈氏、论兆桢、张子心、卢明铨、唐广、皈云僧、杨澹如、沈养元、沈观颐、张九华、臧玉涵、周济、陆岳、沈人文、赵金、周冕、周鼎、杨复元、唐思三、唐广才、黄文洲、黄香斋、闵斋极、闵观我、王道周、卞之锦、朱如山、茅氏、施侃、高氏、谢道宾、陆青山、陆犀阳、陈治、虞庠、夏廷秀、徐可达、黄香奇、韦儆台、董先、柴方泉、柴春泉、冯泰、凌宣、凌乾一、凌汉章、凌瑄、董说、徐行、邢默、吴杏缨、吴子何、费启泰。长兴：朱惠民、丁元荐、臧仲信、缪仲淳。德清：俞氏、胡美中、陈贵、陆颐、陆完、陆鹤鸣、唐科、唐达。安吉：王景仰。

绍兴：张介宾、韩凝、马莳、徐仙槎、陶承熹、陶廷佑、徐用诚、唐继山、倪铠、费杰、徐用宣、刘遂时、孟伯山、僧宏达、何监、金辂、周溥、孟笨、孟凤来、陈念义、马氏、徐氏儿科、徐升、徐宗大、张元超、张时信、严治、寿明斋眼科、陈淮、张元通、张时鼎、张时位、张寿峰、关九思、何继提、黄武、何继高、俞日新、胡朝臣、张允通、张廷玉、马勋、马熏、朱映璧、龚太宇、章允纶、陶廷用、陶廷桂、钱廷选、钱茹玉、钱琦瑶、姜直、蔡烈先、释瑞龙、徐渭、傅懋光。上虞：徐廷蛤、贝良友、贝元瓒、范应春、谢表、周一龙。新昌：朱希阳、王性同、王公显、俞用古、王宗兴、邢增捷。嵊县：吕汝忠、吕秉常、张志明、李应日、求沣、钱德富、割噎道人、周亮宗、裘世满、陈穆卿。诸暨：石逵。

台州：袁璜、西关异人。三门：王明经。临海：张廷赞、应谷春、王时中、王良明、王少春、郭瑗、黄恕、黄斐。黄岩：王宸、赵叔戚、李存声、谢友鼎、谢昂、娄廷瓒、陈允谟。温岭：王朝清、王允昌、李慎斋、林旺。天台：叶伯清、叶制行、叶万春、蔡霞山、陈仲靖、求孟直、求笃、陶端雍、陶养植、袁日启、陶茂术、叶淳庞、方庆。仙居：彭应荣。

金华：戴厚礼、管元德、伊廷玉、王山人、朱聘君、胡忠、伊熏、伊祝、周道观、周济民、周福、周显道、赵道农、杜彦达、孟熊、倪无恢、倪有美、陈应熊、商大辂、赵云居、王立、陈亨、陈正、徐琛。汤溪：洪宽、洪基、金时望、伊天叙、洪光赉。兰溪：王经明、邵维时、鲍南湖、徐应明、张柏、吴敬泉、郑时龙、倪一位、王兆熊、史暗然、包元第、王文照、吴洪、吴淇、郭居易、郭德昌、童鍪、童文、吴奂、张国深、章尚友、邵明彝、吴晦叔、叶讳译、方一善、李大才、王子英、王师文、王师武、王师望、王章祖、胡山。磐安：孔立正。东阳：曹伯行、卢和、章明道、金养素、包应遇、方明阳、方学彦、贾懋、葛思寅、张良心、陈清溪、葛枝芳、葛条芳、卢涛、卢明夫、卢洪春、赵贤练、孙泗滨、孙行南、孙肖南、孙橹。义乌：虞抟、陈樵、龚士骧、楼汝樟、朱文康、朱贤、商节、朱文据、朱宗善、金孔贤、朱燧、徐行、商伯永。永康：卢潜、卢源、陈德霓、胡煜、卢君镩、胡墀、胡文震、应昌魁、贾以德、应胜、应克信。武义：韩叔旸、韩叔鼎、鲍进、杨云、杨恭、杨荣。宣平：俞镠。浦江：戴士垚、戴思恭、戴思温、戴思乐、赵友同、赵友亨、赵叔文、戴元魁、严生、戴元吉、戴正杰、张元铭、王尚、傅子凤。

衢州：杨继洲、杨济时、毛某、郑礼之、徐春甫、刘全备、刘士聪、徐日久、刘埙。龙游：余世规、祝登元、叶保泰。江山：柴时宁、谷暲、徐邋、汪普贤、朱璞山、陆潭、何晓。常山：周广、汪余庆、张荣、徐待问、杨敬斋、郑仁爱。开化：余耀、余云谷、吾翁。

丽水：释海淳、祝定、何迳、聂莹、吴伯参、戴聪、许成仁、金忠、何允恭、何明鼎、陈应元。龙泉：张太极、叶子奇。遂昌：苏廷荣、郑文浩、项森、叶以然。松阳：周汉卿、毛登弟。青田：陈济传、陈时默、周应化、刘基明、陈定、陈时宠、陈伯光。缙云：李曾、李范、李应时、李月岩、田锡孙、田伟、田锡。景宁：陈赐、陈惟蕃、徐长信、杜建棣、吴莫澄、任观萃、鲍一焘、潘镜铨、王邦基、杜介清、潘敏节。

除上述医药学家外，浙江籍医官及在太医院任职的医药学家众多。如杭州人吴毓昌任内阁中书却又精医，宁波人张时彻官至南北兵部尚书却是一位著名的医学家，绍兴人何继高官至南刑部郎亦通医理。这一时期在太医院任院使、院判、吏目、院士、御医、医训等医官的人数约70人，这无疑加强了浙江中医药学在朝廷中的影响和全国的地位。

明朝时期的浙江医学发展可以说是浙江医学发展史上的又一辉煌巅峰，不论是学术思想的创新发展及学术流派的姹紫嫣红，还是中医讲学办学的兴起，都对浙江地区医学的进步产生了极其重要的影响，提高了浙江中医在全国的学术影响和学术地位，推动了整个中医学的发展进程。

二、清朝浙江医学

清初浙江医药学家出现了良莠并存的局面。在医药传承过程中，绍兴境内还涌现了一批著名专科世家。清康熙年间胡氏伤寒专科，胡氏世居绍兴昌安门外菖蒲溇，累世以医名，尤以善治伤寒名噪浙东。清初，顾士圣创立顾氏伤科，有《顾氏医录》传世。顾氏伤科整复脱臼强调理、捺、端、入，整骨注重柔、拨、捏、合。嘉庆年间，竹秉仁创立竹氏妇科，竹氏世居嵊县紫竹蓬。

中医学传统的理论和实践经过长期的历史检验与积淀已臻完善，浙江的医政机构和医官职掌分明。政府和民间人士从各自的角度出发筹集资金创办养济院、育婴堂、漏泽园，收养医治贫病者。临床各分科的实际诊治方法已有了完备的体系，西医传入的势头有所低落，西医学术没有机会进入中医领域。这一时代医籍汗牛充栋，他们各显神通为民服务，在闭关自守、尊经复古风行一时的窘境下，给浙江吹来一丝春风，浙江有史可考的名医如下。

杭州：张志聪、高世栻、赵颜、赵学敏、赵泰、魏之琇、仲学辂、张锡驹、陆圻、李元素、吴嗣昌、卢同、王琦、赵楷、金鎏珂、金灿、傅一峰、郭琬、严文昶、西来上人、朱械、李仁山、张兆璜、张应略、沈亮宸、罗学凯、黄自超、徐大亨、徐上扶、徐弘衍、徐旭升、徐政杰、徐宝章、高良、赵庆兰、裴尔定、诸可宝、高雨、海尚、海粼、陆培、沈谦、陆孙鼎、刘诚、刘树蕃、陆垆虹、陈稡、陈士璠、陈月坡、陈东奏、陈鸿庆、孙日烈、潘杓烁、卢玉成、孙复初、孙震元、许溶、许嗣灿、许兰身、曹如灿、曹秉纲、曹斯栋、鲍国俊、魏襄、魏藻明、严稔、严燮、顾海洲、龚砥斋、张雯、张琏、张璟、张环、张之杲、张中发、张文启、张文嘉、张良枢、张东甫、张卫生、张应昌、叶恭樵、董在中、董魏如、闵佩、杨元如、赵伯云、灵隐寺僧、王晫、王元璐、王佑贤、王逊、王香岩、王梦兰、王嘉嗣、毛世洪、仇天一、朱方华、朱长春、任芳、任鹤龄、任源、任经、李璇、吕震、吕震名、汪士骧、汪之琦、沈管、沈安国、朱雕模、吴梓、黄福珍、李昃、李元垢、许珊林、丁松生、陆言、陆森、邵氏、武蝛生、怀幼学人、袁枚、王又悟、王又槐、王形上、王学权、王国祥、何竹里、吕医、吴庚生、吴毓昌、马之骥、翟之瑞、月湖僧、周青旭、周达权、吴煜、吴樽、吴公望、吴安业、吴桂屏、吴尚先、何京、何纪堂、何应魁、何阔斋、何鹤龄、余泰琛、汪沆、汪淇、汪怀、汪西灏、汪祝尧、汪质庵、沈平、沈平同、沈烺、沈巨清、沈李龙、沈若济、沈宗淦、沈亮宸、沈赓虞、范思明、林大文、林炳华、金民、金俊、罗孙善、金丽泉、周错、周鏷、周光远、周位西、胡珏、胡龙友、胡谰轩、查学淳、柳易、俞世贵、姚光晋、马如铨、马圣则、华庐主人、尚达芦、莫熺、柴允煌、柴潮生、马大年、茅钟盈。临安：盛天然。余杭：朱光黻、李育元、陈文治、陈永治、许国锄、张献晖、褚樟轩、僧徽尘。建德：陈日彪。分水：王禹、陈瑛。富阳：吴三元、周公纯、章逢泰、董炳文。於潜：方观。昌化：周霁、陈虞绪、郑济宽。寿昌：叶殿选、刘锋。萧山：僧绍钟、僧智澄、僧广煜、僧真错、僧净琪、僧海枕、僧闻坚、僧昌炳、僧悟炯、僧继炎、僧清墿、僧月桂、僧缜均、僧机涵、僧会根、僧善缘、僧世皓、僧轮印、僧轮应、陈光淞、楼全、骆惟均、单家桂、蔡鹤、王良朋、何四尊、范和尚、俞在兹、施若霖、倪清涟、陆画邨、许体任、黄镐京、楼岩、楼友贞、楼邦源、骆育祺、萧山老妪、韩鹏、来旦明、胡廷光、释绍钟、方鲁、楼宗谦、张应椿、汤元凯。桐庐：姚美。淳安：吴鼎铨、程国俊、沈国柱、胡钟文、商殿传、章达、周有宽、余俊修、王上述、王兴杰、陈老医。

宁波：陆士逵、王瑞伯、戎长生、吴碟庵、汪少东、张金弦、乐尊育、乐凤鸣、邵备五、郑德滋、高斗魁、陈季桐、陈莲夫、李用粹、李梦周、周文楷、郑昂、袁氏、赵文通、薛明道、应统枚、邵诚基、范浚、周晃、王美秀、王鹿鸣、王蕫鸣、石水樵、石庭瑶、石霖汝、孔全铉、张嘉昌、朱怀宇、李金镛、李鸣珂、周性初、周经天、李镜清、李鹤山、吕熊飞、吴丹霞、宋博川、宋紫卿、张锡璜、张兰坡、赵文通、颜芝馨、郑德滋、钱廷勋、应宗炘、邵诚苍、范子谦、范禾安、林翼臣、周敬庵、胡和周、祝天佑、袁氏、袁时中、柴敬林、郭水章、陆尔真、陈隆泽、陈慕兰、黄复仲。镇海：王锡惠、李如玉、周采山、陈景泮、陈学可、张用均、杨永阔、谢仁泽。余姚：吴氏、邵友谦、胡杰人、胡凤昌、施雯、夏承天、徐友成、陈炼之、黄海源、康维恂、张吉、景瑞璇、景瑞之、杨瑞葆、楼炜、徐慎斋、赵宰元、洪炜、严洁、劳梦鲤、黄百谷、余听鸿、黄宗炎、褚樟轩、徐自俊、李化南、周铖家、陈成章、吴凤昌、高宝增。宁海：麻炯、盛可大、王模世。象山：史亦书、史节音、赖一帖、李如珠、钱捷、周天繄、袁应楹、黄廷松、潘象伟、来旦明、钱志朗、赖积忠、韩之翰、潘其钊、欧承天、王莳蕙、王大川。奉化：李庆恩、周尔皇、徐明圭、张璇、虞仲伦、沈潮陛、李焕文、阮贵堂、蒋治秋、严瑞雯。慈溪：柯琴、叶盛、叶种德、赵家荃、柯怀祖、费志云、林兆丰、姚德豫、王恩甫、邵大年、茅春潮、朗椿翼、柯有田、柯锦堂、俞成甫、韩贻丰、洪明光、徐勤生、童增华、冯岊峰、应侣笙、严鸿基、邵琴夫、周敬荣、韩贻丰、魏灿嶂、郭时任。永嘉：张延根、戴雪龙。瑞安：李苣、陈侠、张善吾。平阳：吴月槎、张汝霖。

　　嘉兴：谈金章、朱彝尊、钱经纶、钱发、徐镛、徐彬、萧埙、郭志邃、沈明宗、洪天锡、沈江、沈荣台、田玢、钱谅臣、张光裕、顾仲、胡公裔、俞坁、施永图、姚安、姚逢甲、姚微客、祝邓芳、薛珩、薛隽、徐跃、殷铭、高孝典、郭士升、陆耀、陈氏、陈隼、肖成、肖宏、肖玑、陈士奎、陈左衮、陈厅猷、陈鹿苹、陈铭常、陶葆廉、孙隆、孙友金、肖曾、肖廷贵、孙荣台、许慧、许兆奎、黄铭、曹溶、常子佩、常承海、常维九、章廷楷、章鲁番、肖云糠、钱本瑜、谢登、屠堡、屠金桢、张彪、张震、张思田、张鸿逵、叶大年、叶瑞芳、万人望、谈小儿、谈守仁、盛如柏、毛凤翔、仇延英、陈友芳、陈圣谟、陈鸿一、陈如、杜文澜、冯鼎祚、高颜、陆露馨、潘旭、怀应聘、汪焘、朱云彪、朱麟世、李清、李新枝、沈岷源、王爱、吴谷如、吴环照、葛金声、钱学洙、钟天奇、葛宏、葛锡保、杨燮、杨九牧、杨啸溪、贾所学、褚菊书、赵充宗、蒋凤起、严辉、顾荣椿、卜祖学、王沆、王朝、王祚昌、尤锡九、严廷英、朱英、朱光调、朱孟坚、朱国祚、朱声雷、仲世贞、仲世俊、仲泵、江宏、李琮、李含美、李保常、李元素、成容、吕慎庵、吴晜、吴兆麟、吴桂凡、沈衍、沈廷翰、沈祖志、王赞廷、李琥、张昌寿、沈培基、沈德孚、沈鸿翔、沈宝篆、范路、金度、金大起、周士镖、周以济、周万清。嘉善：金钧、俞震、俞灏、胡兰枢、沈尧封、曹庭栋、张世显、屠人杰、郑岗、黄凯钧、王文熔、朱云彪、徐鸿基、程菊孙、蒋鸣西、钟嘉钟、钟介福、僧澄月、张昂、张源清、吴仁培、吴成基、吴云峰、吴炳、陈良夫、沈泵、冯京、冯炜、沈菜、沈衡、沈潞、沈箐、沈廷桢、沈之藩、郑春回、沈图菜、周宗夹、姚慎枢、祝以寿、庄心鉴、刘乾、潘纬、钱士奇、钱士清、钱以坊、钱谅臣、韩煐、韩镒、顾沣、顾印谷、祝以寿、奚振鳌、奚应虬、奚应莲、唐世贞、唐兆元、唐学琦、浦书亭、许水华、黄安涛、黄若济、曹涣、张源、张汝桂、张少泉、张文先、张文衡、张正铭、张以增、张希白、张应诞、盛韶、盛熙、程炳。海宁：王士雄、王学权、王国祥、王升、郭沈勋、陈鸿典、陈善南、许梿、程南图、蔡氏、蒋念恃、蒋望曾、谢家柱、顾昆、王爱、王绍征、王学素、朱仁荣、朱承恩、朱承绶、朱南庐、朱锦标、朱济川、江南梅、李士麟、吴乙照、余澍、沈心斋、沈宏远、沈善南、陈观山、许氏、许仁沐、许仁杰、许益斋、张浚、张东岩、陈德潜、张道遴、张德音、葛管乾、紫硖樵叟、林大文、林元、金楷、金澍、金殿策、周洶、周世任、周宗林、杳奕芸、施名国、马佩态、徐永、徐礼堂、郭溥、郭沈彬、郭沈鉴、郭明承、郭云台、郭广琛、陆齐寿、陈之遵、陈石眉、陈有岩、陈克恕、陈宜南、陈维枚、陈瑾卿。海盐：吴仪洛、冯兆张、冯乾元、冯乾正、冯乾吉、冯乾亨、冯乾贞、冯乾泰、俞兆晟、洪虞邻、徐天麟、徐圆成、许璞、陈其芳、吴希渊、何鳌、顾民珩、方耀、朱筠、朱方增、任沛霖、吴日葵、金生、胡南汀、胡证源、胡钦止、胡穣园、俞玫、俞云来、徐粜、徐视三、徐肇松、海盐寺僧、严证源、陆长青、陈耀宗、陈继宗、许栽、黄廷彦、黄良衡、张玉堂、韩芬、严秉彝、严南汀。平湖：茅钟盈、戈朝荣、陆晓园、于琳、殳芬、朱正叔、李官医、吴渭山、沃壤、沃锦雯、沈志裕、沈源、沈保铭、陈鼎熔、俞嗣勋、姚振家、徐墉、徐日严、徐廷和、郭民、郭暄、陆烜、陆筠、陆煊、黄恭寿、张起麟、张师英、王学素、张师厚、张师敬、张茝臣、张医生、刘淳、钱椒、严耀瞷、严肃容、顾启、顾宝善。桐乡：金芝石、金有壬、陈司叔、陈宜南、陈善南、陈韶舞、陈维枚、张禾、张德祥、张艺成、张铁葫、张光裕、杨燮、赵某、马佩忞、徐汝嵩、徐锡璜、吕留良、张千里、张云寰、钮福保、凌宸世、董采、张履祥、沈济远、朱凤来、逸舸上人、丁授堂、施寅初、孔广富、王贤、孔宪采、吴山、沈升墀、沈允昌、沈吉斋、沈炳荣、沈耿火、沈梅清、沈嗣龙、沈凤葆、郑凤锵、范采成、茅平斋、金凤清、赙善祥、凌曼寿、凌涵春、陆震、陆瀚、陆紫赟、陈祚、陈观山、黄光陆、曹镇章、张琨、张诚、张公望、张光裕、张李瀛、程寅、杨炜、赵禁、潘玉庭、钱煌、钱嘉钟、顾锡、徐某、徐汝嵩、徐锡璜、张心源、蔡鸿勋、蒋天潮、王元吉、王宠、王时钟。

湖州：潘鼎、潘旭、潘谦、潘吉甫、潘申甫、潘澜江、潘凤彩、王大声、岳昌源、凌一凤、吴芹、钱峻、汤御龙、沈懋官、杨乘六、吴钧、钱守和、茅仲盈、吴贞、刑基、戴元枚、俞尊、沈穆、沈树菁、邵楠、邵文然、钱瑞麟、钱经纶、凌之寿、凌小圃、凌贞侯、凌曼寿、凌涵春、凌嘉六、莫韩斋、蒋宗镐、严绥、严缓、僧越林、岳高、岳昌源、纪南星、莫文泉、陆心源、陈氏、屠曜、张鉴、张德奎、越林上人、董恂、傅岩、钮福保、闵芝庆、朱宝纶、江兆奎、吴慎庵、吴铖、吴子向、吴古年、贝文一、汪曰桢、凌堃、吴屏、张凤翔、邵俊、江涵暾、莫文泉、凌初平、凌英如、凌金寿、凌定孚、凌华俊、凌振华、凌祖寿、凌绂曾、凌景曾、凌敦寿、凌颂武、凌绥曾、凌颐寿、凌晓五、薛景熹、薛观奇、陆佐埠、陆载熙、潘毓孺、陆韵、陈君镇、陈龙光、张瑞五、张凤翔、董增龄、傅耜颖、钮芳鼎、曾震、汤荣光、温醉白、费大鳌、费杏林、赵荣、蒋杏泉、谈九乾、谈维曾、王桢、王九牧、孔宪威、包岩、朱妙喜、朱皆春、朱实纶、江兆奎、李沐、李季青、李素青、吴冠、吴焕、吴炳旸、吴巽榕、吴嵩山、汪泰、汪祖坤、沈江、沈岷源、沈秉钧、沈家骏、沈远夫、沈懋翔、邵仙根、邵芝生、范培贤、林之翰、金德生、胡美中、查集堂、俞恒龙、姚衡、袁大同、倪炜文、徐叔如、徐季如、徐御天、徐节庵、徐乐庵、高振扬、高连槎、凌及甫、凌文潮、凌文澹、凌文涛、凌玉樵、凌可曾、凌邦从、凌仰之、凌企曾、凌旭寿、凌汝曾、凌步曾、钱守如、钱青万、韩沂青、庞庆澄、严云衙、顾淑昭。德清：胡璞、沈瑛、柴鲁儒、高氏、金子久、金有恒、许咏秋、祝宝山、徐养源、许宗彦、戴元枚、蔡与龄、夏珊宝、沈枝连、吕梦飞、吕莱贤、沈子华、沈掞、沈月光、张联飞、傅范初、傅羹梅。武康：陈泮农、陈达三、张延清、周如春。安吉：杨治生、杨春喈。孝丰：杨荣、董我嘉、杨宗元。长兴：朱惠民、周镜、施亦兰、姚垂、莫应松、孙艺华、杨道芳。

绍兴：裘诗新、史百叟、史闇然、江仲讦、明明斋眼科、冯肇杞、金辂、金楚安、宗穆、祝柏仁、唐肃、叶瑞芳、刘大化、吴泽、李观澜、徐鲁得、顾二宝、张学醇、张晴岚、张旸谷、钱清、钱振声、高汝贤、袁时中、胡光斗、何炳元、罗越峰、丁又香、王清源、赵某、赵彦晖、赵能安、蔡烈先、骆卫生、骆保安、骆国安、骆惟均、骆静安、杨安、杨质安、杨小长生、姚建霞、姚绍虞、马九如、马松琴、钱兆林、钱兆熊、钱兆辉、钱象埙、钱凳谷、钱寿铭、钱寿鎮、钱宝楠、钱宝灿、袁国瑞、倪宗贤、张璞山、徐廷槐、徐承元、徐绍忠、徐静川、高学山、陈坤、陈陶、陈浚、陈士铎、叶范、万家学、陈立谦、陈仲卿、陈安波、陈念义、陈樾桥、陈锡朋、陶思曾、陶阶臣、陶懋敬、陶观永、孙桢、孙俊奎、傅伯扬、王节庵、钮承恩、冯肇杞、贺锡祥、孙凤鸣、孙德钟、孙燮和、黄裳、黄寿衮、黄维熊、曹燮坤、章楠、章廷珪、屠明、张培、张芳耀、张若霞、张岱宗、张时龙、张梅亭、张景寿、张筱溥、张凤鸣、张横山、张鲁峰、王大德、王任忠、王英谰、王星周、王传经、王诚保、王馥原、方晓安、鲍曾、谢洪赍、田间来、史锡节、朱东升、朱增富、任渢波、任大黄、任越安、任雨辰、向秀山、赵占元、钟殿选、缪之伟、苏辑、顾士圣、顾子兴、顾传贵、顾凤来、顾杏元、顾杏庄、顾杏春、顾杏林、顾任瑞、顾任生、全丹若、阮其新、祁坤、祁宏源、祁昭远、祁广生、杜医、李观澜、车宗辂、车质中、吴小珊、余士仁、汪金三、沈友三、僧南洲、宁立悌、鲁超、鲁永斌、徐辛农、潘星如、潘文藻、钱少堂、钱少楠、沈光埏、沈廷对、沈国柱、沈礼意、宋穆、邵铭山、范钟、茅松龄、林锡坤、金卣、金世哦、金世英、金代隆、周伯度、周大伦、周子芗、周勉亭、周宏谦、周承新、周冠群、周越铭、周景谟、周智浚、周戴伦、胡松涛、胡荣堂、胡宪丰、胡瀛桥、胡睿志、胡云波、胡宝书、俞某、俞瀚、俞士琳、俞昌翰、俞应泰、施鹤年、姜世明、徐光瑞、姚绍虞、单养贤、徐荣斋、钱象炯、陶承熹、任越安、陈良佐、李菁、俞根初、何秀山、周岩、周永新、胡恭钊、胡道高、钱松、钱昌、钱政。上虞：徐鲁得、王国器、李苏、俞鉴泉、赵大奎、连宝善、宣律祖、顾士圣、顾子兴、顾传贵。新昌：石庭训、吕湘奇、余年老、沈天彝、俞鉴三、喻崇墅、周子余、徐孝达、唐赓飚、陆某、陈玉显、陈祖绥、陈璧文、章庭鉴、梁晋芬、张倬、张南坡、张鸣帛、邬有坦、杨保和、熊还崇、何璧、庄肇麟、熊善琇、欧阳文祥、刘定侯、刘森然、刘嘉璠、潘槐、何通、何继善。嵊县：俞恭校、陈穆、张正、张志明、董心培、李锡简、钱沛、竹秉仁、竹忠高、竹篆甫、竹芷熙、竹芷源、竹余祥、竹余芳、竹庆成。诸暨：姚从周、张惠坡、袁长龄、孙宇辉、张廉、张耶溪、张重帛、斯福求、傅大经、傅宏习、杨五德、僧德恒、郭宝疆、杨其恺、祝德源、邱苏门。

金华：王恒、王时昌、周镐、梁遇青、阮鉴、傅为格、傅为学、金万兴、谢天锡、王世珍。义乌：方起英、金光、王毓秀、金学超。东阳：朱奕章、韦杏林、葛知瑞、赵焕文、陈几贤、贾彦方、王崇昱、虞嘉熊、韦洪一、杜道周、郭藩、郭良佐、郭静士、韦尚林、吴秩之、王振林、杜蕚棠、杜芾南、周显江、王禹屏、吕铭、金嘉兰。兰溪：王恩甫、吴国勋、徐大振、徐有光、徐武英、江文照、郭如圭。宣平：俞士熙。浦江：倪枝维、浦江异人、朱家佐、朱能宗、洪继凭。武义：潘震江。

衢州：周洁川、徐养士、邹兆麟。开化：汪春苑、汪德凤、沈天星、徐必仁、徐启祥、徐德和、张朴庵。常山：徐瑞骥。龙游：余锵、徐太和。

台州：陈衍、金起诏、王少春、张仁礼、张廷琛。天台：余以庠、许川、许文林、许金铉、叶氏、赵开泰、袁璜、叶廷元、齐君镕、齐石麟、陈之杰、赵兰亭、赵廷海。临海：陈协埙、许保、洪裕封、洪虞邻。三门：王家恩。黄岩：夏子俊、李诚、章正传、沈国才、王培槐。温岭：方永泮。定海：王海旸、黄以周。岱山：邬氏、张宏业。

丽水：陈启秀、陈启慧、戚日旻。缙云：虞桃、张琴、陶瑞鳌。庆元：范逢源、陈于公、撒膏林、姚安世、刘儒宾。龙泉：曾有龄、李忠允、季为风、梅占春、梁序璇。景宁：潘可藻。遂昌：周飞熊、华嵩。松阳：徐超伦、吴春翰、温玉泉、张麟书、叶起鸿、叶书田。云和：潘镜铨、任观莘。

清代前期，浙江籍医药学家辈出，医著等身。杭州中医教育机构侣山堂不仅为社会输送了技艺高超的医务工作者，而且形成了闻名遐迩的钱塘医派，付梓了大量的医学著作。杭州籍医药学家赵学敏所撰的《本草纲目拾遗》，是继李时珍《本草纲目》之后又一部医学巨著，代表了清代本草学的最高成就。上述的1498名清代中期前浙江籍医药学家，均有医著留存于世，他们钵依祖国传统医学，各显神通，为民排忧解难，有些还放眼看世界，汲取西方医学的科学内涵，取得了医学研究的重大成果，他们留存下来的精神财富，仍被当今医家追捧。这一时期浙江的医家、医著对当时的医疗卫生事业贡献较大，将永垂青史[8]。

第五节　清末民初浙江医学

一、清末浙江医学

中国历史上有过两次与外国进行规模较大的科技文化交流,第一次肇端于汉、唐时期佛教文化的楔入,第二次始于明代中叶西欧传教士的纷至沓来,后者对浙江科技文化的发展起着重要作用。近代一些西方传教士利用西医药学定居浙江,办医办学,打破了传统中医药学一统天下的格局,为浙江籍医药学增添了新的家族。中、西医药学家各显神通,为民治病,流芳城镇乡里,我们现将其中著名的人物按清末和民国两大时期胪陈如下。

从浙江省地方志和其他一些史料中,我们收集了当时著名的医药学家史料,现按出生年代顺序胪陈如下。

杭州:龚自珍、龚自璋、丁丙、心禅大师、周鹤群、钱受钧、吴铠、叶香侣、朱某、董西园、顾敏三、李珥臣、沈汉澄、汪华山、张采田、汪淇、詹志飞、詹起翔、沈少珊、冯铭山、陆德中、李鹏飞、周广远、龚月川、柴允铠、陈寄生、沈安国、赵培之、李晟、陈斌、闵佩、汪士桂、葛元煦、翁机、孙日烈、俞立仙、莫相疑、钱宝灿、何九香、何穉香、王镜澜、王晋夫、杜钟骏、郑家学、余长腿、赵泰、连文冲、连自华、方肇权、严奕、丁文策、任经、吴志中、李育元、杨舒和、柳易、张灏、魏襄、杨馥蕉、关梓、胡珽、潘耀墀、阮其煜、何公旦、谢诵穆、徐诵明、金宝善、沈克非。余杭:仲学辂、章浚、章太炎、姚梦兰、姚耕山、马幼眉、叶熙春、葛载初、黄氏眼科、田氏妇科、郑氏点风、傅氏喉科、仲右长、郎慧学、胡杰人、孙美扬。富阳:于世德、吴晓江、袁芹、朱象淮、朱小东、余绍宁、蒋国桢、叶炳喜、叶校良。寿昌:陈胀、赖万。於潜:方观。萧山:陈锡灿、谢心阳、陈根儒、葛慎斋、来庆云、周玉泉、谢光昱、谢寿田、徐蕙园。建德:戴邦聘、王纳表。

宁波:金韵梅、董允明、范洪宿、吕樵翁、徐德新、沈道一、郭仁、沈淑慎、周晃、金竹亭、金文英、岑瑞荣、胡绍泉、周公望、周荷澹、周振玉、周秉纯、周秉乾、周利川、陈季桐、曹炳章、严海藻、姚和清、庄云庐、周歧隐、徐余藻、吴涵秋、王庆澜、徐炳南、柯圣沧、陈兰甫、陆银华、杨传炳、杨传华、吴莲艇、林志逊、邬水章、任一龙、王有忠、尹则卿、李莼舫、宋凤坤、张禾芬、陆维新、宋文星、宋文鼎、林翼臣、李植纲、钟章元、钟纯泮、钟一贯、钟一桂、钟一棠、董丙辉、董水樵、张芝光、陈宗炎、董德标、许宗珏、刘崇勋、郑启寿、郑德滋、郑行彰、卜氏、李鸣珂、陈莲夫、顾清廉、王美秀、刘继皇、刘明德、陈瑾、陈励、陈楚湘、陈书谟、陈奕山、李祖铺、沈望桥、范培园、释莹照、卢真人、范文甫。鄞县:周径天、周性初、周扬孙、周昌奎、周荷澹、周振玉、宋凤坤、宋文星、宋文鼎、蓝丙辉、蓝水栋。奉化:周兴齐、周天釜、周敬斋、顾瑞扬。象山:张竹士。慈溪:密明坤、密连君、沈阿慧、陈万生、陈乔青、方福增、魏灿章、余佩萱、冯一梅、刘建桢、钱澍田、孙传芳、张和菜、张凤郊、陈守鉴、张生甫、叶氏、刘受祖、余江、董茂霖、顾桐。余姚:胡九鼎、杨予桂、孙希贤、周钺、高元照、高宝增、高子和、高子京、郑慎斋、赵宰元、胡凤昌、戴圣震、胡蓉镜、钟潜英、胡虞祥、胡树萱、胡少卿、谢抡元、陈廷治、陈铭坚、高子和、高子东、高槐、胡瀛桥、康维恂、王桂林、耐乐成、徐德新、劳汝霖、姜文明、姜济明、褚清沄。宁海：任松云、严志韶、王彩山。镇海：徐沛芬、钟文彩、钟成瑶、钟章元、陈沛鹤、黄梦鹤、张立魁、张懋炽、王香岩、王仲生、卢若兰、袁峻、袁镰、邬彬、林望九、蒋金镛、张子平、张子初、卢家恒。

温州：王泳谷、方如鼎、曹子芹。洞头：陈允安、庄执三。永嘉：徐定超、陈体芳、李启河。乐清：徐浩如、黄景兰、黄辅郎、黄七甲。瑞安：孙诒让、吴幼莲、王厚斋、陈虬、陈葆善、陈黻宸、何志石、陈栗庵、潘乃潘、黄保中、应梦鳌、应开莹、士师筠、吴一勤、叶宝书、王恩植、王德馨、项仲芳、项维韬、吴葆善、管瞻蜷、许苣、蔡佩丰、张玉屏、释大川、释晓谷、洪荫南、林冠南、曾洪畴、林颂壬、薛凌霄、叶秀标、蔡其锷、叶一勤、陈侠、唐黼墀、陈绳夫、张景嵩、张景修、何迪启、胡鑫、何炯、陈伟典、池锦廉、王朝熙、杨仲林、林獬、黄遵、王瀚、高树屏、何樾、林翰、罗以礼、邱缄、潘作培、秦寿银、赵振丰、潘宝珊、潘祥霖、林楚材、池志澂、王恩植、唐黼鸿、王穰、陈侠夫、吴心如、薛树芳、薛学臻、郑缉甫、郑叔岳、郭风鸣、罗庆填、陈兆麟、胡鸣盛、陈平东、林桑、张懋衍、蔡滋蕃。平阳：王珵如、方风鸣、章来峰、陈载甫、陈商臣、陈次泉、吴友耕、陈道父、陈仲彬、金慎之、沈亦舟、黄百川、陆煊、王连泉、白钦楼、白鹤洲、白汝商、白仲英、宋孟芳、陈皋栖、陈道生、徐润之。泰顺：周潜庵、周循齐、赖超树、包焕琳、徐道备、徐世涓、徐世潢、徐世湘、徐英杰、徐彬公、徐吕熹、徐志仁、周保南、周茗泉、周慎余、周潜庵、周循齐、周祖光、蔡步进、张辉山、张显亭、张淑台、张麟英、张经邦、张秀行、张钟甫、张积创、夏孟蛟、夏广文、林伯海、苏致元、苏玉光。

嘉兴：叶炜、章鲁瑶、陶葆廉、沈曾植、徐子默、徐汝言、姚鉴、钱临、王藻墀、谈允明、谈邦耀、谈东岩、谈嘉宾、谈乐岩、谈锡命、胡星墀、胡少墀、胡良夫、朱斐君、张惟善、朱鹿宾、沈明志、沈明宗、徐起霖、唐景兰、胡金城、胡春田、胡青田、张镜湖、李子牧、李树滋、黄尝候、徐鸿基、张锡、严焯、周笙、周瑛。嘉善：丁斐庭、吴树人、徐琴圃、丁锦、韩瑛、姚仁安、干元启、张仁锡、钟尔埔、钟鉴周、钟世澄、钟世纲、钟稻荪、陈士楷、孔鸣桐、陈良佐、白桂堂。海宁：蒋光焙、祝韵梅、陈善南、羊东儒、查又春、管宝智、管瀛、管纯、管荣棠、苏廷琬、邹存淦、许楣、王士雄、王绍武、陈梦雄、王逮仓、江珩、李月岩、吴立诚、吴瑞元、吴春熙、沈维基、周二郊、陈克恕、许培之、徐鸿麓、汪珩、沈德孚、许宁基、朱洵、朱瑜忠、吴以成、许勉焕、吕立诚、朱秀实、朱檠、朱正心、朱锡昌、陈叔衔、陈嗣叔、陈韶舞、蒋通、严绥、吴春照、蒋寅。海盐：祝源、祝又渠、祝贻燕、陆汝衡、徐享福、徐享临、徐敏行、徐伯元、张姒、张大龄、张雨苍、张公望、张玉堂、许璞、许栽、王思瀅、王以坤、王乃赓、钱一桂、王乃赓。平湖：李印菱、陆增、陆道先、陆道光、张廷章、邵澍、陆长庚、徐乃铭、戈恩、戈锦庐、戈竹圃、戈似庄、戈杏庄、戈芸岩、戈秋堂、戈菊庄、戈恺君、王辛昆、宓吴龤。桐乡：陆以湉、陆潮、汤望久、蔡载鼎、沈善兼、张园真、陈恕、徐国琛、章辅仁、章文连、陆定圃、顾锡、程鹏程、沈培贤、吕慎恭、吕丹云、吕文钦、沈晋卿、张映珊、孔广福、金芝石、金久父、王贤、陈世瑛、陈世璜、陈世泽、张达龄、金芝石、金有壬、刘恒龙、张廷锷、徐肇基、胡吉士、蒋光陆、施寅初、冯水、詹志飞、詹起翔。

湖州：莫枚士、苹香居士、汪谢城、查仲梅、沈兰庭、闵光瑜、闵体健、沈彦模、凌奂、凌德、凌耀、姚觐元、王瑞征、沈炜文、王泊、吴莘田、徐圆成、朱公常、李沐、沈穆、周说莲、费涵、费养庄、费宝伦、包三穗、包开链、张升蛟、邢伟、吴最良。乌程（今湖州）：僧越林、邵文然、汪日桢、凌坤、董恂、闵光瑜、潘凤彩、陈君镇。长兴：朱小庄、周镜、臧寿恭、姚云仙。德清：俞樾、潘旭、沈鸿谟、俞燧田、俞海汀、沈加春、沈明儒、杨文、李明德。安吉、孝丰：杨荣、杨治生、施禹锡。

绍兴：傅嬾园、何秀山、何幼廉、秋瑾、鲁迅、蔡元培、胡震、胡仁葆、胡云波、胡宝书、张畹香、张伯林、钱少楠、钱寿祺、樊开周、鲁六华、陈友生、丁尧臣、张鲁峰、何百钧、马嘉祺、马庆琪、马静山、田晋元、娄杰、高润之、钱松、张柏清、金楚安、姚澜、吴继普、吴国粹、吴烽、单南山、马子良、周纪常、陈梅峰、陈坤、赵能谷、胡震、马苕夫、徐慎斋、田晋蕃、陈锡亭、田杏村、车林一、孙退甫、王清源、祝氏、祝尚林、张学醇、沈萍如、彭淳庆、袁体乾、傅馥生、傅克振、傅幼真、邵兰荪、祝伯仁、沈兰坨、严继春、沈云臣。诸暨：赵桂甫、何奎璋、斯天照、孙瘦生、赵复堂、余奏言、钟凤辇、杨开隶、斯丰茂、汪竹安。上虞：钱玫、李烁懿、胡埤、陈淑旃、陈联奎、许凤麟、陈方国、钱必宜、钱清时、葛滂、章楠、宜律祖、董阳生、徐沛、俞睎和、邵芝香、邵佐清、邵子清。新昌：石少衡、罗东生、罗德三、罗宾生、马长春、何继善、何壁斋、周子余、徐肇康、周藩东、张成惠、何启运、何文运、何东运、潘庭遥、潘松泉、潘国钧、吕六甫、周辅生。嵊县：李安初、俞馥荃、丁震楠、丁他荪、李念愉、徐守愚、李锡简、吴梦麟、裴纶、杨开泰、任莘夫、任燮侯、沈天彝、张鸣皋、丁谦、吴斐斋、王宗汉、高诚训、高月波、任新甫、陈灵祥、陈懋卿、沈阿八、张禹川、喻晓承。

金华：郭季樵、谢天锡、商大辂、赵源奕、郭锡让、赵霭堂、郑兆权、黄涌霖、徐琛。兰溪：叶晋安、吴佩龄、吴绍康、范筱香、阮樟清、徐以忠、姜本耕、诸葛棠斋、郭大熊、成玉林。东阳：陈永松、陈几贤、韦阜、陈怀新、韦雪林、程氏、徐洞芳、张经秀、徐大海、韦文贵、黄学龙。义乌：郭东昂、朱锡标、王志仑、王有益。永康：徐应显、应岐山、贾以德、夏少华、沈正起、胡绍昌。武义：俞缪、俞士良、廖李旺、祝万隆、鲍叔鼎。浦江：赵锵然、赵师献、赵光洗、楼鸿杰、赵云斋、洪继凭、周镜、施垂青、施亦兰、孙艺华、王宗臣、朱世于、孙凤山、朱绍浩、张舟、张绥之、朱绍珂。汤溪：洪宽。

衢州：黄圣科、江诚、吴嘉祥、雷逸仙、雷大震、雷丰、程曦。龙游：邵嗣兴、余长启、项文灿。江山：汪乾、毛世庚。开化：徐鸣鸾、汪承烈、方辅园、张宗博、程延泽、张贯廷。

台州：黄传琏、陈载扬。黄岩：金吉轩、王维祺、方文翰、沈国才、沈奏韶、梁芳、阮怀清、阮师彪、阮思舆、管颂声、阮思舆、阮师霞、余凤洲、陈藻、蔡自然。三门：任松年、包崇致。太平：黄治、沈望桥、朝士良。天台：曹光熙、张仙礼、张廷琛、曹寿人、天台老人、赵廷海、金起诏、赵兰亭、沈氏、陈友兰、陈孔绶、黄凯。仙居：朱载扬、朱梦裘、王曰涧。温岭：谢寿山、谢伯埙。玉环：林植斋、林子春、林菊人。临海：金铭之、洪瞻陛、陈叶勋、蒋树杞、董方肇、陈奏韶、陈楚封、陈泽仁。

舟山：黄以周、刘敬烈、郑雪塘。定海：周晓岚、刘舟仙、李瑞棠、郑雪堂、殷启照、余吟观、应澎德。

丽水：叶文涛、项智遇、王凤仪、郑叔鱼、雷大相。景宁：陈承芳、雷仁祥、钟金钗、蓝炳瑞。龙泉：吴观乐、陈聚机、陈乌犬、谢汉定。遂昌：周长有、江士先。缙云：陈遇奇、陈云钦、陈士钦、项德纯、虞钦、陈瑞生、王阶平、胡力学、吴大春、吴业西、虞守一。庆元：姚含芳、姚成典、吴学彭、吴加权。松阳：高作谟、温玉泉、张麟书、周远普、叶含辉、叶秋元、刘士浚、郭风、詹兆霖、徐超伦、何倚衡、徐仁龙、叶长生。

在半殖民地半封建的历史长河中，杭州籍文豪和著名的爱国志士不仅为了摆脱祖国的殖民枷锁赴汤蹈火，而且他们的国学造诣醇粹，其中有的曾以医学救国救民，有的曾资助医学教育事业，与医药学结下了不解之缘。"九州生气恃风雷，万马齐喑究可哀。我劝天公重抖擞，不拘一格降人才。"这是清代爱国思想家、诗人龚自珍在鸦片战争前夕（1839年）写的一首著名诗篇。在将崩溃的封建王朝的"衰世"，这首诗像一阵冲天的惊雷，滚过黑沉沉的神州大地，响彻历史的长空，震撼着人们的灵魂。

二、民国初期浙江医学

民国时期浙江各地先后建立了10多所中医学校，达到了近代浙江中医教育的顶峰。浙江在建立完整意义上的西医院校之前，西医人才的培养主要通过出国留学和教会医院的培训两条途径解决。据统计，1910年赴洋学医者1人。而1913～1916年，浙江籍学生考取清华庚款留美学医者2人。不过，近代大部分出国学医者自费圆梦，时间亦比官派早。如宁波的金韵梅，在1869年由美国长老会的养父母携往美国，是中国妇女赴洋学医第一人，也是浙江出国学医第一人。接着，浙江官派或自费漂洋过海学习西医者不断增加。近代杭州真正名副其实的西医学校则是1881年创办于杭州的浙江私立广济医学各科专门学校和1912年建立的浙江省立医药专科学校。1916年，杭州中药行业在吉祥巷四明养庐创办浙江中医专门学校，1917年正式招收学生，近代著名中医学家傅懒园首任校长兼医务主任，在任职校长期间亲自授课，编撰讲义有《众难学讲义》《懒园医案》《懒园医话录》。1931年，傅懒园病逝后范耀雯继任校长。该校教师有傅文跃、傅丙然、傅浩然、徐印香、姚春台、何公旦、邢诵华、朱诚斋、徐究仁、陈道隆、杨则民、许勉斋、魏自祥、施容川、杨青鸿、王治华、王吉生、俞寿民等著名医家。由于受时代潮流影响，在课程设置与教学内容上已重视结合现代科学，单独设立解剖、生理、外科等西医课程。即使在中医课程中，也注重融会贯通近代自然科学内容，如杨则民所编《内经讲义》，除将中医理论讲深讲透外，还结合西医与哲学加以阐述。该校在办学的各方面都较严谨和正规，后因日寇侵华停办，历时21年。

1919年，浙江兰溪成立了浙江兰溪中医专门学校，校长诸葛少卿亲赴上海求访名师，聘请张山雷为教务主任。在浙江兰溪中医专门学校的15年中，张山雷孜孜不倦，著书立说。他的著作共25种66册，有《医家名记选读》，并重订《医事蒙求》及《本草正义》。

1947年，杭州中国医学函授社在杭州建立，创办人为何任教授。该校是我国较早的专门进行函授教育的中医教育机构，共办学8年，培养学生2000多人，在国内具有一定影响。在当时资料匮乏的环境下，何任先生不辞辛苦寻遍杭州书店与图书馆，陆续编成《中医内科学》《中医外科学》《中西医病名对照和治疗》等由浅入深具有现代概念的函授教材。杭州解放后，何任被推选到杭州市中医协会兼职并任浙江省卫生人员训练所的中医教师，兼顾门诊、出诊，终劳累致病。函授社不再招生，并逐步收缩，直至停办。

1949年，浙江省领有政府颁发的合法行医证书的中、西医师数量较多，初步构成了全省的行医网络。从浙江省地方志和其他一些史料中，我们收集了民国时期著名的医药学家名录，现按地区胪陈如下。民国时期，浙江医药学家及其医著纷呈，到1949年，全省领有政府颁发的合法行医证书的中、西医师数量较多，药师、护士、药剂师人数亦可观，民间自行开业的中、西医师队伍庞大，初步构成了全省的行医网络，中、西医并重为民治病。

（一）杭州地区

詹子翔、柴梅生、汤镜韦、俞绣章、桂正鑫、冯智坤、施容川、刘惠民、徐祖鼎、吴一之、史沛棠、叶耀南、王仲高、王子久、王慈航、陈杏生、汤士彦、丁松、徐吉民、陈铭德、余步卿、钱潮、黄裕光、江滨甫、陆庆平、许仲凡、蔡松岩、王幼庭、高德明、高雨、潘午印、张治寰、宣振元、宣志泉、韦文轩、严少山、楼百层、严季良、王元堃、王心泉、李惠郡、朱守白、汪竹三、尹葭文、胡开培、陈光第、戴霆锐、金善灏、曹敏、张寿山、张天庆、张心夫、沈济民、宓智英、赵立屏、陈晴、叶谦益、毕堃、郭兢志、陆庆平、钱济时、邬邦杰、俞松华、俞寿民、黄捷秋、黄凌萃、刘天香。

萧山：韩醴泉、潘星如、孔赏斋、黄镐京、黄裳、施今墨、蔡东藩、蔡震文、汤养元、汤定熙、潘心如、鲁天保、孔蔼如、黄维熊、周玉泉、周宝华、李肖帆、瞿缦云、张炳华、傅冰然、谢诵穆、华均珊、楼竹林、陈汝舟、蔡荫椿、寿之恺、来子仪、华西岳、华均珊、华留青。余杭：杨仰山、张硕甫、单懋卿、费元春、张辅忠。桐庐：袁修善、胡泉骧。建德：叶润石。淳安：吴去疾、凌家仁、方取檀、方兆光、胡润夷、余其焕。寿昌：姜颐。

（二）宁波地区

张俊义、王可贤、沈焕章、徐炳南、阮子庄、何锡范、柯大耀、柯永镐、柯圣沧、陈益浦、郑子英、胡恺悌、胡子程、孙莘墅、应庭佐、韩子涛、夏子珩、吴欣璜、王家祥、杨传华、杨传炳、杨槐堂、宋紫清、包镇鲁、李张冬英、吴晓山、周杨孙、周子昌、陈颐寿、洪禾生、陈绍裘、姚和清、余吟观、庄云庐、张岐山、陆维新、陆银华、胡之山、周岐隐、李儒霖、徐耕新、张欧波、项松茂。镇海：余云岫、王仲生、张子平、郑莱荪、严海葆、钟英、刘泗桥、玉荫伯、蒋鉴。慈溪：韩清泉、陈甭青、康维贤、颜芝馨、严鸿基、张运阳、戎碧荫、李杏村、李纯益、陈祥发、劳祥和、余介夫、吴锦赍、陈道隆、李良模。奉化：王宇高、赵竞初、吴荫堂、顾纯肖、毛莘耕、林友源、胡燕南、张礼和、周时通、邢彩娣。余姚：徐子彪、徐友丞、邵友濂、高子和、钟潜英、杨瑞卿、黄楚九、宋梧生、陈风翔、胡祥庆、许勉斋、张春阳、谷镜湃、倪蔚然、李启源。象山：夏子章、夏雨忝、林钟辉、王九维、舒敬斋、魏刚、刘雪航、刘东山、刘鼻峰、王灯甫、王乐成。宁海：朱余光、王瑞麟、方宅三、田德昭、严志昭、严苍山、张素园、洪醉樵、蒋赐第、王一民、胡润初、林祥龙、石学舜、严雅鉴、钱坚白。

（三）温州地区

黄承寅、陆德铢、肖瑞芳、袁九峰、夏竞生、吴云波、叶玉钦、陆千夫、李骧、陈一之。永嘉：胡润之、包祝三、郑叔伦、李伯琦、潘元瑶、李启河、陈时行、吴瑞明、吴国芬。泰顺：王勤光、王作楚、赖承龙、欧名驹、邱跃宗、苏誉。平阳：方鼎如、金遁斋、叶三多。瑞安：池仲霖、潘振麟、黄文生、孙叔印、孙禹龙、徐丹臣、张郁文、朱竺峰、张正佩、金鉴平、蔡执盟、郑权岳、王治平、王岩琳、周玢甫、许达初、钟青甫、石镇华、石镇澜、梁士毅、俞涵秋、俞鉴三、钱正卿、潘国钧、李芑、叶永棠、王穲、吴德熙、方瀛轩、薛学臻、叶子午、池仲贤、秦肇封、薛凝嵩。乐清：洪式间、徐恭懋、南宗景。洞头：颜性然、泮青如、叶芸、叶椿、郑云英、庄康、刘汉平、汪岩进、吴庆权。文成：刘善福、雷芝英、夏连备。

（四）嘉兴地区

杭芝好、许子威、胡正麒、陈仲南、朱点文、周兰若、潘韵泉、朱春庐、许威业。嘉善：叶劲秋、孙鸣桐、陈良夫、唐仁夫、顾伯龙。海宁：郭竞志、曹仲道、严庆泉。海盐：毕云门、朱荣春、王和伯、李蓓芝、陆凤书、朱古民、李益如。平湖：江文谷、陈骏八、奚可阶、焦竹霖、戴颖初、程雨时、戈薇燕、戈知先、陆大鸣、赵镜蓉、袁镜蓉。桐乡：岳文清、钟泽民、张艺成、张菊坤、杨荪揩、魏伯琴、沈裕生、石维严、夏萃甫、张辉、章文连、周孟金、邓方濂、毛谈虎、陈韶舞。

（五）湖州地区

傅岩、朱子文、朱鹅泉、朱仰庭、王梦兰、程幼泉、沈季良、杨泳仙、宋鞠舫、张禹九、陆质夫、宋梧生、叶桔泉、褚民谊、胡定安。德清：徐仰庐、潘青时、潘青泉、潘斋波、潘芹波、潘春林、潘鉴清、傅云龙、高浊苹、金伊权、夏松泉、夏墨农。长兴：方子青、张治寰、卢玉如、臧幼伯、邱惟清、张金怀、柏敦夫。武义：潘潢、宋志澄。安吉：唐开霁、蔡仲芳。

（六）绍兴地区

裘吉生、祝味菊、王泽民、王邀达、胡震、朱增福、朱阆仙、孙寄鋆、徐静川、徐仙槎、陈玉堂、周毅修、严肃容、张若霞、施崔年、潘文藻、钱少堂、钱寿铭、王上达、陈浚、章纳川、彭淳庆、傅伯杨、傅再杨、钱少楠、钱寿祺、茅松龄、宗穆、沈光挺、陈陶、黄寿衮、马光烂、孟蓉、史锡节、章廷蛙、管先登、王又槐、阮其新、何游、罗越峰、谢洪赏、周子芗、鲁永斌、王英澜、陈伯棠、史介生、宋尔康、杜同甲、严绍峻、张作斋、叶棣华、方晓安、陈璞、泮琳、樊星环、张爱白、单轶凡、裘士东、杨厚斋、周家枚、田康济、王铁如、沈秋荪、赵越桥、吴国粹、吴继普、马小琴、傅炳然、张梅亨、张凤鸣、陈抱一、季燮斋、季荣斋、季乐斋、季立斋、王馥源、郑惠中、王俊林、傅再扬、王振乾、李震川、陈荣堂、陈维达、陈幼生、寿明斋眼科、明明斋眼科、祝氏草科、张氏疳科。诸暨：徐究仁、杨则民、徐劲松、陈文棠、阮光前、姚寿民、许仲范、胨语清、钟世英、黄宗棠、汤士彦、王治华、俞澹安、楼民乐、陈佩永、马奎璋、楼正阳。嵊县：竹庆成、李硕鱼、邢钟翰、胡华赓、郭兰余、郭孝舟、郭若定、裘中声、裘东侯、裘谔臣、尹卜吾、张诗观、汤圣恩、裘积闰、沈祥照、茹迪亚、李作标、李圣禹、沈克非、丁葆心、丁仁明、丁杏生、丁煦堂、邢诵华、喻晓承、周颂爻、裘宗华、竹余祥、俞馥荃、俞含贞、周辅生、丁伯荪、丁光绍、俞经邦、俞方德。新昌：钱正卿、张南坡、俞鉴三、俞大同。上虞：邵佐清、胡仲宣、吴涵秋、王庆澜、方祖琦、俞成泰、俞均泰。

（七）金华地区

黄宝鉴、许泳茂、黄乃聪、章不凡、赵庭庸、黄勇林、吴玉修、郑克荣、郑锦清、吴心禅、朱颜、蒋鸿钧、鲍鉴清、朱王葆。永康：梅汝金、胡张心、朱勋通、夏国宝、沈周连、程昌德、徐凤仪、童爱仁。浦江：赵琴、洪继懋、钟光耀、楼开春、朱玉鸣、朱润卿、朱宗熙、陈炳麟、陈受清、沈鸿庭、张琨、方子源、黄玉蝉、魏勋成、戴维周。武义：黄永松、陈伯辉、郑家声、郑家彰、何葆仁、陈异常、郑爆、宋志澄。东阳：杜炳孚、王利恒、金嘉兰、杜启衡、韦建章、周显江、徐朝宗、赵焕文、黄学龙、黄云龙、张松林、陈兆量。义乌：陈无咎、金祖铭、冯成金、骆虞廷、朱叙芬、黄馥梅。汤溪：方永清。宣平：甘震球。兰溪：诸葛韵笙、诸葛禹奠、徐清泉、蔡济川、何寿坑、唐萃锵、徐鸣皋、傅秩康、罗斌、罗幼仙、吴荫堂、叶宝珍、徐毓康、蒋理书、邵灿芝、徐立刚、胡绍棠、邵宝仁、叶永清、叶建寅、吴仕朝、鲁秀山、汪征、徐润生、徐寿焘、毛庆熙。

（八）衢州地区

衢州：周锡庚、汪洋、邱峻、周越先、郭宏基、石全成、陈埙、徐养士、周梦白。开化：徐如龙、陈元星、徐必仁、林伯厚、张朴庵、杜元良、程道生、叶炳生、戴风和。江山：宋正彪、徐国香、毛兆和、钟茅瑾、毛德根、余文奎、诸葛煦、毛鹏仙、真焕章、汪春瑞、汪国佐、何树清。常山：罗晖宇、璩耀华、汪文产、李春元。龙游：林日熙、江梓园、雷鹤云。江山：毛咸、徐良董。

（九）舟山地区

岱山：于正梧、潘照汀。定海：吴企梅、陈蔼甫、邱在寅、赵树森、李鸿年、殷定信、詹唯一、倪绥之、茹十娟。

（十）台州地区

天台：李溪东、王志纯、潘琴斋、章寸耕、丁天道、陈五峰、穆树人、干贞判。三门：叶高广、林春山、赖孔法、任桔泉、郑于滨、包愈。玉环：林菊人。临海：尹视明、翁雪耕、冯选、谢天心。黄岩：蒋宗翰、陈弼臣、卢良乾、管性海、李士材、倪钵范、许植方、于达望、黄雄峰、黄嘉秀、叶逸韶、缪天纬、戴金衡、黄汉郎、柳一安、徐佩华、许耀光、罗端毅、张善元、徐伯骧、周子序。仙居：李云林、王连壁、朱寿朋、朱来山、李树青、杨镇浦、王贤招。温岭：赵兰丞、赵立民、杨吉人、韩渐逵、韩有光、谢寿山、谢伯埙、谢秉衡、林公际。

（十一）丽水地区

丽水：蓝马元、许澄之、庄虞卿、邱风岗、黄叔文、王景祥、林云海、蓝章士、吴宝庆。景宁：吴亚男、蓝庚成、蓝余库、蓝余进、蓝进成、雷欣梅、雷大相、雷盛琪、雷玉宝、雷应文、雷云声、雷乾明、雷宜林、雷延芳、雷龙花、雷马新、雷宗成、练炳生、陈岳甫、王佐略、陈树澜、范水笃、赖扬林、杜有林、沈竹甫、徐继桢。庆元：吴呈诗、吴朝升、吴安仁、吴士贵、吴应机、周日达、林松泉。龙泉：曹勋、许银汉、张梓煜、张赞甫、曾文年、李师昉、李成溪、刘先声、李芳、季星培、吴桂岩、陈英儿、许吉根、叶芝青、黄河汉、徐蔚然。松阳：何倚衡、何梦、蔡焦桐、蔡文清、叶冠春、叶学济、蔡琴、王时皋、蓝林妹、陈荣兴、王琅、蔡观淮、林成、徐肇璋。缙云：吴仕朝、陈瑞生、朱以同、施四妹、舒风周、吴业西、王阶平、褚震烟。青田：杨文耀。云和：周泳涟、陈甸臣、叶新、雷祖根。遂昌：雷明生、吴景明、吴诚、吴觊。

民国初年，浙江出现了规模较大的中医院和诊所，它们主要云集在杭州。民国时期，在浙江这块密布着传统中医药学璀璨明珠的土壤上，也散发出西方医药学的芬芳，西医医院和诊所争相崛起。客观上与传统的中医院所交相辉映，为近代浙江人民的医疗卫生保健事业做出了贡献。西医医院和诊所最早出现在宁海，数量最多的为杭州。

中医审查给证：在 1938 年以前计 756 人。1939 年间因时局动荡，邮递不便，呈准暂行停发。1940 年继续办理，截至是年年底，给证者计 343 人，自 1941 年至 1944 年年底止，给证者计 318 人，共计 1417 人。自中医条例等法规奉令废止后，即于 1943 年 9 月份起停办，但在该月以前呈者，经审查合格者，仍予照给。

参 考 文 献

[1] 朱德明. 先秦时期浙江医药的起源[J]. 浙江中医药大学学报，2008，32（6）：705-708.

[2] 朱德明. 秦汉时期浙江医药概述[J]. 浙江中医药大学学报，2010，（6）：145-146.

[3] 朱德明. 浙江医药通史（古代卷）[M]. 杭州：浙江人民出版社，2013：35-72.

[4] 朱德明. 古代浙江医政机构考述[J]. 中华医史杂志，1998，1（1）：34-39.

[5] 萧天水. 近代萧山竹林寺女科传承史略[J]. 中华医史杂志，2000，30（2）：73-75.

[6] 肖永芝. 浙江妇科名医世家——木扇陈士铎[J]. 浙江中医杂志，1998，（7）：326-328.

[7] 朱德明. 南宋时期浙江医家学派的嬗递及其成就[J]. 中医教育，2006，（1）：53-57.

[8] 朱德明. 浙江医药通史（古代卷）[M]. 杭州：浙江人民出版社，2013：305-428.

第二章 中医内科

第一节 先秦至隋唐时期浙江中医内科

古代中国有影响的医家中，浙江约占 1/4。从晋朝至清代有较大影响的医学家 58 人，医籍 496 种，其中浙江医家就有 20 人，医籍 94 种。如晋唐的日华子、陈藏器；宋代的沈括、朱肱、王执中；金元的朱丹溪、滑寿；明朝的张介宾、陈司成、杨继洲；清代的赵学敏、王孟英、俞根初、雷少逸等推动了中医药的发展。同时，浙江医学流派林立，学术研究活跃，曾经产生了以王充、魏伯阳、黄凯钧等为代表的"养生学派"；以马莳、张卿子、俞樾等为代表的"医经学派"；以朱肱、陶华、柯琴、徐彬、俞根初等为代表的"伤寒学派"；以王孟英、吴贞、茅钟盈、雷少逸等为代表的"温病学派"；以日华子、陈藏器、赵学敏、吴仪洛为代表的"本草学派"；以张介宾、赵献可、高鼓峰、冯兆张等为代表的"温补学派"；以朱丹溪、戴思恭、魏之绣等为代表的"养阴学派"；以王执中、滑寿、高武等为代表的"针灸学派"；以张山雷、陈无咎等为代表的"中西汇通派"等，从不同的领域来阐述和发展中医药，形成了他们自己独特的学术风格。

一、秦汉至三国两晋南北朝时期浙江中医内科

（一）名医名著

王充，字仲任，生于 27 年，卒于 97 年，享年 70 岁，会稽上虞人，东汉的唯物主义哲学家。他著有《论衡》《养性》等书。在《论衡》中有保健养身法的论述。在《论衡·自纪篇》中提到："养气自守，适时则酒。闭明塞聪，爱精自保。适辅服药引导，庶冀性命可延，斯须不老。"他还强调子女禀弃之时，正是父母交合之时，"凡人受命，在父母施弃之时，已得吉凶矣"。因此，从后代的健康考虑，也不能不讲究房中术。他还在《礼记》中提出了胎教问题及孩子成长时的教育问题，要从受孕时、受孕后、分娩后三个阶段来保证孩子的身心健康；并提出了子女密生数育，则禀气薄，然"疏而气渥"，所以提出疏字稀生、少生优育之论。王充的医学论述具有唯物主义精髓，搏击了东汉时期天命鬼神的唯心主义谬论。在《论衡·雷虚篇》中有关冶炼中发生火烟侵害眼鼻和皮肤灼伤的记述，是中国较早论述职业病的著作。

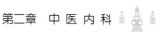

该书还论及药物只能轻身益气，决不能不死为仙，认为生老病死是自然规律，强调未病先防、已病早治的预防思想。他注重医治实效，认为医无方术。他在《论衡》中的医学论述给我们研究中医理论的发展提供了宝贵的资料。

与王充同乡的陈氏精通儿科，在当地有一定名气。

东汉章帝、和帝时人张道陵，出生于临安天目山，精通长生不老之术，隐迹高居，两位皇帝多次召见，他不肯入朝，他一生遍游名川大山，曾东抵兴安云锦溪云锦洞，在附近的仙岩炼丹，3 年而成，后在四川云台峰升天，所遗经书《篆符宝剑传》，传授给儿子张衡及后代，世袭天师之号，杭州的炼丹之徒有许多出自他的门下。临安西天目山上有"张公洞"，即张公舍，今遗址保存完好。宋咸淳（1265～1274 年）间《临安志》载："於潜县南三十里天师张道陵生于此山之西，因以名之今集真观，即其宅基，旧名生睿山下，有炼丹井尚存。"

许迈，字叔玄，丹阳句容人，后到余杭县溜山麓安居，父母死后，让妻子回娘家，自己携带众人遍游名山，采药服气，137 年他移居临安西山[1]。

东阳太守范汪，善医术，常恩恤百姓，撰写《范汪方》170 多卷，在伤寒、外科方面很有专长，对患者不问贵贱，一律治疗。

湖州人何佟之医术高超，公元 503 年去世时，梁武帝特诏赠黄门侍郎，其著有《礼议》100 多篇，儿子何聪继承医业。

胡圣，南北朝时齐人，三国道家赵广信弟子。据《嵊县志》记载：尝居鹿门山之南，为九州岛峰的别峰，山势如鸾凤回翔，圣垒石炼丹于其间。传说圣于此羽化，里人筑翔鸾馆以祀之。

虞翻，字仲翔，生于 164 年，卒于 233 年，享年 69 岁，三国时会稽余姚（今浙江余姚）人。出身儒门，少而好学，才智过人。性忠直不阿，仕于吴，以功曹升骑都尉。因直谏忤吴主孙权，流配丹阳泾县。大将吕蒙欲救之，诈称患疾，因翻兼精医术，请使翻从征，始得释。翻直谏如初，不久复流配交州，十余年不得复起，卒于流所。

魏国时人王弘之，字方平，上虞人，晋安帝隆安年间人。自幼丧父，由外祖父抚育；从祖父，即晋大书法家王羲之。王氏敏颖过人，很受从叔王献之及太原王恭等所器重。初仕晋，为司徒主簿，性好山水，不愿为官。晋亡宋兴，屡召，皆不就。家住会稽上虞，曾著有采药书。王氏曾在上虞沃川，靠山傍水之处，依岩筑有室居，隐居于此。同时的文人如谢灵运、颜延之，甚钦重之。他精通内科，著书采药。宋文帝元嘉四年（427 年），王氏病卒。

虞悰，字景豫，生于 434 年，卒于 499 年，享年 65 岁，南北朝宋、齐间会稽余姚（今浙江余姚）人，宋黄门郎虞秀之之子，悰宋末亦官至黄门郎。齐武帝（萧颐）在野时，悰待之甚厚，武帝即位，委以高官。其家产饶富，衣服侈华，尤精于调味配膳之法，齐武帝亦至其家求食。武帝曾求其《饮食方》，竟秘而不出。武帝酒醉体不快，悰只献"醒酒鲭鲊"一方而已。虞悰通晓医术，提倡食物疗法，著《食珍录》。

虞世南，字伯施，生于 558 年，卒于 638 年，享年 80 岁，南北朝至唐初越州余姚（今浙江余姚）人，陈太子中庶子虞荔次子。世南性格沉静寡欲，笃志勤学，以书法知名于世。唐初为太宗所礼重，官至秘书监，赐爵永兴县子。辑有《养生必用要略方》16 卷，今未见。他又曾编纂中国第一部类书《北堂书钞》，其中收有医家等资料[1]。

南朝宋"范叔孙，钱塘（今浙江杭州）人，少而仁厚，周穷济急。里人疾病，必躬往恤疗，或贫无药饵饘粥资皆给之，不吝。全活甚众。岁饥民多疾疫，里有父母兄弟同时死者，数家丧尸，经日不收，亲邻畏远，莫敢营视。叔孙悉备棺椁，亲往殡瘗。乡曲贵其义行，莫有呼其名者。宋孝建初（454～456 年），除竞陵王国中军，不就"。

杜京产，字景齐，钱塘（今浙江杭州）人。精通文学儒教，专攻黄老，医术高明。

沈若济，洞元大师，字子舟，远祖仕吴越钱氏，遂居钱塘。于元真观出家，年十三试经为道士，兼通诸家百氏之书，尤精于医，游茅山居。崇禧观延康殿学士、王汉之帅。建康即茅山筑室，为洞阳庵以处之。师乃出囊中金，大市药以济病者。徽宗闻其名再诏。乃起馆于龙德宫，数月以疾辞，赐道官及金言符。绍兴初，尸解于故庵。

东晋白云先生，天台人。《洞天福地》载："天台灵墟，乃白云先生隐处，或云即紫真（一作子贞）。"《世说新语》载："王右军得笔法于白云先生，则白云先生，当属晋时人。白云精于医，著有《髓签三命血脉论》3 卷、《服食精义论》3 卷，可见《国史·经籍志》。"

《南齐书·韩灵敏传》中记载了内科癥病："又会稽（今浙江绍兴）人陈氏有三女，无男，祖父母年八九十，老耄无所知，父笃癥病，母不安其室。"

徐道度，祖籍丹阳（江苏丹阳市）。南北朝时，寓居钱塘（今浙江杭州），著有《疗脚弱杂方》8 卷，是目前世界上最早的治疗脚气病的专著。徐道度擅长内外科，因为有脚疾不能走路，宋文帝刘义隆便令人抬轿请他入宫，给诸皇子疗疾，而且"无不绝验"，后封他为兰陵太守，并称赞他"疗疾"为天下"五绝"。史书记载："其先世徐熙，好黄老学，隐居秦望山，有道长求饮，留瓠与之曰：'君宜以道术济世。'取视之，乃《扁鹊镜经》，因而精心研究，用以济人。熙传子（秋生），秋生则再传其子道度。道度，幼患跛疾，能自养、自怡，并擅医。"宋文帝尝谓："天下有五绝，而皆出钱塘。杜道鞠弹棋、范悦诗、褚欣远模书、褚胤围棋、徐道度疗疾。"道度子文伯、成伯，及叔子嗣伯，均精其业。文工团伯子雄，位兰陵太守，亦精医。北齐徐之才，乃雄之子，对方剂研究有素，大善医术，官至尚书令，封西阳郡王；子敏，官太常卿，亦工医。后世称徐氏，为"七代世医"。

姚僧垣（498～583 年），字法卫，北周名医。在日本学者丹波元胤所撰《医籍考》中被引作姚僧坦。而《医籍考》是引用《太平御览》中《北史》的记载。《北史》与《南史》均记载了"姚僧坦"，只有《周书》写作"姚僧垣"。垣与坦只差一横，当是传写之误。当以《周书·姚僧垣传》所记为准。《隋书·经籍志》著录了《姚氏集验方》10 卷，另载《姚大夫集验方》12 卷。姚僧垣曾三次被授"大夫"衔，第一次是公元 559 年，姚 61 岁，"授小畿伯下大夫"。第二次是公元 571 年，姚 73 岁，"迁遂伯中大夫"。第三次是公元 580 年，姚 82 岁，"除太医下大夫"，值得注意的是这个"太医下大夫"的称谓。太医而称大夫，姚僧垣是历史上的第一人。据宋洪迈《容斋三笔·医职冗滥》记载，北宋有"和安大夫""史诏大夫""和平大夫"等职称。一般认为称医生为"大夫"始于北宋。清代梁章钜《称谓录》记载北宋时已称医生为大夫。但是给一位医生加上"大夫"头衔，则肇端于 6 世纪的姚僧垣。姚僧垣著有《集验方》，该书是魏晋南北朝时期一部重要方书，对唐宋医学发展有一定影响。据天一阁藏《明钞本天圣令·医疾令》卷 26 记载："诸医及针学，各分经受业。医学习《甲乙》《脉经》《本草》，兼习张仲景、《小品》、《集验》等方。"宋仁宗天圣七年（1029 年）修成的《天圣令》中明确规定，《集验方》为医生兼习之书。宋臣孙兆在《校正王焘先生外台秘要方序》中亦云："古之如张仲景、《集验》、

《小品方》，最为名家。"北宋时期，《集验方》与张仲景著作地位同等。《集验方》虽已亡佚，但其文字散见于《外台秘要》《证类本草》《医心方》《东医宝鉴》等医书中。其中《医心方》为日本医家丹波康赖（912～995 年）于日本永观二年（984 年）撰成并呈献给朝廷，是日本现存最古老的医书，它系统而全面地收集了中国 10 世纪以前的大量医学文献，使不少已经散佚但极为珍贵的古医学文献得以保存，且标注原文出处，未经宋代校正医书局校订，在中日两国医学交流传播方面发挥着巨大的作用[2]。

（二）医学世家

在魏晋南北朝以前，杭州未见专设的医学教育组织，人们通常采用师徒家传、私淑拜师和个别面授的医学教育方法。直到隋朝全国正式建置了医学教育机构太医署，由门下省管辖，杭州的中医教育才走上同样的路子。回顾杭州中医人才的培养历程，许多镶嵌在经传中的中医高手主要通过家族传授治病秘诀的模式赓续祖传医术。这一时期浙江形成了在中国医药学发展史上占有重要地位的两个医学世家，即东海徐氏和武康姚氏医学世家。

1. 徐氏医学世家

著名医家钱塘（今浙江杭州）人徐之才，从他的五世祖徐熙以下传至他的兄弟，六代中就有 11 位名医，是我国中医教育史上有案可稽最早的家族相传式中医教育的实例。

《南史·张融传》中记载了徐熙、徐秋夫、徐道度、徐叔向、徐文伯、徐嗣伯、徐雄医学世家："融与东海徐文伯兄弟厚。文伯字德秀，濮阳太守熙曾孙也。熙好黄老，隐于秦望山，在道士过求饮，留一瓠芦与之，曰：'君子孙宜以道术救世，当得二千石。'熙开之，乃《扁鹊镜经》一卷，因精心学之，遂名震海内。生子秋夫，弥工其术，仕至射阳令……秋夫生道度、叔向，皆能精其业。道度有脚疾不能行，宋文帝令乘小舆入殿，为诸皇子疗疾，无不绝验。位兰陵太守。"道度生文伯，叔向生嗣伯。文伯亦精其业，兼有学行，倜傥不屈意于公卿，不以医自业。融谓文伯、嗣伯曰："昔王微、嵇叔夜并学而不能。殷仲堪之徒故所不论。得之者，由神明洞彻，然后可至，故非吾徒所及；且褚侍中澄当贵亦能救人疾，卿此更成不达。"答曰："唯达者知此可崇，不达者多以为深累，既鄙之，何能不耻之？"文伯为效与嗣伯相埒……子雄亦传家业，尤工诊察，位奉朝请……嗣伯字叔绍，亦有孝行，善清言，位正员郎，诸府佐，弥为临川王映所重。徐文伯著有《疗妇人症》。文伯子雄，位兰陵太守，亦精医。北齐时的徐之才，子雄儿子，对方剂研究有素，大善医术，官至尚书令，封西阳郡王。其著有《伤寒准绳》8 册、《疡医准绳》6 册、《女科准绳》5 册等，皆以补前书所未备，故仍以《证治准绳》为总名，唯其方皆附各症之下，与杂症体例稍殊耳。之才弟之范，官仪同大将军，亦以医名，至袭兄爵为西阳郡王。子敏，官太常卿，亦工医。后世称徐氏，为"七代世医"[1]。

《南齐书·褚澄传》对徐嗣医术作了高度评价："时东阳徐嗣医术妙，有一伧父，冷病积年，重茵累褥，床下设炉火，犹不差，嗣为作治，盛冬月令伧父裸身坐石，启以百瓶水，从头自灌，初与数十瓶，寒战垂死，其子弟相守垂泣。嗣令满数，得七八十瓶后，举体出气如云蒸。嗣令撤床去被，明日立能起行，云此大热病也。又春月出南篱门戏，闻笪屋中有呻吟声，嗣曰：'此病其重，更二日不治必死。'乃往视，一姥称举体痛，而处处有黯黑无数。嗣还煮升余汤送令服之，姥服竟痛愈甚，跳投床者无数，须臾所黯处皆拔出，长寸许，乃以膏涂诸疮口，三日而复，云此名钉疽也。事验甚多，过于澄矣。"

徐氏医学世家从第三代徐熙开始，子孙遍布大江南北，医学世传八代，著名者达 15 人，他们出入朝廷，为达官贵胄治病，奇效迭出。他们官秩很高，深受历代皇帝宠信。他们的医著以家族为计算单位，数量之多在当时居全国首位，其中以徐文伯和徐叔向最多，医学世传的代数之多亦独领风骚。因此，寓居杭州的徐氏医学世家在中国医药学发展史上占有极其重要的地位，其代传医术的教育方法对后世影响深远。

2. 姚氏医学世家

北周时期，浙北武康县（今浙江德清）即有名医姚氏，精研典籍，善于临床，自菩提起，至姚最少已传历三世，堪称"世医"。姚氏医学世家的主要代表人物是姚菩提、姚僧垣和姚最祖孙三代。姚菩提，南朝梁武康人（今浙江德清），官至高平令，曾在幼时患病多年，对医药学颇为倾注，梁武帝常诏他讨论方术医药学，言中肯綮颇得武帝器重。其子姚僧垣（498～583年），《武康县志》作僧坦，字法卫，24 岁时继承父亲衣钵，精于辨证，用药精细。南朝梁武帝常召见他讨论医药，他酬对无滞，颇得武帝的青睐。532 年，他解褐临川嗣王国左常侍。539年，他被任为骠骑庐陵王府田曹参军。543 年，他还兼任殿中医师。545 年，转领太医正，加封文德主帅、直阁将军。当时，姚氏名声广播，影响深远。他是那个时期仅见的"三朝元老"，在中国医学史上占有一定的地位[1]。

《周书》对姚菩提、姚僧垣的医药生涯作了详细的介绍："姚僧垣，字法卫，吴兴（今湖州）武康（今浙江德清）人，吴太常信之八世孙也。曾祖郢，宋员外散骑常侍、五城侯。父菩提，梁高平令，尝婴疾，历年乃留心医药。梁武帝性又好之，每召菩提讨论方术，言多会意，由是颇礼之。僧垣幼通洽，居丧尽礼。年二十四，即传业家。梁武帝召入禁中，面加讨试，僧垣酬对无滞。梁武帝甚奇之。大通六年[532 年]，解褐临川嗣王国左常侍。大同五年[539 年]，除骠骑庐陵王府田曹参军。九年[543 年]，还领殿中医师。时武陵王所生葛修华，宿患积时，方术莫效。梁武帝乃令僧垣视之。还具说其状，并记增损时候。梁武帝叹曰：'卿用意绵密，乃至于此，以此候疾，何疾可逃？朕常以前代名人，多好此术，是以每恒留情，颇识治体。今闻卿说，益开人意。'十一年[545 年]，转领太医正，加文德主帅，直合将军……乃大军克荆州，僧垣犹侍梁元帝，不离左右，为军人所止，方泣涕而去。寻而中山公护使人求僧垣，僧垣至其营。复为燕公于谨所召，大相礼接。太祖又遣使驰驿征僧垣，谨故留不遣。谓使人曰：'吾年时衰暮，疹疾婴沉。今得此人，望与之偕老。'太祖以谨勋德隆重乃止焉。明年随谨至长安。武成元年[559 年]，授小畿伯，下大夫……天和元年[566 年]，加授车骑大将军，仪同三司……六年[571 年]，迁遂伯中大夫……其后复因召见，帝问僧垣曰：'姚公为仪同几年？'对曰：'臣忝荷朝恩，于兹九载。'帝曰：'勤劳有日，朝命宜隆。'乃授骠骑大将军开府仪同三司。又敕曰：'公年过悬车，可停朝谒，若非别敕，不劳入见。'……比至华州，帝已痊复，即除华州刺史，仍诏随入京，不令在镇。宣政元年[578 年]，表请致仕，优诏许之……及（宣帝）即位，恩礼弥隆。常从容谓僧垣曰：'常闻先帝呼公为姚公，有之乎？'对曰：'臣曲荷殊私，实如圣旨。'帝曰：'此是尚齿之辞，非为贵爵之号。朕当为公建国开家，为子孙永业。'乃封长寿县公，邑一千户。册命之日，又赐以金带及衣服等。大象二年[580 年]，除太医下大夫。帝寻有疾，至于大渐。僧垣宿直侍。帝谓随公曰：'今日性命，唯委此人。'僧垣知帝诊候危殆，必不全济。

对曰:'臣荷恩即重。思在效力,但恐庸短不逮,敢不尽心。'帝额之。乃静帝嗣位,迁上开府,仪同大将军。隋开皇初[581 年],进爵北绛郡公,三年[583 年],卒,时年八十五……赠本官加荆胡二州刺史。僧垣医术高妙,为当世所推,前后效验,不可胜记。声誉暨盛,远闻边服,至于诸蕃外域,咸请托之。僧垣乃搜采奇异,参校征效者为集验方十二卷。又撰行记三卷,行于世"[1]。当然,从姚僧垣的医事活动中我们得知当时一些内科疾病,如发热"梁武帝尝因发热,欲服大黄"[1]。

姚僧垣的次子姚最医术精湛,曾仕太子门大夫,天和中(566~572 年)始受家业,十多年的苦读尽得姚家医术堂奥,奉敕习医业,尽其妙,治病救人多有灵验,著有《本草音义》。其墓在武康(今浙江德清)石城山,现称城山。《周书》亦记载了姚僧垣次子姚最:"最幼在江左,迄于入关,未习医术。天和中[566~572 年]齐王宪奏高祖遣最习之……最于是始受家业,十许年中,略尽其妙。每有人造请,效验甚多。"

(三)道教医药

1. 葛洪医药

值得一提的是东晋炼丹家葛洪在浙江的炼丹医事。葛洪(281~341 年),字稚川,号抱朴子,丹阳句容人,13 岁丧父,通过勤奋攻读,终于博览群书,成为当时不可多得的文武全才。葛洪从祖葛玄,学道得仙术,传弟子郑隐。葛洪师从郑隐,尽得其传。上党鲍玄精通道术,葛洪拜鲍玄为师学道,不久又与鲍玄的女儿结婚。夫妻两人志同道合,一同修道炼丹。他大半生致力于道教理论、医药学与化学(即古代炼丹术)的研究,取得很高的成就,成为著名的医学家和炼丹家。葛洪著作颇丰,《抱朴子》便是其代表作。他的炼丹开创了中医药中矿石入药的先例。据传葛洪 40 岁那年来到钱塘(今浙江杭州)时,见宝石山上木石幽邃,风景奇特,颇有灵气,并且此山产一种红色的石头,他认定此山是修身养性、采药与炼丹的好地方,便结庐潜居。葛洪居此期间,常为百姓采药治病,还"烧丹朱、炼铅粉……造腐酒",又"开砌山岭坦途,以通行人往来",为当地百姓做了许多好事。后来,人们便将他居住过的山岭称为"葛岭",还在他的结庐处建观奉祀。因葛洪自号抱朴子,故将观名定为抱朴道院。道院周围,另有葛仙庵碑、炼丹台、炼丹井、初阳台等一些与葛洪有关的古迹。"龙井,本名龙泓,吴赤乌中,葛稚川炼丹于此"[3]。他曾在吴山葛仙山、凤凰山、玄妙观等处栽药、炼丹[1]。

葛洪力主儒道结合,道教应以"神仙养身为内,儒术应世为外"。他的著作主要有《抱朴子》内外篇、《肘后备急方》等。《肘后备急方》是葛洪的医学著作,葛洪在医疗实践中收集、研究各种药方,为民治病,提倡廉、便、验的大众化的医疗措施。他对医学中的实际问题常亲自试验,取得不少发明成果,如提出以白纸蘸尿染黄如蘖者即为黄疸。天花发源于印度等地,476 年传入中国,五代十国时期,长江以北已有流行,宋元以降,日渐猖獗,葛洪首次发现并描述天花的病状,难能可贵。葛洪还总结出较多治疗急症的有效方剂和方法,如以狂犬脑髓敷伤口治狂犬病,以青蒿绞汁治疟疾,以小夹板疗骨折复位等,这些都是医学史上的创举。他还重视灸法治病,并首次记述捏脊、食道异物急救、放腹水等治疗技术。

《抱朴子·内篇》讲神仙方药、养生延年。讲炼丹的主要是其中"金丹""仙药""黄白"3

卷。葛洪在大量的炼丹实验基础上，熟悉了许多无机物质的组成和一些比较简单的化学反应。在《抱朴子·内篇》里，发现"丹砂烧之成水银，积变又还成丹砂"。丹砂即硫化汞，加热即分解而得到汞。汞与硫黄化合又生成黑色的硫化汞，再在密闭容器中调节温度，便升华为赤红色的结晶硫化汞。采用硫化汞制水银，葛洪是最早详细记录这一反应的人。葛洪又指出："铅性白也，而赤之以为丹；丹性赤也，而白之以为铅。"这是说铅可以变为铅白，即碱式碳酸铅，铅白又可以变成赤色的铅丹，即四氧化三铅，铅丹则可以变还为铅白，最后回复为铅。这表明葛洪对铅的化学变化做过系列试验。他是我国炼丹术发展中承前启后的人物，他对炼丹方法的具体著述对后来的炼丹家影响很大。由于葛洪在发展我国早期化工工业上的业绩，历代印染、酿造、颜料等行业均奉他为宗祖，所以英国学者李约瑟说："整个化学最重要的根源之一，是地地道道从中国传出去的。"

他曾撰写过《玉房秘术》1卷，《新唐书·艺文志》也载录《葛氏房中秘术》1卷，可见他曾写过房中术专著，可惜已经失传。从目前可以看到的资料来分析，《抱朴子》是他的代表作。在《抱朴子·内篇·遐览》里，不仅载录了大量古代的道家著作、医书和炼丹书，还收载了不少有关房中术的著作，如《玄女经》《彭祖经》《容成经》《元阳子经》《六阴玉女经》等，有的已经失传。

南北朝梁天监年间（502~519年），葛洪足迹遍及浙江省许多地方，宋咸淳（1265~1274年）《临安志》载："在县西四十二里，葛洪、许迈炼丹之地""在县西北一里，高五十丈，周围二十里，有晋葛洪炼丹井"。清光绪二十年（1894年）《於潜县志》载："晋葛洪，常炼丹天目，今天目西菩等处有丹井、丹池，渊泓澄澈，见药炉丹灶焉。"民国十四年（1925年）《昌化县志》载："晋代葛洪，句容人，昌化县北武隆山颠炼丹，兼综医术。浙北地区的黄精、白术据说由葛洪栽培。葛洪到过定海炼丹，在临平山北一里的景星观前相传为葛洪炼丹之处，有炼丹泉"[1]。

葛洪曾炼丹于绍兴宛委山，今有葛仙翁丹井遗迹。据说他也曾到过普陀山炼丹，遂改此山名为翁山，今还留有葛洪井。据崇祯《处州府志》载，丽水的南明山崖上刻有葛洪隶书"灵崇"两字，下有葛洪炼丹井。在今宁波北仑区大碶镇的灵峰山燕窝岩上有灵峰、茅洋。据《镇海县志》记载，东晋咸和二年（327年），葛洪到灵峰炼丹。《四明谈助》指出："葛洪尝居灵峰炼丹，丹井犹存，久旱不涸。偶植竹箸，化竹而方，今或间生岩谷。"灵峰寺始建于梁天监年间（502~519年），在寺后还有一座"葛仙殿"，葛仙殿和山间诸多遗迹、传说，皆源于历代民众对葛洪的敬仰和崇拜。在今余姚市大隐镇境内，有一座纪念谢灵运的谢山庙，内有葛仙翁"丹井"，谢山山麓，建有葛仙翁殿。在大隐章山村狮子潭斜西北方的仙人洞里，还有葛洪炼丹制药的药臼。奉化江口镇的塔山，相传有七十二洞。世传葛洪在洞中炼丹，其时，洞中有巨蟒为害，葛仙翁施法术镇杀。今日的清水庵有僧无尼，殿侧葛仙洞古碑犹存。葛洪在宁波留下的遗迹当以宁海县最多。葛洪30多岁时到白溪上源修炼、著述，在宁海栖居约10年。其长子葛渤随父南下后，次子葛勋定居今岔路平原。目前，宁海保存的数十部葛氏洪裔宗谱，均奉葛洪为世祖，至今已繁衍44代，在宁海县白溪流域居住着27 000多名葛洪后代，成为全国葛氏后裔最大的聚居地。葛洪在宁海至今犹存的遗迹有两处：柯仙山学士坪和天姥山抱朴洞天。遗址内尚存丹房的残垣断壁和丹井。天姥山抱朴洞天，就是现在双峰乡杨染村南1000米处的一批崖洞。其中最大一洞，有两间房屋那么大，坐北朝南，面对着大松溪峡谷风光。葛洪官任洛仪参军时，曾在今天的海宁硖石东山上炼丹药，据传，当初的"炼丹井"残迹犹存。《天台山志》记载："葛洪后炼丹于天台山天姥，有庆云甘露之瑞，优游涵养，著内外篇凡116篇，自号'抱朴子'，即以名书。"葛洪在浙江的医事活动远不局限于上述这些地区，他所留下的人文景观成为当今人们的旅游胜地。葛洪卒后，举尸入棺，轻如蝉蜕，世人以为尸解仙去，尊称他为"葛仙翁"[1]。

2. 陶弘景医药

另一位道教大师陶弘景继承葛洪衣钵，也在浙江留下了许多足迹。梁天监年间（502～519年），道教思想家、医药学家陶弘景，自海道至永嘉，先后隐居永嘉大箬岩（又名真诰岩、陶公洞），将广泛搜集到的杨、许三君（杨羲、许谧、许翙）的遗迹，进行整理。南朝宋齐时道士顾欢，曾对杨、许旧籍进行搜集和整理。陶弘景以顾欢《真迹经》为蓝本，参考自己搜访所得之上清经诀及有关见闻，编撰成道教最著名的经典《真诰》7篇20卷。该书详细记载了东晋以来《上清经》出世之源及传布过程，杨羲与二许之家世生平等，引用众多道经，提及大量道教历史人物、修行方术等，是一部经书，兼论及药物、导引、按摩之术。又居瑞安陶峰福泉山白云岭等地，常以药济民治病，人称他"山中宰相"。著书炼丹，整理古代《神农本草经》，增收魏晋间名医用药，著成《本草经集注》7卷，共载药物730种，新增365种，首创药物专著按自然属性分类法编写，分为玉石、草木、虫、兽、果、菜、米食7类，而且对药物的形态、性能、产地、采制、剂量、真伪鉴别均有论述。还考订了古今用药的度量衡和药酒、膏药及丸剂的制造规程，流传至北宋初年逐渐消失，现仅存敦煌石窟藏本的序录残卷，其主要内容在《证类本草》和《本草纲目》中被引用、保留，得以流传。在医药学方面还有《药总诀》《名医别录》《补阙肘后百一方》《养性延命录》《合丹法式》等著作。

特别是他所编辑的《养性延命录》上、下卷，上卷包括教诫、食诫、杂诫忌让害祈善3篇，下卷包括服气疗病、导引按摩、御女损益3篇。这本书保存了不少后来散佚的早期养生和房中术资料。他的房中术理论是养生、气功和房中术三者的结合。

陶弘景在《养性延命录》中认为人体的强弱、寿命的长短主要不在于"天"，而在于"人"，十分精湛。他说："今时之人，年始半百，动作皆衰者，时世异耶？将人之失耶？岐伯曰：'上古之人，其知道者，法于阴阳，和于术数，房中交换之法；饮食有节，起居有度，不妄动作，故能形与神俱尽，终其天年，寿过百岁。今时之人则不然，以酒为浆，以妄为常，醉以入房，以欲竭其精，以耗散其真，不知持满，不时御神，务快其心，逆于生乐，起居无节，故半百而衰也。'"他的上述性节制观，今日可用于延年益寿[1]。

490年，他到浙江会稽大洪山拜谒娄慧明、到余姚太平山拜谒杜京产、到始宁（今浙江上虞）山拜谒钟义山、到始丰天台山拜谒诸僧及诸宿旧道士，并得真人遗迹10多卷。他到过浙江的会稽山采药，并宴请采药人，"陶堰（宴）"之名由此而来。他也到过东阳长山、吴兴（今浙江湖州）天目山、於潜、安吉、临海、永嘉安固、温州陶山等名山大川炼丹采药。他曾到安吉隐居，在《名医别录》中提到了采集龙胆草、前胡等草药一事。他曾隐居台州的括苍山，先后采集700多种药材。他又到过温州府的陶山（今浙江瑞安县40里处）采药，建有陶山寺。在永嘉安固山（今浙江瑞安境内）山中居住，建丹室，留下了炼丹石、石鼓等文物。现陶峰镇大坟药齐村庄附近尚存有药坑、洗药池、炼丹井、石鼓、炼丹石及陶公庙等古迹。他又兼习佛理，在鄞县等地留下了足迹[1]。

二、隋唐五代十国时期浙江中医内科

（一）名医名著

释智顗，隋代天台人，字德安，荆州陈氏子，出家湘州果愿寺，后入天台山，创建国清寺，陈宣帝以国师礼迎入太极殿，讲《仁王经》，隋炀帝尤相钦重，赐号"智者大师"。智者承其师慧思之传，修习止观法门，推阐宣扬。撰《六妙法门》1卷，一作《六妙禅法》，《浙江通志》作《修禅六妙法门》。又有《法华疏》《止观门》《修禅法》《净名疏》《佛道品》等各数十卷。按此《六妙法门》与《圆顿止观》（即《摩诃止观》）、《渐次止观》（即《释禅波罗蜜次第法门》）、《童蒙止观》（即《修习止观坐禅法要》，又名《小止观》），总称《天台止观》，亦称天台四种，均为智者大师讲说。门徒记录的是释教天台宗的气功疗法，现只举其要，后人相关著述均出于这些书中。至隋开皇十七年（597年），示寂于剡东（今浙江嵊县）石城寺，在世67岁。

潘天师，唐代杭州人，居杭州曹桥福业观。潘以朱篆救人，消灾治病，求者如市。

白云子，唐代天台人，著有《修真精义杂论》《服气精义论》《胎息经》等医书。

李翰林，佚其名。唐代天台人。旁通医术。有相识莫生，患哮喘病久治不效，遂求治于翰林，翰林为之诊脉，曰："汝此病日久矣，我与治之。"乃取青橘皮一片，展开，入刚子一个，将麻线缚定，火上烧之，烟尽留性为末，合以生姜汁、酒，服之，过口喘定，人以为神方。

沈中，唐代浙西人，治疗腹泻有特效药。

许寂，唐代绍兴人，左至谏议大夫、工部尚书，精通内科，治病很有效应。

李会通，唐代绍兴人，曾任太医院太医令，在宫中为达官贵胄治病。

赖公，唐代绍兴人，精通内科，有疗疟常山汤方。

谢玄卿，唐代绍兴人，精通内科，擅长呼吸引年之术，常作东郭先生导引法，服仙人五味散，年近百岁，精神不衰。

施肩吾，唐代宁波人，唐元和年间进士，医著有《辨疑论》1卷、《养生辨疑诀》1卷。

陆贽（754～805年），字敬舆，嘉善人。唐代德宗时为翰林学士、中书侍郎。他的文章通俗流畅、委婉动人。唐德宗下诏一日数百件，他挥翰即成。苏东坡赞美："文下起草者，古今一人而已。"他的诗文集有《翰苑集》《陆宣公文集》等，796年，他被排斥出朝廷，后贬忠州，历时十载。忠州多瘴疫，乃留心医学，积集验方，考校方书，著《陆氏集验方》。此书《旧唐书》传作50卷，《唐书·艺文志·医书》作15卷，《通志·艺文略》亦作15卷，南宋陆游曾作《跋》，当时仅存2卷[1]。

胡廷寅，名湮，以字行，唐代会稽（今浙江绍兴）人。幼业儒，长遇异人，遂精医术。宪宗朝征至京师授御医，加左通政，出入禁廷，恩宠罕比。

唐代永徽年间（650～655年），杭州刺史裴有敝疾甚，令钱塘县主簿夏荣诊断[1]。

（二）道教医药

叶法善医药

唐代道教宗师叶法善（616～724年），字道元，括州括苍（今浙江松阳）人，自曾祖三代为道士，皆通摄养占卜之术。12 岁时移居武义全塘口卯山。唐显庆年间，高宗诏入京，奉为宫廷道医。历高宗、则天、中宗朝 50 年，时被召入宫，尽礼问道。睿宗时官鸿胪卿，封越国公。但法善不为爵位尊贵所动，奏请在故乡卯山建道观，唐玄宗准奏，并赐名"淳和仙府"，享年 108 岁，唐玄宗为作《叶道元尊师碑记》。《唐叶真人传》载：15 岁的叶法善，因服丹，中毒殆死，天台茅君用大剂量铁皮石斛配之甘草，依照扁鹊古医方，制成"石斛膏"，对叶法善解毒施救，终于挽回其命。铁皮石斛的神奇效验，给叶法善留下深刻记忆[1]。

第二节　宋元时期浙江中医内科

北宋末，由于频繁的战争，造成国库空虚，资源贫乏，加上灾荒、劳役，使民众苦不欲生，且疫病流行，贫病交困。当政者，犹恐动乱起，而祸及朝廷，为求抚慰之计，设施药局，俾病者有所治，则民心可得暂安。鉴于当时宋室版图缩小，人口又相对密集，药材资源贫乏，医疗从业者对于偏僻之地十分匮乏，为能使有限财物充分发挥作用，寻求"简、便、廉、验"之方，并求择药规范，已成当务之急。为此，当局下诏，令杭州人陈师文、裴宗元等，觅古籍、采新方，反复考证，认真筛选，约定处方，并分门别类地阐述辨证择药的规范，编纂成《太平惠民和剂局方》一书。还据之而制备成药，广设药局，一以赐医、施药，此举既方便了病者选药，也给医生留存了辨治依据，更重要的是为宋朝皇室偏安江南，取得了稳定民心、发展和巩固垂危江山的作用。

（一）名医名著

1. 沈括

这一时期最著名的杭州籍医药学家当推沈括（1031～1095 年），字存中。沈括的祖先原籍武康（今浙江德清），世为大族，唐末族人徙居钱塘（今浙江杭州），五世传至沈括。

沈氏家风重视医学，家传有《博济方》。《苏沈良方》卷 3 说："散寒顺气（乌头 2 两，附子炮、天南星各一两，木香半两）……右予叔祖钱氏时得此方，卖于民家，故吴中至今谓之沈氏五积散。"沈括家传的药方还有"白龙丸""通关散"等。或许是父母老年得子之故，沈括少时的体质欠佳，加上读书十分用功，不免产生"心热血凝，心胆虚弱，喜惊多涎，眠中惊魇"的病证。宋庆历（1041～1048 年）中，池州医生郑感为其处方，用"至宝丹"屡试有效。由于家风的熏陶，他又从治病中体会到医方的实用，故在攻读经史之余开始研习医药。

《苏沈良方》卷 4 "神保丸"条说："予三十年前客金陵，医人王琪传此方。"王琪告诉沈括："诸气惟膀胱气、胁下痛最难治，独此丸辄能去之。"沈括将王琪传给他的神保丸方妥为保存，后来收录在自己编写的《灵苑方》和《良方》两书里。宋熙宁（1068～1077 年）中，沈括患项筋疼痛之病，诸医误诊，数月未愈，挛痛甚苦。他想起当年王琪所说此方的功效，取《灵苑方》，检得此方，合药服之，"一投而瘥。后尝再发，又一投而瘥"。

沈括在医药领域内有多方面的造诣，自从 1049 年他 18 岁时，晚上经常书写小字，病目昏，开始研习医药，后在医药学的绝大多数领域都有研究。在基础医学方面，对解剖学、生理学、药理学等有深刻的研究；在临床医学方面，编有《灵苑方》《良方》两种方书，后者对许多疾病做了详尽描述，提出了自己一整套诊疗理论；在药学方面，对药用植物学、药剂学、药学理论等都提出了精辟的论述；在卫生学方面，对素食、去蚤虱、食物中毒、废井下毒气袭人、清洁井水诸方面都有论述。尤其在他的《良方·秋石方》中保留了现存最早、最完善的大量从人尿中提取出相当纯的性激素制剂"秋石"这一重大科技成果，西方医学到1927年才有类似的发现。而且，他为了提高自己的医技水平，不耻下问医师、里巷小人、士大夫、山林隐士，用自己精湛的医术治愈了众多患者，他不愧为我国古代杰出的科学家。

沈括的研究从搜集医方起步，尝自称："予治方最久。"他一生数十年如一日求访各种医药能人和药术，"凡所至之处，莫不询究，或医师，或里巷，或15人，以至士大夫之家，山林隐者，无不求访。及一药一术，皆至诚恳切而得之"。尽管他从未当过专业医师，他的医药著作却常被后世本草所称引，如李时珍《本草纲目》、赵学敏《本草纲目拾遗》中，就采纳沈括的不少研究成果。

在苏州攻读期间，沈括继续搜集医方。《苏沈良方》卷2"乌头煎丸"方后的"又方"说："予少感目疾，逾年，人有以此方见遗，未暇为之。有中表兄许复，尝苦目昏，后已都瘥，问其所以瘥之由，云服此药。遂合服，未尽一剂而瘥，自是与人莫不验。"据上节引录《苏沈良方》卷7中沈括的记载，他本人18岁在金陵始"病目"。逾年，已在苏州。那时有人赠以治目昏方，沈括因攻读不辍，"未暇为之"。从其中表兄许复亦曾病"目昏"，用此方先期治愈的记事来看，可知沈括始得此方确在苏州。以宋皇祐二年（1050年）沈括19岁计算，与其生于宋明道元年（1032年）若合符契。

在东海县时，沈括所搜集来的药方又有增加。他看到东海县民家有卖"治小儿走马疳"药的，便记录下来，后编入《良方》，并指出此药用砒霜、粉霜、石灰制成，"慎勿多用，恐入腹中有大毒，慎之"。于此可见，沈括搜集医方的动机已不限于个人治病健身，开始上升到济世惠民的高度。

沈括在《梦溪笔谈》中有医药专节内容，在卷26"药议"与补笔谈卷3"药议"中辩驳前人错舛，表达精辟医学理念。《梦溪笔谈》卷26"药议"及《续笔谈》《补笔谈》中记有许多医药学成就（共计69条），对药物形态、配方、在人体内的吸收过程等都有精辟的论述，同时亦纠正了人有水喉、食吼、气喉的"三喉"谬说。沈括认为："医之为术，敬非得之于心，而书之以为用者，未见能臻其妙。"又认为古医方书多伪杂，错误多，应加甄别。他指出古医方对人的咽喉分水喉、气喉、食喉错误，认为人有咽喉，咽纳食物，喉用以通气，人的饮食、药物由咽进入胃，再进入肠部，药物、饮食的精华之气进入五脏，渣滓排入大小肠。沈括在用药方面提出了迥然不同的看法，旧说"药用一君、二臣、三佐、五使"，指主治疾病的只有一种药，其他次之，互相促进，沈括认为："所谓君者，主此一方者，固无定物也。"而《药性论》曰："众药之和厚者，定以为君，其次为臣、为佐，有毒者多为使，此谬说也。"沈括举巴豆为例，认为治痼疾需以巴豆之类的毒药作君药，指出用药应根据疾病的情况选用不同的药作主药，不应拘泥于特定的药物。他还指出中草药有用根、茎、叶，虽是植物上的部分，但药性不同，没有通晓它的药理，不能乱用。如巴豆是通便药，但它的果壳却能止泻；《神农本草经》中用赤箭根入药，近人反用苗，不知药性是否相同，值得探讨。沈括对中药汤、散、丸的功用也有独到的看法，他认为汤剂药力强，疗效快，可达五脏四肢，选用汤剂要增减得当，丸散则药力比较缓慢，近人少用汤剂，多用散剂，而选用药剂，全靠良医实践，不可拘泥于固定成法，"用之全在良工，难可以定论拘也"。沈括对于采药时间提出不同的看法，认为古法采草药在 2 月 8 日很不恰当，提出要根据用药的根、茎、叶、实的具体情况在不同时期采药，以得良效，如"用根者，若有宿根，须取无茎叶时采，则津泽皆归其根。欲验之，但取芦菔、地黄辈观，无苗时采，则实而沉，有苗时采，则虚而浮"。沈括还对鹿茸与麋茸、黄药与甘草、枳实与枳壳、鸡舌香与肉桂子鉴别等中草药的药性加以辨别，对古代医方亦如此，体现了严谨的学风。

在沈氏的《良方》中，记录了许多有效的方药，并详论辨疾、治疾、饮药、处方及辨药"五难"等。其中秋石方记载了我国 11 世纪从人尿中提取秋石（性激素）的制备方法，这是世界上已知的关于性激素提取及其实际功效的最早记述。《苏沈良方》又名《苏沈内翰良方》，原书 15 卷，是北宋末年（一说南宋）佚名编者根据沈括的《良方》（又名《得效方》《沈氏良方》《沈存中良方》）10 卷与苏轼的《苏学士方》（又名《医药杂说》）整理编撰而成的医学书籍，现流行 10 卷本。该书呈医学随笔体裁，广泛论述医学各方面的问题，卷 1 为脉说、脏腑、本草及灸法；卷 2~5 介绍内科杂病及治疗方药；卷 6 为养生及炼丹；卷 7~10 论述五官科、外科、儿科、妇科疾病及治疗方药。各种疾病多附以验案。对本草性味、采集、配伍、剂型的论述也很精辟。治疗方药多经作者耳闻目睹后所辑，简便易行且较为可靠，有一定临床参考价值。卷 6 所载秋石一药的"阳炼法""阴炼法"，是人工提较纯净的性激素的方法，是制药化学的一大成就。该书现存最早版本为明代嘉靖刊本；清代有多种刊本，主要有四库全书本、六醴斋医书本。江西武宁（今江西省武宁县）名儒张望在他编著的《古今医诗》中，以诗歌的表现形式赞美《苏沈良方》："葛山蔡氏本代孙吞钉，《苏子瞻沈存中良方》遇喜惊。剥新炭皮研末煮粥食，炭屑裹钉出到圊。苏沈二公好医药，宋人集论二书朋。《永乐大典》收全集，而近书坊不见行。"

沈括注重实践，勤于调查研究。在编辑《良方》时，对辑入的验方、秘方，"必目睹其验，始著于篇"，在《梦溪笔谈》中，对动植物（包括药用动植物）的地理分布、形态描述和分类、药物和药理作用、生物防治等的记述大都是作了调查后的忠实记录。

沈括在《良方》序中论述治病有辨疾、治疾、饮药、处方、别药五难。医家之难，乃病家之急。他讲治病之理，亦讲养生之道。

沈括著作甚多，另有《灵苑方》也记录了许多效方精论，原书已佚，现代有人辑得佚文 80 多条，《梦溪怀忘录》中也载有地黄、黄精等药用植物的栽培经验总结。沈括撰有《惠民药局记》，乃 1075 年版。沈括还撰有《别次伤寒》（今佚）、《长兴集》、《易解》、《春秋机括》、《左氏传记》、《孟子解》、《乐论》、《乐律》、《天下州县图》、《使辽图钞》、《熙宁奉元历部》、《清夜录》等书。沈括所集方书《苏沈良方》8 卷，乃永乐大典本。而后人又以苏轼之说附之。考《宋史·艺文志》有括《灵苑方》20 卷，《良方》10 卷，而别出《苏沈良方》15 卷，注云"沈括、苏轼所著"。陈振孙《书录解题》有《苏沈良方》10 卷，而无沈存中《良方》，尤袤《遂初堂书目》亦同。晁公武《读书志》则二书并列，而于沈存中《良方》下云："或以苏子瞻论医药杂说附之。"《苏沈良方》下亦云："括集得效方成一书，后人附益以苏轼医学杂说。"盖晁氏所载《良方》即括之原本，其云"或以苏子瞻论医药杂说附之"者即指《苏沈良方》。由其书初尚并行，故晁氏两载。其后附苏说者盛行，原本遂微，故尤氏、陈氏遂不载其原本。今《永乐大典》载有《苏沈良方》原序一篇，亦括一人所作，且自言"予所作《良方》"云云，无一字及轼。是亦后人增附之后，并其标题追改也。案：明晁瑮《宝文堂书目》有《苏沈二内翰良方》一部，是正、嘉以前，传本未绝，其后不知何时散佚。今据《永乐大典》所载，掇拾编次，厘为 8 卷。史称括于医药卜算无所不通，皆有所论著。今所传括《梦溪笔谈》，末为《药议》1卷，于形状性味，真伪同异，辨别尤精。轼杂著时言医理，于是事亦颇究心。盖方药之事，术家能习其技，而不能知其所以然，儒者能明其理，而又往往未经试验。此书以经效之方而集于博通物理者之手，固宜非他方所能及矣。

沈括是中国科技史上的卓越人物，博学善文，天文、方志、律历、音乐、医药、卜算无所不通，受到中外人士的高度赞扬。李约瑟博士称他为"中国整部科学史中最卓越的人物"，其著作《梦溪笔谈》为"中国科学史上的里程碑"[1]。

2. 裴宗元

裴宗元，杭州人，徽宗时，任太医令。其赴汴京前，为浙江绍兴名医。宋大观年间（1107～1110 年），历任奉议郎、太医令兼措置药局检阅方书等职，奉命与陈师文、陈承等校正医方，编辑《太平惠民和剂局方》10 卷，并撰有《药诠总辨》3 卷。

3. 陈师文

陈师文，生卒年不详，杭州人。曾任朝奉郎、尚书库部郎中、提辖措置药局等职。精于医术，与裴宗元齐名，宋大观年间（1107～1110 年），陈师文等考虑和剂局自创办以来所有医方"或取于鬻药之家，或得于陈献之士"，未经考订，不无舛讹，虽屡经印行，未免传承谬误，至于通衢张榜药方，更是错误百出，于是建议朝廷进行修订。不久宋徽宗诏准这一请求，并命陈师文、陈承、裴宗元等对和剂局配方进行校订。陈师文等多方收集资料，严格校订，"校正七百八字，增损七十余方"成《和剂局方》5 卷，对后世影响极大。陈师文、裴宗元合编《增广和剂局方用药总论》3 卷，约刊于宋靖康二年（1127 年），后经多次修订。该书原为《和剂局方》（后改称《太平惠民和剂局方》）一书的附录部分，后抽出印成单行本。内容系选录《证类本草》中的常用药 432 种，删去序例，分类法不变，内容作了适当删节，是《证类本草》的一种节要著作，现有《学津讨原》本。

4. 朱肱

朱肱（约 1068～1125 年），字翼中，又名亦中，人称朱奉议，自号无求子，晚年更号大隐翁。归安（今浙江湖州）人。据周密《齐东野语》称：肱祖父名承逸，为湖州孔目官。父名临，字正夫，1088 年，他中进士登科，他曾任雄州防御推官、邓州录事参军、奉议郎、直秘阁、医学博士。兄名服，字行中，熙宁进士，官至集赞殿修撰。弟名彤，以学问道德著称乡间。朱肱中进士，堪称儒门世家，里中称"门三进士"者，临、服、肱三人也，朱肱中第后，曾任奉议郎、直秘阁等职。因上谏言"灾异"，并陈诉当政时弊，触犯曾布，罢官隐居大隐坊，潜心医学，精研伤寒，认为伊尹汤药、仲景经络，常人难晓，士大夫又以艺成而下。耻而不读，世人知读此书著亦罕，纵欲读之，又不晓其义，予是以问答体裁，列有关伤寒问题百则，名曰《伤寒百问》。宋大观二年（1108 年）成书。"青词"溺其考古验今，首尾 21 年。宋政和元年（1111年）复经修补，增为 20 卷，张葳作序，改名《南阳活人书》，遣子遗直赴汴京，进表献书朝

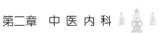

廷。适其时朝廷正大兴医学，求深于道术者，为之官师，起肱为医学博士（《北出酒经·李保序》）。宋政和四年（1114年）负责朝廷医药政令；五年（1115年），又因"坐书苏轼诗"，贬达州（今四川达县）。次年，复职朝奉郎提点洞霄宫。1118年，朱肱对书作了全面修改后刊行。该书经宋代王作肃增注，更名为《增释南阳活人书》。《南阳活人书》现存主要版本有明万历十九年（1591年）徐熔校刻本，明万历四十四年（1616年）重刊本，《古今医统正脉全书》本，日宽政六年（1794年）台州荻氏校本，清光绪十二年（1886年）广东刻本，《丛书集成》本，1955年商务印书馆铅印本。

全书现通行为22卷，分四部分，分别论述伤寒各证及一些杂病。第1卷总论六经病的脉证传变及治法；第2卷论脉法，有四脉、四穴、七表、八里之说；第3～4卷论表里阴阳四证；第5卷论治法，重在汗法和下法；第6卷分论伤寒、伤风、热病、中暑、温病、温疟、风温、瘟疫、中湿、湿温、痉病、温毒12证，发挥较多；第7卷论痰证、食积、虚烦、脚气等证与伤寒的鉴别；第8～11卷分论发热、恶寒、汗、头痛、结胸、痞证、胁痛、咳逆、发黄等证。以上11卷为问答体，共设100问，以阐发《伤寒论》奥旨为主。第12～15卷类述《伤寒论》113方；第16～18卷论杂证方12首；第19卷论妇人伤寒，载方41首；第20卷论小儿伤寒及疮疹，载方33首。该书有22卷本，系将上述第20卷分为两卷，又附"伤寒十劝""伤寒药性""释音""辨误"等为第22卷而成。

朱肱医技高超，除用四诊法外，须兼诊及手足。1114年，朝廷大兴医学，他被诏为医药博士。第二年，因书写苏轼诗词被贬往达州。1116年，他以朝奉郎提点洞霄宫，侨居在杭州西湖。他一边行医，一边酿酒，又写成了《内外二景图》3卷（据钱曾《读书敏求记·卷3》，载其取丁德用《左右手足井荥俞经合原图》及石藏用画《任督二脉十二经疏注》，杨介画《心肺胆脾胃之系属大小肠膀胱之营垒》，校其错误，补以针法）和《酒经》1卷。由于《南阳活人书》不仅对伤寒、温病学的发展有重大贡献，而且在医学理论、临床技术和药物的煎熬用法等方面都有卓越的见解，时人称他为朱奉议、大隐先生。明朝洪武初年，他被诏配享太医院西庑第10位。1644年，朝廷盛行定祭先医礼仪，每年春冬在景惠殿进行，朱肱被列在天殿西庑。以太医院两位堂官祭祀，御医使目等陪祀，这说明了他在中国医学界的重要地位。

5. 周守忠

周守忠，字榕庵（或称松庵），临安（今浙江杭州）人。宋宁宗时在世。著有《历代名医蒙求》2卷。据钱塘（今浙江杭州）苏霖作序评介：清雅好事，退公多暇，博览古今，尝辑前医事迹，凡得二百事著为一百联，姓氏枚举，韵语连珠。《历代名医蒙求》成于宋宁宗嘉定十三年（1220年），书中广泛收集有关医药典故及治疗实例，保存了不少宝贵史料。该书自上古迄南宋，将历代文史和医籍中所载名医事迹、医林典故，加以汇集，用韵语形式，上下各以四字为联，每联下加注材料出处。如该书首联为"神农百草、伏羲九针"，前者以《史记》记载炎帝神农氏"始尝百草，始有医药"为依据；后者则以《帝王世纪》记述伏羲氏"制九针，以拯夭枉"为资料来源，使人读韵语便于记诵，读注文又顺便了解名医事迹，这对于了解我国医学历史的发展，有参考意义。此外，周氏还著有《养生类纂》，又名《杂纂诸家养生至宝》《养生延寿书》22卷，乃1220年版。周守忠撰《养生月览》2卷，乃1220年版[1]。

6. 陆游

陆游,字务观,号放翁,生于1125年,卒于1210年,享年85岁,绍兴人。他从小就喜读医书,在浙江绍兴时,还亲自执锄,治地开药圃,种植药草,配制丸丹,他家常有"杵声起",不时飘出"药尘香"。他在医药学上造诣精深。在他留下的9300多首诗中,有许多记载他的医药活动。陆游认为适当用药,顺其自然。人一生不可能不患病,如何看待疾病,如何用药,这与人的健康、长寿关系密切。在这方面陆游的观点值得我们深思。有病要早治,避免病情加重。陆游认为:"华佗古神医,煎浣到肺肠。取效虽卓荦,去死真毫芒。"有病也有"好处",它使人警觉,严格日常生活,不放纵自己,"饥能坚志节,病可养精神"。陆游认为:"壮夫一卧多不起,速死未必皆羸尪。"有病应及时服药,"愁凭书解散,病仗药支撑"。但是服药要适当,"揠苗农害稼,过剂药伤人"。陆游还较长时间服用"菖蒲"养身,并写有两首"菖蒲"诗,古人认为久服菖蒲可以延年,但陆游不信"采服可以仙"。对待生老病死,陆游能高瞻远瞩,以顺其自然为出发点,这种看法十分难能可贵。陆游多次提到庄子的"庖丁解牛"。"庖丁悟养生""养生如艺树,培养要得宜。常使无夭伤,自有干云时"。这是用植物来喻养生。在同一首诗中,陆游又用治河喻养生之理,"御疾如治河,但当使之东。下流既有归,自然行地中"。对待疾病与服药,对待养生保健,都须顺应自然,若违背常规,只会早夭殇。陆游宦游南昌时作《病中作·豫章濒大江》:"豫章濒大江,气候颇不令,孟冬风薄人,十室八九病。外寒客肺胃,下湿攻脚胫,俗巫医不艺,呜呼安托命!我始屏药囊,治疾以清静。幻妄消六尘,虚白全一性。三日体遂轻,成此不战胜。长年更事多,苦语君试听"[1]。宋淳熙二年(1175年),陆游任成都府路安抚司参议官时,正逢成都流行瘟疫。他目睹了穷苦百姓染病后奄奄待毙的惨状,便慷慨解囊,在街头设置药缸,还亲自配制汤药供患者服用,使许多患者转危为安。

7. 吕复

吕复,字元膺,晚号沧州翁。生于元末,卒于明代,鄞县人。其先祖自河东徙婺(今浙江金华),而至复时,则自婺迁鄞,遂居家焉。吕氏家幼贫,又因母病,故而习医,遇三衢(今浙江衢州)郑礼之,师事之。郑授予《古先禁方》《色脉药论》诸书。吕复悉心攻习,并记录诊籍,参订之。医术有进,复觅购古今医书,日夜研究,乃贯通医理,始出而行医,经治则取效若神。其博览医经,并深入研究,于医门群经,皆有辨论,而对于历代前贤,如扁鹊、仓公、华佗等,亦均有评骘。

吕复著有《内经或问》《灵枢经脉笺》《切脉枢要》《运气图说》《养生杂言》《脉绪脉系图》《难经附说》《四时变理方》《伤寒十释》《松风斋杂著》《医门群经辨论》《五色诊奇赅》《伤寒内外篇》《运气常变释》等书。吕复在医学上有独特见解,对疑难病证有独特的方剂治疗。他博极医源,学验俱丰,对古代医籍和医家的考证眼光若炬,誉满遐迩。

8. 吴恕

吴恕,仁和(今浙江杭州)人,字如心,号蒙斋,钱塘(今浙江杭州)人。少时家贫,以卖乌蛇丸治疗风疾为生。恰巧有使官到钱塘(今浙江杭州),因患此疾召吴治病,使官敬服吴对此病的研究,经他之手旋而康复,名声大振,后征至京师,成了太医院御医。吴恕潜以研究张仲景的《伤寒论》,他常说:张仲景《伤寒论》,意幽深,学者不容易领会其要旨,乃约为律赋以发其义，并参考朱肱《南阳活人书》加以注释，有益于初学者入门。吴恕撰《伤寒活人指掌》5 卷，他在宋代李知先《活人书括》基础上增辑而成，有本年尚从善序及次年贾度序，附《药方料例》。后经门人熊宗立续补，编为《类编伤寒活人书括指掌图论》10 卷。吴恕撰《伤寒活人指掌提纲》1 卷，该书当为《伤寒活人指掌》的节录本，收于《医要集览》[1]。

9. 王克明

王克明，字彦昭，家乌镇，生乏乳，以粥饵活，遂得脾胃疾，长益甚，医以为不可治。克明因自读《难经》《素问》，用意处药，凡病尽瘳，始以其术行游江淮，常数千百里赴人之急。卿大夫皆自屈与游。其针灸尤精，有难知者必沉思，得其要，然后与药，则无不验矣。魏安行妻风痪十年，不起床，克明施针而步履复初。庐守王安道中风，噤不语。旬日他医莫知所为，克明曰："此非汤剂之所及也。"令炽炭烧地，洒药舆安道其上，药气熏蒸，须臾而苏。累官翰林医痊，赐金紫。

10. 其他医家

郎简，临安（今浙江杭州）人，考取进士，历知泉、明、越诸州，以尚书工部侍郎告终，89 岁时，皇上增授吏部侍郎。在钱塘（今浙江杭州）城北建园庐，自号武林居士。如有患者上门，他认真给予治疗，医德高尚。孙沔知临安（今浙江杭州）时，称他居住的地方为德寿坊，后改为"仁寿坊"，并题词："名遗公车，万乘知己，膏馥诗书，岭桥洙泗。遨头倦游，宴林楔汜。医国刀圭，乃砭州里。"郎简著有《术集方》5 卷和《验方》5 卷。

贾收耘，乌程（今浙江湖州）人，著《疟方》，收隐居不仕，与苏轼莫逆交。

董溱，字仲渊，宋代奉化人，以医名。太平兴国年间（976～984 年），皇子魏王出镇四明，忽遭疾，寒热互作，水浆不纳，群医丛治，或云当表，或云当清。溱至，切脉曰：此食积所致，法当下。众哗然笑之、以抵牾罢去。继召陆溥往，二人值于道，问王何疾。答曰：诊脉视证，当服感应丹，王与诸医皆不以为然，故退。曰：审如君言，即假此药。溱探囊与之。溥乃饰以丹砂，易名而进服，疾瘥。王曰：良医也。厚遣之。溥曰：此药非溥所能，实董溱之功也。王询其故，具以实对。王两奇之，皆官塑为翰林驻泊，世称"董陆义逊"。

陆溥，字德光，宋代奉化人。太平兴国年间与同里名医董溱治愈皇子疾而称誉医坛。

释元觉，宋医僧，四明（今浙江宁波）人。据《鄞县志》载，其术得四明僧人奉真之传，医术高明。

释法琮，义名元真，宋代四明（今浙江宁波）人，僧医，据《鄞县志》载其为医僧元觉的弟子，精医术。

李交，字敬之，生于 1045 年，卒于 1098 年，享年 53 岁，曾师从名师学习《难经》《素问》，医术较高。北宋后期，明州（今浙江宁波）知府楼异慨叹"明州最为地远濒海，少有谙知药脉之人"。但本土医生较著名的有李交等。某次舒亶就诊，他断言"有痹证，是当春夏交发于腰股间"，且"发则当疮"，并开出药方，后来果然应验，令舒亶对其医术十分信服。李交侍奉寡母，十分孝顺，只在乡里行医，一般不接受远方患者的邀请。李交学儒，在举业上做出了努力。因其医术高明，州里曾聘请他"职医事"。丰稷主政河朔时，奏补李交为太医助教。舒亶对李交逝世曰："当是时，人病小疫，医师多以传气死者，君曰：'吾母行年九十矣。'遂谢病杜门不复出。未几果病，比死无他语，独忍泪顾其母曰：'不孝也。'乡人莫不哀之。"

方淇，慈溪龙山人。民间医学者，"虽阴阳、医卜之术，亦皆洞晓"。

臧中立，字定民，北宋时毗陵（今江苏常州市）人。宋元丰间（1078～1085 年）旅居鄞县南湖。善医，诊治无不奇中。鄞县抱病求疗者，日数十人，中立诊治如神。据《浙江通志》及《宁波府志》载：宋崇宁年间（1102～1106 年），徽宗皇后病重，诏求良医。中立应诏，以布衣麻履入见。诊毕，上问曰：卿诊得何症？对曰：臣所诊脾脉极虚，殆呕泄之疾作楚，和药以进，且曰：服此得睡为效。至夜半，果思粥食，不一月获安。赐归，诏出官帑，市地筑室南湖以居，名"迎风坊"。清代徐兆昺《四明谈助》卷 13 曰："诏尾大书一'允'字，势若凤尾，时称'凤诏'，故名。"民国《鄞县通志》载："宋医士臧中立迎诰于此建坊。"

臧师颜，臧中立第三子，是明州医学助教，医术高超，得到州学教授游觉民、明州知府楼异的积极推荐，任翰林祗侯。清代徐松《宋会要辑稿·职官》记载："宣和元年五月二十六日，权知明州楼异言：检会《正和令》：'诸医艺术优长，治疗应效，为众推称，堪补翰林医职者，所在以名闻。'今据州学教授游觉民等状称：医学助教臧师颜供应本学汤药，治病有效。臣契勘明州最为地远濒海，少有谙知药脉之人。今来臧师颜委是艺业优长，治疗有效。在学十年所，有劳绩，欲乞补充翰林祗侯。从之。"1109～1119 年在宁波行医达 10 年，他长期负责供应州学汤药。明州知府楼异依据《正和令》，推荐臧师颜为翰林祗侯，得到了朝廷正式批准。杨简也说师颜"为翰林医侯，累赠从义郎"。

臧宾卿，生于 1109 年，卒于 1163 年，享年 54 岁，臧师颜的仲子，补翰林医学，任为医痊。

戴表元《臧氏家集序》曰："吾州臧氏……自余往往清纯自持，纯甚者业医。闻其先人世精医，医全活人不可计，故天报之以贤子孙云。"宋末裔孙臧应福，字仁山，迁居鄞西桃源乡（今浙江鄞州区横街镇），承家传以医术应征为庆元医学提领。应福子国茂，其时已入元，亦承家传以医济世。清《桃源乡志》皆有传。

陈辅，宁波人。在浙江鄞东塘溪镇沙村溪南潘家岸出土的《宋故陈府君并俞氏夫人墓志铭》中记载：陈辅乐善好施，"有困于燥湿疾病者，则为之葺室宇，购医药以全其生，不可胜纪"。

周锷，鄞县人。晚年从方士游，"得吐故纳新之术，资之卫生"。

高岵，余姚匡堰（今属慈溪）人，"晚得养生诀"。

黄愈，宁海人，见"乡党亲旧贫病不能疗者，命医拯之"。

李中，奉化人，学极高明，文章深远，撰《文集》20 卷、《史疑》5 卷、《本草辨正》3 卷。

罗适，字正之，宋代宁海人（现改三门县），胡瑗私淑弟子。宋治平二年（1065 年）进士，历知 5 县，终朝散大夫。平生留心医药，著有《赤城集》和《伤寒救俗方》1 卷。《伤寒救俗方》已被《易说》著录，该书见《书录解题》，今佚。《书录解题》载："民俗惑巫不信药，罗以药施人，罗以药放人，多愈。遂以方书召医参校，刻石以救迷俗。绍兴中，有王世臣，彦辅者，序之以传。"

薛留耕，名大丞，宋代台州人，以医名。持心厚，乡党称善。与黄震交，震自台归，留耕送之蓼溪，震赠诗曰：举世滔滔病一贪，君攻医学独曾参。十年州馆无私谒，万里交情祇雅谈。殿上呼卢终喝六，岁寒论交更无三。天公有意君知否？归看青葱四五男。

王复，钱塘（今浙江杭州）人，多技能，而医尤精，期于活人，不志于利。筑室候潮门外，治园圃作亭榭，与贤士大夫游，唯恐不及，然终无所求。苏轼曾云：人徒知其接花艺果之勤，而不知其所种者德也。乃以种德名其亭而遗以诗。

王元，书晦叔，宋代永康人，据出土文物《宋故王君墓志铭》碑印，知其生于宋至和元年（1054 年），卒于宋政和二年（1112 年），享年 58 岁，性宽厚，喜医药，善疗疾病。病者必命僮仆煎药进之，并助之以金。

王衮，宋代太原人。曾任钱塘（今浙江杭州）酒官，元丰五年（1082 年）为大理寺卿，因父疾，误于医药，母又多病，遂潜心医学，留意方书，积 20 年，著有《博济方》5 卷。

张无梦，号鸿蒙子，天台道士，撰《还元篇》。无梦之灵隐，他与种放、刘海蟾为方外交，事陈抟多得微旨，游天台、登赤城，庐于琼台观，行赤松导引、安期子还丹之法，间以修炼内事，形于歌咏，累成百篇，题曰《还元篇》。真宗召对，除著作郎，不受，上以歌一阕，赐之还山，令台州给著作郎俸以养，又有《琼台集》等，终年 99 岁。

陈直，宋神宗元丰元年（1078 年）撰《养老奉亲书》1 卷，元丰中陈氏官至兴华，故撰年有作 1085 年。述老年养生持护之理、四时调摄、食治、备急诸方，共 15 篇 233 则。元代泰宁邹铉续增成《寿亲养老新书》4 卷，收于《格致丛书》，题：新刻寿亲养老书；收于《寿养丛书》，题：寿亲养老书。

申受，北宋衢州（今浙江衢州）人。精通医术。自言得医术于高若讷，得脉理于郝允。官至三司副使、太医丞。

赵初旸，字必复，缙云人。生而神异，右掌有"雷使"两红字。学道术能役使鬼神，治疾无不愈。

吴应能，栖迹龙泉县奉灵宫，以气术为人治病辄愈。宋崇宁间（1102～1106 年），"上闻而嘉之，给驿召见，赐号妙应先生"[1]。

严防御，临安（今浙江杭州）人。据《养疴漫笔》记载：宋孝宗因食湖蟹过多而常患痢，诸医不能救治。德寿忧之，过宫偶见小药肆，遣中使询之曰："汝能治痢否？"对曰："专科。"遂宣严入宫诊治，严防御问得病原因，回答食湖蟹多。诊脉曰："此冷痢也。"严用新采藕节细研，以热酒调服，如其法杵细酒，数服而愈。皇上以金杵臼奖励他，并授给官职，后人称他的住宅为"金杵臼严防御家"。

严观，宋代仁和县（今浙江杭州）人。精医术，治病不拘古方，颇有胆识。尝用姜汁制附子，人难之曰："附子性热，当以童便制，奈何复益以姜？"观曰："附子性大热而有毒，用之取其性悍而行速。若制以童便则缓矣，缓则非其治也。今佐以生姜之辛，而去其毒，不尤见其妙乎？"其临证多用此法，皆获奇效，人称"严附子"，著有方书，行于世（今未见）。

严泰，宋代仁和县（今浙江杭州）人，邑名医严观之弟。泰继兄而出，精于方脉，治伤寒效如决川，为时所推重。

严子成，字伯玉，临安（今浙江杭州）人。其父严秋蟾卖药于浙江，承父业，医技更精。乐为贫病者施医，经济拮据，群众崇尚他的医德，称他为"药师"。大书法家赵孟頫病危，特邀他医治，手到病除，感其德，赞其术，并画《杏林图》和孙思邈像送给他，意为医药合璧之妙。元朝大德年间（1297～1307 年），京师设御药局，征召他任官，他婉言拒绝，享年 99 岁。

白玉蟾，又称海玉老人，生于 1134 年，卒于 1229 年，享年 95 岁，是道教内丹派南宗第 5 祖。1212 年，拜陈楠为师，得到金丹秘诀。1222 年，他来杭州传教，并在玉皇山玉龙道院炼丹，他用福星观中的古井水炼丹。同时，他为人驱邪、治病。

贝守一，号月溪，约生于1199年，卒于1280年，享年约81岁，余杭人。他爱好医学，蓄海上奇方，施药十多年不倦。

楼文隽，字符英，号澄斋，生于1221年，卒于1296年，享年75岁，萧山人。1259年，授登仕郎检阅文字。平生精研医学。凡经史、天文、历律、阴阳、医药靡不精研，并究其蕴，以医药济乡民，不图利益。

夏祖姑，萧山人，医术高明，被圣旨召赴京城行医。

钱惟演，昌化人，著有《箧中方》1卷。

唐子霞，於潜人，著名的食疗学家，著有《天目真镜录》，记载天目山有养生药材。

王作肃，号诚庵野人，鄞县人。精于医术。《南阳活人书》为宋无求子朱肱所著，作肃以此为本，博取众书，编纂成《增释南阳活人书》。

高衍孙，鄞县人。精轩岐，尤其精通脉学。撰有《脉图》1卷。

温大明，字隐居，四明（今浙江宁波）人，自宋淳熙元年（1174年）业医，执业40多年。1216年，著《应急仙方》1卷，后又作《温舍人方》《温隐居海上仙方》《温隐居服药须知》1卷。

张信，宋代人，西安县（今衢州）人。宋高宗时扈驾南迁，任太医院使。著《劳绩》，进秩三品大夫，赐第于衢。

陈医博，佚其名，宋代人，生平里居未详。以医术知名，世称"陈医博"。台州侍郎徐某患时气病，初愈未及10日，与宠姬同床，当夜头昏发热狂躁，诸医疗之不效。陈医博与徐相友善，闻讯为其诊视，令取宠姬内衣，割当阴处之布，烧灰，以乳香、酒调服，药下而安。徐问："此方出甚文字？"医博答曰："此方出于《外台秘要》。"

袁洪，生于1245年，卒于1298年，享年53岁，鄞县人。他遭遇鄞县"郡大疫，具善药以施……行之逾二十年"。他"疾疢则治药以拯之"。

俞时中，字器之，宋元间浙江金华县人。宋末避乱于山谷间，其叔母刘氏为元兵所得，欲杀之，时中挺身出曰："此吾母也！即欲杀，当以身代！"元将壮其言，释刘氏，挟时中至京师。公卿皆叹奇之，使从罗郎中学医。罗嘉其才，次女妻之，又荐入翰林。后因编次《神农本草经》之功，授太医令。

娄居中，宋代东虢（今河南荥泽县虢亭）人。设药肆于临安（今杭州），世称"金药臼"。有子登第，得初品官。居中著有《食治通说》1卷，阐述"食治则身治"之论。丞相赵忠定公跋其书后。此书已佚[1]。

贾铭，字文鼎，号华山老人，生于1269年，卒于1374年，享年105岁，元明间浙江海宁县人。资雄海上，好宾客，能赈人之急。入明，铭已百岁，太祖（朱元璋）召见之，问以颐养之法，铭对曰："要在饮食。"以所著《饮食须知》进览，赐宴礼部而归。寿至105岁卒。

钱竽，南宋人，生平里居未详。宋乾道间（1165～1173年）任处州（今浙江丽水）知府。辑有《海上方》1卷，已佚。今有托名孙思邈之《海上方》1卷，疑即该书，待考。

鲍志大，宋代江南括苍（今浙江丽水县东南）人，官至承直郎。精通医术，辑有《医书会同》一书，已佚。

蔡竹友，宋末崇德县（今浙江桐乡市）凤鸣里人，邑名医蔡渊斋次子。竹友与兄蔡梅友皆绍承父学，均以医术知名。子蔡君实，传其术。

蔡梅友，宋末浙江桐乡县人，邑名医蔡渊斋长子。梅友得父传，精于医理。曾应医科之考，得中，官至防御使。其弟蔡竹友，亦精医学。

蔡渊斋，佚其名（字渊斋），南宋浙江桐乡县人。精通医术，知名于时。子蔡梅友、蔡竹友，传其学。

陈日行，字用卿，诸暨人，浙曹贡生，后任太医学教授，1174～1189 年著有《本草经注节文》4 本。读书取本草药物，删繁撷颖。凡性味主疗学说，经列于先，注继于次，混作大字。其部品依《证类》编排。明代《汲古阁珍藏秘本书目》有收载，可知明末犹存。

乾道、淳熙年间（1165～1189 年），奉化人董溱、陆溥用感应丹治愈魏王赵恺寒热症，后任官翰林驻泊。

赵才鲁，上虞人。宋宗室后裔。浙曹贡生，后任太医学教授。1174～1189 年，家贫业儒，后遇异人，授予秘方，有奇验。擅治伤寒、肺痈及小儿病等。县令林希元，患潮热病多日，特邀赵氏会诊，诊后曰：今公病潮热，不在日晡，而在日出，盖阳明旺在申酉，少阳旺于寅卯，日出寅卯，少阳证也。遂服小柴胡汤痊愈。

郭桂其，字时芳，兰溪人，其先有汪夫人者，以善医妇人显于宋，掌内府药院事，以功封温国太夫人，子孙世承其业。随宋南迁，散居于浙之东西，杭绍者其族也。而金华之族有名化龙者，又迁于兰溪，后生桂其。郭桂其医术高明，起死回生，百不失一。后代继承医业。

朱杓（1202～1274 年），字毅甫，号敬斋。义乌赤岸人。幼抱羸疾，访览医书，慨然说：学习医术与其说为了医治自己的疾病，不如推广医治其他平民百姓。于是命名他的堂室为"存恕"，在左右二室挂匾"卫生""敬斋"，收集药品以防疾病。把祖述本草、千金方论和自己的经验概括写成《卫生普济方》，采录经传格言冠于篇端。徐须江为该书作序：是书不惟拯人之有疾，且欲导人于无疾。可见其用意之深。他还著有《太极演说》《经世补》等书。

宋庆元元年（1195 年）二月二十日，奉化药师陆次云逝世，享年 84 岁，葬奉化禽孝乡三岭岗，其次子、翰林医学特差充庆元府驻泊医官陆楹撰墓志。

宋淳熙十二年（1185 年），奉化人陆楹任翰林医学，后任庆元府驻泊医官。

黄宜，字迈之，天台人。宋淳熙二年（1175 年）进士，历官秘书少监兼国子司业，以工部侍郎告终。明医药，著《药书》10 卷。

胡德完，一作德亮，字叔大，号杏所翁，天台人。少负羸疾，有志读书。父如翁，以医术济世，让德完学医。把医学名流请到家中传授医术，尽得名医的补泻虚实技法，医名日振。卒后，数以千计的人为他送葬。

葛自得，字资深，黄岩人。儒学世家，蓄书千卷，皆祖父手笔。自得兼通数学，精通医方，医术高明。田园甚狭，勤耕不辍，他人取笑他，则曰：古人言方寸地，谓此心也。吾能留遗子孙足矣，何以多为！把自己的住宅取名为留耕[1]。

董楷，临海人，医药学家。

叶医，缙云人，医技精湛。

余纲，字尧举，自号修真居士。宋代青田县（今浙江青田县）人。少时习儒，长慕老庄之学。白玉蟾访之不遇，题屋壁曰："半斤雷火烧红杏，一点露珠凝碧荷。锦帐中间藏玉狗，银瓶里面养金鹅。铅花朵朵开青蕊，汞叶枝枝发绛柯。莫问婴儿拜姹女，等闲寻取旧黄婆。"撰有《选奇方》《选奇方后集》各 10 卷，均佚。

何偁，字德扬，括苍（今浙江丽水）人，著有《何氏方》（经验良方）2卷。

蔡主薄治寸白：蔡定夫之子康，积苦寸白虫。为孽医者，使之碾槟榔细末，取石榴根果引者煎汤，调服之先炙肥猪肉一大脔，置口内咽咀，其津膏而勿食。云：此虫惟月三日以前其头向上，可用药攻打，余日则头向下，纵有药皆无益。虫闻肉香起咂啖之意，故空群争赴之。觉胃间如万箭攻钻，是其候也。然后饮前药，蔡悉如其戒，不两刻腹中鸣雷急奏，厕虫下如倾。命仆，以仆挑拨，皆连绵成串，几长数丈，尚蠕蠕能动举，而抛于溪流，宿患顿愈。此方亦载于《杨氏集验》中。蔡游临安（今浙江杭州）为钱仲本说，欲广其传，以济后人云。

桂万荣，鄞县人。1234～1236年，官至常德知府。撰有《棠阴比事》1卷，宋嘉定四年（1211年）出版于世。该书汇编了古代刑狱案例，涉猎了法医检验技术。

孙嘉，余姚诗人，曾到丹山“采药穿云坞”。

严秋蟾，南宋汴梁（今河南开封）人，其先世有任太医院医官者。秋蟾亦通医药，宋咸淳年间（1265～1274年）至秀州（今浙江嘉兴），卖药于竹林巷，人争趋之。后定居于嘉兴县。子严、子成为元初名医[1]。

程迥，字可久，1131～1178年人，宋代应天府宁陵（今河南宁陵县）人，世居沙随。靖康之乱，徙居余姚。15岁父母相继亡故，漂泊无依。20多岁始知读书。宋隆兴元年（1163年）中进士，历官扬州尉、泰兴尉、训武郎、德兴县丞、进贤县令、上饶县令，历官朝奉郎，卒于官。程迥博学多识，兼通医学。著述甚富，1176年，他撰写了《医经正本书》1卷，今存。

刘拱辰，名子逸，永嘉人。徽宗政和间以方技至京师，甚见宠幸，赐号纯和处士。南宋时，医名大盛，医技精湛。

王暐，永嘉人。著有《续易简方脉论》，日本曾有影宋抄本和写本。据《经籍访古志》说：“所载系四诊论及证治方剂，而标以脉论，未审何解。”

戴煟，号复庵，永嘉人。咸淳年间为临安（今浙江杭州）府知录。谢后得异疾，舌出不能收。戴煟应召，敷“消风散”立愈。询知煟系文端公戴溪之孙，后以侄女妻之。曾隐居灵隐等寺，著有《要诀》《类方》两本医书，被寺僧收藏。宋亡，煟弃官学道术，游于龙虎山[1]。

钱闻礼，嘉兴人，宋绍兴三十年（1160年）进士，任建宁通判，好医方，尤精伤寒，著《伤寒百问歌》4卷、《伤寒百问方》1卷。

魏岘，宋嘉定至绍定（1208～1233年）时在世，鄞县人。绍定初，官朝奉郎，提举福建路市舶司，绍定初任都大坑冶司，为忌者所讦，去职还乡。其颇通水利学，著有《四明它山水利备览》2卷。因素弱多病，故留意医药，取祖父所录医方，附从亲试经验。撰《魏氏家藏方》10卷，1227年刊印。该书收作者家传及其亲自试用有效的验方共1051首。分为中风、一切气、头风头痛、伤寒、伏暑、疟疾、肾气、痰饮、补益等41门，均有方而无论。

莫伯虚，字致道，归安（今浙江湖州）人，著《莫氏方》1卷。

陈迁，海昌（今浙江海宁）人，宋绍兴年间（1131～1162年）任翰林御供奉，1129年著有《秘藏金书》4卷，家人秘藏，无刊本留世。明代李世光从别人处购得其中一册。

王璆，字孟玉，号是斋。山阴（今浙江绍兴）人。《浙江通志》谓其“庆元时人”，王氏精研医药，尤其喜欢采集行之有效的单、验方，崇尚实践。其所蓄方书甚富，从有关文献中用心选择，凡试而有效者，则选而录（载）之，历数十年，共选方1000首，分为31门，重点介绍各科病证的治疗，概括了男、妇、小儿各科病证，列以屡试有效的单、验方，辑集成书《是斋百一选方》。该书最早原刻本，为南宋绍兴十四年（1144年）本，宋庆元二年（1196年）亦有刊本，现北京图书馆存有抄本。日本宽政十一年时，千田恭（子敬）以其所藏抄本，与荻子无所藏元刻本互校后，补入《医方类聚》之中。

王宗正，字诚叔，绍兴人。儒而医著，著有《难经疏义》2卷。

窦材，真定（今河北正定）人，南宋绍兴年间人，官至武翼郎。撰有《扁鹊心书》3卷，内载有"山茄花"（即曼陀罗花）和火麻花配制用作全身麻醉的药方——"睡圣散"，这是现今已知世界医学史上最早的全身麻醉百年药方。

杨文修，字仲理，号佛子，诸暨大部乡（今浙江诸暨枫桥）全堂村人，生于宋绍兴九年（1139年），卒于宋嘉熙元年（1237年），享年98岁，南宋医家。幼以孝闻，因母疾究医，深造其妙。为医治母亲的病，文修经常奔波在医家与药铺之间。朱熹尝以常平使者过枫桥，闻文修之名，特就见之，与谈名理及医学、天文、地理之书，竟夕乃去。著有医学专著《医术地理》、《拨沙图》和《医衍》20卷，藏于家。

刘资深，宋元间浙江永嘉县人。为祖传世医。元初郡中大疫，郡守以肩舆迎之，投剂皆愈。

庞良臣，永嘉人，医术高明，谙记药方，丝毫不差。

庞良才，永嘉人，医术精湛，背诵药方，熟能生巧。

婵媛，女，平阳人。1133年，平阳县闹村南乡进士宁壁之女婵媛，出家遁居南雁荡山石室中，常以草药为周边乡人治病，有下药立愈之说。现今南雁荡山风景区新月岩下沿有一条小道，称"采药径"。

夏应祥，钱塘（今浙江杭州）人，元置行诸路总管府于杭，治百工之事。应祥用荐为府，属杂造局大使……素习岐黄，书谙和剂法，乃聚药材按古方书制丸散，开寿安堂药室于郡城寿安坊。贫者则施予之，又以药材之不易致者，一药或价值百金，世医往往以近似者代坐，是多弗效。应祥恒以为病，故居药不计价值，至药性温凉，君臣佐使必躬为斟酌等分而成剂。其言曰：此人命所系，不可忽也。垂殁犹戒其子，勿轻药事。子仁寿遵遗命，捐重赏购良药，致药尤富川委山，积病家非夏氏药不用。

毛梓孙，字守庸，松阳人，精医术，从学于顾希武。时御史吴叔润病瘵，郡医无措，梓孙以数剂而愈。程思与病，恶寒欲绝，家人已易箦，梓孙往视，曰："可生"，使掘阱置火设圹，令卧其上，覆以重衾用釜煮药蒸之，即起。奇验特多，人称神医。

刘资深，永嘉人。精医，元初，郡大疫，郡守肩舆迎之，投剂皆愈。与戴煟齐名。

孙华，字符实，永嘉人。侨居华亭（今上海松江），以博雅闻，尤好岐黄。人荐为医学教授，坚辞不就。

吴绶，杭州人，著有《伤寒蕴要全书》，发明五运六气，画图立说，究极元微。以名医征至京师，任太医院院判。比归时，湖墅有冯英，病伤寒，一时诸医想用承气汤，请吴绶诊断：将战汗矣，非下证也，当俟之。顷刻果得战汗而愈。

沈复东，贝琼《东齐志》记载，杭州人，幼颖悟，好读书，稍长受医术于海昌慧力寺的忠上人，取黄帝、岐伯所论及张仲景、刘守真、李东垣诸家书，穷日夜读之，遂造其阃奥，青出于蓝而胜于蓝，治病不分贵贱贫富，一心为民治病，广泛施舍，起人于阽危者众多。

陈瑞孙，字廷芝，元代庆元路（今浙江宁波）人，曾任温州路医学正。与其子宅之同著《难经辨疑》。

李生，四明（今浙江宁波）人。游江海得秘方，凡有奇病，即用奇方治之，无不立愈。《鄞县志》载：余姚应某，目旁生赘疣渐长，大如核桃，立平之。生为人治病既多奇效而不矜功，不责报，人们极尊重他。

蔡君实，竹友子，元代桐乡人。精医，元大德间（1297～1307 年）人，著《同寿秘方》。

蔡伯仁，君实子，继父业，医名于时。后裔蔡济（字公惠），曾为县医学训科。子蔡熙，能传父学。

何凤，字天仪，号遁仙，元代兰溪人。世业医，精其术，任婺州（今浙江金华）医学教授，后转江西提学。道义济仁，医德高尚。

王迪，字子吉，号国瑞，元代兰溪人。元代至元甲午生，至正辛巳终。锦潭之子，承父业，后入太医院吏目，著有《扁鹊神应针灸玉龙经》。

刘光大，字宏甫，号适庵，元代衢州人。其先自鄱阳迁于衢，精理学及岐黄，建惠民药局。曾任衢州路医学提领，后升本学教授，著有《适庵文集》。

徐泰亨，龙游人，精医药，著有《效方》医书，又能诗词，经常与宾客觞酒赋诗，著有《诗集》若干卷。

沈允振，字慎伯，好问子，得家传，精医学。

吴宏道，嘉善人，名医吴宣之子，得父传，精于医学，治病多良效，名重一时。每治愈一人，植竹一竿，寻至巨万株，称为竹所。洪武初年，应召至京师，提拔为御医。孙吴振民、吴蒙吉皆精医。

张年，字公寿，号杏园先生，嘉兴人，父张纶，曾任太医。张年后以医征不就。行医于世，治病若神。永乐中廷臣荐其才，下诏征聘，又辞。著有《杏园稿》。

高一清，元代道士，鄞县人，精通医学，著《医书十事》1 卷。

许举仲，元代余姚人。善治疽，能循古法，具有发明。同里 70 岁吴易，患背发危疾，仲治之，旬日即愈。

苗仲通，元代余姚人。世业医，著《备急活人方》，荟萃诸家之说，并祖传及亲身经验，汇成一编。世有奇疾，医经所不备，医流所不识者，独得神悟，人称奇中医方。

陈白云，元代绍兴人。以医名于世，名医项昕传其医术。

吴庸，字择中，号万里，又号云泉，元代诸暨人，善医，客翰林承旨脱脱家、儒家子也。荐为云南省大理路儒学教授。公有疾，吴氏投刀匕药即愈。视老乞归，隐于东白山之阳。

陈公亨，字以通，生于元至治三年（1323 年），卒于明洪武四年（1371 年），享年 48 岁，鄞县（今浙江宁波）人。据郑真《陈以通葬记》载，公亨少有异，能为诗文，尤有志于家学（据说陈氏祖、父均知医），自《灵枢》《素问》下及百家钩玄提要如指掌。上而贵官夫人，下而闾巷疏贱，有以疾告，必为治理，风雨寒暑弗惮。尤精究药物，所制药必择土产及色味精良者，至于铢两之等，烹炮炼养之度，高下随宜而不乖戾于古，故药无不善，用无不效。元至正间（1341～1368 年）蕃省上其事，敕署江浙行省医学提举，公亨以非其志不就。明洪武三年（1370 年）荐为本府教授提领。祖瑞孙，尝师事王应麟，得文章典故之传，著有《难经辨疑》。父居仁，洞明经史，治奇疾神愈。以教授荐，命未下而卒。

胡克明，据《王静学集》"瑞菊轩诗序"作胡克铭，元代天台人。《光绪台州府志》载：以善医称，赖以起废生死者，不可胜数。曹文晦有诗赞之，著有《脉经》。

施敬仲，元代临海人。精医。括苍叶仲刚，病肢体不遂，医以为风，疗之不愈。敬仲以大剂饮之，不旬日，病良已。人请其故？曰：其脉大而徐，是积日盘郁于内，久不能发，卒与风遇，其病当作，吾以脉法治之而愈，何神为！

林恺祖，字景仁，元代黄岩人，平江书院山长。精医，尤擅小儿杂症。相传尝得神授保婴秘方，以幼名世。

林邦献，元代天台人。据《光绪台州府志》载："送尚医林邦献归天台省亲，柯九思送以诗云：尝药事亲师华扁，玉函方秘得真传。"

戴良，字叔能，号云林，别号九灵山人，浦江九灵山下（今属浙江诸暨马剑镇马剑村）人。生于元代延祐丁巳年（1317 年），卒于明洪武癸亥年（1383 年），享年 66 岁，曾学医于朱丹溪，博闻强记，通经史百家之书，兼通医学。学文于黄溍、柳贯、吴莱，与宋濂相知。著有《九灵山房集》30 卷，载有"医儒同源论""脾胃后论序""丹溪翁传"等医学论说，弘博渊深。使后世得见丹溪的清辉卓识，有益于医学史研究。还著有《鄞游稿》，被荐授淮南儒学提举。精医学，著有《吕复医案》。

张去非，号实堂，东阳人。隐于医，以太素脉言人，多奇中，人称"张太素"。

徐绥，号适庵，开化人。据《开化县志》称：宏才多识，精研医理[1]。

张文楷，字子范，开化人。行端正，好读书，能诗，尤精岐黄，70 多岁，远近必徒行，其子强以肩舆，辞曰：天厚我以平康之福，得日奔走于途，大幸矣。舆我者，等人也，何可劳彼力以逸我耶？

陈允文，瑞安人。《温州府志》称：性耿介，不乐仕进，每慕徐孺子、陶靖节为人，乃尽取陶诗和之。与人交无町畦，望之知为佳士。遂于医学，贫者乃施之。终年 80 岁。

郑作新，字谷谦，生于元代延祐戊午年（1318 年），卒于明代洪武戊辰年（1388 年），享年 70 岁。上世自闽徙温州，始居平阳，继迁瑞安。为人重然诺，尚刚介，读书究观大义，于医克世其业。人以病告，则不惮寒暑霖潦而拯视，未尝责其报。郡黎受遐迩仰慕。元末兵燹之后，当道者以美官崇秩，笼络才俊，谓不宜以医自晦，欲强之以官。郑谢之曰：功名富贵如浮云，我老死于医足矣！后授瑞安医学正。

曾应孙，字如谷，乐清人。素精《内经》，常施药以活人。善处乡曲，童稚皆敬慕之，寿 82 岁。子长，字德亨，能世其业，亦寿 84 岁。

王公显，字达卿，新昌人。幼习科举业，一日，其父私语之，元不久将有干戈之难，汝勿求仕进，习医可矣，公显遂精于医。不久，兵戎大兴，疾疫蜂起，公显偕子沿门诊疗，全活甚众，子宗兴，尽得父术，有良医之名。孙性同，继世业，明洪武中，举医学训科。所居宅，名"全生堂"。

贝元瓒，字彦中，上虞人。宋签判贝钦七世孙。承父业，官至县医学教谕。贝氏世禄北门之家，为人慈仁，常以医道治病活人，众咸呼为"存仁先生"。子宗望、宗瑾皆习医道。

吕孟伦，名晕，号松云，嵊县人，居贵门里，北宋宰相吕夷简后裔，理学家吕规叔第十世孙。精岐黄，其学颇受丹溪学派影响。著有《松云邱壑集》。时人许时用赠之以诗曰：太白山前习隐者，清晓开轩爇香池。当轩长松碧连云，一丘一壑正潇洒。燕堂时签岐伯书，茯苓煮熟供晨厨。我哀世人恫瘝如。请子尽发囊中储。三虫不怕二竖驱，吾庐洵美宁潜居。子秉常、秉思，孙汝忠，均有医名。

项昕，字彦章，晚号抱一翁，医家。原籍永嘉（今浙江温州），后徙余姚。性聪慧，博学多能，而独以医显。外祖父杜晓村世业医，奉父命往谒，授书读之，年未成，童已谙通岐伯《素问》、扁鹊《难经》、王叔和《脉经》。后以母疾，医误投药死，痛之，益励志医术，于是为人治病，决死生，无不立验。闻越大儒韩明善医，往拜之，得所藏方论甚富，后诣陈白云，受《五色诊奇胲》，历试其说皆精良。并与名医朱丹溪、葛可久讨论医理，后又从太医院史张廷玉学按摩术。治一人病胁痛，众人以为痛，投诸香姜之类，益甚，阳脉弦，阴脉微涩，昕曰：弦者，痛也，涩者肾邪有余也。肾上薄于胁，不能下，且肾恶燥，今服燥药过多，非得利不愈。先用神保丸，下黑便痛止，更服神芎丸，或疑其太过，昕曰：神保丸者，以肾邪透膜，非全蝎不能引道，然巴豆性热，非得硝黄荡涤，后遇热必再作。乃大泄数次，病愈。此乃经云痛随利减是也。治一妇人，腹胀如鼓，四体骨立，医以为孕、为蛊、为瘵。昕诊之曰：此气搏于血室耳，服血药多而失于顺气。经云气血同出而异名，故治血必先顺气，俾经隧得通，而后血可引也。乃以苏合香丸投之，三日而腰痛，曰：血欲行矣。急以硝黄峻逐之，下瘀血如瓜者十余枚而愈。其于医，或在杭，或在鄞，或在闽。在杭为府史，在闽为行中书椽行台。平生喜词章，善音律，工绘画，而独以医显。著有《竹窗小牍》《脾胃后论》。子恕，能世其业。

倪居敬，字行简，约生于1303年，卒于1371年，杭州人，世业医，父垕以疡科著称，名盛一时，居敬承家学，精岐黄术。元至正（1341年）中荐补为杭州路医学正，旋为医学教授，又升江浙官医副提举。元明之际，兵燹四起，疫病大作，令居敬主事治疗，全活甚众，成绩卓著，又升为医学提举，朱元璋率兵初起，士卒多病，遣使邀请居敬，疗疾多愈。明初辞归，优游湖山以老。

贾铭，字文鼎，自号华山老人，元代至正时海宁人。尝官万户，于1367年著《饮食须知》，论食疗颇详。

严兴贤，字国宾，原籍定海，元至正年间（1341～1368年）游艺奉化而卜居，为人谨厚文雅，精医术，治病救人不取报酬，当时州中疫病流行，投济全活者甚众。

周古愚，钱塘（今浙江杭州）人，擅长治疗伤寒。游客余观光到杭州后得了一场大病，浑身酸痛，眼睛失神，不几天就不省人事，周古愚给他开了几味含有大黄、芒硝的中药，患者连服两剂，排除体内瘀血即愈，遂名声大噪[1]。

吴瑞（生卒年不详），字元瑞，又字瑞卿。海宁人，精医。元文宗时天历间（1328～1330年）官海宁医学教授。重视食疗，遴选日用饮食之药540多种，考据《神农本草经》、名贤著述及《道藏》中之医书，一一详解。撰成《日用本草》8卷（1367年），分为米、壳、菜、果、禽、兽、鱼、虫8门。想从日常食物中寻求防治疾病的方法。《日用本草》也是一部重要的食疗著作，李时珍著《本草纲目》曾采摘该书内容，并对其生平略加阐述，今存明刻本。

肖德祥，杭州人，以医为业，有杂剧本《东堂老》和《南曲戏文》。

宋会之，杭州人，元代名医。宋会之研发《水肿方》，治水蛊病有效验，他的治水蛊法，以干丝瓜一枚，去皮剪碎，入巴豆14粒同炒，以巴豆黄为度。去巴豆，用丝瓜炒陈仓米，如丝瓜之多少。米黄色，去丝瓜，研之为末，和清水为丸。桐子大，每服百丸，皆愈。其言曰："巴豆，逐水者也；丝瓜，象人脉络也；去而不用，借其气以引之也。米，投胃气也。鲜于枢所记如此。"

胡德亮，字叔大，别号杏所，天台人。少负赢疾，有志读书，父母以岐黄之术有裨于卫生，俾习之有深于其术者，悉延致于家为其讲求补泻虚实之法，尽得其秘用。翁之志务在济人，不以贫贱富贵二其心，既授药寝食，不自安必俟，病家告愈。

赵与庆，号草堂，黄岩县西桥人。精岐扁术，人有疾求治，无不立愈。一日有恶疾人卧道中秽甚，行者皆避之。与庆独就前为诊视曰：六脉延延，必是大仙。其人即授以二针，忽不见。赵与庆医术益神。

元代时期，散见在各类史籍中的浙江籍医药学家约有 148 位。其中有著名文化艺术界名人兼精医学的，有国外友人赴浙从事医药活动的。由于医家们医技精湛，深受人民爱戴，纷纷冠以誉称[1]。

（二）医家学派

1. 永嘉医派

1174～1244 年，永嘉医派活跃在永嘉郡（今浙江温州地区），以陈无择为代表，以其弟子王硕、孙志宁、施发、卢祖常、王暐为核心，以《三因极一病证方论》为理论基石，以《易简方》为学术中心，围绕编著、增修、校正、评述、批评《易简方》，开展热烈的学术研究和论争。这是浙江早期的医学流派，其学术成就可与河间、易水鼎足而三，共同开创了宋金元时期医学学派争鸣、学术繁荣的局面。永嘉医派的代表人物和著作包括陈无择的《三因极一病证方论》、王硕的《易简方》、孙志宁的《增修易简方论》和《伤寒简要》、施发的《续易简方论》和《察病指南》、卢祖常的《易简方纠谬》、王暐的《续易简方脉论》等。

永嘉医派最具特色的医学思想：追求简约、切合实用。他们削去纷繁复杂的医学理论，以达知要目的。《三因极一病证方论·太医习业》明确指出，唐宋方书之盛，"动辄千百卷"，"岂特汗牛充栋而已哉"，然"博则博矣，倘未能反约，则何以适从？予今所述，乃收拾诸经筋髓，其亦反约之道也"。

（1）陈无择

陈言，字无择，宋朝青田鹤溪人，宋绍兴至淳熙年间（1131～1189 年）人。陈氏长期侨居温州，从事医学理论研究和临床工作，也收徒授业，开展医学教育，是永嘉医派的创始人。他的名著《三因极一病证方论》为永嘉医派奠定了坚实的学术基础。

《三因极一病证方论》，简称《三因方》，成书于宋淳熙元年（1174 年）。陈无择继承了《金匮要略》的三因说而作了进一步的发扬，认为"医事之要，无出三因""倘识三因，病无余蕴"，而辨识病因的主要依据是脉象。由此，建立起以病因、脉象为纲领的方剂学分类体系。全书18 卷，按照病因分类，列 180 门，载方 1000 多首，辨证论治，条分缕析，详尽细致，内容丰富，后世称赞该书"文词典雅，理致简赅"。据《三因方·序》所载，宋绍兴辛巳（1161 年）陈无择即著有《依源指治》6 卷，是临床常用方剂的汇编。全书分 81 门，先是叙述阴阳、疾病、脉象、病证，其次是病因，还集注《脉经》，内容相当丰富。从书籍内容的比较及时间先后的发展过程看，《依源指治》应是《三因方》的初稿本或雏形。"君子不示人以璞"，治学严谨的陈无择在这个基础上继续深入研究，不断充实完善，最终著成《三因方》，为永嘉医派奠定了坚实的学术理论基础。

1）创立三因说：病因学说源自《内经》《金匮要略》，陈无择三因学说在此基础上有发展和创新。《内经》将病因概括为阴阳两大类别，"生于阳者，得之风雨寒暑；生于阴者，得之饮食居处，阴阳喜怒"，生于阴、阳意指部位的内外。《金匮要略》谓"千般疢难，不越三条""一者，经络受邪，入脏腑，为内所因也，二者，四肢九窍，血脉相传，壅塞不通，为外皮肤所中也；三者，房室、金刃、虫兽所伤"，则以外邪内侵脏腑为内因，以邪气停留皮肤经络浅表部位而不深入脏腑为外因，其实同属外因而只有外袭内侵之异，并无七情内因。陈无择综合了《内经》《金匮要略》的病因分类法，在《三因方》卷 2、卷 8 中分列三因论、内所因论、外所因论等专篇讨论发挥三因学说。陈无择以外感六淫病邪为外因，以七情内伤为内因，而不属于外邪或情志变化而病者，为不内外因。他说："六淫，天之常气，冒之则先自经络流入，内会于脏腑，为外所因；七情，人之常情，动之则先自脏腑郁发，外见于肢体，为内所因；其如饮食饥饱，叫呼伤气，尽神度量，疲极筋力，阴阳违逆，乃至虎狼毒虫，金疮踒折、疰忤附着、畏压溺等，有悖常理，为不内外因。"这种分类法，是把致病条件和致病途径相结合，将疾病的病因、病机及其致病特点阐发得简明透彻。陈无择创三因论的目的就是应用于临床辨证论治。他说："如欲救疗，就中寻其类例，别其三因，或内外兼并，淫情交错，推其深浅，继其所因为病源，然后配合诸证，随因施治，药石针艾，无施不可。"陈无择将纷纭复杂的万千疾病，根据不同的病因加以归纳分类；然后辨证求因，审因论治。这就使其三因学说立足于临床辨证论治的基础之上，成为辨证论治的主要方法论。

陈无择详细分析了心痛、衄血、喘、眩晕、淋闭、滞下、咳嗽、腰痛等多种疾病的内因、外因及不内外因证，并对其审因论治。如咳嗽一证，《三因方·卷十二·咳嗽》中指出："微寒微咳，厉风所吹，声嘶发咳；热在上焦，咳为肺痿；秋伤湿，冬咳嗽，皆外所因，喜则气散，怒则气激，忧则气聚，思则气结，悲则气紧，恐则气却，惊则气乱，皆能发咳，即内所因。其如饮食生冷，房劳作役，致嗽尤多，皆不内外因。"随后系统论述了风、寒、暑、湿外因致咳，内因所致之五脏六腑咳，以及不内外因之房劳伤肾、饥饱伤脾、疲极伤肝等共 20 种咳嗽的症状和脉象，并在"推其三因，随脉证治疗，散之、下之、温之、吐之，以平为期"的原则指导下，列华盖散、五味子汤、白术汤等 14 方分别辨证治疗。

陈无择的三因学说为方剂学发展指出了一条由博返约路径。《三因方·序》指出："俗书无经，性理乖误""不削繁芜，罔知枢要"。因而削繁知要是其著书的目的所在。《三因方》主张以因辨病，按因施治，从脉象、病源、病候入手，执简而驭繁。这一由博返约的方剂研究方向，成为永嘉医派学术研究和争鸣的中心议题。

陈无择的三因说，既继承了《内经》的阴阳病因论，又对张仲景的内外因说作了补正，引申了仲景的不内外因观点，对后世的病因学说及辨证论治影响深远。《四库全书总目提要》评价《三因方》："是书分别三因，归于一治，其说出《金匮要略》。三因者，一曰内因，为七情，发自脏腑，形于肢体；一曰外因，为六淫，起于经络，舍于脏腑；一曰不内外因，为饮食饥饱，叫呼伤气，以及虎狼毒虫金疮压溺之类。每类有论有方，文词典雅而理致简赅，非他家俚鄙冗杂之比。"

2）七情交错宜留神：七情作为病因概念，首见于陈无择《三因方·三因论》："七情者，喜怒忧思悲恐惊是也。"陈无择的七情病因概念，据后人推测，由《素问·举痛论》"九气"、《诸病源候论》"七气"、《礼记》"七情"等多种元素构成。《素问·举痛论》有"九气"之说，为怒、喜、悲、恐、寒、炅、惊、劳、思，与陈无择"七情"有六个相同。其中寒、炅（热）

归于六淫，为外因；劳，归于不内外因。《诸病源候论·七气候》云："七气者，寒气、热气、怒气、恚气、忧气、喜气、愁气。凡七气积聚，牢大如杯，若拌在心下腹中疾痛欲死，饮食不能，时来时去，每发欲死，如有祸状，此皆七气所生。"其"七气"为寒、热、怒、恚、忧、喜、愁，比陈无择"七情"多寒、热、恚、愁，少思、悲、恐、惊，而怒、忧、喜相同。《礼记·礼运》："何谓人情，喜、怒、哀、惧、爱、恶、欲，七者弗学而能""圣人之所以治人七情"。陈无择作为儒医，沿用了儒家的"七情"之名，并综合《内经》"九气"、《诸病源候论》"七气"之说，而独创七情致病之说。

七情属三因之"内所因"，《三因方·内所因论》指出："然内所因惟属七情交错，爱恶相胜而为病，能推而明之，此约而不滥，学者宜留神焉。"陈无择将七情致病的病机关键归纳为脏腑所伤、气机失调，《三因方·七气叙论》进行了详细讨论："夫五脏六腑，阴阳升降，非气不生，神静则宁，情动则乱，故有喜怒忧思悲恐惊七者不同，各随本脏所生所伤而为病。"即七情伤五脏，七情伤气机。"虽七诊自殊，无逾于气"，《内经》虽有"百病生于气"之说，但"古论有寒热忧恚而无思悲恐惊，似不伦类，于理未然"。陈无择进一步阐述了七情气机各自的特点："一七者不同，各随本脏所生所伤而为病。故喜伤心，其气散，怒伤肝，其气击；忧伤肺，其气聚，思伤脾，其气结，悲伤心胞，其气急；恐伤肾，其气怯；惊伤胆，其气乱。虽七诊自殊，无验于气。"这是在《内经》基础上对七情气机病变的进一步概括和补充。

陈无择在临床实践中更注重调理情志："七情者，喜怒忧思悲恐惊是。若将护得宜，怡然安泰；役冒非理，百疴生焉。"在《七气证治》中，以七气二汤，治七情虚实二证，重视气机调理，主张药物与情志调理并举。以七气汤"治脏腑神气不守正位，为喜怒忧思悲恐惊忤郁不行，逐聚涎饮，结积坚牢，有如痞块，心腹绞痛，不能饮食，时发时止，发则欲死"，病机特点为气虚，或长期情志不畅，肝气郁结，脏腑虚损，或惊恐气机散乱，故用人参、炙甘草以益气，佐以半夏、桂心行气。又以大七气汤治七情为病之实证，"喜怒不节，忧思兼并，多生悲恐，或进振惊，致脏气不平，憎寒发热，心腹胀满，傍冲两胁，上塞咽喉，有如炙脔，吐咽不下，皆七气所生"。大七气汤即仲景之半夏厚朴汤。

3）脉为医门之先：陈无择认为"学医之道，须知五科七事。五科者，脉证病治及其所因……脉为医门之先"。开篇即论脉，重视脉诊在疾病诊断中的地位。

陈无择认为凡诊脉须识人迎、气口，以辨内外因。左关前一分为人迎（即左寸部），以候六淫，为外所因，以"邪咸自脉络而入，以迎纳之，故曰人迎"；右关前一分为气口（即右寸部），以候七情，为内所因，以"内气郁发，食气入胃，淫精于脉，自胃口出，故候于气口"；若不与人迎、气口相应，则为不内外因。陈无择又谓："人迎浮盛而伤风，虚弱沉细为暑湿，皆外所因；喜则散，怒则激，忧涩思结，悲紧恐沉惊动，皆内所因。"可见两手寸脉在辨别病因中意义重大，即所谓"关前一分，人命之主"。此种分类方法将脉象与病因结合起来，丰富了脉学理论，有助于医者临床辨证。

陈无择将浮沉迟数四脉置于诸脉之首，倡导"浮沉迟数"四脉为纲。《三因方·卷二·五科凡例》曰："又须知二十四脉，以四脉为宗，所谓浮沉迟数，分风寒暑湿，虚实冷热，交结诸脉，随部说证，不亦约乎。"将浮沉、迟数这两组表示脉位及脉率的基本脉象作为依托，演变及组合出各种常见脉象，如此可以执简驭繁，以此四者为纲来统领诸脉。

《三因方》将脉象分为七表、八里、九道三类，以浮芤滑实弦紧洪为七表病脉，微沉缓涩迟伏濡弱为八里病脉，细数动虚促散革代结为九道病脉，以七表病脉叙外感病，八里病脉叙内伤病，九道病脉叙不内外病，同时指出二十四种脉象所主病证，以及与之相应的二合脉、三合脉的主病。《三因方·五科凡例》则指出："凡学脉，须先识七表八里九道名体证状，了然分别，然后以关前一分应动相类，分别内外及不内外。"

（2）王硕

王硕，字德肤，南宋永嘉人，陈无择的入室弟子，生平事迹不详。孙衣言据其《易简方·序》的署名"承节郎新差监临安府富阳县酒税务王硕"，而知"硕以武臣初官充监当差遣"，并非科第出身，大约当过监收酒税之类的小官。另据卢祖常《易简方纠谬》曰："乡之从先生游者七十余子，类不升堂入室，唯抄先生所著《三因》一论，便谓学足，无病不治而去。硕虽尝一登先生门。"则可知王硕从陈无择当在宋淳熙甲午（1174年）前后。陈无择《三因方·序》有"与友人汤致德、远庆、德夫，论及医事之要，无出三因"等话，这个"德夫"，未知是否即王硕（字德肤），如是，说明王硕很受陈无择器重，常相与讨论医学，视为友人而非门人。

《易简方》著作年代无明确记述，孙衣言据其自序"大丞相葛公归休里第，命以常所验治方抄其大概，以备缓急"言，"考《宋史》葛邲以绍熙三年为右丞相，次年即罢政，则知是书成于光宁之间"[4]。《易简方》全书不分卷，首页载《直斋书录解题》和《经籍访古志》的有关记载，次页为日本宽延元年望三英的《重刻易简方叙》，后为王硕自序。正文主要内容有三：一是"㕮咀生药料三十品性治"，载人参、甘草、附子等30味药物的性味、功效、主治；其次是"增损饮子药三十方纲目"，是全书的主要部分，载方30首，附方100首，分别介绍诸方组成、功效、主治；以及"市肆丸子药一十方纲目"，介绍成药11种。书末是孙衣言《书王德肤〈易简方论〉后》和孙诒让《易简方叙》。另本分为3卷，据孙衣言的意见，"盖其书分三类，每类各有标目而系方论于后，《志》遂析为三卷，实则硕书本无卷数也"。

王硕的学术主张如下：

1）追求易简、实用：王硕所著《易简方》，代表了南宋医学的一种风气和潮流，既有赞誉，也有批评，从而成为永嘉医派的中心人物。《易简方》全书仅1卷，内容确实既简且易，仅"取方三十首，各有增损，备㕮咀生料三十品，及市肆常货丸药一十种"，以备缓急之需。他录方的基本原则一是常用的效验治方，二是"外候兼用"，即其运用范围要广，尽可能做到"病有相类而证或不同，亦可均以治疗"。

王硕求学于陈无择，深受老师的学术思想影响，施发曰："王德肤作《易简方》，大概多选于《三因》，而附以他方增损之。"范行准对《易简方》的研究，为了解永嘉医派学术思想脉络主干提供了很有价值的线索[5]。

王硕追求易简、实用的特点：《易简方》30味药物，每药之后都有一个简略的单方，既有实用性，也适应了当时追求易简的风气，竟至风靡一时，流传域内。施发在《续易简方论》卷首题词曰："今世士夫孰不爱重？皆治病捷要，无逾此书。"日本文化十三年重刻《易简方》的和气朝臣惟亨也说："方众而勿约则神与弗俱。晋唐以来，类聚方者几千万，而漫录传世，故见者茫然不知其所向。"陈振孙在《直斋书录解题》中称"其书盛行于世""今之为医者，所习多《易简》"[4]。

2）行气解郁以调七情：王硕《易简方》中将《三因方》之大七气汤名为四七汤，治喜、

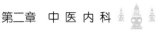

怒、悲、忧、恐、惊之气结成痰涎，状如破絮，或如梅核在咽喉之间，咯不出，咽不下，此七气所为也。或中脘痞满，气不舒快，或痰涎壅盛，上气喘急，或因痰饮中阻，呕逆恶心，并宜服之。特别强调其在妇科的运用，以为"妇人情性执着，不能宽解，多被七气所伤，遂致气填胸膈，或如梅核上塞咽喉，甚者满闷欲绝，产妇尤多此证，宜服此剂，间以香附子药久服取效，切不可谓紫苏耗气，且新产血气俱虚，不肯多服。用之效验，不可殚述"。并治妇人恶阻，以及因思虑过度，阴阳不分，清浊相干，小便白浊等。

（3）孙志宁

孙志宁，南宋永嘉人，据卢氏《易简方纠谬》的有关记载，他是陈无择的学生，在温州行医，颇著声誉。前引"自庆元丙辰至淳祐辛丑"句下，卢氏并言："兹志宁不与增修，复从其误，使人重信，则必自淳祐辛丑，传十辛丑，寝寝不已，又复杀人无已时矣。"可知《增修易简方论》成书于宋淳祐元年（1241年），亦即《易简方》成书后的45年，正属"其书盛行于世"之时。孙氏更仿《易简方》之意和李子建《伤寒十劝》，作《伤寒简要》以为羽翼，一时两书并行于世，为医学界所推重。

《增修易简方论》又名《增品易简方》或《增损易简方》，也有称《孙氏易简方》者，国内所有的目录学著作均无著录，《经籍访古志》也不著录，而《中国医籍考》注明已佚，大约确已失佚。今本《易简方》保留了孙氏增修的基本内容，这可以在卢祖常的《易简方纠谬》中找到充足的依据。卢氏《易简方纠谬》对王硕、孙志宁的批评有三种形式，一是直指王硕，一是直指孙氏，还有则是孙王并举，据此可了解现存《易简方》中的孙氏手笔。如"附子汤"条下，卢氏批评王硕以"兼治疲极筋力，气虚倦怠，遍体酸疼"为误，进而又说："志宁不与删修，却于方后续云：大率风湿为患，遽用麻黄发表之药，汗出既多，则腠理空虚，便有偏废之疾"云云。可见前句为王硕原话而后句为孙氏增修，但今本《易简方》并无区别，都作大字正文。又若"理中汤"条，卢氏批评说："硕与志宁叙方首言太甜，甘草减半，次言若料作治中汤，则不必用青皮……"云云，则孙王并举，似是王硕之言而得孙氏首肯者。最为突出的是"真武汤"条，卢氏批评王硕的四条错误之后，笔锋一转，又批评孙氏懵然不晓，不仅不与删修，反而"滥云今人每见寒热，多用地黄、当归、鹿茸辈补益精血，殊不知药味多甘，却成恋膈"，并引出长达千字的批评文字来，字字句句，指名道姓直接针对孙志宁。由此可知《易简方》真武汤条的主治、组成、服法、加减等内容属王硕原著，而后文一大段说明都出自孙志宁手笔。据此，并结合王硕著书大旨，似可推测《易简方》中说明、注释、评论性质的文字，当出孙志宁手笔。当然，不见于今本《易简方》的内容更属多数，如孙氏自言"余以《易简方》中诸证粗备，而于痛疽一证缺焉，故特立五香汤"的五香连翘汤，如卢祖常批驳的孙氏关于五苓散、猪苓汤的许多说法，就不见于《易简方》。但是，无论如何，今本《易简方》仍是研究孙氏《增修易简方论》的重要资料。另外，在某些医学类书中也还留下孙志宁增修的一鳞半爪。笔者从《医方类聚》《杂病广要》等书中，辑得一些零星条文，也可以称得上是遗珠碎玉了。如其以五苓散加白茅根、香附、枳壳，同炒为末，以治"脏毒便血"；治头痛目睛疼用生乌头等药研细末嗤鼻。这些内容都不见于今本《易简方》。

《伤寒简要》尚存，但无独立成书，《医方类聚》有全文辑录，且与卢祖常的《辩孙氏伤寒简要七说》《五说》两文兼收并蓄，既可看到孙氏《伤寒简要》的基本内容，也可读到卢氏的批驳意见。日本文政十年张惟直重刊施发《续易简方论》时，也收作附录，题《孙氏增修易简方伤寒简要十说》，且注云："《医方类聚》载孙说，较卢所引颇为精详，故附于此，以备参考。"《伤寒简要》的内容主要分为"十说"，分别分析伤寒的常见主症、立法处方，区别臧否，简洁扼要，确不违简要之名，切合临床，简明实用。孙志宁的学术主张如下：

增修《易简方》：王硕《易简方》风行一时，但追求既简且易的编辑特点，使其不能完全切合临床运用的要求，因此增修、补充就在所必然。为此，孙志宁编著《增修易简方论》，撰写《伤寒简要》，为《易简方》大行于世做了大量的工作，成为永嘉医派诸医家中支持王硕的中坚。

孙志宁对《易简方》的增修主要包括三方面的内容：首先，增补方剂。他说："余以《易简方》中诸证粗备，而于痈疽一证缺焉，故特立五香汤。"他的《增修易简方论》对王硕《易简方》广泛地补充内容，增添方剂，使之更切合临床需要。其次，对《易简方》正文详加注释说明，纠正其过于简略，语焉不清之处，使之更为清晰易懂。再次，还遵《易简方》立论之意，仿当时盛行的李子建《伤寒十劝》的形式，作《伤寒简要》以为羽翼。一时《增修易简方》与《伤寒简要》二书并行于世，为医学界所推重。卢祖常说，当时"习《易简》、《简要》为师，措法而求食"者颇众，产生很大的影响。

（4）施发

施发，字政卿，号桂堂，南宋永嘉医家，著有《察病指南》《本草辨异》《续易简方论》。据宋淳祐元年（1241年）《察病指南·序》曰："余自弱冠有志于此，常即此与举业并攻；迨夫年将知命，谢绝场屋，尽屏科目之累，专心医道。"可知他生于宋绍熙年间（1190～1194年），正是王硕著成《易简方》之时；年轻时儒而兼医，中年过后则专心医道，行医著书。另据《续易简方论·题词》"予与德肤蚤岁有半面之好"，则知其与王硕也有交往，若据此推测施发亦出自陈无择门下，也不是完全没有可能。施氏精于脉学，讲究辨证，出于对《易简方》"于虚实冷热之证无所区别，谓之为简，无乃大简乎"的看法，而于宋淳祐癸卯（1243年）著成《续易简方论》。

《察病指南》是脉学专书，宋淳祐元年成书，系取"《灵枢》《素问》《太素》《甲乙》《难经》及诸家方书脉书，参考互观，求其言之明白易晓，余尝用之而验者，分门纂类，裒为一集"。全书分3卷，卷上总论脉法；卷中辨明二十四种脉象的形象和主病；卷下则叙述伤寒、温病、热病等21类病证的生死脉法，妇人病脉，胎脉，小儿诸病的脉法等，是脉学理论和实践应用的启蒙书。施发书中并作"诸脉图影"，开始把脉的波状描绘于纸上，这是世界上最早描绘的脉搏形象图。

《察病指南·序》曰："施桂堂察病证有书曰《指南》，考《本草》有书曰《辨异》，而《续易简》又有方有论。桂堂之心，使人人知有此书此方论也。不特自能医人，且欲人莫不能医人。"则知施氏尚著有《本草辨异》，惜今已佚。施发的学术主张如下：

批判继承《易简方》：王硕《易简方》，本为荒僻之地，仓猝之病而设，由脉之难辨，证之难察而作，名曰易简，正为易于运用，而求简捷。他追求"病有相类而证或不同，亦可均以治疗"选方原则，于认病识症和处方用药就粗略了。因此，后人有所非议、批评、辩驳、纠谬，多为同出陈无择门下或深受陈无择影响的永嘉人，施发、卢祖常即是代表性人物。

施发批评《易简方》："其于虚实冷热之证无所区别，谓之为简，无乃太简乎""特以人命所关，不容缄嘿，于是表而出之""此予续论之作，所以不能自已也"。由此于宋淳祐三年癸卯（1243 年）作《续易简方论》，对于《易简方》的不足，温言讽刺，规其过失，补其不逮。

《续易简方论》全书 6 卷，评述《易简方》30 方及 10 个成药方，不及附方，说明今本《易简方》的附方为后人所增。中心内容一是评论，一是补充，其特点是评论全面，30 方不缺一个，批评为主而又不意气从事，不失客观；补充广泛，30 方涉及 26 处，补了 158 方，最多的一处补了 33 方之多。即使就四处未予补方的评论看，施氏的见解确有其过人之处：其一，"养胃汤"条，王硕原治"外感风寒，内伤生冷"，施发指出"人皆知可以治感冒伤食，而不知其最能治痰饮呕逆及霍乱吐泻也"，补充了治疗要点。其二，"附子汤"条，则就"其中芍药一味独不利于失血、虚寒之人，服之反足增剧"作了发挥和改进：他引用当时的习惯说法，"减芍药以避中寒"，但是，"此方所以用芍药者，以其能去风止痛耳。然既有官桂，减之亦无害。不然，以独活代之，独活可以疗风寒所击，手足挛痛。如此，则无问失血之人，凡有是病者，皆可服矣"，说明了芍药在本方中的作用、配伍、替代方法等。这一说法实为后世丹溪主张"产后慎用芍药"的先声。姜附汤，陈无择用炮熟姜附，王硕则用生姜熟附，而施发主张用生姜附，并指出，源出陈无择不审之故而王硕因袭，不能发明。其三，"真武汤"条，则引用《活人书》的条文说明真武汤"不独能治太阳病，而少阴病亦治之也"，但王硕拘于水气之说，"此由渴后饮水，停留中脘所致"，诸多症状皆"意以为皆少阴病"，而不知太阳伤风桂枝汤证而误用麻黄发汗，汗出过多，亡阳发热而致此，批评王硕"不应泛引痰饮之证为伤寒之证"。并就其加减法协调《易简方》与《活人书》《孙氏秘宝》三家之说，"然其加减虽本于《活人书》，而附子一节较之《孙氏秘宝》则互相矛盾，使后学无所适用。《活人书》云：呕者去附子，加生姜三片。夫生姜，呕家圣药，治呕用此固宜，如寒呕则附子不当去。《秘宝》云：不下利，去附子加生姜，合前作半斤，使果不下利，附子去亦无害；既不言治呕，则增生姜何义？王硕于此，独加生姜而不去附子。生姜固治呕矣，而附子尚存，以之治寒呕则可，若热而呕者，岂不败事哉！三家皆说未尽，当作不下利而呕者，去附子加生姜。如此，方可以贯三家之说也。"施氏的批评客观。

施氏精通脉法，注重辨别疾病的虚实寒热，对《易简方》的批评，主要集中于王硕不问脉象，不讲究辨证的弊端上。而在批评、辨证的基础上补充治法、方剂，则完善了整个辨证论治的认识。如王硕说，治疗中风的"三生饮"，治卒中昏不知人，"无问外感风寒，内伤喜怒；或六脉沉伏，或指下浮盛，并宜服之"。施发认为这种说法"其误后学多矣"，因为外感、内伤是性质完全不同的病证，"六脉沉伏"和"指下浮盛"是相反的脉象，这两种脉证，寒热之别有如冰炭不可同炉，"如或用此，是以火益火耳"。这种注重从脉象、病因辨证的思想方法，正是陈无择所积极提倡的，而王硕由于一心一意追求"易简"，追求方剂"病有相类而证或不同，亦可均以治疗"，因此损害了对疾病的认识和区别。"凡见中者，不辨其冷热，遽投三生饮……欲侥幸万一之中，而有时足以害人，皆王氏启之也。"若中暑噎闷，昏不知人，"其脉则虚弱而微迟，或者不审，以三生饮治之，祸不旋踵"。为此，施氏增补稀涎散和小续命汤以适应临床需要。对此，僧继洪在《澹寮方》中曾有折中的评论，他曾读《医余》而知"中风脉无不大者，非热也，是风脉也；又中疾气郁痰结，脉多沉伏，故亦有浮而非热，沉而非实者"，由此得知王硕不拘于脉而用三生饮的所出。当然，不问外感内伤失之尤甚，施发批评恰当，但"辨脉犹未详，攻王之辞亦有强而夺理处"。因此，继洪有"尝谓诸师《易简方论》，交相诋诃，各有偏枯"的看法。

王硕以芎辛汤"治一切头痛,但发热者不宜服。其余痰厥、饮厥、肾厥、气厥等证,偏正头疼不可忍者,只以此药并如圣饼子服之,但多服自能作效。诸证头疼,紧捷之法,无以逾此",主张以一方统治多种头痛,而施氏针锋相对提出:"王氏即此与如圣饼子同治一切头疼。然头疼非一种,有风冷头疼、痰厥头疼、肾厥头疼、积滞头疼、气虚头疼、偏正头疼、嗅毒头疼、伤寒头疼、膈痰风厥头疼,更有夹脑风、洗头风,治之各有方。今欲以此药兼治之,凡有风寒痰饮则可,至若肾厥头疼,当服玉真圆;积滞头疼,当服备急圆,气虚头疼则乳附全蝎散,嗅毒头疼则食炒黑豆,伤寒头疼则连须葱白汤、葛根葱白汤主之,不可以一律齐也。"不仅指出头痛的不同症状,而且详细地补充了相应的方剂。

王硕以建中汤治"腹中切痛",施氏的评论最能体现其脉症结合的辨证论治特色:"腹痛极多端,有冷痛、热痛、积痛、虫痛、血刺、客忤,当随证以治之。诊其关尺脉弦迟,按之便痛,重按不甚痛者,为冷痛,可服良姜散、建中汤;如其脉微而涩,肠鸣泄利而痛者,当于和气饮中加炒吴茱萸,仍下桂香丸;诊其关尺脉数紧,发热,小便赤而痛者,为热痛,可服小柴胡汤去黄芩加白芍药;如其脉洪而实,大便不通而痛甚者,当以大承气汤下之而愈。若中虚气弱,饮食停积,重按愈痛而坚者,此为积痛,其脉必弦紧而滑,救生丹、枳壳散主之。或渴欲引饮,胸中痞塞,大便秘结,脉沉短而实者,宜服保安丸。若往来行痛,腹中烦热,口吐清水,脉紧实而滑者,蛔动也,宜服集效丸。妇人心腹疼痛,脉沉而结者,此血刺也,牡丹丸、《良方》断弓弦散主之。若心腹卒然而痛,其脉滑,或长短小大不齐者,此为客忤,可服苏合香丸、备急丸。已上腹痛,岂一药所能疗哉?"这些批评都是非常中肯、非常实用的,王硕以一方统治一病,施发将一病分属多种不同证候,分别论述,各注方剂,立足于辨证而分别治疗,正体现了施发重视辨证论治的特点,足以补充王硕之不足。

王硕谓生料五积散"可以治妇人经候不调;产妇催生及胎死腹中;产后发热或往来寒热,不问感冒风寒,恶露为患,均可治疗"。施发针锋相对提出:"何不量虚实之甚也。夫治产前、产后之病,自是不同。产前气血充实,如疏利发散之剂,因其所感而用之,但不至于妨胎足矣。产后气血虚损,当以滋养为本,或感冒,或恶露,而发散疏利之剂未免于用,亦须且战且守,而去其太甚者以防其损不足也。今欲以麻黄之药施于产后之病,岂所宜哉?产后亡血每至汗多,乃复以麻黄而发其汗,则必有郁冒之患。况产后发热与往来寒热非一种,当随其证治之可也。"进而提出辨证用药方法:血虚而发热者,人参汤、逍遥散主之;头疼而发热者,桂心牡蛎汤主之;伤风而发热者,阳旦汤、竹叶防风汤主之;往来寒热,恶露不止者,柴胡汤主之;败血不散,乍寒乍热者,黑神散、大调经散主之;虚羸喘乏,寒热如疟,头痛自汗,咳嗽痰逆,此名蓐劳,石子汤、人参鳖甲饮主之;寻常感冒,恶寒发热,可于生料五积散中去麻黄,名和气饮治之。

施氏的批评切中王硕一味追求"外候兼用"而不讲究辨证论治的要害。雨岩老人序《续易简方论》"其所攻旧方之短,可为王氏忠臣盖无不中其肯綮",故视其为"王氏忠臣",并以为"得是书而用之,非识脉明证不可",指出了该书重视脉证的辨证特点,进而又说"有《易简方》者,不可无此以相参错,则此书当易售而盛行",两书并行,相得益彰。后人亦谓,施氏于王硕"规其过失,补其不逮",视为王硕之益友。这种不抱个人意气、客观冷静的学术争鸣,完善了《易简方》的内容,也形成了永嘉医派的学术中心,促进了当时医学的进步。

（5）卢祖常

卢祖常，号砥镜老人，著有《拟进活人参同余议》《拟进太平惠民和剂类例》《易简方纠谬》，前二书已佚。据《易简方纠谬》记载："愚少婴异疾，因有所遇，癖于论医，先生每一会面，必相加重议。以两仪之间，四序之内，气运变迁，客主更胜，兴患多端，探颐莫至。"则知其与陈无择颇多交往，二人义属师生，情同朋友。从书中议论及众多医案看，卢氏学有根柢，对经典著作和陈无择的学术观点，颇多研究，也富有实践经验，在当时有一定医名。与卢祖常同时期的还有词人卢祖高，二人姓同名近，有无宗族血缘关系尚不得而知。其书引用和批驳孙志宁《增修易简方论》的内容比比皆是，并指出《增修易简方论》的著作年代，故可断定《易简方纠谬》成书于宋淳祐辛丑之后，即1241年后。这时距宋淳熙元年（1174年）陈无择《三因极一病证方论》成书已近70年，那么卢氏也就年近期颐，可落笔行文纠剔毒骂，气盛火旺，全无老年人心平气和之态，则又是一存疑之处。

《续易简方论》和《易简方纠谬》两书国内原佚，各种目录学著作均不著录，唯见诸日本《经籍访古志》。现存日本文政十年刻本、松屏舍藏版的《续易简方论》，全书12卷，包括施发《续易简方论》6卷、卢祖常《续易简方论后集》5卷、附录1卷。施书包括雨岩老人序、施发自序、目录、施氏题词，正文——评述王硕30方及成药11方；卢书卷1～2评述王硕30方之21方，卷3载李子建《伤寒十劝》和批评孙志宁《伤寒简要》的"七说""五说"两文，评论孙氏五香连翘汤、青木香丸二文，卷4是药方，分风、寒、暑等门类及妇、儿、外三科，介绍卢氏自己的医疗经验，卷5则为《嗜丹破迷说》和《三建汤指迷》；后为卢氏《后序》；附录为《孙氏增修易简方伤寒简要十说》；最后是张惟直《合刻施卢续易简方论跋》。

此外，《续易简方论》还有中国中医研究院图书馆珍藏的日本皮纸抄本，1995年中国中医研究院据此影印，与《易简方》同匣刊行，而《易简方纠谬》仅有南京图书馆所藏的附于施发《续易简方论》，改题《续易简方论后集》的日本文政十年松屏舍藏版的孤本一种，非常珍贵。

卢祖常的学术主张如下：

全盘否定《易简方》：卢氏与陈无择年龄相仿，关系密切，对于陈无择的学生王硕而言，就有长者的身份。因此，对王硕的批评毫不留情，严词推鞫，极力攻讦；对《易简方》逐件纠剔，一一抨击，尤为激烈，捎带着连孙志宁也受到痛骂。《易简方纠谬》开篇就是：王硕浅见寡闻，违背仲景明训，"可谓半同儿戏，半同屠宰"。且攻击王硕虽曾一登陈无择之门，并未升堂入室，唯抄《三因方》一论，便谓学足而去，似乎否认王硕的陈无择学生身份，起码也是未得真传。言辞激烈，甚至几近谩骂，如其言："易简行之未几，硕家至无噍类，报应之速如此哉"，实非善言。

他对《易简方》批评的立足点在于：良工为学不可不博，见识不可不广，人命不可不重，取财不可不轻，用药不可不防患，不如是不足以尽医道，因此不可妄求"易简"。这个出发点本也不错，可以匡正王硕一味追求易简而疏忽辨证论治之偏。如"姜附汤"条下论及伤寒下利，卢氏指出，仲景立法二十四条，朱肱分为二十五条，各随其所兼之证而著对病之方，非常详尽地列出猪苓汤、大柴胡汤、四逆汤等方剂，说明治法之丰富，但王硕欲合"易简"之名而不分脉证，只以"伤寒下利"四字总括，以白通汤一药总治，因此错误重重。这一批评就非常有力。再如"柴胡汤"条下论及伤寒劳复，卢氏指出，仲景立法三条，有汗有下，有枳实栀子汤证，也有小柴胡汤证,"未易不以脉证分而以一药治也"。不仅王硕失于简易,即孙志宁增修也不曾"与增一病对一法",也难辞其咎。尽管语气强硬,言辞锋芒毕露,咄咄逼人,也还算是有理。但是,许多具体评论却不免强词夺理,如对养胃汤的评论即是:首先,卢氏批评王硕指出:"藿香为发汗,然神农一经无一语及,仲景一书无一方用,硕《易简方》前所载药性,亦无一字道着。"没有古书依据。按:于古无据,并非于今无效,前人所未言及,正是王硕的实践心得,得意之笔。卢氏的评论立足于古,而不顾事实,自然缺乏说服力。其次,卢氏批评王硕服药方法背反了仲景的发汗法"仲景法云:只先服药,后温覆;硕云:先厚覆盖睡,后进药。厚覆与温覆不同,先药与后药有异""仲景治法云:服麻黄汤不啜粥;王硕云:啜薄粥又啜热汤""仲景汗法云:使遍身絷絷微似有汗,王硕只令四肢微汗",所以,"硕发言似是,究实悉非"。按:纯以仲景法为限,不可越雷池半步;拘于温覆厚覆,先药后药,啜粥喝汤,咬文嚼字,实际意义不大。卢氏学有根柢,精通经典,但过于拘执古法,当然缺乏说服力。再次,若发汗而热未除,仲景、朱肱有桂枝、芍药微汗,附子、茯苓补阳,大黄、芒硝泻实,知母、干葛解肌,种种治法不同,卢氏以为"补泻汗下,霄壤辽绝",而王硕仅以"参苏饮"一方统治诸症,是行不通的。按:此则卢氏评论有理,表证不解入里,变证百端,岂可以一方统治?王硕正犯了"虚实冷热之证,无所区别,谓汤简无乃大简乎"的老毛病。此外,王硕以养胃汤治疗四时瘟疫,卢氏说:"瘟疫为病,极为可畏,一家传染,或至一方。"数味平和之剂以治此重症,实有误人之虞,卢氏言之亦有理。

但是,卢祖常言辞激烈而说理不足,远不如施发言辞平和,有理有据,"规其过失,补其不逮"。因此,尽管卢氏年长于施,人们却称施、卢,而《易简方纠谬》也只能作为《续易简方论》的附录,改题《续易简方论后集》行世。以致后来合刻二书的日本人张惟直也大惑不解,"此以同里之人,攻同时之人,抑亦奇矣"。同样的,对增修《易简方》,编集《伤寒简要》的孙志宁也毫不留情,"窃见孙志宁增修《易简》,已自是起王硕,淬砺旧剑;及增撰《简要》,又复是推过李子建(李子建著《伤寒十劝》,孙志宁仿而作《伤寒简要十说》),掘凿新坑。倘见而不与匣其剑,平其坑,则戕陷人无尽期矣",也一样火药味十足。所以,后世僧继洪著《澹寮方》时颇为之感慨,"尝谓诸师《易简方论》,交相诋诃,各有偏枯,且惟纷纷于药里,更不言及人之脏腑有阴阳,禀赋有厚薄。安得公论之士为之裁断云"。

(6)永嘉医派的诊疗特色

1)鲜明的地方色彩

A. 陈无择创制养胃汤:陈无择长期侨居温州,其医学思想和医疗实践深受温州生活的深刻影响。当时,温州有乡绅余光远,用独创的炮制方法精心修制平胃散,并长期服用,结果身体康健,饮食快美,数次出任西南"烟瘴之地"的地方官而往来平安,并享近百岁的高寿。受此启发,陈无择领悟到胃气是人身的根本,"正正气,却邪气"是医疗第一要义,因此在平胃散的基础上增添药物,创制了"养胃汤",载于《三因方》卷8。卢氏曾语及其立意和创制经过:"一日,先生忽访,语及乡达余使君光远,不以平胃散为性燥,唯精修服饵不辍,饮啖康健,两典瘴郡,往返无虞,享寿几百。先生又悟局方藿香正气散、不换金正气散,祖出平胃,遂悟人身四时以胃气为本,当以正正气,却邪气为要,就二药中交互增加参、苓、草果为用。凡乡之冬春得患似感冒而非感冒者,秋之为患如疟而未成疟者,更迭问药,先生屡处是汤,随六气增损而给付之,使其平治而已。服者多应。"除理论上对胃气的认识和实践上受温州乡绅余某的养生经验启迪外,还有一个很重要的因素即环境条件,温州依山傍海,冬无严寒,夏少酷暑,四季湿润,属海洋性气候,湿之为患尤多,故宜于应用除湿理气的"平胃散"和"养胃汤"之类方药。因此,陈无择此方一出,即广泛流传,风行一时。此后,他的弟子辈作《易简方》系列著作,都引载这个方子,还详细记载了"余使君平胃散"的独特的炮制方法。

陈无择在温州广泛的医事活动和精湛的医疗技术,赢得了很高的声望。例如,卢祖常记述了陈无择创制和气饮事:"无择先生每念麻黄桂枝二汤,世人不识脉证者,举用多错。"而制和气饮,屡试屡验,很快为众多医家所采用,广泛流传开来,"夫先生岂小补哉?由是乡之富贵贫贱,皆所共闻;闾里铺肆,悉料出卖",影响巨大。现在通行的《三因方》未载和气饮,可以推知这是在《三因方》成书之后创制的。时至今日,温州医家临床还忌用麻黄之类辛燥温热的解表药物,推究其源,远及宋代的陈无择。

元代医学家吕复评论:"陈无择医,如老吏断案,深于鞫谳,未免移情就法,自当其任则有余,使之代治则繁剧"[1],对陈无择严守证治法度规范的严谨学术态度有中肯的评价。

B. 王硕扩充《三因方》养胃汤之用。王硕列养胃汤于《易简方》三十方之五,经其发挥,主治范围远超出《三因方》的胃虚寒证,并不限于"似感冒非感冒""如疟非疟"者。王硕认为,不问伤风伤寒,可以之发汗;不惶内外,可以之养胃和中;更兼四时瘟疫,饮食伤脾,发为疟,均可为治。王硕扩充了养胃汤的用法,许多见解亦颇有独到之处。如其论养胃汤组方九品,并无一味发汗解表药而可治风寒表证,主要是藿香辛温芳香有发汗作用。卢祖常认为,这一见解是前人未曾语及的,也是《易简方》以前各种本草学著作所未见的。又如,他参阅《三因方》"己未年京师大疫,汗之死,下之死,服五苓散遂愈"的记载,直接师承陈无择用养胃汤"辟寒疫"之意,提出以之治疗"四时瘟疫"的见解。王硕并言:"大抵感冒,古人不敢轻发汗者,止由麻黄能开腠理,用或不能得其宜,则导泄真气,因而致虚,变生他证。此药乃平和之剂,上能温中解表而已,不致妄扰也。"至今温州中医界仍不轻用麻黄,甚至有畏用麻黄的倾向,可由此上溯至宋。

C. 孙志宁辛温快脾。孙志宁强调甘温补益之品有"恋膈碍胃"的副作用,主张辛温理气以"快脾"。《增修易简方论》"真武汤"条下,孙氏指出:"今人每见寒热,多用地黄、当归、鹿茸辈补益精血,殊不知药味多甘,却成恋膈。若脾胃大段充实,服之方能滋养,然犹恐因时致伤胃气。胃为仓廪之官,受水谷之处,五脏皆取气于胃,所谓精气血气皆由谷气而生。若用地黄等药,未见其为生血,而谷气已先有所损矣。"这成为其"恋膈碍胃"说的理论解释。有关论述在《增修易简方》中随处可见,"此药脾胃壮者可服""稍不喜食者不可用""当归、地黄与痰饮不得其宜,反伤胃气,因是不进饮食,遂成真病",亦即痰湿困伤胃气,饮食有碍者不宜甘温补益。由此出发,理中汤"药味太甜,当减甘草一半",四君子汤"但味甘,恐非快脾之剂,常服宜减甘草一半"。又如"胃风汤"条下,谓十补汤"此等药愈伤胃气",参苏饮条言"须谷气素壮乃可服",二陈汤言"恶甜者减甘草",四物汤"既用蜜丸,又倍甘草,其甜特甚,岂能快脾",等等,不一而足。反之,孙志宁强调辛温理气"觉快之药,自当用消化之剂,如枳壳、缩砂、豆蔻、橘皮、麦芽、三棱、蓬术之类是也",主张用平胃散、二陈汤之类"快脾""用此[指二陈汤]快脾则饮食倍进""妊娠恶阻,古方用茯苓丸、茯苓汤,非快脾之剂,服者药反增剧,不若用此,极验",即使病后恢复,也不偏废,平胃散"病后调理,亦宜服之";

"伤寒后不敢进燥药者,亦宜服饵"二陈汤,则"易得复常"。联系陈无择创制养胃汤的经过,永嘉医派诸医家对养胃汤、平胃散、藿香正气散等芳香化湿、理气和胃方剂的喜好偏爱,孙志宁、王硕关于"甘温恋膈碍胃""辛温快脾"的言论,确有道理。

2)崇尚温燥,又有所醒悟:范行准归纳永嘉医派诸医家的学术特点时指出"由于《局方》是官书,并极普遍,所以当时医家很受影响,几乎所有的医方都以'辛香温燥'之药为主要组成部分。最著的有陈言《三因极一病证方论》,虽以《金匮》'三因'为名而实发挥《局方》之学。其后有永嘉王硕的《易简方》,亡名氏的《校正注方易简方论》,孙志宁的《增修易简方论》等,于《局方》并有阐发"[1]。永嘉医派崇尚温燥,对于温热药物的应用,多能结合自身实践拓展其应用领域。

陈无择治疗寒呕喜用硫黄以温阳散寒,甚至和附子相伍,或以绿豆反佐。如用生硫黄丸(硫黄,不拘多少,研细,生姜汁糊为丸,米汤下)、四逆汤(甘草、干姜、附子)治寒呕而脉弱,小便复利,身有微热者;用灵液丹(硫黄、附子、绿豆、生姜汁糊为丸,米汤下)治胃中虚寒,聚积痰饮,食饮不化,大便坚,心胸胀满,恶闻食气者;或妇人妊娠恶阻,胃中虚寒,呕吐不纳食者。其对寒呕的治疗,注意到在使用硫黄、附子等大热药物的同时,要求患者以米汤送下,体现了顾护脾胃的思想。其以大辛大热之硫黄治疗呕吐似乎并不多见,可称为医学史上第一人。

但是,陈无择虽不能脱当时习用辛热之窠臼,其创制和气饮事却发人深省:"无择先生每念麻黄桂枝二汤,世人不识脉证者,举用多错。"而制和气饮,方中不无肉桂、干姜辛燥温热之品,但忌用麻黄、桂枝之类辛燥温热的解表药物,温州医家至今仍然恪守,似也另有深意。"圣散子"是由温热药物组成,用治寒疫的著名方剂,苏东坡曾著文极力推崇,一时天下通行。东坡曰:"时疫流行,平旦辄煮一釜,不问老少良贱各饮一大盏,则时气不入其门;平居无病,能空腹一服,则饮食快美,百疾不生。"盛赞其为"真济世卫生之宝也"。陈无择自有卓识,并不盲从,敢于提出异议,《三因方》批评苏东坡的言论说:"一切不问,似太不近人情。"进而指出,"辛未年[宋高宗绍兴二十一年(1151年)],永嘉瘟疫,被害者不可胜数"。陈无择目睹其事,且将此作为圣散子之害的唯一的事实证据收录于著作之中,既反映了陈无择忠于事实,不畏权威的实事求是的科学态度,也揭示了其跳出辛燥温热圈子的卓识。《四库全书总目提要》对此有高度评价:"苏轼传圣散子方,叶梦得《避暑录话》极论其谬而不能明其所以然。言亦指其通治伤寒诸证之非,而独谓其方于寒疫所不废,可谓持平。"

《太平惠民和剂局方》习用辛温燥热的用药习惯在王硕体现得最为明显突出。《易简方》所备30味生料药中,辛温燥热的就有20味之多,如温里祛寒药附子、干姜、肉桂、丁香,辛温理气药木香、橘红、枳实、厚朴,活血药川芎,化湿药苍术、藿香、草果,辛温解表药麻黄、白芷、细辛,化痰药半夏、天南星,而补益药仅人参、白术、甘草、当归、白芍、五味子,苦寒药仅黄芩一味。所载30方中,大多性质辛燥温热,如祛寒方三生饮、姜附汤、附子汤、四逆汤、真武汤、理中汤,祛湿化痰方养胃汤、平胃散、二陈汤、四七汤、渗湿汤、降气汤、缩脾饮、杏子汤、芎辛汤、温胆汤等,补益方仅四君子汤、白术散、建中汤等少数几个,而寒凉泄热方竟无一个。如此足可见王硕无法摆脱当时的大环境,不能不受局方的影响,也习用辛燥的特点。

孙志宁在王硕《易简方》基础上发挥其学，辛温燥热倾向自不可免，但已在某种程度上认识到这种习用风气的缺陷，这主要体现在讨论伤寒证治时殷切告诫慎用温热药和艾灸法。《伤寒简要》的内容分"十说"，除讨论伤寒病发热、潮热、发热恶寒、寒热往来、头痛等症状的鉴别诊断，讨论恶寒恶风的辨证意义，伤寒初瘥不可过饱、过饮、过劳等"五说"外，孙氏以一半的篇幅告诫慎用温热药和艾灸法："第四说"阐述伤寒手足厥冷各有阴阳，不得一律以为阴证；尤其是必须注意鉴别治疗热厥。其要点在于，一是，热厥始病，便身热头疼，至三四日方始发厥；二是，"别有阳证"，如"其人或畏热，或饮水，或扬手掷足，烦躁不得眠，大便秘，小便赤，多昏愦者，知其热厥也"，其病机属"热深则厥深"；三是疾病过程中，"兼察热厥者，厥至半日，忽身又热；或手足逆冷而手足掌心及指爪微暖；脉虽沉伏，按之而滑"，凡此种种，为里有热；治疗当用"白虎汤、承气汤随其证而用之"；并一再强调，四逆汤、四逆散，冷热不同，其治服者，宜细察焉。"第五说"引用《难经》和仲景言论，说明"伤寒腹痛亦有热证，不可轻服温暖药"，宜消息脉证而用黄连汤、大承气汤之类。"第六说"论"伤寒自利，当看阴阳证，亦不可例服温暖止泻药"。"第七说"明确指出"伤寒当直攻毒，不可补益，伤寒不思饮食，不可服温脾胃药"，孙氏说："邪气在经络中，若随证早攻之，只三四日瘥安；医者乃谓先须正气，却行补益，使毒气流炽，多致误人""如理中圆、汤之类，切不可轻服，若阳病服之，致热气增重，多致变乱误人"。"第八说"则申明，"伤寒胸胁痛及腹胀满不可妄用艾灸"，孙氏强调指出："伤寒惟有阴证回阳，可用艾灸，此外不可妄用。盖常见村落间有此证，无药可服，便用艾灸，多致热毒气随火而盛，或膨胀发喘，或肠胃结而不通，反成大热，遂致不救。殊不知胸胁痛自属少阳，腹胀满自属太阴，俱不可以艾灸也"。这一观点颇值得注意，以慎用温热艾灸讨论伤寒，在当时习用辛温燥热的大环境下，确实并不多见，称得上是一种"空谷足音"了，可以认为是对当时医学界习用辛温燥热的反思，对《太平惠民和剂局方》和《易简方》喜用温热的纠正，也是讲究辨证论治精神的复苏。

3）孙志宁善用剧毒药：孙志宁善用剧毒药如巴豆，孙氏以为："巴豆治挥霍垂死之病，药至疾愈，其效如神，真卫生伐病之妙剂。"且云："此药自是驱逐肠胃间饮积之剂，非稍加毒性安能有荡涤之功？故以治饮积之患，邪气入腹，大便秘结，心腹撮痛，呕吐恶心诸疾，颇为得心应手。不仅病初始萌，身体壮实，对证运用可获十全；即使体虽不甚壮实，若属对证，自可放胆使用；最忌犹豫不决以致病势攻扰，愈见羸乏。对于运用指征、用药反应、掌握尺度、解毒方法，都有详细说明。甚至认为孕妇有适用之证，亦可照用不误。"还说："巴豆去油取霜，盖取其稳当，然未必疗病；若通医用之，必不去油。"而对于"尊贵之人，服药只求平稳，而于有瞑眩之功者不敢辄服，医虽知其当用，亦深虑其相信之不笃，稍有变证，或恐归咎于己，故以参术等药迎合其意，倘有不虞亦得以借口，而不知养病丧身，莫不由此"，对此深恶痛绝。医不至精，学未至深，验未及丰，是不敢出此大言的。《医方类聚》《杂病广要》载有治"肠风脏毒便血"方，用"温州枳壳"不拘多少，逐个刮去穰，入去壳巴豆一粒，合定用线扎紧，米醋煮枳壳烂熟，去巴豆，取枳壳洗净，锉末焙干为丸。可以治疗大便出血，也可用以治疗痢疾。设计取法既巧，也富有温州的地方特色。从这些内容可以看出，孙志宁于剧毒药的运用之纯熟，经验之丰富。对此，连严厉批评孙志宁、王硕的卢祖常也只能发发感叹："吁，治疗饮积气积，驱逐荡涤四字，亦难轻发；驱逐荡涤一药，委难用也。"

（7）永嘉医派的制方用药特色

永嘉医派诸医家创制发挥，运用养胃汤、和气饮、茯苓补心汤等方剂，论述各有特色。

平 胃 散

组成　厚朴、橘皮、苍术、甘草。

平胃散乃常服之剂，多是修制未工，则为效亦浅。余守光远方制治极精，但费工力耳。其炮制法如次：

厚朴去粗皮，净尽，用绞刀剪作小块如豆大，每朴一两，用生姜二两，研去滓，取自然汁用浸厚朴。密盖至次日开看，搅转，如是姜汁已干，再取姜不拘多少，研汁拌；又次日开看，搅如前。凡浸三日，漉起入锅内，先以猛火炒一饭久，乘热投入所余姜汁内，令渗干了，再用猛火炒一饭时，不住手搅，不可焦。然后取一块，擘开看，心中油尽苏脆透心干，嚼之不粘齿，即取出用疏眼竹筛子筛去焦碎者不用。右秤五两，系修事了者，下同。

橘皮一裹，先拣去柑皮、柚皮及青皮，只用一色黄者，簸去尘土，旋取二三两，用温水逐片搣洗净了，换水浸。将薄刀起去内白，只留外红薄皮一重。其余旋入水洗去白，不可久浸，恐烂。即用筛子盛，日晒干，慢火焙亦得。右秤五两。温州成见者名橘红。

苍术，先用温水净洗灰土，用米泔水浸三日，候软，未软更浸，用刀刮去乌皮洗了，薄切片子，焙干，用慢火炒两饭时，候油出尽，方取出，不住搅，不要焦，用削术尤妙。右秤八两。

甘草擘破，湿纸裹煨，令香熟，不要焦，取出细锉。右秤一两九钱，今用一两半。

已上药材炒了，乘燥便秤入研，并不得停放。如未研，亦未可炒。仍将厚朴下研，次下术，二药取细末；将及一半，觉润，又入锅微炒；再入研，方下甘草，罗末一次了，觉润，又微炒，方下橘皮同研。取末，此后更不可再炒。取末尽了，方将药衮同和合令匀，再用罗隔过一次了，摊开出火气一时辰，即入新罐内，密盖收取。每服二大钱，生姜三片，枣二枚去核，水一盏半，煎八分，热服；汤点亦得。

功效　调气进食。

主治　治脾胃不和，不思饮食，心腹胁肋膨胀刺痛，口苦无味，胸满短气，呕哕恶心，噫气吞酸，面色萎黄，肌体瘦弱，怠惰嗜卧，体重腹疼，常多自利，或发霍乱，及五噎八痞，膈气反胃，并宜服之。

方义　此方为养胃汤组方基础，余光远炮制法尤具特色，故据《续易简方论》引其制法，《易简方纠谬》大略相同。施发曰：夫欲一身之安，在于调气进食而已。气不调则百脉俱滞，食不进则荣卫日衰，以致肢体倦怠，心腹膨胀，精神不佳，脏腑滑泄，恶闻食味，病皆由此二者。古法中平胃散真妙剂，有治百病之功，世人时见其药材易得，名称陈熟，多不服饵；间有服者，又不得其修制之法，而药肆所合尤为卤莽，所以食之鲜效。今具别法，好事者请详试之，自见其功。日能进数服，一月之间能尽药末一料，兼忌生冷，则诸病自愈。不可轻忽，盖和合与常有异。

化裁　如寒气壅塞，入草豆蔻五粒，擘碎，如前法煎；伤寒不快，即用消风散二钱，葱白两头同煎；妇人觉血气不快，用当归、芍药各二钱，薄切同煎；头风发作，入川芎、荆芥、白僵蚕各一钱，同煎；脏腑滑泄，入炮干姜二钱，炮附子、官桂各半钱同煎；引饮过多，痰饮留膈间，入切赤茯苓、泽泻各一钱同煎；咳嗽入款冬花、五味子各一钱同煎；壅热入切大黄一钱煎，微热服；痢未止以热茶服之。

养 胃 汤

组成 厚朴（姜制炒）、藿香（去梗）、半夏（汤洗 7 次）、茯苓各一两，人参、炙甘草、附子（泡去皮脐）、橘皮各三分，草果（去皮）、白术各半两。

功效 健脾益胃，温中散寒解表。

主治 治胃虚寒。胫寒不得卧，淅淅恶风，洒洒恶寒，腹中痛，虚鸣，寒热如疟，唇口干，面目虚浮，呕哕吐泻，四肢疼痛，不思饮食。或伤寒湿，骨节皆痛。

方义 本方载于《三因方·卷 8·脾胃经虚实寒热证治》，乃陈无择在平胃散的基础上增添药物创制而成。方以平胃散（厚朴、橘皮、甘草、苍术）燥湿运脾，行气和胃。加人参、茯苓健脾益气；藿香芳香化湿兼以发散表邪，半夏燥湿化痰，草果温中燥湿、除痰，茯苓利水渗湿；附子温阳驱寒。诸药合而成健脾益胃，温中散寒解表之功。

化裁 《易简方》去附子，加生姜、乌梅，谓："治外感风寒，内伤生冷，憎寒壮热，头目昏疼，肢体拘急，不问风寒二证及内外之殊，均可治疗……此药乃平和之剂，止能温中解表而已，初不致于妄扰也。兼能辟山岚瘴气，四时瘟疫，常服尤佳。或发寒疟，或感寒疫及恶寒者，并加附子，足为十味……兼治饮食伤脾，发为痎疟，或脾胃虚寒，呕逆恶心，皆可佐以红丸子。"《续易简方论》谓："人皆知可以治感冒伤食，而不知其最能治痰饮呕逆及霍乱吐泻也。"

和 气 饮

组成 白芷、川芎、炙甘草、茯苓（去皮）、当归（去芦）、肉桂（去粗皮）、白芍、法夏（汤洗七次）各三两，陈皮（去白）、枳壳（去瓤，炒）各六两，苍术（米泔浸，去皮）二十四两，干姜（爁）四两，桔梗（去芦头）十二两，厚朴（去粗皮）四两。

功效 调中顺气，温脾化饮。

主治 治脾胃宿冷，腹胁胀痛，胸膈停痰，呕逆恶心；或外感风寒，内伤生冷，心腹痞闷，头目昏痛，肩背拘急，肢体怠惰，寒热往来，饮食不进；及妇人血气不调，心腹撮痛，经候不调，或闭不通。

方义 据卢祖常《易简方纠谬》卷一，和气饮为陈无择于局方五积散"汰去麻黄"而成。方用肉桂、干姜温中补阳；炙甘草益气补中；川芎活血、当归活血补血、白芍养血；白芷、川芎、苍术祛风；川芎、当归、肉桂止痛；陈皮、厚朴、桔梗、枳壳行气；苍术、陈皮、厚朴、茯苓、法夏燥湿化痰，理气和胃。本方汇集解表散寒、祛湿、化痰、行气、活血补血、温中、止痛之药于一炉，以治积证初起又兼外感，气机不利所导致的一系列阻滞不通的证候，能使其逐渐消散。

温 胆 汤

组成 半夏、枳实各一两，橘红一两半，甘草四钱，茯苓三分。

右㕮咀，每服四钱，水一盏半，姜七片，枣一个，竹茹一块即刮竹青也如钱大，煎至六分，去滓，食前热服。

主治 治大病后，虚烦不得睡，兼治心胆虚怯，触事易惊，或梦寐不祥，或异象眩惑，遂致心惊胆慑，气郁生涎，涎与气搏，变生诸证；或短气悸乏，或复自汗，或四肢浮肿，饮食无味，心虚烦闷，坐卧不安，悉能主之。治伤寒后虚烦及一切病后虚烦，夜睡不宁，并宜用之。

　　方义　以上组成、主治出自王硕《易简方》，方中茯苓、橘红、半夏、甘草即二陈汤，是化痰理气的基础方；加枳实、竹茹以清热理气而成。施发《续易简方论》曰：温胆汤有二方，俱载于《三因方》。一方见于"肝胆虚实寒热门"，此方见于"虚烦门"，且云：治大病后，虚烦不得眠，此胆寒故也，兼治惊悸。然既以胆寒欲温之，不应复用竹茹性寒之药。按《证类本草》，竹茹微寒，主噎膈呕呃，温气寒热，吐血崩中，止肺痿、鼻衄及五痔，初未尝治胆寒虚烦不得眠也。先辈制方命名，殊未可晓，王硕推广《三因方》惊悸之说，以为心惊胆慑，气郁生涎，涎与气搏，变生诸证。此方既有茯苓以止惊悸，又有枳实、橘红以理气，半夏以治痰，当去竹茹加炒熟酸枣仁一两。

　　（8）永嘉医派的薪传

　　永嘉医派的系列著作适应当时医学发展的要求和趋向，流行颇广，产生了很大的影响。

　　1）永嘉医派的学术传承

　　A. 徐若虚与《易简归一》：徐若虚，元代江西豫章人，进士出身而又工于医，尝著《易简归一》，已佚。吴澄序《易简归一》曰，徐若虚"取四易简而五之，名曰《易简归一》。其论益微密，其方益该备。微密非易也，该备非简也。非易非简，而犹曰易简，盖不忘其初"。可见其书取四易简而归于一，微密该备，深受永嘉医派《易简方》系列著作的影响自然不言而喻。从《医方类聚》中所载《王硕易简方》内容、编辑体例、方法等方面分析推测，《王硕易简方》即徐若虚《易简归一》。

　　丹波元胤《中国医籍考》记载："按《医方类聚》中所载《王硕易简方》与德肤书不同，不知出于何人，其体例亦类录四家而成编。"《中国医籍考》不载王暐《易简方脉论》，在见到《续易简方脉论》之前，笔者曾一度以为此《王硕易简方》即王暐《续易简方脉论》，从《医方类聚》辑录了部分内容，主要是王硕、孙志宁、施发、卢祖常等的证治方剂，确实与《经籍访古记》的"类录四家而成编"的说法相一致，但未见《经籍访古志》所谓"四诊论"，推测大约是《医方类聚》有选择地载录所致。

　　我们对《医方类聚》散在载录的《王硕易简方》的零星内容进行了初步研究。《医方类聚》全书三处载录了《王硕易简方》，其一是卷二十一"诸风门"如圣饼子条，其二是卷二十六"诸暑门二"五苓散条，其三是卷六十七"诸寒门"大己寒丸条。从这不多的资料看来，《王硕易简方》的"证治方剂"广泛地引证了王硕、施发、卢祖常诸家见解，且立论平和，言辞宛转。如"如圣饼子"条，其主治、用药、服法和药后变证处理，主要取法王硕，又引用卢祖常寸金散、透顶散、四柱散、玉真丸等治疗头痛的方法，也引用施发药饼制作、服用方法等内容，博采众家之长，使整个方药的运用和疾病治疗，都显得全面充实。虽仅三条，不足以窥全貌，但也可以说，此《王硕易简方》是永嘉医派诸医家学术思想的归纳总结，"类录四家而成编"的集成之作。但也没有全本，丹波元胤说："山本莱园（允）尝辑为一卷，虽非完璧，使览者易于运用也""类录四家而成编"。无论如何其篇幅也应远大于任何一家之作，当然不止短短一卷，大约只相当于《医方类聚》的三条内容，不仅远非完璧，最多能说是残编了。至于其作者，丹波元胤曾有推测，以为"岂徐若虚所著者欤"。

　　得到王暐《续易简方脉论》之后，一切问题迎刃而解，此《王硕易简方》并非王暐《续易

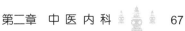

简方脉论》，当如丹波元胤所推测，为徐若虚所著《易简归一》。由此而言，永嘉医派的学术传承在当时就已经传布到江西；联系陈无择四脉为纲说对江西崔嘉彦西原脉派的影响，这一简介应是可信的。

B. 陈无择族人的传承：据《陈无择宗谱》记载，陈无择乐清第五、六世祖，南宋初期即已在括苍山脉一带行医施药成为名医，在青田和义坊（青田县城镇内繁华地段后街万松巷至金巷口一带）居住、置业。"原居温之乐清以儒医鸣于瓯括邑人请疗寓于和义坊"。

《青田县志》载："宋代，名医陈言……其后世孙陈济传，精通医术，明洪武间应荐任医学训科。四子皆业医，有奇验。次子时默，继任医学训科。明初，陈定（为陈言八世孙，陈济传的侄儿），医术高明，明洪武十三年[1380年]，乡里疫病流行，求医者满门，著有《伤寒铃领》、《痘疹歌诀》。"《重修陈无择宗谱·序》云："且均精岐黄术，世世以法祖相遗，故前有无择言公著三因论，后有定公以静作伤寒论铃领、痘疹歌诀及人身肖天地图，皆盛行于世。详载邑志""名医济人，代不乏人"。

2）永嘉其他医家：与永嘉医派活动同时，温州地区其他医家，如王执中、屠鹏、张声道等也颇为活跃，取得的学术成果也颇为骄人。

屠鹏，字时举，永嘉人，著《四时治要方》1卷，当时著名学者文端公戴溪为序，已佚。陈振孙《直斋书录解题》曰："专为时疾、疟痢、吐泻、伤寒之类，杂病不与焉。"王肯堂《伤寒证治准绳·凡例》引其书："屠鹏《四时治要》云，凡欲知阴别阳，须当观脉论形，视喘息，听音声，而治病所苦；按尺寸，观权衡，而知病所生；然后知其虚实，得其本末，更精加审察，徐徐取之。如仲景活人书，下证俱备，当行大承气，必先以小承气试之；合用大柴胡，必先以小柴胡试之；及阴证晓然，合用四逆汤，必先以理中汤、真武汤之属试之。此皆大贤得重敌之要，学者其可不审乎？按：汤剂丸散，生灵之司命也，死生寿夭，伤寒之瞬息也，岂以试为言哉？盖与其躁暴而多虞，宁若重敌而无失。"由此可见，屠鹏注重辨证论治，有如王昈《续易简方脉论》。是否受永嘉医派影响，亦可推测。

张声道，字声之，瑞安人，著有《产科大通论方》《经验方》。宋淳熙十一年（1184年）进士，宋开禧元年（1205年）累迁秘书丞兼资善堂说书；宋嘉定元年（1208年）为太常博士，尝痛陈诸州科声弊端。宋嘉定三年（1210年）由江南东路提举奉祠，后为湖南提刑，历知潭州、饶州、岳州。宋慈《洗冤集录》卷五曰："推官宋璟定验两处杀伤，气偶未绝，亟令保甲各取葱白，热锅炒熟，遍傅伤处，继而呻吟，再易葱，而伤者无痛矣。曾以语乐平知县鲍旗，及再会，鲍曰：葱白甚妙，乐平人好斗多伤，每有杀伤，公事未暇诘问，先将葱自傅伤损处，活人甚多，大辟为之减少。出张声道《经验方》。此书已佚。"

卫泾《名臣奏议·奏举张声道等状》卷一百四十九述其政事，曰："窃见朝请郎改权发遣永州军州事张声道，早擢儒科，尝丞册府，文采学问，士论所推。自去班行，荐更庵节。今为永州，留心郡政，剖决民讼，发摘吏奸，撙节非泛之资，罢去非义之取。如零陵旧有竹税，久已无竹而税额尚存，声道到任采访，即为蠲放。客旅旧苦重征，多不入城，市井萧条，声道宽其认额，民旅遂通。又能捐奉助学，勤身率下，岂弟之政，田瑞安之。识者谓其材堪台阁，不当淹务远外。"

叶适《水心集·题张声之友于丛居记》卷二十九述其为人，曰："张氏之居曰陶山，山回水明，葱秀蒨蔚，如善画者。开元以来，世有冠冕，自元丰至开禧，第科目者十三人。声之嫁娶孤子女，亲戚朋友待以葬埋、衣食甚众。为人恢疏谈笑，放旷江湖间。其立朝治民，固当世所推。"又曰："若夫高栋大屋，凉轩燠馆，楼阁照映，而又多设空基，以广异日之不足，如声之之为者，盖千百不一见也。"

《东瓯诗存》存张声道诗《九折岩》两首，可见其文才：其一，池绕九岩边，鸳鸯自在眠。圆荷浮簇簇，翠葆静涓涓。沾足三春雨，清和四月天。庭空无一事，真乐付诗篇。其二，酒送钟声随晚照，雨添竹色荐新凉。栏干烛影水波静，帘卷杯深荷度香。

何偁，字德扬，括苍人，著有《何廉臣方》2卷。陈振孙《直斋书录解题》曰："《何廉臣方》二卷，太常博士括苍何偁德扬撰。"乾隆《浙江通志·经籍》曰："据《书录解题》：括苍何偁德扬撰。按，《宋史·艺文志》作《经验良方》2卷。笔者按：《何廉臣方》2卷，佚。"

（9）永嘉医派的学术影响

1）古人评论：陈无择《三因方》之后，《易简方》等系列著作先后问世，由于这系列著作既有实用性，也正适应了当时医学界追求易简的风气，因而广受欢迎，竟至风靡一时，盛行域内。《处州府志》谓陈无择"作《三因方论》，研究受病之源，用药之等，医者宗之，其徒王硕为《易简方》，并三论行于世"；最早载录《易简方》的陈振孙《直斋书录解题》称《易简方》"其书盛行于世"，仅仅指出其书流行的事实而不评论臧否。类似的其他说法有，僧继洪有"今之为医者，所习多《易简》"；卢祖常也说"习《易简》《简要》为师，措法以求食"者颇众，有很大影响。其后，刘辰翁则将《易简方》比之于儒家的四书，说："自《易简方》行而四大方废，下至《三因》《百一》《诸藏方》废，至《局方》亦废；亦犹《中庸》《大学》显而诸传义废，至《诗》《书》《易》《春秋》俱废。故《易简方》者，近世名医之薮也；《四书》者，吾儒之《易简方》也。"这一评论的要点有三：一是指明《易简方》对于医学界的价值有如四书之于儒家；二是，《易简方》的基本方法削繁就简，由博返约，也有如四书之辑要提纲；三是，医学界欢迎《易简方》的直接结果是导致大部头的四大方及其他多种方剂学专著被废弃，这也有如四书流行而五经被冷落。这是非常难得的高度评价，三言两语就把意义、方法、结果都揭示明白了，也暴露了当时学术界一意追求易简的浮躁心态。

后来，永嘉医派诸医家的学术矛盾日益突出，评论的中心议题转到臧否诸家，调和矛盾上来。僧继洪一方面引用施发有关三生饮的评论批评王硕，又调和两家言论，以为王硕不拘脉之语出有据，"亦未为全不是"，而施发"辨脉尤未详，攻王之辞亦有强而夺理处""诸师《易简方论》交相诋诃，各有偏枯"，各有不及。吴澄的评论比较中肯、全面、客观，上章已有全文引证，其评论要点是，《易简方》有明显的局限，"非可通于久远而语于能医者流也"，受到施发、卢祖常的批评也属理所当然，而增补其书的众医家也各有其理，但总不如言论微密，方剂该备的徐若虚。杨士瀛为王硕辩护，着重对于后人续作、批评发表评论，说："《易简方论》前后活人不知其几，近世之士类以春秋之法绳之，曰《易简绳愆》，曰《增广易简》，曰《续易简》，借古人之盛名以自申其臆说。吁！王硕何负于人哉！余谓《易简方论》，后学指南，《四时治要》，议论似之，自有人心权度存焉耳。况王硕晚年剂量更定者不一，日月薄蚀，何损于明？若夫索瘢洗垢，矫而过焉，或者公论之所不予也。"至明代，丹溪学说盛行于世，永嘉医派的学术影响已经式微，医学界对这个问题已经不感兴趣了。

2）局方的影响：局方之学是南宋时期的主流医学，深刻地影响着永嘉医派诸医家的学术思想；而永嘉医派也在某种程度上影响了局方。

北宋太医局熟药所的成药处方集，经多次修订扩充，大观年间由裴宗元、陈师文编集成《和剂局方》五卷，凡二十一门，二百九十七方。南渡后，绍兴、宝庆、嘉定、淳祐诸朝陆续增添补充，扩大为十卷，称《太平惠民和剂局方》。局方是宋政府召集名医吸取历代经效名方，迭经试验，确认疗效，以官方医疗机构的标准处方集的形式颁布，并通过遍布全国的分局实施，因此具有极大的权威性和一定的实践基础，受到医学界及全社会的广泛欢迎。宋元之际，影响巨大，"官府守之以为法，医门传之以为业，病者恃之以立命，世人习之以成俗"，在医学界形成"局方之学"。"局方之学"的基本特点有三：其一，局方是隋唐至两宋迅速发展的医学实践经验的归纳提炼，是方剂学的由博返约；其二，其基本理论仍墨守前人，照搬成法，毫无创新之意；其三，用药方式上习用成药，习用辛香燥热。

永嘉医派与局方的相互影响，主要表现在方剂相互转引运用上。"易简"诸书中出自局方的内容比比皆是；而局方后来所增添的内容中，也有不少是经广泛应用而被接受的"易简"诸书的方剂。如局方首卷治诸风《淳祐新添方》中，首录王硕三生饮，而且最多争执的"无问外感风寒，内伤喜怒，或六脉沉伏，或指下浮盛，并宜服之"等语也照录不误；卷二治伤寒方，人参养胃汤和参苏饮同列《淳祐新添方》，此方出于陈无择《三因方》而王硕发挥其功用，卢祖常很详细地说明了陈无择创制二方的经过，尖锐地批评王硕运用不当，因此，这两个方剂就成为永嘉医派颇具代表性的方剂。这些方剂都被局方及时收录，当然首先在于其良好的疗效和广泛的影响。卢祖常最为常用的"诸风例"用方，如大圣一粒金丹、星附汤、三建汤、省风汤等，都出于局方。

范行准归纳永嘉医派诸医家的学术特点时指出："由于《局方》是官书，并极普遍，所以当时医家很受影响，几乎所有的医方都以'辛香温燥'之药为主要组成部分。最著名的有陈言《三因极一病证方论》，虽以《金匮》'三因'为名而实发挥《局方》之学。其后有亡名氏的《校正注方易简方论》，孙志宁的《增修易简方论》等，于《局方》并有阐发。然不久即由王硕之书引起论争的，则有硕之同乡卢祖常的《易简方纠谬》，施发的《续易简方论》，并含有批判《局方》之意。如施氏原也是反对用《局方》热药以治阳病的医家。但《局方》是官修书，所以他只能曲曲折折的批判。"这段话非常敏锐地指出永嘉医派与《太平惠民和剂局方》的关系，但也有若干不妥之处。首先，陈无择的《三因方》主张以因辨病，按因施治，从脉象、病源、病候入手，通过分析疾病临床症状，探知发病原因，归纳证候类型，推测病理机制，并以此作为论治的依据。这是理论上的创新，是方法论的进步，使方药简约而有章可循，虽然也运用大量成药，也习用辛温香燥之品，但与局方不讲究辨证论治的根本弊端，自不可同日而语。其次，王硕及孙志宁更多地拘于局方之学而不能自拔。如上文所述，备三十味生料药，有辛温燥热二十味之多，而三十方中，大多性质辛燥温热，寒凉泄热方竟无一个，孙志宁增修也未能脱离同样的窠臼。更主要的是，王硕追求"易简"，就其方法论而言，是局方由博返约趋向的发展而达于极致的地步，可以讲更甚于局方。至于施发、卢祖常二人，受局方的影响，习用辛燥的特点，比起王硕、孙志宁有过之而无不及，用方取自局方，论证取法局方，远未"含有批判《局方》之意"。从这一意义言，永嘉医派诸医家无力也无意摆脱当时的大环境，反而与局方息息相关。范老先生误解施发、卢祖常"含有批判《局方》之意"，可能由于施发不满王硕"无问外感风寒，内伤喜怒，或六脉沉伏，或指下浮盛"都可服用三生饮的批评，如其言，"指下浮盛，其脉必浮而洪数，此即挟热中风之候，乌可投以乌、附大热之剂？如或用此，是以火益火耳"。这些说法很容易误以为其反对"热药以治阳病"，而忽视了从整体上评价其学术思想。还有，卢祖常有《拟进太平惠民和剂类例》之作，内容似是对局方的评判，但其书已佚，无法评价其学术思想，若就《易简方纠谬》而言，称卢祖常批判局方似乎依据不足。

也正由于这种学术思想上的共通，《易简方》系列著作可以说与局方同命运，共兴衰。《易简方》盛行于宋元之际，与局方的流行同步，直至朱丹溪《局方发挥》出而整个医学始一大变，"局方之学"被废止，刘河间、张子和、李东垣三家之学大行于世，《易简方》系列著作也就无可奈何地走向衰落。这一事实也深刻地说明了二者间的密切关系。

3）对丹溪学说的影响：首先，丹溪的医学理论上承刘河间，旁参李东垣、张子和，说本《内经》，而与当时盛行于世的局方之学格格不入，他的《局方发挥》彻底批判局方，终结了局方独擅医界的局面。"易简"诸家既与局方息息相关，自然与丹溪势不两立。但是，学术上的关系并不如此简单，截然为二，而是有千丝万缕的联系。永嘉医派对丹溪的影响主要体现在从气机着眼认识痰、郁诸证的病因病机，从而作为认病识病的重要内容方面。

陈无择的"内因说"，注重从五脏的虚实寒热进行辨证论治，也注重"夫五脏六腑，阴阳升降，非气不生"，认识到气机在疾病病因中的重要意义，但着眼点在于七情病因，故进而言"神静则宁，情动则乱，故有喜怒忧思悲恐惊七者不同，各随其本脏所生所伤而为病"。王晤在《续易简方脉论》中提出气机顺畅为健康之本，气郁则百病生的观点，他说："脏腑者，气之主也，脏气为阴，腑气为阳，阴阳升降，百脉调和，一气不和，百病俱作。是病生于气也。"气郁则积聚变化，生痰生饮，从而变生百病。他说："七情变乱，厥于外者，满脉去形，郁于内者，积聚为饮。饮留胸中，无所不至，或为眩晕搐搦，痰潮不省；或为胸痞气短，心腹作痛。证候多端，无非一气。"这直接诱导产生了丹溪的痰证、郁证理论。丹溪以为，痰、郁二证的病机中心是气，"气血冲和，百病不生，一有怫郁，诸病生焉，故人诸病，多生于郁"[1]，戴原礼进一步发挥说："郁者，结聚而不得发越也，当升者不得升，当降者不得降，当变化者不得变化也。此为传化失常，六郁之病见矣。"指出郁证的基本特点。而以气郁为中心环节，变生痰饮，"气郁为湿痰"，"因气成积，因积成痰"，变生百病。《丹溪心法》则引严用和之言，"人之气道贵乎顺，顺则津液流通，决无痰饮之患，调摄失宜，气道闭塞，水饮停于胸腑，结而成痰"，指明痰、郁的共同病机。我们知道，吴澄序《易简归一》曾言严氏之说剽取陈无择议论，本就存在渊源关系，就更可体会永嘉医派对丹溪痰郁证治学说的影响了。

当然，丹溪在痰郁证治方面更多创见，更多发展。陈无择论郁证还只是囿于具体疾病如"气分"或"梅核气"之类，他说，七情之伤，"本乎一气，脏气不行，郁而生涎，随气积聚，坚大如块在心腹中；或塞咽喉如粉絮，吐不出，咽不下，时去时来，每发欲死状，如神灵所作，逆害饮食"。王晤则更多从病机角度来理解，自然就不局限于某一具体疾病了，他说："郁于内者，积聚为饮。饮留胸中，无所不至，或为眩晕搐搦，痰潮不省；或为胸痞气短，心腹作痛。证候多端，无非一气。"丹溪则广泛地以痰郁证理论来讨论疾病，如《局方发挥》所言"气之为病，或痞或痛，不思食，或噫腐气，或吞酸，或嘈杂，或膨满""饮食、汤液滞泥不行，渗道塞涩，大便或秘或溏，下失传化，中焦愈停"，指出了气郁所致的多种疾病和证候；"自气成积，由积成痰，此为痰为饮为吞酸之由也""痰挟瘀血，遂成窠囊，此为痞为痛呕吐，为噎膈反胃之次第也"。《金匮钩玄》专立六郁和痰门讨论其病证治法，具体内容散见全书，以痰为病因病机的就在全书139门中占了59门。由此可见，丹溪的痰郁证治认识更为深刻，在整个学术体系中的地位也更重要和突出。

对痰郁证的病因分析，陈无择以三因立说，以为气病均由七情内因所致，故称为"七气"，诸病"皆由七气所生所成"，立方曰七气汤、大七气汤等。王昊承陈无择余绪，也持七情致病说，他说："是病生于气也。气分七情，喜怒忧悲思恐惊：喜则气散，怒则气激，忧则气聚，思则气结，悲则气急，恐则气却，惊则气乱。此一性不宁，七情变乱，则生诸疾。"丹溪则以为无论内伤外感俱可致气血运行失常而为气郁痰饮之由，"或因些少饮食不谨；或外冒风寒；或内感七情；或食味过厚，偏助阳气，积成膈热；或资禀充实，表实无汗；或性急易怒，火炎上以致津液不行，清浊相干，气为之病"。丹溪尤重火热和虚损两途，"肺受火邪，气得炎上之化，有升无降，熏蒸清道，甚而至于上焦不纳，中焦不化，下焦不渗，展转传变"；或"若夫气血两亏，痰客中焦，妨碍升降，不得运用"，变生诸症。广泛的病因可以导致多种疾病，所以丹溪的病因说与他对痰郁证的深刻认识是一致的。

治疗方法，陈无择仅立七气汤、大七气汤二方分别治疗"气分"或"梅核气"，这自然与他囿于具体疾病有关。王昊则立快气饮一方以治"七情内伤，阴阳痞塞，停饮怔忡，积聚腹痛"诸病，药用枳实、桂心、半夏、沉香、香附子、乌药、人参、橘红，理气散郁化痰为主，通过加减变化以适应多种疾病。他还提出了"善养生者，以恬愉为务，以自得为心，精神内守，病安从来"的养生防病方法。丹溪的痰郁证治有丰富的治疗手段，是其杂病辨证论治的重要内容，已经形成了专门学说，从理法方药一致的基础上充实了祖国医学的有关认识，构成其学术体系的重要一环。这是陈无择、王硕或永嘉医派其他医家所无法望其项背的。

丹溪"相火论"是讨论内生火热的病因病机的专论，曾以非常遗憾的口气言及陈无择的"君火论"，丹溪说："以陈无择之通敏，犹以暖炽论君火，日用之火论相火，是宜后人之聋聩哉！"其实陈无择之论君火，"乃二气之本源，万物之所资始"，成于人生之初，"则知精血乃财成于识，以识动则暖，静则息，静息无象，暖触可知，故命此暖炽以为君火""主配于心肾，推而明之，一点精明，无物不备，是宜君火之用，上合昭昭，下合冥冥，与万物俱生而无所间断也"。对照丹溪"相火论"的说法："以位而言，生于虚无，守位禀命，因其动而可见，故谓之相""天主生物，故恒于动；人有此生，亦恒于动。其所以恒于动，皆相火之为也"。人能恒于动则是相火的功能表现，所以说，"天非此火不能生物，人非此火不能有生"，以此说明相火的生理意义。这些说法都与陈无择异曲同工，并无二致；"阴有余阳不足论"的相火，归于肝肾，上属于心，心动则火起精走，更是相近。但是，丹溪如此强烈地批评陈无择，除君、相的概念名称相异外，主要在于丹溪以相火论内生火热，"火起于妄，变化莫测，无时不有，煎熬真阴，阴虚则病，阴绝则死"，因而"其暴悍酷烈有甚于君火者也，故曰相火元气之贼"。其说本于《内经》"阳胜则阴病""壮火食气"之旨，申明内生火热的病机特点，是刘河间"五志化火"说的"移植"。这种认识是陈无择所没有的。因此，陈无择的"君火论"启兆丹溪"相火论"，而丹溪吸收陈无择某些观点，又发扬刘河间的"火热论"，形成了内生火热的理论。

当然，由于永嘉医派与局方学术相近，不可避免与丹溪有所冲突。如王硕《易简方》据"夏月伏阴在内"的理论，以为"因食生冷以致霍乱，岂宜投以浸冷之药"；而丹溪《格致余论》

有《夏月伏阴在内论》专篇以表示反对意见。又如，陈无择以秦桂丸治妇人无子，并以为其神效；施发《续易简方》承其说，以为久无子息，必常服秦桂丸可也，亦以为神效并如彼说。丹溪则以《秦桂丸论》专篇论述其非，以为秦桂丸之温热，"经血转紫黑，渐成衰少，或先或后；始则饮食骤进，久则口苦而干，阴阳不平，血气不和，疾病蜂起，焉能成胎；纵使成胎，生子亦多病而不寿"，还导致"煎熬脏腑，血气沸腾，祸不旋踵"的后果，所以丹溪告诫，"以秦桂丸之耗损矣，天真之阴也，戒之慎之"。

《局方发挥》系统地批判了局方，也很自然地冲击了永嘉医派的学术根基。如丹溪本诸河间"热极生风"之说来发挥中风病的新认识，对局方所持的原有理论和方药运用提出强烈的批评，认为局方认病识症不真，妄用香窜辛燥，多以治风之药至宝丹、灵宝丹、润体丸、三生饮等通治中风病有误；又喜一方通治诸症，不合辨证论治精神。这些方剂正是《易简方》系列著作所习用的，一方通治诸病也正是《易简方》的老毛病。所以，《局方发挥》出而整个医学大变，《易简方》系列著作也就无可奈何地伴随"局方之学"的废止而走向衰落。

（10）医话医论

1）陈无择《三因方》医论节选：夫人禀天地阴阳而生者，盖天有六气，人以三阴三阳而上奉之，地有五行，人以五脏六腑而下应之。于是资生皮肉筋骨、精髓血脉、四肢九窍、毛发齿牙唇舌，总而成体，外则气血循环，流注经络，喜伤六淫，则内精神魂魄志意思，喜伤七情。六淫者，寒暑燥湿风热是；七情者，喜怒忧思悲恐惊是。若将护得宜，怡然安泰，役冒非理，百疴生焉。病诊既成，须寻所自，故前哲示教，谓之病源。经不云乎治之极于一者因得之，闭户塞牖，系之病者，数问其情，以从其意。是欲知致病之本也。然六淫天之常气，冒之则先自经络流入，内合于脏腑，为外所因；七情人之常情，动之则先自脏腑郁发，外形于肢体，为内所因；其如饮食饥饱，叫呼伤气，尽神度量，疲极筋力，阴阳违逆，乃至虎狼毒虫、金疮踒折、疰忤附着、畏压溺等，有悖常理，为不内外因。金匮有言，千般疢难，不越三条，以此详之，病源都尽。如欲救疗，就中寻其类例，别其三因，或内外兼并，淫情交错，推其深浅，断其所因为病源，然后配合诸证，随因施治，药石针艾，无施不可。

《外所因论》：夫六淫者，寒暑燥湿风热是也。以暑热一气，燥湿同源，故上经收而为四，即冬伤寒，春温病；春伤风，夏飧泄；夏伤暑，秋痎疟；秋伤湿，冬咳嗽。此乃因四时而序者。若其触冒，则四气皆能交结以病人。且如温病憎寒发热，不特拘伤寒也。冒风暑湿，皆有是证，但风散气，故有汗，暑消气，故倦怠，湿溢血，故重着。虽折伤诸证不同，经络传变咸尔，不可不知。飧泄亦然，经曰：寒甚为肠澼，又热湿久客肠胃，滑而下利，亦不止于伤风。痎疟诸证亦以寒暑风湿互络而为病因，初不偏胜于暑也。《咳论》以微寒为咳，热在上焦，咳为肺痿，厉风所吹，声嘶发咳，岂独拘于湿也？由是观之，则知四气本于六化，六化本乎一气，以运变而分阴阳，反则为六淫。故经曰：阴为之主，阳与之正。逆之则为病，乃乱生化之常矣。常则天地四塞矣。治之必求其本，当随交络互织而推之。所谓风寒、风温、风湿、寒湿、湿温，五者为并，风湿寒、风湿温，二者为合，乘前四单，共十一变，倘有所伤，当如是而推之。又兼三阳经络亦有并合，能所简辨，甄别脉证，毫厘不滥，乃可论治。非通明淫化邪正之精微，其孰能与于此？

《内所因论》与《内所因治说》：夫脏腑合三阴三阳为十二经，各有所主，故为十二官。心

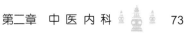

者，君主之官，神明出焉；肺者，相傅之官，治节出焉；肝者，将军之官，谋虑出焉；脾者，谏议之官，公正出焉；肾者，作强之官，伎巧出焉；胆者，中正之官，决断出焉；膻中者，臣使之官，喜乐出焉；小肠者，受盛之官，化物出焉；大肠者，传送之官，变化出焉；胃者，仓廪之官，五味出焉；三焦者，决渎之官，水道出焉；膀胱者，州都之官，津液藏焉，气化则能出矣。故五脏为阴，六腑为阳，此十二官不得相失者，正由阴阳消息盈虚，当随四时而调养之，不可使其偏胜，偏胜则偏复，偏复则偏害，胜赳流变，则真病生焉。夫阴阳虚实者，乃脏腑更相胜复也，若其子母相感，则母虚能令子虚，子实能令母实。经曰：实则泻其母，虚则补其子，如肝实则泻肾，肝虚则补心。如百姓足，君孰与不足？此经之本意也。《难经》则反是。及观金匮之论，其得为多，肝虚补用酸，助用焦苦，益用甘味之药，酸入肝，焦苦入心，甘入脾，脾能制肾，肾气微弱则水不行，水不行则心火盛，心火盛则肺金受制，肝气乃舒，肝气舒则肝病自愈。此补子之意也。肝虚则用此，实则反之。千金亦云：肝虚当补心，心旺则感于肝。皆此类也。此正本藏十二官冷热盈虚而为病，非外感淫邪及故为背理者之比。然内所因惟属七情交错、爱恶相胜而为病，能推而明之，此约而不滥，学者宜留神焉。论云：治伤寒有法，医杂病有方。方即义方，法即法令。外病用法令，犹奸邪外扰非刑不除，内病用义方，犹父子兄弟不足，以礼格之而已。故内外之治由是而分，外邪难辨，当以例明，内证易知，只叙方证，学者不可不审。

2）王硕《易简方》医论节选：医言神圣工巧，尚矣。然有不可传者，有可传者。就其可传者言之，其略则当先诊脉，次参以病，然后知为何证，始可施以治法。古人所谓脉、病、证、治四者是也。如头疼、发热，人总谓之感冒，不知其脉浮盛，其病恶风、自汗，其证则曰伤风，治法当用桂枝；若其脉紧盛，其病恶寒、无汗，其证则曰伤寒，治法当用麻黄；风寒证交攻则两药兼用。傥脉之不察，证之莫辩，投伤寒以桂枝，投伤风以麻黄，用药一误，祸不旋踵。又况六淫外感，七情内贼，停寒瘟热，痰饮积聚，交互为患，证候多端。亦有证同而病异，证异而病同者，尤难概举。若欲分析门类，明别是非，的用何药，谁不愿此？奈何素不知脉，况自古方论已不可胜纪，宁能不惑于治法之众，将必至于尝试而后已？用药颠错，诸证蜂起，殆有甚于桂枝、麻黄之误。古语有之，"看方三年，无病可治；治病三年，无药可疗"，正谓是也。故莫若从事于简要，合取常用之方，凡一剂而可以外候兼用者，详著其义于篇，庶几一览而知。纵病有相类而证或不同，亦可均以治疗。假如中风，昏不知人，四肢不收，六脉沉伏，亦有脉随气奔，指下洪盛，当是之时，脉亦难别，徒具诸方，何者为对？加之有中寒、中暑、中湿、中气、痰厥、饮厥之类，证大不同而外候则一，急欲求其要领，则皆由内蓄痰涎，因有所中，发而为病。总治之法，无过下气豁痰，可解缓急，气下痰消，其人必苏。自余杂病，以类而求，其稍轻者，对方施治，自可获愈；或未全安，亦可籍此以俟招医。若夫城廓县镇，烟火相望，众医所聚，百药所备尚可访问，其或不然，道途修阻，宁无急难？仓皇斗捧，即可办集。今取方三十首，各有增损，备咀生料三十品，及市肆常货丸药一十种，凡仓猝之病，易疗之疾，靡不悉具。唯虚损、癫痫、劳瘵、癥瘕、渴、利等患，既难骤愈，不复更录。是书之作，盖自大丞相葛公始辞国政，归休里第，命硕以常所验治方，抄其剂量大概，以备缓急之须。硕自惟么么不学，辱丞相知遇，不敢辞也。已而士夫间颇亦知之，不以其肤浅而访问者踵至，遂因已编类者揭其纲目，更加辨析于其间，其略亦粗备矣。傥或可未诒让案：疑当作求。敢不与卫生之家共之？承节郎新差监临安府富阳县酒税务王硕述。

3）孙志宁《论感应丸之用巴豆》医论节选：感应丸巴豆去油取霜，盖取其稳当，然未必能疗疾。若通医用之，必不去油，盖此药自是驱逐肠胃间饮积之剂，非稍假毒性，安能有荡涤之功？如局方感应丸，今人见饮食不化，中脘痞满，率多服之，以为宽中快膈。此大不然。觉快之药，自当用消化之剂，如枳壳、缩砂、豆蔻、橘皮、麦芽、三棱、蓬术之类是也，与转利饮积之药不同。

巴豆治挥霍垂死之病，药至疾愈，其效如神，真卫生伐病之妙剂。参术虽号为善良，劫能为害。每见尊贵之人，服药只求平稳，而于有瞑眩之功者不敢辄服，医虽知其当用，亦深虑其相信之不笃，稍有变证，或恐归咎于己，姑以参术等药迎合其意，倘有不虞亦得以借口，而不知养病丧身，莫不由此。

今人往往见巴豆不去油不敢辄服，况尊贵之人既有声色之举，于心有慊，尤不肯用巴豆之性，佐以温暖之剂，止能去菀重，不动藏气，有饮则行，无饮不利。若患者体虽不甚壮实，既有饮气、积气之患，与夫邪气入腹，大便必秘，若非挨动，病何由去？犹豫不决则病势攻扰，愈见羸乏。莫若于病始萌之时，气体尚壮，对证用之，宿痾既除，旋加调理，自获十全。

心腹疞痛不可忍者，当服此以大便通利为效。或未甚通，倍加丸数，服之以利为期。若通利后大腑不调，或泄浊不止，或愈见绞痛，当以家菖蒲煎汤解之，却于呚咀方中选药调理，自能平复。或见服药后痛或愈甚，流利后痛或未除，便谓前药之误，殊不知乃阴阳扰乱，脏气未平耳。若遽更医，却承前药之力寻即获愈，遂收功于后而归咎于前。如此者多，不可不知。妇人有妊，忽觉心腹撮痛，呕吐恶心，百药不效者，宜以姜汤下六七十丸。

4）施发《论杏子汤》医论节选：杏子汤，王氏云：治一切咳嗽。夫嗽非一种，有冷嗽、邪嗽、饮嗽、燥嗽、上气嗽，此五者，皆由肺受风寒，气不宣通所致。欲总治之，则有局方五嗽丸；如欲专治寒嗽，则杏子汤亦可用。嗽久不已，小青龙汤主之，甚者当服白散子；或肺经蕴热，或脾经热气冲肺，或气盛之人厚衣作壅，致肺系开，风寒乘之而嗽者，此名寒热壅，当服人参饮子，嗽多则加桑白皮，痰多则加半夏曲。又有肺虚客热，咳嗽气急，咽干口燥，渴欲饮冷者，此名热嗽，宜与大阿胶丸。已上诸证，岂杏子汤所能尽治哉？王氏又云：虚劳咯血，此药亦可治。夫虚劳咯血有数证，大概轻则咯血，重则吐血。有久嗽肺痿而咯血者，可服扁豆散。有中寒气虚，阴阳不相守，血乃妄行者，经所谓"阳虚阴必走"是也。咯血、吐血、衄血、便血，皆有此证，理中汤加官桂治之。人皆知此药能理中脘，不知其有分利阴阳，安定血脉之功也。有虚热而咯血者，当服黄芪散。有劳心而咯血者，莲心散主之。又岂杏子汤所能治哉？王氏轻于措辞而不知其失，良可惜夫。

5）卢祖常《论杏子汤》医论节选：杏子汤用人参、半夏、茯苓、细辛、干姜、甘草、官桂、芍药、五味子九品，治一切咳嗽，不问外感风寒，内伤生冷，及虚劳咯血、痰饮停积，悉皆治之。若曰外感微风微寒致嗽，以品内有细辛、干姜、官桂，却合"辛甘发散为阳"之品，为可取也，处用甚稳，尤宜用于年高怯弱豪贵之人。若曰主治内伤生冷致嗽，功在何品？而虚劳咯血，恐同儿戏。若曰主治痰饮停积，觊功亦难，《易简方》于煎煮服饵遽云：若感冒得之加麻黄等分。大凡风寒为患，轻则曰感曰冒，重则曰中曰伤，今得之感冒，轻也，为咳为嗽，无头痛，无发热，何苦便加麻黄快剂？硕与志宁，《易简方》《伤寒简要》，多斥麻黄不可轻用，何到此而忘前失后？此愚所不敢闻。继出二方，但用麻黄，意为引例，一方名平气饮，举治久嗽暴嗽，已未贴题，而曰主治气虚喘急，既属气虚，亦非所宜。一方名九宝汤，用薄荷、紫苏、大腹皮、麻黄各一两，桑白皮、桂、杏仁、橘红、甘草各半两，以主治素有喘疾，遇寒暄之时发，则缠绵不已。暄字下得未著，以其真方考之，乃用大腹子连皮是不可独用皮也，兼合用官桂、紫苏、甘草、杏仁去皮尖，桑白皮各半两，分两亦少差。其麻黄、薄荷、陈皮三味，乃各一两，此本出《苏沈良方》治喘良方，主咳嗽则过峻，而以麻黄、薄荷、陈皮为解散主，故倍其数，兼当用陈皮不用橘红，此取其陈皮白与脉膜，助其行表也。要法治嗽证不带喘急，不必处用麻黄，纵对证应用，唯宜春冬寒时。如当春暖夏热秋燥，并不须行，为至稳。原其咳嗽，有若痁疟，虽皆属小病卒未杀人，百岁老医亦怕治疗，以其所因多门，未易窥测。请观轩帝岐伯问辨，乃云：五脏六腑皆令人咳，非独肺也。各有移变症状。具载于《素问·咳论》，可考。《诸病源候论》又出上气嗽、饮嗽、燥嗽、冷嗽、邪嗽者五，但邪嗽即恶四时邪气而成，冷嗽即形寒饮冷伤肺所致，局方有五嗽丸主之，未为详备；若感寒咳嗽，局方有五积散，加杏仁七粒去皮尖，切碎同煎，自是效药。虽有麻黄共一十六味，而麻黄用亦少，不易为梗，更以见成丸散，显而言之：肺胃虚寒致嗽，局方有胡椒理中汤例；虚劳冷嗽，局方有人参款冬花膏例；肺虚客热致嗽，局方有大阿胶丸例；肺气不调致嗽，则有百部丸例；风痰咳嗽，局方有玉壶丸例；肺气不足致嗽，局方有钟乳补肺汤例；虚劳嗽，局方有续添人参清肺汤例；寒盛风盛咳嗽，局方有金沸草散例；咳而胁痛者，为肺中有水，局方有小青龙汤例；风壅致嗽，局方有玉液丸、辰砂化痰丸例；寒壅致嗽，局方有款冬花散例。虽然，寒壅风壅，最为难治，以世医未得其传，不造其奥。是嗽皆由上盛之人，或富贵之家，严冬祁寒，居处红炉暖阁，复帐重衾，忽启户推帘，迎寒揍风，发而为嗽，复特以避寒就温，将爱为法，深入遽房，高烘炽炭，饮以酒醴，啖以炙煿，欲外却风寒而不知反将先袭之风寒辟入腠理经络，壅于肺胃，纵世医认其声重嗽逼，时吐稠痰，或只干嗽，语音难发，虽得为壅名，奈壅者闭也，不先启壅而风寒莫能发越，咳久有血，便号为肺损，进以钟乳之类补之，其壅益重，岂独缠绵而已。丸散杂试，亦可成病药而已。比遇川僧所授，凡治壅嗽，止以紫苏子八味降气汤，先以薄荷粗末、生胡麻各一撮，烂嚼至细，却以煎降气汤咽之，只二三服奏功，咳而有血亦并治之，真所谓功著如神，非比孙王言溢于实也。先处薄荷、胡麻嚼细，而后咽以降气汤者，极为有理：诚以薄荷味辛苦而性温，能开关格，胡麻味甘平，亦性温，大能治肺气，润诸脏，其功至多也。壬午岁，在夔门，有王广文，不幸舟行，一侧室大患嗽血，卒至失声。咸谓其病类主人，便为急劳，大为忧虑。是时适吾乡达许大宁趋台，目其病，矜其苦，浼与一诊。正值隆寒，船首一间，复帏炽炭，不可向迩。诊其六部俱盛，愚参之急劳亦无是速，惟炽炭为祸，剧哭为衅，有此嗽血声嘶耳。言之恐不合其疑，未必服药，徐徐诱之，移炉撤炭，乃授以前降气汤加知母、贝母、天门冬，乃嚼胡麻、薄荷烂细咽之，数剂帖然。此见透脉视快病作小病医治，吁，蜜生于蜂，蜂寒而蜜温；油生于麻，麻温而油寒。此非小智浅识者所能窥测，妄与拟议者也。卫生君子宜详鉴之。咳嗽详论，愚尝著于《和剂类例》之中矣。右随孙王立说误，因得辨其误以指其理；处方泛，因得绳其泛以归其治。俾昧者秉烛夜行，好者触类日进，岂云小补？唯妇人病倍于男子者，曰胎曰产；小儿病异于大人者，曰惊曰疳。无例可排，有怀莫吐，愿延残喘，当为续书。

2. 丹溪学派

（1）朱丹溪生平

朱丹溪，生于元世祖至元十八年辛巳十一月二十八日（1281年11月28日），卒于元惠宗至正十八年戊戌六月二十四日（1358 年 6 月 24 日），享年 76 岁，同年十一月，葬于东朱山墩头庵，神主入祠堂。元代婺州义乌人，世居浙江省义乌市赤岸镇，此地有名溪丹溪，人们便尊称他为丹溪先生。修墓之时，朱丹溪的次子朱玉汝曾遵从父亲的遗嘱，将父母、兄长葬在一处，还为自己和妻子预留了墓地，全家人葬在一起，并在距墓地不远处修庵，题为"孝友庵"，以供后人洒扫祭祀之用。明代以来，丹溪墓屡经兴废。《赤岸朱氏宗谱》载：明成化十一年（1475年），县中书舍人王汝怜丹溪墓被豪侵，曾赋诗上邑侯吴仲珠："丹溪声誉古今闻，道学当年受白云；著述自成千古业，尊崇谁护百年坟？一丘夺去迷荒草，孤鹤归来怨落殡。正果孰云今不遇，贤侯慷慨为斯文。"次年正月，茔墓修复，朱丹溪坟墓恢复旧观。吴仲珠致祭："先生以纯正之学，发而为葩藻之文。俊登桂籍，志遂青云。乃薄于仕，竟业于医；岐黄独契，神圣其谁？跻民仁寿，功泽恢弘，良医良相，宜以并称。呜呼！云山苍苍，高风不磨，世远弥声，仰止者多。"明弘治七年（1494 年），浙江布政司右参政周木遣义乌县教谕吴致祭，其文有："闻墓侵废，曾元告哀，鉴词悲涕，遣祭致诚。"历明、清两代，孝友庵圮毁。民国二十三年（1934 年）东朱村乡民在孝友庵遗址旁边另修朱丹溪庙，庙内供奉朱丹溪塑像。

朱丹溪生活在赤岸朱氏诗书传家，簪缨相望族。宋代以降，崇尚理学、医学。宋濂评曰："朱聘君家世习儒，至聘君始以医鸣。"从曾祖朱杓，朱杓有："幼抱羸疾，访览医书，慨然曰，与其疗一己之疾，莫若推以及人……而汇药以应病，祖述《本草》《千金方》意论，集其已验者曰《卫生普济方》，采摭经传格言冠于篇端。须江徐公序曰：'是书不唯拯人之有疾，且欲导人于无疾'。"其理学和医学造诣对丹溪学术形成有着深刻影响。曾祖朱锷深究理学，兼通医学，所著《自省篇》多以理言医，这对丹溪医学思想尤其养生观的形成感染深刻。朱丹溪援理入医，将理学与医学结合起来，用来阐述医学问题，深受家族影响。从祖朱叔麒，南宋咸淳四年（1268年）进士，历尹定海、仙居，同知黄岩、浮梁两州，仕而兼通医学。"其在官，狱囚有疾，必治善药，亲临饮之；其在家，储药于室，匾曰'存恕'，以示及人之意。乡里以疾告，必自为治药，又自视烹之，又自视饮之。曰，药虽善矣，烹之不如法，勿验也；饮之不以其时，亦勿验携一童晨往病家，马惊，坠于水，霜天寒甚，起立无愠色，呕索衣易之，上马复往。时已老矣。其急于济人如此。"谢世时，丹溪 33 岁，耳濡目染，丹溪崇尚医德，可称一脉相承。

朱丹溪次子朱玉汝，生卒年不详，《义乌县志》载："朱玉汝，震亨子，与从弟嗣汜俱以医名。"孙朱文椐，授医学训科。二孙女，一嫁丁榆，一嫁冯彦章。据《赤岸冯氏宗谱》载：冯彦章（1393～1435 年）"自幼嗜学，于书无所不读，尤工于岐黄之术，得同里朱丹溪先生之传。人以疾叩医者，即欣然治之，不责其报，其存心一以济人利物为念。宣德间以良医召入太医院，名跨流辈，大为公卿所重""娶丹溪先生之孙女，贞勤柔巽，恪尽妇道"。曾孙朱宗善，明正统初以医著名，尝编所试方附《格致余论》后。

他是典型的大器晚成者，30 岁时，因母病习医，粗通医药。36 岁时，许谦病重卧床，赴东阳从许谦（系朱熹四传弟子）学理学。丹溪曾两次参与乡试，均不中，使他深感仕途艰难，许谦劝其学医，这使他下决心弃儒习医，这不仅是道德修养的转折，也是思想方法的进步，为丹溪援理入医，阐述医学理论的思想基础。40 岁左右，丹溪弃举子业，专力于医药，时盛行《太平惠民和剂局方》，曾昼夜研习，后外出求师，43 岁时去武林，师从李杲学生杭州名医罗知悌，乃得"学医之要，必本于《素问》《难经》，而湿热相火为病最多，人罕知其秘者。兼之长沙之书详于外感，东垣之书详于内伤，必两尽之，治疾方无所憾。区区陈、裴之学，泥之且杀人!"知悌授以刘完素、张从正、李杲的医药书籍。罗知悌"授以刘、张、李诸书,为之敷扬三家之旨,而一断于经"。通过对刘完素、张从正、李杲、王好古等著作的研究,朱丹溪体会到"湿热相火为病甚多"。只是古典医书对此缺少详尽的论述,"夫假说问答,仲景之书也,而详于外感;明着性味,东垣之书也,而详于内伤。医之为书至是始备,医之为道至是始明,由是不能不致疑于《局方》也"。在此基础上,又经过他本人的临床实践与思考,进一步体会到:"人之一身,阴不足而阳有余,虽谆谆然见于《素问》,而诸老犹未表彰,是宜《局方》之盛行也。"于是,他著书立说阐明自己的这一见解。越一年半,学成而归。因此,丹溪壮年发愤学习,大体有 3 个阶段:自学医学、东阳从许谦学理、武林从罗知悌学医[1]。

金元时期,中医药发展比较缓慢,但其最突出的成就是"金元四大家",而"四大家"之一的朱丹溪滋阴学说就源于杭州。朱丹溪得知杭州罗知悌医术超群,当即登门求师,却被拒之门外。罗知悌原为南宋理宗御医,以医术侍奉宋理宗赵昀,甚得宠厚。元时已弃业隐居,朱丹溪"候门下三载",1325 年秋,罗知悌终于收他为徒。因"念其诚","尽以其术授之",朱丹溪因此而得以自创一家。据朱丹溪自述,罗知悌治病并无固定药方,对待病人必令弟子诊视脉状回禀,但卧听口授,用某药治某病,以某药监某病,以某药为引经。而一方之中,自有攻补兼用者,也有先攻后补者,有先补后攻者。这使朱丹溪深受启发,大悟古方治今病,焉能吻合?而以古方治今病,正如拆旧屋盖新屋,须经匠人之手方可,这即是"随时取中"之意。这种方法论特点对于朱丹溪治疗思想有着深刻影响,丹溪临床处方用药特点直接衣钵罗知悌[1]。

罗知悌,字子敬,钱塘(今浙江杭州)人,生于南宋嘉熙二年(1238 年),元泰定四年(1327 年)去世。因为他对佛和道有偏好,所以自号"太无"。年轻时入黄门为宦官,精于医学。他曾经做过理宗皇帝的"寺人"和"宫中医侍",师从金代名医刘河间弟子荆山浮屠(僧),又悉心钻研金元时期另外两大名医张从正、李杲的学术思想,终于成为集金元时期三大名医之大成者,促进了北学南渐,开创了"医之门户分于金元"的新时代,名闻一时。宋宝祐年间(1253~1258 年),以医术侍奉宋理宗,甚得宠厚。宋德祐二年(1276 年)三月,元兵攻占南宋临安,掳恭宗及太后等北行,知悌随三宫同入元都;后因病而得赐外居,乃闭门绝人事,好读书,善识天文、地理、艺术。其侄罗司徒,以知悌老且病颓,奏乞骸骨还乡。蒙准,把他所积金帛、玩好送给邻里、故人,唯存书籍数千部运回故里。元泰定二年(1325 年)春,返回临安(今杭州)定居,元泰定四年(1327 年)卒。罗知悌性格孤僻,愤世嫉俗,隐居在杭州附近的山林之中,除治病外,很少与人接触。他选徒弟的标准很严格,一直到晚年也没有收徒。罗知悌治病无一定之方,每日有求医者,必令弟子诊视脉状,回禀后听其口授,用某药治某病,以某药监某药,以某药为引经,自有攻补兼用者,亦有先攻后补者,有先补后攻者[1]。

朱丹溪《格致余论》还记有这样一则医案:罗知悌治一病僧,寺僧黄瘦倦怠。罗知悌给其看病,因僧是四川人,出家时其母在堂,在浙江游历 7 年,某天突然思母心切,欲归无钱,只得朝夕西望而泣,得了重病。时僧 25 岁。罗知悌令他隔壁泊宿,每天以牛肉、猪肚甘肥等煮糜烂给他饮食,半个多月,还不断安慰他。罗知悌又说:"我给你十锭钞用作路费,我不希望回报,只想救你性命。"观察病僧心情稍有舒畅,便给他一日三帖桃仁承气服用,血块、痰积方止。第二天只给他熟菜、稀粥,又过半个月,病人康复;又半个月,给他十锭钞,使他成行。朱丹溪从中体会到"攻击宜详审,正气须保护"的治疗原则,"大悟攻击之法,必其人充实,禀质本壮,乃可行也;否则邪去而正气伤,小病必重,重病必死",由此确立了他的治疗思想。

此案不仅可见罗知悌处治用药游刃有余的高超医术，更可见其拯救病人的崇高医德。

罗知悌是刘河间的再传弟子，朱丹溪的老师，精通内科，在金元医学发展史上是一位承前启后的重要人物。今传有《罗太无先生口授三法》，原礼序称该书为乃师（丹溪）闻授于太无先生，命内侄赵凝笔而成书，以授原礼也。医家们十分珍视该书。罗知悌对贫病无告予之药，无不愈者，仍赡以调理之资。罗知悌著有《心印绀珠经》医著1卷，文章隽永，书法飘逸。

自学医学，这是学医的第一阶段，目的是救母病，内容除《素问》等基础理论外，主要是当时盛行的局方之学。科举一再失利，使丹溪受到沉重打击，由此决意从医。"泰定乙丑夏，始得闻罗太无并陈芝岩之言，遂往拜之，蒙叱骂者五七次，越趑三阅月，始得降接。"至泰定四年（1327年）罗知悌卒，安定丹溪在其门下3年，尽得其学。这一阶段是丹溪医学生涯的关键时期，他经由罗知悌而继承了刘、张、李三家学说，奠定了他的医学思想基础。

丹溪学成归里，年已47岁，在义乌故乡行医济世，课徒著书，并热心于地方和宗族等公益事业。从现有资料看，这时丹溪的活动范围不广，主要在义乌、浦江、东阳一带，曾经短时间客居婺（金华）、吴（苏州），去过括苍（即今丽水）、青田，在局囿于局方的当时医学界，他的医学理念不啻是空谷足音，但新的医学理论以其无可争辩的实践价值征服民众，丹溪很快就打开了局面。

丹溪以其精湛的医术开拓局面之后，崇拜局方的学者纷纷弃去旧学而投其门下，更有抱着为父母疗疾尽孝，为民众解除病厄而投师者。应众弟子恳请，丹溪晚年著书多种，内容除医学外，还广泛涉及历史、地理。课徒著书是丹溪医事活动的中心内容。而由于他卓越的医学思想和医疗实践，名动一时；朱丹溪亲传弟子众多，还有无数私淑弟子，盛极一时，仅学而有成、有名姓可考者即有20多人。通过他众多的弟子，形成了庞大的丹溪学派，广播全国各地，影响明代300多年，终成一代大师，这使丹溪学术在他逝世后仍能迅速发展，影响海内外。

（2）丹溪医学理论评述

丹溪的医学理论上承刘河间，旁参李东垣、张子和，说本《内经》，而与当时盛行于世的局方之学格格不入，这就从总体上描述了丹溪医学理论的基本特点。刘、张、李三家之说，各有学术特色，其实质都是在前人丰富的实践经验和初步的理论探索的基础上，紧紧围绕临床实际问题，寻求疾病发生发展的新规律，探索防病治病的新途径、新方法，进而提到理性高度去认识、发展原有理论，创立新的学说，并展开热烈的学术争鸣，推进了医学的发展进步。丹溪受三家之学于罗知悌，取其长而去其短，更参以江南地土卑湿，湿热相火为病甚多的地理特点，人多情欲过极戕伤气血的社会风气，提出阳有余阴不足、相火之论，且在杂病的气血痰郁火的辨证论治方面有独到造诣，而卓然成一代大家。丹溪的医学理论比起三家之学更为完备和严密，主要表现在以下几方面：一是有着更为严谨的理论思维，丹溪援儒入医，建立起自己的医学哲学思想体系。二是医学理论更为完整齐备，丹溪在"四大家"中后出，对诸家之说取长去短，推陈出新，集其大成，在前人的基础上取得了更大的成就。三是更具战斗性，丹溪在医疗实践中深刻体会到局方的弊窦所在而接受了三家之学的新理论，进而形成了自己的医学思想，为了医学的进步，他不能不向局方挑战。四是影响更为深远，《局方发挥》改变了整个医学界的风气；援儒入医的医学哲学思想使医学理论在明代有了新的进步，形成了中国医学史上哲学思想

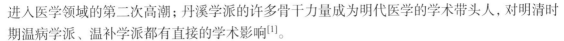

进入医学领域的第二次高潮；丹溪学派的许多骨干力量成为明代医学的学术带头人，对明清时期温病学派、温补学派都有直接的学术影响[1]。

1）阳有余阴不足论：是《格致余论》（丹溪两大名论之一）的重要内容，也是丹溪学术思想的中心内容。《格致余论》是一养生专论，讨论了人身阳有余阴不足的生理状态，阐发情欲伤阴的机制，进而提出一系列慎身养性的方法，充实和完善了戒色欲的养生理论。"阴常不足，阳常有余"学说的提出，除与"相火论"密初相关外，还同丹溪法象自然的思想有关，他认为："天大也为阳，而运于地之外，地居于天之中为阴，天之大气举之。日实也亦属阳，而运于月之外，月缺也属阴。禀日之光以为明者也。"是谓自然之理本阳盛阴衰，而"人受天地之气以生，天之阳气为气，地之阴气为血"。所以"气常有余，血常不足"，何况在人的一生中，还必须依靠阴精来供给生长、发育、生殖的需要，因而，在人体内，阴精迟成而早衰，又兼以"人之情欲无涯，此难成易亏之阴气，若之何而可以供给也"，故言"阴常不足"。如若再加上相火妄动，进一步煎熬，则无疑会导致疾病。基于这一理论，他首先强调在平素养生中，要注意保存真阴，而保存真阴的根本在于清心寡欲，勿使"相火"妄动。在《格致余论》中有"饮食箴""色欲箴""茹淡论""养老论"等篇章，针对人的一生，提出许多保存真阴的措施，如幼年时不宜过于饱暖；青年时当晚婚以待阴气长成；婚后应节制房室，等等。在治疗方面，丹溪则特别强调滋阴降火，认为滋阴与降火二者是相辅相成的，"补阴即火自降"，善用大补阴丸等滋阴降火之剂，反对局方喜用香燥、温补之品，所以也被后世称为"滋阴派"。

2）相火论：为了说明他的"阳有余阴不足论"，他又提出了"相火论"。"相火"首先应该胎息于刘完素的"火热论"，并受到"易"学中"太极"理论的启发。他认为宇宙间的一切事物皆以动为主，人体的生命活动也是以动为主，而动的产生则是相火的作用。所谓"天主生物，故恒于动。人有此生，亦恒于动，皆相火之为也""天非此火不能生物，人非此火不能有生"。但"相火"具有常与变的双重性，在正常情况下，人身相火寄于肝肾二脏，以肝肾精血为其物质基础，成为人体生理功能、生命活动的根本。"相火"之动受到相应节制，"惟有裨补造化，以为生生不息之运用"。而若相火动失其常则为变，"其害甚大，其变甚速，其势甚彰，其死甚暴"，可成疾病发生、病机逆转，甚至病人死亡的主要原因。不幸的是"五脏各有火，五志激之，其火随起"。如情志过极、色欲易动、饮食不节这些生活极其常见的因素，都很容易引起相火妄动。如"大怒则火起于肝，醉饱则火起于胃，房劳则火起于肾，悲哀则火起于肺""心君火也，为物所感则易动，心动则相火亦动"。相火妄动的后果是真阴受伤，即"火起于妄，变化莫测，无时不有。煎熬真阴，阴虚则病，阴绝则死"。丹溪在《内经》"少火壮火"说的基础上，继承了河间火热论、东垣阴火说，并吸取陈无择、张子和若干观点，提出了相火的生理病理理论。"相火论"创造性地发展了内生火热理论，使祖国医学对火热病证的病因病机、辨治规律认识都有了长足进步。这是丹溪学术思想的重要内容，也是丹溪对医学的重大贡献。《素问》以君火、相火言运气，丹溪借用这两个名词，而赋予生理病理情况下的不同概念，这是"相火论"的中心内容。"相火论"的中心内容是阐述相火，亦即内生火热的病因病理。丹溪强调两个关系，一是君相火关系，一是相火和阴的关系。君相火关系的实质是精神情志对人体生理病理的影响，主要内容是相火的病因意义。相火与阴的关系，生理状况下相火有赖于阴，病理状况下则相火伤阴。丹溪相火概念迥异于《内经》，富于创造性，后人或不理解，或执己见，便纷纷提出疑问。

3）药性理论：丹溪著有《本草衍义补遗》,《金匮钩玄》亦散载不少药物学内容。丹溪弟子则整理有《丹溪本草》,惜已亡佚。丹溪的药性理论主要散见于《本草衍义补遗》的各药条下。《本草衍义补遗》载药 196 种（包括新增 35 味）,为补寇宗奭《本草衍义》不足而作。其发明之处是：一则反对燥热毒药,一则总结用药经验,一则以五行来归纳药物功效。反对燥热毒药是丹溪的一贯态度,其学术思想特点之一。首先在于指出金石类药物的毒性,反对古来的服石之风。二是反对用香燥辛热药,尤其是局方的用药倾向。《本草衍义补遗》亦为丹溪用药心得的总结,其药物较寇氏新增 43 种,并从性味功效、归经主治、药材鉴别等方面,一一予以说明。简明扼要,非深有体会者不可言[1]。

4）古方不能治今病论：丹溪批评局方,更批评当时的医学界只习惯按方治病,不讲求深研医理,不讲求辨证论治的习气。所以,"古方不能治今病论"的实质内容在于强调辨证论治,强调理论修养。这种根据具体情况做出具体措施的辨证论治精神,正是丹溪"古方不能治今病论"的实质所在。

5）治疗思想：丹溪的治疗思想包括两方面的内容,一是"古方不能治今病论",一是"攻击宜详审,正气须保护"。

6）病机和治则：丹溪以善治杂病见长,其病机和治则思想主要表现在气、血、痰、郁、火的辨证论治方面。气、血、痰、郁、火就成为丹溪论杂病的病机和治则思想的中心内容。

7）气血辨治心法：丹溪气血辨治的要点在于辨治其虚,实际上是"攻击宜详审,正气须保护"的治疗思想的具体体现,是继承东垣思想的直接结果。"阳有余阴不足论"讨论"气常有余,血常不足"的生理状况,倡言生理状况下敛神,保养气血的养生论;"攻击宜详审,正气须保护"的治疗思想则强调病例状态下护养气血的观点。养生与论治相辅相成,构成了丹溪"王道"医学的主要内容。

8）气血辨证论治：《格致余论》讨论病证 18 种,其中八证从虚立论;《金匮钩玄》责病因、病机之虚有 79 门之多,占了 56.8%。从虚认病识症,体现了护正观点,这是丹溪一大特色。

9）补气养血方法："气用四君子汤,血用四物汤",一定程度上反映了丹溪气血论治重视补虚的理法方药特点。

10）痰证郁证辨治心法：丹溪从气机着眼认识痰、郁诸证的病因病机,是其杂病辨证论治的重要内容,不仅完善了有关理论,也大大丰富了治疗手段,在理法方药一致的基础上充实了祖国医学的有关认识,构成其学术体系的重要一环。

11）痰证郁证的理论：痰、郁二证的病机中心是气,"气血冲和,百病不生,一有怫郁,诸病生焉,故人诸病,多生于郁",《金匮钩玄》已明确说明气血郁滞是其内在根据。内伤外感俱可致气血运行失常而为气郁之由。丹溪主以温散之法治疗这种"郁结不散,阻气不运"之证。通过寒热温凉的配伍制药,把辛热温散和寒凉清泻两大治法统一起来,这是丹溪痰、郁治疗的一大特色。

12）痰证辨治心法：《金匮钩玄》专立痰门讨论其病证治法,而以痰为病因病机的在全书 139 门中占了 53 门,还有 6 门兼及痰证。朱丹溪从 5 个方面总结治痰经验：风痰辨治、湿痰辨治、痰火辨治、痰瘀辨治、虚痰辨治,这又可概括为"治痰求本,随证立法"8 字[1]。

痰病症象复杂,或因病生痰,或因痰而病,或兼风、食、火、湿,或随气行走全身,无处不到。针对种种复杂表现而随证立法,遣方用药,正体现了丹溪治痰的丰富经验。《金匮钩玄·痰》相当集中地记载了这些宝贵经验。

《金匮钩玄》有"六部"专篇，有关内容并散见全书及其他著作。值得注意的是丹溪还有一种"寒郁"之说，言寒之凝涩，阻滞经脉流通，亦具郁证性质，故合而有七郁：气郁、血郁和血瘀、湿郁、食郁、热郁、痰郁、寒郁。丹溪的七郁理论从气机郁滞的病机出发，广泛地讨论多种郁证，理法方药一以贯之，形成完整的临床辨证论治体系，对后世有重大的影响。

13）内生火热辨治心法：丹溪承河间余绪，研究湿热相火的病证，亦即内生火热。其"相火论"之作，创立和阐述了内生火热的病因病机论，并融合于临床实践以治杂病，理论与实践的统一，反映了丹溪"火热论"的全貌。

（3）临床成就

丹溪在他的医学哲学思想指导下，创立了"阳有余阴不足论""相火论""古方不能治今病论""攻击宜详审，正气须保护"等医学理论，运用湿热相火、气血痰郁的病机治则认识疾病，进行临床辨证论治，取得了卓越的成绩而成为一代大师。丹溪尤其擅长于内科杂病的辨证论治。丹溪长于内伤杂病，外感六淫之治却也参用内伤之法，很有特色。

1）妇产科：丹溪在妇产科领域有极深的造诣，《格致余论》有妇科相关的论文 10 篇之多，对妇女生理的认识，尤其是对子宫形态的描述，称得上是元代医学的一大发明。丹溪立足于"阳有余阴不足论"和"相火论"等基本理论，重视正气，重视气血，重视痰郁病机，在经、带、胎、产等方面都有独到的见解和丰富的经验。

2）儿科：儿科疾病虽亦为丹溪所长，诸书议论并不特别丰富，《金匮钩玄·小儿科》有21 门之多，但大多内容简略，语言方药寥寥无几，留存医案也不多见。

3）外科：《丹溪纂要》保留有许多外科治疗内容，论述颇精，也兼及评述《外科精要》。

4）食疗：在食疗方面，《格致余论》以"饮食箴"居首，从养生保健的角度谈论饮食对人体健康的影响；而"茹淡论""养老论""慈幼论"等篇章又加以具体补充和发挥；《本草衍义补遗》载药 196 种，其中以食物入药者如樃实、椰子、鲫鱼、葡萄、茄樱桃、石榴、苋等有数十种之多。丹溪对食物和治疗功效颇多研究，也对食物的偏性禁忌有颇多心得，如韭汁下血、莱菔下气、鸡子治哮、锁阳粥润便、西瓜治口疮、桑椹治瘰疬。

5）治疫：朱丹溪治疫的医案今存较多，大多见于其门人记录的《丹溪心法》等书中，可以看出他治疫临床经验十分丰富、独特[1]。

6）护理：丹溪的护理学思想主要表现在对于老人、幼儿的养生护养，疾病的禁忌和某些药物的禁忌方面。《格致余论·慈幼论》根据小儿的生理特点，说明儿科护理的重要意义，详细论述了小儿的生活、饮食及心理护理。

儿童护理：薄衣养护，丹溪提倡薄衣养护之法，强调"童子不衣裘帛"，尤其是下体之服不可过暖。这实际上是一种增强幼儿抵抗力的积极的养护法。饮食护理，主张小儿宜用富于营养而又易于消化的饮食，不宜肥甘厚腻、辛辣炙热，以免伤及脾胃而致生他病。勿娇惯，丹溪谆谆告诫，做父母的千万不可娇惯孩子，如果"惟务姑息，畏其啼哭，无所不与，积成痼疾，虽悔何及"。这不仅有关小儿健康，也有关成人后的道德修养，"富贵骄养，有子多病，迨至成人，筋骨柔弱，有疾则不能忌口以自养，居丧则不能食素以尽礼"，因此，"小节不谨，大节亦亏"，对小儿的身心健康成长都有大害。择乳母，丹溪继承了孙思邈《备急千金要方》中"择乳母"的某些观点，认为乳母的饮食、精神、健康状况，以及气质、品德、性格、修养等，对孩子的身心发育都有很大影响。重胎教，丹溪从优生的角度指出胎教的重要性。

老人护理：《格致余论·养老论》集中讨论了老年人的养生和护理。饮食护理，节制饮食，达到养生目的。在"养老论""饮食箴""茹淡论"中，丹溪谆谆告诫人们要"日节饮食"，老年人"饮食尤当谨节"，主要是节制热性食物。心理护理，"养老论"的心理护理主要是为进行合理的饮食护理做好思想准备。疾病护理，丹溪从保护正气的观点出发提出"病而服药，须守禁忌"的问题，护理的基本要点是"淡食以养胃，内观以养神，择水可生而火可降"，具体的疾病护理则根据疾病特点，各有具体内容。病中护理的典型例子是罗知悌治病僧案和丹溪治叶仪案。《格致余论·张子和攻击注论》载罗知悌先生治一蜀僧，黄瘦倦怠，游浙右 7 年，因念母之心不得遏而又不得归，朝夕西望而泣，以是得病。罗知悌每日以牛肉、猪肚甘肥食品，且时以言慰谕。察其形稍苏，乃与桃仁承气一日三帖下血块、痰积而愈。丹溪参照其法以治叶仪痢疾，先行补益，后以承气汤去其积，即完全继承了罗知悌的这种护理思想。

丹溪医案分析：《名医类案》《续名医类案》344 则丹溪医案中，169 则指出病机，其中血虚 19 则，气虚 16 则，不分气血 27 则，阴虚阳虚各 5 则（其中属气虚血虚 6 则），共有气血虚 68 则，占 40.2%；所有 319 则给出方药的医案中，出现频率最高的药物是甘草、白术、人参、陈皮、当归、芍药、茯苓、川芎，除陈皮外，全是补气养血药；212 则使用成方的医案，四物汤 44 则，四君子汤仅 6 则，其他补气血方 17 则。病机认识和运方用药规律基本一致，客观地反映了丹溪重正气重气血的治疗观点。

（4）丹溪之学与宣和局方之争

《局方发挥》的主旨是根据仲景学说和三家之学，尤其是河间火热论去评论、批驳局方认病识证、处方用药的错误，其基本立足点在金元之际迅速发展起来的医学基本理论。《局方发挥》的主旨就在于丹溪以其"古方不能治今病论"的治疗思想，阐述辨证论治精神，批评局方的落后的不合时宜的医学思想。《局方发挥》广设问答，前后 31 款，多方质难论辨，阐发辨证论治精神。丹溪将全书内容分为三部分，每部分各有重点，前设"小序"归纳中心思想。然而，局方全书 14 门，丹溪只评了 7 门，攻其不足的不过 5 门，重点批评 3 门，仅占 21.4%。可见丹溪并没有全盘否定局方，只是强调辨证论治，主张正气须保护，更正旧观点，反对滥用燥热[1]。

正如《四库全书总目提要》所说"震亨《局方发挥》出而医学始一变也"。这"一变"，就是清扫了已成为医学发展障碍的局方之学后，窒锢思想的桎梏打破了，理论得到了迅猛发展，实践取得了长足的进步，病因病机的新认识，治疗规律的新体会，处方用药的新方法，逐渐普及，深入人心，整个医学界出现了一种崭新的局面。丹溪的医学理论上承刘河间，旁参李东垣、张子和，说本《内经》，而与当时盛行于世的局方之学格格不入，已是公认的不争事实。我们只有以这样的历史眼光去看待这场学术争鸣，才能真正理解其为"医之门户分于金元"的重要标志的意义。《四库全书总目提要》又说："观戴良作《朱震亨传》，知丹溪之学与宣和局方之争也。"以之作为"医之门户分于金元"的重要标志；并进而说局方"盛行于宋元之间，至震亨《局方发挥》出而医学始一变也"。这说明这场学术争鸣在祖国医学史上有着不可忽视的突出地位。

（5）朱丹溪主要学术著作

1）朱丹溪撰：存世以朱丹溪署名的书籍达40多种，其中既有其亲撰，学生研究丹溪学术著作，也有书商后人伪托作品，一致公认出自朱氏之手的有以下4种。

《格致余论》是朱氏医学论文集，全书1卷，共收医论42篇，撰成于元至正七年（1347年），涉及内容相当广泛，篇次排列没有规律，有随笔杂记之韵。若不拘原书篇序而按内容分类，则大致有：论养生者有"饮食色欲箴""养老论""慈幼论""醇酒宜冷饮论""茹淡论""房中补益论"等；论生理病理者有"受胎论""阳有余阴不足论""夏月伏阴在内论""相火论"等；论诊断者有"涩脉论""治病先观形色然后察脉问证论""人迎气口论""脉大必病进论""左大顺男右大顺女论""虚病痰病有似邪祟论"等；论治则者有"治病必求其本论""大病不守禁忌论""张子和攻击注论"等；论具体病证者有"痛风论""核疟论""鼓胀论""疝气论""呃逆论""豆疮陈氏方论""胎自堕论""难产论""难产胞损淋沥论""胎妇转胞病论""乳硬论""经水或紫或黑论""痈疽须分经络论"等；论具体方药者有"脾约丸论""秦桂丸论""石膏论"等，另外还有其他杂论数篇。金元时期，局方盛行，世人多以成方应病，不重辨证治疗。《格致余论》实为补偏救弊之作，书中所论，重视患者个体差异，强调因人、因地制宜，篇篇体现出辨证论治精神。在人体生理方面，朱氏重视阴血，认为阴精难成而易亏，提出著名的"阳有余阴不足论"；在病因病机方面，朱氏重视湿热、相火，特撰"相火论"，指出正常相火虽为人身动气，但若因物欲妄动，则成为贼邪；在治疗上，朱氏注重滋阴、养血、清热，反对滥用温补和盲目攻邪。《格致余论》最后说："阴易乏，阳易亢，攻击宜详审，正气须保护，以《局方》为戒哉！"此语突出了该书主旨。

该书倡言"王道医学"，提出"相火论""阳有余阴不足论"等医学理论，因"古人以医为吾儒格物致知一事，故目其篇曰《格致余论》"。全书收文仅1卷42篇，为医论专集。大致有四方面内容：一是谨食节色的养生论；二是内生火热的病因病机论和"攻击宜详审，正气须保护"的治疗观；三是以气、血、痰、郁、火等观点讨论痘疮、痛风等各科疾病十多种；四是或论天气，或辨脉形，或正《内经》章句等。他在《内经》"少火壮火"说基础上，继承了河间"火热论"、东垣"阴火说"，并汲取陈无择、张子和若干观点，提出"相火论"这一生理、病理学说，创造性地发展了"内生火热"理论，指出"火起于妄，变化莫测，无时不有，煎熬真阴，阴虚则病，阴绝则死"，其"暴悍酷烈，有甚于君火者也，故曰：相火元气之贼"。他还认识到，胃气是清纯冲和之气，故攻击药之施治，宜注重保护正气。是以气、血、痰、郁、火等观点，讨论痘疮、痛风等各科十多种疾病的辨治。或论天气，或论辨脉、形，或驳正《内经》章句等。全书内容十分丰富，堪称字字珠玑，是丹溪毕生论医的菁华，是丹溪的代表作[1]。

该书自序云："古人以医为吾儒格物致知一事，故目其篇曰《格致余论》。"朱氏为许谦弟子，精于理学，向以儒者自居，医学不过其"余事"而已，故所作格物致知之医论，径以"余论"为名。《格致余论》现存主要版本有元刊本、明正德间刊本、《东垣十书》本、《古今医统正脉全书》本、日宽文五年（1665年）村上兵勘卫刊本、《四库全书》本、《丛书集成》本、1956年人民卫生出版社影印本。

《局方发挥》1卷，不分篇卷，一气呵成，没有明显层次。开始先发议论，然后以设问形式提出质疑，继之予以解答，如此答问 31 次，涉及内容相当繁杂，对伤寒及内科、妇科杂病都有论述，生理、病因、病机、辨证、方药均有所及，而其中心思想主要是上述两个方面：一是强调辨证论治，二是反对滥用温燥。该书多方论辨质难，根据《内经》和仲景的基本理论及刘河间、李东垣等的新的医学理论，批评了《太平惠民和剂局方》的观点。宋代编著《太平惠民和剂局方》，可据证检方，即方用药，使用方便，故"官府守之以为法，医门传之以为业，病者恃之以立命"。丹溪在肯定其简捷作用的同时，认为"《局方》别无病源议论，止于各方条述证候，继以药石之分两，修制药饵之法度"，集前人已效之方，应今人无限之病，其弊在理、法、方、药的脱节，只能是一种盲目性医疗实践活动。因此，《局方发挥》强调临证治病，当如"对敌之将，操舟之工"，针对变化的病情，参照个体特异、病情浅深等情况，"计较分毫，议方治病，贵乎适中"，贬局方"制药以俟病"，主张"因病以制方"。丹溪还着力于纠正局方主张辛香、燥热的流弊，指出局方虽曰：冷气、滞气、逆气、上气，皆是肺受火邪，气得炎上之化，有升无降，熏蒸清道，但仍以丁沉丸辈，以火济火，实实虚虚，"将求无病，反足以生病"，况"清香美味"，宜于口鼻，"不思香辛升气，渐至于散，积温成热，渐至郁火"，总结了滥用辛燥，可致成"三害"。主要就中风、气及脾胃、痢疾等病，指出《太平惠民和剂局方》的根本弊端在于理、法、方、药脱节，忽视辨证论治，从而反映了金元时期迅猛发展的医学新理论，对旧观点、旧理论的扬弃，反映了当时辨证论治思想的复兴。

《四库全书总目提要》以"丹溪之学与宣和局方之争"，作为"医之门户分于金元"的重要标志，提示了丹溪与局方的争鸣，在中医学发展史上占有十分重要的地位，其学术争鸣充分体现在《局方发挥》。《四库全书》明确指出："《局方发挥》出，而医学始一变也。"这一变化，就是由丹溪明确冲破局方的桎梏，开创了医学争鸣的新时代，整个医界出现了一种崭新的学术氛围。《局方发挥》现存主要版本有元刻本、明梅南书屋刻本、《东垣十书》本、《古今医统正脉全书》本、《四库全书》本、《丛书集成》本、1956 年人民卫生出版社影印本。

《本草衍义补遗》1 卷，全书载药 196 味（包括新增 35 味），从两方面补寇宗奭《本草衍义》遗漏。北宋寇宗奭著《本草衍义》，论药性切要、简明，是局方选药的依据之一。朱丹溪撰著《本草衍义补遗》，载药 196 种，补寇氏书不足。李时珍曰："此书盖因寇氏《衍义》之义，而推衍之，近二百种，多所发明。"归纳其发明之处有三：一是反对燥热毒药，二是总结用药以验，三是以五行来阐述药物功效。反对燥热毒药，是朱氏的一贯态度。在书中首先指出金石类药物的毒性，明确古来服石之风不可行。尝谓："天生斯民，不厌药气之偏，可用于暂，而不可久。夫石药又偏之甚至者也，自唐时太平日久，膏粱之家，惑于方士服食致长生之说，以石药体厚、气厚，习以成俗，迨至宋、至今犹未已也。斯民何辜？受此气悍之祸而莫知能救，哀哉！"具体如论石钟乳，气悍，不可轻服；铅丹，有剧毒；即使接骨要药自然铜，也须注意，"若新出火者，其火毒、金毒相扇，挟香热药毒，虽有接骨之功，燥散之祸甚于刀剑，戒之"。其次，他反对长期服用辛香燥热之药，即使对川芎的应用，也可能"久服致气暴亡，以其味辛、性温也，辛甘以散之过软"。

《本草衍义补遗》比寇氏书新增 43 种，从性味、功效、归经、主治、药材鉴别等方面，加以说明，简明扼要，悉皆心得之言。如谓：枳实乃"泻痰，能冲墙倒壁，滑窍泻气之药"；黄芩"治痰热者，假此以降其火"，若用为"安胎者，乃上中二焦药，降火下行也"。丹溪常以"五行"阐述药理，如言山药"属土，而有金与水、火"；铅丹"属金，而有土与水、火"；肉苁蓉"属土，而有水与火"等，此种药理阐述，未免流于形而上学，李时珍曾客观地评曰："以诸药分配五行，失之牵强。"全书论药简明扼要，是根据临床心得的总结，简则三、五字，详则长篇分项论述。如论述石膏条，先归纳药品命名依据，再引出鉴别石膏与方解石的证据。该书还介绍了某些药物的使用要点与宜忌，尤其反对服食金石药，这些实践经验的直接总结极其珍贵，是丹溪临床用药的总结[1]。

《金匮钩玄》3 卷，朱丹溪撰，戴原礼校注，成书于元至正十九年至二十一年（1359～1361年）。书分 139 门，证治方药，明晰扼要；原礼补注，精当确切。其论病大旨，不出气、血、痰、郁、火，体现了丹溪的证治心法。

2）朱丹溪亡佚医书：《伤寒论辨》（《丹溪翁传》题作《伤寒辨疑》）、《外科精要发挥》（《丹溪翁传》提作《外科精要新论》）、《丹溪本草》1 卷、《丹溪医论》2 卷、《朱氏传方》1 卷、《丹溪随身略用经验良方》2 卷、《丹溪集》2 卷、《丹溪治法语录》1 卷、《丹溪活幼心方》、《活幼便览》2 卷、《丹溪脉诀》1 卷、《丹溪脉法》。

3）浙籍学生续编丹溪学医著：《丹溪纂要》4 卷，卢和辑，成书于明成化二十年（1484年）。书列各科疾病 78 门，收有附方 248 首等。卢和（1440～1515 年），字廉夫，号易庵，东阳人。本业儒，因父病疟误于医，遂从医。

4）浙籍医师托名丹溪学医著：《脉因证治》2 卷，旧题朱丹溪所著，实是黄世仁手稿。徐春甫曰："黄孝子名济之，字世仁，余姚人。景泰以孝行闻，业医术，尽其妙，诏旌其门。"黄氏著有《本草权度》，除卷上的五脏虚实、五脏绝死、脉法、经络图、大小迟疾软强之图、脉体升降之图，卷下后附的五脏虚实用药法之外，其余 70 篇介绍临床各科的常见病证，条目、体例均同《脉因证治》，而内容，第 1～35 证文字略有差异；后 35 证则完全一致。因此《脉因证治》实即黄氏《本草权度》。因黄氏景泰间以孝行闻，成化壬寅（1482 年），以医鸣于乡；业医 40 年而著书，则《本草权度》当成书于正德年间；而初刊于嘉靖十四年乙未（1535 年）。是书流传不广，而伪托丹溪盛名，《脉因证治》竟享盛誉而广传海内。

《胎产秘书》3 卷，初版于清康熙五十一年（1712 年）。《胎产秘书》和《产宝》都是绍兴钱氏世传妇科的总结，与丹溪全然无关。

（6）朱丹溪浙籍弟子和学派

朱丹溪成名后，陆续有王履、赵以德、戴原礼、刘淑渊等先后师从他，使其学说得以发扬光大，在元末明初形成明显的学派流风，丹溪学说影响了明代的中国医学，明清时期各个医学流派之源都可溯及丹溪。

丹溪弟子众多，盛极一时，仅学而有成、有名姓可考者，前期有 20 人，二传、三传乃至私淑弟子不可数计（图 2-1）。通过他众多的弟子，形成了强大的丹溪学派，广播全国各地，影响有明一代 300 多年，使丹溪成为一代大师。

赵道震，字处仁，原籍金华，明洪武二十二年（1389 年）迁居安徽定远县，遂占彼籍。"受学丹溪，所造益深"，凡轩岐以下医书，靡不精究。医德高尚，医术高明，活人甚众，未尝言利。明永乐四年丙戌（1406 年）成祖诏修《永乐大典》，道震在定远奉敕进京，出任"五运六气"部主编。数年书成，仍回定远，课子业医，以度余生。思念家乡，"则歌《楚辞》以自适"，卒年 84 岁。著有《伤寒类证》,已佚[1]。

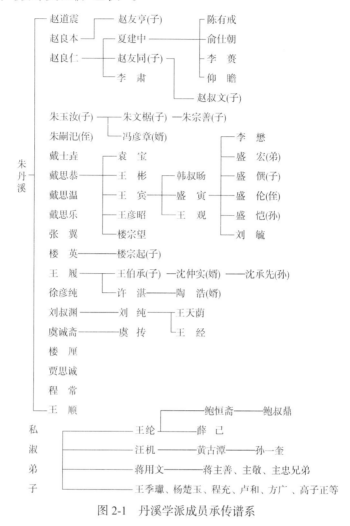

图 2-1　丹溪学派成员承传谱系

　　赵良本,字立道,号太初子。生于 1303 年,卒于 1373 年,享年 70 岁,为宋宗室,自淳安迁浦江,遂入籍。自幼聪敏,其父爱之,命从丹溪游,受教医学,并深得养生之道,所治辄验,医德高尚,清贫自乐。监察御史荐于朝,授医学正,笑不就。独僻一室居,隐居学道,人以为"真神仙人"。研究养生,赵氏发扬了丹溪有关养生之学说,至老须发不少白。娶妻乃原礼之姑,有《丹溪药要》行世。

　　赵良仁,生于元延祐乙卯年(1315 年),卒于明洪武己未年(1379 年),享年 64 岁,字以德,号云居,为良本弟,浦江人。元至正三年(1343 年),与戴氏父子一起受学于丹溪。《浦阳赵氏宗谱》曰:"会戴士垚挈子思恭至义乌从学于丹溪,良仁兄弟从父命偕行。"丹溪授以素、难,良仁质疑问难,读之 3 年,先生见其笃志,尽以前人所发明者而极言之;并从丹溪临症视疾,切脉处方。又 2 年,凡有求治者,先生令诊视,然后切脉,问以得何脉症,用何药,对毕,先生则曰某是某非,必加校正。由此也可见丹溪课徒授业的认真态度和方法。由是尽得丹溪之传,操术精良,治多奇效,沉疴悉能起,名动浙东西。著有《医学宗旨》《丹溪药要或问》《金匮方论衍义》。《金匮方论衍义》3 卷全面地对仲景的《金匮要略》作了比较详明的注释,但刊本流传较少。目前所见者,系经清代周扬俊评介的《金匮玉函经二注》为流行本,后世医家(包括日本的丹波元简)注《金匮要略》多引赵氏之说,《金匮方论衍义》是现存最早的《金匮要略》全注本。日本汉医大家丹波元坚所编《金匮玉函药略述义》一书,引据其学术论点颇多。

朱玉汝,丹溪次子。朱嗣汜,丹溪之侄。两人俱受业于丹溪,以医名。

戴士垚,字仲积,生于 1307 年,卒于 1349 年,享年 42 岁,浙江诸暨马剑乡人,初业儒,家学渊邃。兼善诗,工书法。元至元四年(1338 年)以母病死于庸医之手而弃儒习医,率子思恭、思温,侄思乐,同师事丹溪,均受青睐,不数年,名动吴越,遐迩慕名求诊者日众。惜早卒,其道未得大行,亦无著作传世。明洪武己卯(即建文元年、1399 年),以原礼显贵,而追赠太医院使。宋濂所撰《戴仲积墓志铭》称其"母夫人病久不瘳,医之知名者,君悉迎致,其药饵之品多附子、灵砂之属,钱动数万计。君营治勤悴,而病益以增。后遇乌伤(今义乌市)朱彦修,始知其药之非,方图改法,而母病已不可为。君痛迫于心,旦暮号泣,几不能终丧"。乃发愤治医,宗师学,扬丹溪之旨。宋濂还说:"先生[指朱丹溪]之弟子虽众,得其真切者,惟仲积父子为忧。仲积不幸早逝,原礼以其学,行于浙河之西,从之者日益多,由是先生之道,沾被滋广,而三尺之童,亦知先生贤。此非原礼之所致耶!"戴氏弘扬丹溪学,其功不可没也。

戴思恭,字原礼,号肃斋。生于 1324 年,卒于 1405 年,享年 81 岁,浙江诸暨马剑乡人。世居诸暨兴贤的马剑九灵山下,为当地望族。思恭父士垚,精医,游丹溪门下。思恭自幼庄重,不苟言笑,孝谨温良,颖悟过人。弱冠,随父谒丹溪,共 20 多年,岁或年余往返,或信札往来,多所请益。1374 年,思恭被荐于明,因不循古方,退隐于家,宋濂为之作《送戴原礼还浦阳序》。明洪武十九年(1386 年),燕王朱棣患瘰聚,召思恭诊之,获奇效。1392 年授太医院御医。1398年,建文帝即位,"罪诸医,独擢思恭太医院使"(《明史·方技传》)。后以年高不任事,屡请归乡,又屡次奉召进京。至成祖朱棣,风雨免朝,朝见免跪拜,宠渥尤深。连思恭之父士垚,亦因思薛之荣而被追封为奉政大夫、太医院院使。永乐元年(1403 年),乞归,奏章四上,方准其请。明永乐三年(1405 年)夏,再次征入朝,"免其拜,特召乃进见,其年冬,复气骸骨",准奏后,"遣官护送,赍金币"。1405 年 11 月,戴思恭卒于家中,终年 81 岁。戴氏在学术上继承了丹溪"阳常有余,阴常不足"的观点,独得其秘,后世称为"震亨高弟",并有所发挥。提出"阳易亢,血易亏"气血盛衰理论,重视火的病机,郁证责诸中焦,强调顾护胃气,辨证精到,施治圆活。为三朝御医,名震朝野,誉为"国朝之圣医"。著有《证治要诀》12 卷、《证治要诀类方》12 卷、《推求师意》、《类证用药》1 卷、《本草摘要》、《丹溪医论》,并校补丹溪的《金匮钩玄》。《类证用药》、《本草摘要》已佚。戴氏尊重丹溪,去世前,"犹不忘祭奠先师之墓"。

戴思恭校补的丹溪的《金匮钩玄》刊于元至正十八年(1358 年),清代因避康熙名讳,"钩玄"改为"钩元"。《薛氏医案》收入该书时,改名《平治荟萃》。全书 3 卷。内容列中风等内科杂病 87 种,喉科、外科病证 12 种,妇科病证 22 种,儿科病证 21 种,每病证前有论,述及病因、治则、兼证及预后等;次列主治方、单方等,条理清晰,多从临床着眼,词意简明,故名"钩玄"。全书体现了朱氏以补阴为宗的学术思想[1]。

戴思恭的《推求师意》成书年代不详。该书为一部医论医话著作。全书 2 卷,分杂病、小儿病、妇人病三门,共论述了 50 多种病证的病因病理、脉证与治法等,并附治案若干则。书中的理论和学术观点,悉为丹溪平日的主张,但原礼在此基础上,又加以补充和发挥,使其更为完整和切合实用。

戴思恭的《证治要诀》初刊于明正统八年（1443年）。该书是一部以内科杂病为主的临床参考书，12卷，每卷一门，计：诸中、诸伤、诸气、诸血、诸痛、诸嗽、诸寒热、大小腑、虚损、拾遗、疮毒、妇人。每门列若干病证，详论病因、病机、症状、治则、治法及简略治验，间或有小注，提示要点。该书由辑录古人论述及个人临床经验而成，在当时及后世很受医家重视。《证治要诀类方》初刊于明正统八年（1443年），4卷。

戴思恭的学术思想：其一，倡气血盛衰论。戴氏学术上宗丹溪"阳常有余，阴常不足"学说，而又能结合个人心得，有所发挥，由其单指阴精和阳火的关系，发展为泛论气血的盛衰，提出"气属阳动作火，血属阴难成易亏"的气血盛衰论。火、气一家，常则为气，变则为火。气属阳动作火，血属阴难成易亏。治火察虚实。其二，郁证责诸中焦。释病机，主中焦致郁说。论治法，分表里辨兼证。其三，治病求本养胃气。阳明实，宗筋润，束骨而关节利。疟作缘于胃虚。痰饮生于脾胃。中气足，生产易。胃气下陷则小便不通。

戴思温，字原直，号益斋，为原礼之弟。生于1336年，卒于1392年，享年56岁，受业于丹溪，而以医名。尝因燕王聘，未授职而卒。刘春浩送益斋府君挽诗云："丹溪原委皆亲授，秘监文章不浪洿。"

戴思乐，字和之，明代洪武时在世，浦江人，戴良次子，为原礼从弟。"儒医之学并得家传，才名与兄相拮。洪武间任浦江县医学训科，时与兄礼称为'二妙'。尤好施予病家，或有报赠，一无所受。"

戴氏父子叔侄4人，出身诗礼人家，儒而习医，成就最著。另据《宗谱》所载，戴士垚从叔祖戴清、戴泳，亦儒医。戴清，字希夷，学问赅博，长于词赋，当时作者推巨擘焉。元授庆元路昌国州医学学录。戴泳，字仲游。旁通医学，任该县医学学录。

楼英，一名公爽，字全善，号全斋，生于1320年，卒于1389年，享年69岁，萧山人。楼英与戴原礼为姻表兄弟，曾一度同师丹溪先生之门。五代时始祖楼彦孚奉钱镠命镇守乌伤（今浙江义乌），后定居萧山楼塔的黄岭岩下，友贤的次子。英幼习儒，于《周易》尤有心得，辩论古文词，口若悬河，众叹莫及。于道学早有所闻，曾专心于经史、天文、地理，后则邃于医学。洪武中，游金陵，临淮丞孟恪荐于明太祖朱元璋，召其诊病，"具合上意"。欲官以太医院，以老病固辞，获重赏而归，隐于仙岩洞，细勘东垣、丹溪不传之秘，揣摩有得。积30多年功力，编成《医学纲目》40卷巨著（1565年曹灼刻本），另有《内经运气类注》4卷、《参同契药物火候图说》等医学论文，并有《仙岩日录》《江潮论》《守分说》《仙岩文集》等。今楼英墓地保存完好[1]。

楼宗起、楼宗望为楼英儿子。长子宗起名衮，生于元至正十三年（1353年），博览经传，尤邃于医，济活甚众。次子宗望名师儒，生于元至正十五年（1355年），卒于1428年。敏而好学，幼承庭训，各臻其奥。然牢记父训："浦阳[今浦江]戴公原礼，吾友也，今为太医院史，受学丹溪朱公彦修。吾私淑丹溪之学者也，其道同，他日往质之。"后宗望师事戴原礼，徒步往见，一言契合，原礼悉以秘方授之，声誉益振。明永乐丙申（1416年），明成祖病，会内使龚正，督府判熊以渊聘往诊治，药到病除。赐会医官，宗望坚谢，明成祖遂命人专程护送回家。其志在于垂世活人，从事著述。著有《医学正传》《水南楼集》，妙论奇方，人所推重。楼英两子，一承家学，一承戴氏，均属丹溪再传弟子。

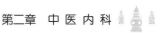

徐用诚（？~1380 年），字彦纯。元末明初会稽（今浙江绍兴）人。业儒而精于医，早岁客吴中，以教授《春秋》著名。名医朱丹溪弟子。曾博取金、元时期成无己、张元素（字洁古）、李杲（字明之，号东垣）、王好古（字进之，号海藏）、朱丹溪诸家关于本草方面的论述和发挥，编成《本草发挥》一书。又采摭刘完素、李杲、朱丹溪等的方、论，折衷其要，引申其义，撰《医学折衷》，后经刘纯续增为 50 卷，并改名为《玉机微义》，大行于世。

徐彦纯的《本草发挥》成书于元至正年间（1341~1368 年），入明经薛良武加以校定，由薛氏的儿子辛甫刊行。全书 4 卷，载药物 270 种，分金石、草、木、本、人、兽、虫、鱼、果、米谷和菜 11 类；药物总论内容多录自金元医家的阐述和经验，李时珍认为："取张洁古、李东垣、王海藏、朱丹溪、成无己数家之说合成一书尔，别无增益。"书中每药先宗《神农本草经》，以叙述药的性味、功能及主治，然后博采张元素、李杲、王好古等医家学说，以阐其义，但徐氏本人并未另加注释。书中不仅论述了药物气味厚薄、阴阳升降的属性，还论述了药物君、臣、佐、使，脏腑补泻的作用。共载医论 30 首，如"气味厚薄寒热阴阳升降图""药性要旨""用药升降浮沉补泻法""脚气法时补泻法""治法纲要"等。该书在明时多被医生用药时参考，有集贤之功。

虞诚斋，浙江义乌人，虞抟曾叔祖。虞抟谓其"幸与丹溪生同世、居同乡，于是获沾亲炙之化，亦以其术鸣世"。又云："予祖父相承，家传之学，有所自来""愚承祖父之家学，私淑丹溪之遗风"。可见其家学相传，均以丹溪为宗。

贾思诚，义乌人，是丹溪"高弟"。

程常，号石香居士，东阳人。虞抟《医学正传》谓其系"丹溪高弟"，精于外科，著有《疮疡集验》。

王顺，字性之，生于 1319 年，卒于 1371 年，享年 52 岁，义乌人，儒而知医。

丹溪弟子众多，再传、三传乃至四、五传者，不可胜数。

赵友亨是赵良本的儿子，精医。

赵友同，字彦珠，生于元代至正癸卯年（1363 年），卒于明代永乐甲午（1414 年），享年 51 岁，浦江人，良仁之子。医承家学，是丹溪再传弟子。精儒善医，弱冠拜宋濂、戴良为师，讲究圣贤之学，寒暑不辍，晓夜攻读。洪武时授太医院御医。辨证极精，尤通理学。永乐初选入史馆，任总裁官，召天下儒臣纂修大典、四书、五经、性理大全。后以事左迁松江府华亭县、官儒学训导。据《浦阳赵氏宗谱》载：著作有《存斋集》若干卷，藏于家。其子叔文，正统间著《救急易方》。

朱文榘为丹溪之孙，玉汝之子；冯彦章为丹溪之孙女婿，玉汝之女婿；朱宗善为丹溪之玄孙，玉汝之孙，文榘之子。3 人均承家学，亦即丹溪再传弟子。

卢和，字廉夫，号易庵，明代永乐至成化间（1440~1515 年），东阳（今浙江东阳市）名医。本业儒，志在济世，因父病疟，误于医，痛亲伤感，遂致力于医。尝取本草中可食之品，编次《食物本草》。收载了多种浙江的食用本草。明正德（1506~1521 年）时，湖北江陵汪颖（号去溪）得卢和《食物本草》稿，将其厘为 2 卷，分作水、谷、菜、果、禽、兽、鱼、味八种。李时珍在编写《本草纲目》时多次摘引《食物本草》，卢氏还著有《儒门本草》。私淑丹溪之学，对当时流传的《丹溪心法》（包括蜀版、陕版、徽版）作了详细研究，认为"遗漏尚多"，于是，在其叔父卢安泽，广求丹溪遗稿的基础上，对《丹溪心法》诸书"删正裁取，更加润色，以归于一。其有附会谬说，窜入杂方，直削之"，又取朱丹溪门人所编朱氏诸书，删正裁取，辑《丹溪先生医书纂要》，又称《丹溪纂要》，共 4 卷（又有 8 卷之说），有刊本[1]。

王纶（1453~1510 年），字汝言，号节斋。先世居陕西铜川，五代时迁居浙江慈溪。出生于官僚家庭。1484 年举进士，历官礼部郎中、广东参政、湖广右布政使、副都御使、湖广巡抚。因父病精医，兄经，进士，亦知医。王氏从政期间，坚持医事活动。《宁波府志》称其"朝听民颂，暮疗民疾，历着奇验"。著述甚富，著有《明医杂著》6 卷、《本草集要》8 卷。尚著有《节斋小儿医书》、《节斋医论》1 卷、《医论问答》1 卷、《胎产医案》1 卷、《学庸要旨》1 卷、《礼部要稿》、《分守要稿》等书。《本草集要》《明医杂著》存明刊本。弘治九年（1496 年），王纶根据古代本草及张元素、李杲、朱丹溪等名医著作，删节编成《本草集要》8 卷，是一部在明代很有影响的实用本草。全书共分 3 部，上部相当于总论，将《证类本草》序例内容与金元医家药理说糅合起来，这在现存明代本草中还属首见；中部按草、木、菜、果、谷、石、兽、禽、虫、鱼、人分部；下部取药性所治，分治气、寒、血、热、痰、风、燥、疮、毒、妇人、小儿 11 门。首创一书之中的双分类法，对临床用药制方甚便检索。《本草集要》的编写方式，如总论集录金元医家论说，并分专题进行讨论；把"无知之物（草木金石）排在前，有知之物列于后"终以人部；诸方以病名为标题，而不是旧式的以人名、书名为标题；各药不分三品，"以类相从"等，这些改进都被《本草纲目》吸取并进一步完善。近年慈溪出土了王纶墓志，高 61 厘米，宽 61.5 厘米，志文共 41 行，行 50 字，楷书。有盖，篆题"明故通议大夫都察院右副都御史节斋土公墓铭"，左边镌行书"嘉靖乙卯三月谷旦"右边镌行书"孝男巢县知县"。《王纶墓志》称："所著《本草集要》、《明医杂著》，争相传刻，济利良多。"李梴在《医学入门》中，称《明医杂著》"发丹溪所未发，世多尊信之"。薛己曾为该书作注。《本草集要》取《本草经》及东垣、丹溪诸书，参互考证，删芜存要而成。共收药物 545 种，分治气、活血、治热、治痰等 12 门，每门又分作 2~4 类，是为临证用药编写的，明代医家称该书为本草中的善本。

王氏在医理上主张"宜专主《内经》而博观乎四子"。认为仲景、东垣、河间、丹溪四子之书"各发明一义"，博观乎四子之学，"斯医道之大全矣"。四子中，尤崇丹溪，以为是集儒医之大成者。当时住在钱塘（今浙江杭州）的日僧汉医月湖，在所编《类证变异全集》中，多用王氏论述。王氏医论影响后世较大，亦有欠妥处，如过分拘守丹溪之论，认为小儿无补肾法，为张介宾等所诟病。

《明医杂著》由王纶撰于明弘治十五年（1502 年）。薛己言其"刊行有年"，但今未见原刊本，所见均为薛己注本，刊于 1549 年。薛己"以先生引而未发之意，漫为补注，附以治验"，更入滑氏《诊家枢要》，并备附方，刊入《薛氏医家》丛书中。现有明弘治刻本、明嘉靖二十八年（1549 年）刻本、明万历刻本、日本正保二年刻本、日本承应三年刻本、1985 年江苏科技出版社点校本等 10 多种。

王氏学宗丹溪，把丹溪、东垣的学术经验融合起来，参以本人心得体会临证经验而成是书。全书共 6 卷。卷 1~3 为医论及杂病证治，包括发热、劳瘵、泄泻、痢疾、咳嗽、痰饮等内科病，以及妇产科和五官科疾病等的辨证施治，分析了李东垣、朱丹溪的治法及方法等。卷 4 专论风证，卷 5 论小儿证治，卷 6 为附方。在卷 1 "仲景东垣河间丹溪诸书孰优"一篇中提出："外感法仲景，内伤法东垣，热病用河间，杂病用丹溪"。在"热病论"中把发热分为外感发热、内伤发热两类，重申外感发热法仲景之说，内伤发热，由气虚而致者，尊东垣之学，由阴虚而致者，宗丹溪之术。这一学术见解对明清医家影响很大，尤以薛己为突出。

明代丹溪学派活动大致分为五个阶段：从丹溪在世直至原礼逝世（1320～1405 年）为第一阶段；从盛寅继原礼任太医院使至盛寅逝世（1405～1441 年）为第二阶段；此后直至成化十七年程充编纂《丹溪心法》（1442～1481 年）为第三阶段；此后直至嘉靖十八年汪机逝世（1482～1539 年）为第四阶段；此后是丹溪活动的余音[1]。

第一阶段以丹溪本人及原礼等入室弟子的医事活动为中心，以《局方发挥》《格致余论》《本草衍义补遗》《金匮钩玄》等著作为标志。这一阶段丹溪学派最重要的历史贡献，便是彻底摧毁了局方独占医界 300 多年的霸主地位，改变了医学界风气，开创了明代江南医学迅猛发展的道路。思想的桎梏打碎了，理论得到迅猛的发展，实践取得长足的进步，整个明初医学界出现了崭新的局面。

第二阶段距丹溪逝世已逾 50 年，以其再传、三传弟子的医事活动为中心，这一阶段处于对丹溪学说的进一步消化吸收体会，积累经验，蓄势待发，酝酿学术进步的阶段，因此缺乏有分量的代表性著作，也缺乏有影响的著名医家。

第三阶段则以杨珣、王季璥、程充等编纂整理多种《丹溪心法》为标志。这一阶段上距丹溪逝世已百年左右，虽其弟子及二传、三传、多传弟子均已辞世，但丹溪学说经百年传播、实践、发展，已经深入人心。杨珣、王季璥、程充诸人应运而生，多种《丹溪心法》编纂，既是丹溪学说临床实践的总结，更是丹溪学说的提高。

第四阶段则以丹溪私淑弟子王纶、虞抟、汪机的医事活动为中心，以《明医杂著》《医学正传》《石山医案》《推求师意》等著作为标志。但其学术成果和影响都远不及《丹溪心法》，也缺乏创新。

第五阶段已属丹溪学派活动的余音，强弩之末，既无著名的医家，也无名著问世。但丹溪学说经 200 多年的发展，对后世的医学发展有着深刻的影响，丹溪学派的有关人物也与后世的医学学派有着千丝万缕的联系。

（7）丹溪学派的特点

丹溪弟子众多，通过师徒授受，学派流传，其学风行全国，历有明一代 300 年而不衰，比起其先的河间、易水学派而言，丹溪学派有其显著特点。

1）人数众多，地域广泛：丹溪入室弟子即近 20 人，再传、三传、四传更为众多，而私淑其学者不可胜数。丹溪弟子的主要分布地江浙两省是当时全国的经济文化中心，也成为全国的医学中心地区，具有向全国辐射的影响力。丹溪是浙江人，医事活动主要在浙江，其弟子也多江浙人。明初，丹溪弟子的主要分布地江浙两省，众弟子由于任职、迁居而遍布全国。通过他们的医疗实践，著书授徒，丹溪学派的学术影响范围很广。

2）地位显赫，人显言重：丹溪及其弟子多江浙人，丹溪学派鼎盛的元明时期，江浙两省已成为全国的经济文化中心，资本主义萌芽、工商业兴盛、城镇繁荣、社会分工深化、流动人口增多、知识分子队伍发展和分化，都给丹溪学派的成长提供了最为优越的环境。浙江是朱元璋起家立国的主要根据地，浙西的儒学集团是其主要谋士群体，而丹溪及其弟子与他们有着密切的良好关系。本身职务及其与帝王、官僚的密切关系，自然扩大、加深了丹溪学派的影响。

明代立国，戴原礼就和诸暨石逵一同就职于南京太医院，原礼后为太医院院判，直至永乐年间。此后，蒋用文和蒋主善父子、袁宝、盛寅、韩叔旸、赵友同等，先后执掌太医院，影响所及直至景泰年间。刘毓、李懋为御医，王履、王纶先后为秦王府良医正，赵道震、赵友同等直接参与编纂《永乐大典》，袁宝、王彬、王彦昭则直接受皇帝之命从学于戴原礼，楼氏兄弟曾奉诏赴京为成祖治病，王纶则为官僚兼医者，其他任地方医学训导、训科、正科等职者更众。本身职务及其与帝王、官僚的密切关系，自然扩大了丹溪学派的影响[1]。

3）素质精良，著作繁多：丹溪本人和众多的弟子都出身世家大族，有诗书传家的文化传统，有良好的文化素养。丹溪本人为儒而兼医者，丹溪学派众多成员具有极高的文化素养，从事医学研究具有优越条件，丹溪学派不仅著作多，而且学术价值高、影响大。据不完全统计，丹溪亲著及冠名"丹溪"的著作即有44种之多，其中大部分出于丹溪弟子之手，其他著作亦有40多种。丹溪学派不仅著作多，且学术价值高，影响大。

4）生逢其时，社会安定：丹溪生活在元代相对太平的时期，从事学术研究和医疗实践，带徒授业，有必要的安定环境条件，丹溪学派活动最为活跃的时期正是明朝的鼎盛期，政治安定、文化发达、工商业兴隆、城镇繁荣、社会分工深化、流动人口增多、知识分子队伍发展和分化，这些都为医学的发展繁荣和学派的学术活动创造了良好的社会环境。

5）影响深远，启蒙学术：金代的创新医学理论，元代流传南方，经过朱丹溪的发挥，又有了新的发展。朱丹溪早年从许谦学习理学，后转而习医，曾师从杭州名医罗知悌学习刘完素、张从正、李杲三家之说，深感三家各有长短，在前人创新理论启发下，他结合自己的体会及理学造诣，倡"阳有余阴不足论"理论，开拓了元代中期医学发展的新局面，从元泰定间，丹溪学成归乡，诸医相率愿为弟子，开始形成丹溪学派，亦即"滋阴派"。四大家的医学理论和实践对于整个中医学术的发展、进步都有深刻影响，丹溪则不限于此，更在理论方法上给后人以影响和启迪。丹溪援儒入医"参以太极之理"阐述医学问题，是一大发明，明代赵献可、孙一奎、张介宾等继承了这种思维和论证方法，建立命门学说。直至明代中后期，尊崇丹溪，推行其说者不绝于世，学派活动绵延300多年，其表现之一在于学派的许多骨干人物就是诸多医学派别和学科领域的学术带头人，在医学史上产生久远的影响。丹溪学播寰宇，泽被后世，弟子遍天下，在中国医学史上占有一席之地，并在中医药学史上具有划时代的历史意义。

（8）丹溪学社

丹溪学说经久不衰，各种研究组织、会议、文化形式也时有所见。日本的"丹溪学社"却远远早于中国，矢数道明《汉方治疗百话摘编》言：朱丹溪学说早在15世纪就传入日本，在织田、丰臣时期（16世纪）有相当发展，到德川初期（17世纪）达到了高潮。当时，丹溪学说成为日本汉方医学的主流，称为"后世派"，而丹溪学社则成为类似全国行业性的组织。民国十三年（1924年），上海丹溪学社曾出版《医垒（第二辑）》，可知此前已有"丹溪学社"的组织存在，由朱丹溪的同乡后辈陈无咎主持。陈无咎不但精于医学，又是辛亥革命的名人。又据《浙江近代医药卫生名人》陈仲芳考证："1925年，陈无咎[义乌中医界'三溪'之一]拒绝军阀的聘请，创办我国早期的中医学院于沪上，任'丹溪医科学社二十朝总教'，培养中医人才，弘扬中华医学。"又"1938年，陈无咎出任上海丹溪大学校长，接受名誉医学博士学位，国民政府特授七级嘉禾勋章"[1]。

（三）临床疗效

杂病的复杂多变，要求临床辨证方法日益进步，唯有仔细鉴别、辨别，方可提高疾病的治疗效果。由于临床经验的不断积累，南宋医家对许多病证的辨证、识别能力有了提高。例如，陈无择总结出有无疼痛表现为鉴别血淋、尿血的要点，并认为尿血亦有因虚寒所致者，如《三因方·尿血证治》中说："病者小便出血，多因心肾气结所致，或因忧劳、房室过度，此乃得之虚寒……不可专以血得热为淖溢为说。"尿血"与淋不同，以其不痛，故属尿血，痛则当在血淋门"。不仅指出尿血须辨寒热，而且为鉴别淋证与尿血做出了重要贡献，较之明代戴原礼《证治要诀·小便血》所述"痛者为血淋，不痛者为尿血"的认识早 200 多年。

肺痨是因痨虫侵袭肺叶引起的一种具有传染性的慢性衰弱性疾病，在古代社会此病发病率较高，但南宋以前却一直将它与一般虚劳证混为一谈。南宋陈无择《三因方》与严用和《济生方》列"劳瘵"专篇，明确地将肺痨从虚劳类病中独立出来，这在理论上和实践上都是一大发展。陈氏强调"劳瘵"一证，"内非七情所忤，外非四气所袭"，"多由虫啮"引起。此外，《仁斋直指方》也认为"瘵虫食人"，并指出"气虚血痿，最不可入劳瘵者之门，吊丧问疾，衣服器用中皆能乘虚而染触"，在临床上"其变有二十二种，或三十六种，或九十九种，大略令人寒热，盗汗……或脑后两边有小结核，连复数个"。《三因方》上述"瘵虫"的认识，寒热、盗汗、结核等辨证关键，以及乘虚染触的说法，与现代医学的结核病相契合。内科病寒嗽："时飞（岳飞）方苦寒嗽，力疾而行。"

在瘾疹的辨证方面，陈无择称白色疹块为"婆膜"，赤色疹块为"血风"，并强调"内则察其脏腑虚实，外则分其寒暑风湿"的辨证方法，提出"心实热则痛，虚寒则痒"。他还认为："阳明主肌肉，属胃与大肠，亦有冷热分痛痒，不可不审。"

当时，治疗疟疾的药物通常由植物组成，成分复杂，一付煎剂要用 25 种药材。有些药剂含动物、植物药材，如犀角常用，还用各类玉石、捣碎的珍珠等。有些取之昆虫，如蟾蜍、蚯蚓、蜈蚣等加以烘烤，研磨成粉。还有赞成使用犬身上的苍蝇，去其脚、翅，裹以腊，做成药丸，当疟疾发作时与凉米酒一起吞服。将蛇皮放入患者双耳中，或握在手掌中，也有疗效。

本草酒大热，有毒，能行百药。服石人不可以酒下，遂引药气入于四肢，滞血化为痈疽。白酒曲中多用草乌头之类，皆有大毒，甚于诸石。释经谓：甘刀刃之蜜，忘截舌之患，况又害不在于日前者乎，谚谓病从口入，祸从口出信矣。宁宗皇帝每命上医止进一药，戒以不用分作三四帖，盖医家初无的见，以众药尝试人之疾。宁王知其然，王大受之。父克明，号名医，遇病虽数证，亦只下一药，曰此病之本也，本除而病去矣。

四明、奉化喘药方：先君尝施喘药，盖用麻黄三两，不去根节，汤浴过诃子二两，去核用肉，二味焙干碾为粗末，每服三大匕，水二钱，煎减一半，入腊茶一钱，再煎作八分，热服无不验者。后于彭子寿侍郎传一方，用新罗参一两作细末，以生鸡子青和为丸，如梧子大，阴干，每服百粒温腊茶清下，一服立止。尝见知临江叶守端卿言：其祖石林病此，专服大黄而愈。其尊人亦苦此疾，乃纯用附子。至某则非麻黄不可。然则又观其所禀如何，且自读其女幼年已喘。传至四世，而用药皆不同。

宋乾道间（1165～1173 年），仁和县（今浙江杭州）一吏早衰，病瘵齿落不已，从货药道人求药，得一单方，只碾生硫黄为细末，实于猪脏中，水煮脏烂，同研细，用宿蒸饼为丸，随意服之，两月后，饮啖倍常，步履轻捷，年过九十略无老态，执役如初，因从邑宰出村，醉食牛血，遂洞下数十行，所泄如金水，自是兀悴，少日而死，李巨源得其事于临安（今浙江杭州）入内医官管范，尝兴王枢使言之。王云：但闻猪肪脂能制硫黄，兹用脏尤为有理，亦合服之久，当见功效也。

梦药方：虞并甫，宋绍兴二十八年（1158 年）自渠州守被召至临安（今浙江杭州），憩北郭外接待院，因道中冒暑得疾，泄痢连月。重九日梦至一处，类神仙居。一人被服，如仙官。延之坐视，壁间有韵语，药方一纸读之数过。其词曰：暑毒在脾，湿气连脚，不泄则痢，不痢则疟。独炼雄黄蒸麦，和药甘草作汤，服之安乐，别作治疗。医家大错，梦回尚能记，即录之。盖治暑泄方也，如方服之，遂愈[1]。

第三节　明清民国时期浙江中医内科

一、明朝浙江中医内科

（一）名医名著

明代有关内科杂病的著述十分丰富，成为这一时期内科杂病学术繁荣的重要特点之一。重要著述有：薛己《内科摘要》，中国医学史上最早以"内科"命名的医学专著。孙一奎《赤水玄珠》、楼英《医学纲目》，强调辨证论治理论的运用。虞抟《医学正传》，本丹溪之说而有所发挥。王纶《明医杂著》，提出杂病用丹溪的学术主张。龚廷贤《寿世保元》《万病回春》，对中风预防有独到见解。秦景明《症因脉治》，强调临证询证候的重要性。张介宾著有《景岳全书》《十问歌》、虞抟著有《医学正传》、陈司成著有《霉疮秘录》、高濂著有《遵生八笺》、曹廷栋著有《老老恒言》、黄凯钧著有《友渔斋医话》、徐用诚著有《本草发挥》《玉机微义》、王纶著有《明医杂著》、楼英著有《医学纲目》、缪希雍著有《神农本草经疏》、倪朱谟著有《本草汇言》、赵学敏著有《本草纲目拾遗》、柯韵伯著有《内经合璧》《伤寒来苏集》《伤寒论翼》、王士雄著有《霍乱论》《温热经纬》、徐忠可著有《伤寒一百一十三方发明》《金匮要略论注》。这些医药专著在内科诊治上均各具特色。

祝定，字伯静，丽水人，以医名于世，明洪武初（1368 年），授丽水府医学提领，转正科。曾注窦太师《标幽赋》，医家咸宗之。

周汉卿，松阳人。以医名括苍，后遂家于婺（今浙江金华）。遍晓百家，医技高明，凡针剂皆立效。蒋仲良为马所蹄，睛突出如悬桃，群工曰：丝络既损，法当瞽。汉卿封以神膏，越三日目如初。华州陈明远瞽十年矣，汉卿曰：尚可针，为之翻睛，刮翳焂然，辨五色。武城男子病胃痛，不可忍，奋掷乞死勿得。汉卿纳药其鼻窍中，俄吐出赤虫尺余，口眼咸具，痛旋止。诸暨黄生背曲须杖，行医以风治之。汉卿曰："血涩也。"为刺两足昆仑穴，顷即丢杖行，神效显著。

刘均美，钱塘（今浙江杭州）人，号阅耕，世以医名。读书通大义，性孝友，待异母弟如同母，把家产全让给他。洪武年间，以闾右徙京师，仍以医行。居善药，售不二价，又免费为穷人治病，故四方持重价走均美，市药者日无算。而贫无钱走丐药者，亦无算。暮年，医术益精，活人益多，声誉益远，年九十卒。

邹观，临安（今浙江杭州）人，精于医术。常有风亭贫民患疗毒，请疗之，即愈。其人以牛为谢，辞勿受。过了2年，道经风亭，夜遇虎，人马皆惊，忽有牛自灌莽中逸出，抵虎，遂得免难。后牧者至询之，即前所疗人所却之牛也，士夫闻而异之。

刘基（伯温），青田人，撰《（秘传）刘青田先生家藏禁方》，又名《处州青田刘伯温先生跌打禁方》，1375年版。撰《金疮秘传禁方》，1375年版。撰《刘伯温先生跌打损伤秘方》，1375年版。撰《跌打损伤方》，1375年版。

江仲谦，绍兴人，以良医鸣于郡。甲午岁，刘基携家属居绍兴。绍兴地卑湿、又寒暑、易常度。家眷疾病相连。请仲谦诊断，投剂无不愈。由是倚仲谦以为安，而信其为良医不虚矣。刘基家人患疾，仲谦诊曰：某当某日愈，某当变某疾。疾作，复几日愈，无不验。患者馈谢，坚拒不受，医德高尚。著《医学录》一书，刘基作序。

陶宗仪，字九成，自署玉霄真逸。明代黄岩陶夏（现改属浙江温岭）人。少试有司，一科不中，即弃曲，务古学，无所不窥。尤刻意书法，习舅氏赵雍（赵孟頫子）篆法。家贫，抵松江，授弟教徒。至正间，浙帅泰不华，南台御史丑间，辟举行人，教官皆不就，张士诚据吴，署为军咨，亦不赴。洪武四年（1371年），诏微天下儒士，六年命有司举人才，皆及宗仪，引疾不赴。晚岁有司聘为教官，非其志也。二十九年，率诸生赴礼部试读大诰赐钞归，久之卒。宗仪著书甚多，最著者为《南村辍耕录》，间及医事，其《说郛》中卷160有《菌谱》《蔬食谱》《笋谱》《茹草纪事》《药谱》《药录》《何首乌录》《彰明附子记》等书各1卷。虽间有未完，而于医药，亦云有贡献矣。陶宗仪也是著名学者，人称"南村先生"。精内科、食治，著有《金丹密语》1卷。其所著《辍耕录》30卷中也有"古今医家表"和"论脉"的文章。

钱益，字孟谦，其先汴人，后徙钱塘（今浙江杭州），世业颅囟。常悬一金钱于门。以故凡求治小儿者，必曰"金钱钱氏"。益性警敏，早事举子业，遭家中落，乃复习医，而颅囟术益臻，其妙。明成化乙巳（1485年），被召入太医院，升御医，致仕归钱塘（今浙江杭州）。常奉诏校正袖珍等方，考据精当，凡经其指授者，率为良医。

王赐爵，字丹宇，余杭人。先世为宋御医，传至爵，世以医显。爵为人治疾，惟望色、听声，或以病状相语。闻病之阳论得其阴，闻病之阴论得其阳，药至病痊。

管元德，约元末明初在世，金华人，得义乌朱丹溪之传，采药金华山，遇异人授药。明军攻越，军多病疫，太祖命元德往治，治之多效。予以金币不受，授医学提领。

周道光，字景暹，约元泰定至洪武时在世，金华人。精于医，与浦江戴原礼同样著名，所投无不效。明洪武辛巳年（1401年）荐授鲁王府良医正。86岁，乞求还乡。

王立，字与权，金华人。好学问，性至孝，亲有疾衣不解带，汤药必亲尝。明祖初定金华，闻其医名，携之军中，赐以厚礼，一日问及家事，对曰：臣家人口未知存亡，何敢及家事，惟愿号令"军不扰攘，市不易肆"。良术仁心，可见先生仁贤。

徐幽，号凤石，江山人，有医名，时称"凤石医仙"。

邢增捷，明代新昌县人。少习儒不就。遂精《内经》、丹溪诸书、东垣诸书。治剂无不立活者。性冲和，不计赠送，尤善导引。著《医案心法》《本草辑要》《伤寒指掌详解》《脉诀删补》。

楼汝樟，字有沅，明洪武至永乐时人。卒于明永乐癸卯（1423年），义乌人。雅好读书，以母多疾，乃研丹溪秘箧，与原礼二昆递相往来讨论，遂精医术。会求医者云集，时太宗皇嗣久疴，原礼未能瘥，辟汝璋至都下，诊知发蛇所致，投丸而愈。上下奇之。赐御医太宰，辞不就，且曰：臣自察脉理，今庚五月望后，似不及家，遂星驰南旋，至镇江果卒，命下赐葬于鸡鸣山。

余耀，字仲明，号勇轩。元末明初开化人。明洪武建文年间在世。明初治天下，凡士有挟艺抱一德者，会有司岁进以副不逮。耀以医例，送行在，会宫人恙，服药有瘳，敕太医院判。后大都督沐公用师广西，征岗蛮，广西故介万山中，岗蛮尤在僻壤荒徼，层峦叠嶂，瘴气烟郁，中飞鸟辄坠，人受其毒者，轻则委顿数日，甚者已命殒。耀先事防微，军士人受一丸衔口，可以无病。病者投数剂即效，故军中奉若"神仙"。

沈太洽，字愚公，钱塘（今浙江杭州）人。著有《生生直指》8卷。

陈济传，号润斋，陈言七世孙，青田人，精医术，明洪武年间应荐为青田县医学训科。其四子皆业医而有奇验。

陈定，字以静，青田人，生年不详，卒于1393年。明医术，明洪武庚午（1390年）里中大疫，求诊者满门，尝考证张仲景、刘河间、李知先三家医书，作《伤寒钤领》1篇，又有《痘疹歌诀》等书。

陈伯光，医名括苍。括苍故多良医，而伯光为能，世其祖父业。传有之曰：医不三世，不服其药，盖其传之也，远而试之也，详其可信而无惑也，宜矣。

金子性，永嘉人。其先世尝遇异人，授以内消丸一方。明永乐六年（1408年）取就内府药院中制丸以进，授太医院。未久赐钞，归田养老。

朱文永，字克升，生于明洪武丙辰（1376年），卒于明正统丁卯（1447年），享年71岁。义乌人，丹溪之孙，克承家学，授医学训科。

章明道，东阳人。善医，长于伤寒。李进士谋与仆王四同日病，章诊之曰："进士脉顺，可生。王四脉逆，当死。"七日进士大汗而解，王四死。曾与人同游道旁，一户人家哭声恸天，便问之：伤寒死矣。明道曰：容吾一视之，或许可医治，其人曰：死半日且小敛矣。章明道入室诊视后说：此厥耳。服药后苏醒。

韩履祥，号采芝，海盐人，明洪武至永乐间（1368～1424年）人。能诗工画，太医院御医。明成祖尤加眷注，公卿大夫莫不与交，精于切脉。虽无疾，壮夫能隔岁断其死期，神奇。四世孙本，字克诚，亦精其业。

陈以诚，号处梦，嘉善人。明永乐间（1403～1424年）应选隶太医院，后擢院判。曾累从中使郑和出使西洋诸国，是中外医药交流的先驱者。

严乐善，嘉兴人，业医有名。乐善能运气、凝神及子午按摩法，75岁卒。

邱珏（1407～1474年），字廷用，嘉兴人。明景泰间以医名被选入京，隶职太医院，宫掖邸第之有疾者，经其治无不愈，医声倾动辇下，明成化三年（1467年），以年逾花甲，得告南归，有旨赐冠带，适医学缺官，举补。明成化十年（1474年）卒。

许庭芝，元明间浙江嘉兴县感化乡人。精于医术，以擅治口齿疾知名。子许文达、孙许景芳、曾孙许敬，均以医著称。

许景芳，明代浙江嘉兴县感化乡人。邑名医许文达之子。江南治咽喉、齿痛者，以许氏为最。明永乐间（1403～1424年），景芳因太医院使戴原礼之荐，召至京师，见知于仁宗，授梁府良医正。年老辞归，还乡而卒。子许敬，世其业，有声于时。

许敬，字孟寅，明代浙江嘉兴县感化乡人。其曾祖许庭芝、祖许文达、父许景芳，世以医名，江南治喉证者，以许氏为最。敬继承祖业，亦精医术。明宣德间（1426～1435年），太医院使蒋主善荐入内院。英宗患喉风，更数医不效，敬进"绛雪"噙之，遂愈。授太医院御医，赐敕奖谕。著有《经验方》3卷，已佚。皆其切身经验，亦长于口齿科，时人称"江南治口齿者，许为之最"。其学也，私淑原礼，得法丹溪，主张戒燥热，保精血。推崇《金匮钩玄》《推求师意》等著作，盛名遍京师。

陆麟，明代浙江嘉兴府人，精医术。明景泰间（1450～1457年）从军出征，以医药之功授医官。子孙世善其业，后辈中有名陆朝者，医术尤精。

陆朝，字绍泉，海盐人，明景泰间（1450～1457年）名医陆麟后裔。陆麟在景泰间从军征沙寇，以医术疗从行将士，有功授医官。朝深通《内经》《神农本草经》诸书，切脉洞见病源，能预决生死，治伤寒更随手奏效。然治疾每欲速见功效，遇女子病及痨瘵不起者，辄推荐严汉。汉治疾以和缓取效，不效亦不峻为攻补，名亚于朝。时嘉兴称良医者，必曰陆绍泉、严陵坡（是两人的别号）。

严汉，字陵坡，嘉兴人。以王道取效，善疗女子病及痨瘵，与陆朝齐名。

蒋仪（生卒年不详），字仪用。嘉善人。早年习举业，屡试不举，后中明正德甲戌进士。学医于王肯堂弟子张玄暎门下，在校定刊行王肯堂《医镜》4卷后，广集古来医书，参以王肯堂用药秘旨，仍以镜名，1514年撰辑《药镜》4卷。书成，复与同邑常醴互相考论，砥琢词章，协以声韵。每药仅为骈语数句，简单易通。有关归经、炮制、选辨、反胃等内容概归入凡例。各药依次分为温、热、平、寒四类，共344味。附载《拾遗赋》（收药120种）、《慈生赋》（录25种水类药品）、《补遗》（载36种食品之性用）、《疏原赋》（经络、用药法），以补所未备。

贾所学（生卒年不详），字九如，嘉兴人。研究方药书，深明理旨，于药物研究尤深。在中药药理方面提出了一个新的理论概念——"药母"。药母说是中药理论规范化的一种尝试，取法于"书有字母，诗有等韵，乐有音律"。他认为："药母"是"辨药指南，药品化生之义"，定为规范，可防止"议药者皆悬断遥拟"的弊端。他著有《药品化义》13卷，将"药母"具体内容分为体、色、气、味、形、性、能、力八法，各法又分为7项，并把它们与人之藏象、药之法象沟通联络。全书分气、血、肝、心、脾、肺、肾、痰、火、燥、风、湿、寒13类，共论药162品名，各药隶属于所属门类之下，形成了一个较为完整的中药理论体系。明朝李延罡得《药品化义》，称赞该书为区别发明，诚一世指南，并作了补订。后世易名为《辨药指南》。清代尤乘为之增辑，易名为《药品辨义》，贾氏还著有《医源接引》《脉法指归》《脏腑性鉴》等书。

陆大朝，字彦清，海盐人。承家业，博览医经，用药不拘古方。明嘉靖间东南大疫，大朝悉心诊治，全活数万人。当政重其功，授医官，大朝坚辞不就。得高寿终，子孙继其业。

贺岳，字汝瞻，海盐人。早年习举业，因母病，求医无效，遂弃儒尽购医书学习。初博览医药书，后师事澉川韩克诚，得脉法；师事武林胡翠岩，得针法；赴吴县，得王维雍传授医方；赴越，得曹靖之指授。回乡后，又精研医药，始知"医无常师，明理是师。师无常术，圆神为术"。遂将东垣之治内伤，仲景之治外感，河间之治热，丹溪之治痰，会而通之，得其要略。择古今医药之既效者，附以己见，撰成《明医会要》。反又博讨类摘，如制剂则有药性、药鉴；

视疾则有脉法、治法。释以先贤总论，征以成效医案，凡男、女、婴儿、内、外、针灸，尽悉毕备，撰《医经大旨》。卷1为《本草要略》，载随身备用药计70种，后附《古庵药鉴》。另外，还著有《药性准绳》《诊脉家宝》等书。除《医经大旨》外，均佚。

孙复古，字见心，嘉善人。参究岐黄，与薛立斋、王肯堂相往来，80多岁长寿。

袁黄，字坤义，嘉善人。于1591年著《摄生三要》1卷及《祈嗣真诠》。

周履靖，字逸之，号梅墟，别号梅巅道人，明万历时嘉兴人，精养生学，所辑《夷门广牍》丛书，以养生、导引、气功、食疗为主，共录有《胎息经》《赤凤髓》《益龄草》等14种。

黄承昊，字履素，号暗斋，嘉兴人。1636年著《折肱漫录》7卷、《医学摄精》，两书合刊名称《医宗摘要》。

姚井，嘉兴人，著《菉竹堂医方考》。

张逸，字泰庵，嘉善人。通《素问》《脉诀》等书。初治痘疹，继精方脉，善抚琴、工画。药饵之外，能养人性情，称"医家逸品"。

陆承宣，字凤山，嘉兴人。精刀圭术，著《济人说》行世。子明三（拱台）继其业。

金元德，字钟梧，嘉善人。太医院吏目。

潘师正，字斐伯，嘉善人。少从刘念台、黄石斋游，博通阴阳燥湿之学，以医术济人，多奇中。子遵，世其业。

姚方壶，桐乡人。世业医，顾孝廉妻病呕哕，一切药悉拒，饮参则否，金医师视曰："暑症。"惟方壶谓："中气受伤。"主服独参汤。虽终为金某所误，然孝廉有悼亡诗云："医为殉名身速毙，药因迟补效难成。"足证顾氏追悔不坚信方壶之训。

刘览，字月梧，嘉善人。承父业，精于医，后为御医。其父性良，号仰松，精外科。览事亲至孝。陆绍庆母夫人患奇疾，赖以愈。拒收馈金五百。董其昌、陈继儒赞誉他。

唐科，号核斋，原籍桐乡，后徙德清，投药颇验，号称"唐一帖"。

裴一中，字兆期，号复庵居士，海宁人。承家学，攻读7年医典，始出应诊，深感学浅知难，博览医著，锐意探求，术遂大进，晚年撰《裴子言医》一书，计151篇（段），包括各科临床及医论，由其子裴翰校、孙裴晋飏订，并有当时名流毛槐眉、金圣叹、陈子遵、张振仲等作序，《陈序》称其："全活者以万计，凡黄童、白叟、绿绶、青衿无不交口颂先生之德。"其学术见解独出机杼，如小儿病因有五：一曰过暖，二曰过饱，三曰多恕，四曰遏号，五曰伤于药，此五者确系富家儿致病原因。据考其尚有《裴子言药》《医林要旨》《证治汇参》《素灵类纂》《删润素问玄机原病式》等，惜未付梓。

李延昰，名彦贞，字我生，亦字辰山，号漫庵，原籍江苏华亭（今江苏松江），后居浙江平湖。明朝万历至清朝康熙间人。精医术，兼工诗文。幼承家学，师事季父中梓，与缪仲淳、喻嘉言、张卿子、卢子繇、陆丽京等为莫逆交，或议诗文，或研讨医药，故多闻博识，天文、地理、音律、兵法无不了然。李氏身处明末、清初战乱时期，尝以明代遗民自居，性格高傲，放浪不拘，凛然有侠骨，不求闻达，不图名利，浪迹江湖，居无定处，最后驻足平湖，寓于佑圣观，以医济世，以书为伴，终老此间，犹如野鹤逸人，俨然神仙得道之辈。采辑之药，不尚珍贵，以寻常日用为剂。论脉汇先贤专论72家，仿崔氏《脉诀》体例，便于记诵。推崇喻昌"议病式"、参订吴鹤皋"脉案式"，而自立"脉案图式"于《汇辨》之后，是切实可行的方法。著《补撰药品化义》（亦名《辨药指南》）14卷，系据贾九如秘本补订而成；《医学口诀》（又名《医药口诀》)、《脉诀汇辨》、《痘疹全书》等，并对贾所学的《药品化义》作了补订。

鲁烈，字怀阳，明代浙江平湖县人。贡生，曾任沣州学正。精医理，起人膏肓，多奇中，长寿100多岁。

韩德基，字卓甫，明代浙江海盐县澉浦镇人。明永乐间（1403～1424年）御医韩履详后裔。少年丧父，读书能解大意。及长，精于医术，决死生多奇验。有医德，见贫病者则以上药赠之，不取酬。出诊有所得，必献之于母，或分赠亲知。年仅39岁即卒。无子，以弟之子为后。

姚能，字懋良，号静山，晚号玉冠道人，海盐人。善谈论，好吟诗，屡试不第，弃而攻医，医术精湛，著有《伤寒家秘心法》《小儿正蒙》《药性辨疑》等。

李大才，字怡青，原籍兰溪，迁家海盐。工岐黄术，厚施不计报酬。

殷仲春，嘉兴人，1644年编《医藏书目》《秘传疹子心法》。

常效先，号瀛泉，自号无系居士，嘉兴人。精痘科，著有《心镜录》《衍庆录》。

冯哲，一作喆，字克顺，明代浙江嘉善县人。耿直重义，精于医术，擅伤寒、带下。病者遇之即愈，人呼"多吉先生"。子冯恺、孙冯科，俱以医著称。

冯恺，明代浙江嘉善县人，邑名医冯喆之子。恺既得父传，复博览医书，与同邑名医钱萼并驰。子冯科，传父学。

金天衢，字希瀛，桐乡青镇人。因病自学医学，潜心钻研，治疫病名声大噪，荐授太医院判，辞不赴。89岁卒，著有《医学圣阶》《医说》《医辨》。

丁凤梧，字敬山，嘉善人，精刀圭术，擅治无名肿瘤、疑难杂症及咽喉诸疾，授太医院吏目。72岁卒，子孙传其术。

殳珪，字廷肃，嘉善魏塘人。精医术，治疾有奇验。一妇妊娠八月，卧不语，众医敛手。珪曰："此《内经》所谓胎喑也。"十月当不药自愈。又有男子请诊，珪曰："此疾不致死，然脉无生理，过三日当投剂。"期内忽溺死。婿袁祥传其业。

袁仁，字良贵，号参坡，明代浙西嘉善县人。祖父袁灏、父袁祥皆注重经世实学，至袁仁益重之，于理学、佛学、天文、地理、历律、兵刑、水利无不博涉，精养生之术。尝谓："医，贱业，可以藏身济人。"遂隐于医。昆山魏校以疾召之，使者三至不往，曰："君以心疾召，当咀仁义、炮礼乐以畅君之精神，不然，虽十至无益也。"著有《内经疑义》《本草正讹》《痘疹家传》等书，均佚。

钱萼，明代浙江嘉善县人，邑名医殳珪之外孙婿。萼受医术于殳珪精其技、有声于吴越。辑有《医林验海》40卷，已佚。子钱昺、钱晓，孙钱贽，能世其业。

钱昺，明代浙江嘉善县人。邑名医钱萼之子。昺与弟钱晓俱传父业，知名乡里。

钱晓，明代浙江嘉善县人。邑名医钱萼次子。晓与兄钱昺均继承父业，知名乡里。

钱贽，明代浙江嘉善县人。邑名医钱萼之孙。贽绍承家学，亦以医为业，有名乡里。

钱升，字紫芝，明代浙江海盐县人。明万历戊午（1618年）举人，博学多识。著有《药圃种花录》一书，未见流传。

高隐，字果斋，亦字果哉，嘉善人。从王肯堂游，得王氏秘奥。肯堂医书6种，果哉皆参辑。后与缪仲淳交往相善，疗病多奇效，时人崇为"当朝卢扁"。著《医论广见》《杂证》《医案》，立方多奇巧。

袁灏，明代浙江嘉善县人，迁居吴兴县（今浙江湖州），袁顺之子。灏博学而工医，以医为业。著有《袁氏痘疹全书》5卷，今存。还著有《袁氏脉经》2卷，未见流传。孙袁黄，为明万历十四年进士，亦通医理。

徐桂庵，嘉善人，原籍华亭。精医。子光瑞（号乐庵）世其业。

盛赐禄，海盐人。善岐黄术。享寿85岁。

钱安，字以宁，嘉善人。世业医，至安尤精，举任医学正科。

钱云，字时望，嘉善人，安之子。承父业，精于伤寒。

钱同文，字养真，海盐人。精医，力拯危疾，投剂辄安，民所敬重，70多岁而终。

朱鸿猷，平湖人，原籍桐乡。著有《卫生明训》4卷、《养生必读》8卷。

陆筠，平湖人，著有《医家纂要》6卷。

吴悦，号三峰，平湖人，任太医院使。

吴子向，号更生，吴兴（今浙江湖州）人，著有《伤寒五法集注》。

沈宏，嘉兴人。精医术，有《医鉴》传后代。

许绅（1478～1543年），字大章，又字大绅，明代浙江嘉兴县人，自其曾祖（许升）即徙居北京。其祖父许忠、父许观，均以医知名。绅性资敏慧，承家业习医，治病应手奏效。早年供职于太医院，任医士。明嘉靖间（1522～1566年）升御医，因治疗有功，升通政司右通政，掌本院事。又因疗皇太子之功升通政司使。1538年，皇太子册立，升礼部右侍郎。1540年，升工部尚书，仍司院事。明嘉靖二十年（1541年）宫变，宫娥杨金英等以帛缢帝，气已绝。绅急调峻药下之，自辰时至未时始作声，吐血数升而愈。后叙功，晋太子太保礼部尚书。不久，绅得疾，曰："吾不起矣。曩者宫变，吾自分不效必杀身，因此惊悸，非药石所能疗。"遂卒，寿65岁，谥"恭僖"。著有《经验方》1卷，已佚。

严引芳，明代浙江嘉兴县人，邑名医严乐善后裔。引芳继承家学，亦精医术。

严世美，明代浙江嘉兴县人，邑名医严乐善后裔。世美继承家学，精于医术。

杨府，字见山，明代浙江平湖县人。幼从姚江诸燮习儒。明隆庆戊辰（1568年）会试中乙榜。曾官沧州知府，调宁州。留意医学。辑有《医学搜精》等书，已佚。

陈葵，字莨夫，明代浙江秀水县（今浙江嘉兴）人。名医徐谦弟子。曾删定其师《仁端录》一书。

陈懋仁，字无功，宋代嘉兴人。性嗜古，尚侠义，足迹遍于海内。晚年归里，著书20多种，有《寿者传》3卷，已佚。

郑晓，字窒甫，明代浙江海盐县人。明嘉靖二年（1523年）二甲第119名进士，官至刑部尚书。与严嵩议不合，落职归乡。既归，角巾布衣，与乡里父老游处，见者不知其贵也。明隆庆（1567～1572年）初，卒，谥"端肃"。晓兼涉医学，辑有《内经素问摘语》1卷，已佚。

曹爔，字舒光，号冷民，明清间浙江嘉善县枫泾镇人，明末诸生。年弱冠明亡，遂弃举业。晚年勤于著述，兼工医理。著有《医学正宗》一书，未见刊行。

蒋淙澹，字交加，明代浙江嘉兴县人。自幼习儒，少年时遭家难，弃举业。中年屏绝外事，莳花弄石，与道士苏天顽究习《参同》《抱朴》之学。兼知医术，辑有《慈济易简方》一书，未见刊行。

蔡济，字公惠，元明间浙江桐乡县人。世医蔡敬之之子。济绍承祖业，精于医术。明初任县医学训科，卒于官。子蔡熙，能传父学。

潘遵，字康先，明清间浙江嘉善县人。儒医潘师正之子。遵为武庠生，兼善医术。著有《脉纬》等书，未见刊行。

韩叔旸，名文晔，生于明洪武二十五年（1392年），卒于明宣德十年（1435年），享年43岁，武义人。明洪武三十一年（1398年）以医名授太医院判，太后疾，医效，上喜语曰：良医用药如良将之用雄兵，赐二品服，并书画真君图等物，至今家藏。又手赐玺书御制元宵诗赠之。叔旸系韩魏公琦十一世孙。查《韩氏宗谱》叔旸在明洪武三十一年（1398年）时，年仅6岁，不可能任太医院判和从驾北征，系误。

石逵，字良仁，诸暨人。宋尚书公弼之后，洪武中以荐辟京师，恰巧诸王有疾，近臣进言逵善医，诏视之，奇效。遂以医显。后为御医院使，戴原礼推崇他。

陈仲靖，天台人。隐于医，释来复尝送以诗云："白发侯门赖或裙，买山东向赤城归，折腰五斗辞微禄，系肘千金得异书，玉露桃花和露种，石田芝草带云锄，也知医国终为用，四海疮痍待扫除。"

求孟直，佚其名，天台人。受学于其妇翁胡克明，以术闻州里，专以济仁为务。洪武七年，朝廷命有司，选精医者为医官，孟直授天台县医学训科。初被召入都，时孟直以亲老忧，忽庭前白菊绽开黄华，人以为瑞，争赋诗贺之。

求笃，孟直家族人，天台人。字原信，亦从克明学，既又卒业于其族父仲厚。按尺寸能知生死，尝为其县医学训科。侍郎杜宁状其行。

商节，字彦和，伯永子。义乌人，永乐时在世，承父业，充太医院冠带医士，疗病无不验，永乐时，上诏诊脉，称旨。升太医院制进除承德郎，掌院事。

张柏，字茂叔，义乌人。其祖由歙迁，少习举业，旋以父病痞久，乃弃而专业医。诊治多验，而父病就愈。医道大行，不责厚报，士类嘉其术。人以病请，即夜十数起弗辞。诊脉断疾，生死深浅，辄有奇验。著有医案若干卷。

吴敬泉，兰溪人，精医理，凡诸诊视，贫富并至，若贫而居远乡不能再请者，察其病深浅，自初病至疾愈，按日立方，不爽毫末。

陈亭，字大有，号古痴，金华人，博学强记。为歌诗豪宕可传，十才子之一也。隐于医，以养亲。永乐初召至京，当授官，固辞不就，诏训诸医家子弟，未几卒。子正，亦精医。

刘全备，字宝善，又名全修。衢州人。元名医光大之孙，世医也。数传至宝善而天分弥朗，喜读群书。善著述，著有《病机药性赋》2卷、《四时六气权正活法论》等书。

朱燧，字宗善，生于明朝洪武丙子（1396年），卒于明景泰癸酉（1453年），享年57岁，义乌县人。丹溪曾孙。承其医绪，正统间，复以医著名。尝编所试方附《格致余论》后。

孙钝，字公锐，钱塘（今浙江杭州）人，著有《试效集成书》一书。90岁犹童颜。按脉用药，足齐古人，医名倾海内。当时尚有皇甫泰者，与孙钝齐名，人称"孙皇"。

皇甫泰，钱塘（今浙江杭州）人。

陆昂，字季高，明代始居会稽（今绍兴），后迁于鄞。举进士。性刚方，与人寡合。父病，遂攻岐黄，以医自给。周旋护理，亲获耆年，声名大著，叩者如市。明永乐初（1403年）辟至京师，预修《兰台金匮》《元机素要》等书。

陈贵，德清人，明永乐中（1403～1424年）领德清县医学训科，后召赴京，进疡科秘方愈文皇背痈，后辞南归，号"南金先生"。

吕汝忠，嵊县人。祖孟伦，父秉常均以儒兼医。汝忠得加传三世之业，邑宰荐之于朝，并经太医院考试，选授医学训科。

金子性，永嘉人，其先世尝遇异人授以"内消丸"一方。明永乐六年（1408年），取就内府药院中，制丸以进，授太医院。未久，赐钞归田养老。

赵叔戚，黄岩人。研心医术，以活人为务。尝慕董奉为人，种杏于所居洲上，王叔英记载此事。

郑时龙，兰溪人，太医院吏目。

童鉴，字原武，号介庵，兰溪人。好学而精于医，名闻一时，活人甚多。

童文，字仕郁，兰溪人，永乐中官太医院士，著有《拾遗方》。

陈允甫，黄岩人。处亨子，初其祖父两世，皆工墨梅，允甫每见手泽，悲不已，因自号悔梅，晚以医名浙东，与弟颢共炊，至老不间，允甫文字博洽，喜骚选。

董宿，明宣德至正统时在世（1426～1449年），鄞县人。明正统间，任太医院使。精药性，负盛名。编有《试效神圣保命方》一书，后经方贤编定，改名《奇效良方》（全称《太医院经验奇效良方》）69卷，按证候分为风、寒、暑、湿、燥、火等64门，门下分若干小类，每类先论后方。该书汇集了宋至明初的大量医方，有7000多方，包括内、外、妇、儿等科。另著有《试效神圣保命方》10卷。

黄武，字惟周，山阴（今浙江绍兴）人。少颖敏，尤善古诗文，事举子业不就，乃习岐黄。先是越人疗伤寒辄用麻黄。武曰：南人质本弱，且风气渐漓，情欲日溢，本实已拨而攻其表，杀人多矣。乃投以参芪，辄取奇效。自是越医推崇他，如名医陈淮、何鉴都出其门下。著有《医学纲目》数百卷，《脉诀》若干篇，已佚。

方贤，湖州人，明正统间任太医院使，与董宿、杨文翰同纂《奇效良方》69卷，集方7000多首，并著有《疮疹论》。

余世规，龙游人。明正统时在世。善轩岐术，凡经其药石者，罔不获效。求者无贫富，咸济之。明正统间，授医学训科。

杨云，原名荣，明宣德、正统间在世，武义人。业医名动一时，宣德乙卯（1435年）召至京师，入对称口，超授御医。正统时，英宗升其为太医院使，赏赉甚厚。

葛林，名山藏，字茂林，生活于明正统至正德（1436～1521年），享年85岁。杭州人。葛氏以精儿科而名闻京师。明成化时（1465～1487年），征召为太医官武庙，每召供御，尝治武宗痫疾，一匕而安，第二天赐白金彩币，使与上公之宴。后任太医院判。诊视疾病，洞若烛照，且能善制方剂，其效显著。著有《杏坞秘诀》1卷。

虞抟，字天民，自号华溪恒德老人，生于1438年，卒于1517年，享年79岁，义乌人。生于世医之家，自谓其曾叔祖诚斋与丹溪生同世居同乡，亲沐教化。祖父承家传，亦精医术。虞氏博览群书，能诗。幼攻举业，因母病攻医，得其祖口传心授，"遂承祖父之家传，私淑丹溪之遗风"。学尚《内经》《难经》，主张杂取众家之长。伤寒宗仲景，内伤主东垣，小儿病本钱乙。参以河间、子和论述，间取孙思邈、庞安时、许叔微、吕复、滑寿诸人学说。尤崇丹溪，认为"发前人所未发，足为后学之绳墨"。虞抟精于脉理，诊人死生，无不验。1515年著有《医学正传》8卷，又撰《方脉发蒙》6卷、《苍生司命》8卷，尚有《百字吟》《半斋稿》等。

虞氏倡两肾皆为命门说，三焦系指腔子说。临证主张不可固执古方，以售今病。创造了治小儿便秘的香油灌肠术。反对运气说，"此马宗素无稽之术，而以世之生灵戏玩耳！"反对巫术，批判迷信之灵，认为鬼神论是骗人邪说，符水巫术乃"哄吓取财之术"，切勿上当。虞氏晚年，曾打算"采历代名医治验总成一书，名为《古今诸贤医案》"，惜未实现。

《医学正传》为虞抟所撰，成于明正德乙亥（1515年）。系据《素问》《难经》要旨，参以诸家学说，博收广集，旁通己意而成。于明嘉靖辛卯（1531年）刊行。明万历五年（1577年）、六年（1578年）有重刊本。近代会文堂有石印本。日本有1604年、1622年、1659年刊本。人民卫生出版社于1965年、1981年先后两次刊印。

该书共8卷。卷1首设"医学或问"51条，阐述医学源流、授受、亢害、承制、丹溪医说、四诊合参内容，颇有见地。发挥丹溪"阳有余阴不足论"说，"或问"后按内、外、妇、儿科分述近100种病证，收1000多方。诸病总论皆采《内经》要旨，脉法取王叔和，伤寒宗张仲景，内伤宗李东垣，小儿病尊钱乙，余病均以丹溪为主，摘选刘河间、张子和、李东垣等诸家医方、家传及历验效方附于后。虞氏倡节嗜欲、戒性气、慎语言、谨服食，以为摄生之要。认为医者以患者出生时日合发病日期，以推算五运六气与伤寒六经证候，并得出当用其药之法，是"以世之生灵为戏玩耳"，指出不应固执古方以售今病。书中详述长流水、急流水、顺流水、千里水、半天河水、春雨水、秋露水、雪花水、井花水、新汲水、无根水、菊英水、甘澜水、月窟水等的含义和功用，颇有特色。书中多有"申明先哲言不尽意之义"。该书是一部综合性临床参考书，对后世有一定影响。

方叔和，字节之，建德人。明代成化弘治年间在世，精医术兼读儒书。由儒医授建德县医学正科，成化间礼部列名，召取赴京，授御医。明弘治四年（1491年），视岐王疾，叔和诊疗有效，累受白金、文绮赏赐。明弘治八年（1495年），陈乞归田，英国公张懋、保国公朱永及士大夫都撰文相赠。

徐应明，号瀫溪，兰溪人。少与赵文懿同学，赵日有名，应明意不自得，一日谓文懿曰：汝医国、吾医民，各行其志可乎？赵曰：国医赊，且不必效；民医实，人求而我应之，造化在手矣。初从时师游，厌而去之。遇异人有别传，决生死远近，皆奇验。游楚中，诸名公争致之，有欲传其术者，曰：必有活人心地则可。

何一帖，失其名，鄞县（今宁波）桃源乡人。明天顺至弘治间（1457～1505年）在世，世传伤寒科，凡外感热病，往往剂一服，疾可已。求诊者接踵，故人称为"何一帖"。子何镛，孙何桧、何恒，又有重孙望云，皆能世其业，而名噪一时。

何镛，鄞县（今浙江宁波）人。名医"何一帖"之子。精伤寒，名闻于时，明弘治间在世。

应谷春，临海人。《台州府志》称：以医名，明弘治间活人甚众。

黄济之，字世仁，约15世纪中叶余姚人。精于医术，以孝行闻。徐春甫曰："以孝行闻，业医术，尽其妙，诏旌其门。"日本汉医丹波元胤认为旧题朱丹溪《脉因证治》与黄济之《本草权度》毫无差异。经校对两书均为2卷，共17论，所刻题目完全一致，仅删去医学理论6节及脏腑应候屡用药味。喻嘉言著《寓意草》时，曾怀疑《脉因证治》并非朱丹溪所作。《四库全书总目提要》编此书时，也谓"不著撰人名氏"。近年来，根据医家考证，明成化二十三年（1487年），余姚名医黄济之（生卒年不详）所著的《本草权度》3卷刊印，对临证各科常见病脉、因、证、治作了阐述，曾为李时珍《本草纲目》所引证。

赵金，字淮献，号心山，自号苕雪逸仙。明弘治至万历间（1492～1580 年）名医，享年88 岁，乌程（今浙江湖州）人。博学强识，工诗善画，高雅不假。正德中曾举荐征召，金不就，安于医术济世，虽家贫而不屑。著有《医学经略》10 卷及《广嗣全书》。

鲍进，武义人。积学有声，充邑快庠，屡举不第，遂业医。明正德壬申（1512 年），进以良医从军，时兵多病疫，以饮药辄效，活者甚众。

周济，字用仁，归安（今浙江湖州）人。明正德癸酉（1513 年），选召为御医，不就辞归。济幼从冯泰习医，精医理，善运气学说，通伤寒，雅好文墨，驰誉浙中。启迪后辈，孜孜不倦，弟子称谓"菊潭先生"。

万表，1498 年生，字民望，号鹿园，别号九沙山人。鄞县（今浙江宁波）人，享年 58 岁。业官吏兼医家。少年时，精武术，世袭宁波卫指挥佥事。明正德十五年（1520 年）举武进士，晋都指挥，历提督漕运，佥书南京中府都督同知。表于宦余，兼攻医学。其著作甚丰，曾将每类病证以选录方剂为主，附述简要病候，辑为《万氏济世良方》6 卷（又名《医学入门良方》）、《万氏积善堂集验方》3 卷、《积善堂活人滋补方》1 卷、《积善堂秘验滋补诸方》。

万邦孚，字汝永，号瑞岩，鄞县（今浙江宁波）人。官吏兼医家，表之孙，幼随其父，智勇过人，有文武才，袭指挥。至晚年，存济世活人之心，专心岐黄，精研方药，平素乐善好施，家门悬匾，书曰："积善堂"。此时，其祖父万表所刻《万氏济世良方》原版已损坏，于是邦孚重新整理增辑，名曰《万氏家抄济世良方》，并撰有《万氏积善望慈补方》《万氏家抄痘疹诸家方编》等书，天启初，引疾归。

范应春，上虞人。幼有奇志，曾自言：匹夫欲济人利物，无他术，惟医药乎？遂立志遍读岐黄，以医道闻名于世。尤精望诊、切诊，治病有神验。一日，途中偶逢姻亲薛文龙，惊愕曰："公病剧矣！奈何？"答："因无恙也！"范氏即偕薛，同返薛家。诊后，一面好语相慰，一面密嘱薛子曰：尔翁脏腑已绝，今仅浮阳在外耳，不见剧状耳，夜半当疾作，及晡而逝矣。可亟治后事。翌日，果应范氏之言。有按察院行部来上虞，巡视部属。一日，自称有病，但不言病之所在，众医莫晓，惟范氏即曰：公无他病，只是夜来遗精，须安神保元。按闻言，大为骇然，曰：先生何神哉？范氏应诊，有求必应。因取三国董奉种杏故事，自号"杏庄"，著有《杏庄集》10 卷，藏在家中，传给后人。

袁廷用，桐庐县人。明正德间，由医士授太医院吏目。

嵇胜，宋代嵇清之后。明武宗时（1506～1521 年）供职太医院，善杂病。

吴伯参，处州（今浙江丽水）人，精太素脉。

张太极，号莘野，龙泉县人。医理明澈，善识本草，自采药材，遇贫者，施医不计酬，得抚院、道、府交相嘉奖。

谢友鼎，字宗器，黄岩人。明正德间为御医，有奇效。擢判太医院、加通政使。侄昂，袭御医，占籍顺天。

吾翕，字廷顺，开化人。举明正德三年（1508 年）进士，知长洲转工部主事。善医，著有《医书会要》。

赵继宗，明正德至嘉靖在世（1506～1566 年），慈溪人。举进士，亲多病，访请名医，服药无效。自考历代方书，脉理药性，配合调治而瘥。后任知县，历任佥事。著有《儒医精要》，明嘉靖七年（1528 年），请工刻梓。是书独抒己见，驳丹溪"阳常有余，阴常不足，当补阴并阳"之说，认为决无单独补阴之理。阴平阳秘，精神乃治。阴阳平衡，是唯一目的，阴阳偏盛则变故多矣。并辨王叔和"命门属火"之说。赵氏并撰有《医疗全书》1卷。

费杰，字世彦，山阴（今浙江绍兴）人。世医出身，性慷慨，乐助人。邑人患疾者，虽百里外必迎杰至，投一二剂辄效。尝设药饵以周济邑中孤独者，著有《名医抄》《经验良方》《畏斋诗稿》等书，为世所宗。

孙淑，字德常，号成斋，明正德、嘉靖间在世，鄞县（今浙江宁波）人。髫岁能读父书，以疾废而攻医。穷搜方脉，超悟其意，投剂辄效。正德末入京师，搢绅争相延致。嘉靖之初，以荐选入供事。恬于名利，尤为士大夫所推重。

张时彻，字维静，晚号芝园，生于明弘治十七年（1504年），卒年不详，鄞县（今浙江宁波）人。明嘉靖癸未（1523年）进士。官至南京兵部尚书。平生饶于著述，雅好医药，历用有效单方验方及前代医书良方妙剂，辄录藏之，遂成卷帙，刊以应世，又搜急救方，专为荒村僻壤不谙医术者而设，药取易求，方皆简易，民间便之。《明史稿张邦奇传》中谓：张氏著作甚富，除《国朝献征录》42卷之外，关于医学方面有《摄生众妙方》10卷、《摄生总论》12卷、《急救良方》2卷，张氏全书有《芝园全集》85卷。

杨道桂，字天芳，号石溪，明嘉靖年间（1522～1566年）在世，余姚人，精医活人，名播州郡。时大学士谢迁告假还乡，遣使聘他，见其方脉精明，奇效累著，乃寝食调摄，动息咨访。暌违稍久，即车马仆从相敦促。嘉靖丙戌，迁复入相，他偕行抵京，策名太医院。一时公卿大夫都请他治病。随病调药，治十起九，尚书陈斋庵尤为倚重。出入朝野，数十年间，名流赠言甚多。

高士，字克学，号志斋。鄞县（今浙江宁波）人。谦之孙，医宗朱丹溪。治病参照《灵枢》，五经参照《周易》，注释这些书籍。著有《志斋医论》《素问捷径》《灵枢经摘注》等书。

王文禄，字世廉，号沂阳生，明代嘉靖间（1522～1566年）人。撰《医先》《胎息经疏略》，并编有《百陵学山》丛书。《医先》是养生学著作，所论养生，著重于精、气、神的调摄。

陆岳，字养愚，湖州人。赵金的女婿，精医学、负盛誉于明嘉靖中（1522～1566年），尤得修身养精之旨，采古方精义，参佐新鲜，辑成医书传子孙。后经子（桂）、孙（士龙，亦名祖愚）参校成《陆氏三世医验》，并辑《红炉点雪》。

王时中，黄县人。精究《灵枢》《素问》，对人身腧穴脉络，十分精通，遇病处方无不效。容貌简寂如儒者，其学通天人。兼子史，包罗恣肆，精岐黄术。尝游钱塘（今浙江杭州）归，其从子居文率诸公，赋诗为赠。

叶文龄，字德征，仁和（今浙江杭州）人。供职于圣济殿，任太医院吏目。甲午召诊，保和有功，升御医，后赐御书"忠爱"额于堂。庚子再召，升院判。后因母老，乞归终养。继患风疾致仕，著有《医学统旨》。

叶子奇，一名锜，字世杰，号静斋。元末明初龙泉县人。专心于理学，旁涉本草、天文、地理、音乐诸书。元至正二十二年（1362年），浙江行中书省以学行荐之，授岳州巴陵主簿。明洪武十一年（1378年）春，受株连入狱，用瓦磨墨，有得辄书，号《草木子》，事释家居，续成之。《草木子》虽非本草著作，但其中"观物篇"中，有一些对人体、动物、植物的认识，颇多新见，《本草纲目》数引其说。同时，叶氏对《证类本草》倍感兴趣，但又"颇感其诸家言语重复冗杂"，于是在崇安《类编本草集注》基础上，钩玄提要，折衷补阙，编成《本草节要》10卷，书佚。其他还著有《太玄本昌》《范通元理》《静斋文集》《诗宗选玉》等书行世。

翁禹训，字汝守，号云麓，钱塘（今浙江杭州）人。《浙江通志》称：天性颖异，授之书一览而尽，起父念训体弱，乃令治医家言，务研起奥，治有奇验。寒暑不乘舆盖，获医赀，随以济人，及抵家而待以举火者又满座，终不吝施予也。年40岁失明，仰天喟曰：吾岂庄生所谓不祥人也耶？日蛰处一室，弹琴歌咏以自适。

彭浩，字养浩，仁和（今浙江杭州）人。按《浙江通志》：素性简亢，不为杭人所礼。钱塘（今杭州）张尹，昆山人，延请至京，医名大振。著有《伤寒秘用》《杂病正传》《医性》等书。

郭钦浩，字庆云，海宁硖石人，是郭昭乾的后裔。凡危锢之疾，诊视立起，远近知其名，曰郭医。郭的长子浤，字瑞霖，郡庠生，明医理。次子沨，字汝霖，亦佳士也。

吴毓昌，字玉涵，杭州人。以太学生为内阁中书，兼善岐黄术。

卢似立，杭州人，与钱惟邦、沈汝孝同时，以医名于时。

李曾，字后溪，明嘉靖间在世，缙云人，其性直谅，幼习儒，因父病，遂读医书，精医术，活人无算。

戴聪，字德卿，处州（今浙江丽水）人，精于医，尤善治瘟。

何允恭，字克让，处州（今浙江丽水）人。家世工医，允恭益穷其奥，每晨兴袖药饵视疾，以次遍及，贫不尝责报。晚年授太医院吏目之职。

郑文浩，遂昌人。幼习《内经》《伤寒论》等典籍，精医术，晚年曾授太医院吏目之职。

叶以然，字懋春，遂昌人。以母病久，遍请名医，耳濡目染，渐有所通，后得名师传授，遂精医。

苏廷荣，遂昌人。数朝业医，至廷荣益精，好施乐善。某岁大疫，遍行四乡施诊，贫不能致药者，即赠之。龙泉陈令疾，苏廷荣去龙泉，道拾囊金七十两，坐待失主，半日不至，行十里，有赴水者，苏廷荣救起，得知是失钱者，当即送还。故友人赠诗曰：常施筐中君臣药，笑掷人遗子母钱。

翁应祥，字德兆，乐清人。明嘉靖、万历时在世。业儒知医，精脉理，笃信古方书，所治多验。所著有《内经直指》，尚书尹公台作序。

袁迁，字宗乔，世居永嘉黄屿洲中，自号芳洲主人，少业儒。一天，读范文正公传，看到"不为良相，必为良医"名句，喟然叹曰：宰相之职，能使匹夫匹妇不纳之沟中；医师之良，能使疲癃残疾不陷于夭折，吾业有在矣。遂究心于医，嘉靖在荐授御医，回疾起疡十不失一，朝中缙绅，皆以芳洲呼之，项参政乔为之传。

蒌廷璜，字贵玉，黄岩人。深湛好书，不求闻达，很少有人了解他。倭寇城邑，徙居沙埠山中，惟竹屋数椽，图书一卷而已，一炊间亦不继。遇异人，授治蛊方，甚神，籍以自膳焉。内翰戴颙赠诗：授药得炊随意饭，编茅还读决心书。享年90岁。

沈汝孝，字太国，童年知医，所投辄效。明万历中，周孝廉羔，遇关阂疾，众医不能愈。太国独以三棱、莪术等药，投30剂而愈。羔仲子兆斗，以劳郁至病，几不救，杭医钱惟邦曰：周郎病劳急郁极而尸蹶也，下之则生矣。会医士卢似立过寓，切其脉，抚掌笑曰：正所谓阳脉下遂，阴脉上争，胃气闭而不通，故脉乱行蹶，以阳入阴，支兰藏者生是也；不可骤攻，须七日少间，三七日而愈。太国闻之跃起，酾以汤液，煮以齐和，病遂瘥。盖武林医者，钱能攻，卢善守，而太国则非攻非守，适于二君之中者，三人遂称鼎足焉。年 80 岁卒。子孙能世其业。

俞桥，《宁志备考》记载：字子木，号溯洄道人，明代海宁县人。少习举业，究心于理学，兼精岐黄术。明嘉靖中（1522～1566 年）以名医被征，授太医院吏目，累官南京太医院判。俞桥对方书无所不晰，更博询诸名家，尝得河间、洁古、东垣未刻诸稿及古今诸家授受秘方，斟酌损益之以治病，无不奇验。虽久居京师，耻事权贵，而贫家延请，必尽心疗治。故医名日盛，而家境日窘，人皆雅重之。曾汇集《素问》《灵枢》以下诸家有关脉证者，附以歌括，著《医学大原》2 卷，令业医之士诊脉制方有所考证。该书已佚。还著有《广嗣要语》1 卷，刊于世，今存。

瞿佑，撰《居家宜忌》，不分卷，为养生类著作，有 1851 年宜黄黄氏《逊敏堂丛书》木活字本。撰《四时宜忌》1 卷，为养生类著作，按月辑录本草方书中的药物采收和饮食宜忌内容，收于《学海类编》《丛书集成初编》。

杜德基，字万年，平阳人。弱冠游庠。嘉靖丁卯试浙闱，以策忤时不第，晚授嘉善教谕，殚精医理，著有《医学启蒙》（一作《医论启蒙》），另有诗文集《象冈隐集》若干卷。

吴嘉言，字梅坡，生于明正德二年（1507 年），卒于 1585 年，享年 72 岁。分水人。吴氏有当世名医之誉，礼部尚书潘晟祭酒，官太医院吏目。其著作有《医学统宗》《针灸原枢》《医经会元》行于世。据记载尚有《四季须知》一书，但未见。子学易，亦以医名，后授雷州吏目。

赵世美，字国用，余姚人。明嘉靖至隆庆间（1522～1572 年）在世，官御医。从兄锦劾严嵩，下狱，并逮世美。榜掠甚酷，折一指，辩不屈，语多侵嵩。隆庆初复官。疏设太医院弊，指斥内侍，再度下狱，其直如此。

戴元魁，字应之，号南泮。生于明嘉靖甲申（1524 年），卒于明万历癸巳（1593 年），享年 69 岁，浦江人。好读医书，工文辞，颇负当时医名，任县医学训科。

戴元吉，字佑之，号阳江。生于明嘉靖癸巳（1533 年），卒于明万历癸巳（1593 年），享年 60 岁，浦江人。医理精明，邑侯屡奖，誉称国手。太医院闻其名荐之，授职太医院医训。

戴正杰，字仲俊，号仰南。生于明嘉靖癸卯（1543 年），浦江人。元魁之子，精心研读《伤寒论》《脉经》数载，为人治病多奇中。曾出游吴、楚、鲁、赵等地，投访名师益友，术大进，至京考授太医院判，在京求医者恒众，诊余以诗文自娱。

吴兔，字德章，兰溪人。博通史书，尤精于医。得何文定曾孙仲畏之传，功力兼人，益造其微。其医为一邑最，人多称之。著有《古简方》12 卷、《诸集方》40 多卷、《兰溪鱼歌》若干卷。

张国深，兰溪人，曾任太医院吏目。

包应遇，东阳人，精于治目眚疾，贫不计值，所济甚众。

贾懋，字勉之，东阳人。少业儒，后从事于医。会宗伯安仁，桂公疏举医政，懋名登首简，调剂御药，保卫皇躬，久之乞归。

金养素，东阳十九都人。精太素，切脉决人寿夭，死生悉应。仓猝奇症，众医束手却避，养素谈笑治之，无不效者。善读书，熟览潜记积至数千卷。

葛思寅，号生初，东阳人，享年 70 多岁，善医术，人以病告，无不赴，所全活甚众，晚年学益精。所著有《指南》诸书。子枝芳、条芳，各世其业。

赵贤练，字伯素，东阳人。阅岐黄之书，尤得东垣、丹溪之要。又于古器鉴赏特精，兼好琴弈书画。

汪普贤，字希颜，江山人。精究方书，时以救人为心，著有《医理直格》2卷，晚年游须江大陈（即江山大陈），爱其山环水漾，林木葱郁，遂居焉。

伍子安，江山人。幼通经史，长邃于医，就医者如市，皆不责报。郡守张实荐为御医，所著有《活人宝鉴》10卷。学士宋濂志其墓，孙敬中尤能世其业，疗奇疾甚众。

王良明，字公辅，别号恒田。临海诸生。母患疮，良明衣不解带，百药不效，心忧甚。曾遇异人，授以药，母病遂痊。后用其方，应手辄效，全活无算。又精太素脉，能按人寿夭荣枯。巡抚周良臣奏入太医院称旨，赐职不欲，赐金不受。询其家世，因以二母节操上闻，得旌建坊。84岁，无疾卒。著有《方脉指要》。

郭瑗，字达泉，临海人。善医，蔡云祥荐为郡医学，与王良明齐名，王洙有赠诗。

袁日启，字叔明，号万参，天台人。好古博雅，尤精于医。经历杨某病噎，日启诊后曰：十天后，必呕血亡，果如其言。何进士纮度，抱悸疾，日启诊之痊，纮度作序赠曰：存心济人，绝不计利。所治全活甚众，一时有"半仙"之誉，著有《肘后方书枢要释义》，茅日华序而刊之。子璜，亦以医名，自有传。

许兆桢，字培元，乌程（今浙江湖州）南浔人。精医术，于万历间著《伤寒解惑》《素问评林》《诊翼》《药准》《方纪》《医镜》。后四者赖秀水朱儒镂版刊行，名曰《医四书》。

王子英，字育之，号石舟，兰溪人。镜潭裔也，承祖业，著有《医案》《医经备览》。

王师文，字德纯，又字敬舟，兰溪人，子英之子。官太医院吏目，著有《医学薪传》。

王章祖，字叔贞，兰溪人。吏部考授医官，以医名，著有《橘井元珠》。

刘士聪，衢州人。为全备兄子，亦世医也，著有《方脉全书》。

邵明彝，字锡九，兰溪人。中年以母病习医，博习方外秘书，能明其意而不泥其说，用之辄获效，远近传之。

吴晦叔，兰溪人。由医学训科征为太医吏目，供御药房事。

方一善，字服之，兰溪人。官太医院。

倪洙龙，名医倪朱谟之子，约生活在万历至崇祯年间，仁和（今浙江杭州）人。世业医，有医名，尝竭尽家财以刻父遗著《本草汇言》行于世。洙龙仍以医名，并纂有《伤寒汇言》一书，世罕传本。

朱儒，字宗鲁，号东山，明万历年间（1573~1620年）人。年弱冠，贫不自存，入赘秀水（今浙江嘉兴）陈氏家，因随而居家，遂占籍。尝得僧人杨时升授予医术，悉心钻研，造诣遂深，后游京师，得太医院院判朱恭时赏识，引为族属，并考究医学，再加指驳，业更进。适其时京都大疫，经朱儒救治者，活人甚众。久而授太医院医士，后迁吏目，供事圣济殿。万历帝病，召诊奏言："肝气未平，胃脉微滞，是以痰壅眩晕，宜宽平以养气，安静以益精。"上是之，疾愈。升任太医院院判一年，赐宴太医院。后因其子国祚入阁为相，而赠太子太保大学士。1584年编纂《太医院志》。昔有患者悲忧不悦，形体羸弱，知困于贫病，朱儒乃置"金"于药中，并嘱家人，由"患者亲启之"，患者得金而喜，病遂痊愈。

周礼，字半山，济之子。明万历年间（1573~1620年）归安（今浙江湖州）人。礼曾授临青州判，后辞归，继父志，究心医学，1573年著《医圣阶梯》，1592年编《医学碎金》。

王瑞伯，名征南，又名来咸，明末清初时鄞县人。幼年曾随武当派大拳师单思南学艺，气功、武术俱精。又到闽西武夷山，从少林寺方丈碧眼禅师习武，因此内、外武功造诣精深。中年时返甬，初时设帐授徒，兼治跌打损伤。某日有人被打伤，面色惨白，不能动弹，口不能张，汗出如珠，瑞伯见状，急予针灸，并猛击项背一拳，患者当即能张口说话，四肢活动自然，其治病效显如神，医名颇盛。1645 年 3 月，清兵攻陷杭州，宁波知府弃职遁逃，瑞伯即被任带兵"千总"，联合张苍水、郑成功等，奋力抗清，终因众寡悬殊而兵败。之后，瑞伯销声匿迹，埋名故里。据黄宗羲《王征南墓志铭》载："瑞伯卒年五十三岁，死后葬鄞东同岙。"瑞伯，集平时治伤损经验良法，著成《秘授伤科集验良方》1 卷。另辑《接骨秘方》1 卷，其方法与别本不同，所施手术及外敷、内服法皆有师传。

何望之，明万历（1573～1620 年）间在世，鄞县人。名医"何一帖"的重孙，家学渊源，三世相承，治病无不奇中。

钱豫斋，明万历间（1573～1620 年）在世，四明（今浙江宁波）人，颇负医名，撰有《人镜经》。

唐继山，字以行，生于明朝万历元年（1573 年），卒于明天启七年（1627 年），享年 54 岁。会稽（今浙江绍兴）安宁坊人。习岐黄，尤精脉理，著有《脉诀》一书。治病喜用温补，多获奇效。比张介宾用温补药更早，实为绍医温补派先行者。

钱国宾（1573～1619 年），字君颖，钱塘（今浙江杭州）人。早年浪迹各地，故地方志无载。君颖精于医学，魏玉璜《续名医类案》曾采录治案数则，治验确有特点，其中肉行一症，可补瘟疫诸书之缺。著有《备急良方》1 卷、《寿世堂医案》40 则、《女科百病问答》4 卷，《女科百病问卷》与丹溪《产宝百问》内容无异，是否书估以钱氏之书，冠丹溪之名？尚待考正。

张志明，嵊县人，著有《医学秘集》。

何继高，字泰宁，会稽（今浙江绍兴）人。明万历癸未（1583 年），官至南刑部郎，执法如山，有"南海瑞"之称。曾调知福州，时值倭入侵朝鲜，紧迫闽地，军中治兵料食，皆赖何氏筹划，以供御敌。后为江西参政，政迹灿然。何氏博学强识，著有《轩岐新意》《治生经》《瀛东杂录》《孙子解证》《范子传》等书。其官江西布政使，参政时与冯学易、闵远庆同撰《长芦盐法志》。

胡朝臣，会稽（今浙江绍兴）人。明万历年间进士，兼攻医。悯仲景书，文义古奥，不易卒读，特节取成注，别定体例，列伤寒于前，六经病次之，瘥后病又次之，相类病又次之，脉法居后，方附卷末，取名《伤寒类编》，共 9 卷，此书有益于初学者。

黄恕，字存道，一字自虚，号虚斋，明万历临海人。师事许古泉，既而弃举子，涉百家，擅诗文，尤精于医。诗之外，无他事也。尝以医道至宋大观而中微，金元四家，实有复古之功，虽其立论各有所偏，正所以相救也。作《四家会通》8 卷，被收录于《光绪临海县志》和《三台诗录》。

王绍隆，明万历时武林（今浙江杭州）人，精《素问》《灵枢》和仲景学，医道大行，潘楫是他的学生，著有《医灯续焰》。

卢复，明万历至天启（1573～1627 年）年间在世。他精通医理，兼通文学和禅理。20 岁时以医为业，辨证入微，善治奇疾，常和名医王绍隆、缪仲淳交游论医，与闻子将、严忍公诸文人诗酒往来。他著作甚丰，医学代表作是 1616 年撰写的《芷园医种》，书中认为只有《灵枢》《素问》才是医学第一义，由此才衍生出各种医学种子。该书有许多独到见解，不承前人牙慧，启发读者心智。他对医学和针灸学造诣精深。卢复所辑《神农本草经》，是现存《神农本草经》的最早辑本。卢复认为某些古代经典医著有"种子功能"，《神农本草经》即其中之一。卢复辑本所据蓝本众说不一，一般认为内容辑自《证类本草》，编排次序依据当时流行的药物学目录，与《本草纲目》不谋而合。卢复辑此书历时 10 多年。另外，卢复的《芷园医种》中有《题药》一部，是他研究药物的心得。

陈开，字治庵，诸暨人，老莲先生的从兄。诸生移家山阴（今浙江绍兴），复移家杭州，设药肆紫阳山下，终日垂帘坐，默不语；病者至，隔帘诊其脉。贫者施以药，效如神。间日划舟西湖，至烟水深处则歌吟忘返。偶还故乡，则倚仗浣水若耶之间，或与鸥鹭相拜揖、问答，见者皆以为痴。其寓宅对吴山，名画清樽，室无纤尘，供《神农尝百草图》《黄帝素问图》各 1 幅，皆老莲画也。

张允通，号瑞阳，会稽（今浙江绍兴）人，以医闻名。长子时鼎，号元素；次子时位，号行素。兄弟俩，俱举儒业，有文字著作。未几继承父业行医，名驰两浙。

徐升泰，字世平，会稽（今浙江绍兴）人。对马莳《黄帝内经素问注证发微》一书，尤为推崇。中年后，每念拯人疾苦，所全有限，不如著述传后，益人之广。遂闭门著书，编有《本草正伪补遗》一书。《会稽县志》称该书补《本草纲目》所未备，惜是书已佚。

王培元，会稽（今浙江绍兴）人。幼聪颖，通诸子百家，长而有济人之志，因潜心医学。越人遘疾，辄治之立愈。子仁龙，字霖汝，慷慨有大志，壮游京国，人咸慕其豪风，且亦一以医驰名畿省。

刑增捷，新昌人。精医理。著《医案心法》《本草辑要》《伤寒指掌详解》《脉诀删补》等书。

俞承历，号风山，奉化人，精内科，医名颇盛。

俞成震，奉化人。名医俞承历之子，世父业，治病多所全活。

俞涛，号惠泉山人，奉化人，精医理，又长切脉。存心救人，不矜其功，人咸德之。子德杨，承父业，有声望，孙惟圣，能世其业，县令及邑丞皆匾额旌门。

李珽，字兰泉，鄞县（今浙江宁波）人。以医名世。究心介宾八阵诸书，多用温补。然具有奇效。所著《医说》能穷极本源，发人未发，并撰有《方脉杂征》。其术传之李奎，奎传徐国麟，以医名世。

李奎，字石梁，鄞县（今浙江宁波）人。少尚侠，避仇亡匿湖海间，10 多年归乡。更折节读书，精于医术，洞究《内经》。心揣手追，尽得其妙。善起人痼疾，他人所不治者，常能得生。有误吞指爪，喉梗几殆，奎令剪人指爪，烧灰，服之立愈，疑其古方。奎曰：不然，此《内经》所谓衰之以其八者也，闻者叹服。好古金石及名人墨迹，植花草满其所居，享年 83 岁。

徐国麟，字遂生，鄞县（今浙江宁波）人。天资颖悟，又经李奎所授医学，遂能巧发奇中，名擅一时。

沈应凤，字瑞峰，鄞县（今浙江宁波）人。精于医，时李康先在朝，荐入太医院，授吏目，从事多年，内府秘方皆其手录。疹病奇效，都市下士大夫、小户平民，都受其恩泽，人称"神医"。孙可相，字文恒，能绍其业。

钟大延，字恒国，江西人，江右仕族后代，后迁至鄞县（今浙江宁波）。治病不执恒方，尝言："今人但知医病不知医人，病固有浅深，人自有强弱，岂得因病执方。有二人同时病痢，其一用补剂，一用攻剂。"或问之曰："此禀弱须补，其正气而后攻之。彼体强，故只用攻耳。"徐大理病，小便秘，肿胀面赤发喘。众医皆从热症治。大延视之曰："是无火也。"急煎附子汤，一服而愈。一贵家孕妇病，亦如之，众医莫效。大延曰："是可勿药也。"乃胎压膀胱耳，令其周身转运而瘥。一寺僧嗜盐，每食斤许。众医虽知其为虫然，服药辄痛，闷欲绝。大延曰："是虫不受药也。"当有以饵之，以盐笋干用药煮，仍加以盐，令服，越数日，果呕虫数升许而愈。其用药出新意，多奇效。

徐凤垣，鄞县（今浙江宁波）人。有医名，撰有《医家四要》。

鲍思，字怀卿，号南村，晚号抱一翁，鄞县（今浙江宁波）人。长于岐黄，著有《感气候集》《脉法撮要》。

张大纲，字玉田，四明（今浙江宁波）人。性温厚，精轩岐家言，于群书靡不得览，叩以医学，洞悉其源流。

杜春，鄞县（今浙江宁波）人，撰有《医学指南》。

毛云坞，四明（今浙江宁波）人。精医术，撰有《医学要旨》一书。

李伯惠，鄞县（今浙江宁波）人，少承家学，潜心精研，医术益精，遂任奉化医学训科。

张琳，余姚人。精医，著有《医学妙方》一书。

董光宏，鄞县（今浙江宁波）人。熟谙药性，撰有《药语》《广药语》，有木刻本。

李钺，象山人。业医，著有《新修荣卫养生用药补泻论》。

杨式，字云，鄞县人。诸生、为儒医，撰有《随笔记录》。

严叔信，字坦五，人称其行。余姚人。用药专以附子，不问虚实并效，人号为"严附子"。

孙天弼，医家博学。隐居四明（今浙江宁波），四方豪贤长者，时造其庐，精于医，尤工疗瘵。

陈宏烈，字伯襄，慈溪诸生。恬淡不乐仕进，究心轩岐，治病多奇效。工诗，与钱工部文荐倡和，文荐以为不如也。著有《医学艺采》《休道人诗集》。

陈镈，字子平，慈溪人。丰神秀颖，望之如神仙中人。素负奇气，不肯随时俯仰。幼随父镠任铜鼓，遇异人授岐黄术，能以灵心运古法，不必拘之刀圭，当其意到处，眼前一草一木拈用之，往往沉疴立起，贫而修谢者辄却之，人称"杏林先生"。

陈德成，鄞县（今浙江宁波）人。读书明理，过目不忘。治人病，百发百中。其祖父皆儒而隐于医，至德成，而医名愈振。

黄渊，鄞县人。精于医。著有《难素笺释》《本草考证》《针经订验》。按《浙江通志·经籍部》以为余姚人。

邵真斋，奉化人。世医善为方，视疾以为不可治者，必不可治，而所治必取奇效。方孝孺最信服，为作《医原》赠之。

董元明，鄞县人，儒而攻医，撰有《会宗医书》。

唐祖官，鄞县人。精岐黄术，性敦厚，无贫富，真诚治病，屡起沉疴，未尝沾沾作德色，品行端正，一时罕出其右也。

李应时，缙云人。精研医术，著有《李应时卫生全书》，熔形色证候，六气方药于一炉。刑部尚书李志作序刊行。

李月岩，缙云人。据《缙云县志》载：精研文墨，力陈醒脾之法，著有《醒脾铁镜》及《余录》。刑部尚书李志为其《余录》作后序称：脾困者阅是书，足以心旷神怡，眠食安然，不药而愈。生平还辑有《月岩偶然录》《李舟诸韵音释》《癯癯老人传》等文学书籍。

田伟，字伯逊，号菊窗，缙云人。其父锡孙，以医名，伟克绍其业，病者授药无不效。

金忠，字尚义，丽水人，著有《广忠集方》。

陈蕴璧，永嘉人，陈时子。承家学，有父风。德之者，亦绘《杏林春霁图》以赠。

张鸣凤，字仲喈，永嘉人。少随父至京，旅邸中遇一异人与语，奇之，授以养生导气之术，遂得其传，可以长年寿世。鸣凤即遍游方外，每遇危疴，授剂无不立愈。

徐孟彬，永嘉人。少聪敏，勤于学，汲古之余兼通医术。客京师，常居善药。人有疾，概以药济之，翰林检讨潘民止冒寒疾且剧，孟彬药之，不旬日疾愈。而孟彬不矜功，潘乃颉谒僚友赋诗赞美之，为序以颂其德。

陶与让，永嘉人。善医，为人谅直，未尝屈己媚人。与让为郡医学正科，承家学，博群书，声名日振。黄文简馆宾刘禧疾剧，与让投数剂辄愈。刘奉金以谢，坚辞。寻赠以《杏林春霁图》，黄文简为之记。

王沛，字崇大，永嘉人。父王镇，兄王挈洳、王激皆以文名。少夜儒，弃去，精医术，授益府良医。

李慎斋，太平（今浙江温岭）人。善攻岐黄术，授太医院吏目。道远近，先后付方，无一罔效者，人咸神之。

王宸，黄岩县人。精究医学，著有《医学狐解》6 卷。

陈允谟，黄岩人。塞于时用，弗尽其才，乃究心医理，取苏耽故事，号曰桔井。吴伯井尝为赋诗云："传得神仙术，青囊无别材，根深灵橘茂，井溧冽泉甘，活物同时雨，论功愧尔梅，乾坤多沴气，赖此救民灾。"

林旺，字伯诚，太平（今浙江温岭）人。以医名，一时游都下，僦居仅容膝，而求诊疗者常镇门。以回生起死为己任，尤急人之急。县令罗阶正，以其居近市，而有君子清洁之行，题其室曰"廛清"。

王元辅，字施仁，山阴（今浙江绍兴）人，性仁慈，以济人为念，好善乐施，医术精深，活人无算，誉满乡里。

施应期，字届远，山阴（今浙江绍兴）人，精医术。人患疾，投剂辄效。又施药饵，修道路，慷慨周给。著有《医学心传》数十篇。

马勋，字希周，会稽（今浙江绍兴）人。幼喜习医，曾治愈母病，自此更孜孜不倦。刀圭所施，无不立起，一时称为"神医"。

王俊照，字英甫，号少寓，鄞县（今浙江宁波）人。明天启崇祯（1621～1644 年）间在世，先世历官太医院，俊照探索家传秘函，遂精医理，志在济人。明天启七年（1627 年），荐授太医院吏目。子廷先，传其业。

翁晋，字自昭，明天启崇祯年间（1621～1644 年）在世，慈溪人。后流寓江苏嘉定。据《中国医学大辞典》载：品行端正，善岐黄术，精脉理，一时罕出其右者。明崇祯年间（1628～1644 年）授太医院判，著有《医宗摘要》。兄文九，亦善医，与晋齐名。

谢以闻，字克庵，於潜人。邑庠生，安贫笃学，守志不阿，尤精于医。明崇祯乙亥（1635

年）年已 80 多岁，犹手不释卷，著有《医学要义》。

马更生，字瑞云，钱塘（今浙江杭州）人。据《浙江通志》载：少年学医于妇翁周某，学成后未敢应诊。周某素好下棋，一日延诸国手在堂迁试爽，正值兴起，有贵人得疾前来请周，周令更生前往，一剂，疾立愈，于是医名大起，竟至求诊者反愿更生来而不愿周往。一日过旧府，见一人暴死，更生谓此人可活，听者多不信，乃令煎药启齿灌之，暴死者渐苏。更生擅望色、听声，诊治预后俱验，故拥盛名 50 多年。

沈士逸，字逸真，仁和（今浙江杭州）人。原为游洋将军官，后来祖父、父亲相继亡故，奉母命解甲归田，投身于研读本草、偏方，边学边行医，数年后名声大起，每天上门求医者数十百家，医愈者不可胜数。沈士逸从不趋炎附势，凡士大夫赶车驾到，不亲自到门口迎接，而有病求医则无论远近，亲自上门诊治，深得百姓爱戴。著有《海外纪闻》《翌世元机》《清乘简园集》等。

潘楫，字硕甫，号邓林，钱塘（今浙江杭州）人。少以孝弟闻，乐道不仕，精《灵枢》《素问》之学，卖药都市中，人以韩伯休目之，受业数百辈，治疾皆有奇效。楫以兄善病，特往师王绍隆，日夕视王切脉配药，洞极深隐，悉得其术。著有《医灯续焰》，人奉为秘要焉。受业者数百。

王尚，原籍休宁。居仪风场口，少习外科，事母以孝。因母病，往浦江求医，医延至家中，备极恭敬。医者谓其孝母，又天真不凿，可以传道，因过山中指道旁一草示之曰：以此治人伤，可死中回生。尚用之，如医者言。凡跌压折伤者，即气绝，以箸启齿灌药无不立效。如颅裂额破，敷药越百日，无所损。间有腹剖肠出，涤肠纳腹中，用桑皮线缝合，迄无恙。因之造门乞药者甚众，邑人咸感悦。

锁万言，字盛松，始祖飞，扈跸南渡，遂居武林（今浙江杭州）。万言生而嗜学，不得志于有司，去而业医，尝游天目山，遇异人得其术，归而济世，活人甚多，子文良、孙乾世，守其业，不坠厥绪。

陈宗文，泰顺人。幼随父任浙中，遇异人授以医术，凡诊人脉，断生死，无不奇中。

方模，字廷瑞，祖传医术，攻治尤精，以疾赴者，一一诊视，不分贵贱，不计利，惟心于济人而已。乡人名其堂曰"存仁"，又著其名于"旌善亭"，使邑里式之。

俞用古，彩烟（今浙江新昌）人。幼年亡父，长大后慨然曰：吾父为庸医所杀，吾不得于父者，当得以事母，将轩岐书尽读，学成后以术济世，见识过人。一人病危床上，一人无病，见用古至，避入床内，假装有病，用古诊毕曰：呻吟者可治，初病者膀胱气绝，必死无疑。主人大笑，讥其误诊。不久，假病者以忍便过急，一解泄而卒，而病笃者服药后果愈。又一女子伸两手不能下，用古曰：须灸丹田穴。因灼艾，诈欲解其裤，女子大惊，两手即擘而下。用古医术随机应变而神妙无比，人称"神医"。

朱映璧，会稽（今浙江绍兴）人。精集陶华所著诸书，定名《伤寒全生集》，共 4 卷。

陈崧，字子毓，号九里，诸暨人。精医，起人疾，效如神。直指使者，旌其门曰："浙水名医。"

张廷玉，字坦庵，绍兴人，系元朝名医张经四世孙，选为太医院使。又善跷引按摩，甚奇。项昕居越池，拜他为师。

姜垚，会稽（今浙江绍兴）人。幼攻儒业，又有医名，生平著述甚富，文得欧曾风骨，又学岐黄于甬东高鼓峰。

周亮宗,字好真,嵊县人。父龙山,以医名,亮宗尽传其术。受札于太医院,术益精,所疗必愈。稽山名流倪鸿宝曾作歌赠送。

蔡烈先,字承侯,号茧斋,山阴(今浙江绍兴)人。明末清初在世。蔡烈先曾三游西粤,深入丽江,己丑与丽江太守蒋公至明江,夜深跌足舟中,断右胫,归衙斋,昼夜仰卧,不能转侧,惟取《本草纲目》旦夕翻阅,逾三载,撰一稿,三易候告成,题名《本草万方针线》,辑于1712年,是《本草纲目》有关记治方剂的检索工具书。

陈穆卿,嵊县人。居罗松乡,读书通经史,领府试第一。方赴院试,闻父病,即不试而归。父卒,家居授徒,博精岐黄术,全活多人。80多岁,曾无倦志,人称"隐君子"。

赵贞观,字如葵,鄞县人。赵献可之子,敦厚有古风,治病不论贵贱。著《绛雪丹书》《痘疹论》行世。

徐行,字逊之,义乌人。博稽群集,少为邑庠生,长于方脉,治多奇效;好施予,晚年济人益广,著有《脉经直指》《碎金集》。

陆潭,字本深,江山人,其先会稽(今浙江绍兴)人。父金,以医术名义乌,遂入籍。为人谦慎,立方惟主平和,病亦应手奏效,人皆爱信他。

徐日久,衢州人,撰有《方聚》。

胡墀,号松云,永康人,享年96岁。治病多奇验,能预决寿夭。

何晓,名东,江山人。其遇客口授禁方,为人傅药辄效,晚年尤从使琉球,治其五子妇女立效,国人神之,认为他得了海药。

闵自成,字思楼,钱塘(今浙江杭州)丰宁坊人。性孝友,幼失所恃。精内、外科,医名播郡城,求治者日不暇,遇贫乏概不受值,丐者应门,亦一一应之,不厌远近。年七十无病而终。

萧京,以痛庸医之误人,撮举医学大要以为之告,撰有《轩岐救正论》6卷。其第1卷统论医理,第2卷诊脉之法,第3卷论药性,第4、5卷为治验医案,第6卷为医鉴病鉴,则告病家、医家药石之言,可为救正庸俗之针砭。

孙志宏,字克容,号台石。杭州人。精医,著有《简明医彀》。

刘默,字默生,钱塘(今浙江杭州)人。侨居苏州,以医名。遇危证屡取奇效。著有《证治石镜录》《本草发明纂要》。

皇甫中,字云洲,仁和(今浙江杭州)人。工医学,精研典籍,著有《伤寒指掌》14卷、《明医指掌》10卷。

诸余龄,字云泉,明万历年间在世,钱塘(今浙江杭州)人。善书奕,所言医理多新得,医术高明,四方争迎之。晚年隐居灵鹫山。

陈继新,字淡持,钱塘(今浙江杭州)人,明诸生,游京师隐于医。

陶华,名山藏,字尚文,别号节庵,明洪武年人,余杭人,治病有奇效。幼业儒,遇异人授石函遗旨,遂精轩岐之术。《伤寒论》多深奥难解,华大为发明,61岁著有伤寒著作,作书行世。永乐时,征为训科。明宣德年,致仕。一人患病,因食羊肉,涉水结于胸,不可下又不能吐。门人治之不愈,华令食砒一钱,一吐即愈。门人问曰:砒性杀人,何能治病?华曰:羊血能解砒毒,羊肉得砒则吐,砒得羊肉则不能杀人,是以知其可愈也,治他疾类是。陶华治伤寒尤精，论者谓："仲景以后一人。"两湖尘谈华，深切脉理，旁察病源，随症制方，不拘古法，每遇奇疾，应手而痊。一女子大冬昏闷，不食欲狂，咸莫测其症。陶与之香薷饮，一服而愈。询之此女，因取三伏中所曝衣，遂得疾盖，中暑也。俗称"陶一贴"，95岁仙逝，子孙世其业。他著有《伤寒全书》5卷、《伤寒治例点金》2卷、《伤寒治例直指》2卷、《伤寒直格标本论》1卷、《伤寒段段锦》《伤寒全生集》4卷。此外，尚著有《痈疽神秘验方》行于世。陶氏所著，受朱肱影响较大，在治法、分证等方面有所发展，但前人对其论说褒贬不一。

严元，字宗仁，余杭人。少业儒不售，从父籽谒选，京师属有诏选医士，元故精岐黄，就试礼部。礼部宗伯大奇之，隶藉太医院。三年授吏目，朝夕侍内殿。明嘉靖中（1522年），世宗命纂修袖珍诸方，录成，赐银币甚渥。其为医，熟察标本，阴阳脉络。世宗幸承天命，元扈从居常，虽无疾，亦宣召诊视及视东宫、后宫疾，辄效。辄拜金绮赐至御前，酒馔以优宠之，秩满九载考绩，授御医。会司药署员，缺内监以他员，上旨下特易元，元感主知益，自奋励用是，为人所忌，竟中蜚语落职。元慷慨阔达，有古人风事二亲，以孝称至。其为医，熟察标本，阴阳脉络皆极洞畅，用以起人疲癃，无枉死者。施药贫者，不受其报，以子大纪贵封部郎，赠方伯。

朱玩泉，居杭州太平门外，善课命。明正德六年（1511年），有花市朱氏子得疾甚剧，父闻玩泉名，往问子病，时三月半后也。朱玩泉算其子难过八九月，其父又以己命与之推托，言亲戚之命。朱推云："此人立夏日死矣。"时去立夏止十数日耳，父未之信，归以告其妻，妻曰："此妄言也。"已而皆如其言。

王锡爵，字丹宇，余杭人。先世为宋御医。高宗时以艺术奏绩，授官传至爵，世以医显。为人温惎而性至孝，尝为父祈寿白岳时，严寒行至河西桥，有老人坐桥下，衣褴褛，方啸歌，独酌呼爵，共饮盘餐，略尽惟余，青荷如初出水，爵心异之。老人曰：余与子有夙，因故得会，此期三年，重来可一晤语。嗣爵如期往，老人翩翩而来，非复向之衣履矣，乃出方书命曰：以此救世可也，归为人治疾，惟望色听声。或以病状相语，闻病之阳论得其阴，闻病之阴论得其阳，药至病痊。远迩无不愿见，至七十余无疾，匡坐而逝。

张大经，字景和，余杭人。居心纯厚，博览医宗，尝按脉视色，有遇微疾而直曰必死，有患重病决曰必生。用药和平，而每于平中见奇，有可活而不能药者，怃然捐赀，调治存活无算。

张约，字孟节，坊敦（今浙江桐庐）人。精医术，存心济世。祖在中，父与敬，子世，累世业医。

来师会，字成溪，桐庐人。崇祯间授太医院吏目。

沈汝孝，富阳人，明万历年间名医，以"非攻非守"见长。

史宝，字国信，明代萧山人。通阴阳虚实之变。闻有禁方，必重购之。近世只推崇李东垣、朱丹溪诸人。某人冬月鼻血不已，史宝请他服胡椒汤。该人认为开玩笑，因问其说。时方收豆置数粒斗中而急汤之。宛转上下如意，稍缓遂跃出。乃谓曰："此则君之病也。人之荣卫调和，则气血流通。君脑中受寒，故血行涩。涩则不得归经，故溢出耳，非熟疾也。"该人竟服胡椒而愈。著有《伤寒要约》《伤寒要格》，均佚。

何古朴，余杭人。著有《医家蕴奥》《求嗣秘书》《修真正术》等书。

朱天璧，字子元，号蘧庵。原籍仁和（今浙江杭州），后居海宁。明崇祯壬午举人。精医药，著有《医准》《脉旨举要》。

　　周望，遂安人。精研医道，医术高明，"全活人甚众"。惜早殁，未尽所长。

　　卢之颐，字子由，亦作子繇，一字繇生，号晋公，晚自称"芦中人"。生于明万历二十七年（1599年），卒于清康熙三年（1664年），享年65岁，钱塘（今浙江杭州）人。家世业医。其父，卢复，字不远，通佛兼医，卢复曾著《本草纲目博议》，未竟而逝。卢之颐，承父志，为续卢复未竟之业，昼夜奋力，常篝灯夜读，直至鸡鸣，年仅28岁，即编成《本草乘雅半偈》，用以慰藉父亲在天之灵。由于用目太过，其时右目已盲，但传扬医学之志不移，接着又努力著述《金匮疏论》，书辑成半，左目亦瞽，只得口授于子婿陈登崇，认真笔记誊录，才得完成全书。又四年，再度授录《摩索金匮》一书；58岁时又录成《伤寒金鎞疏钞》，其后还编有《学古诊则》《痎疟论疏》等书。子繇目虽瞽，而济世之志不灭，其身残而志坚也。

　　胡文焕，杭州人，通医学，精诗文，著有《素问灵枢心得》。编有《香奁润色》，1592年版等。编有《寿养丛书》18种30卷，子目：轩辕治病秘法，内经五脏六腑说，华佗内照经，褚氏遗书，寿亲养老书，海上仙方2卷，孙真人海上仙方后集，药性赋2卷，医学要数，医学碎金4卷，医学权舆，医学便览，灵枢心得2卷，素问心得2卷，食物本草2卷，食鉴本草2卷，脉诀，救荒本草应急良方。仅有明万历余氏种德堂一种刊本。编有《格致丛书》17种40卷，子目：李鹏飞《三元参赞延寿书》5卷，周守忠《养生类纂》2卷，《养生月览》2卷，胡文焕《摄生集览》，河滨丈人《摄生要义》，胡文焕《类修要诀》2卷，周臣《厚生训纂》6集，汪汝懋《山居四要》5卷，陈直《寿亲养老书》，胡文焕《食物本草》2卷，宁原《食鉴本草》2卷，胡文焕《养生食忌》，《养生导引法》，铁峰居士《保生心鉴》，王蔡《修真秘要》，混沌子《锦身机要》3卷，朱权《臞仙神隐》4卷。有1603年刻本藏于中国中医研究院。另本《寿养丛书》，少《臞仙神隐》一种，明映旭斋刻本。编有《医家萃览》3种4卷，子目：崔紫虚脉诀，新刻太素脉秘诀，新刻太素心要2卷，有明末刊本。撰有《原生训纂》6卷，为养生简易读物，载育婴篇、饮食篇、养老篇等，重食疗，重按摩导引。撰有《广嗣须知》1卷，收于《格致丛书》。撰有《医学要数》1卷，医论，阐述数字组成的医学术语如一息、二仪、二阳病、三才、三部等共70条，收于《寿养丛书》。选录《素问心得》2卷，选录《素问》各篇原文，上卷56篇，下卷10篇，无按语注释，收于《寿养丛书》。校正《太素心要》2卷，为脉学著作。校正《太素脉诀秘书》1卷，为脉学著作。辑《摄生集览》1卷，为养生著作，论养神异气、防疾忘情及五味摄养之道，1603年虎林胡氏文会堂校刻，收于《格致丛书》和《寿养丛书》。

　　王禹道，字冰严，分水人，幼好学，弱冠精举子业，经史子集，无不贯通，市民都十分推崇他。中年生病，遂究心岐黄家言，著有《惠济仙方》诸书。

　　周理卿，字玉芝，明末医家，鄞县（今浙江宁波）人。继父母以攻儒，不售，责其改业，因刻意岐黄。时巡海使者向鼎有奇疾，一匕辄瘥，遂以此驰名。每当春夏时，凡闽瓯渔民，皆踵其门，随证用药，无不见验。遇贫者不取分文。崇祯末年立局散药，全活者多，生平闻人不善辄愀然不乐，洵有德而隐于医者也。

　　李赞化，字与参，明崇祯顺治间（1628～1661年）在世，宁波人，敏慧工医，崇祯时，召授中书舍人，屡奉差江右浙直，晚年侨寓上海。刀圭所及，沉疴立起。子用粹，承其术，有医名。

　　董宿，会稽（今浙江绍兴）人，著有《奇效良方》69卷。

释瑞农,山阴(今浙江绍兴)人,著有《医法还丹》一书。

凌瑄,字双湖,归安(今浙江湖州)人。奉慈寿太后诏,施针渐闽,晋登仕郎。

董说,字若雨,湖州人。黄道周弟子,国变后入灵岩山为僧,著有《运气定论》1卷。

陆颐,字养济,号琴月,原籍归安(今浙江湖州),五世祖青山者,传南阳活人术,到陆颐时移居德清,业大振,方圆数百里内,病者必诣陆氏,名著天下。

陆完,字用全,号桔庵,德清人。陆颐之子,精医术,卓誉遐迩。

徐行,字周道,崇祯间乌程(今浙江湖州)人。著有《伤寒遥问》《伤寒续论遥问》,均未梓行。

陆鹤鸣,字九皋,号声野,德清人。授医学训科,成绩尤著。

胡山,字海岳,原籍兰溪,鼎革后弃家去阳羡,迁硖石,继寓海盐,卖药自给,有钱辄买酒吟诗。

夏廷秀,号怡闻,吴兴(今浙江湖州)人。由诸生而医,以医名膺荐,任太医院院判。晚年辞归,子孙世其业。

徐可达,字太和,吴兴(今浙江湖州)人。明末游京师,为宗人太医徐良相器赏,授以内院秘籍,妙解奥旨,归则术遂大行。享寿92岁。

黄香奇,乌程(今浙江湖州)人,著有《医案》。

邢默,字子客,归安(今浙江湖州)人,著有《医学指南》。

吴子何,号更生,吴兴(今浙江湖州)人,著有《伤寒五法集注》。

费启泰,字建中,乌程(今浙江湖州)人。博通经史,尤精上池术,志活万人。著有《救偏琐言》《一见能医》二书。卒年87岁。

朱天璧,字子元,号蓬庵。原籍仁和,后居海宁。明崇祯壬午举人。精医药,著有《医准》《脉旨举要》。

卢明铨,字绍庵,乌程(今浙江湖州)人。明天启、崇祯间,医名卓著。性笃厚,医德甚佳,尝出资买地建施药局,人咸敬重之。有医案《一万社草》12卷。

方庆,号一岭,天台人,善医,为太医院吏目。

应昌魁,字叔梧,永康人。世业医,魁益精,有请者不辞寒暑,不责酬报,全活甚众,受人敬重。

卢潜,字奂若,永康人。为邑庠生,精医理,手到病除。

商伯永,义乌人。长于方脉,授义乌医学训科。

刘埙,衢州人,享年93岁。精通方脉,施药济民。

祝登元,字茹穹,明末清初龙丘(今浙江衢州)人。幼嗜学,弱冠为诸生,崇祯十七年(1644年)选贡。著有《心医集》6卷、《功医合刻》12卷、《静功秘旨》2卷。

傅子凤,号岐山,浦江人。因母病危疾,延医无效,自取仲景、叔和诸书,精读深研,调剂四载,母病得愈。此后颇负医名,四方求治者接踵而来,授药多奇效。

孟凤来,字瑞林,会稽(今浙江绍兴)独树人。明万历间(1573~1620年)授太医院医官。80岁时,县令张决以"壶天逸叟"四字相赠。著有《治伤寒》等书,未见流传。

俞尧日,字子就,山阴(今浙江绍兴)人。明天启中以例授太医院右院判。性友爱,尝自为生圹,适弟卒,竟以葬焉。生平多义举,87岁时逝世。

张廷玉，字坦庵，绍兴人。系名医张径的四世孙，选为太医院使。又善跷引按摩，甚奇。项昕居越地，张廷玉尽得其技，为人诊病，决生死，无不立验。

周亮宗，字好真，嵊县人。父龙山，以医名，亮宗尽传其术。后任职于太医院，业益精。稽山名流倪鸿宝曾作歌赠给他。

冷谦，撰有《修龄要旨》1卷，为养生著作。载四时起居调摄、十六段锦法、八段锦法、导引歌诀等，收于《学海类编》，并见《道藏精华录》。

洪楩，字子美，杭州人，明嘉靖时人，住西溪清平山。他是藏书家，又是明代重要的出版家。丁申称其刻书"既精且多"。后洪楩搬家住杭州仁孝坊（俗称清平巷），所刊刻书籍署清平山堂。在西溪诸多藏书楼中，清平山堂最为著名。明嘉靖二十五年（1546年）辑《洪楩辑刊医药摄生类》8种，子目：医学权舆，寿亲养老新书，食治养老方，太上玉轴气诀，陈虚白规中指南，霞外杂俎，逸游事宜，神光经。

方谷，钱塘（今浙江杭州）人，1584年校正方隅编撰的《医林绳墨》，以《内经》、仲景学说、李东垣、朱丹溪、刘河间等医论阐述多种常见病证，深入浅出。

梅得春，撰有《药性会元》3卷，分12部载药560味，重视药物主治用药法，附药物形态和质量鉴别。杭城有鸳杖丹膏者，虽血秽狼藉，一敷而愈。又有胎骨丸，将杖时复之，虽杖不伤，若不杖，则内热臃肿，必破血而后已。徐大章《弼刑说》云："杭人有徐其姓，而号静隐处士者，素以伤医为业，且善疗笞杖伤。有被笞杖伤者，辄趋处士请疗，疗辄愈。其术用药为齐，揉为膏，以傅于其伤。被伤者云：'药力所及，快若神仙家所谓玄霜绀雪。'"

倪朱谟（生卒年不详），字纯宇，仁和（今浙江杭州）人。少时习儒家经典，后弃儒从医，学习桐君岐伯医书，得其奥妙，很多疑难疾病都能治好，求治者甚多。倪朱谟对历代本草诸书，穷搜广寻，逐一验证。倪氏对药物十分关注，且不囿于古，注重当代用药实际，极力反对服食丹药"非良善之物"。倪氏曾采访各地通晓医药人士148人，将采访对象姓氏、字、号、籍贯开列于卷首，并将获得的用药经验、药性理论等资料，辨疑正讹，一一核录，又汇集历代本草40多种，撰成《本草汇言》20卷，载常用药581种，分类多与《本草纲目》相同。书中载有大量明末诸家药论和方剂，尤其以药理和临床用药居多。书中还记载了温州、处州（今丽水）山农人工种植茯苓的情况。另外，还在附方中摘引了大量明代医方资料。《本草汇言》，被医家奉为"神书"，其方颇为效验，如治妇人乳汁不行，乳旁肿痛，付以"穿山甲六钱、王不留行九钱、乳香四钱五分、天花粉四钱五分、没药四钱五分、蒲公英一两二钱、麻黄四钱五分"，用水煎服即愈。现代药理分析：穿山甲、王不留行能通乳，有"穿山甲王不留，妇人吃了乳长流"之说；蒲公英为消炎药，对乳腺炎有选择性的效果；乳香、没药能止痛；天花粉为清热养阴药；麻黄解表，能提高体表的抗菌功能。如为催乳，可去乳香、没药、蒲公英，麻黄减去2/3。倪氏也较注意药材品种的考证，对银柴胡、北柴胡、软柴胡有较明晰的辨析。倪朱谟《本草汇言》由其子倪洙龙刻行于世，洙龙亦以名医著称，纂《伤寒汇言》，与父书并行于世。

严观，仁和（今浙江杭州）人，性聪颖，不拘古方，颇有胆略。他用姜汁制黑附。有人说，附子性热，为何复益以姜，严观认为："附子性大热而有毒，用之取其性悍而行药，甚速，若制以童便，则缓矣，缓则非其治也。吾今佐以生姜之辛，而去其毒，不尤见其妙乎？"这味药用起来确实有效，因此人们称他为"严附子"。他用药有方有法，流传后世。其弟严泰，继兄而成为名医，精通方脉，治伤寒很拿手，多出奇效，在当时医林中屈指可数。

皇甫嵩，武林（今浙江杭州）人，继承父祖之业，于习儒之暇究心医学。皇甫嵩的《本草发明》6 卷 2 部，是一本按《内经》宗旨、参阅各种本草著作及金元诸家之说撰成的一部实用性著作。因见当时医者不深究药理，惟仗药性歌括以治病，投剂往往无效，盖由"药性不用，制用未当也"。于是有斯书之作。将临床常用药列在上部，稀用品列于下部，共收药物 600 多种，每药下设"发明"一项，介绍主治、配伍要点，分专治、兼治两法，简明实用。该书刊行于明万历六年（1578 年）。

唐继山（1573～1627 年），字以行，会稽（今浙江绍兴）安宁坊人。年少时爱读书，年长后长攻岐黄业，尤精脉理。治病喜用温补，多获奇效，是绍医温补派的先行。著有《脉诀》，已佚。

高濂，杭州人，是著名的文学家、戏剧家。他的鸣世之作有《玉簪记》《节孝记》《陈情记》《赋归记》《雅尚斋诗草》等，而他的《遵生八笺》是一部内容包罗万象、征引广博繁富、却紧紧围绕医药卫生养生的不朽巨著。据初步考证，高濂所撰医药卫生著作存世者有《八段锦》《按摩导引诀》《治万病坐功诀》《服食方》等数十种，但其中内容在《遵生八笺》中已有记述，他的医学思想也已包含在该书之中。高濂撰《遵生八笺》19 卷，通行本。其书分为 8 目。卷 1、卷 2 曰"清修妙论笺"，皆养身格言。卷 3～6 曰"四时调摄笺"，皆按时修养之诀。卷 7、8 曰"起居安乐笺"，皆宝物器用可资颐养者。卷 9、10 曰"延年却病笺"，皆服气导引诸术。卷 11～13 曰"饮馔服食笺"，皆食品名目，附以服饵诸物。卷 14～16 曰"燕闲清赏笺"，皆论赏鉴清玩之事，附以种花卉法。卷 17、18 曰"灵秘丹药笺"，皆经验方药。卷 19 曰"尘外遐举笺"，则历代隐逸一百人事迹也。书中所载，专以供闲适消遣之用。标目编类，亦多涉纤仄，不出明季小品积习，遂为陈继儒、李渔等滥觞。又如张即之宋书家，而以为元人；范式官庐江太守，而以为隐逸。其讹误亦复不少。特钞撮既富，亦时有助于检核。其详论古器，汇集单方，亦时有可采。以视剿袭清言，强作雅态者，固较胜焉（四库杂家类）。他认为修养德行为颐生养寿的第一要旨，应根据四季不同而施以不同的调养方法，去病延年是养生须做之事，要慎起居、节嗜欲、远祸患、得安乐来调节养生，要提倡去除身心劳累、须时安处、赏鉴清玩、陶冶性情，要倡导饮食五味养五脏的食疗思想，要宣传方药治病养生的经验，要做到坚贞全角、物无客扰、神清气朗，养寿怡生。高濂还撰有《仙灵卫生歌》，1591 年版。因此，明代大戏剧家屠隆称赞高濂"家世藏书，博学宏通，笺裁玄朗"，是一代文豪兼医药学的杰出代表人物。

乐清县中医队伍形成较早，许多医生较有名。明永乐初，乐清大疫，西岑中医师虞君平，药到病愈，受到邑人爱戴。其后裔虞绍尧，有医学著作《壶隐片片录》问世，子孙世承其业。万历年间，排岩头人翁应祥行医乡里，用药灵验，并著有《内经直指》。清初，虹桥瞿汝电、慎江叶星斋等均精通医术，远近知名。清末，有蔡获秋、胡柏周、陈选清等 20～30 人声名远扬。

明弘治年间（1488～1505 年），常山县城大街人周广，被召为御医，赐"国医"匾额和"保养天和，资全人寿"对联 1 副。明末，浮河人郑仁爱，都察院医学考试名列第一，授顺天医官、太医院吏目等职。著有秘诀方书，惜未及付印，即毁于兵灾。

（二）医家学派

1. 医经学派

自《内经》《难经》奠基，中医药学的理论即有依据。古之学医者，必先从典籍入手，故学者颇着力于《内经》《难经》的注、释、训诂等工作。浙江历朝文人从医者多，并有较多儒医，自然形成了"医经学派"。据现存文献可证者，元代有沈好问的《素问集解》；明代有张世贤的《图注八十一难经》，马莳的《黄帝内经素问注证发微》《黄帝内经灵枢注证发微》，许兆祯的《素问评林》，张景岳的《类经图翼》等；清代更有张志聪的《素问集注》《灵枢集注》，高世栻的《素问直解》，沈又彭的《医经读》，俞樾的《内经辨言》，莫枚士的《研经言》等，计约 90 种，现分述如下。

明代张世贤，字天成，号静斋，明正德间（1506～1521 年）在世，四明（今浙江宁波市）人。以医术闻名，继宋代丁德用、元代滑寿之后，对《难经》81 篇加以图释，而著成《图注八十一难经》，刊行于明正德五年（1510 年），流传甚广，并著有《脉学奇经考》《刻图注王叔和脉诀》《图注脉诀附方》。

马莳，约生于嘉靖年间，卒于天启年间，绍兴人。曾任太医院正文，他毕生致力于研究《内经》，明万历十四年（1586 年）编著有《黄帝内经素问注证发微》9 卷，明万历八年（1580 年）有《黄帝内经灵枢注证发微》9 卷，旋补写《补遗》1 卷，尤其后者是注释《灵枢》的第一大家及最早、最全面的注本，有创始功绩。此外，他还撰有《难经正义》9 卷和《脉诀正义》3 卷。《素问》全书注，马莳是王冰后第二家，对阐述经文、补苴王注缺漏，起到了一定作用。在分节、注证等方面，都下了很大工夫，以临床实例解释经义，切中纲要。在考证方面，以《灵枢》证《素问》，以《素问》证《灵枢》，比类阐发，颇为出色。尽管尚有不足，清代汪昂评其注《素问》谓"舛谬颇多，又随文敷衍，有注犹之无注者"。

《灵枢》全注本，始自马莳。马氏富有针灸经验，注解水平较高。解释经脉腧穴、经络发病及针灸治法等，别具会心。汪昂谓："《灵枢》以前无注，其文字古奥，名数繁多，观者蹙额颦眉，医家率废而不读。至明始有马元台之注，其疏经络穴道，颇为详明，可谓有功后学。"

他的《黄帝内经素问注证发微》在中国有 10 多种复刻，近年日本学者小曾户洋氏在分析日本对古典医籍的接受时读音述道："日本《黄帝内经》的出版，是 17 世纪初以马玄台《注证发微》为嚆矢""马注对日本的《黄帝内经》的接受，起到了不可估量的影响"。这说明马莳在古典医籍研究及中日医学交流史上占有重要地位。日本江户时代前期（1600～1680 年），马莳注本是当时最早的外来医书，很快被秦宗巴所注目，并加以研究。可以说江户时代《内经》研究以秦宗巴的马莳注本研究为开端。江户时代前期，《内经》原著与注释书相伴输往日本，构成了这一时期文献交流的一大特征。《脉诀正义》3 卷，是马莳晚年之作，成书于 1588～1602 年，现存两部残卷分别藏于英、法、德三国，该书在两传欧洲之后很快便在整个东方销声匿迹了。

施雯，字澹宁，又字文澍，康熙至乾隆年间余姚人。尝谓"药不可独用，病不可泛治"为诫。博取群书，援引论证，钻研古方，与严洁、洪炜合撰《得配本草》10 卷，刊于清乾隆二十六年（1761 年）。该书选药 647 种，按《本草纲目》分类法分为 25 部，在每味药物下首先简述该药物配伍禁忌，有得、使、畏、恶、忌、伏、制、反、杀等，次列药物性味、归经、主治，而重点阐述药物配伍，分为得、配、佐、使、合、和、回、君等类别。以正为配，或以反为配，运用之妙，出乎寻常，凡读该书者，皆能知其药即知其病，知其病即知其所以能治病之道，其有功于医学界，诚非浅鲜，又撰《气运括要》1卷，推论五运六气对疾病的影响及治疗关系。以上两书与《胎产证治》《虚损启微》在清嘉庆时（1796～1820年）合刊于《盘珠集》问世[1]。

沈又彭（1674～1745年），字尧封，嘉善人，清雍正至乾隆朝名医。由儒而医，善于诗文，博览医经，著有《医经读》《伤寒论读》《女科读》《治杂病读》等。《医经读》4卷，又彭历10年，于清乾隆二十九年（1764年）完稿，次年付梓，分"平、病、诊、治"四集，删繁就简，由博返约，阐发经旨，简要精当。其自序提出：《素问》《灵枢》，非出一手，"真伪杂陈，指归非一"的观点，并从"去非存是"原则反复挑选若干条，分别归纳于平、病、诊、治四类之中，可算类分最为简要者。平，为脏腑的正常生理，取义于《素问·平人气象论》。病，包括病机、疾病。诊即诊法。治即治则。故该书分类虽简，但已概括生理、病理、诊法、治则四大部分内容。所选条文较为精当，起到了删繁就简、由博返约的作用，是一本适用于初读《内经》者学习的书籍。

莫枚士，字文泉，清嘉庆至光绪朝，归安（今浙江湖州市）人。博极群书，精研医理，著有《研经言》《经方释例》《神农本草经校注》《证原》等。《研经言》为莫氏研究古典医著心得，全书150篇，内容丰富，辑众说，考文义，校经文，融识见，订证释名，从源及流，成书于清咸丰六年（1856年），存有莫氏藏本，以及1916年、1937年刊本，是学习经典医籍的参考读物。

"医经学派"，治学严谨，博学闻达，大多通儒精医，其证治疾病，审察慎微，皆学验俱丰，他们留下了大量文献，为中医药的发展做出了巨大贡献。

2. 绍派伤寒

自东汉张仲景著《伤寒杂病论》后，评注、阐述者甚众，然大多以经释经、因古述古，终未能脱离桎梏。治外感热病，以东汉张仲景著的《伤寒杂病论》创"六经辨证"为大纲。其后，凡治"伤寒"学者，必循古训，而用古方。元朝赵道震的《伤寒类证》，吴恕的《伤寒论赋》，吕复的《伤寒十释》等；逮明朝张景岳《伤寒典》问世，其诠释《伤寒杂病论》，强调了"今时皆合病、并病"，主张古方与新方随宜而施，用古法"通变"。故徐荣斋尝云："绍兴述伤寒而能法古宜今，并足以继仲景而昭来兹者，当推会稽[今绍兴]张景岳。"绍派伤寒的学术渊源可上溯到明朝的张景岳。其《景岳全书·伤寒典》阐述的论伤寒的汗法、下法、补法、慎用苦寒的学术观点，对后世影响较大，他强调勘病、辨证、论治的统一，认为伤寒为外感百病的总名，将"温病""暑病"专篇，隶于伤寒名下。张氏立论，大胆创新，为"绍派伤寒"的诞生奠定了基础。清乾隆嘉庆年间的俞根初，其代表作《通俗伤寒论》被誉为"四时感证的诊疗全书"，为绍派伤寒的确立起到了关键作用。

明代还有陶华的《伤寒六书》，许兆祯的《伤寒解惑》，张遂辰的《张卿子伤寒论》等；清代张志聪的《伤寒论集经》《伤寒论纲目》，张令韶的《伤寒论直解》，高学山的《伤寒尚论辨似》，柯琴的《伤寒来苏集》（内含《伤寒论注》《伤寒论翼》《伤寒附翼》《伤寒晰疑》），徐彬的《伤寒一百十三方发明》，沈明宗的《六经辨证治法》，沈又彭的《伤寒论读》等；近代有邵餐芝的《伤寒论新诠》等，计约 130 部。或作诠释，或加整编，或发新义，为发扬仲景奥秘作了很多工作。

高学山，字汉峙，生活于清顺治、康熙年间，会稽（今浙江绍兴）人。少业儒，精岐黄。尝于读书时，认为喻昌《尚论篇》中较多似是而非之处，为辨清事实，著《伤寒尚论辨似》4卷，全书辨注颇详，虽仍存瑕疵，亦有很大参考价值[1]。

徐彬，字忠可，生活于清康熙年间，嘉兴人。受业于江西喻昌（嘉言），对仲景学说颇有研究，能提纲挈领，分析形证，阐发病机，言简意赅，辨证立法，丝丝入扣，于康熙六年（1667年）刊《伤寒一百十三方发明》（又名《伤寒方论》）1 卷，推崇《尚论篇》的分析，而补其论方的不足。另有《伤寒图说》1 卷、《伤寒论注》等专著遗世。

沈明宗，字目南，又名明生。清康熙、乾隆间名医。擅治时病，从实践中体会"燥"邪当分温、凉，其治病恒多验。治"伤寒"学，推崇方有执、喻嘉言等，于清康熙三十二年（1693年）著《伤寒六经辨证治法》8 卷。该书编次仿《尚论篇》，但编注时，突出六经主证，较多个人发明。另有《沈注金匮要略》传世。

屠人杰，字俊夫，生活于清代乾隆年间，嘉善人。博学强记，善于撷取众家之长，在清乾隆五十三年（1788 年）著《伤寒经解》10 卷，该书辑集前贤释《伤寒论》的正确之处，并附己见，是一部研究仲景学说有价值的参考读物。

绍派伤寒，以俞根初《通俗伤寒论》而得名。《通俗伤寒论》何秀山序曰："吾绍伤寒有专科，名曰绍派。"它发端于明代，成熟于清末民初。绍派伤寒以研究仲景学说为中心，根据南方真伤寒少，绍地卑湿，温热多夹湿邪为患的特点，主张六经融三焦，寒温成一统，其辨治感证理论自成一体，既别于一般伤寒学派，又异于吴门温病学派。绍派伤寒有明显的地方性，与一般中医流派有所不同，其前后医家无明显师承关系，这在中医史上也是一个特例。

"绍派伤寒"的确立，首先要推崇的医家应是俞根初。俞根初（1734～1799 年），名肇源，因其排行第三，故人们称之曰"俞三先生"，系山阴（今浙江绍兴）人，清代乾隆至嘉庆间著名医家，享年 65 岁，其先世祖俞日新公，早在明代洪武间即有医名，传至根初已十多代。俞氏幼承庭训，因其生性颖悟，谦逊好学，弱冠即通《内经》《难经》，而于"伤寒"一门，则更显工夫。他首先研读仲景之书，继则考究方中行、陶华、张景岳、吴又可诸家之说，并参合临床，融会贯通，深得其中要领，凡论病议证，恒多卓识，行医 40 多年，屡起沉疴、力挽危夷。俞氏毕生因忙于诊务，故无暇著述，仅就其临证心得，编撰手稿 3 卷，名曰《通俗伤寒论》，邑中习医者争相传抄，后经同邑名医何秀山整理、评按，并于清乾隆四十一年（1776 年）付梓。嗣后，何廉臣再予勘订，陆续刊载于《绍兴医药月刊》（1928 年），因廉臣于 1929 年谢世，全书未竟；越 3 年，由曹炳章补苴续成，并由上海六也堂书局正式出版。

"绍派伤寒"首见于俞氏所著《通俗伤寒论·序言》中明确提出的"吾绍伤寒有专科，名曰'绍派'"，并称："其学说源于仲景、介宾，以擅治热病，辨证重湿，施治主化，立法稳健多变之特色，著称于杏林。其与吴门之温病学派虽同治热病，但其辨证纲领及论治内容却迥然不同，而又与一般仲景学派相异，自成一体。"

俞氏的《通俗伤寒论》所述，系有鉴于绍兴临江滨海，所处地卑，气偏于温、湿，加之人们善饮，故凡居其地感邪而为病者，见证自然与中原（黄河流域）地区之感证迥异，亦当与吴中所发的温病、瘟疫有别。书中明确提出"浙绍卑湿，凡伤寒恒多挟湿"，夫湿为阴邪，可从寒化，当"于辛温中佐以淡渗者，防其停湿也；湖南高燥，凡伤寒者最易化燥，仲景于辛温中佐以甘润者，防其化燥也。辛温发汗虽同，而佐使之法则异"。于是，结合临床经验积累，俞氏创订了不少清灵稳当的效方，诸如玳瑁郁金汤、羚羊钩藤汤等。全书共载 101 方，堪称"方方切用，法法灵通"。该书颇多灼见，无愧乎是一部诊治热病、感证的专门著作，即使对后世治学，亦多启发。近贤张山雷称该书为"取之无尽，用之不竭。老医宿学，得之而扩充见闻，即后生小子，又何往而不一览了然，心领神悟"[1]。

基于绍兴的地理、气候、民风习俗等多种因素，人们感时邪而发病者，当有温、暑、湿、寒诸异。然而，绍兴医家统称"伤寒"，但又分别按临床见证冠名曰"漏底伤寒""夹胀伤寒""夹痛伤寒""大伤寒""小伤寒""脱脚伤寒""暑湿伤寒""湿温伤寒"等，这也正是绍兴医家"通俗"之处。中医药文化的一大特点，应该是来自民间，植根于人民之中。"绍派伤寒"从其病名、说理、立方、选药，均具浓厚的本土气息，如《通俗伤寒论》所列的伤寒名称等都采集于绍兴当地民间的俗称。

俞氏《通俗伤寒论》详尽论述，"绍派伤寒"实此确定。继俞氏之后，有任沨波、何秀山、章虚谷、何廉臣、胡宝书、傅嬾园、曹炳章、裘吉生等名家，分别从理论到临床，加以扩充，使"绍派伤寒"渐臻完善。"绍派伤寒"以其通俗易懂、切实可法，且有不少临床医家，其治病疗效卓著，而为当地民众所认可。从有关医著、遗案及医疗轶事研究，"绍派"也确有特色。

"绍派"医家主张"以六经钤百病""以三焦为变通"。如何秀山说："病变无常，不出六经之外"；俞根初也强调"仲景著《伤寒杂病论》，以'伤寒'二字统括四时、六气之外感证"，并特别强调"以六经钤百病，为确定之总诀，以三焦赅疫证，为变通之捷径"，他的主导思想是融三焦于六经辨证之中，凡时病的辨治总以"六经"为总的纲领。

绍派医家在临床诊察疾病时，特别重视四诊中的望和切。俞氏曾谓："凡诊伤寒时病，须先观病人两目，次看口舌。"其后的何秀山、赵晴初、胡宝书、曹炳章等均然。他们认为："五脏六腑之精华，皆上注于目，目系则上入于脑，脑为髓海，髓之精为瞳子。凡病至危，必察两目，视其目色以知病之存亡也。"而俞根初还认为："欲知脏腑何如，则莫如按胸腹，名曰腹诊。"

"绍派"医家用药崇尚轻灵，这是因为"吾绍地居卑湿，时值夏秋，湿证居十之七八，地多秽浊，人多恣食生冷油腻，故上吸秽气，中停食滞者甚多"。主张治疗宜"辛、苦、淡并用，上、中、下同治"，所以拟方选药注重轻、灵、验。病中、瘥后的调护及膳食"忌口"，总的原则是以养护胃气为要，而且也是"绍派"医家的特色，对于伤寒、时病的治疗尤其切要。如徐荣斋就曾强调指出："疾病与调护，为医疗过程中一个重要关键，医药疗效的显著与否，与调护的合理不合理有密切关系。"在《重订通俗伤寒论》时补出了调理诸法，有"病中调护法""食物调理法""起居调理法""瘥后药物调理法""气候调理法"等 5 个方面，内容十分详尽，亦显"绍派"医家之医疗特色。

3. 温热（病）学派

外感热病，自仲景《伤寒论》后，"六经辨证"定了证治规范，为医家临床准则。迄明、清之际，瘟疫、温病学说盛行，有谓"仲景书详于治伤寒，而略于治温"。于是，寒、温之争起，或认定"六经分证"可以治伤寒，"三焦""卫气营血"宜用以辨治温热。随着学科的发展、知识的充实，到明、清之际，江、浙一带，根据地理特点、人体禀赋差异等多因素，逐步形成和完善了"温热（病）学派"，载入史册的有叶天士、薛生白、吴鞠通、王孟英四大家。其中王孟英是此学派的集大成者。浙江医家为完善温病学说努力探索，进行研究和创新的甚多，诸如吴贞（坤安）、茅钟盈（配京）、章楠（虚谷）、雷丰（少逸）等。明清时期的温病学家，多产生于以苏州为中心的江苏、浙江地区，主要与该地区当时经济、文化、科学的发达，以及河流密集、交通便利、人口流动、温病流行频繁等因素密切相关。由于这时期温病学家及其他医家对温病的医疗实践和理论上的发展，使温病在理、法、方、药上自成体系，形成了比较系统而完整的温病学说，从而使温病学成为独立于伤寒的一门学科，它既补充伤寒学说的不足，又与伤寒学说互为羽翼，使中医学对外感热病的理论、诊断与预防等，向着更加完善的方向继续发展[1]。

吴贞，字坤安，乾隆至嘉庆年间名医，吴兴（今浙江湖州市）人。曾亲炙吴中叶天士、薛生白，深探治"伤寒"秘法，对时令感证的证治，恒多阐发。根据师长经验，参合临床心得，主张分热病为正伤寒、类伤寒两大门，并认为属类证者十居八九，强调仲景113方，皆为救误而设，尤其提出救逆的"述古""新法"，对热病论治颇多创见。著有《伤寒指掌》（何廉臣予以评释，并易名为《感证宝筏》）4卷，详察知辨证、伤寒救逆等内容，是医学上吴文化的引进者。

茅钟盈，字配京，号雨人。世居归安（今浙江湖州），后徙武林（今浙江杭州），终老平湖乍浦，是清乾隆至嘉庆年间医家。其博采《内经》《难经》《伤寒论》等有关内容，并系统地辑集叶氏《温热论》、薛氏《湿热条辨》等，而成《感证集腋》4卷，是一部研究温病学说难得的文献资料。

章楠，字虚谷，原籍绍兴，后徙上虞，嘉庆时医家。章多病，成年后，性情恬淡，生平行事多磊落。自学医道，潜心深究；初学医10年，不知端绪，后读叶天士医案，见其有所发明，尝谓叶氏在医学上，犹如画龙点睛，镕铸百家，汇归经义，另成一派。于是游吴门，拜教众多医家，自成一家；尤对温病学说，颇有发挥。王孟英的《温热经纬》实以章氏著作为蓝本，集腋而成。章氏医学成就，不仅对温病，且对内科杂症的辨证论治，也有独到之处。又甚重视医家的理论修养，反对以章句曲解医理，敢于发表己见，对前贤医典能析解妙义，敢于批判。

章楠撰《医门棒喝》《伤寒论本旨》《灵素节注类编》。《医门棒喝》初稿成于清道光五年（1825年），又在清道光八年（1828年）对原稿进行重新整理，并经同乡田晋元（雪帆）加以评点，由海宁应秋泉、纪树馥等在广州刻版问世，是即《医门棒喝》初集。全书4卷，旨在"阐明医理，评论诸家之流弊，以警动世"，故名《医门棒喝》。全书收六气阴阳论、人体阴阳使用论、伤寒传经论、麻桂青龙汤解、虚损论等论文30多篇。主要论述中医理论、诊法、内外科、痘疹及书评等，在温病证治及个人临床经验方面，都有所发挥。

清道光十五年（1835年），章氏又写成《医门棒喝》二集（又名《伤寒论本旨》，或《活人新书》），由浙江山阴（今浙江绍兴）人陈祖望、钱冒等校刻行世。该书内容以阐释《伤寒论》及发挥温病学说为主，并进行汇方集解等。书中以叶天士、薛生白两家学说为主要思想，对温病学说进行了深入探讨和系统总结，后来的王孟英编撰《温热经纬》时，就是以该书为蓝本的。《灵素节注类编》是章楠的另一大型遗著，为已可刻印的清稿。后经流传，手稿归会稽（今浙江绍兴）名医赵晴初（彦晖）之手，赵氏得之如获拱璧，珍惜备至。清光绪年间，杨质安受业赵氏门下，甚蒙垂青，晚年将该珍本医籍作衣钵持赠，现藏于杨氏后人。《灵素节注类编》原稿为 17 厘米×12 厘米开本，总共 760（双）页，约 20 万字，分订 10 本。主要内容有自序、例言、禀赋源流、摄养为本、阴阳脏腑、营卫经络、四诊合参、外感内伤、治法准则、运气要略等部分。其体例为：各门类之前均有总论 1 篇，以作全面的论述，以后摘录《灵枢》《素问》原文数十至百余节段，每段经文后是注解，偶尔有双行小字注解插入经文中。其编写特点，在例言中说得很明白："今凡深奥简古之文，息心体会，详细辨注，必明其不易之理。其有文义明晰易解，毋须赘注者，则略之。此余之管见，所以异于众者也。若采旧注，必标其名，不敢没其善也。"1986 年，该书由浙江科技出版社以《灵素节注类编·医门棒喝三集》出版。

王士雄，字孟英，号梦影（隐）、半痴、潜斋、随息居士、华胥小隐、睡乡散人。始祖安化（今湖南安化），籍贯海宁，其祖曾徙钱塘（今浙江杭州市）。嘉庆同治间名医。自幼失怙，家清贫，14 岁时去婺州理盐务，同时自学医药，并为当时同仁疗疾，颇有医声。后徙杭州，居住 24 年，从医。因战乱而归故籍，转展于桐乡、嘉兴之间，"随居随息"，终歇浦西（今上海市），一生漂泊不定，景况凄凉，但矢志于医，终身不懈，对温热病及霍乱的防治，颇多创新。遗著甚丰，有《温热经纬》《霍乱论》《饮食谱》《四科简要方》《潜斋医方》《仁术志》《回春录》《归砚录》等，另有更多的参校之书，后人归辑的《潜斋医学丛书》有 14、15、16 种说法，仍尚有遗漏[1]。

王士雄在疫疾救治上造诣极高，12 岁时，其父得了瘟病，大便自利，日甚一日。请一些医生会诊，认定伤寒，投用柴胡、葛根，但屡服不效。后来又有人认为是"漏底证"，改用温补药剂，服后病情反而转剧。大家只能束手而已，家里又请到了名医浦上林，断定是瘟病，立即开处了较大剂量的犀角（现以水牛角代替）、石膏、金银花、天花粉、鲜生地、麦冬等，煎了满满三大碗，不时灌服。众医生都认为这样的治法不妥当，但王士雄母亲力排众议，坚持按浦医生的嘱咐服药，仅过了一天，就有起色，不久身体康复。这事对王士雄影响极大，他开始发愤学医，"潜修学问，勿以内顾为忧""足不出户庭者十年，手不释卷者永夜"，经过 10 年苦读，终成名医。

王士雄一生中，多次遭遇温热、霍乱、疫疠诸病的大流行，所以他对疫病的研究极为深刻，心得体会比较独特，成为清代温热学派的主要代表人物之一。如 1837 年，江浙一带流行霍乱，死亡人数极多。王士雄的妻子徐氏平素身体强壮，白天劳作，晚上干针线活，但有一天忽然患上了霍乱，吐泻不止。王士雄和其他医生都没法医治，只得眼睁睁地看她病死。这事对他触动很大，他下决心要学会治疗霍乱。通过不断的临床观察，他掌握了治疗霍乱的规律，写出了《霍乱论》一书。此年他游东瓯，"适多温症，医者用药辄尚温补，遂致死亡接踵，百无一人，人皆谓之天行时疫。余叹曰：此药酿为疫，当名其病曰药疫"。1843 年他在杭州时，九月天花大流行，十不救五，他刊印了"加味三豆饮"的方子，让大家服用，认为预服后可免患痘疫。这个方子由生绿豆、生黄豆、生黑大豆、生甘草、金银花组成。在防治天花的实践中，他发觉稀痘的方法存在一定问题，他说："种种稀痘之方，皆无意义，或以毒药损人元气，或以秽物致生别恙，慎勿为所惑。"有一年，上海曾经流行霍乱，当局不知所措，死亡人数极多。时王士雄正好因避战乱来到上海，有人寻上门来和他商量重订《霍乱论》一书，作为对治疗霍乱病的理论指导。不料没过几天，来人也染病死了，王士雄出动迅即对该书作了修订，出版了《重订霍乱论》，对扑灭上海的霍乱流行起了较大的作用。

王士雄认为温热病有新感与伏气之分，用药反对骤下、温补，主张以凉润、清解为法。他选择各家学说，取长舍短，写成了《温热经纬》一书。该书"盖以轩岐、仲景之文为经，叶薛诸家之辨为纬"。全书先论伏气、温热及湿温、疫病等，其次辑叶天士《温热论》而成《外感温热篇》与《三时伏气外感篇》，再辑陈平伯、余师愚有关疫病论等，附以各人见解，并详论舌苔形色。该书阐明了温热病的病源、症状、诊断和治疗的原则，系统地把明清以来温热病作了总的概括，给人以温病区别于伤寒的理念。

温病学说到了清代，已进入成熟时期，叶天士、薛雪、吴鞠通、王士雄是最负盛名的四家，而王士雄最为后起，他综合了各家之长，而又有个人创见。他用药的秘诀是运枢机，通经络。他用药讲究平淡，而治病多奇中，并能以轻药治愈重病。该书在医学界的地位较高，至今还被列为研究温病的必读书，对后世影响极大。

王士雄的另一重大贡献是对霍乱病的治疗。他以多年经验积累写成的《霍乱论》，对霍乱的病因、病机、辨证、方药，详为论述，对后世影响极大。他认为霍乱的病因与外因六淫之邪有关，但必须把非时疫霍乱与时疫霍乱区别开来。时疫霍乱是热霍乱，其病因主要是一种疫邪，这种疫邪是由于饮水恶浊所致，预防的方法就是要注意疏浚河道，毋使污积，或广凿井泉，毋使饮浊。非时疫霍乱一般是六气为病，偶有所伤而致阴阳二气乱于肠胃胸中，这种霍乱不至沿门阖境为灾，多属于寒霍乱。时行霍乱多发生于夏热亢旱酷暑之年，一旦流传，常会阖户沿村，风行似疫。从证候看，多属湿热。风自火出，而有胜湿夺津之势，就会出现转筋。当代医学工作者在对《霍乱论》研究后，认为王士雄论述的热霍乱中并不全都为真霍乱，但运用王氏的理论与方法，可以治疗真霍乱，这是王士雄为后人留下的一笔宝贵财富。

王士雄治疗霍乱，区分寒热二证。热证霍乱主要是暑秽经口鼻直趋中焦，脾胃升降之机遭阻滞，所以清者不升，浊者不降，清浊相干，乱成顷刻。而表现出上吐下泻的症状。热邪燥烁于筋，就成了转筋挛瘛。治疗的方法，湿甚者，用胃苓汤分利阴阳，暑也自去；热甚者，用桂苓甘露饮清其暑火，温也潜消。火盛之体，用白虎汤、六一散之类治疗。被损伤了元气的暑热患者，用清补方法。如果是感受暑热后损伤元气，以清暑为主，补虚为辅，用白虎加参法治。元气先伤后受邪者，以补虚为主，清暑为辅，药用人参、白术。他还根据《金匮要略》，认为蚕沙可引浊下趋，化浊使之归清，常用来治疗霍乱转筋。为此他拟订了蚕矢汤和黄芩定乱汤主治霍乱转筋[1]。

寒证霍乱，"多见于安逸之人，以其深居静处，阳气不伸，坐卧风凉，起居任意，冰瓜水果，恣食为常，虽在盛夏之时，所患多非暑病"。病情重，可用藿香正气散，或平胃散加减治疗。湿盛者，可用胃苓汤加减治疗。王士雄认为寒证霍乱"实由避暑而反为寒伤致病，若拘时令，误投清暑之剂而更助其阴，则顷刻亡阳莫挽矣"。

清道光十七年（1837年）八、九月间，杭州流行霍乱病。许多人得病后，由于严重吐泻引起体内盐类大量丧失，产生肌肉痛性痉挛的症状。一天夜里，有一个沈姓妇女突然感染了霍乱，剧烈呕吐腹泻之后，声音嘶哑，体温下降。到天亮时，沈氏丈夫请他医治。王士雄诊其脉，发现"弦细如涩，两尺如无"。口渴得厉害，但只要喝一点白开水，就大吐不已，两小腿肚子坚硬如石，发生痉挛时，痛得难以忍受，判断是"暑湿内伏，阻塞气机，宣降无权，乱而上逆也"。他根据《金匮要略》的鸡矢白散，开处了蚕矢汤一方（晚蚕沙5钱、生薏苡仁、大豆黄卷各4钱、陈木瓜3钱、川黄连3钱、制半夏、黄芩、通草各1钱、焦栀子1.5钱、陈吴茱萸3分），用阴阳水煎，放凉了慢慢服用。沈氏服用后竟然停止呕吐。王士雄再用烧酒令人用力摩擦沈氏的转戾坚硬之处。摩擦一个时辰左右，郁积在内的高热散发出来了，痉挛的肌肉松开了。再用盐卤浸两小腿，不久肌肉不再痉挛，沈氏吐泻止住。到黄昏时，再让沈氏服用前药半剂，沈氏能安静入睡。第二天醒后，沈氏只觉得十分困乏。王士雄思考了一下，让沈氏服致和汤数剂，沈氏遂恢复健康。此致和汤由北沙参、生扁豆、石斛、陈仓米各 4 钱，枇杷叶、鲜竹叶、麦冬各 3 钱，陈木瓜 6 分，生甘草 1 钱组成，用水煎服。此后王士雄治过许多霍乱患者，都按这个方法用药，救活全部患者。

王士雄有着数十年的临床经验，博览群书，具有深渊的中医理论水平。在辨证施治方面，颇有独到之处。尽管在理论上还有一定的时代局限性，一些方面存在着主观片面性，但在清代后期治疗疫病的医生中，他无疑是最出色的。

雷逸仙，名焕然，字春台，清嘉庆至同治年间人（？～1861 年）。原籍福建，后迁衢州（今浙江衢州市）。因家境窘迫，弃儒习医，从新安（今浙江淳安）程芝田游，尽得其传。道光间，举家赴龙游，悬壶于市，因医德高尚，凡经手医治者，无论病情轻重，病者贫富，皆殚心竭力，一视同仁。著有《医博》40 卷，《医约》4 卷（惜未付梓）。

贾所学，名九如，明末清初嘉兴人。博学善文，好黄老学，与李延昰相交，平素留心于药物性味的考究，著有《药品化义》（一名《辨药指南》）14 卷，刊于清顺治元年（1644 年）。卷首诸论系李延昰补出，计载有"本草论"（简史）、"君臣佐使论"、"药有真伪论"及"药论"。卷 1 为"药母"及"辨药八法"；卷 2～13，共收 148 种药品，分气、血、心、肝、脾、肺、肾、痰、火、燥、风、湿、寒 13 类，每药按辨药八法分别说明，每卷之末，有综述概括该卷之要点。

4. 温补学派

在中医药发展的历程中，"温补学派"颇有影响，其中浙江的张介宾、赵献可、高鼓峰，起到了承先启后的作用，是不可忽略的人物。

（1）张介宾

张介宾（1563～1640 年），字会卿，号景岳，又号通一子。山阴（今浙江绍兴）人。原籍四川绵竹，其先于明初军功世授绍兴卫指挥，迁绍兴。父张寿峰为定西侯客，14 岁随父进京，学医于京畿名医金英（梦石），得其传。青年时期未以医为业，从军。"壮岁好谈兵击剑，思有所用于世"（《景岳全书·鲁序》）。游燕冀间，从戎幕府，出榆关，履碣石，经凤城，渡鸭绿，因无成就，返京师，专心于医术。张氏医名噪京师，"时人比之仲景、东垣""延边大帅皆遗金币致之"（黄宗羲《南雷文定·张景岳传》）。后返会稽（今浙江绍兴）行医，其间到过西安和河南，为河南学政叶秉敬母亲看病。《类经》刊行，叶氏给予大力赞助。

张氏早年崇丹溪"阳有余阴不足"之说，中年后，以《内经》"阴平阳秘，精神乃治"为据，并受张元素影响，转而抨击丹溪，"医法东垣、立斋"。受王冰影响，并发挥说命门之火为元气，肾中之水为元精。无阴精之形，不足以载元气，提出"阳非有余，真阴亦常不足"之说，成为温补派主要人物之一。

张氏著有《类经》32 卷、《类经图翼》11 卷、《附翼》4 卷、《景岳全书》64 卷。另有《质疑录》1 卷，有人疑为伪托。张氏重《周易》，并受王守仁"心学"影响，强调"医易同源""医之为道，身心之易"。他说："虽阴阳已备于《内经》，而变化莫大于《周易》。"必须"撮易理精义用资医变通"。易论阴阳医用阴阳，抓住它，就能"运一寻之木，转万斛之舟"。张氏接受"阴阳者一分为二"的观点，阐发阴阳壶根之理，指出阴阳"彼此相须"，缺一不可。如气为阳，精为阴，"精之与气，本自互生"。所以"以精气分阴阳，则阴阳不可离"。基于以上认识，张氏对河间、丹溪之说，进行强烈抨击。"刘、朱之言不息，则轩、岐之泽不彰"。撰"大宝论""真阴论"，提出"天之大宝，只此一丸红日；人之大宝，只此一息真阳"。因而阳非有余，人之真阴亦不足。在这一理论指导下，张氏自制左归、右归饮和丸，分培左肾之元阴和右肾之元阳[1]。

在诊断治疗思想上，张氏强调辨证论治，辨证求本。张氏提出二纲、六变之说，二纲指阴阳，六变指表里、虚实、寒热，抓住六变，才能掌握病本。张氏认为"诸病皆当治本"，治本是最重要的治疗。张氏提出的一些论点，如"药贵专精，尤宜勇敢""知邪正，权轻重""辨虚实"、议补泻、论逆从、活法探病、"不治之治"等，都讲辨证施治。

张氏临证经验丰富，提出不少有益见解。如关于命门学说的发挥、问诊的分析、煤气中毒及其预防方法的探讨、卒中与外感中风的辨别、急病的处理、精神心理治疗的作用、诈病的揭露等都有启迪。张氏善用熟地黄，被人称为"张熟地"，强调甘温固本。但必须指出，张氏并非不问病因，一味温补，完全弃置寒凉不用。

对张介宾，赞之者多，贬之者不少。叶秉敬誉《类经》为"海内奇书"。黄宗羲曰："二千年来，医家之书盛于世者，张景岳《类经》、赵养葵《医贯》一知半解耳。《类经》明岐黄之学，有王冰所未尽者，即学士大夫，亦必累月而后能之。"清代周中孚《郑堂读书记》说："其书辨疑发隐，补缺正讹""靡不殚精极微，丝毫无漏"。陈修园则专作《景岳新发砭》认为"皆拾前人之糟粕"，并说左归丸直"厨子所造之八仙菜"。张介宾作为温补派的主要人物，其功不可没；但过于强调温补，造成流弊，亦不可辞其咎。江西武宁（今江西省武宁县）名儒张望在他编著的《古今医诗》中，以诗歌的表现形式赞美张景岳治舌黑起芒刺的高超技艺："舌如黑炭锋芒悍，其便虽艰然可按。脉软昏沉喜饮多，身烧直以阴虚断。甘温壮水莫言迟，冷水间将资润灌。"以及止汗疗法："衰翁七十病伤寒，药将温补以虚看。十余日外忽作战，不能得汗有半天。六味回阳（熟地黄、归、干姜、附子、肉桂、人参）加倍附，人参一两煎下咽。少顷大汗汗不止，身冷息微正忧煎。再投前药转收汗，元气枢机妙不传。问此良医地与姓，张公乃是会稽[今绍兴]人。"

《景岳全书》系综合性医书，张介宾撰于明天启四年（1624年）。博采诸家之书，结合个人学术见解及临床经验撰成。现存版本30多种，有明刊本、清康熙三十九年（1700年）刊本、瀛海贾棠刻本、越郡黎照楼刊本、岳峙楼刊本、四库全书本、金闾书业堂刊本、敦化堂刊本、扫叶山房刊本等，1959年上海科技出版社影印本。全书共64卷，分16种。第1种为"传忠录"（卷1~3），系医论，收有明理、阴阳、六变辨、表证、里证、虚实、寒热、寒热真假、十问、论治、君火相火论、先天后天论、阳不足再辨、丹溪辨等34篇论文，着重阐述"阳非有余，阴常不足"的学说观点，对刘完素、朱丹溪用寒凉攻伐，多所非议，倡导温补。第2种"脉神章"（卷4~6），论《内经》脉义、通一子脉义、《难经》脉义、仲景脉义、滑寿脉义及其他诸家脉义，主要论述脉诊及其诊断方法。以下为各论。第3种"伤寒典"（卷7~8），述伤寒的理论和证治，依功用类归方剂。第4种"杂证谟"（卷9~37），以内科杂病为主，兼及五官科疾病，共述 70 多种病证，每证录各家之说，并将其温补派观点渗入其中，这是该书的主要部分。第 5 种"妇人规"（卷 38～39），分总论、经脉、胎孕、产育、产后、带浊梦遗、乳病、子嗣、癥瘕、前阴 10 部分，论述妇产科的理法证治。第 6 种"小儿则"（卷 40～41），于总论后分述护养、脉法及小儿诊治大法、脐风、惊风、发热、吐泻、五疳、癫痫、变蒸等项，论述小儿证治。第 7、8 种分别是"麻疹诠"（卷 42）、"痘疹诠"（卷 43～45），论麻疹和痘疹的病因、症状、治疗、护理等。第 9 种"外科钤"（卷 46～47），包括外科总论、治则、治法、外科疾病的证治等。第 10 种"本草正"（卷 48～49），载药 290 种，分山草、湿草、芳草、蔓草、毒草、水石草、竹木、谷、果、菜、金石、禽兽、虫角、人 14 部，每药述其性味、功用、主治等。第 11～16 种为方剂，依次为"新方八阵"（卷 50～51）、"古方八阵"（卷 52～60）、"妇人规古方"（卷 61）、"小儿则古方"（卷 62）、"痘疹诠古方"（卷 63）、"外科钤古方"（卷 64），共载方 2624 首，还载有砭法、灸法等 12 法。书中仿《尚书》等典籍，以典、谟、钤等为篇名，作者或以为古雅，实失之纤侻，反不庄重。张氏偏执温补，流弊片面。清代托名叶桂撰的《景岳全书发挥》，对此颇有批评[1]。

张景岳既能阐发《内经》等经典著作及古代医家的理论，又有他自己的独特见解，不论对当时或后世中医的发展都有很大的影响。张景岳的主要学术思想可归纳为以下几个方面：

1）"阳非有余"论：青年时代的张景岳，对朱丹溪"阳常有余，阴常不足"的理论，非常信服，随着学识与临证经验的与日俱增，他对朱氏的论点产生怀疑，40 岁以后，大加反对，转而崇尚张元素、李杲益气补脾，薛己肾中水火之说，提出"阳非有余，阴亦不足"的观点，强调阳气在人体的重要性，认为"人是小乾坤，得阳则生，失阳则死"。为了说明"阳非有余"，他从形与气、寒与热、水与火三方面来加以论证。

形与气："夫形气者，阳化气，阴成形，是形本属阴，而凡通体之温者，阳气也，一生之活者，阳气也；五官、五脏之神明不测者，阳气也。及其既死，则灵觉尽灭，身冷如冰，形固存而气则去，此以阳脱在前，而留阴在后，非阴多于阳乎？"是形气阴阳之辨也，这里说明了阳是指人体的热能，是生命的活力；而阴是指五脏六腑和四肢百骸。没有阳气的温煦长养，人体脏腑及四肢百骸的活动便要消失，而生命的死亡，首先表现在生理功能活动的消失，然后阴形之体才逐渐腐化，可见阳是非有余的。

寒与热："热为阳，寒为阴。春夏之暖为阳，秋冬之冷为阴……是热能生物，寒无生意。"自然界的一切生物，是不能脱离自然界而生存的。人生的历程同样有生、长、化、收、藏的过程，人体的生、长、壮、衰，是与阳气息息相关的，所谓"阳来则生，阳去则死"。

水与火："水为阴，火为阳也。造化之权，全在水火。"水火是阴阳的征兆，天地造化生养之权，固然离不了水火，但阴水是由"天一"的阳气所生，而水之所以能化气生物，亦离不了阳气的温煦作用。

张景岳除了从以上三个方面来说明阳气的重要性之外，还根据《素问·生气通天论》"阳气者，若天与日，失其所则折寿而不彰，故天运当以日光明。一凡阴阳之要，阳密乃固"的理论来说明阴阳两者之间阳居主位。他断然指出："天之大宝，只此一丸红日；人之大宝，只此一息真阳。孰谓阳常有余，而欲以苦寒之物，伐此阳气，欲保生者，可如是乎？"

张介宾反复申述阳气在人体的重要性，其目的在于阐明"阳非有余"的论点。而持"阳常有余，阴常不足"之说的朱丹溪，每以"天癸"的来迟与去早作为主要理论依据。张景岳认为这是"但见阴阳之一窍，未见阴阳之全体"。他说："殊不知天癸之未至，本由乎气，而阴气之自半，亦由乎气，是形虽在阴，而气则仍从阳也。"这里说明"天癸"的来迟，正是由于阳气生机之未至；同样，"天癸"之去早，亦由于阳气生机的早衰。所以张介宾最后说："然则欲有生者，可不以此阳气为宝，即日虑其亏，亦非过也。而余谓阳常不足者，盖亦惜春之杞人耳。"

2）真阴不足论：真阴，一气名元阴，又称真精，是存在于肾中最基本的一种物质。真阴与真阳，是互为其根，不可分割的。所以，张景岳在《类经附翼·真阴论》中说："不知此一阴字，正阳气之根也，盖阴不可以无阳，非气无以生形也；阳不可以无阴，非形无以载气也，故物之生也生于阳，物之成也成于阴，此所谓元阴元阳，亦曰真精真气也。"由于真精与阳气有互根的关系，所以他认为人身之阳气既非有余，阴亦不足。他是从真阴之象、真阴之脏、真阴之用、真阴之病、真阴之治，也可以说是从生理、病理、治疗等方面阐明的。

生理方面：五脏各有阴精，但统归于肾。《素问·上古天真论》曰："肾者主水，受五脏六腑之精而藏之。"肾藏精之所，称作命门，是"天一"之所居，是真阴之腑。精藏于此，是为阴中之水，气化于此，是为阴中之火。命门居两肾之中，而并俱水火，为性命之本。真阴是命门火的基础，命门火养于阴水之中，才能尽其水火的作用。所以张景岳说："凡水火之动，缺一不可，命门之火，谓之元气，命门之水，谓之元精。五液充，则形体赖而强壮；五气治，则营卫赖以调和。此命门之水火，即十二脏之化源，故心赖之，则君主以明；肺赖之，则治节以行；脾赖之，济仓廪之富；肝胆赖之，资谋虑之本；膀胱赖之，则三焦气化，大小肠赖之，则传导自分。此虽云肾脏之伎巧，而实皆肾阴之用，不可不察也。"这里说明五脏为人身之本，肾为五脏之本，命门为肾之本，阴精为命门之本。可见真阴的盈亏，直接与五脏的功能活动息息相关。

病理方面：张介宾根据《灵枢·本神》"五脏主藏精者也，不可伤，伤则失守则阴虚，阴虚则无气，无气则死矣"；《素问·三部九候论》"形肉已脱，九候虽调，犹死"的论述，认为阴为精，精成形，外在的形肉是由内在的阴精所化生，如五脏的阴精受伤则阴虚，阴虚则精虚，精虚则气无所附，生化的功能衰退，外在的形肉削脱，所以不论命门之水亏或命门之火衰，都是不足的病变，因为水亏其源，则阴虚之病迭出，火衰其本，则阳虚之证丛生。对于阴虚的病变，张景岳归纳为："今人之病阴虚者，十常八九……虚火为病者，十中常见七……虚火者，真阴之亏也。"从病理方面来说明真阴的不足。

治疗方面：张介宾信服王太仆"壮水之主，以制阳光；益火之源，以消阴翳"及许学士"补脾不如补肾"之说。凡阴阳的病变，都从肾的命门水火论治，水亏阴虚，则用壮水之剂，如左归饮；火衰阳虚，则用右归饮之类。这都是从治疗用药来论证"阳非有余，阴亦不足"的依据。

3）君相之火是正气：张景岳信服李东垣的脾胃学说，但对"相火为元气之贼""火与元气不两立"的理论持有不同看法。他根据《素问·天元纪大论》"君火以明，相火以位"的论述，首先指出君火与相火是体与用的关系，他说："明者光也，火之气也；位者，形也，火之质也。"又说："明即位之神，无明则神用无由以着；位即明之本，无位则光焰何从以生，故君火之变化于无穷，总赖此相火之栽根于有地。"君火之所以能主神明，变化无穷，是依靠相火为根本而产生；相火的温煦长养，要通过君火的神明，才能发挥作用。一般来说，各个脏腑都有君火和相火，相火强则君火强，但"总言大体，则相火当在命门"。命门之火是人体的根本，能温养蒸发各个脏腑的功能活动，人体的正气，即由相火所化生，所以他总结说："君相之火，正气也，正气之蓄为元气。"因此，相火与情欲妄动而引起的"邪火"不同。邪火是损害生机，伤残人体的，"邪火可言贼"，而相火则化生元气，是生命的源泉，"相火不可言贼"，故也不能说"火与元气不两立"。

总之，张景岳的"以阳为主、以阴为本""阳非有余，阴亦不足""气不足便是寒""命门之水火""相火不可言贼"等点，是在《内经》的基础上，并结合自己的临床实践及当时的实际情况提出来的，既有正确的一面，也有不足的地方。

（2）赵献可

赵献可，生活于16世纪后半期至17世纪上半期。字养葵，自号医巫闾子。鄞县人。明万历至天启间（1573～1628年）在世，享年55岁，世居鄞县（今浙江宁波市）。好学善悟，贯通《周易》学，精研医道，其所著《医贯》《邯郸遗稿》等书，均强调"养火"，尤其突出当养"命门"，在医学史上是一位"温补派"的杰出代表。善易而精医，好学淹贯，医德高尚，往来民间，人称逸士、游仙。子贞，字如葵，能承父业，治病不问高低贵贱，不计礼酬。赵氏著有《医贯》《内经钞》《素问钞》《经络考》《正脉论》《二休一例》等。《邯郸遗稿》由子贞整理而成。以《医贯》流传广而影响大，系医论著作。卷1包括玄元腹论、《内经》十二官论、阴阳论、五行论；卷2有主客辨疑、中风、伤寒、温病、郁病；卷3为绛雪丹书、血证论；卷4～5为先天要论，述六味、八味丸和滋阴降火论、相火龙雷、阴虚发热论等；卷6为后天要论。《邯郸遗稿》是赵氏晚年之作，属妇科专书。1982年《浙江中医杂志》将祝怀萱珍藏的《邯郸遗稿》连载刊出，广泛流传。全书4卷，分经、带、胎前、产后。

《浙江通志》谓"《医贯》一书，为医家指南"。宗赵氏之说的有高斗魁、吕留良、董废翁等。吕留良说："赵氏所言皆穷源返本之论，拨乱救弊之功甚大。"徐大椿专写《医贯砭》，斥医贯为妖书。徐氏之评，有过激处，《医贯》在温补派发展中的作用不容全部抹煞；但《医贯》中有些论点有很浓的唯心主义色彩，也无须讳言。如谓先天之火，仙炼之为丹，佛传之为灯，儒名之为德，的确玄奇莫测。

赵氏学尊东垣、薛己，对命门学说有所发挥。"命门乃人身之君"，乃一身之太极，无形可见，两肾之中是其安宅。强调命门之火是人身至宝，人体生理功能所系。火强则生机壮，火衰而生机弱，火灭则人亡。赵氏认为命门之火是先天无极之火，火与真水相济，永不相离。阴阳根系于水火，命门的水火即人体的阴阳，五行生克制化实为命门水火功能的演化，是脏腑生机所系。养身必须温养命门之火，故推崇八味丸与六味丸。赵氏之说不乏大胆想象，对后世有一定启发；也有不少荒诞之处，为后世诟病。

（3）高鼓峰

高鼓峰，名斗魁，字旦中，生于明天启三年（1623年），卒于清康熙九年（1670年），享年47岁。鄞县人。其先世如高梅孤的《针灸聚英》、高志斋的《灵枢摘注》均有盛名。斗魁为明季鄞县诸生。明亡弃诸生，读书祖茔侧鼓峰山，因自号鼓峰，行医也用鼓峰。为人任侠好义，家世以医名，兄斗枢死国难，遂以医洗晦。清初甬上多义士，鼓峰亦其健者，行医初在四明，后侨居石门有年。清初浙中精于医学者有二高氏；居钱塘（今浙江杭州）者曰世栻，居四明者曰鼓峰。鼓峰言多奇治，治病多其中。高氏医术，其心法多得于《景岳全书》及《医贯》，高氏认为，人以气血为本，病以内因为主，治疗当不忘顾护正气。故谓：补不嫌早，攻不嫌迟，盖由人之元气有限，主张用药偏于温补，扶正以祛邪，不仅将温补广泛运用于内伤杂病，并用于外感热病，温病最易伤阴，然也有阴损及阳者，其《四明医案》中用人参、附子等温热之药以治热病伤阳者多效。治吕用晦病热症，审其神气，内伤症也。询其致病之由，曰：深夜入与人语，移时就寝，次日便觉不爽，渐次发热，饮食俱废，不更衣数日矣。杂工皆以风露所感，故重用辛散，不进饮食，便曰停食妄用消导，孰知邪之所凑，其气必虚，若投以补中益气汤则汗至便通，热自解矣。用晦欣然，辄命取药立饮之。旁观者皆以热甚又兼饱闷，遽投补药必致祸。高慰之曰：无庸惊忧，即便矣。顷之，下燥矢数十块，觉胸通泰，是晚熟寐至五鼓，热退进粥，连服前方而愈。著有《四明医案》1卷、《医家心法》(亦名《四明心法》) 3卷。又《医宗己任篇》内有《高鼓峰心法》，一作《吹毛篇》1卷。高氏继承赵献可医术，兼取薛己规范，因而其学说虽有独到之处，但不免亦有偏颇之处，往往囿于伤寒界限，以致一味强调温补，而忽视运用寒凉药物，其学术思想与当时的社会环境不无关系。高氏生活于明末清初，饥馑兵祸频仍，人民体质低下，温补之说，正是因时制宜的措施[1]。

（4）陶华

陶华（1369～1463年），字尚文，号节庵，明初浙江余杭人。幼年业儒，旁通百氏。及长，遇良医授予秘藏医籍，遂探研医术。精研东汉张仲景的《伤寒论》，颇有创见。为人治病，深切脉理，旁察病源，随症制方，不拘古法，屡有奇效。曾悬壶杭州，治伤寒症，常一剂即愈，名著一时，人称"陶一帖"。于临证辨治验证数十年，著成《伤寒六书》。

陶氏把冬春感寒即病命名为正伤寒。提出："然又有温疟，风温，温毒，瘟疫……皆发热，状似伤寒，故医家通以伤寒称之，因其发热传变相类也。至于用药，则不周矣。"同时在温病传变规律方面，初步阐明了病变的中心在营卫气血，而病变过程中可出现"逆传"的病机。陶氏又对伤寒证候的表里、寒热、阴阳、虚实见证进行了详细论述。在治疗上认为："温病发表不与伤寒同……宜辛凉之剂而解之。"其在伤寒的辨证用药、制方方面见解独到。如"表汗用麻黄，无葱白不发。吐痰用瓜蒂，无豆豉不涌。去实热用大黄，无枳实不通。温经用附子，无干姜不热非桂枝、麻黄，不能除冬月之恶寒，热随汗解。非姜附汤，不能止阴寒之泄痢。非大柴胡，不能去实热之妄言。阴阳咳嗽，上气喘息，用加减小青龙汤。分表里而可汗下，此伤寒用药之大法也"。

在制方方面，陶氏在《伤寒论》经方的基础上，有很大发展，创立了一些独特的方剂。如羌活冲和汤，以治春、夏、秋非时感冒暴寒；柴葛解肌汤，以治三阳合病；黄龙汤，以治阳明腑实，气血不足证；回阳救急汤，以治寒邪直中三阴，阴寒内盛，阳微欲脱之证。

在六经的传变方面，陶氏认为："手之六经，主于夏秋，故不伤之。足之六经，盖受伤之分境界也。若言伤足不伤手则可，以为传足不传手则不可也。况风寒之中人，先入荣卫，昼夜循环，无所不至，岂间断于手足哉！"并举《此事难知》病案，证实伤寒可由足传手经，驳斥了"伤寒传足不传手经"论，提出：腑传脏，下传上，表传里，名曰传经。陶氏临证在察舌、验齿辨斑疹上经验丰富。他论述舌质之湿、滑、燥、涩，舌色之红、黑、青、紫，舌体之肿、强、卷缩，舌苔之白、黄、灰、黑、无苔、芒刺等变化，诚补仲景详脉略苔之不足，开后世温病注重舌苔之先河。至于验齿，陶氏指出"口噤咬牙者，是风痉""齿如熟齿者，难治"等。

同时，他把发斑作为外感热病之重要证候，并详述了斑疹的鉴别诊断。陶氏诊脉提出凡诊脉须分三部九候。浮、中、沉三脉候而治之，察其阴阳表里，虚实寒热，仔细体认，下药不可造次。

陶氏著有《伤寒六书》，又名《陶氏伤寒六书》，共 6 卷，流行较广，颇有影响。该书内容除广泛论述伤寒脉、证、方、药外，尤其在伤寒证候分辨与治法方面有所发展。这些学术观点，不仅给后人以启迪，同时对现在临床诊治伤寒类疾病，也有较高的参考价值。另著有《伤寒全生集》4 卷。该书不但于仲景伤寒学说阐发有功，而且在揭示温热病病机、诊治、理法、方药诸方面都有卓见。叶天士学术思想受其影响颇大，其《温热论》中诸多内容乃从陶氏著作中汲取精华，并结合自身临证经验所成。因此《伤寒论》至《温热论》这一重大突破过程中，陶氏的《伤寒全生集》可谓是一部承前启后的重要著作。其他著作还包括《痈疽神验秘书》、《伤寒治例点金》、《伤寒治例直指》、《伤寒直格标本论》、《伤寒段段锦》（又名《十段锦》《十段关》）。

（5）叶桂

叶桂著《伤寒全生集》4 卷，凡 169 篇 10 万余言，以论述伤寒诸证包括温热病的病机诊法、辨证施治为主要内容。其特点是辨析精详、变通圆活，既能阐发仲景要旨，又不为伤寒六经所囿，而于温热病诊治方面尤多发明，甚为外感热病切用之作。该著作被叶氏祖辈数世一直奉为业医读本，叶天士 68 岁时犹尚研读不辍，并加评点。后由其曾孙叶肇康据家塾读本刊行，冠名《叶评伤寒全生集》。其于凡例一谓："是本乃余家塾旧本，五世祖紫帆公、高祖阳生公、曾祖天士公，伯祖又凡公务随笔评点，中唯曾祖手笔十居八九，故专属焉。"凡例八又云："先曾祖及门颇盛，唯朱氏心传、顾氏景文、张介宾揆亮，吴尚先厚存从游最久，于是书皆尝手校与有功焉。"故该书对叶氏家传师承学术渊源颇具影响。

其学术主张有四：一是提出冬春感寒即病各为正伤寒，其用药与温疟、风温、温毒、瘟疫等一皆发热，状似伤寒，故医家通以"伤寒"的疾病不同。后叶天士宗其说，《温热论》第 1 条即谓："辨营卫气血虽与伤寒同，若论治法则与伤寒大异也。"二是在温病传变规律方面，《伤寒全生集》中已初步阐明了病变的中心在营卫气血，而病变过程中可出现"逆传"的病机。如陶氏论及："风寒中人，先入营卫""风为阳邪，阳邪传卫，阴血自燥，热入膀胱，壬病逆传于丙，丙丁兄妹，由是传心"（《卷一·伤寒传足不传手经论》）；"伤寒实无定体，或入阳经气分，则太阳为首，或入阴经血分，则少阴为先""先自三阳气分""已后传进三阴血分"（《卷一·辨伤寒审证问因察形正名总论》）。而叶氏《温热论》第 1、8 条文"温邪上受，首先犯肺，逆传心包。肺主气属卫，心主血属营""大凡看法，卫之后方言气，营之后方言血"则在承袭上述诸论点基础上进一步揭示、总结温病的传变规律，使之更为系统而明白晓畅。三是创建温病察舌、验齿辨斑疹法，补仲景详脉略苔之不足而开后世温病注重舌苔之先河。至于验齿，陶氏指出："口噤咬牙者，是风痉""前板齿燥，脉虚者，是中暑""齿如熟齿者，难治"（《卷一·伤寒症病所察病人口唇齿牙法》）。对斑疹的诊察，张仲景《伤寒论》未见提及，他把发斑作为外感热病之重要证候，于《卷二·辨伤寒发斑例》专篇进行论述。如对斑疹的鉴别诊断，"大抵一切发斑疹，先将红纸燃油灯照看病人面部、胸膛、背心、四肢，有红点起者，乃发斑也。若大红点发于皮肤之上谓之斑，小红点行于皮肤之中不出起者谓之疹。盖斑重而疹轻也。"又"红赤为胃热，紫色为热甚，黑为胃烂""凡斑出，须得脉洪数有力，身温足温易治，若脉小，足冷，元气虚弱者难医"。四明温病发表与伤寒之异同，明喻："温病发表不与伤寒同……宜辛凉之剂而解之"（《卷四·辨温病例》）。对于外感热病衄血、吐血、蓄血、血结胸等俱从血热论治，主用犀角地黄汤。至于发斑证治，亦谓："热则伤血，血热不散，里热表虚，热气乘虚出于皮肤而为斑也。"若解胃热斑烂之毒，必用黄连、大青叶、犀角、玄参、天麻、石膏、知母、黄芩、山栀、黄柏之类。要"在察其病情，合宜则用也"（《卷三·辨伤寒发斑例》），即以清热解毒，凉血散血方药为主。

《伤寒全生集》不但于仲景伤寒学说阐发有功，而且在揭示温热病病机、诊治、理法、方药诸方面都有卓见。叶天士学术思想受其影响颇大，《温热论》中诸多内容系自陶氏著作中汲取精华，结合自己临诊经验所成。因此，在自东汉张仲景《伤寒论》至清代叶天士《温热论》这一重大突破过程中，陶氏《伤寒全生集》可谓是一部承前启后的重要著作。

5. 楼氏医家

楼氏祖籍乌伤（今浙江义乌），先祖于唐末时随钱镠为军官，子孙随移居萧山南乡。楼氏本系名门望族，始从戎，继习儒，复由儒而医，到明朝洪武时的楼英（全善）则医名更甚，遂为世医。

楼文隽，楼英的曾祖父，字符英，号澄斋。生于1221年，卒于1296年，享年75岁，性纯孝端悫，闻义勇为，平居巍冠博带，不以时饰。好读博闻，其居处也，明轩几净，左右图书，凡经传、经史、天文、地理、历律、阴阳、医药等，靡不精通。以医药济乡民，不谋利。

楼寿高，楼英的祖父，字云齐，号南山。好读书，专心于教子（生有5子）。长子齐贤，字思可，元贞间登进士第，通经、史、医、卜之学；五子友贤（楼英父亲），亦有贤名。

楼友贤，后更名泳，字信可，号仙岩耕云叟，生于1298年，卒于1360年，享年62岁，与杨维祯同游胡思梅门下。喜《周易》，善为诗，又常与朱丹溪议论《内经》之旨，晚年究心医学，乐善好施，尝语诸子曰："若贫而好善，惟授徒可以种德，惟针灸可以活人。"

楼英，一名公爽，字全善，号全斋。生于1320年，卒于1389年，享年69岁，萧山人。生于儒学之家，少年时即读《内经》等医籍，博览古今，兼通诗文。与戴原礼交好，共同探讨医学问题。洪武间，被召南京，欲任太医。以年迈为由，力辞归乡。楼英逝后，墓葬位于萧山区楼塔镇楼英村楼一自然村西元宝基山之乌珠荡，坐西朝东。墓基呈半椭圆形，为石砌，宽3.5米，长3.7米，高约2.2米。墓碑高1.7米，碑文阴刻楷书十一列："一十六世祖考楼公全善府君祖妣张氏安人合葬康熙辛丑岁三月立。"碑前置一石祭台。据记载，墓主楼英卒于明建文三年（1401年）。清康熙辛丑（1721年）张氏与其合葬。1989年当地百姓集资重修。楼英墓保存较好。楼英祠堂，又称楼英下祠堂，位于萧山区楼塔镇楼家塔村楼二自然村东北，坐南朝北，前后三进，建筑占地面积600多平方米。硬山顶，盖阴阳小青瓦。楼英祠堂始建于民国十七年（1928年）。1986年5月，当地村民集资修缮，作为楼英纪念馆。祠堂保存状况较好，布局完整。2009年4月，楼英祠堂及墓葬被杭州市人民政府公布为市级文物保护单位。

（三）临床成果

内科杂病辨证论治水平的提高：张介宾力倡"阳非有余，阴常不足"的论点，重视真阳、真阴，并把真阳与真阴归根于肾命之水火。他创制的右归丸和右归饮，是温补扶阳代表方剂，张氏的温补学说，在虚劳等虚损疾患的治疗上起了重要作用。

中风：有关中风的病因，自金元以降，突出以"内风"立论，明代医家在各自临床实践中，对此又有新的认识。张介宾继而提出"非风"之论，明确提出此与外风无涉，实际应该是《内经》所提的"厥逆"，因此正名为"非风"。尽管张氏之前，刘完素、李杲、朱丹溪、王履等已经提出中风病主要不是外风所致，但在他们的著作中治本病都首列发散外邪的小续命汤，显然与其辨证不符。同时，张氏对非风证治列有"论正名""论有邪无邪""论肝邪""论气虚"等10论，包括其病因、病机、辨证、论治等。

有关中风的治法，张介宾主张察其浅深虚实和中经、中腑之别，并在《景岳全书·诸风·论治中风》中强调"若在浅不治，则渐入于深。在经不治，则渐入于脏。"说明治疗及时与否，对病势进退有密切关系。尤其是中脏死亡率较高，纵然回苏，亦多留有后遗症状，难以恢复；如不谨慎，还有复中可能，这正如《丹台玉案·中风门》所说："苟不守禁忌必复中，而中必在于胜。中一次则虚一次，虚一次则重一次。"因此，对本病的预防十分重要。

对于本病在急性发病期限的症状，在当时戴思恭所著《证治要诀·中风》中已认识到多以"卒然晕倒，昏不知人"为其主要表现，而李中梓在《医宗必读·真中风》中对其临床辨证强调"最要分别闭与脱二证明白"，充分说明对本病的认识逐步深入，并仍为现今临证所用。

痢疾：《元史·陆思孝传》记载民间医治痢疾方法"陆思孝，绍兴山阴樵者……母老病痢，思孝医祷久之，不效；思效方欲刲股肉为糜以进；忽梦寐间恍若有神人者，授以药剂，思孝得而异之，即以奉母，其疾遂愈"。

噎膈：对于噎膈的病机，张介宾在《诸病源候论》的基础上有所发挥，指出与"忧愁思虑"有关，忧愁过度则气结，思虑日久则阴伤，说明气结阴伤，会导致噎膈的形成，张氏进一步指出，所结之气与脾肾精气亏损有关，这比《诸病源候论》的认识更加具体和深刻。对于本病的治疗，认为应以调养心脾为主，以舒畅结气。气结宜疏理气机；血燥阴虚，强调用豕膏润下或多服牛羊乳酥之类滋其阴液。

消渴：关于消渴病的治疗，明代医家进行了多方面的探讨。戴思恭注重益气，他在《证治要诀·消渴》中指出："三消得之气实，血之虚，久久不治，气尽虚则无能为力矣。"专用黄芪饮治疗三消，把益气放在治疗的首位，在消渴病的治疗方面有一定的影响。

哮证：虞抟《医学正传》明确地对哮与喘作了区别"哮以声响名，喘以气息言：夫喘促喉间如水鸡声者谓之哮，气促而连续不能以息者谓之喘"。从症状特点方面说明两者的不同，明确了哮与喘的鉴别要点。关于哮证的病因，戴思恭在《证治要诀·哮喘》中明确地提出本病有"宿根"之说："喘气之病，哮吼如水鸡之声，牵引胸背，气不得息，坐卧不安，此谓嗽而气喘，或宿有此根……愚暗则发。"这在哮证的病因学上是一个重要进步。

肺炎：朱丹溪用"声高气粗肺炎"来描述肺闭喘咳的症状，这在我国医学文献中是首次使用"肺炎"一词。

狂疾："金华富家妇，少寡得狂疾，至裸形野立；云视曰：'是谓丧心，吾针其心，心正必知耻。'蔽之帐中，慰以好言，释其愧，可不发，乃令二人坚持用凉水喷面，针之果愈。"

痫疾："常山徐妪痫疾，手足颤掉，裸而走，或歌或笑，汉卿刺其十指端出血而瘥。"

病嗽："里人病嗽，绝食五日，众投以补剂，益甚。云曰：'此寒湿积也，穴在顶，针之必晕厥，逾时始苏。'命四人分章其发，使勿倾侧乃针，果晕厥，家人皆哭，云言笑自如，顷之气渐苏，复加补，始出针，呕积痰斗许，病即除。"

背曲："诸暨黄生背曲，须杖行，他医皆以风治之，汉卿曰：'血涩也。'刺两足昆仑穴，顷之投杖去，其捷效如此。"

寄生虫病：明代寄生虫病流行比较普遍，尤其是当政治不稳定，边境战火纷飞，老百姓的生活很不安定的时期，人们饮食卫生就无法得到保证，导致多种寄生虫在人群中传染，甚至达到泛滥成灾的地步。

明代流行的寄生虫病中最常见的是蛔虫。王家有个少妇年未到 20 岁，平素特别喜欢吃瓜果，因此常感到心腹剧痛，每次发病时要持续数日不吃东西。接连几年来，每次发病就吐出蛔虫，一开始仅吐几条，后来越吐越多，每次要吐出一二十条，每次发病时间延长，10 多天不吃不喝。给她治病的医生只知用药攻虫，虫被攻下后，肠中又很快新生出来，不见效果。张景岳接治这位病妇，一看脉症，认为她伤于平时喜吃生冷，导致脾胃虚寒，阴湿气聚，出现这种症状，因此要温胃养脾，杜绝寒湿，蛔虫也就没有生长的环境。他让病妇服用自制的温脏丸，病妇还未吃完给她配的药，病已痊愈。后来，这位病妇仍特别喜爱吃生的瓜果，旧病发作，重新用温脏丸施治，病妇重又恢复正常。可见生吃瓜果很容易引起蛔虫寄生于人体内。在绍兴府有一孕妇，腹中疼痛，口中呻吟，滑寿在隔墙听后断定："这是蛇妖！"就给她针灸。结果这位孕妇泄出了几条"蛇"，保住了性命。嘉兴有个贵妇人，腹中疼痛似绞，张康忠医生给她治疗，服药后排出一条"蛇"，病就好了。上述两则病案，从症状和虫体看是蛔虫病。

钩虫病是严重危害人类健康的寄生虫病。该病的临床症状为软弱无力、贫血、营养不良、胃肠功能紊乱等。钩虫病中度以上的感染者喜食生米、木块、棉花、泥巴等，通称为"异嗜症"，患者常有腹胀、隐痛、胃酸等症状，明代时钩虫病时有发生。如宁波有个和尚十分喜欢吃盐，每次 500g 左右，某医生诊断为寄生虫病，患者服药后疼痛闷胀，延请医生钟大延诊视，钟说："这是虫不肯吃药之故，可以拿东西引诱它。"就拿盐腌的竹笋与药物一起煮，再加上盐，让患者服用。过了几天，果然吐出数条虫，疾病痊愈，这是患钩虫病以后引起的消化系统症状。

二、清朝民国浙江中医内科

（一）名医名著

林澜，字观之，生于明天启六年（1626 年），卒于清康熙三十年（1691 年），享年 65 岁，杭州人。初习儒，为明季诸生。天文、地理，无所不究。后见人民夭折疵疠，无尤拯救，乃专心于医。久之学验俱丰，以心得著之于书，每成一篇，与当时名流张卿子、沈良宸、卢子颐、潘邓林等学友互相研究，必至尽善尽美而止。所著《灵素合钞》15 卷、《伤寒折衷》20 卷，均以元朝滑寿《读素问钞》和宋代成无己注解的《伤寒论》为蓝本，参以己意，沉思冥虑，抽绎近 30 年，始镂板行世，医林珍之。

柯琴，字韵伯，号似峰，生于 1662 年，卒于 1735 年，享年 73 岁，清康熙、雍正年间浙江慈溪（今浙江余姚县丈亭乡）人，后来迁徙吴地虞山（今江苏常熟县），而终老于此。其同乡孙介夫《伤寒论翼》序言："吾乡似峰先生，儒者也，好为古文辞，又工于诗，余目为一书生耳……惜其贫不能自振，行其道于通都大国，而栖息于虞山之邑，又不敢以医自鸣，故鲜有知之者。"冯明五则在序文中谓其:"为吾慈庠彦[受过选拔的秀才],不得志于时……岂非天抑其遭际,以毕志纂修,潜通《灵》《素》幽隐,上接仲景渊源哉。"柯氏一生好学多闻,工于诗文,却无缘于仕途。于是隐居在虞山,潜心研究医学,精研《内经》和《伤寒论》,融贯《内经》于《伤寒论》之中,发仲景所未发,将《伤寒论》简奥的义理发挥得透彻明了。曾校正《内经》,著有《内经合璧》一书,可惜未曾付梓,早已亡佚,后来又注疏《伤寒论》,著有《伤寒论注》4卷、《伤寒论翼》2卷、《伤寒附翼》2卷,合称《伤寒来苏集》,此书对后世医家影响深远。

《伤寒来苏集》包括《伤寒论注》《伤寒论翼》《伤寒附翼》三部分,《伤寒论注》4卷,将仲景原文以经分篇,以证为纲,各以类从,重加编次,逐条阐析,逐句注疏,细加研勘,陈述己见。《伤寒论翼》2卷,认为仲景六经立法,非独伤寒一科,杂病亦应在其列,对杂病治疗很有参考价值。《伤寒附翼》2卷,是阐述仲景方义之作。其在组成意义和使用法则上论辨精当,多所发挥。柯氏著《伤寒来苏集》的目的,在《伤寒论注凡例》中已有说明,他指出:"《伤寒论》一书,自叔和编次后,仲景原篇不可复见。虽章次混淆,犹得寻仲景面目。方、喻辈各为更定,《条辨》既中邪魔,《尚论》浸循陋习矣,大背仲景之旨。琴有志重编,因无所据,窃思仲景有太阳证、桂枝证、柴胡证等,乃宗此义,以症名篇,而以论次第之。虽非仲景编次,或不失仲景心法耳。"他在《伤寒论注自序》中说:"尝谓胸中有万卷书,笔底无半点尘者,始可著书;胸中无半点尘,目中无半点尘者,才许作古书注疏。夫著书固难,而注疏更难。著书者往矣,其间几经兵燹,几番播迁,几次增删,几许抄刻,亥豕者有之,杂伪者有之,脱落者有之,错简者有之。如注疏者着眼,则古人之隐旨明、尘句新;注疏者失眼,非依样葫芦,则另寻枝叶,鱼目混珠,斌玞胜玉矣。"又说:"前此注疏诸家,不将仲景书始终理会,先后合参,但随文敷衍,故彼此矛盾,黑白莫辨。"于是柯氏担负起注疏《伤寒论》的重责大任,呕心沥血,精心研究,一丝不苟地"逐条细勘,逐句研宙",将原书错简讹文予以纠正。柯氏尽其所能如实地阐发仲景原意,得到许多医家的赞扬。冯明五在序言中提到:"时吴门叶天士先生至虞,且展卷而异之,以为有如是之注疏,实阐先圣不传之秘,堪为后学指南。"叶天士赞曰:"柯韵伯之注疏,透彻详明,可谓精而不乱。"其学术主张有:主张以六经地面定病位,六经与八纲辨证相结合。柯氏极力推崇六经辨治,认为《伤寒论》之六经非《素问·热论》中之六经,仲景乃以地界分而不专以经络立论。三阴三阳中的太少实际上反映了阴阳气血盛衰的情况,认为六经病证之所以不同,是由于人体阴阳气血不同,从而使疾病表现的表里、虚实、寒热各异,柯氏之六经分类法,是六经与八纲辨证论治的结合,体现了仲景辨证论治的精神。柯氏提出六经为百病立法,阐述《伤寒论》六经为病不仅为外感热病所设,而且杂病及其他各科疾病皆寓意其中,只要抓住方证辨证的实质,就可治疗百病。柯氏辨发热恶寒分阴阳。《伤寒论》第7条曰:"病有发热恶寒者发于阳也,无热恶寒者发于阴也。"他认为其中的阴阳是指寒热,勿凿分营卫经络,明确提出是否发热恶寒是三阴病和三阳病分阴证和阳证的纲领,这在理论上是一个发挥。柯氏提出合病、并病不独三阳病存在。三阴病及三阴病与三阳病之间也普遍存在。柯氏所著《伤寒来苏集》,是其学术成就的充分体现。其学术成就概括起来主要为以方类证、以方名证、方不拘经、汇集诸论、各以类从的辨证施治,以及六经为百病立法说、阴阳总纲论、六经地面学说和三阴合病说等。

徐彬,字忠可,生卒年月不详,浙江秀水(今浙江嘉兴)人。曾为清代嘉兴县的明经(即贡生），明代太仆徐世淳第三子。曾向云间（松江，今属上海市）李士材、江右（江西）喻昌学习。他著有《原治初编》、《金匮要略论注》24 卷、《伤寒论注》（又名《伤寒论前解》，见汪良寄《伤寒书目》）、《伤寒图说》1 卷（见《中国医籍考》，一作《伤寒图论》）、《伤寒一百十三方发明》1 卷（见《中国医籍考》）、《注许氏伤寒百证歌》若干卷（见《中国医籍考》）等书。徐彬所著的《伤寒一百十三方发明》和《金匮要略论注》均成书于康熙辛亥（1671 年）年间，他的论说都以喻昌学术思想为根据，正义疏释齐备。《伤寒一百十三方发明》，凡例曰，原证原方，成注与参考并列。仿医方考之例，方便参阅。方论主要采集喻昌《伤寒尚论》，分注各方下，间附己意。《金匮要略论注》，注论结合，眉批补充，内容完整，从一字一句到脉因证治都作了详细的剖析。是众《金匮要略》注本中较好的一家，对后世影响较大，其注释特点与其他注疏多有区别。

俞根初，生于 1734 年，卒于 1799 年，享年 65 岁，绍兴人。因兄弟排行第三，故人称"俞三先生"。论病议证，诸多卓识，治病屡起重笃。俞氏出身医家，自幼聪慧好学，弱冠即通《内经》《难经》，而尤精《伤寒杂病论》。他崇尚张仲景，旁参方中行、陶华、张景岳、吴又可诸家，深行他们的医学要旨，然后融会贯通，将临床所悟心得于 1776 年著成《通俗伤寒论》12 卷，为后世医界很有影响的著作之一，是热性感证的诊疗全书。全书所载 100 多方，皆为俞氏的良方，因精切实用、疗效确切为临床医家所喜用。在学术上，俞氏辨感证推崇六经，论治疗注重清化。俞氏对南方感证的认识，从辨证、立法，到处方、用药，都显得灵动活泼。他治伤寒兼证，经验宏富，论述详明。在诊法上主张望、闻、问、切四诊合参，而尤重于望诊，俞氏的腹诊法能补中医诊断法的不足。俞氏在《通俗伤寒论》中的腹诊专篇比日本现存最早的腹诊专著《腹证奇览》要早几十年，他是一位清初著名的医学家。此书后经何秀山加按，何廉臣增订，曹炳章补缺，徐荣斋重订，改名《重订通俗伤寒论》，流行颇广。俞根初学术思想如下：

1）书宜活读，方宜活用：俞氏治病注重临证，何秀山云："其学术手法，皆从病人实地练习、熟验而得，不拘于方书也，一在于其经验耳。"俞氏对读书与临证的关系，有其自己的观点，认为"谚云熟读王叔和，不如临证多，非谓防证多者不必读书也，亦谓临证多者乃为读书耳"。把临证比作读书，主张书宜活读，方宜活用，颇有深意。

《通俗伤寒论》以六经辨伤寒，包括寒、温两类感证。又鉴于江南滨海地处温湿，其感证自与中原的感寒燥者迥异。因此俞氏拟定了不少清灵稳定的方剂，全书共载 101 方，因精切实用，疗效确切为临床医家所喜用。其中如羚羊钩藤汤、蒿芩清胆汤、葱豉桔梗汤、柴胡达原饮、加减葳蕤汤、柴胡陷胸汤等被收载于现行全国高等中医药类院校《方剂学》教材中，被后世医家誉为"方方切用，法法灵通"的"四时感证之诊疗全书"。

2）伤寒温病兼收并蓄：寒温之争论俞氏力就使寒温融会，以张景岳《景岳全书·伤寒典》阐述论伤寒之汗法、下法、补法、慎用苦寒药物的学术观点，强调勘病、辨证、论治的统一，干脆把四时外感热病统称为风温伤寒、春温伤寒、湿温伤寒、秋温伤寒、冬温伤寒等。以六经为支架，融会卫气营血和三焦的外感病辨证施治，无论伤寒还是温病，兼收并蓄参以己见。俞氏认为"伤寒二字，统括了四时六气外感证"，并把伤寒分为本证、兼证、夹证、坏证和变证五个基本类型，并明确指出伤寒为"外感百病之总名"，并将"温病""暑病"专篇，隶于伤寒名下。俞氏主张以六经钤百病，《伤寒论》之六经乃百病之六经，非伤寒所独也，而温热病学说不能概括一切外感热病"仲景著《伤寒杂病论》以伤寒二字，统括四时六气之外感证"，认为"六经钤百病"强调六经辨伤寒包括寒、温两类病证。"以六经钤百病为确定之总诀,以三焦赅疫证为变通之捷径",融六经、三焦一炉,创立寒温宜统论,诞生了"绍派伤寒"。寒温统一实现伤寒与温病的合二为一。俞氏建立了一个较为完整、统一的外感病学。

3)宗仲景,参诸家,独立杏林:辨证外感时病,宗仲景,兼参诸家学说,结合六淫致病理论,以六经疏摄三焦、气血辨证,从表里寒热论治外感病,既不同于伤寒学派,又异于温病学派,独能探微素奥启成一家之言,为后世医家辨治外感病奠定了理论基础。

4)祛邪留其出路则正自安:俞氏注重祛邪以发表、攻里为主,使祛邪而留有出路。认为"医必求其所伤何邪,而先去其病,病去则虚者亦生,病留则实者亦死。虽在气血素虚者,既受邪气,如酷暑严寒,即为虚中夹实,但清其暑、散其寒以祛邪,邪去则正自安",突显了俞氏以祛邪为主治外感病的学术思想。

5)以通为补,灵活应用成法:俞氏临证在祛邪留出路之法后,"以通为补"又是一种特色。认为"以通为补,此皆庞安常之法也"。

6)顾护胃气全借阳明有新意:俞氏治伤寒尤重阳明,指出"伤寒证治全借阳明""凡勘伤寒病必先能治阳明"。认为"邪在太阳,须借胃汁以汗之邪结阳明,须借胃汁以下之;邪郁少阳,须借胃汁以和之;太阴以温为主,救胃阳也;厥阴以清为主,救胃阴也;由太阴湿胜而伤及肾阳者,救胃阳以护肾阳;由厥阴风胜而伤及肾阴者,救胃阴以滋肾阴,皆不离阳明治也"。伤寒多伤阳,故末路以扶阳为急务;温热多伤阴,故末路以滋阴为要法。扶阳滋阴,均宜侧重阳明。设九味仓廪汤以益气发汗,此方妙在人参、茯苓、仓米益气和胃,协济羌活、防风、薄荷、前胡、桔梗、甘草,各走其经,以散寒又能鼓舞胃中津液,上输于肺以化汗,即取"借胃汁以汗之"之意。如设调胃承气汤缓下胃府结热,方较仲景调胃承气汤多姜、枣二味,以助胃中升发之气,秉"借胃汁以下之"之意,别有新意。俞氏认为,治法虽千变万化,但健脾应放在首位,脾胃若不健,药又岂能收功。如治阴虚火旺,心阴虚者,以阿胶黄连汤出入;肝阴虚者,以丹地四物汤为主方;脾阴虚者,黑归脾丸主之;肺阴虚者,清燥救肺汤主之;肾阴虚者,知柏地黄丸主之;冲任阴虚者,滋任益阴丸主之。对脾胃未健者,先作一番修正。俞氏临证顾及阳明,在清燥养营汤中,以陈皮运气疏中以防胃滞气,梨汁醒胃以增汁。

7)方药以轻灵见长切实用:《通俗伤寒论》开明宗义,设六经、三焦、六淫病用药法,列方剂101方,分汗、和、下、温、清、补六法,以应六经治之。使医者有规可循,有章可依,起到提纲挈领的作用。所制汤方,每出新意。如羚角钩藤汤、蒿芩清胆汤、加减葳蕤汤、调胃承气汤等方至今为常用名方。故何廉臣称其"方方切用,法法通灵"。

8)症后调理更注重脾胃:俞氏认为症后调理不慎,常易致复发而前功尽弃,并设症后调理一节。在症后的调理时,更注重脾胃。俞氏认为症后的药物调理,当分补虚、清热两项。补虚有两法,一补脾一补肾,可用六君子汤、黄芪建中汤、叶氏养胃汤。清热亦有两法,初病时之热为实热,宜苦寒药清之;大病后之热为虚热,宜用甘寒药清之,二者有霄壤之殊。凡人身天真之气,全在胃口,津液不足,即是虚,生津液即是补虚。故以生津之药合甘寒清热之品以治感后之虚热,如麦冬、生地黄、牡丹皮、北沙参、西洋参、鲜石斛、鲜茅根、竹沥、梨汁、蔗浆之类,皆为合法,丝毫无苦寒之弊,顾护胃气又注重阳明。

俞氏一生虚怀若谷,敬同道,重医德,为一代名医。《通俗伤寒论》的形成敢于创新,正如连建伟教授所说:从张景岳改写真阴真阳的辨证关系,凝成《景岳全书》,功泽后世。到俞根初澄清"温邪""寒邪"之说，首创"绍派伤寒"造福一方，都有高度的原创性。俞氏重于实践、敢于创新、善于总结、知行合一的独特个性，为一代名家。在当今传承和发展中医，重温俞氏《通俗伤寒论》，具有一定实用价值。

张文启，字开之，仁和（今浙江杭州）人。游于张遂辰、潘楫之门，尽得其传，古医书无所不读，又与同道设"惠民药局"，创育婴堂医院、天医院，全活甚众，卒年 68 岁。子璟、琏，为诸生，有声于时，亦能世其家学。

许荆岩，余杭人，幼遇异传，遂有医名于时。凡有患者投七辄愈，不计其直，尤精太素脉理。按指之下人之贵贱寿夭，悉得其验焉。牧宰闻其名争延致之，性慷慨好施，人有患难，贫苦倾心，任其急无所惜，世以此愈称之。

郎慧学，字镜如，余杭人，生平笃学，读书课子而外绝，不问家人生产。晚年尤精心医学，序脉诀行世，子捷康熙甲子科举人。

尚绢，字御公，仁和（今浙江杭州）人。妇翁吴毓昌，中书舍人，以医显。绢得其传，尝问业于张隐庵，学术更进。

张锡驹，字令韶，钱塘（今浙江杭州）人。为 17 世纪著名医家。学有家传，其先君子大章公尝述岐黄诸医，伏案而读之，朱墨陆离，悉留手译，尝命锡驹曰：汝当善继吾志。令韶遵遗旨，朝夕钻研。后复师事名医张志聪，钻伤寒，学乃大进。治疗疑难重症，药到病除，非时医所能及。后门人请求著述，遂撰《伤寒论直解》6 卷，附《伤寒附余》1 卷，于清康熙五十一年（1712 年）刻行。其内容不务空言，有济实用。又撰《胃气论》1 卷，清嘉庆二年（1797 年）刻行于日本。

陶承熹，字东亭，别号青山学士，绍兴人。深于文学，又通医理，于 1734 年编著《惠直堂经验方》，另附治疗怪症、急救、救荒等方，总计 1000 多首。

赵泰，清代杭州人。勤求医理，洞烛病机。其戚有为医误，治服利湿药，以致危殆者二人。其一患淋证，小便湿痛异常。服五苓散、八正散等益剧。赵询知小便浓浊。曰："败精留寒隧道，非湿热也。"用虎杖散入两头尖韭根等与之。小便得通而愈。其一膝以下臁。医用五苓散，臁更甚。赵以其臁处甚冷，而面色白，知是阳虚。令服金匮肾气丸而愈。南方湿病居多。此二诊尤多挟湿者。兹独不宜于利湿药。可知治病不当执一也。

卢同，字又川，仁和（今浙江杭州）人。父金生，精《活人书》，同继父业，门庭若市，治多奇效。遇贫病者资以参术。子潮生，字信波，清乾隆三十五年（1770 年）乡试第一，亦以医术济人。

赵伯云，铃医。挟其术，遍游南北，远近震名。清乾隆戊寅（1758 年）航海南归，遇钱塘（今浙江杭州）赵学敏。学敏叩其术，具有条理，与寻常铃医不同，录其所累计者增删云，成《串雅内编》和《串雅外编》。

王琦，原名士琦，字载韩，一字载庵，号缔庵，又号琢崖，晚号胥山老人。钱塘（今浙江杭州）人。乾隆时诸生。尝校书于侣山堂。张、高二氏著书数十种，琦欲重刻，而力未逮，乃先取藏书中之切要者凡 12 种，倾资刊之。晚年得明代名医周慎斋遗书，寅钞本厥陋，借的张东扶氏藏本，始备卷数，开雕未半而得病。病笃时，手扶此编，嘱甥赵树元：幸竟其事，以成吾志。于清乾隆甲午（1774 年）逝世，享年 77 岁。《慎斋遗书》尤树元峻事，并为之作序。

赵楷，恕轩弟，清乾隆时钱塘（今浙江杭州）人。其父尝欲以一子业儒，一子业医，故楷幼读经书，但性喜岐黄术，课外与兄恕轩同习《灵枢》《素问》《伤寒论》诸书。所居"养素园"，区地一畦，种植草药，与兄寝食其中，故后亦医名于时。著有《百草镜》8 卷，皆自种草药之试验有效者；《救生苦海》100 卷，皆经验良方。学敏在《利济十二种》总序中说：余弟锐意岐黄，用承先志，其所著书，皆言中肯綮，洞解元微，诚有稗于斯道不浅。

吴鼎铨，淳安云峰人。善治诸疡，时称国手，著有《医案》2 卷。

程国俊，祖籍安徽休宁，居淳安胡溪。医术高超，"决死生，起痼疾，咸以为越人淳于复出也"。凡医论文词，手所订录者，"得之，莫不诊为宝录"。

沈国柱，祖籍山阴（今浙江绍兴），寓居淳安茶坡，后又徒居赋溪。他"妙解经脉，病必理其本"，以黄帝脉书为宗，而旁引诸所论疏通证明之，著有《医通》40 卷、《青溪诊籍》1 卷。

商殿传，淳安南乡大田庄人，精于医术。在京都行医 20 多年，请他治病者踵门不绝，当时的肃亲王，曾赠他"起予者，商也"的匾额。

章达，遂安十八都人。家传医学，代有能人，祖父润喜、父如绥，都以医术济世。每日远方延请，车马盈门，地方士大夫深为敬服。著有《女科医则脉诀纂要》。

周有宽，遂安一都人。家贫学医，精于医术，内、外科皆通，好施方药，不收分文，病危经他治愈者达数千人。

徐守愚，字锦城，号聊尔居士。生于清嘉庆十八年（1813 年），卒于清光绪十年（1884 年），享年 71 岁。原籍暨阳（今浙江诸暨），后迁嵊县定居，寓于嵊县城内西仓寓所之醉月处。幼攻经书，曾任嵊县五品衔典史，后弃儒专医。好学博闻，精诗文，善书法。43 岁时著《医案梦记》，分上下 2 卷，上卷记述医案 54 例；下卷有经验方 120 首。其子小愚（子麟）集而藏之，于清光绪二十三年（1897 年）付梓，书后并附小愚之临证病案 17 首，一并公诸于世。书中以内伤杂病居多，辨脉施治，条理分明，擅用古法古方。医案不以疾病分类，而以年月之后列序。120 首经验方，以古方加减而成，旁有守愚加注以释方义。徐氏行医 38 年，手不释卷。学宗仲景，遵嘉言，法修园。善用桂枝，54 个医案中，用桂枝者有 40 案；120 个经验方中，用桂枝者有 49 方。故呼之为"桂枝先生"，他额而受之，并将寓所"醉月处"改为"桂枝故轩"。徐氏运用古方独具只眼，如久痢不愈之"烟漏"，因三焦阳气大亏，多难治愈，症见身凉头汗，是肺卫之阳不固；肌肉枯削，是脾中之阳郁遏；脐跃作痛，肛门重坠，是肾中之阳式微，蛰藏失司。三焦俱病，着重下焦，用真武汤加杞子、桂枝、苁蓉，壮肾阳以滋阴补命火，不治痢而痢止，继用理中汤加乌梅、木香而愈。又一患鼻衄，过服寒凉，上有鼻衄，下有泄精，周身麻木瘙痒，脉来浮濡而芤，仰卧如尸，转侧无力。投以滋阴清降以止衄则精遗愈甚，若固涩升提以止精则衄血愈烈。徐氏以上下交病，斡执中央为法，昼用理中汤加血余，补脾气散津于肺，下及肾；夜进龙骨牡蛎汤，以介类潜阳，间服归脾汤、八味丸等而收功。

王兴杰，遂安三都人。行医为业，精脉理，屡显奇效，名闻浙右，大中丞潘世恩题给"燮理阴阳"匾额。

沈亮宸，名晋垣，仁和（今浙江杭州）人。为张卿子弟子。与张楷之（文启）齐名。精于医，危疾应手活，当事以疾召则往，从无私谒。巡抚范承谟益重其品德云。

罗学凯，字厚伯，仁和（今浙江杭州）人，著有《素问校义》。

吴铠，字怀祖，原籍海宁，在杭行医遂占籍杭州，著有《本草经疏辑要》。

叶香侣，名慕樵，仁和（今浙江杭州）人。工医，好集方书，善于成方化裁。著有《平易方》一书。

毛凤翔，字贞所，嘉兴人。20岁知名，99岁仙逝。善按脉，识病源，立起危症，尤精于伤寒，80年中活人无算。

李珥臣，钱塘（今浙江杭州）人。喜岐黄术，尤喜钻研《伤寒论》《金匮要略》之学，著有《金匮要略广注》。

沈汉澄，杭州人。工医，精究世病学，多治验，著有《治痢金丹》。

何伯钧，字公权，山阴（今浙江绍兴）人。少好学而性椎鲁，久之警悟，专攻岐黄，著有《医学时性编》50卷。

吴庚生，字平格，钱塘（今浙江杭州）人，马文植弟子，曾注《串雅内编》4卷。

胡珏，字念庵，钱塘（今浙江杭州）人。自号古月老人。于古今方论，剖析疑似，指斥讹谬，皆合正义。遇危急之疾，治之应手辄效。以高鼓峰所撰《医家心法》词多偏驳，学者多遵用之，尝为之订正。又得窦材《扁鹊心书》加以参论。

张献辉，杭州人。精医，著有《医法新传》。其门人陈永治尽得其传，有医名。

陈永治，字北山，杭州人。郡诸生，十七试不售专攻医理，尽传张献辉之术，并协助献辉著《医法新传》一书。自著《灵枢素问注》《百病治》两书。

方谷，钱塘（今浙江杭州）人。幼业儒，不遂，专攻医学。行医于仁和县（今杭州）、钱塘县（今浙江杭州）之间，全活甚众。著有《脉经直指》《本草集要》。

孙秋水，名震元，字东堂，号秋水，仁和（今浙江杭州）人。喜方书，尤精《素问》《难经》之学。著有《天神真略》50卷、《医鉴》40卷、《金樱小录》8卷、《疡科汇治》50卷。

王佐贤，字圣翼，钱塘（今浙江杭州）人。自幼学医，尤精方书，多义举，诊金所得辄用济贫病者。巡按牟云龙荐辟不就，悬壶自逸，庭有古梅最爱之。子遵逊，辑有《古梅轩烬余集》。

何英，字惠明，仁和（今浙江杭州）人。善为人治病，好搜集验方，著有《文堂集验方》4卷。

陆典三，字文谟，钱塘（今浙江杭州）人。著有《本草诗》，较吴门朱东樵之《本草诗笺》为胜，征引亦较广博。诗以七律，共534首。今录入参诗云：无叶三桠别样新，黄参上党味尤纯。琼瑶光散天边宝，人体精成地底珍。开胃助脾能补气，宁欣润肺自安神。元阳可唤春回转，虚实须教辨识真。

吴公望，杭州人。冯景母病内热，初伏盛暑，八日不遗矢，心益烦懑。医者以年高，不敢用大黄，而公望独曰：脉洪实可用，剂不更举矣。果一服而下宿恶如黑弹丸，体遂平。

龚月川，名自璋，仁和（今浙江杭州）人。诸生，研究方药，搜集验方，著有《医方易简新编》。

柴允铠，字令武，仁和（今浙江杭州）人。著有《药性考》《麻疹全书》《小儿心蕴》。

赵培之，杭州人。太平天国前后，行医湖墅，中年习导引术，年逾80岁，健步如飞。所居在运河边，每日病家四集，系船如市。治病不与人计较诊费。有一远道病人，岁寒衣单，全身战栗，心中不忍，即解自衣皮挂，使披之以归，受人钦佩不已。

陈斌，字雪庐，仁和（今浙江杭州）人，著有《雪道人脉纂》。

闵佩，字玉苍，钱塘（今浙江杭州）人，著有《本草纂要》。

汪士桂，字森远，仁和（今浙江杭州）人，著有《生原医学》。

翁机，钱塘（今浙江杭州）人，工医，著有《医学心语》。

孙日烈，字继武，钱塘（今浙江杭州）人，著有《医学随笔》。

周子余，清道光至民国初在世，祖籍安徽歙县，其父曾为嵊县县吏，幼年随父，年长习医，悬壶嵊县多年，后应聘坐诊新昌澄宝善堂，达20多年之久。医宗叶桂，善治温热病著称。晚年旋里，家人几不相识。民国初（1912～1913年），新昌疫病流行，沿门阖境，十死八九，澄潭群众联名具函，敦促先生返棹，周氏救人心切，即返澄潭，日夜诊病，全活不可胜数。因年逾八旬，不得复归，如丧祖考，可见舍己救人之精神，感人至深。周氏医名虽盛，而家贫如洗，当地群众为之营葬，并立碑志念云。

张映珊，生于1837年，卒于1907年，享年70岁，桐乡人。从名医孔广福习业，得师真传，学成归里，颇负医名，辄济贫病，里人颂其德。

任沨波，名潮，字海梧，号沨波，山阴（今浙江绍兴）人。越安斋曾孙，得历祖乃父之传，自幼精研医学，成童能起疑难重症。清咸丰、同治（1851～1874年）时颇负盛名。著有《医学心源》4卷、《任氏易简单方》1卷，其他验方多采入《医方獭祭》中。子广生，继承父业，清光绪年间（1875～1908年）亦有盛名。

周岩，字伯度，别号鹿起山人，山阴（今浙江绍兴）人。清咸丰五年（1855年），顺天副贡，官刑部主事，出知山西祁县，调任安徽舒城（今安庆），所至循声卓异。擢补盱眙（今江苏省），未莅任即丐疾归，专心攻医，研究经典辨证处方，笃守长沙。1898年著有《六气感证要义》2卷，《本草思辨录》4卷（刊于1904年），两书均收载于《珍本医书集成》中。

袁璜，日启子，天台庠生。精岐黄，技如其父，时有岐伯再来之誉。著有《医宗洞解》《伤寒摘要》。

叶廷元，字毓华，天台人。据《浙江名医传稿》载：家世业医，天性醇厚，邑举医官，锡冠带，90岁卒。

傅为学，字效如，金华人。善医，一妇产后瘈疭，或以参芪治，几不效。为学以葱苏饮之，再汗即愈。一壮夫，劳瘁浴水，饱食浓睡似毙状，为学以麻黄附子灌之，痊愈。

徐光瑞，字乐庵，绍兴人。屡试不第，精研医术，闻名当时。

姚绍虞，字止庵，清顺治、康熙年间绍兴人，著有《素问经节注解》9卷，分内、外两编。以独特的分编法，为研究《内经》开辟了新途径。姚氏与马莳、张介宾、章虚谷、陈士铎诸子，被誉为"《内经》注释五大家"。

高学山，字汉峙，绍兴人。少业儒，博群书，尤精岐黄。著有《伤寒尚论辨似》《高注金匮要略》两书，太医院御医。

岳昌源，字鲁山，吴兴（今浙江湖州）人，清康熙间名医。著有《经野医案》12卷、《医学要领》2卷、《伤寒六经论》2卷、《删补王肯堂医学津梁》（即《医镜增补》）2卷、《胎产证治》。

凌一凤，字子威，乌程（今浙江湖州）人。琳汉章后裔，擅针灸术。顺治、康熙间应召入都，授太医院院判。

陈念义，山阴（今浙江绍兴）人。幼喜习医，后私淑景岳门下，并传其学。百里内外皆舆疾求治，声名日隆。同里高润之传其学。

倪宗贤，字涵初，山阴（今浙江绍兴）人。诸生，好理学，以医称著。一日闻关中李中孚讲学毗陵，宗贤往执弟子礼，谦逊好学。尝曰："医有经世之术而学在其中。爰乃索书《内经》，精研岐黄。精内科，治之多能活人，声闻遐迩。治病每先贫后富，常蓄贵药于笼中，遇贫者弃利以进。一日舟行暮归，有恶少刈其邻田之禾，宗贤大呼曰：此某寡妇田，汝辈不可刈，刈之寡妇绝命矣！左右为倪涵初田，涵初以医得利，碎尽刈之，无伤也。言讫，股捉、棹而去，恶少不知宗贤自呼，竟尽获之。其为人如此。室无宿储，破衣敝室，终其四十余年。"著有《伤寒少补》1卷及《疟痢三方》，皆经验方。

孙谐燮，字越阳，山阴（今浙江绍兴）人，精岐黄术。检阅方书，废寝忘食。庚辰岁荒时疫，请谐燮医治，全活无数。后考中康熙丁未进士，授曲阳令。

周飞熊，字渔隐，遂昌人，少而英敏，长习轩岐，善外科。

任观萃，景宁（今浙江云和）人。学问宏深，气宇如光风霁月，晚习岐黄，活人甚众。

叶盛，字旦于，慈溪人。1729年辑有《证治合参》《脉诀》。

李如珠，清康熙间（1662～1722年）在世，象山县人。精于医，恰巧部使者得隐疾，群医无法治，邑令推荐如珠医治，立愈。撰有《医解》一书。

史亦书，字南辉，象山县人。清康熙间（1662～1722年）在世。邑庠生，精于医，治病多神效，婿黄廷松得其传。

来旦明，萧山人，清康熙庚寅（1710年）前后在世。字学董元宰，而医道最精，如有天授。来元成患吐逆，村医倪若海断为关格症。脉见死象，请杭州名医张开之时倪在坐，出门迎，与道病因，张一如倪言。旦明独云：脉弦非关格，发疟之兆耳。果发疟数次而愈。开雍高患痰火病，面色红赤，西兴戴庆之极口回绝，旦明用"热因热用"之法，处桂附汤冷饮，下咽之后，冷体即消，热性随发，一服而愈。

夏子俊，字云颖，号脱夫，黄岩人，后徙宁川。好读书，间户深山，凡百家子史，无所不读。尤精岐黄术，投剂立愈。当时临海周某病失音，求治于苏州叶天士，断以不治，且定死期不远。归而设席，招亲友以诀别，或告以何不就诊于夏云颖，以冀万一，犹愈于坐而待毙？周某从之。云颖诊察良久说：病坚危，尚有一法，姑试之，归购甘蔗榨汁纵饮之。周如其言，未半月，尽一船，病稍减，调理数月而愈。适因事北上，过吴门问讯于叶天士，述愈病经过，天士称羡不已。嗣后凡浙江病人就医叶氏者，叶说：何不求治于黄岩夏云颖？彼医学高明，实胜于我。云颖医名益盛，台州各地，妇孺皆知。卒年85岁。著有《医理信述》6卷、《医理信述补遗》上下2卷、《痘疹秘力》、《麻疹秘录》和诗文集等。

华嵩，字瞻岳，遂昌人，廪生。博闻强识，尤善岐黄，人请诊治，不受报酬。病剧得瘥者，人以"再造"两字帖其门。

吴春翰，字沂源，号涌如，松阳人。精究内、外科，均极渊通。凡治疗均愈。光绪间，邑令以"岐黄济世"匾挂在他的诊所门上。

叶起鸿，字秀亭，松阳人。业儒不就，改业医，遂精其术。医道大行于松（松阳）、遂（今遂昌）、宣（今武义）三县，人称"神医"。宣平（今武义）知县汪荣送他"术继灵素"匾额，本县（松阳）知县送给"和缓同仁"匾额。子书田，承父业。

叶书田，字心耕，起鸿子，松阳人。辨证详明，处方灵敏，活人无算。知县赵联元以"着手成春"，知事吕耀以"妙手回春"匾挂在他的诊所门上。子含辉、琼玖，亦承其医业。

朱彝尊，字锡鬯，号竹垞，嘉兴人。清康熙间举鸿博，授检讨，修《明史》，综贯经史，藏书极丰，兼善医学，著有《食宪鸿秘》2 卷。

钱经纶，字彦曜，清康乾间秀水（今浙江嘉兴）人。精医术，性豪放，淡于名利，甘愿为邻近贫病者治疾，不求酬劳，曾有远道大商贾，慕名以重金来聘，途遇经纶，询曰："钱先生安在？"其漫应谓："死久矣！"来人乃归。乡间中问其故，答曰："若币之重，不难致他医，何必就吾。余邻里孤穷贫病者，直待我诊，安能远众而就寡哉！"足见经纶高尚医德，深受邑中人民尊敬。据传钱氏曾著有《脉学须知》一书，惜未付梓。

方珩，字楚珍，乌程（今浙江湖州）人，精岐黄，后入京，名噪一时，清康熙二十五年（1686年）授太医院御医，享寿 80 多岁。著有《南归集》《燕山集》等诗文集。

徐镛，号竺康，嘉兴人。康熙间诸生，通晓医术。

徐彬，字忠，清康熙间嘉兴人。受业于喻嘉言，深研仲景之学，提纲挈领，分析形证，阐发病机，言简意赅，辨证立法，丝丝入扣。著有《伤寒一百十三方发明》（又名《伤寒方论》）、《伤寒图论》《伤寒抉疑》《金匮要略论注》等。其注解《金匮要略》，尤多发明，深为后世推崇。

石楷，字临初，涵玉子，清朝康熙间海盐人。精医，著有《伤寒五法》《新方八法》等书，于 1673 年校订刘默《青瑶疑问》，改名为《证治百治》，刊于世。

郭志邃，字右陶，清康熙间嘉兴人。对痧症时疫颇有研究。1675 年著有《痧胀玉衡》。

林之翰，字宪百，号慎庵，别号苕东逸老。清康熙雍正间乌程（今浙江湖州）人。少即博极群书，遨游四方，咨询于岐黄宿硕名流，诒业行世，远近敦请者，户外之屦恒满，积丰富经验著《四诊抉微》（附《管窥附余》）梓行，博采诸家之长，深入浅出。深入则通乎微矣，浅出则抉之若揭。四诊尤重"望"诊，尝谓：作述家端以脉称，而略望、闻、问，大违圣人合色脉之旨矣。殊不知望为四诊最上乘工夫，果能抉其精髓，亦不难通乎神明，闻、问亦然。晚年还撰《嗽证知原》一书，以论内伤痰嗽为主，未刊行。

钱志朗，字千高，钱捷之孙，象山人。工文章，试恒冠其曹偶，清雍正元年膺选贡生。精岐黄术，遇贫病者，辄自往诊视，不计其值，乡里德之。

钱峻，字青抡，吴兴（今浙江湖州）人。1707 年撰有《医验单方汇编》，1744 年撰有《观心书室经验良方》《济阴纂要·保产良方》。

胡璞，字美中，德清人。善治痘，治法亦巧，治愈了妇、儿患者。明崇祯年间，当时没有种痘法，他托名峨眉山人所授，以种痘奔赴江、浙一带，传布种痘法。可以推定，胡璞首创的"采痂种痘法"是世界上预防天花的最早方法，他是世界上最早发明人痘法的医学家。

沈人文，字明止，号咏楼，吴兴（今浙江湖州）人。精医术，治病多奇验，决生死恒中鹄，名噪一时，但不矜己功，虚心求学。著《医论》1 卷，强调先审证以识病，后议药以处方。药贵中病，勿树成见于胸间。

任越安，字越庵，绍兴人。以医济世，子雨辰，行医江左。孙辈皆得真传。凡遇奇证，应手霍然，人推为三世良医。本柯氏《伤寒论翼》，删繁就简，撰成《伤寒法祖》2 卷，又撰成《玉尺经》2 卷。

杨伍德，诸暨人。幼多病，母早寡。媪母及其胞兄素多疾病，伍德因究心医学，摄养调护。母寿 60 岁，伍德病亦痊。尝行医于嘉定、上海、青浦，人称神术。著有《女科辑要》《眼科心得》《外科薪传》等。

郭宝疆，号盘庄，诸暨人，善医。江苏胡岑梅尝次杭州，一日遇宝疆于旅邸，劝胡归，胡故无病，讶其妄，未几，疾发而殂。又东阳令党子病，延宝疆诊视，党妻李，适感冒，请按脉，宝疆惊曰：郎君无妨，夫人脉空，恐难越岁。李方健饭，不置信。未几，党子愈，而李以除夕亡。一日闻邻居哭儿甚哀，询之，知为疫殇。将棺殓矣，宝疆按其脉，谛视而笑曰：可活也。灌以升麻汤，经宿而愈。

陈良佐，字锡三，山阴（今浙江绍兴）人。以医名，精《伤寒论》《金匮要略》等典籍，尤喜研读吴又可《温疫论》。著有《二分晰义》1卷，并与杨璇合撰《伤寒瘟疫条辨》等书。

李菩，字东白，号梅山，绍兴人。长于儿科，尤专痘科。认为王肯堂《幼科证治准绳》博而太繁，学者难以检阅，遂于1701年撮其要而编成《痘疹要略》。主张治重辨别证虚实和小儿禀赋厚薄，提出痘内发于脏腑，外应乎气运六气者，不可以业痘科。另编有《杂证要诀》一书。

王国器，字君鼎，上虞人，国学生。清康熙四十一年（1702年）患瘴疾，重笃，得异人授以良药，服之立愈。后习医，精痘科，治危症若神，凡出痘三日前，能诀生死。晚年，博采前人精义，结合自己心得，著有《痘科私存》。

沈国柱，字公任，雍正时年已耄耋。原籍山阴（今浙江绍兴），后迁淳安青溪。妙解经脉，病必理其本，处剂不过数味，或用古人传方，常获佳效。古方经其随手之变，往往以意成之。尝取黄帝脉书为宗，旁引诸家医论，疏通证明之，而成《医通》一书。其他尚有《青溪诊籍》之辑。

方鲁，字望山，萧山人，精于医。方氏认为人之疾病大凡起于气滞，故其治以理气为宗，擅用逍遥散加减应用，恒获奇效，因之时人号为"方逍遥"。卒于乾隆中，子能继父业。

楼邦源，字云巢。号芝岩，楼英十六世孙。幼业儒，年甫弱冠，是年大疫遍行，死亡颇多，云巢目击心伤，遂将楼英《医学纲目》熟读深思，揣摩近10年，悬壶济世，博施药饵，疗效显著，乡里共仰其神，通邑咸称其美。学验既丰，遂辑称《临证宝鉴》，精详脉理之外，对药物的补泻升降，寒热温凉，分门别类，有条不紊，时人誉为：如涉海者授以指南之针，如登山者告以屈折之语。书初告成，而邦源去世，深为可惜。

董采，字载臣，桐乡人。善古文辞，精于医，晚年卖药金陵。著有《方论质疑》《西锦集》《远游草》等诗文稿。

沈明宗，字目南，又名明生。清康熙乾隆间名医，嘉兴人。对仲景著作亦多发明，擅治时病，对燥症辨治颇多发明，其论中提出：燥兼热化，周围阴血极耗；并详内、外之肇端，吐、汗、下而亡津液，或七情神伤而血耗，皆本于血虚津液不足所至；治法则或用芩、连、膏、黄等，减焰沃薪，或以二冬、地、芪辈气血并补。而对杂病论治，亦别有见地，尝谓：中风之症，以余观之，房室致虚者固多，而沉酒致虚者亦不少。明确提出：酒人多中风之论；对痹证治疗指出：邪郁病久，风变为火，寒变为热，湿变为疾，应以降火清热豁痰为主，参以通经活血，疏散邪滞。著有《伤寒六镜证治法》《沈注金匮要略》传世。

朱家佐，浦江人。生于清康熙壬寅年（1722年），卒年不详。父殁未葬，母又目疾，遂锐志研读眼科诸书，凡求治者，无不应手而愈。祖孙承其业。

周镐，字汉峰，金华人，清乾隆间在世。其治疾，视脉以神为主，尤以舍证从脉而著称。有暑月壮热汗大泄者，众议用白虎辈，镐说：三暑伤气，脉当细微而空；今紧数，为风寒外袭，应从太阳表证治。有夜分寒战，遂时发热者，镐曰：左弦紧而右空，此阳虚致感也，以姜附重剂，三投之得汗而解。有老人腹痛，夜转剧者，镐曰：紧数有力，内痈也。有舆夫腰痛者，镐曰：湿着耳，茅术一两、不茉苢三钱。其妇女一再皆胞衣不下，镐命勿惊，勿用力掖，令坐，且微摇之，稍以芎归辈进，饮食如平日，阅月果下。自录治病经验，编《舍众一得录》。

江文照，字绍源，兰溪人。生于遗腹，遵母命习医，精岐黄，名闻两浙，又恪遵母命，救人不取钱财。

赖一帖，名积忠，字符卿，号我苏。生于清雍正甲寅（1734 年），卒年不详。象山县人。幼业农，年冠刻苦学习，入邑庠，旋参《灵枢》《素问》，得脉诀，为人诊病，药一帖即愈。时人誉称"赖一帖"。其叔负薪归，时方傍午，赖一帖诊后惊曰：今晚叔当死，奈何？叔骇而骂他。赖谢失言，嘱叔母治具，与共饮，尽欢散去，更末尽而叔亡故。智门寺僧以暴疾邀赖诊治，及至而僧已死矣，赖视之曰：未死也，当即医治痊愈。

俞震，字东扶，号惺斋。乾隆间名医，嘉善人。幼多疾，性敏慧，从同邑名医金钧学医，与沈尧封善。为探索临证效法，浏览古今医案，分析其中异同，5 年后著成《古今医案按》一书。陆定圃称其：选择简严，论说精透。"医案"计辑 1060 多则，分 108 证（门），撷菁去芜，略短去长，如对汪石山论病之精细，张石顽用药之灵巧，均作了恰如其分的分析；对景岳、嘉言、东宿等案分别论析，亦具至理，而尤服膺丹溪。其治学主张读书与治病，时合时离，古法与今方，有因有革。善读书斯善治病，非读死书之谓也。据称尚有《古今经验方按》一书，惜未刊行。

胡兰枻，字济川，号霁园。清雍正乾隆间名医，嘉善人。善诗文，精医理，长于切诊，疗人多神奇，活人无计。著有《医论》及诗集《红杏村诗草》。

沈尧封，封或作峰。原名又彭，嘉善人，清雍正乾隆间名医。儒而精医，著有《医经读》、《伤寒论读》、《女科读》（《女科辑要》）、《治杂病读》等书。子孙继其业。

虞仲伦，字貌南，18 世纪中叶奉化人。1781 年撰成《医方简易》4 卷。

洪炜，字缉庵，又字霞城。清乾隆间在世，余姚人。其学医虽因已病，而实图医治母亲之病，遂弃举业，潜心医学，不数年，得其奥。尝示所著《虚损启微》2 卷，采集精要，辨编明析，非他人所及。并与施雯、严洁合纂《得配本草》10 卷、《盘珠集胎产证治》3 卷，又与严洁共辑《脉法大成》2 卷，并将上述著作，于嘉庆时与施雯所著《气运括要》合刊为《盘珠集》问世。

严洁，字西亭，又字青莲，余姚人。以儒而精于医学。博采群书，援引论辩，与洪炜、施雯合著《得配本草》《盘珠集胎产证治》，于 1761 年刊行。并与洪炜合撰《脉法大成》2 卷，详论切脉之法，于舍脉从症、舍症从脉、凭脉测症、推断予后等，皆有独到之处。

沈懋官，字紫亮，吴兴（今浙江湖州）人，1743 年著有《医学要则》4 卷。

曹庭栋，字楷人，号六圃，清乾隆间嘉善人。曾在居处垒土为山，环置花木，奉养慈亲，名曰慈山，因别号慈山居士。幼患疾，体羸怯，乾隆丙辰举孝廉，绝意进取，博及群书。性恬淡，以自然为宗，善养生，故享遐寿 90 多岁（一作 87 岁）。所著《老老恒言》5 卷，荟萃养生之法，始从眠食，终于药粥配方，皆人生日用常识，健康要旨，并非神仙，丹药异术，切实可行。

俞瀚，字楚江，一字楚善，清雍正乾隆间山阴（今浙江绍兴）人。清乾隆二十二年（1757年）进士。曾出外遨游，谋生于平津及邯郸一带。能诗善画，曾攻岐轩之学，并历朝方书，行医一时，治活众多。家藏有大块茯苓，11kg，世上罕物，上品珍药，时名家沈大成作《茯苓赞》，颂此为瑰异之物，并谓俞氏为"列仙之儒"。晚年身世萧条，在姑苏吴市行医卖药。清乾隆三十五年（1770年）病卒于苏州虎丘客舍，寿仅60多岁。

许川，字景安，号澜亭，天台人。性倜傥。为文喜纵横驰骋。清乾隆二十七年（1762年）学使拔取第一。精岐黄术，求居者履满户外，所疗病应手痊愈。孙金铉，以医世其家。

郑昂，清乾隆、嘉庆时宁波人。善医。在清嘉庆七年（1802年）秋撰《入参图说》。

陈之杰，字君位，又字汉三，清乾隆时天台人。父抱沉疴，众医莫治。之杰偶得方书，以意寻究其理，遂自制方，治辄效。于是弃举子业，遍观古今方书，积数年，遂精其业。当时浙中徐上符，世号良医，偶至台，之杰谒见，一言契合，遂悉授所学，由是术益工。尤精于伤寒，在脉法方面更多心得。齐图南妻，偶感风寒，之杰曰：当得痨怯症，不亟治，经年必危。为置一方曰：饮此百剂，勿以病瘥中辍，其家不信，饮至数十剂，病已脱然，遂止。半载疾复作，乃复求治，之杰曰：无能为也，1年后果然死亡。

方永泮，字圣德，号国望，生于清乾隆间，太平（今浙江温岭）人。世业医，精岐黄术，授太医院医士。遇奇疾，随方取效，不论贵贱，悉为诊治。研究仲景《伤寒论》《金匮要略》学，多有心得。著有《仲景伤寒补遗》，阐发深理，羽翼仲圣，惜今未见。

车宗辂，字质中，清乾隆时名医，绍兴人。富有经验，与胡宪丰合著《伤寒第一书》。

胡宪丰，字骏宁，山阴（今浙江绍兴）人。精岐黄，尤擅治伤寒，学说崇尚前清俞根初，与车宗辂合著《伤寒第一书》。

张应椿，字榭堂，清乾嘉间名医，萧山人。古今医书靡弗披览，医名甚盛。里人汪辉祖患风痹，积年不愈，群医拘于"治风先活血"之说，重用地黄，痰湿转增。应椿独主补气，重用人参、黄芪、附子，其剂量之重，见者骇然，然患者服后病渐瘥。

杨乘六，字以行，号云峰，清乾隆间吴兴（今浙江湖州）人，著有《潜村医案》《临症验舌法》，并辑《医宗己任编》。

卜祖学，海盐人。著有《药镜》《伤寒脉诀》。

郭沈勋，字子诚，号云台，清乾隆间海宁人。著有《证治针经》《医经必读》《磨镜园医案》。

周万清，秀水（今嘉兴）人，工医，著有《咽喉指掌》。

洪天锡，字吉人，嘉兴人，著有《补注瘟疫论》。

沈瑛，德清人，著有《医方辑要》。

屠人杰，嘉善人，1788年著有《伤寒经集解》。

吴钧，字友石，归安（今浙江湖州）人，著有《伤寒类辨》1卷。

陈其芳，字康斋，海盐人，著有《康斋医案偶存》《痉症汇考》。

钱守如，字清帮，一字觉菲，吴兴（今浙江湖州）人，著有《兹惠小编》3卷。

郑岗，字玉蟾，嘉善人。清乾隆时医家，精喉科，著有《喉科源远集》。

沈国柱，山阴（今浙江绍兴）人。精医术，用药谨慎，药味不多，往往直用古人验方、随证灵活加减，获效众多。著有《青溪治验》5卷。

叶葩，字正叔，山阴（今浙江绍兴）人。精治疗，著有《伤寒数编辑注》，子瑞芳继承其业。

宣律祖，上虞人。生于清乾隆辛卯（1771年），卒于清嘉庆丁丑（1817年），享年46岁。

宣氏天分异常，自认数奇，尤好《周易》，且精岐黄，长于内科，擅平脉辨色，决人生死，对李念莪学说有所参悟，用药以温补精纯见称，又主张贵于专一，宣氏在未成名之前，曾有同邑钱姓富商虚劳吐血，遍觅江浙名医，百治罔效，病濒于危。宣氏毛遂自荐，遂投独参汤 2 两，一剂得救，后乃调理而痊。由是名噪远近，誉满宁绍，有"绍兴陈念义，上虞宣律祖"之称。子重光，亦以医名誉满邑外，求医接踵，诊务极盛，7 日能积钱盈柜；凡见服药无资者，每次免费，上虞县令张志高，亲书"十全为上"一匾相赠。据《宣氏宗谱》载：凡五世袭其医理，感传不衰云。今宣氏后裔尚藏医学抄本《痘瘄秘传》《妇科篇》《痘疹秘方》《验方篇》等 4 卷。

茅钟盈，字配京，号雨人。世居归安（今浙江湖州），曾徙武林（今浙江杭州），终老平湖，乾隆嘉庆间名医。有《感证集腋》2 卷问世，博采诸家之论，集腋成裘，持论贴切。

沈祖志，嘉兴人，著有《医学指要》。

吴贞，字坤安，清乾隆嘉庆间名医，吴兴（今浙江湖州）人。曾亲炙吴中叶天士、薛生白，深探伤寒秘旨，对时病证治尤有阐发。所辑《伤寒指掌》4 卷，何廉臣曾予评释，易名《感证宝筏》。吴氏主张分热病为正伤寒、类伤寒两大门，并认为类证实居八九，强调仲景 113 方皆为救误而设，尤其提出救逆的"述古""新法"，对论治热病颇多创见。

郭民，字乘，平湖人，著有《医学指南》。

蔡兆骐，字良庵，号骏甫，清代人。父赓飏，宫内阁侍读学士，随侍京师，入监读书，究心医史，兼通医学。

邢基，乌程（今浙江湖州）人，著有《脉经注释》6 卷和《东垣十书扎解》。

沈江，一作源，字岷源，秀水（今浙江嘉兴）人。官太医院，著有《奇证汇》。

黄凯钧，字南垍，别号退庵居士，嘉善人。乾隆嘉庆间名医。幼习儒，19 岁立志学医，兼工诗文，著有《友渔斋医话（六神）》。积 40 年经验，重视摄生。精于辨证，善于总结，其学术大概可窥，并有《友渔斋诗话正续集》行世。子继其业。

戴元枚，字定谐，吴兴（今浙江湖州）人（一作德清）。清乾隆嘉庆间名医，精岐黄，究仲景学，服膺景岳。著有《感证治诀》24 卷、《辨证析疑》20 卷、《辨绳丹髓》26 卷、《景岳丹髓》12 卷、《论翼丹髓》8 卷、《方解补注》8 卷、《金匮补注》12 卷。

沈荣台，嘉兴人，著有《内经指要》《南皕脉学》《妇科集成》。

朱凤来，字征羽，桐乡人，著有《医学明辨》。

仲泰，字济川，嘉兴人，著有《志医一得》《痘疹仁端录》。

田玢，字撷云，嘉兴人，著有《医门八法》。

俞蕚，字幼荪，归安（今浙江湖州）人，著有《医镜评指》《幼科指掌》。

杨治生，字涵久，安吉人，清嘉庆道光间名医，著有《台疆笔记》。

顾仲，嘉兴人，清乾隆嘉庆间名医。善养性术，1818 年著《养心录》2 卷。

刘滴，平湖人，著有《龙湫嗣音集》《续名医类篡》。

张光裕，字雨衫，张千里子。桐乡庠生，世业医，年仅 48 岁。

陈善南，字嘉言，海宁人，宋代陈沂二十二世孙，著有《医案略综》。

汤元凯，萧山人。精于医，有废疾不利于行，自称"枯道人"。

吴希渊，字符复，海盐人。少孤，36 岁即夭，著有《续名医类案》。

何鏊，字君调，海盐人，纂《医论方书题解》。

顾民珩，号梦玉，海盐人，曾纂《医方纲目》。

钱谅臣，字逸宜，嘉兴人，著《伤寒晰疑》4卷。

鲍曾，字尚志，绍兴人。幼时家贫，就质肆（当铺）为学徒，夜静凿穴借光以观医书，久之遂通医理。以医术济人，兼施药物。清道光二十九年（1849年）逝世，享年95岁。

赵家荃，字撷金，慈溪人。旅居鄞城，精脉理，投方颇斟酌。尝曰：人以生命托付于我，此何等事，可谈笑出之耶？望闻问切四诊外，参以腹诊，以为病皆自饮食起也。家荃老成，往来沪甬间，以医救人，为世所重。

吴守庵，宁波人，世朝业医，名重一时。

吴蝶庵，宁波人，守庵之弟。业医，有名于时。

赵文通，鄞县人。其先德朴斋公患风疾，久治不愈，进人参再造丸，一服而愈，于是修合各种验方，或为丸为散，为膏为丹，请乞者不暇。文通学伯休之术历有多年，遂撰《赵翰香居验方类编》《赵翰香居丸散膏丹》，营制药物，靡不奇效。

李诚，字师林，号静轩，黄岩石曲人。清嘉庆十八年（1813年）拔贡生。专治经学，尤精地理，旁及历算医术。著有《医学指迷》、《历山纲目》60卷、《十三经集解》260卷、《敦说楼集》、《微言管窥》、《水道提纲补订》等。

孙宇辉，字静斋，诸暨人。清嘉庆道光间名医。性豪爽，精医，当时有"孙真人"之誉。

薛明道，鄞县人。博览群书，尤精岐黄术。清嘉庆道光（1796～1850年）时，任浙江省医学提举。

柯怀祖，字德修，慈溪人。本世医，后从名师指授，技大精进，于疑难症辨别尤悉。尝入都，名噪公卿间。好读书，广搜博记，尤喜购未见之书。辑刻《理虚玄鉴》。

费志云，字西亭，自号蓬峰散人，慈溪人。博学，工文，又精医，尝设者辄予之。家本中资，由是日落弗惜也。晚年放浪湖山，诗酒自娱，与兄志刚，从弟志常，称"湖上三隐"。卒年52岁。著有《诸脉类参》等。

范浚，字哲泉，号素庵，鄞县人。精医，有"范一帖"之誉，得酬悉以施贫乏。久客广东，为当道所重，及归里，囊橐萧然，仍以术自给。性喜聚书，购藏颇实。阮元题其斋曰："小天一"云。

林兆丰，字玉如，慈溪人，诸生。后弃儒习医，尤邃医学，晚年益覃撰述，经朝伏案，罕与外人相往来，著有《医经通考》。

倪一位，字光远，兰溪人。世业儒，兼精医术。

童尚友，字增贤，兰溪人。精岐黄术，专以济世为念，时称名医。

徐大振，字金声，号成斋，兰溪人。貌伟，曾入武庠。家世医，父兄皆有声于时。至振，尤神悟，施治多验，寓邑城，求医者门相踵，不以利居心，遇贫者助药饵。晚好静居，筑室河滨，自是求医者，瞩子弟诊，己则从旁指点之。著有《伤寒辨误》。

郭如圭，兰溪人，世以女科传家。至如圭，发祖辈经验之长，独树风格，疗效显著，医名大噪。

朱能寀，字庭和，好慎斋。生于清乾隆六十年（1795年），卒于清同治十一年（1872年），享年77岁，浦江人。幼承父训，攻读医典，对刘完素、李东垣、朱丹溪、张介宾颇具研究，每治疑难大症，多起沉疴。

吴国勋，兰溪人。凡前人治法而验者皆录之，先叙明前人诊法，后附注自己经验，著《诸家医案经验录辑》，共 10 多本。

楼一品，字朝之，号绿浜，义乌人。博览方书，积 10 多年，方悬壶济世，药无不中，授医学官。

王毓秀，字兰谷，号惺惺斋，义乌人。邑庠生，博涉经史，兼及岐黄，尤精眼科，名溢四方。著有《四书礼基堂合法》《圣学传书》《惺惺斋文稿》。

金学超，义乌人。好读《素问》，临证多奇验。尝有某甲，伪卧为疾，延超治之，曰：此死脉也。7 日果亡。

曹光照，字彦修，天台人。邑监生，善方脉，多应手愈。著有《医书类腋》《痘疹真传》《外科要览》等书。

洪裕封，字箓园，清临海县人。举于乡，精医理。曾言古方书如《伤寒论》《金匮要略》，今方书如《临证指南医案》。诚能专心玩索，诊疾自能奏功。台郡少良医，由于靡所适从，仅从药性赋《汤头歌括》《医宗必读》等书耳。其治病，每以大方奏效。文参军之子患暑症，初微恶寒，后壮热。汗出嗳气，腹痞，口干。面肿头痛，大小便少。医用葛根、桔梗、半夏、薄荷、佩兰、赤芩、通草、杏仁、芦根等制药。渐觉气急神昏。裕封诊之，谓脉大、舌黄，是白虎汤证也。投一剂，诸症皆减。改用鲜石斛、黄连、生甘草、金银花、瓜蒌实等味而痊。张明经思春温，恶寒、发热、喉烂。医用甘草、桔梗、荆芥、防风、牛蒡子等味，病不减，裕封投黄芩汤，加连翘壳、杏仁，一剂获愈。

洪瞻陛，字子升，又字纳阶，号雨芗，临海人。清道光六年（1826 年）优贡生，二十年（1840 年）举顺天乡试，由官学教习，补四川双流知县，获理龙安知府，适太平军起义，地方不靖，积劳卒。洪氏工诗、善书，雅好百金，尤靖于医。著有《仲景医论正解》60 卷、《存雅堂诗集》16 卷、《台州形胜考》1 卷，又聚有唐碑 1000 多种。

王维祺，黄岩人，精医学，著有《医学约钞》4 卷。

周鹤群（《医籍考》名鹤），钱塘（今浙江杭州）人，著有《良方集要》。

叶文涛，字宗华，又字五伦，生于清嘉庆二十年（1815 年），卒于清光绪二十七年（1901 年），处州（今浙江丽水）人。精通《伤寒论》，擅长内科。

姚安世（1714～1781 年），字声韶，清道光年间庆元县松源镇人。学问渊博，补秀才，性孤傲，从师杭州名医朱丹溪。他擅长内科疑难诸症，以下拘常规用药而称著。时巡按内室病危招医，诸医虚实难定。姚揭贴往诊：知其水路至浙，涉水雨淋，湿邪致病。命取干柴烧焦泥地，趁热以棉被，令病人卧于被上，时烈日当空，异热非凡，阳光直射，少刻病人汗出而愈。

陈叶勋，字补堂，临海人。岁贡生，尝佐程霖修县志，博通群籍，兼明医理。著有《医学会编》若干卷、《治疗心法》1 卷。

麻炯，字孟明，宁海（今浙江三门）人。《台州府志》称：相传幼时镈于野，遇丐者摩挲其手，旋不见，遗一书，检之，得痘麻方。长习医，应手即愈。

方文翰，字樨园，黄岩诸生。《台州府志》载：性孤介，不随俗俯仰，周旋二亲间，能得其欢心。善书画，能篆刻印石，每见人所藏秘编及名画，辄手自临抚以为乐，罔掇寒暑。中年好医术，屏去所习艺事，取《灵枢》、《素问》、张介宾书、李东垣书等四家书，手抄口诵，日客如童蒙，必熟后乃已，然不轻为人医，人亦罕知者。

赵廷海，一名开泰，字兰亭，又字云龙，天台人。时来黄岩新桥，客壮勇管赓堂家，为人精技击，娴医术，尚侠义。清道光咸丰间（1821～1861 年），台州无洋痘，患疫痘死亡者相继，廷海只身负笈走千里，至鄂，传其种，再绝再往。辑有《邱赵牛痘三书》3 卷，台州之有洋痘自此始。太平（今浙江温岭）沈望桥，精麻科，有《验方》1 卷，其徒秘不宣，廷海闻之，以巨赀往购归，后为借抄者失去，展转搜求，复得一本，乃请管铭生出赀刊印，名曰《沈氏麻科》，颁行各县，自是患麻疹者多获生。晚岁好善益力，施医赠药，恒不受酬。尝取平生秘藏伤科方书，辑成《救伤秘旨》1 卷，与高邮黄氏抄授的《跌损妙方》合刊于世。

张畹香，山阴（今浙江绍兴）人。世居绍城洗马池，为"绍派伤寒"著名医家。学有经验，识见高超。曹炳章先生记载：先辈云，同治庚午尚健在，年已八十，须发似雪，须长尺余，大面红颜，声如洪钟，可称童须鹤发。著有《温暑医旨》1 卷、《畹香医案》2 卷。损横山，得家学，于病后调理最为得法。

黄治，一名福林，字台人，别号琴曹，又称今樵，进士黄澹季弟。太平（今改浙江温岭）人，廪贡生。清道光间（1821～1850 年），浚因事谪戍乌鲁木齐，其地入秋先雪，未秋已冰，治不避艰险，偕抵戍所。素工文辞，且精医理，为达官延入记室，以所得俸馈，佐兄资斧，时林则徐亦戍乌垣，闻其行谊，尤器重之。著有《今樵诗存》8 卷、《笔欠》1 卷、《赛春小品》1 卷、《春镫曲传奇》2 卷。

金起诏，字公选，一字丹书，号逸圃，天台人。《天台耆旧传》云：善读书，于医书尤有神悟，著有《伤寒辨正》4 卷。齐孝廉先觉称其因病立方，如输班斫范，得心应手，有遇疑难，辄反复精思，至忘寝食云。

张鲁峰，字景煮，绍兴人。幼有孝子神童之誉，弱冠登嘉庆戊寅贤书。家有后雕晚翠楼，藏书万卷，为其谈经之室，凡经史外，笙簧六律，河渠兵政，医方术数，无不精通。先著书 13 种，尽罹于咸丰兵燹，后又成《四书补注》《韵字综释》《十三经分类》及各种诗文多种，俱待梓。晚年课损之余，又著《蝎堂医话》1 卷、《鲁峰医谈》1 卷，其立论平正，推勘颇精。平生善治肝病，暮年遘肝病，手自调剂而愈。因著《肝气论》1 帙，其中多所发明，可与东垣《脾胃论》媲美。曹炳章将《肝气论》收入《中国医学大成》第 13 集中，称是书简明而纯粹，实一肘后良方，张氏年周花甲后谢世。

沈鸿谟，字良范，德清人。邑庠生，父瑛，授以医；父歆殁，奉磨不离左右，以医为业，著有《济世堂医诀》《醒朦集》《家乘》《不致乐斋诗集》等。

蒋光焴，字寅昉，海宁人，刊行《徐批外科正宗》等书。

陆烜，字子章，平湖人，研究药物，著有《人参谱》。

陆瀚，字星槎，桐乡人。由儒而医，曾仕广东花县令。罢官后贫不得返，以医自给，愈顺德县令徐某子疾而噪当地，赖医归里，亦医家济人自济之逸事也。

叶炜，字松石，嘉兴人。对调剂有心得，著有《煎药漫抄》一书。

汤望九，字雨时，桐乡人。国学生，工书法，精医理，著有《无人爱稿》。

蔡载鼎，桐乡人。廪生，任余杭训导。精岐黄，著有《订正三因极一方症论》。

章鲁璠，字上珍，嘉兴人。著有《保幼心法》《性疾要略》。

陆增，平湖人，著有《痘疹新编》《听鹂馆日记》。

吕震名，字搽村，道光间人，祖籍钱塘（今浙江杭州），客居桐乡。1851 年著《伤寒寻源》

《内经要论》。曾仕湖北荆门州判。

沈善谦，道光间桐乡人，1847 年著《喉科心法》。

杨荣，字价臣，孝丰（今安吉）人。著有《医药摘要》《余庆堂随笔》。

苏廷琬，字蕴辉，海宁人，著有《药义明辨》。

张园真，字房呢感翼，桐乡人，著有《医谱》《脉谱》《本草谱》。

徐国琛，桐乡人，张千里弟子。辑《殊村草堂医案》3 卷。

王学权，字秉衡，海宁人，著有《重庆堂随笔》。

邹存淦，字丽笙，海宁人。精外科，著有《外治寿世方初编》。

沈善兼，字达之，桐乡人。因济药而辑《录验方》，刊《择吉斋经验良方》2 卷。

纪南星，字秋墀，一字寿门，乌程（今浙江湖州）人，监生，著有《痘科集腋》3 卷。

张凤翔，字梅泉，乌程（今浙江湖州）人，著有《内经论识》《伤寒续论》。

吴屏，字云屏，吴兴（今浙江湖州）人，著有《证治心法》。

许楗，字叔夏，一字珊林，海宁人。清道光癸巳进士，官山东平度州。通医道，有《洗冤录详义》《咽喉脉证通论》《析骨补遗考证》等。

王士雄，字孟英，号梦隐（一作梦影），又号潜斋，别号半痴山人，睡乡散人、随息居隐士、海昌野云氏（又作野云氏），生于 1808 年，卒于 1868 年，享年 60 岁，祖籍海宁盐官，迁居钱塘（今浙江杭州）。曾祖王学权精于医，著《重庆堂随笔》即为士雄之诞年，乐而作之。其思想开放，接受西说，作汇通之论，后亦影响及王士雄。祖父王国祥、父亲王升亦业医，但士雄早年失怙，14 岁丧父，历经贫困，20 岁至金华充任盐行会计。因酷嗜医学，稍有余暇辄披阅方书，故亦精于家学。后寓常山县，清道光十年（1830 年）以医问世。初习《景岳全书》，疗病多采温补，经其母俞氏训诫，谓"无论外感，不可妄投温补；即内伤证，必求其所伤何症，而先治其伤，则病去而元自复。古人不言内益而曰内伤，顾名思义，则纯虚之证，殊罕见也。汝何懵乎！"孟英受其启迪，遂习用清滋之法，故治温病，药极平淡而多奇中。远近求治者车马塞途，活人无算，屡起大症。清道光十七年（1837 年），江浙因战乱疫疠流行，爱女死于霍乱，乃于次年撰《霍乱论》。此书后作重订，特别指出霍乱与番舶、水源、季节等因素有关，实为明论。咸丰中定居上海，益潜心于温病研究及临证。目睹时医治温病之非，复认为吴瑭之《温病条辨》，不过将叶天士有关医案穿插而成，尚未得其精奥；采附各方，去取剪裁亦有未当，故"不得已而有《温热经纬》之纂""雄不揣冒昧，以轩岐仲景之文为经，叶薛诸家之辨为纬，纂为《温热经纬》五卷"。书成于 1852 年，盖成温病学说之集大成者。1862 年，作《随息居重订霍乱论》；1852 年，刊定曾祖王学权《重庆堂随笔》；1857 年，撰作《归砚录》4 卷；1861年，刊《随息居饮食谱》1 卷；1853 年，辑《潜斋简效方》1 卷（后附《潜斋医话》）；1854年，纂《四科简要方》4 卷，并有《汇刊经验方》等。《王氏医案》即《回春录》《仁术志》合编，仿编年之例，1824～1857 年，为初、续、三等 3 集，《归砚录》卷 4 则为医案第 4 编。其所评注之书，有《女科辑要》《言医选评》《古今医案选》等，传另有《鸡鸣录》《圣济方选》《舌辨》《柳州医话注》《愿体医话评注》等。所著多收于《潜斋医学丛书》。另著《篷窗录验方》《急救喉症要法》等书未梓。其中《归砚录》颇采西医《人身说概》《全体新论》及曾祖王学权之论，尤对俞理初"中西立教不同，故脏腑不同说"力辟其谬，谓："夫泰西之教虽不同于中国，而彰善扬恶未尝不同；盖立教不同者，何必脏腑不同耶？孔孟扬墨，并生中国，而主教不同者，非有形之脏腑不同，乃是无形之性道不同也。"士雄晚景凄凉，颠沛流离，避居秀水（今浙江嘉兴）濮院镇，清同治七年（1868年）殁。

僧越林，字逸龄，乌程（今浙江湖州）人，著《逸龄医案》传世。

陆定圃（1802～1865年），字以湉，号敬安，桐乡人。学识渊博，著作颇丰，有《冷庐医话》《冷庐杂识》行世。陆氏论方药，考证详明，穷究奥旨，述说客观，辨证精细，主张四诊合参，并主张广传良方，庶几稍尽利济之心。

吴芹，字古年，归安（今浙江湖州）人。道光间名医，是"西吴三杰"之一。著有《相鹤堂医案》《本草分队发明》等。术传凌奂，尤有医声。

江涵暾，字笔花，吴兴（今浙江湖州）人。曾入仕途，服官东粤，尤儒而医。尝谓：病人之性命在我掌握中，专心揣摩，尚虞失，此事岂同儿戏乎？晚年撰《笔花医镜》，以通俗易懂之文体，简要切实，深入浅出之阐述，论证、列方、辨药，俾初学者可循阶登堂，卫生家以备手头择方之需。书成于道光甲申，初版于咸丰乙卯。

余绍宁，字义周，祖籍南城，移居新城（今浙江新登）。幼读书，20岁学医，遍访名师，通宋元各家学说，及《素问》《灵枢》诸书，预决人生死，往往奇中。辨证用药，不循旧方，邑中绅士咸服。为人禀性慈爱，赈恤贫民，常制"万病无忧丸"施布，赖以全活甚众。著《元宗司命》20卷，伤寒、男妇、内外、针灸及小儿诸方皆精备无遗；又著《道生全集》《金丹秘旨》《天时运气》等书。有20多名学生，其子景汤、景立俱能世其业。

马庆祺，字松琴，绍兴人。精医术，著有《医学锦囊》一书。

田晋元，字雪帆，山阴（今绍兴）人。精医术，世称"吊脚痧"一症，认为此真寒直中厥阴肝经，即霍乱转筋是也。初起腹痛或不痛，泻利清水，顷刻数十次或十多次。继即手筋抽掣，呕逆口渴恣饮，手足厥逆，脉微欲绝，世医皆以为暑湿，妄投凉泻；或认为痧气，妄投香散，鲜有不毙者，遂著《时运霍乱指迷》一书，以纠时弊。

娄杰，字受之，山阴（今浙江绍兴）人，著有《温病指南》2卷。

高润之，清道光咸丰朝山阴（今浙江绍兴）人。少随父习刑典，时越中名医陈念义，微高氏姻亲，奇其才、劝令业医，尽授其学。学成喉悬壶山阴（今绍兴），但业务穷窘十多年，只得弃去游姑苏淮扬。后至京师，居太医院有年，终无所遇，复归于越，年已50岁。咸丰甲寅，马庚良之祖染疾，诸医百治罔效，延润之治而愈。后又屡起沉疴，医名乃得传遐迩。晚年著有《脉诀直指》《寒热阴阳辨》两书，惜未付梓而卒。

钱松，字镜湖，清代山阴（今浙江绍兴）人。道光间任太医院使。其家藏《辨证奇闻》一书（即陈士铎《辨证录》），钱松屡读此书，深受其益。清道光三年（1823年），钱氏将《辨证奇闻》重刻刊行。著有《痧胀名考》及《脏腑正伏侧人明堂图》4幅，均刊行于世。

金楚安，绍兴人。精医，名医赵晴初早年投其门下。

汪平，字访平，后以字行，号一分山人，江山人。所居有笑青楼，故又称笑青楼主。精于医，名噪当时。唯汪氏家境富裕，不以医业为重。工琴棋书画，金石篆刻。

郭东昂，清道光间义乌人。著有《玉环集》24卷，未刊行。据其序文：自幼游艺于医，恢恢乎志在探源索隐，以精自厉。既业医，而潜功之霞，利不得乱心，名未尝沾沾，惟原奥中独见彻焉。可见医术医德之高。

程鉴，字明心，号芝田，衢州人。清嘉庆道光时在世。原籍安徽歙县，悬壶金衢，博学能文，其家世业岐黄，精于医理，着手奏效。著有《医法心传》。少逸之父逸仙，曾受业其门。兼善指墨画。

雷逸仙，名焕然，字春台，生年不详，卒于清同治元年（1862 年），衢州人。因家窘弃儒，从程芝田学医，尽得其秘。道光间，携家侨寓龙游行道，凡遇小恙，治必悉心，危症尤竭力；病重者不辞风雨，家贫者不计酬谢。著有《医博》40 卷、《医约》4 卷和《诗稿》8 卷，俱未付梓，太平军时皆遭兵燹。后返衢行医，仅遗方案数百例。

钱玫，字符杰，上虞人（一作山阴人）。廪贡生。自幼敏慧，即工书帖，及长，博通典籍。清道光辛巳年（1821 年）受征召，为孝廉方正，并赐六品顶戴，历任西安（今衢州）教谕、长安训导等职；后又选补昌化训导，不就职，竟返家，闭户著书，寒暑不辍。晚年尤精医理，好施方药，凡远近求医者，每获奇效。钱氏著作甚多，有《历朝上虞诗集》10 卷、《上虞金石志略》1 卷、《韩诗注》、《三世五王传》、《者长山房诗文集》，惜无医书著述。寿 66 岁，葬于上虞朱邨。

毛登弟，松阳人。据《松阳县志》称，设药肆于门，以待疾者，远人迎之，治以药饵，愈而后去，长于起毙。虽贫不受谢，邑令闻而嘉之。刺史廉其事，给以冠带。

高作漠，松阳人。邑庠生。得乃祖心传。其术甚精，活人无算。其子绍芬，世承家学，亦精医理。

程鹏程，字南孔，清咸丰同治间医家，桐乡人。1831 年撰《急救广生集》《得生堂外治秘方》。

方耀，嘉兴人，著有《医方歌括》《感证集腋》《本草补注》。

闵体健，字符一，归安（今浙江湖州）人。工金针开瞖术。礼部尚书陈诜荐入朝，入太医院，后辞归，卒于乡。

吴炳，字云峰，道光咸丰间名医，嘉善人。师承张希白，著有《证治心得》12 卷。

吴树人，炳之子。承父业，而名超乃父。有《延陵医案》传世，晾夫其高足也。

吴烽，字小珊，山阴（今绍兴）人。为晚清绍兴名医，1854 年编著《医学辑要》一书。

胡九鼎，字禹新，余姚人。精于医，谙太素脉，疗治如神，活人无算。时绍兴知府李铎以海浦之变省姚邑，闻其名，赐号曰"调梅"。

沈道一，字觉人，鄞县（今浙江宁波）人。以诸生成名医，晚年伤目，尽传其学与子。治病多奇验，张氏子阴肿，溺塞，腹胀欲绝，群医束手，令以冰淹之，溺出如涌。盖邻儿以丝缠儿阴，既肿，儿不及察，得冰则热肿聚消，故溺立通也。著有《藕香室医案》，不喜作时医倨傲态。能诗，清婉可诵。子郭仁，字静山，亦以医名著于世。

沈淑慎，鄞县人。名医沈道一之孙，郭仁之子。入邑庠后，绝意进取，精攻医籍，承家学，主病不主故常，辄有奇验。

周晃，字文军，号荷澹，清咸丰时鄞县人。读书之遐，究心岐黄，继晷焚膏，淹通群籍，治病审慎，务求得病之因，而后下药，投方立应。生平治愈疑难大症甚多，莫不以一方中鹄，乡人称之为"一帖先生"。著有《爱莲书屋医案》藏于家。书法秀逸，兼能诗，惜稿多散佚。子振玉，字廉卿；孙秉纯，字品纯，均传其学。

陈坤，字载安，以字行，山阴（今浙江绍兴）人。自幼随父梅峰公习医，尽得其传，屡救危殆，活人甚众，名噪一时。犹复广收书籍，研而忘倦。与王士雄、陆定圃皆为学友，并各出珍藏的秘籍互抄相传，得以交流。尝为王士雄编医案。清咸丰丁巳年间（1857 年），载安长子喉痛数日，遍身发疱剥皮状，痛痒不堪，医者不识，载安焦思无计，忽忆《吴医汇讲》中曾有"肤疮"之载，须以蜜煎汁，升麻拭摩治之，若不即疗必死，乃即如法治之，二昼夜用蜜数升而遂愈（《冷庐医话》），其为学之获效有如此者。

李锡简，字苑山，嵊县人。受业于郑仙堂，深究经典，博采诸家于东垣学说更深。名闻浙东。时知府、知县，均恭赠"寿世仁术"匾额；丁良翰题书颜其室曰"青藤医馆"。李氏，有古人之风。遇疑难重症，则虚心请教；出诊外县，不仅访问当地名医，并向草医求教。在 70 岁高龄时，曾书示学生：余年愈七十，犹手不释卷，惟恐误人生命。尔年少，尤当努力。可见其虚怀若谷。卒于清光绪十八年（1892 年），享年 84 岁。子安初、砚鱼，均继其额；新昌潘松泉为入室弟子。

陶葆廉，字拙存，嘉兴人。清同治光绪间医家。对辨证有心得，著有《舌鉴辨正》《医学答问》。

祝源，字春渠，海盐人。清咸丰同治间名医。1874 年撰《名方歌括集论》4 卷。子又渠，亦精医，参订《人身谱》行世。

虞庠，字西斋，清咸丰同治间吴兴（今浙江湖州）人。著《类经纂要》3 卷，附《难经摘抄》《寿芝医案》。

赵锵然，生于 1822 年，卒于 1914 年，享年 92 岁，浦江人。良仁第七朝孙。通儒精医，乐于医术济世。子，师献亦有声于当时。

赵友洸，字愚亭，浦江人。医承世业，弱冠精训诂。年长从戴望峰游，论病处方，不守一家言，颇有医名。

楼鸿杰，字俊卿，号学前，生于清道光九年（1829 年），卒于清光绪三十年（1904 年），享年 75 岁，浦江人。清同治乙丑（1865 年）选教谕。精内科，对经典医学颇有研究，通变成方，不落窠臼。光绪间享有盛誉。时人颂为"卢医"，亦称"学前楼先生"。博雅工诗，藏书甚多。

赵晴初，字彦晖，晚号存存老人，生于 1823 年，卒于 1895，享年 72 岁，绍兴人。清道光二十三年（1843 年）乡试，与周伯度为同科茂才。工医，兼长诗词六法，后因兵乱，家道中落，慈闱衰老而绝意进取仕途，遂潜心精研医理而立身于杏林。生平手不释卷，四方求治者众多，名噪大江南北。如江督曾国荃等，皆常驰书敦聘。余姚邵小村中丞高年痰中，一手治疗，尤为心服。赵氏好学、犹虑耳目之邑，虚心访道，不惮涉历，常与同邑张畹香、樊开周、陈载安，桐乡陆定圃，乌程（今浙江湖州）汪谢城诸公精研医理，苟遇疑难危证，或通函讨论，或函邀会诊，自备旅资，不向病家索酬。同治年间，应聘赴苏，于吴县逢饲鹤老人尤怡嫡子，目睹尤氏能阐灵兰之秘，接长沙之源，至为服膺，乃执弟子礼，并手录《医学读书记》《静香楼医案》等书，悉心研究尤氏学说。赵氏性和平而心慈善，救人拯危，数十年如一日，常自制急救珍贵丸丹，施救于病人。花甲后修持净业，博阐内典，无疾而逝。晚年谢绝酬应，杜门著书，著有《存存斋医话稿》2 卷、续编 2 卷，《药性辨微》1 卷，《医学杂志》1 卷，编著《汤头新诀》《本草撷华》《医案》《教子学医法》等 10 多种，尤以《存存斋医话稿》《医案》抉择甚严，若意度者勿录，道听者勿录，袭古与违古者勿录。违古而适合乎古，食古而不泥古，或拾古之遗，纠古之失，补古之阙，释古之疑，或日不得焉，或月一得焉，或积月而竟无得焉，盖四十余年而得成此帙。赵氏之医话，自暴其短，不炫其长，幸其得，犹悔其失，粹然儒者之言。子能谷、门人杨质安等皆名医也。

金竹亭，字菽承，鄞县人。生于清道光九年（1829 年），卒于清光绪三十年（1904 年），享年 75 岁。四朝儿科，医名颇隆。幼承庭训，潜心轩岐。擅儿科、内科，治病，尤推崇叶天士。诊病精细，投之多效，负有盛名。子文英、瑞棠；门人奉化周兴齐、周天圣，皆有医名。

赵云斋，字学殷，别号听泉居士。生于清道光九年（1829 年），卒于清同治八年（1869 年），享年 40 岁，浦江人。学医于堂兄锵然，锵然不吝其秘，将诸大家言论摘录传于云斋，云斋得锵然临证指导，治病多中鹄，医名播震建德。

周镜，字子和，浦江人。对奇经八脉学说有所创见。著有《奇经琐言》《厥阴证发明》。《奇经琐言》一书，皆本《内经》《难经》《伤寒论》，论述颇多发明。

施垂青，字绶珊，浦江人。以勤学苦读著名，推崇养生保精、却病延年，著有《却病小草》。

施亦兰，浦江人，起疾如神，颇负时誉，著有《医辨》。

孙艺华，字凤林，浦江人。有志好学于医，生平不计利。著有《医学纂要》，论述精辟可取。

吴学彭，又名美光，生于清道光十四年（1834 年），卒于 1912 年，享年 78 岁，庆元县松源镇人。设"同善堂"，行医 60 年，专内科、妇科，精儿科、麻痘诸证。清光绪四年（1878 年），知事梁安甸嘉奖"克塞义举"匾额。子加权，承父业，亦精医。

韩士良，字履石，生于清道光十四年（1834 年），卒于 1892 年，太平（今浙江温岭）高桥人。博通经史，旋入邑庠，文名噪甚，而尤笃志于医，凡岐黄家言，博览无遗。尝手绘一图，于五脏六腑，百脉经贯之处，体验入微。且善辨药物，百药入口，尝味即知其性，一时有小神农之称。士良多病攻医，出而应世，无不效验如神。求治者很多。守令以治病有效，给匾嘉奖。尝辑《灵枢》《素问》诸书，著有《经络传》《养性室医案》。

雷丰，字松存，号侣菊，逸仙子，故又号少逸。生于清道光十七年（1837 年），卒于清光绪十四年（1888 年），享年 51 岁。衢州人。原籍福建，祖迁居于衢。自幼随父业医，从父行医龙游，即以少逸名。医名卓著，远超乃父。据所著《时病论》自序：丰历览诸家之书，引伸触类，渐有心得，每思出鄙论以问世，俾世之知我者以不逮，又自渐一介布衣，才同袜线，为大雅所讥，辄复中止，奈同志者固请时病之论，刺刺不休，爰不揣谫陋，以《素问·阴阳应象大论》"冬伤于寒，春必病温；冬生咳嗽"为纲领，并参先圣后贤之训，成一书以塞责，首先治病，论其常也；其次治案，论其变也。窃谓能知其常而通其变，则时病不难治矣。从学程曦、江诚等，亦医名卓著。所著除《时病论》8 卷外，尚有《医法心传》1 卷、《脉诀入门》1 卷、《病机约论》1 卷、《雷赋新编》1 卷、《方歌别类》1 卷、《方药玄机》1 卷、《雷氏医案》2 卷行世。兼擅诗书画，有三绝之誉。

何秀山，绍兴人，著有《医学强识》。

姚觐元，字彦侍，归安（今浙江湖州）人，1863 年著《咫进斋医书》2 种。

孙希贤，字梅亭，余姚人，家贫，提襄行医，身外无长物。尝谓：有方医奇疾，不能医奇贫也。

周古黄，余姚人。精医术，撰《香远居医学举要》一书，1881 年付梓。

周公望，字弘度，宁波人。精医，究心张景岳八阵诸书，多用温补，有奇效。

密莲君，慈溪人，生于不详，卒于 1858 年。与张禾芬友善，以善治伤寒大证著于时，著有《清瀚自省录》。门人沈阿慧、陈万生传其业。

徐沛芬，镇海人，精医，屡起沉疴。

丁锦，嘉善人，著有《古本难经阐注》。

徐子默，嘉兴人，著有《吊脚痧方论》。

姚鉴，字镜侯，秀水（今浙江嘉兴）人，著有《伤寒合璧》。

钱临，字准可，嘉兴人，著有《薛立斋医案疏》《薛安辨疏》等。

王藻墀，字振之，嘉兴人，著有《证因通考》10 卷。

祝贻燕，字翼如，海盐人，著有《治肝三法》《医案心法》《伤寒易知录》。

谈允明，字景岩，嘉兴人，著有《医旨心得》。

邵澍，平湖人，著有《成方辑要》4 卷、《修竹庐诗序》。

王瑞征，字梦兰，吴兴（今浙江湖州）人。清咸丰同治间名医，著有《医案》1 卷。

徐鸿麓，字水倩，海宁人，著有《医药摘要》。

杨炜，字赤文，桐乡人，著有《灵兰青乌要旨》。

陆长庚，平湖人，著有《体仁会编》。

臧寿恭，字眉卿，长兴人，与张梦庐同时，儒而通医，著有《内经义疏》。

倪炜文，归安（今浙江湖州）人，著有《医原》。

邵俊，字画人，乌程（今浙江湖州）人，著有《伤寒心得》《画人脉论》《杂病汇纂》。

邵文然，乌程（今浙江湖州）人，著有《广急救良方》。

沈彦模，字子范，归安（今浙江湖州）人，参校《世补斋医书》。

毛世鸿辑《汇刊经验方》12 种，子目：便易经验集，敬信录经验方，续刊经验方，济世养生集，几希录附方，叶氏经验方，张卿子经验方，良方拣要，养生至论等。其中如毛世洪辑《养生至论》不分卷，辑录各家养生著作，无序，首书养生续刻，末有养老慈幼篇。摘录《广成子》《神仙传》《物理论》《琐碎录》《服药须知》《十寿歌》《传家宝》《养老新书》《孙真人卫生歌》《同寿录》等多种古籍，收于《汇刊经验方》。又如毛世洪辑《便易经验集》1 卷，方书。按身体部位及妇科、儿科、伤科、药食、禽兽、奇病等分 19 类，载 250 多方，收于《汇刊经验方》。

俞宝山，嵊县人。习拳术，得少林法，洛阳镖师张姓之母，见宝山骨相昂然，授以炼精纳气之法，于是武艺闻名江湖。浙抚王某聘为教练。后退隐会稽山，以岐黄济世，着手获愈。卒年 79 岁。

温玉泉，字积厚，松阳人。精医术，治伤寒尤称妙手，声名播松、遂两邑。光绪戊子春，训导徐士骈之子疾笃，众医罔效，延玉泉医治，数剂而愈，书"慧心仁术"额其庐。

张麟书，号镜齐，松阳人。专精医术。凡有痼疾，一经疗治，无不立愈。有童子手足病风痹，寸步不能移，为立一方，嘱以百剂，已服 50 剂，病者请改方，张曰：定须百剂，始可获愈。后如命而服，果然。著有《经验医方》行世。

周远普，字春晖，号友圃，松阳人。精医理，踵门求治者很多。活人无算。有某氏妇，年方花信，偶过其门，周熟视之，曰：是妇逾月必病，病必死，死象俱现，已非药石所能救矣，后果病死。周有幼孙，甫七龄，感冒寒疾，执其手惊曰：是儿肺绝，无方可施。未及三日果殁，生平治病经验类如神。

周长有，字帮损，松阳人。因家世业医，亦弃儒就医，辨证立方，迥异流辈。知县张纲书赠"功同良相"，教谕徐士骈书赠"秘襄传家"匾额，以资荣宠。子秋元，继世业，亦颇负盛名。

刘士浚，松阳人，邑庠生，无志进取，好学方技，凡医卜星相，无不精究。尤精外科，能炼丹汞，神效卓著。

詹兆霖，字沛如，松阳人。邑庠生，聪敏好学，业医数十年，活人无数，寿近八旬，迄今里人咸以扁鹊称之。

徐超伦，松阳人。祖传喉科。光绪戊子年间，喉患流行，疫疬殆遍，罹斯疫者，十患九死，徐氏广制喉科粉剂，专药对症施送，活人无数。子仁元，亦专喉科，疑难喉症，治愈甚多。

叶长生，字桐轩，松阳人。乡举不售，弃儒习医，遂精通岐黄之术。临证擅用经方，专长内科，兼通妇科、儿科，力换沉疴痼疾，誉满松阳。

朱锡标，字开仕，号绣川，义乌赤岸人，丹溪十五世池孙。幼业儒，家贫，不事举子业。常以"不为良相，必为良医"自励，专志于医典，神悟心通，独得要领。危重奇险之疾，屡起沉疴，声名大噪。贫病者，必出资相助。名虽显而医甚勤，病虽微而医必慎。尝谓：人有病就我医，即彼以性命乎。可见其医术、医德之高。著有《伤寒要诀》《脉案危言》，均未梓行。

俞缪，字世宝，武义人，通经史，工诗文。薄功名，寄身空谷，精习岐黄。著有《杏林捷经》行世。

俞士良，字伯瞿，武义人。精医理，弱冠游沪，知名上海。

徐应显，字子祐，永康人。性慷慨，岁大寝，倡施糜粥，人咸德之。业儒精医术，全活甚众，晚年益精。历游公卿间，贫寒以疾，请匍匐救之。著有《医方积验》。享年80多岁。

贾以德，永康人。精岐黄，乡邑之贫而疾者咸倚之。

洪宽，汤溪人，精医，著有《医方指要》。

金长启，字广源，清龙游人，善治伤寒名于时，当谓人曰："医所以寄生死，性不近即不可学，吾仅一子，不敢令学医，故其术不传。"著有《喉科症治论》，多发前人所未发者，享年91岁。

余锵，号怡柯。龙游人。工诗，兼通医学，著有《医筌》。

项文灿，字锦堂，龙游人，著有《证治实录》。

胡杰人，字指六，余杭人，著有《霍乱转筋医商》。

戴邦聘，建德人，著有《医学善传》。

孙美扬，余杭人，工医，著有《医论百篇》。

陈孔绶，号心斋，天台人。与陈友兰同族，亦清季诸生，在妙山行医30年，著有《伤寒汇参补正》24卷。

黄凯，字岂凡，天台诸生。研究岐黄数十年，撰《伤寒论注》。

蒋树杞，字璧山，临海人。著有《伏瘟症治实验谈》1卷，见刊《三三医书》2集中。

叶晋安，号海南，生于清道光十九年（1839年），卒于清光绪二十四年（1898年），享年59岁，兰溪人。擅长伤寒、杂病及小儿麻痘，亦善治臌胀。求治者甚多，颇负声誉，人尊称为"老海"。

孙凤山，字望霓，号益斋。生于清道光十九年（1839年），卒于1921年，享年82岁，浦江人。23 岁举秀才，任教，兼攻医书，间治疾，颇有效。中年后专攻医学，擅长内科，蜚声浦、建、桐三县。

徐鸣蛮，字仲宁，开化人，寿享 82 岁。精岐黄，善养性，活人无算，授太医院使。

汪承烈，字丕成，号耐甫，开化人。淡于仕进，究心于医，治病颇效。

方辅园，字左一，号立竹，开化人，晚年著《养生录》等。

沈李龙，字云将，杭州人。沈李龙撰《食物本草会纂》12 卷，清康熙三十年（1691 年）辛未刊本。是编前有康熙辛未李龙自序，云：予年来二竖为崇，切知病由口入，故于日用饮食间殊切戒严，但苦《本草纲目》太繁，而他本太简，因广辑群书，除近时坊刻十余种外，博求往古，如淮南王崔浩之《食经》、竺暄之《膳饲养疗》、孙思邈之《古今食治》、孟诜之《食疗》、陈良士之《食性》、昝殷之《食经心鉴》、娄居中之《食经通说》、陈直之《奉亲养老》、吴瑞之《日用本草注》、汪颖之《食物八类》、宁原之《食鉴》、周宪王之《救荒本草》，一一穷搜，摘其精要，益以见闻，著为是编。则是编盖康熙三十年辛未李龙汇集诸家之说而成者。其书都凡十有二卷，厘为十有一类，其目曰水部、火部、谷部、菜部、果部、鳞部、介部、禽部、兽部、日用家抄、脉诀秘传，而以食物本草图一卷列之编首。按：明李时珍集诸家之长，撰为《本草纲目》，复于《本草纲目》内择其切于日用者为《食物本草》，后之作者多据其书而为之图，然绚饰虽工，未暇晰其形似。是编于草、木、鸟、兽、鳞、介诸品类，皆详考互订，拟肖逼真，又其于天壤间食物之有关日用者，皆细分品类，详为备载，其无关日用及怪诞罕见者，则概从简略。又于烹饪一事，多得之目验，且于每类名题之下俱用细书备载诸家注释及生物原始，尤有裨于读者。惟其于采用诸书，或标其名氏，或概从删节，殊嫌有乖著作之雅。又其于新奇典雅，堪佐诗文，采用者皆旁加圈点，以备文人不时之需，不知其书之作，本以备四民日用而设，乃它以为诗文采摘之用，亦未免自乱其例。至其书末梭附日用家抄及脉学秘传，则大抵皆因循前人绪论，更不必论其优劣矣。沈李龙撰《脉学秘传》，载诊脉诀、取脉法秘旨、诸脉要诀、怪脉类诀等 8 篇，述脉 31 种，怪脉 23 种，有脉图 20 幅，脉歌 5 首，末附 33 病宜忌脉，收于《国医小丛书》。沈李龙撰《诊法集成》3 卷，诊法著作，有抄本存南京图书馆。

金尚谟，字建三，海宁人，5 岁投吴山药王庙，稍长，即参元奥，从钱塘（今浙江杭州）儒者冯晋宣游四十余年……归杭后，仍于药王庙斗老阁为主持，雍正乙卯秋旱，祷雨有验，后应祷者六次，杭人尊礼之。

魏之琇，字玉璜，别号柳洲，生于 1722 年，卒于 1772 年，享年 50 岁，钱塘（今浙江杭州）人。世代业医，幼年丧父，家道中落，无力请师，20 岁到典肆做账房，掌出纳，借以谋生，但昼夜诵读，深究医理，继业之志不灭。直到 30 岁之时，豁然贯通，开始专为亲朋疗疾，辄有奇效。40 岁始出悬壶，以其善于调肝肾、填精益血，专治虚损，每获显效而著名。玉璜天资颖悟，工书、善画，雅好吟咏，酷嗜藏书，平日生活十分俭朴，积其为人书画润资，以及医疗酬劳，觅购善本书籍，所以家中藏书极丰。魏氏本身是位学验俱富的临床医家。因鉴于明朝江瓘《名医类案》所选资料尚多缺漏，而明后新见医案亦颇繁，乃"杂取近代医书及史传地志、文集说部之类，分门排纂。大体明以来事为多。而古事为瓘书所遗者，亦间为补苴。故网罗繁富，细大不捐"。清乾隆三十五年（1770 年）撰成《续名医类案》36 卷（原 60 卷）。该书分 345 门，内、外、妇、儿、五官等各科病证兼备。分类条理清楚，选案广泛，尤以急性传染病治案所占篇幅甚大，其中痘症（天花）即占 2 卷之多，可见当时传染猛烈及编撰者苦心。他个人治案大多述证明晰，辨证精审，论治熨贴，记录详尽；而于抄录诸家案例，加夹注和案后按语，着重于发明、辨析有关例证异同，议论较为平正可取，对临床医生颇有参考价值，确实有"画龙点睛"之妙。该书卷帙之多，是江瓘《名医类案》的 2 倍，足见其内容丰富。但亦因此芜杂，编次尚有重复及失于精细处。此书现有《四库全书》本及同治光绪年间刻本多种，1957年人民卫生出版社曾据信述堂重刊本（1885 年）影印出版。他另著《柳洲医话》1 卷，刊于清代咸丰元年（1851 年），实是王孟英据《续名医类案》中魏氏按语 85 条、单方 100 多条汇编、加按而成，虽非魏氏亲撰，但从所列内容分析，确是魏氏的学术思想。1772 年，魏之琇殁后葬于杭州赤山埠青龙山，碑题"钱塘诗人魏柳洲之墓"。

陶承熹，字东亭，清雍正乾隆间会稽（今浙江绍兴）人。陶氏幼年，其父在蠡吾（今河北省博野县西南）任职，值当地疫疠流行，其父出箧辑效方三帙，兄慕庄按方制药，详病施治，无不应乎而愈。陶氏耳濡目染，亦有志于医，后辑其家藏及本人所搜集之医方，撰成《惠直堂经验方》一书，刊于乾隆二十四年（1759 年），全书共 4 卷，卷 1~2 为通治、补虚、种子、伤寒、诸风、黄疸、五官等，卷 3~4 为外、妇、儿科诸症，共 47 门，另附急救、救荒、怪症等，共 1000 多方。内容丰富，切于实用。该书所辑之方，以民间习用，药简效验之方为主，对若干验方的加减运用，也很有特色。如其中的益母膏，至今仍广为应用，方中仅益母草一味，花正开时采，取花、叶、子，捣汁熬膏，能调经络、破瘀血，主治月经不调等多种妇女病证。对其加减应用，陶氏颇多心得：胎动腹痛、下血不止，当归汤下；产后带下，阿胶汤下；产后血晕，口渴狂言，产后中风，失音口噤，时发寒热，面赤心烦，或鼻衄，舌黑口干，童便和酒下；产后咳嗽，恶心吐酸，胁痛无力，黄酒下；产后泻血，红枣汤下；产后二便不通，烦躁口苦，薄荷汤下；产后痢疾，米汤下；产后崩漏，糯米汤下；横生逆产，胎衣不下，炒盐汤下等。

姚绍虞，字止庵，清康熙年间人，与马莳、张景岳、章虚谷、陈士铎、田晋蕃、何廉臣一起，被誉为"明清间绍兴《内经》注释七大家"。姚绍虞编撰《素问经注节解》成书于清康熙十六年（1677 年），全书 9 卷，分内、外两编。

高学山，字汉峙，会稽（今浙江绍兴）人，撰《伤寒尚论辨似》及《高注金匮林略》。明喻嘉言根据明方有执《伤寒论条辨》之说，参以己意，编撰《伤寒尚论编》，为一本较著名的《伤寒论》注本。高学山对《尚论篇》反复评辨，以阐明其义，故名曰《伤寒尚论辨似》。全书不分卷以太阳经、阳明经、少阳经、太阴经、少阴经、厥阴经总说，以及过经不解、差后劳复、阴阳易病等 8 节，逐条辨析，纵横论述，有一定的学术见解，对"绍派伤寒"的形成有一定影响。该书撰于清初，未经刊印。清同治十一年（1872 年）陈锡朋偶得该书抄本，得以流传。王邈达以重价购得手稿，并详校补订，于 1955 年由上海卫生出版社出版。

任越安撰写《伤寒法祖》。该书是柯韵伯《伤寒论翼》的改编本。任氏在学术上宗柯韵伯，对柯氏《伤寒论翼》悉心研究，并校正错讹，去繁从简，改编成书。该书 2 卷，刊于清道光二十二年（1842 年），后收入《珍本医书集成》，在浙江很受医者推重。

李用粹，字修之，号惺庵，祖籍鄞县，清朝顺治康熙时（1662~1722 年）人。幼承庭训，受其父之熏陶。用粹父名赞化，字与参，生活于明崇祯至清顺治间，医名闻遐迩，崇祯时，屡召入宫，授中书舍人，奉差江右、浙直，并精刀圭，能起沉疴。他刻苦钻研《内经》《难经》典籍，浏览各家医说，努力探索于临床，善于总结心得，采撷其前医家的精辟论说，参以切身体会，编著《证治汇编》一书。该书，内容简明切实，分为提纲、内因、外体、上窍、胸膈、腹胁、腰膝及下窍 8 类，已与过去诸书不同。以内科杂病为主，论述复见集中。介绍 80 多种较常见疾病，每证列为一章，每章又分数节，先引《内经》，后选诸家并注明出于何书，分析原因、外候、辨证、脉象、治法、用药、附证、方剂等，均详而不繁，备而不见，深为临床医家使用所称便，是一部有价值的临床参考医籍。该书后其门人唐廷翊等又将李用粹及其子李撰文临证治案整理而成《旧德堂医案》，怪病奇法甚多而理本《内经》，尤重脾胃，是可与《证治汇补》并举。后移居上海，医名颇盛，入门弟子甚众，均授《汇编》，以传其道。

莫熺，字丹子，仁和（今浙江杭州）人。精研《灵枢》《素问》诸经典，得其深奥。莫熺撰《难经直解》2 卷，又名《详注难经脉诀直解大全》。医经类著作，多取滑寿《难经本义》意，收于《莫氏锦囊十二种》。莫熺撰《脉学入门四言举要》1 卷，为脉学入门书。参考《濒湖脉学》注释《脉诀》，收于《莫氏锦囊十二种》。

袁枚撰《随园食单》1 卷，为烹调与食品制作专著。前有烹调制法通论、作料须知、调剂须知，后列食物制作方法。

陆言撰《经验方抄》4 卷，方书。按部位及病证分 64 门，尤详外科、损伤、解毒，兼录针灸、熏洗。初稿成于 1812 年，复经删订于本年付梓，1843 年嘉善张心渊重刊。

马大年，字锤岳，仁和（今浙江杭州）人，始末未详。撰《怡情小录》不分卷，道藏精华录本。是编诸家书目亦鲜著于录，此本载于近人守一子所编《道藏精华录》第二集中。其书厘为 16 篇，凡睡味 1 篇、睡诀 1 篇、四休 1 篇、道侣 1 篇、五事 1 篇、十供 1 篇、六馆 1 篇、老境从容 1 篇、居常待终 1 篇、守志 1 篇、对酌圹中 1 篇、卜筑 3 篇、居闲 2 篇，大旨在阐明道家怡情养性之理。惟书中所录皆捃拾唐宋以来高人达士诗辞逸语，虽不自为论断，然征引渊博，别摘精审，凡有益于修养身心者，靡不搜记。又其所援引皆一一标其出处，亦深合著述之法。按：道家之言修养，凡起居饮食，皆有其宜，惟世传摄养之书，每每秘密深奥，明解为难，使后学之士，望而却步。是编撮录众说，无取深奥，故言简意赅，尽妙极玄，指阶浅入深之路，开由渐而顿之门，于饮食起居之宜、睡眠休养之方、四时游赏之理、闲居守志之道，皆备述无遗，而大要不离于清静合虚，灵觉常圆，是所谓摄养之道，无俟多谈也。又详其词旨，亦雅淡无华，类皆优游自得、独写性灵之文，无烟火味，有幽闲乐，摄养之士苟于明窗净几，焚香展诵，自足以怡情养性，开阔胸怀。进而求之，亦不难致恬淡而臻自然，诚完性全真之妙道。不可以掇拾琐语，多引前人绪余而少之也。

陈士铎，明末清初人，字敬之，号远公，绍兴人，享年 80 多岁。出身于医学世家，治病奇叠出，不收酬金。他勤奋著书，其著作之多在浙江中医界堪称佼佼者，有《内经素问新编》、《灵枢新编》、《尚论新编》、《外经微旨》、《脏腑精鉴》、《脉诀阐微》、《玉函辨症录》、《六气新编》、《伤寒四条辨》、《治伤指迷》、《婴幼证治》、《济世新方》、《琼芨秘录》、《历代医史》、《黄庭经注》、《梅花易数》、《增补辨证录》14 卷、《石室秘录》6 卷、《洞天奥旨》16 卷、《辨证冰鉴》12 卷（现存浙江省图书馆）、《伤寒辨证录》10 卷（新华斋刊本，现存南京图书馆）、《本草新编》10 卷（见清华书室分类书选）、《新增胎产秘录书》2 卷（清嘉庆十四年善成堂藏本）等。其中《石室秘录》一书，系陈氏假托岐伯口授，张仲景、华佗、雷公详述，甚微夸诞。该书刊于清康熙二十五年（1686 年），第 1～5 卷，不分病，不论脉，不论因，统述正医、反医、内治、外治等 128 法，分列方剂。然而书中论说不同于一般医学论著，有不少独特见解，其治法、处方尤多新意。第 6 卷为《伤寒杂病类证治》。《石室秘录》是否是傅青主的遗著，经陈氏补充整理而成，目前尚存疑。他医德高尚，清贫谦正，在医学方面造诣颇深，精于内、妇、儿、外科，他治学严谨，著作均系临床验案的总结。

吕留良（1629～1683年），字用晦，号晚村、庄生、车庄，又名耻翁，晚年别署何求老人，石门县（今浙江桐乡市崇福镇）人。少功举子业，8岁属文，12岁与里人为社，一时名宿皆避其锋。17岁时明亡，悲愤之余，尽散万金之产以结客，图谋复兴，跋风涉雨于湖山之间，备尝艰苦。仇家告讦，致从子吕亮功被杀。38岁时因拒科考，被革秀才。50岁又拒"博学鸿词科"推荐，以必死自誓乃免。又3年，郡守欲以隐逸举荐，留良喷血满地，枕上剪发，袭僧伽服，曰"如是庶可以舍我矣"。他是集文学家、史学家、书法家和医学家于一身的大家。他曾参与反清斗争，被革除秀才之后提囊行医，留良32岁始识名医高鼓峰，并与名医高鼓峰过从甚密，切磋医道，著述甚丰，主要有《吕晚村文集》续集、《天盖楼四书语录》、《四书讲义》、《诗经汇纂详解》、《易经评解》、《东庄诗存》及与吴之振合辑的《宋诗钞》等50多种，其中医著有《吕氏医贯》《赵氏医贯评》《东庄医案》1卷等。他的学术属于温补派的范畴，特别是对赵养葵的命门学说尤有发挥。他娴于温补且又善于凉攻。由于他能阐发轩岐理奥，明于理而善变迹，收到奇功异绩的效果，受到病人的欢迎。他的用药制方，自有法度，重视药物配伍，主张就方以论药，不当执药以论方。因此，他是明末清初民族矛盾尖锐之际的反清志士，也是清初文字狱有名的受害者之一，又是一位著名的医学家。留良实不以医名，而宗程朱理学，与黄宗羲等交往，著有《易经评解》《评陈子龙稿》等书10多种。55岁卒，至雍正时，竟因曾静文字狱案遭剖棺戮尸，举家连诛，所著书也被禁毁。

吴仪洛（18世纪中叶），字遵程，海盐人，世居澉浦，徙居硖石。幼业儒，力学砥行，私淑张履祥。清乾隆初，弃儒学医，读家藏医书，并游于楚、粤、燕、赵，征考文献；又至四明，留居五载，入范氏天一阁苦读医书，故博学多闻，学业精进，至清乾隆二十二年（1757年），已行医40年，名噪乡里。以为汪昂《本草备要》有承误之失，遂加以增改，补入药品近300种；又以汪昂《医方集解》及吴昆《医方考》为基础，著《成方切用》14卷（1761年刊），阐释方义，详述加减，为医家临证所重。附《勿药元诠》74条，皆防病养生之言。《伤寒分经》10卷（1766年刊），师法喻昌《尚论篇》，参照周禹载《伤寒论二注》及程郊倩《后条辨》而成，主要为对《尚论篇》之订正。另著有《一源必彻》《四证须详》《杂证条律》《女科宜今》《周易识》《春秋传义》等皆多散佚，门人许栽继其术。清乾隆二十二年（1757年），吴仪洛撰《本草从新》18卷，有鉴于汪昂《本草备要》"专信前人，杂糅诸说，无所折衷，未免有承误之失"乃修订而成。内容半数保留，半数增改，并补充了一些《本草纲目》所未收载药物，故名《本草从新》。全书编排分类改从《本草纲目》，收药720种。药性释义参以本人经验补充，简要而实用。该书性质有别于《本草备要》。刊刻之后，续有翻刻，清刊本近30种，石印及铅印本亦有10多种，流传较广。

倪枝维，字佩玉，号凤宾（一作凤真），浦江（今浙江浦江县）人。清康熙雍正时名医。早年好理学，值战乱之际，以一介布衣，不求仕途，存济世之志，留心医学，私淑丹溪，赞同"阳有余阴不足"之论。深入研究妇科病调治，于清雍正六年（1728年）著成《产宝》1卷，详论产后诸病的证治，主"生化汤"化裁，许珊林称其"心得独多"，并谓"生平所见治产之书，未出其右"。

林之翰，字宪百，号慎庵，别号苕东逸老，乌程（今浙江湖州）人。清康熙、雍正间名医。

少即博极群书，遨游四方，咨询于岐黄宿硕、名流，迨业成行医，远近敦请。清雍正元年（1723年）著《四诊抉微》8 卷。林之翰以《内经》诊病"色脉并重"为依据，认为"作述家端以脉称，而略望、闻、问，大违圣人色脉合参之旨"，于是，抉取古今有关四诊名著之精微，参以切身体会，编纂而成一书，题其名曰《四诊抉微》。末有《管窥附余》1 卷，重点介绍原脉体用，有关脉、证之分析，大多是林氏经验之谈，切实可法。晚年，还撰有《嗽证知原》一书，特别强调内伤痰嗽的治疗，惜因变故，而未付梓。

章浚，字楞香。廪生，屡试优等。清道光己酉（1849 年），拔萃科将入选时，家素封以忌者，謷言遽归，不应试乡闱，七荐不售，泊如也。同治初，左文襄督师至闲林镇，浚献地图并陈善后策，颇见用。先是浚祖均捐田千亩，建义庄，燹后券册尽毁。浚悉心钩稽，得七百余亩，规复之家谱宗祠，以次修辑。凡勘荒修塘，均实事求是。晚年犹与耆老规划东乡水利，无稍倦。生平长于医，为人治病辄效。

彻尘，慈溪王氏子，祖上英精岐黄术，彻尘朝夕侍从，录经验方及制药秘法成帙。年十九，就稽留山石云禅院剃染。参大乘经典，贯串心学、医学。尝谓：治病先治心，以我心印人心，心心相印，调和六气，洞彻五脏，生死关头，乃了然指下。五十年出其家法，以活人不受直。钱塘（今杭州）俞文节尝携孙就诊，应手辄效。平湖柯汝霖亦就山斋养疴，皆为撰石云选秘序。仁和（今浙江杭州）陈豪母病呕，诸医罔效，依所选秘方，服五十日，病良已。惜劫后板毁，仅存孤本。

曾有龄，字尔遐，龙泉县人。监生，精医理，诊视多奇效，为贫者施医不计酬。知县沈尚恩赠以匾额："铁镜非虚语也。"

季为风，字鸣韶，道光年间龙泉县人，恩贡生，候补州判。精岐黄，每以医济人。

张李瀛，字云寰，清桐乡县人。医学深远，求治者甚众。有周士勳者，夏日身热不退，虚自汗。医学清暑药不效。李瀛诊之曰："口不渴舌少苔，且神气虚弱，乃大虚也。"再服清暑药脱矣。投以八珍大补之剂获愈。

姚梦兰，名仁，字仁斋，号梦兰，以号行，生于 1827 年，卒于 1897 年，享年 70 岁，仁和县永泰钱家兜（今浙江杭州余杭区獐山镇）人。仁和县诸生，世居余杭永泰乡钱家兜（今属獐山镇）。初习儒，启蒙师为獐山湾俞生辉先生（即野茅山名医俞友梅之曾祖），后攻医。中年病痨垂死，瓶窑镇回龙庵老僧（名佚）招之寺中，授以气功，夜则相对静坐，年余病愈。又授以击技，竟成伟丈夫。40 岁后医名大噪，在杭州、嘉兴、湖州一带享有盛誉，为晚清浙江四大名医之一。他平时乐善好施，贫病者求治，不收分文。

姚梦兰受业弟子颇多，其子耕山、良渚莫尚古、平宅马幼眉，声名尤著，人称"三鼎甲"。江、浙一带中医内科不乏姚氏传人。近代名医叶熙春、史沛棠、潘韵泉都是其中佼佼者。140 多年来相传六代，传人约 140 人。据传姚氏曾著有《医学大成》手稿，惜遍查未获。

姚氏内科的另一支脉是獐山野茅山俞氏内科。姚髫年习儒的启蒙师为野茅山俞生辉先生。后其子俞奕仙从姚习医，姚为答谢师恩，悉心授以医术，但始终不肯以师徒相称。俞氏内科偏重滋阴，专研痨症，又自成一支，故有"一脉二峰"之称。世传钱家兜与野茅山医学有渊源之系，即由此一段因缘。野茅山俞氏内科，至今相传五代，以在家乡行医为多。

姚氏为临床医学大家，蜚声江浙，擅治温病、虚劳，精于辨证，杂病重切脉，时病重辨舌，用药轻灵见长，出奇制胜。医案用四六句，文词华丽。他勤于思考，甚至梦中也在推敲医理。

曾借梦中神示，告诫门人用药须慎重考虑，特创将药名字数按三、二、三或二、三、二镶嵌排列的处方格式，称为"香炉烛台"处方，以示郑重和虔诚，一睹便知方出姚门。当代虽不再拘泥此格式，但仍作为医林佳话流传。惜其遗墨散佚，传世甚少。姚享年 71 岁，卒时数十里乡人皆泪下。据 2008 年 7 月 4 日《浙江文物网》余杭博物馆报道：姚梦兰墓位于仁和镇永泰村钱家斗。土坑墓，占地面积约 10 平方米，原有墓碑，上覆小房，现仅剩坟头，高约 1.5 米。据村民姚荣铨介绍，此墓为姚梦兰和两位夫人的合葬墓。姚逝世后，数十里内乡人都赶来哭泣送灵。后来人们把他的墓地惯称为"要命来地"，意思是姚梦兰先生把病人的性命要回来，足见乡人对这位名中医的无比崇敬。

董西园，字魏如，钱塘（今浙江杭州）人。精研博览医典方书，治病颇多经验。董西园撰《医级宝鉴》10 卷，首末各 1 卷。首卷"必自集"，总论医理诊法，卷末"无问录"杂论。正文为各科证治。董西园撰《治瘄全书》，不分卷，麻疹专著，不名撰年，附载于此，有 1930～1936 年上海中医书局铅印本。

王晋夫撰、王鹏寿续增《医方易简集》9 卷，方书，载方 2400 首，附有庄在田《遂生福幼合编》、无名氏《外科大症形图》，有自刻本。

关梓辑《精选集验良方》2 卷，方书，整理汇编吴中某名医所藏良方传本而成，350 多方，多效而简。

胡珽辑《琳琅秘室丛书》1 种，医书子目：伤寒九十论。有本年仁和胡氏木活字本。

黄统，字伯垂，广东顺德人，清道光末年进士，后为太史。1843 年，他随其父任职武林（今浙江杭州），因患痔疮行走不便，常翻阅医书寻求方药，每见书中简便易行之方则随手抄录，数月间竟辑录 700 多方，求教于仁和（今浙江杭州）医家龚自璋。龚自璋，字月川，号茂才，自幼受其父教诲，精通医术。仁和（今浙江杭州）县诸生。龚氏家中辑有多种医书及良方，见黄统所辑《简易方》内容较丰富，遂将平时辑录之方与其合成一书，分为 6 卷。其后，经陈颖泉、何藻屏等反复参订，刊刻中又经谭仙瀛、连小云等认真校正，1851 年印行。龚自璋、黄统合撰《医方易简新编》6 卷，黄统录简方验方 700 多首，龚自璋广为增补，成 25 类 2500 多方。1861 年周茂五扩充为 106 门 2600 方，名《易简方便医书》；1883 年吴辉模增订而为《增订医方易简》10 卷。《医方易简新编》选方以简易单方、验方为主，辅以成方，内容包括治疗身体各部、妇女病、小儿病、急症、杂症、外科病、骨伤病等的方药，共收录 1680 多条，1800 多方。其中如卷三，除小儿急惊、慢惊、杂症之外，对于痘症尤有较详尽的记载，收罗了众多治疗方药。痘症（即天花）是烈性传染病，当时正在全世界范围内流行。《医方易简新编》不仅辑录了小儿痘症及治法，还系统地收载妇女痘症治法、妊妇及产妇出痘治法、痘科紧要诸症方论，并附古今治痘要方十神解毒汤、九味神功散、四圣散、无价散、辰砂益元散等，搜罗十分广泛，对救治痘症有较高的实用价值。此外，卷 4 末附"急救解毒"175 法，录自《洗冤录》及其他医药方书，以备急救时应用。

杨馥蕉，字舒和，武林（今浙江杭州）人。潘之伟，字耀墀，苕溪（浙江湖州）人。当时一般文人多兼通医学，在《验方新编》广泛流传的影响下，采辑和续编验方几乎形成一种社会风尚，杨馥蕉、潘之伟两人平时亦常留心采录验方，积累较多，后来精心选取 100 多条，合编为《经验秘方》（1894 年），作为对《验方新编》的补遗，刊印后广为分送，以便应手疗治之用。《经验秘方》不分卷，按各种病证分为 90 条，包括内、外、妇、儿科及杂症，每症之下多精选 1 方（最多 5 方），共辑录 133 方，所选方药简便易行，其中有不少敷、贴、涂、搽、吹、熏等外治法。如治头风，用当归、香附各 2 钱，甘菊、蝉衣各 1 钱，炒热，入黄酒烹透，乘热扎帛裹头睡，过夜即愈。又如治痔疮，用金丝、荷叶草炒蛋，随意食之，即可减轻渐愈，多食可以根除，均属方便可行，并有巧思。

葛元煦，字理斋，杭州人，著《祛病金丹》。葛元煦辑《啸园丛书》5 种，医书子目：泂溪医案、慎疾刍言、景岳新方砭、理虚元鉴、保生胎养良方。辑《保生胎养良方》，是产科著作，阐述养胎方法，载胎养良方 17 首，收于《啸园丛书医类五种》。

杨舒和、潘耀墀同辑《经验秘方》，不分卷，载 64 种病证 130 多方。

杨治生，孝丰人，字涵久，嘉庆、道光间名医，著有《台疆笔记》。

施禹锡，孝丰人，字兰友，著有《济世慈航集》。

杨荣，字介臣，孝丰人，著有《医药摘要》《庆余堂传记》。

赖超树，字瑞炎，号子光，生于清道光辛丑年（1841 年），卒于 1920 年，享年 79 岁，温州泰顺人。少时随父习医，擅长内科、妇科，善用中草药以适应山区医药不便之地。

吴佩龄，字维鹤，生于清道光二十年（1840 年），卒于 1931 年，享年 91 岁，兰溪人，世传儿科。自幼好学，学识湛深，立法处方，往往轻灵取效。擅长医治麻、痘、惊、疳等疾，求诊踵接，日以百计。晚年仍手不释卷，发挥心得，著有《秘传家藏幼科》2 卷、《验方集》、《病机赋》、《痘麻症歌》等，尚未付刊。

王泳谷，生于 1842 年，卒于 1925 年，享年 83 岁，温州人。早年习业药铺，继而从其母舅学医，颖慧好学，对于《温疫论》《临证指南医案》造诣甚深。平生精内科、妇科，对时行外感疾病特别擅长。其处方用药，重视时令季节，因时制宜。他对风温证的论治，认为风温多兼痰热咳肺，疏表虽宜辛凉，而清化痰热尤为重要，每以千金苇茎汤加桔梗、鱼腥草、枇杷叶为主方，轻者合泻白散，重者则合麻杏石甘汤，喉中痰声如锯者，加莱菔汁、竹沥。他对湿温证的论治，每以大便性状、舌苔、脉象为鉴别，确有独特的经验。此外，王氏对于时疫霍乱的论治，如遇吐泻交作者，必先投避瘟丹或紫金锭，同时以单味凤尾连（川黄连的正品）2 两，煎汤盛于大碗，频频取服，迨吐泻稍止，则以大剂蚕矢汤或定乱汤加银花露、荷叶露、藿香露等投之，并严格禁食，仅许饮绿豆汤或西瓜汁充饥。当时温州地区霍乱流行，经王氏治疗救活者，颇不乏人，传其衣钵，大有人在。

高元照，字焕之，号亮甫，生于清道光二十二年（1842 年），卒于清光绪二十一年（1895 年），享年 53 岁，余姚（今浙江慈溪）人。能诗文，以父病学医。游姑苏叶天士门人朱震华、陈沛然门下，深得叶氏堂奥，学验俱丰，庭无虚日。子宝增，传其业。

方福增，字晓安，慈溪人。秀才，世居慈北鸣鹤场，中年迁居绍兴，自幼业药商，尤精岐黄，医学洞悉其源，审症处方必穷原委。人品敦笃，生平一无嗜好，学验道德为人称道。绅商布衣及山野士夫，都喜欢与他交往。且心存利济，有邀必赴。得高寿终。缺嗣，同仁慕其人格，尊之入药业先辈祠，以附祀清明祭扫。近人曹炳章为其入室弟子，相交甚厚。曹氏云：方公晓安为余传授医学受业师也，先生乏嗣，与余为知心交，其生前与余知无不言，言无不尽，可谓尽得其传云。

吴莘田，字伊耕，生于 1844 年，卒于 1930 年，享年 86 岁，湖州人。30 岁始从乌镇沈馨斋习医，悬壶乡里。擅治温热病，尝有一富户室女患温病无汗热不退，即据前医方加一味当归而愈。其方笺上印有"不求有功"为座右铭，并名诊室为"求是草庐"。善录同仁经验，曾辑同邑八家医案（已刊入《湖州十家医案》）。晚年自编其临床验案，题曰《寡过斋医案》2 卷。子、孙传其业。

徐定超，字伯侯，又字超伯，号永嘉先生。生于清道光乙巳（1845 年），卒于 1917 年，享年 72 岁，温州永嘉人。好学，从学于当时经学大家孙衣言。光绪癸未中进士，历任陕西、江西、山东道监察御史等职。徐氏平生饱览群书，因小多病，喜阅方书，后仕途失意，转而时览精研中医书籍。在戊戌变法前后，徐氏已负医名，影响医界，京师施医局延请为医员。惜验案所存无几，仅温州文物馆存有 1 张给著名学者宋平子治疗足跌时疼痛的外用方，药用防风 1 两、牛膝 1 两、艾叶 1 把、川椒 1 两、葱 1 把水煎，先熏后洗。1902 年，徐氏被京师医学堂聘为总教习。同时，被推为京师神州医药会会长。著有《伤寒论讲义》《灵枢素问讲义》等。现仅见到《伤寒论讲义》上、中两册，即《永嘉先生伤寒论讲义》，成书于光绪丙午年（1906 年），书中引用注释达 50 多家，并参以己见，释义详尽，说理通俗，对于学习经典著作实有可取之处。此外，徐氏还积极推广中医教育事业，他在《伤寒论讲义》序言中说："以一二人之学而欲以活人，其所活者能有几人耶？"提倡开办医学堂造就人才，并强调提高医生的理论水平。

白鹤洲，字风翔。生于 1845 年，卒于 1908 年，享年 63 岁，平阳人。祖父钦楼，父汝商，皆以医鸣。风翔继承世业，专力攻医，中年悬壶温州。其学术观点认为南少伤寒而多温病，尤以温州地处海滨，当以患温病者众。故师法叶天士、吴鞠通、王孟英、雷少逸等家学说，治病喜用温病方，以清凉滋阴为主，著有《医方论解》。子仲英，继家业，有名于时。

周振玉，字廉卿，生于清道光丙午年（1846 年），卒于民国四年（1915 年），享年 69 岁，鄞县人。名医周荷澹的长子，弱冠失怙，继承祖业，遂弃科举，从事医学，手录医书数十卷，朝夕研究，遂各科技艺高超。家清贫，以课徒自给，不悬壶，不索酬，邀诊即行。若临饭时，则吐哺而起，曰："诊病如灭火，病人将生命托付之，怎可不急？"方药轻灵，不用珍奇之物、昂贵之品。曰："村人多贫而无资，药肆中又多伪品，无补于事，徒以利贾耳。"振玉布衣翛然，淡于名利，擅书法，喜吟咏，能操琴。手抄医书极丰，著有诗稿 6 卷、文籍 2 卷、医籍杂著若干卷，均藏于家，未付梓。长子秉纯、次子秉乾，均业医。孙利川，字岐隐，亦有医名，著作颇丰。

祝万隆，字永清，武义人。三世习岐黄，至隆而业益进，遇病家不以贫富异视。凡散药饵必亲自制，人偿其值，必返其余，不肯多取，耿恒县令器重他。

王曰涧，字朝翰，号韵泉，一作云禅，生于 1847 年，卒于 1934 年，享年 87 岁，仙居南乡人。光绪间诸生，壮年时，曾佐幕袁世凯，擅长医术。民国初，杭州某省长罹疾，久治不愈，适韵泉过杭，为之诊治，旋告痊愈，医声遂远播各地。民国癸酉（1933 年），曾作诗自述，散发临海、仙居等地诸文人学士，征求和章，其子侠仙，曾编辑出版，名为《先父云禅癸酉年七七初度自述唱和集》。

徐辛农，又名心农，生于 1848 年，卒于 1907 年，享年 59 岁，绍兴人。精时病及内科、儿科，颇有医名。子孙俱承医业，已故名医徐荣斋系其嫡孙。名医潘文藻也出其门下。有《临证札记》，惜未付梓。

葛慎斋，名纯青，以字行，生于清道光二十九年（1849 年），卒于 1913 年，享年 64 岁，萧山人。早年读书城山寺，有过目不忘之慧。时台州游医陈载扬，医名甚著，而学有基础，慎斋师事之，即授以《内经》《伤寒论》《神农本草经》，焚膏继晷，豁然贯通。年未三十，而医名大震。服膺叶天士，擅疗时病，用药轻灵见胜，著有《时方论墨》。

何奎璋，字聚星，别号佳山逸人，诸暨人。生于1835年，卒于1902年，享年67岁。读书经史百家无不浏览。为文下笔立就，时有奇气。弃举子业，幕游西安越5年，悉心《素问》《灵枢》之学。后请医者日众，奎璋不计馈赠，病均获愈，声名大著。

孙瘦生，又名笃祜，字光佩，诸暨人。性耿直，有才学，然重廉隅，敦气节，恂恂有君子风，人以是益重之。壮岁，患咯血症，留心医治，研而益精，四方就诊者应手辄效。时苏松太兵备道沈仲复，考验医生，发难试士，榜发，瘦生名列第一。由是声名大振，求请填门，公卿大夫诗歌题赠，充箧溢箱。著医书数种，至今犹有传其咯血方者。

李烁懿，字翠岩，上虞人。县之增生（增广生员，与廪生同额），博学多才，尤精医术，人呼"李半仙"，晚年以医药济世。

胡埔，字登士，上虞人。诸生，性孝友，尤工医术。筑有"懒云书屋"，为胡氏居室，常为民治病。

周一龙，字五云，上虞人。庠生，幼习举业，后攻岐黄，曾得活人秘术，善知人生死，为邑中之良医。后有李姓茂兰者，承袭周氏医道，亦闻名于世。

陈联奎，号绍云，诸暨人。隐于医，读《素问》《灵枢》得神悟，辄云"汉以后无医人"，人皆目为狂。同里杨某，六月患痢不止，群医谓不治，联奎诊之，曰：伏暑也，投以香茹饮立愈。邻妇某氏，猝中疾，死矣！联奎过视，饮以水即起。每诊脉，能于数年决死生，无不验。其所定方，多非时医可解。

赵桂甫，字丹书，诸暨人。少时器宇宏远，暇辄浏览书史，心好九流百家言，而于《素问》《灵枢》《金匮要略》诸书，尤能悟其神理。自后益致力于诸家之书，折衷于张介宾之说，学日进。远近乞诊者踵至，医德高尚。为人慷慨好施，族人翕然称之。

胡星墀，字通勋，嘉兴人。咸丰光绪间名医。始事疡科，继专内科，擅时病，与吴郡曹仁伯善。晚年著《斑疹汇参》《痢症汇参》各1卷，以课门弟子。子少墀、孙良夫、甥斐君，均得其传。

张惟善，嘉兴人，清同治光绪间名医，1859年著《几希录良方合璧》。

陆汝衡，字芥山，海盐人。清同治光绪间名医。少时研医，曾入蜀任县宰，治川督丁公痼疾，而医名大振。治病不墨守成方，而能随机应变，著《医学总论》1卷。

施禹锡，字兰友，孝丰人，著有《济世慈航集》。

沈明志，嘉兴人，著有《医学指要》。

徐享福，字桂岩，海盐人。少孤，勤学为庠生，凡岐黄之书，靡不究心研读，撰《医宗便览》等书。

汪日桢，字刚木，号楣城，乌程（今浙江湖州）人。精医，曾评注先贤著作。1875年著《随山字方钞》。

徐敏行，字其言，原籍吴门，行医于海盐，遂占籍焉。资建香隐庵以居，终老还乡。

徐伯元，字符止，海盐人。幼研岐黄，少长参学他方，拯危者甚众。子继其业，亦有医名。

祝韵梅，海宁人，清同治光绪间名医，1867年著《寿世汇编》5种。

夏少华，别名三狗，生于清咸丰元年（1851年），卒于1929年，享年78岁，永康人。弟兄三人均习医，而术以少华为最胜。少华中年专医业，坐堂于芝英、古山等地，所著有《医学撮要》4卷。

胡凤昌，字云谷，余姚人。《余姚县志》载：精医，1863年辑《痧症度针》，1872年辑《保赤心鉴》。

陈聚机，字炳常，号文轩，生于清咸丰二年（1852年），卒于1928年，享年76岁，龙泉人。自幼爱好诗文，中举后随父学医。擅长内科杂病，一患者骤然暴病，神昏肢厥，已死片刻。炳常燃一炷纸香探鼻，见香烟仍有极微晃动，告家人勿悲，患者乃阴阳之气不相顺接，急刺人中、涌泉，鼻孔吹入通关散，调服自制救急丸，不久即醒。当地至今仍有"病无医，请聚机"之语。其孙乌犬，自幼跟其学医，擅长麻痘。

韦阜，生于清咸丰二年（1852年），卒于1922年，享年70岁，东阳人。廪生，医宗子和，善用奇方峻剂，名重江左。在兴福寺创办医学补习学堂，兼善诗。

凌绂曾，字初平，奂之长子，归安（今浙江湖州）人，承家学，精医术，光绪间曾两膺特召为醇亲王治病，后入仕途。著有《时疫救急十六方》，刊于1894年。有《示弟庸言》，训其弟辈应树高尚医德。

凌坤，字厚堂，乌程（今浙江湖州）人，凌氏后裔，著有《医宗宝籍》。

韩瑛，字复岐，嘉善魏塘镇人，性颖异，少习岐黄，活人无算，晚年取《伤寒论》详加注释，未竟而卒，寿84岁，孙世其业。

董恂，字谦甫，号壶山，乌程（今浙江湖州）人。工诗词，通经学，能医。著有《古今名医传》《古今医籍备考》。

张仁锡，字希白，原籍青浦，后居嘉善。著有《痢疾汇参》《四言药性》《夺锦琐言》《医案》《医说》。

王贤，字世瞻，桐乡人，精脉学，著有《脉贯》。

林元，字符文，又字阮林，海宁人，著有《医学精蕴》《方歌袖镜》《医门撮要》《医学辨难》。

江珩，字佩苍，号杏村，海宁人，监生。幼多病而求养生之旨，遂精医，以医名于时，77岁卒，著有《医杂节存》。

杜钟骏，字子良，清末人，原籍扬州，宦游浙江，在杭行医。光绪间曾由巡抚保荐入京为御医。著有《德宗请脉记》《药园医案》《白喉问答》《抉瘢刍言》《管窥一得》，总称《药园医书》5种。

郑家学，字伯埙，仁和（今浙江杭州）人。弱冠病瘵，遂攻医学，尤精《内经》、《难经》、仲景之学。著有《灵素精义》《伤寒辨证察微》《澄园医案》《郑氏经验方》《验方纪闻》。

张正，字负庵，号药樵，嵊县人。因母病臀疽，疡医治之无效，乃弃儒业医。探心求源，注重内治。时人谓其虽未必擅湔肠刮骨之能，着理脑解颅之效，而五行明理，六气辨淫，膏丹精洁，应手即瘥。晚年总结其临症经验，撰成《外科医镜》。意谓：以儒通医，析理若镜。镜吾之得失也可，即镜人之死生也可。可见其造诣精深，而虚怀若谷。

赵复堂，名泰，号竹龙，诸暨人。通拳术，善外科名。复堂豪于财，贫不能自药者，辄拒金，饮以参苓，愈而后已。以能轻财仗义，故为乡里所重。

裘纶，嵊县人，据《嵊县志》称，著有《及幼仁书》。

杨开泰，诸暨人，著有《麻疹全璧》。

徐鲁得，字应速，上虞人，诸生，学博识广，著有《四书辨疑》24 卷，力辟世俗医道之谬言，后著有《温热心书》10 卷。

任莘夫，又名新甫，嵊县人。庠生，本业儒，后习岐黄术，擅疗伤寒。医名噪于新昌、嵊县等地。新昌名医周藩东为其入室弟子。子燮侯，亦以医名闻于时，曾行医杭垣并坐诊嵊县鹤年堂多年，颇负时誉。

傅宏习，字绍岩，诸暨人，著有《麻疹要览》。

张鸣皋，嵊县人。庠生，工书法，兼精岐黄，好施药饵。

田晋蕃，字杏村，山阴（今浙江绍兴）人。精医道，时治病崇尚经脉辨证学说，为绍派伤寒中坚之一。著有《医稗》《中西医辨》《内经素问校证》《医经类纂》等。

陈方国，上虞人。精岐黄术，活人无算，邻县皆信仰之，求治者甚众。时人为之歌谣曰："病势笃，见方国。"

陈锡亭，字锡朋，号蝶庵，会稽（今浙江绍兴）人。钻研张仲景医学理论，崇拜李东垣医技，心得良多。其医名晚于赵晴初，先于樊开周，与田杏村、周伯度同时鼎足，凡痰饮、水气、虚劳、泄泻等症，多以温补温通见长，在越中名盛一时，惜无著作以垂久远。晚年仅存诗稿 1 册，名曰《蝶庵吟稿》。卒于清光绪三十四年（1908 年），享年 75 岁。

车林一，山阴（今浙江绍兴）人。工医，著有《痧症发微》行世。

胡云波，山阴（今浙江绍兴）人。系近代名医胡宝书祖父，擅长温病，著有《药性校正》。

孙退甫，山阴（今浙江绍兴）人，著有《活人一术初编》。

丁谦，字益三，嵊县人，诸生，因其父得中风症，延医治之不效而卒。谦自恨不知医，于是潜心学医。治学一以仲景学说为宗。会稽（今浙江绍兴）沈予绥腰以下坚肿，谦曰：此水胀也。投以麻黄附子细辛汤，一时许，得微汗，续治之，未至十日而胀消。郭某腹痛痢血，四肢厥冷，已置后事矣，毅然投以四逆汤而见起色。次日复诊毕，谦曰：昨日方中重用干姜，今脾脉不强，是否减了用量？家属应曰：然。谦谓明春当足肿，至时果如其言。山阴（今绍兴）鲍寅初太史颜其室曰"剡溪良医"，新昌名医周藩东曾从其游。

张学醇，字筱溥，山阴（今浙江绍兴）人。精研医理，著有《医学辨证》一书，于 1896 年刊印。该书阐发己见，提出与前人不同的见解。

沈萍如，会稽（今浙江绍兴）人，著有《鲙残篇》。

江诚，字抱一，衢州人，生年无考，卒于 1922 年。雷丰之门下士，著有《本草诗》1 卷，未刊。

陈怀新，东阳人，精于医，著有《保赤全生集》。

鲍叔鼎，武义人，精于医，著有《医方说约》《脉证类议》两种。

林志逊，鄞县人，著有《伤露汲古一得》。

邬水章，鄞县人，负医名。精研《素问》《难经》，颇有心得，著有《灵索精蕴》一书。

魏灿章，字仁斋，慈溪人，著有《验方随笔》《辨证集要》等。

刘建桢，慈溪人。旅居郡城，精脉理，授方颇费斟酌。尝曰："人以生命托付于我，此何等事可谈笑之耶。"望、闻、问、切四诊外，参用腹诊，往来甬沪间，以医救人，为世所重。

钱澍田，慈溪人，业医，著有《中西骨骼辨证》及《中西骨骼图说》。

胡蓉镜，字符斌，生于清咸丰二年（1852 年），卒于 1928 年，享年 76 岁。世居余姚，为人刚正廉直，深谙医术。少时信义执言，为乡绅所衔，囿于囹圄，值抚台夫人为沉疴所累，遍诊四方未起色，召蓉镜治之，病顿消，特释免之。后两度涉洋，东渡扶桑，医术愈精。一日，过一庐，哭声甚哀，叩问之，曰：小儿气绝逾日矣。视之，谓可救，亟予汤药，片刻复苏，邑人视为神。又甬城名宦贵子，气奄有时，蓉镜即撬齿以雪梨汁滴之，曰：夜半喉结微动，有救，次晨药到病除，宦者感激涕零。胡氏向惜贫弱，舍医舍药，邑人诚受其惠，名震"三北"、沪、甬，访者接踵而至。以其性癖，不愿传其子息门人，致才名湮没。邑名医钟潜英，间得其授，而医业大进。

胡虞祥，字云卿，余姚人。诸生，少善病，慕常熟余听鸿名，从之游。听鸿负时望，生平不轻许人，而独可虞祥。学窥《灵枢》《素问》，泛览诸名家书，独有见解，为人治病多奇中。初行医沪上，后返乡，传业二子。长子树萱（大保），次子少卿（小保），皆有医名。

王有忠，字尽臣，宁波人，清末民初在世。志在岐黄，刻苦读书。后留学日本，专攻西医，以为中西医各有所长，宜融会贯通。著有《中西汇参》《西医图说》各 1 卷。

李莼舫，清末民初鄞县（今浙江宁波）人。其祖、父两世，皆以医著称，传至莼舫，秉承家学，博采新说，融会贯通，医技益精。李氏注重四诊，尤善望诊。每望形体、审苗窍、观指纹，而知病所在，善恶预后。常曰：小儿哑科也，当明辨细审之，寒则神静，热则神妄，虚则神衰，实则神旺。治病细致，用药简洁，忌用大苦、大寒、大辛、大热及有毒之品，曰：小儿体质柔嫩，以免戕贼生生之气。其法古而不泥，治多奇验，医名鹊噪，诊者盈门。《鄞县通志》谓：近数十年来，浙东中医儿科，以李氏为第一也。

张竹士，象山县人，近代医家，以医济世。家贫取酬供蔬食外，有余则常施药于寒户。虽盛雨酷暑，必步行往诊。主古方，善用四逆散，稍一加减而效用显著。自炼药，好静坐，日食数枣而颜采焕。

朱绍浩，字文广，号师田，生于清咸丰三年（1853 年），卒于清光绪二十七年（1901 年），享年 48 岁，浦江人。承骅之子，任县医学训科。承祖业，精内科，工书法。

徐乃铭，字哲民，平湖人。约生于 1858 年，光绪辛卯举人，曾任江西新喻县令。后以医为业，终老乡里，颇有医名，能济贫病。

林翼臣，字济清，四明（今浙江宁波）人，1893 年著有《疯痨臌膈辨》。

卢若兰，号阿朝，清同治光绪间镇海人，受业袁峻，以医惠及乡里。

李植纲，字立卿，号约斋，晚号天门山人，鄞县（今浙江宁波）人，精岐黄之术。《浙江通志》载：世袭云骑尉，读书务博，颇自称贵。生平淡名利，取与不苟，屡试不得志，而同学益锐。家世以医名，植纲尤精。后得大父提举公之传书，著《医学论》。折衷仲景，而不满于唐宋诸家之说，另著诗文集《天门山人未定草》。

钟纯泮，字鲁芹，号半水，生于清咸丰六年（1856 年），卒于 1922 年，享年 66 岁。父章元有半仙之誉，至纯泮已医传四世，虽居僻隅而四方求治者沓至不绝，以医术精湛，疗效如神，众呼为半仙。迨后家数被盗劫，乃迁居甬城。虽家学渊源而虚怀若谷，同仁多乐与切磋相交，故座上客常满。尝谓：不学无术，何以济人？凡经典及历代名家著述遍览无遗，盖各有所长，应熔为一炉。时人有曰某经方派，某温病派，某时方派，各抱门户之见。纯泮则曰：天气在变动，地方有差异，病因渐繁衍，学术自进展，岂能宗一学派而治万病乎!执一门户偏见，乃不足取也。语切时弊。为人诊疾危重险症，每多获效。尝治中风症，张姓农民56岁，田间劳作，猝然昏厥，大、小便失禁，鼻出鼾声，张口呼吸，口眼喎斜，半身不遂，脉象沉缓，舌苔淡白，断为中风由闭欲脱之际，即处三生饮加党参、竹沥入姜汁，大活络丹1粒先服。翌日苏醒，四味温和，再以原方减量予服1剂，然后进补阳还五汤调养月余而康复。纯洋于冬闲，常以书画怡性，喜画墨梅以明其志。又善技击骑射，戏曰：人生要能文武，否则只是半个人。辛亥革命初起，即割去发辫，且摄影以示抗清。不置私产遗子女，而教以德行。长子一贯、次子一桂、三子一棠皆继衣钵。

邬素洪，字椿林，号慕舜，奉化人。尝感范氏"不为良相，必为良医"之语，研岐黄，手不释卷，久之尽窥奥秘。为人疗病，应手辄愈。有贫而求医者，虽忍饥徒步弗辞。性素刚，壬戌秋，寇陷奉化，被虏，骂不屈死，祀忠义祠。

许宗珏，字式如，鄞县人。精于医，曾谓：注张仲景《伤寒论》者几百家，惟成无己为最得其旨，间有纰缪，以叔和之伤寒误之也。于是辟叔和拘守成例之非，正诸家擅易旧章之谬，积20年而注始成，名曰《伤寒论全书本义》。书成出以应世，脱手奏效。年仅50岁而卒。

陈允安，生于1857年，卒于1936年，享年79岁。原籍山东曲阜，移居洞头。平生擅长内科、妇科，兼治伤科。乐于济贫，名噪乡间，时人称为"山东仙"。洞头地处海岛，地卑多湿，民众常患脾胃疾病，陈氏则因地制宜，以健脾化湿为总则，治疗胃病，常获良效。此外，当地渔民海上作业，生产工具简陋，常多内、外疾，陈氏目睹渔家病痛，潜心研究，创制外用膏药，用于临床，疗效灵验，民间称为"万应膏"。

吴斐斋，字和昭，生于清咸丰七年（1857年），卒于1927年，享年70岁，嵊县人。廪贡生，受北山富室钱氏之聘住西席。教课以外，博涉经史文哲，究心《灵枢》《素问》《伤寒论》及诸大家。擅治内科、妇科病证，尤善用经方，各地舆请者甚众。藏书甚丰，惜毁于日寇战火中。兼工书法，喜弹三弦。当时名士王邈达等尊重他。其治疗突出的病例，至今被人们传颂。

谢光昱，字旦初，生于清咸丰七年（1857年），卒于1927年，萧山人。幼失怙，奉母至孝。屡试不第，乃专心轩岐。内外各科，无不精研。后母亡，乃迁杭州开业，行医40多年，活人无算，名闻江浙。子寿田，世其业。

钟凤辇，字悟巢，诸暨人。弱冠后，旁及医书，恒通其义。邑中邱苏门、杨其恺以医术名世，与凤辇读《内经》《神农本草经》诸书，成能记诵，籍儒者理，悟医者术，斯道遂三折肱矣。每遇剧症，常奏奇效。

杨其恺，字仁庵，诸暨人。精岐黄，著有《验方续编》，征有效者补之，试未效者删之，为方百余，自为之叙，然未及刊而卒。序云：医不可率尔从事。诊疾非难，辨证实难。症有似寒而热，似热而寒；内实热而外似寒，外似热而内实寒者，最为难辨，投剂一误，罔不殒命。亟需辨其形色，察其状态，凡饮汤之喜温冷，皆须一一顾到。又曰：通医术非先通经术不可。其恺既以医名，未尝自炫，贫者，辄解囊济之。

邱苏门，名权，字立昌，清光绪间诸暨人。以医术名一邑，四方求诊，日填于户。某员病剧，诸名医束手，请苏门，一服即愈，由是名噪沪杭间。著有《痘科》《麻科》《女科》《脉诀》《诊治择粹》诸书，均未刊行。

袁体乾，山阴（今浙江绍兴）人，刊行《醉经楼经验良方》。

王恩植，字雪博，生于清咸丰九年（1859 年），卒于清宣统元年（1909 年），享年 50 岁，瑞安人。事长辈以孝，18 岁时，父病溢饮危急，恩植喟然曰：为人子而不知医，乌足以事亲？遂专精医书，于金石草木，形状气味功能，辨别精详。尤善外科，古丸秘丹，不惜费备以济人。西医书亦喜批阅，枕藉中不下数十种，遇艰深疑义，皆朱墨旁注。然不因西而低中，谓西法虽有发明者，多详形迹而略气化，特得粗而丧精耳。

傅馥生，名积仁，字福生，后改馥生，生于 1859 年，卒于 1907 年，山阴（今浙江绍兴）人。生于闽，幼年师承当地名医王节庵，遂迁居湖塘行医。傅氏生性好学，资质颖悟。节庵常语人曰：若某，他日必为伤寒名家，吾诚有青蓝之感。而立之年，誉溢乡里，每日应诊不辍。著有《伤寒论辨惑》《金匮要略辨惑》《诊余随笔》等 10 多种。长子克振、次子幼真及其后裔继其业。

沈凤葆，字子畏，生于 1855 年，卒于 1909 年，享年 54 岁，桐乡乌镇人。越林之再传弟子，融会诸家，业务甚隆。弟子数十人，皆传其业。

潘凤彩，字鸣岐，乌程（今浙江湖州）人，精熟《素问》，名震郡中。

徐起霖，嘉兴人，御医。

沈德孚，字文敷，号馨堂，桐乡人。清道光庚戌贡生，著有《再续名医类案》4 卷。

许宁基，字石榭，海宁人，辑《攻坚偶笔》。

朱洵，字山音，海宁人，著有《伤寒晰义》《证治体原》。

朱瑜忠，字不瑕，海宁人，著有《思济汇纂医说》《神验录》《寿世精要》。

张大龄，字如岗，海盐人。儒而精医，著有《医学辨伪》10 卷。子雨苍、公望，孙玉堂，皆承其业。

徐圆成，字古春，清同治光绪间吴兴（今浙江湖州）人。精医，学多识广，著有《毓德堂医药》。

朱公常，字龙光，清同治光绪间吴兴（今浙江湖州）人，著有《龙光医诀》。

朱邑模，海宁人，著有《医学七书》。

李沐，字素轩，清同治光绪间归安（今浙江湖州）人。邑诸生，祖愚之婿，精医，主编《陆氏三世医验》。

陈君镇，字与公，乌程（今浙江湖州）人，少习儒，中年探医理，名震京师。

陈葆善，字栗庵，生于清咸丰十年（1860 年），卒于民国五年（1916 年），享年 56 岁，瑞安人。清增贡生，陈虬门人，利济医院良医，并与虬在院中设学堂以课生徒，担任教员、监院兼总理等职，尤专白喉证治。著有《白喉条辨》2 卷、《燥气总论》1 卷、《燥气验案》1 卷、《本草时义》1 卷。此外，尚有《湫渗斋吟草》1 卷、《月季花谱》1 卷、《艺菊琐言》1 卷。

严志韶，原名以成，生于清咸丰十一年（1861 年），卒于 1936 年，享年 75 岁，宁海县人。世以耕读传家，得祖父遗书，发愤钻研，又从同邑儒医王彩山游，20 岁后，远访师友，悬壶上海数年，复归宁海，其道大行。生平治学，每读一书，必有朱笔圈点，且有摘记，每日规定阅读时间，寒暑不间，老而弥笃。其每遇疑难大症，恒彻夜阅方书，其当而后已。其于真热假寒、真寒假热之症，尤能不避诽谤，力排众议，毅然处方，效如桴鼓。在家声誉极甚，远乡召诊者，恒肩舆以往，即贫寒者，亦必再三嘱咐护理。著有《联桂轩医案》《严氏诊余录》，惜在抗战时散失。

何炳元，字廉臣，别署印岩，生于 1861 年，卒于 1927 年，享年 66 岁，绍兴人。幼习举子业，早博青衿，而乡试两荐不售，遂专习医学。先与沈兰佗、严继春、沈云臣等讲习古医学说，约 3 年，渐通轩岐经旨、仲景方义。又随从名医樊开周临证 3 年，遂知证候变化，疗法灵活。初笃守古方，意在尊经，樊师谓：传世与行世迥异，江浙滨海临江，地土卑湿，先贤发明湿燥温暑诸法之实验不可偏废。炳元又兼考明清各家学说，出以问世，效者固多，犹有不效者，乃出游访道，集思广益，寓苏垣 1 年，居沪江 3 载，每遇名医辄相讨论。以为不可仅以阴阳升降、五行生克、运气流行诸说而自足，乃多购泰西译本悉心研究，复令哲嗣幼廉从东西医游。博览新知，折衷旧学，在郡垣悬壶 40 多年，实践经验，两相比较，始知西医学之未必皆可取，中医学之未必尽可弃也。曾任绍兴医学会会长、神州医药会绍兴分会评议长等职，创办《绍兴医学月报》，自任副编辑。学术思想少保守，不墨守师授成法，凡有利于发展中医学术之见解，均讲求研究。反对过于夸大切脉，主张全面观形察色、验舌辨苔，然后参之以脉，方不致为脉所惑。生平著作宏富，有《全国名医验案类编》《湿温时疫治疗法》《实验药物学》《肺痨汇辨》《新医宗必读》《实验喉科学讲义》《儿科诊断学》《廉臣医案》《印岩医话》《重订广温热论》《感证宝筏选按》《增订通俗伤寒论》《何书田医学妙谛》《增订时病论》《增订伤寒广要》等行世。

江士先，晚号梅溪老人，生于 1862 年，卒于 1937 年，享年 75 岁，遂昌人。清光绪帝病重，曾诏浙江考选中医，赴京面诊，江氏考得优等。然未及进京，而光绪帝病逝，遂留南京中西医院为医师，后迁回遂昌。江氏以善治温病称时，认为：温病虽分卫气营血，但临床所见常交错出现，如身热恶寒，舌质红绛，是卫分未罢，已涉营分，气分热兼卫分邪留不解者，更为常见。又认为气分多兼证，多夹痰、湿、食积等，虽高热不可过用辛凉，如不顾兼证，专主寒凉，则易使病邪抑遏不解，病趋难治。

袁峻，字奎刚，号雪岩，镇海人。清同治光绪间在世。武生，精医理，著有《外科验方》。县令周操母病伤寒，诸医束手，准备后事，峻曰：伤寒病种最多，传经不达，六脉皆伏，未必遂死也。诊至趾，曰：肾脉未绝，法可治。急设药炉于尸旁，使先闻药气，且煎且灌，尽一剂果苏，调治而愈。又郡守患病，操荐峻治之，亦痊，守令皆以匾旌之。操渡江频过其家，饮酒论诗，峻未尝以事为请，故操尤重之。后操升安徽布政使，以书招峻，峻已殁。峻之侄肇垓携原书往，操深为惋惜，留肇垓，且设宴以厚礼待之。堂弟镳得其书，遂明医行世。邑人卢若兰母病伤寒已绝，峻药之而苏，若兰遂从峻学，后为邑中世医。

庄执三，生于 1864 年，卒于 1938 年，享年 74 岁，洞头人。从学于台州杨氏，长内科、妇科，声誉颇著。尤擅痰饮论治，留有丰富的治案。

张生甫，字行，又字国华，生于清同治三年（1864 年），卒年不详，慈溪人。精儒通医，尤精虚损证，著有《虚劳要旨》《医学达变》《性道实学》等，殁后由其外甥张祖英出资刊行。张氏抱济世之志，不得已而托于医。认为后世之人，人心不古，以妄为常，百端丛集，内外交困，致虚劳之疾，于今为烈。《虚劳要旨》上述灵素，下采各家，以五痨七伤为纲，以虚劳范围内各症为目，并参以己见，提出虚劳根本为内伤重症，以甘温为正治，并须重卫生，静守调养，不然虽卢扁亦难奏功，论述颇详，附有治验。《医学达变》名者，以"达"为运用，以"变"为推理，指出：不识成法，焉有准绳？拘守成法，何能治病？必也守经通权，由常达变，方为医之能事。何廉臣称张氏：本变之宏才，著《医学达变》之医学，与盐山张锡纯、兰溪张山雷，鼎足而成三达，享有"海内三张"之誉。

陈遇奇，字梦荣，生于 1864 年，卒于 1949 年，享年 85 岁，缙云人。20 岁从师学医，后创药店，号称"存诚堂"，治以伤科见长。患者朱某，不慎跌倒，右手桡骨呈粉碎性骨折，经其诊治，如期而愈。时至晚年，曾因治愈县长及主事之疾，而得赠拐杖、手术器械及匾额。医名彰于永嘉、武义、永康及缙云南乡一带。子云钦、七钦嗣其业，亦颇有医名。

王宗汉，字维宗，生于清同治四年（1865 年），卒于 1936 年，享年 71 岁，嵊县人。父一斋，一名静川，父子均为清庠生。宗汉自幼聪颖，婚后常与其妻对弈而疏于学，翁见之曰：夫妻燕尔，遂忘学业，将为不器之材。宗汉于是不复弈，立志攻读。20 岁入泮，谙四书，通五经，诗文并茂。是时清廷腐败，危机四伏，毅然弃儒习医。广购医籍，日夜揣摩，多有会心，设"照春堂"药铺，开诊治病。求诊盈门，名遍新、嵊、虞、绍间，擅长内科，于湿热病更有心得，绍兴名医邵兰荪为之击节赞赏。所遗亲笔处方，悉由表弟张思潜整理，厘为湿温、肿胀、内伤杂症，妇科、儿科三集。

高宝增，字砚耕，号补读居士，生于清同治四年（1865 年），卒于 1932 年，享年 67 岁，余姚人。得亮甫公所传，爱书法，擅治温病、伤寒，不少危殆重症，服之辄效，誉传余（余姚）、上（上虞）、慈（慈溪）。世居石人山高家，医名自此大振。服膺叶桂，主张温病与伤寒汇通，提出温病伏邪病位当在阳明；治六气新感，自立急汗、缓汗、小汗、微汗四式，治温病善用豆豉，认为新感主"表"，伏气主"透"，豆豉有能表善透而无伤津之弊。著有《临证指南医案批注》《高氏内科医案选辑》等。长子子和、次子子京传其业。

王凤仪，字韶九，丽水人。生于 1865 年，卒年不详。优附生，兼通医药。据光绪二十六年督办处属（时丽水属处州）厘捐总局谕："处郡土瘠民贫，山多地僻，因而蓝烟瘴气，疾病易生。加之十室九空，每无医药，业经本总办创设施济医局访知该生医学优长，人极勤慎。堪以在局诊视内科。每月薪水酌提英洋拾元。所有一切出入用度及药资、局租亦归该生经理，按月结报，以专责成。至济药，因极贫者而设，不得概行滥给。"又从该生自填简历，充丽水官医局医生，任职长达 12 年，处州府（今丽水）知府赵曾赠"存心济世"匾额。光复后，继在金华、庆元、遂安等处行医。

王珵如，名铖，字鼎铭，生于清同治乙丑（1865 年），卒于 1926 年，享年 61 岁。世居平阳，名其居曰"彝庐"。幼习举子业，为己酉拔贡。通经史，精小学，兼习岐黄，为儒而医者。平生擅温病，医名甚著。1923 年发起组织平阳县医药公会，附设施医舍药局，以救济贫病。撰有《彝庐医书六种》《素问节诂》《金匮要略节诂》《温病条辨精义节要》《家庭常识医方汇编》《医学杂俎》等。前三种钩玄提要，足以勘正古人注解之谬误，为后学之津梁；后三种多从生平经验所得，言论尤精，是书曾于 1926 年石印行世。

羊东儒，字绳佑，乳名六珍，生于 1865 年，卒于 1938 年，享年 73 岁，海宁人。幼孤贫，然笃志自学，30 岁始行医乡里，积 40 多年的经验，临诊不囿成见，务求实效。

赵佩荘，字兰丞，号悔隐，生于清同治五年（1866 年），卒于 1929 年，温岭人。孝廉，旋弃仕途，以教学为业，讲学于鹤鸣书院、太平中学堂及花山九老书馆。教育余暇，兼治医学，于《内经》《难经》《金匮要略》《伤寒论》等，均有深刻研究。其治病无经方、时方之分，用药轻灵，并善用鲜药。尝谓医药治病，无非辅助元气，祛除病邪，使之恢复健康，故用药以切病为准。所著除《内经点勘后案》《六经管见》《尊生随笔医案》外，尚著《石芙蓉文集》《易经刍议》，高吹万为之序，并曾编纂《玉环县志》《花山志》等书。

余凤洲，字韶圃，黄岩人。立案处方，一宗长沙，尤精于虚怯诸病，即或不治之症，然补偏救弊，亦可以久延岁月。无贫富延之立至，率应手而效，卒年 70 多岁。

张镜湖，字丰祺，号行素庐主，别署壶天小隐。生于 1866 年，卒于 1933 年，享年 67 岁。原籍嘉兴，后徙平湖。精医术，信佛学，好音律。著有《行素庐医学笔记》3 卷。子承其业，有医名。

何启运，字兆坤，号璧斋，生于清同治六年（1867 年），卒于民国二十二年（1933 年），享年 66 岁，新昌人。邑庠生，擅文辞。因祖上五世行医，授家传医学，其研读医籍，别具只眼，尝谓："信以求疑，疑以求信，同处求异，异处求同，为读仲景书之真诀。"诊病引经据典，精思详审。一有会诊，辄别出心裁，据理力争，而得以挽救者不计其数。积 40 多年临床经验，晚年潜心著述，撰成《中西一贯伤寒缘机奥义》（未刊）数十万字。续著《金匮要略缘机奥义》，仅注释至"水气篇"，因年老精力衰惫，卧病不起，未竟全功为惜。

唐黼鸿，字渠泉，生于 1867 年，卒于 1924 年，享年 57 岁，瑞安人。诸生，文章书法，士林咸推重之，而尤精于医，踵门求治者，户限为穿。读医书，逢义旨未惬，或见解精湛处，喜于眉批数语。所遗《名医类案》，首卷书有数百字，系苏体，隽雅潇洒，可见一斑。弟子王醒黄、陈侠夫、吴心如，皆传其业。

李念愉，又名砚鱼，生于 1867 年，卒于 1941 年，享年 74 岁，嵊县人。外感擅治湿温，内伤善理虚劳。故医名大噪，且不计酬报。与当时名医陈懋卿、张禹川、王斯祥等于清节堂免费施诊 10 多年。行医 40 多年，日问临证方案，晚上考虑处方遣药是否失误。慕名投拜门下者，达 50 多人。

高月波，名拱宸，生于清同治六年（1867 年），卒于 1952 年，享年 85 岁，嵊县人。父诚训，业眼科。月波生母早逝，继母虐待殊甚，乃发愤攻读。文思敏捷，博通经史，尤善书法。27 岁乡试入泮，至安徽任职，任满回里，克绍父业，精于眼科。于城关白莲堂开设眼科医室。自合眼药，选料上等。割障、腐障等手术熟练轻巧，业务鼎盛，求医者盈门。

查又春，号济眉，生于 1867 年，卒于 1929 年，享年 62 岁，海宁人。18 岁游庠，后弃儒承家学，中年医名大噪，耳失聪，人称"臣聋子"。平时喜与人笔谈。精望诊，善观色察舌。晚年读书更勤，临诊喜用廉价药品，凡贫病更择便廉药以取效。常出诊，行踪遍数十里方圆。又春酷爱金石书画，亦爱吟咏。受业人 30 多人，循循善诱，传业者颇不乏人。

薛树芳，字肖梅，号了默，生于清同治六年（1867 年），卒于 1945 年，享年 78 岁，瑞安人。贡生，先以儒为业，通经史，创办书院，兼精医术，上源《灵枢》《素问》，下达金元历代医著，于伤寒、温热病，皆有独到之见。其子学臻，擅长幼科。

郑缉甫，又名骏，号乞法老人，生于清同治六年（1867 年），卒于 1949 年，享年 82 岁，瑞安人。陈虬门人，利济医院医生。博览群书，手抄《史记》一部，即可知其好学精神。著有《乞法全书》14 种，前 7 种于民国十六年完成，后 7 种于民国三十三年完成，全书约 50 万字。原稿在家，惜未刊行。子叔岳，继承家业。

周保南，字谢卿，号若清，生于清同治七年（1868 年），卒于 1950 年，享年 82 岁，泰顺人。周氏医传四代，少承家学，擅长内科、妇科，善治血症、崩漏。

郑叔鱼，生于清同治七年（1868 年），卒于 1930 年，享年 62 岁，丽水人。世泽之家，曾补秀才，乡举不就，遂习岐黄。擅长内科，负盛名于时。何廉臣辑《全国名医验案类编》载有郑案。

李子牧，字滋漠，生于 1868 年，卒于 1933 年，享年 65 岁，嘉兴人。弱冠从青浦御医陈莲舫游，得师真传，悬壶禾城。初擅时病诊治，后专研内、妇杂病，负盛誉于邑中，医术湛精，择药精细，以清养为长。调治温病喜用鲜品，随时制宜。杂病调理顾护先、后天。遗案散佚甚多，现仅存《李子牧医案》抄本 2 卷，为其门弟子辑录，大多为晚年治验。子树滋，继其业，亦有医声。

陈良夫，名士楷，字良夫，号静庵，生于 1868 年，卒于 1920 年，享年 52 岁，嘉善魏塘镇人。清光绪十三年（1887 年）中秀才，后弃儒习医，师事同县名医吴树人。更博览《内经》《难经》《伤寒论》《金匮要略》等经典著作，深得奥旨。对刘河间、李东垣、朱丹溪、张景岳四家学说，融会贯通。手录吴树人《延陵医案》，时时温习，探其精微。悬壶不久，名声日噪，嘉兴、平湖、金山、上海等地慕名延请求治者，踵趾相接。精于切诊，长于时症，亦擅调理，治疗杂病极重七情六气，对肝病更为擅长。其审证立方，每有独到之处。行医 30 年，名盛当时。及门弟子近 30 人，传其衣钵，有声于时。他撰有《陈良夫医案》，1920 年抄本。所遗《颍川医案》12 册系门人孙凤翔、陈昌年等随诊记录、整理而成，后由其子陈可南保留至今。其中部分医案收入秦伯未《清代名医医案精华》。1949 年后，中医学院教材亦采用陈良夫医案施教。

陈世泽，字我如，桐乡乌镇人。世业医，至世泽已历 10 传，所造尤深，著有《素灵类纂集解》。

王辛昆，名钰，生于 1868 年，卒于 1941 年，享年 73 岁，平湖人。精内科，兼擅外科，方药以轻灵见胜。推崇《医宗必读》为入门必修书，盛誉乡里。

胡宝书，别名玉函，字治安，生于 1868 年，卒于 1933 年，享年 65 岁，绍兴人。出身世医家庭，少年即从其祖云波学医，及长致力于时病，对温病学说研究颇深，尤服膺雷少逸之《时病论》。认为南方无真伤寒，多系温热，而绍兴地处卑湿，多以湿邪为患，故辨证重湿，施治主化，用药轻清，制方透灵。治病以朴实稳健见长，为"绍派伤寒"代表人物，在浙东一带负盛誉。就诊者舟楫相接，村周港道几塞。所居周围，冷落农村，顿成闹市。著有《伤寒十八方》《药性校正》《新药性赋》等。

陈泽仁，一作泽成，名尚豹，字尔文，泽仁其号也。生于清同治八年（1869）年，卒于 1939 年，享年 70 岁，临海人。祖奏韶，以医行于世，传其子楚封。泽仁自幼随父学医，博览群书，尤精脉诀。清季科举废，学校兴，任教三台中学十多年。设广生堂药店，名闻临、黄两县，求医者日达一百多人。一人年二十，患病数月，神志模糊，气息奄奄，经医二十多人，诸药不效。泽仁赴诊，察色按脉，检阅前方，类皆滋补，断以表邪未散，锢闭蕴热，以致上窜神昏，投以大剂清解，药后汗出，神志转清，能食。一老者患气喘，张口抬肩，两目欲脱，汗出如珠，坐卧不安，嘱以高丽参 3 钱嚼服，老者不敢服参，泽仁嘱其放心，老者勉强嚼下钱许，服后病稍减。复诊按脉曰：药量不足。继嚼高丽参三钱，次日，喘气痊愈。

蔡步进，字潦清，号策吾，生于清同治己巳年（1869 年），卒于 1935 年，享年 66 岁，泰顺人。禀生，善诗文。早年从事教育，然雅好医学。专习《伤寒论》《金匮要略》达 8 年之久，深有所得。擅长内科、妇科，尤以治疗急性热病见长。1930 年，泰顺痢疾流行，蔡氏以白头翁、黄连配合白芍、甘草为基本方，治愈者甚多。平素善用经方，每起沉疴，如治疗南溪包某咳喘急症，气促欲绝，大汗淋漓，口唇发绀，拟人参、附子各 1 两，伍麦冬、五味子浓煎顿服，渐见气平肢温，汗收神清而脱离险关。为人廉洁轻财。晚年撰有《伤寒浅论》1 卷。

张凤藻，字雨霖，生于清同治八年（1869 年），卒于 1932 年，享年 63 岁，黄岩海门（今浙江椒江）人。诸生，工诗能文，兼习岐黄，鼎革后，以医为业。然恃能厌事，兼嗜鸦片，家贫乏食，淡然不以为意。其治病喜用刚猛之剂，时人轻浅之病，不敢谒也，及至病势险恶，往往相邀，以决死生。至则群医束手，张氏每以大剂起之，故有"张一帖"之称。民国初年，沪上杂志时有其医稿刊登。

徐鸿基，字琴圃，生于清同治八年（1869 年），嘉兴人。由儒而医，师事张少泉。服膺梁溪张聿青。与陈良夫齐名，曾为重刊陈耕道《疫痧草》作序。

沈穆，字石匏，吴兴（今浙江湖州）人，著有《本草洞铨》20 卷。

丁元启，字令舆，吴兴（今浙江湖州）人。精医术，有《难经辨释》《伤寒析疑》待梓。惜无子，书稿为吴门习医者携去，依其法而治，俱获效。

张达龄，字嵩年，桐乡人。由儒而医，曾悬壶于杭垣，名噪一时，所得资辄济人之困，70 多岁卒，子继其业。

邵仙根，字芝兰，乌程（今浙江湖州）人。著有《仙根医述》，并评注《伤寒指掌》。

周说莲，字廷华，吴兴（今浙江湖州）人。喜藏书，著有《伤寒论汇纂》。

费涵，字养庄，吴兴（今浙江湖州）人。著有《诊学汇参》《湿热论》《虚邪论》等。

管纯，字三伊，海宁人，著有《医学纂言》一书。

查奕芸，字石田，海宁人，著有《医必本经集》《证治要诀》。

徐泳，字寿生，海宁人，著有《医案偶存》。

蒋通，字省庵，海宁人，著有《医学一得》。

严绶，字止堂，海宁人。博通经史，名噪艺林，因疾研医，手录历代名医医案甚多，著有《医医集》2 卷。

吴春照，字迟卿，海宁人，著有《痧病辨证》。

王绍征，字镜三，号少堂，海宁人，著有《青箱堂医案》《外科图说》。

朱檠，海宁人，著有《伤寒余论》。

朱正心，字晓江，海宁人，著有《养吾斋医书》。子锡昌世其业，有《医学述闻》4 卷。

吕立诚，字鱼吉，海宁人，著有《鱼吉方歌》《金匮类编》。

朱秀实，字稻青，海宁人，著有《医学摘锦》《医学撮要》。

苏廷琬，字蕴辉，海宁人，著有《药义明辨》18 卷，刊于 1788 年，为辨药专书。

许璞，字雯来，海盐人，著有《补辑名医类案》。

许栽，字培之，号高阳山人，海盐人。国学生，受业于吴仪洛，精医，兼工诗文。撰有《古今名方摘要歌》《劳倦内伤论》《医案尝奇》《痢症述》《金匮述》等书。

沈加春，字玉海，德清人，著有《医学源流》。

张廷锷，桐乡人，著有《医超》《明通公传集》。

徐肇基，桐乡人，著有《医紫随拈》1 卷。

张锡，字百朋，嘉兴人，著有《素问质疑》《伤寒论质疑》。

张源，字中照，号靖山，嘉善人。精医，著有《痘科正宗续集》。

严焯，字春渊，嘉兴人，著有《医学圭旨》。

徐视三，字符岳，海盐人。家贫，以针灸术济人，著有《经脉图曜》《本草补遗》。

钱一桂，字东堂，平湖人，著有《医略》4卷，刊于1818年。

吴最良，字季常，自号眉公，吴兴（今湖州）人。贡生，精医。著有《医学纂奇》40卷、《医方正误》。

宓吴韡，平湖人，著有《家藏证治百问心书》。

周笙，字古声，嘉兴人，著有《灵素宝要》《医林口谱》。

周洵，字山音，海宁人，著有《伤寒晰义》《证明体原》。

许勉焕，字陶初，海宁人，著有《名医类案》。

王以坤，号吟台，海盐人。庠生。父思瀯精医，故与异母弟同承父业。贫病求诊不索酬。子乃赓，号莘农，入庠，并精医道。

凌及甫，吴兴（今湖州）人，著有《外台方选》《疡科正名》。

蒋光陆，字承所，号采芝，桐乡人。精医术，多奇方，人称"河东先生"。

朱锡昌，海宁人。承父业，以医闻名，著有《医学述闻》。

杨质安，一名哲庵，字宗浚，号补过老人。生于1868年，卒于1938年，享年70岁，绍兴人。弱冠中秀才，21岁被聘于赵晴初家塾。旋奉母命，受业于赵晴初，又问业于田晋藩。质安潜心苦学，尽得其传，名噪一时，乞医者不绝于门，擅长内科、儿科，而尤精虚损杂证，每起沉疴。素抱振兴中医之志，积极参与何廉臣、裘吉生、曹炳章等创组《绍兴医药学报》、同善施医局、仁寿施医社、凌霄社等医事活动，被推为评议员及《绍兴医药学报》编辑。所著遗稿大多散佚，仅存《质安杂缀》1卷、《乡隅纪闻》1卷，注《存存斋医话稿·第3卷》。徐荣斋出其门下。章虚谷《医门棒喝二集·灵素节注类编》手稿，由杨氏珍藏而得以保存。

刘崇勋，字达人，生于清同治八年（1869年），卒于1945年，享年76岁，宁波人。三世业医，幼承庭训，精研博览，悬壶甬上，与范文虎齐名。曾任宁波中医公会首任会长。为了解除封建枷锁，竭力鼓吹妇女解放，提倡女学，并身体力行，出资创办刘氏彼文女校，共4～5年，培养女学生50～60人，并积极支持自己儿女出国留学，以接受新知。同年举办医校，由各县保送好学子弟10多人，以造就后继人才。刘氏精内科、妇科，擅长虚劳杂病及妇女调经种子。遵《内经》人以胃气为本旨，对东垣脾胃学说推崇备至。治病注重扶植脾胃之气，屡起沉疴之疾，尝谓："人之元气充足，则邪不能犯，而元气又赖脾胃之气所滋养，又为心、肺、肝、肾生理功能活动之支持，倘脾胃不和，易损及元气与四脏，则百病丛生也。经云，无胃气则死，此至理要言，吾辈治病岂可不填于脾胃哉！"刘氏服膺东垣医技，但不泥于东垣之学，标本先后，轻重缓急，因时、因地、因人而制宜。精心化裁，遣方立法，颇见效验。某年夏月，一男性，30多岁，突患昏厥谵语，家人抬至诊所，刘适外出，由门人诊之，查其人神昏气促，汗出厥冷，极类虚脱，欲拟以脱论治，适刘归，审察后曰："此似脱而非脱，乃暑厥也。"其人虽神昏气促，汗出厥冷，但两脉虽弦伏而有力，舌绛苔黄腻，素体形盛湿重，是劳累冒暑，迁延病机，暑湿之邪入里化热，致使痰热交阻，上侵心胞，证属实热。乃投以白虎汤加减，送服神犀丹。次日复诊，神清厥回，遂予清暑益气之剂善后。1921年编著《医理浅说》一书，明白晓畅，所列方药亦切实可行，为普及医学做出贡献。门人夏明诚、王天德、王瑞麟及幼子均有医名。

虞守一，原名钦，生于1869年，卒于1952年，享年83岁，缙云人。资聪明，善诗文。

弱冠偶病，几被庸医所误，遂志于医，通内、外、儿、妇各科，医名彰于丽水、青田、缙云一带，间亦应邀赴杭州、上海诊治。陈某患水肿，其祖父乃丽水名医，久治不愈，遂邀守一诊治，问曰："吾孙尚有救否？"守一综观其方，皆淡渗利水之剂，确然答曰："尚有一法，天欲下雨，必得阴云。"信手疏以五皮饮合四物汤投之。但一剂，是晚则排尿斗许，肿消大半。陈深为折服，凡遇疑难之证，皆邀守一会诊。著《医案集》一部及手稿，均毁于抗战期间。

蔡自然，名理问，生于1869年，卒于1952年，享年83岁。黄岩路桥人。少孤贫，以小贩为生，而性颖悟，其族叔蔡濯轩，酷嗜岐黄之术，自然熏染有素，久之渐明其理。清光绪庚子（1900年）至杭州，出家于玉皇山道观，受道友余长腿之传，学更进。遂徙居玄坛观，以医术济众，颇著声誉。旋受广济医院（浙江大学医学院附属第二医院前身）聘为座客，未几，至宁波执业10多年，迄抗日战争爆发，始束装回籍，先后在海门、路桥、黄岩、天台等处开业行医。平生笃信黄老与性理之学，并好坐隐，每以道艺会友。尝生平所交，无友不如己者，与黄岩郑敬复、九峰五子渊大师、周子序为忘年交。自然学有本源。临床擅长针灸、外科、眼科，投药中肯，善用大剂，其用药往往亲身体验，如对灸疗健身研究，自服圣睡散（胡麻花、曼陀罗花合方）熟睡2天而苏。善治水肿、臌胀、麻疹、臁疮等症，屡起沉疴。

赵泰，字芝阁，杭州人。据《冷庐医话》载：泰勤求医理，洞烛病机，其戚为他医误治致危殆者2人，皆经泰医治获愈。其一患淋病，小便涩痛异常，服五苓散、八正散等益剧。泰询知小便浓浊，乃败精留滞隧道，非湿热也，用虎杖散入两头尖、韭根等与之，小便得通而愈；其一膝以下肿，医用五苓散，肿更甚，泰以其肿处甚冷而面色㿠白，知是阳虚，令服金匮肾气丸而愈。按南方湿病居多，上二症尤多挟湿，唯独不宜于利湿药。可知治病不当执一，需求其本非学识之精者，焉能臻此。

莫相疑，字尚古，清光绪至民国年间人，杭州湖墅名医。师事姚仁，得乃师真传，擅长杂病之调理，崇尚吴门叶天士，一时被誉为"叶派"名医，杭、嘉、湖之业医者，多执贽于门下，从游者100多人。尚古治病，重视整体平衡，运用五脏制衡、胜复之法，辨证精确，组方严密，用药以轻灵见长，其效如桴鼓之应。近代名医叶熙春、潘韵泉等，皆出其门下，均擅长内科、妇科杂证，尤其对虚劳之诊治有独到之处，故而享誉省内外。尚古治肝肾虚弱、冲气上逆之痰喘证，用开太阳、摄少阴之法，以小青龙汤为主，佐以介类潜阳镇纳，参以润肺和胃，药以蜜炙麻黄、桂枝、干姜、五味子、半夏、川贝、白芍、杏仁、茯苓、款冬、艾草、蛤蚧尾、紫石英（或化龙骨年）、牡蛎、胡桃肉、青铅、冬虫夏草诸味，随病者体质寒热、时令变化，出入加减，莫不奏效。尚古疗肺痨，谓：肾为肺子，母病久则子受其殃，是金水不相生之证，每见骨蒸盗汗，潮热颧红，干咳少痰，呼吸气促，男子遗泄，女子梦交，甚者音嘶，宜清金育肺为主，方用川贝、冬瓜子、茯苓、枇杷叶、冬虫夏草、白燕根、野百合、百部等加减。此方用之良效，病家多信仰之。高足如叶熙春等，传其学而宏扬光大。

王纳表，建德人，精医，著有《医方解》。

方观，字仕艺，於潜人。通医术，至曾孙国元凡四世，皆能精其业，为时名医。

方肇权，杭州人，著有《方氏脉证正宗》。

严奕，字兼三，杭州人，著有《医灯集焰》，按《医籍考》作严燮。

丁文策，字叔范，钱塘（今浙江杭州）人。精医，临证辄应手愈，享年81岁。

朱蒙泉，行医会垣。嘉兴周士涟创义塾，缺少经费，积忧成疾，往为诊视，良久曰：此心病也，非饵所能疗。周以实告，遂引为己任，出资办学。

沈李龙，字云将，杭州人。著有《食物本草会纂》12 卷，刊于 1891 年，还著有《脉诀秘传》《诊法集成》等书。

柳易，字华溪，钱塘（今浙江杭州）人。卜居马塍草堂，面临清池，堂后藤竹蔓翳，路极幽僻，穿窬者知为柳先生家，戒勿犯。居恒以医自给，暇即与杭世骏、吴颖芳诸名士交往。

张灏，字又梁，钱塘（今浙江杭州）人。性孤僻，常诵经茹素。精疡医，多异方。凡奇证无能治者，遇之必瘥。

魏襄，字赞卿，号曾颂，杭州人。医学闻于上，将备太医供奉之缺，未授即卒。

斯丰茂，光绪间诸暨人。晓拳术，以草药治病甚效。名闻暨、嵊、东阳三县，凡数百十里，走请诊治。

钱清时，上虞人。诸生，业医，尤精妇科。

王德馨，字挹兰，号馥斋，瑞安人。擅长颅囟方。与陈虬极契。患病而贫者，不收赀，或赠以药。陈虬创利济医院，慨出巨款相助。

许苣，字方苏，启畴子，瑞安人。诸生，书学颜鲁公，旁精篆隶。又精岐黄，当时名医。

蔡佩丰，号书城，瑞安人。博闻强记，尤精于医。

洪荫南，字子迁，瑞安人。少能文，补诸生，工为诗。既而习医，善治时疫，尤以治疫痢名。后南游闽越，北揽吴会，医学日精。著有《痧书节要》《医规》《六淫证治》《师竹轩吟草》等书，享年 60 岁。

蔡其锷，字佩璇，号蓉波，瑞安人。性怪癖，医遵古方，多则 40～50 味，少或 1～2 味，皆有卓效。著有《先器识斋诗草》，玉海楼有抄本。弟子有蔡滋蕃、唐甫鸿。

蔡滋蕃，字心斋，瑞安人。精医术。弟子有薛凝嵩、池仲贤等。

张景嵩，字烈卿，瑞安人。善医，陈虬高足。治病如临敌，不轻易立方，有医案，惜未刊。兼精拳术，有《易筋经》《八段锦图说》行世。为瑞安利济医院学堂教习，兼学堂报纂修。

张景修，字竹卿，景嵩弟。读活人书，于《内经》《金匮要略》《伤寒论》多有创见。行医 30 多年，所活甚众。晚年治脑病效佳，乞医者户限为穿。

何迪启，字志石，瑞安人，瑞安利济医院院董，为医院主诊医生。

陈伟典，字韫垞，瑞安人，瑞安利济医院医生，兼学堂报总校。

林獬，字群一，瑞安人，从陈虬学。瑞安利济医院医生，兼学堂报总校，著有《中星图略》。

邱缄，字小亭，瑞安人，瑞安利济医院理事兼医生。

张懋衍，字松如，瑞安人，瑞安利济医院总理兼医生。

林桑，字湘岩，瑞安人，瑞安利济医院协理兼医生。

罗庆琪，字佩卿，瑞安人，瑞安利济医院医生，兼医学堂教习。

陈兆麟，字涤斋，瑞安人，瑞安利济医院医生，兼学堂报撰述。

郭凤鸣，字漱霞，瑞安人，瑞安利济医院医生，兼学堂报总校。

胡鸣盛，字芝山，瑞安人，瑞安利济医院医生，兼学堂报分校、勘订。

陈平东，字茗轩，瑞安人，瑞安利济医院医生，兼学堂报分校、勘订。

唐黼墀，字叔玉，瑞安人。光绪己丑（1889 年）举人。从同里陈黼宸游，著有《缘督子伤寒论述注》。

李启河，号西坡，永嘉人。少习医学，颇有心得。年逾古稀，著有《医林释义》30 卷。症备七科，法宗四子，贡生朱景燎为之序。

夏孟蛟，字腾一，泰顺莒冈人。《分疆录》载：恩贡生，天性纯孝，博通经籍，理悟入微，尤精于医。至老不惮劳，活人无数。遇奇症痼疾，略有生机皆愈。家藏古方，书间有评解，不事著作。医术传弟子广文，广文传林伯海，伯海死，遂无传。

林伯海，字朝宗，泰顺人。夏孟蛟再传弟子，诸生。通数学，明五运六气，尤精医理。凡剧病请医，为断得病之由，言之无不切中。以此起死回生，活人最多。70 多岁卒。

林望九，字际春，号子皋，镇海人。少有大志，喜读书，家贫，后弃儒学医。往来大江南北，名闻一时。

李鸣珂，鄞县人，善治伤寒，著有《医学直法》4 卷。

陈莲夫，鄞县人，有医名，撰《南阳医政》16 卷。

顾清廉，鄞县人，邑之名医，著有《黄帝内经节次》，藏门人杨受乾处，未刊。

王美秀，鄞县人，以医道闻名乡里，著有《寸心知医案》。

刘受祖，慈溪人，以医名于时，著有《唐隐庐医书》《医佣新语》《家庭医鉴》《医案偶存》等。

刘继皇，鄞县人，精岐黄术，施药不吝，寿 95 岁。

蒋金镛，镇海人，自幼嗜岐黄术，著有《临病考证》。

黄百谷，字农师，宗炎子，余姚人。庠生，学问渊博，先儒后医，著有《素问注》《难经注》《本草注》。

陈瑾，宁波人，撰《保生奇命方》1 卷。

陈励，鄞县人，撰《寿世良方》1 卷。

陈楚湘，名诗怀，宁波人。贡生，精医，撰《草摘要》1 卷、《经典粹言》1 卷。

陈书谟，鄞县人，著有《医方论》1 卷。

余江，字丙台，慈溪人，工诗，精于医，曾浪迹平湖、乍浦，客姑苏，往来松江三泖间，人谓其源出陶公。

董茂霖，字雨苍，慈溪人，精医，著有《难经补注》。

顾桐，慈溪人，精于医，凡有所得，皆录之于册，著有《验方随笔》。

范培园，鄞县人。以贫故隐于医。其治病巧发奇中，自当道及荐绅士大夫，以至贫户无不延之。然培园宁先下户，而谢高门，或终日无所得。虽有盛名，而其家一贫如洗。

褚清沄，号樟轩，余姚人。倜傥多智略，因妻善病，究心医书，其术遂精。时有患异症者，辄有奇效，辑有《伤寒集成》。

范文甫，原名赓治，又名文虎，晚号古狂生，生于清同治九年（1870 年），卒于 1936 年，享年 66 岁，宁波市人，贡生。其为医，专攻伤寒，不慕时医习尚，诊病注重舌诊，所用多主古方。长沙方之外，喜用王清任《医林改错》数方。医案如老吏折狱，寥寥数语，最简者只有"痰"或"疟"一字而已。生平不拘小节、不畏权势，时人以其玩世不恭，称为"范大糊"（"狂人"意），范亦乐受之，不以为忤。少负盛名，晚年以傅青主自比，从游者近百人，殁后弟子守其法，多用经方，以范派自诩。文甫尝言：《内经》为医学源泉，岂可不熟读也哉！提出：一病之起必有其因，症状虽多，必有重心。强调必审证求因。如治徐姓巨商，由于经营棉纱事业，

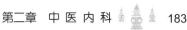

因行情早晚莫测，日夜操心，久之酿成失眠证，历经医治无效，前医迭进健脾养血宁心之品，文甫笑谓之曰：夫子之疾，形气有余，脉气亦有余，何可犯实实之戒。《素问·玉机真脏论》曰：太过则令人善忘，忽忽眩冒而颠疾。《内经》虽未出方剂，所谓疏其血气，令其调达，而致和平是也。因授王氏血府逐瘀汤去桔梗加参三七，一服即卧泰然，连服十五剂得能深睡。时隔二月，该患者又苦失眠，虽不若前次之甚，复由沪返甬，求治于文甫，察其脉两关尚弦，口苦咽干，舌红苔黄，认为依然实证，但与前诊不同，系由肝火旺而魂不守舍，而上走空窍不得睡所致，如不得其龙雷之火，卧岂能宁乎？为处龙胆泻肝汤，服五剂而安。文甫重经典，对后世诸家也晦览详诵，融会贯通，毫无偏见。《墓志铭》载：其为医，不主一家言，尤不喜袭时下陋习。如以附子理中汤治吐血，从张景岳劳倦伤脾而脾胃阳虚、气有不摄，所以动血及周学霆五脏为内寒所侵，血不安位而妄行悟出。加用童便，则取褚澄"童便有破瘀之性"而得。大黄附子细辛汤治客寒包火之乳蛾，系根据《伤寒论·少阴篇》诸条，结合钱潢、陈修园韵少阴病本热而标寒，上火而下水理论而来。逐瘀诸方，效法王清任；冷水灌顶治疫病，取法李士材，凡此等等，可见一斑。文甫以善治外感热病见长，指出《伤寒论》《金匮要略》承先启后，为后学之准绳。对外感热病，多宗仲景六经辨证，如治一般老人乘饥恣食，解衣捕虱，次日发热而自汗，胸膈不利，前医因伤食而下之，以中风而汗之，渐觉昏困，气喘息高，文甫谓：太阳病下之，表未解，渐喘者，桂枝加厚朴杏子佳，此仲景法也。一剂喘止，再剂后微汗，至晚身凉而脉亦和，其神捷竟如此。诚然，文甫善于治寒，故时人目以"经方家"，但也非拙于治温病，尝言：盖温病往往耗精劫液，时时顾其津液，非常重要，但使有一分津液，即有一分生机，常须识此，勿令误也。对温热病的治疗，文甫不仅宗叶天士、薛己、吴鞠通、王孟英诸家之学，且有创见，如以麻黄一钱、梨头一只蒸服，治风温邪犯肺胃，清震汤、藿朴五苓散等方治疗湿温，均有实效。用药活泼多变，加减不失古人之准绳。自谓：余平生大都有据。用经方，但不能死守经方不化，余则师古而不泥古，每收事半功倍之效。尝言：处方用药，灵活运用，应重则重，应轻则轻。如以越婢汤治疗风水、黄疸，麻黄常用至六钱；而治小儿麻闭（寒闭），麻黄竟用至八钱，见者吐舌，闻者骇然。又如用王氏急救回阳汤治霍乱，生附子常用两半，时医亦有讥其用药太峻烈者，文甫戏而大言：不杀人（指用峻烈攻伐之剂量）不足为名医。实则其从不孟浪从事，而是见是证，用是药，轻重有据，如用小青龙汤治风寒失音，麻黄、桂枝仅用3分泡服，自谓：治伤风之邪，客于肺卫者，此据《内经》"因其轻而扬之"之义而制成也。文甫不仅医术高超，仁术为本，且有济世为怀之恻隐之心，为人慷慨豪爽，对贫病者常解囊相助，行医数十载，家无余资。1936年，范文甫死后葬于鄞西桃源乡芙蓉山麓，张原炜撰墓志铭，钱罕书丹。

金子久，名有恒，桐乡人。生于清同治九年（1870年），卒于1921年。祖籍武林，后移居大麻镇，故俗称"大麻金子久"。金氏自南宋以来世代业医，父芝石精儿科。金氏始从父习业，然早失怙，故其学业全凭自习。性敦厚，好求学，得力于喻昌，悦服叶桂。"大麻金子久"内科以善治温热病闻名于世。处方用药，有味少、量轻、质薄、气清的特点，与江南陈莲舫、丁甘仁齐名，被称为"时方派"代表。其医案，用骈文写成，词藻华丽，名噪一时。门生遍及各地，县内金彝叔、沈杰夫、谢荫棠等都能传其医技。遗著有《问松堂医案》《金子久医案》，皆门弟子所辑。

金有壬，字仲林，桐乡人，"大麻金子久"之弟，亦以医名于世。

陈伯辉，武义人。流寓宣邑，善岐黄，尤精伤寒。授徒不倦不吝，著有《伤寒秘诀》及《一贯指南》等书。

池仲霖，又名虬，字源瀚，晚号苏翁，生于清同治十年（1871年），卒于1947年，享年76岁，瑞安人。移居永嘉县城（今浙江温州），清末孝廉，曾任福建省崇安、松溪等县知事，后退身仕途，以医为业。于1926年举办"国医国学社"，从事祖国医学及古典文学的教育工作。擅长温病、血证，处方喜用寒凉而谨防伤阴，认为六气皆从火化，主张苦寒泻火。治疗肺痨血症善用鲜桑皮、金汁，治疗温病则常用麻杏石甘汤、竹叶石膏汤之类。产后风热，认为是厥阴，阳明火郁之阴证，仿用《金匮要略》竹皮大丸之方意，以生石膏、羚羊角为主，佐以生白芍、生竹茹、忍冬藤、钩藤、桑枝等透络和营，并用大剂石决明、珍珠母以镇肝潜阳，挽救危症。曾撰有《苏翁医案》。

钱正卿，字世昌，清末民初在世，享年68岁，新昌人。拔贡，改元后，毕业于浙江法政学校，曾任松阳、金华等县县长。初因母患痼疾，卧床不起，求医无效，乃笃志学医。设诊所于杭州，称"中和医舍"。其医风令人称颂，诊费三不收：新昌同乡人不收、他任过县长的县不收、贫病交迫者不收。遇贫人，慷慨解囊。平生酷嗜书籍，藏书甚富，达300多箱。

傅崇黻，字篦笙，号嬾园居士，山阴（今浙江绍兴）人。清季举孝廉，曾任睦州（今建德）教谕。鼎革后，返故里田螺峰悬壶，兼课医徒。后赴杭悬壶，医誉甚隆。创办浙江中医专门学校，并任校长，亲自授课。名医陈道隆、许勉斋、王治华、徐究仁、俞修源等，皆出其门下。除编写讲义外，尚著有《嬾园医话录》《众难学讲义》《嬾园医案》等。又精诗画，擅墨梅，有《园梅册》《画梅辨难》等行世。

唐萃锵，字子中，号爨卿，乳名乌苟，生于清同治十一年（1872年），卒于1931年，享年59岁，兰溪人。承父业，攻岐黄之术，推崇寒凉派，擅长内科，存有手抄《舌镜大全》。

傅袚康，字弗卿，号赞君，清光绪时兰溪人，秀才，精岐黄术，擅长伤寒。

许银汉，名诚，号涂堂，生于清同治十一年（1872年），卒于1931年，享年59岁，龙泉人。而立中举，后专岐黄，擅长内、妇、儿科，求诊者盈门。著有《儿科麻疹辑要》《妇科胎前产后诸疾》，惜被后裔散失，弟子张梓焜及张赞甫均为龙泉名医。

潘振麟，字时书，号仲超，生于清同治十一年（1872年），卒年不详，瑞安人。曾为江南按察司知事。清光绪二十八年捐职居家，传祖上医业，兼习武功。擅长妇科，三代相传，素有瑞安"九里妇"之名。远近求医者，终日不暇。

韩渐逵，原名云鸿，以字行，号疏水道人，生于清同治十一年（1872年），卒于1929年，享年57岁，温岭人。攻举子业，兼通医学，凡《内经》《难经》及各家，靡不悉读。学使张亨嘉，力倡新学，视学台属。渐逵于医学求试，特设一门，课以天根月窟说，渐逵授笔立就，以医理精究天人奥旨，学使击节称赏，曰："得是君，东南活人无算矣！"遂拔补县弟子员，以示破格，渐逵以是声名大噪。履石殁后，医道大行，凡有疾病，争相延请，渐逵亦以博爱为心，视人之疾，犹己之疾。著有《医门矩矱》一书，分内、妇、幼三科。遗有"医案"数卷藏于家，善书画诗词。子有光，以医世其家；婿陈弼臣、李士材均有医名闻于时。

张南坡，字世良，号邦翰，生于清同治壬申（1872年），卒于民国二十六年（1937年），新昌人。优贡，深究坟典，熟谙岐黄，兼习拳击，崇信孔教，与富阳夏震武结师友交，蓄发著明朝服。一生设帐于山村，名曰"正蒙学舍"，撰"养晦待时，愿抱遗经存种子；斯文未丧，敢将吾党作乾城"一联,高悬堂上,勉己诲人。教徒课目分为两门,一为经史文学,一为中医经典,桃李遍及新、嵊两县。精内、妇科,擅长杂病,临证独具匠心,不喜阅时流之方。尝谓:时方纷杂,徒乱我意,苟若中病,何来就我?又谓:治病当师古而不泥于古,信今而不徇于今,庶乎有得。

杜炳孚,号苕南,生于清同治十一年(1872年),卒于1949年,享年77岁,东阳人。精医学,宗修园,录有《读伤寒摘记》,以授诸生。

黄承寅,字协卿,别号晚香主人,生于清同治十一年(1872年),卒于1951年,享年79岁,温州人。省试未售,从黄位嵩习岐黄。生平研读《内经》、《难经》、仲景之书,傍及刘完素、李东垣、朱丹溪、张从正等家,每以运气学说结合临床。曾悬壶于平阳、上海、温州等地。著有《雷氏时症要诀歌括》《汤头歌括》。

陈侠,字醉石,生于清同治十二年(1873年),卒于民国六年(1917年),享年44岁,瑞安人。少多病,故学医于陈虹门下,能得其术。贫家延,必助以药石;远方来,必款以果饵。曰:贫与饥能伤人,我恐重其疾也。立方善用少以解,若遇剧剂,虽令服药,又遣人探其家,以防药石病变。尝曰:昔扁鹊自谓非能生人,人可自生;我亦非能生人,若人自可生,而由我(服药)致死,则我之咎也!1902年,浙东大疫,侠施诊瑞安利济医院,全活甚多。曾任利济学堂教习。著有《陈季子医案》4卷、《陈季子曲谱》、《算纬前编》及《附录》等。

张艺成,名兰,生于1873年,卒于1950年,享年77岁,桐乡人。受业于同邑名医沈凤葆,医名卓著。曾悬壶于沪、嘉、杭间,与"大麻金子久"齐名。擅内、妇科,对运气学颇有研究。弟子达数十人。遗案甚丰,部分经验曾介绍于《浙江中医杂志》。

韩醴泉,别号无名氏,生于清同治十二年(1873年),卒于1954年,享年81岁,萧山义桥人。秀才,科举废后,专心攻医。于《温病条辨》得益最多。30岁后行医,处方以平淡见长,声誉日隆,远近无不知有儒医韩醴泉者,著有《温病条辨方歌括》及诗稿。

潘星如,又名心如,生于清光绪元年(1875年),卒于1934年,享年59岁,萧山人。为绍兴近代名医王馥源入室弟子。初行医时,门可罗雀。于是下帷苦攻,篝灯夜读,精研《内经》《难经》和叶氏《临证指南医案》,终于医名鹊起。

王利恒,号泽春,生于1873年,卒于1942年,享年69岁,东阳人。廪生,精研艾灸术,擅治痨瘵,负有盛誉。

金嘉兰,字祖声,号理斋,生于1873年,卒于1949年,享年76岁,东阳人。庠生,弃举攻医,学宗东垣。与吕宝璋创办下汗滩博济医院,接济平民,活人甚众。著有《桔井草堂医话》,兼善诗,有《嘉兰诗稿》。

杨文耀,字敏卿,生于1873年,卒于1960年,享年87岁,青田人。世业医,幼攻儒,旋习医,闻名郡邑间。善用经方,轻不易药。常谓:若一方增损三味,实已失原方宗旨。善治斑疹,著有《医案》一书。

黄文生,字新庚,生于清同治十二年(1873年),卒于1959年,享年86岁,瑞安人。年未半百,双目失明,因此特重脉学,深有体验,能决死生。

俞鉴三,字子川,生于1873年,卒于民国三十年(1941年),享年68岁,新昌人。长志于学,博通经史,对《周易》钻研有素,亦精性理之学,为邑庠生。因家遭拮据,连年课徒,设账于上虞、嵊县和新昌。喜读《左传》,著有《左氏名言释义》一帙。30岁始专心习医,学成悬壶于大市聚，垂30年。医宗仲景，擅用经方，对温病则独推叶桂与薛雪两家，善用犀羚挽救危症。晓气功静坐之法，偶染小病，则闭门静坐数日，无不霍然。

赵玉兰，清光绪年间名医，世居文成县里阳澄江头村。幼聪敏，不畏强权。一次为亲戚纠纷仗义奏本，因法官受贿，以致沉冤海底。又贴告白，反被追捕，从此隐居家乡，筑"芝兰书室"，潜心研究医学。几年间，医道大明，治病妙手回春。光绪丙子，时疫盛行，提督孙军门患病，靠玉兰救治得生，保举先生为五保军功，奏巡抚设浙江官医局，聘先生为官医局主任。但玉兰先生志在民间治病，即以病辞归，迁居当口，设立仁济医室，给药施医，无钱者免收医药费，深得乡里赞许。晚年，赵玉兰著有《脉理启蒙》《救急要览》《医宗心镜》《芝兰庭训》诸书，惜因辗转传抄，已散佚。宣统元年（1909年），因病医治无效而卒，时年60岁。

裘吉生，初名庆元，生于1873年，卒于1947年，享年74岁，绍兴人（原籍嵊县）。弱冠为钱庄学徒，患肺痨，诸医罔效，遂自学本草，得单方而愈。后致力学医，兼为人治病。时同乡徐锡麟、秋瑾鼓动革命，裘化名激声，加入同盟会。及徐、秋先后就义，裘以医为掩护，远走东北，因有机会认识日本医界名士，并获看到珍贵医籍，乃专心收集研究。民初，事平返绍，改名吉生，正式行医。素重医德，手订医德十多条，贴于座右。时孙中山偕胡汉民来绍，胡患赤痢，裘治之而愈。中山先生乃书"救民疾苦"四字相赠。曾任神州医药会绍兴分会会长。1915年创办《绍兴医药学报》（月刊），并编医学丛书，名曰《国医百家》。1921年移居杭州，时年48岁，为纪念学医33年，乃设立三三医社，出版《三三医报》，1928年当选为浙江中医协会常务监委，翌年，民国政府卫生部提出"废除旧医以扫除医事卫生的障碍案"，全国中医界会集上海，召开大会，抗议民国政府的废除中医政策，裘为浙江代表之一，在会上慷慨陈词，鼓舞斗志。裘氏行医40年擅长内科虚损病证，在杭曾创办三三医院，一生收入，除购书、印书之外，一无所蓄。三三医院地处杭州上城区十五奎巷底四牌楼，电话219号，裘吉生任院长。医院以中医为主，西医为辅。延聘富于学识经验专门医生分科诊治，凡中西古今、特长诊断治疗均皆采取。主治科目有内科、儿科、妇科、针灸科、外科、皮肤科、花柳科、耳鼻喉科；试验检查项目肺痨梅毒诊断及其他疾病病理化学诊断、痰尿试验、妊娠试验及其他试验检查；治疗注射，医院应社会需要，特备东西各国血清、华克清、德国606、各种特效最新注射药。凡内外各科疾患均可随时合理注射。预防注射，凡霍乱、赤痢、温病、时疫、白喉、喉痧、猩红热、肺痨等急慢性传染病，未病时预先注射，可免肺染。古法针灸，该院蓄有30多年陈艾，制以各种特效药物，善灸疑难痼疾、妇人不孕。留医病室，医院地处山麓，空气新鲜，设有清洁病房，以便远处病家及不便往返者住院治疗。抗战时，远迁浙西，流离无定。乱后返杭，年事已高，衰颓多病。中华人民共和国成立前2年，卒于杭州寓所。裘吉生学术底蕴深厚，临床经验丰富，为后人留下了大量验案。他不仅擅治虚损和温病，对内、妇、儿诸科亦有颇深造诣，在内科诸病中裘吉生最擅长治疗胃病，对胃痛的病机、辨证、用药思路及理论、特色鲜明，他认为气滞为胃痛病机之首，并创制了疏肝和胃散。裘吉生著述少而校刊印行者多，著《国医百家》，编《三三医书》等。1936年，又出珍藏医籍，择珍本、善本、稀有本，精选90种，经批校后，交上海世界书局刊行，定名《珍本医书集成》。后又辑成续集，正待付刊，抗战爆发，焚于战火。裘氏著有《学医方针》《药性学便读》《妇科治疗学》《诊断学》《皇汉医学书目一览》等行世。因此，裘吉生是近代浙江中医史上著名的临床家、医事活动家，也是"绍派伤寒"的代表人物之一。裘吉生行医50多年，重视医德医风，精于临床，培养后继，大量刊行中医书报，倡导中西医结合。

许澄之，名景清，字澄之，生于清同治十三年（1874年），卒于1932年，享年58岁，丽水人。中秀才，乡举不就，矢志岐黄。长于内外科，治"红丝疔"尤为得心应手。平生视疾不计酬之厚薄，医名盛于时。

胡润之，名鑫，以字行，生于1874年，卒于1928年，终年54岁，永嘉人。陈虬之婿，师事陈虬，后复从陈栗庵游，得两家之传。对诸经典医籍，探讨有素。平生擅长内科。行医温州30年，名噪一时。著有《医林述古》，据其自序云：乃汇集伤寒、内难、本草、脉学及历代名医之精要，贯穿成章，共28篇。由此见其博学深研。胡氏曾帮助其师陈栗庵编诠《白喉条辨》和《燥气总论》等书，对六淫时症燥气为病，以及白喉辨证论治，深有造诣。传弟子郑叔伧，亦名扬温州中医界。

黄嘉秀，字毓俊，号来苏，生于清同治甲戌（1874年），卒于民国十年（1921年），享年47岁，黄岩人。父雄峰，以医名于时。毓俊擅治内科，设"复苏堂"于家，故自号来苏。潘崇桂母患温病，经月不愈，乞治于来苏，赴治数次，竟获痊愈。赠以"佛心仙手"四字大匾，由是临、黄、太三县求治者，不绝于道。崇桂旋于海门设官医局，聘来苏坐堂应诊，声闻遐迩，晚年将临床治验，辑为《立苏医案》2卷。弟子王载甫，亦著名于时。

陈瑞生，原名珍宝，生于清同治十三年（1874年），卒于1939年，享年65岁，缙云人。秀才，而立之年，体弱多病，久治不愈而矢志学医。40岁，医名颇盛，常应邀赴丽水、温州、仙居、武义、永康诸地诊治。生平以治内、妇、儿科见长，对精神病的治疗亦颇有经验。

宋正彪，生于清同治十三年（1874年），卒于1939年，享年65岁，江山人。自设太和堂药店，坐堂应诊。精内科，有"神医"之称。

方子青，名泳裳，字子卿，别号随天处士，生于1874年，卒于1944年，享年70岁。世居长兴，后徙湖州。曾入庠，后从游于会稽（今浙江绍兴）孙寄龛，因体弱多病，孙氏嘱其兼习医，乃赴苏、沪购医籍数十种，苦学10年，操医术以行世。辑《方氏医案辨异》6卷、《方氏医信》36卷、《妇科便读》4卷。因值抗日之际，未能梓行。

江文谷，字良筠，生于1874年，卒于1925年，享年51岁，平湖人，举人。从青浦陈莲舫游，后以医为业。悬壶乡梓，颇有医名，精内、妇杂病的调理。

曾文年，字锡九，号保喜妹，生于1874年，卒于1946年，享年72岁，龙泉人。雅好诗文，耽嗜典籍。1921年经浙江省警务处考核，获取中医证书。其用药师古而不泥古，常取神效。如治郑某，症颇危重，急进白虎承气汤竟愈。又如治黄某一案，患病3个月，小腹胀痛，腹块时现，投行气散结之剂，以金铃子散合失笑散，旋即经行块消。

王作楚，字梓青，号捷腾，生于清同治十三年（1874年），卒于1946年，享年72岁，泰顺雅阳人。庠生，能文善诗，少多病，遂立志学医，常读医籍，深得同邑蔡策吾赏识，收为门生，从学3年，颇得所传。擅长内科、儿科，尤善痘疹。某年天花流行，以温补托里为大法，活人颇众，声名大振，从此求医者踵接。用药主张平淡为上，常云：淡属土味，药性和平健脾，久病体虚者，切忌辛烈苦泄之品，以免攻伐之弊，当以平淡缓图，始能建功。

章来峰，名宜，以字行，生于清同治十三年（1874年），卒于1947年，享年73岁，平阳人。受业于瑞安陈虬主办的利济医学堂。业成悬壶于温州，行医40年，名噪一时。以善用古方见称，著有《河间医话》。

钟金钗（1874～1959年），女，生于1874年，卒于1959年，享年85岁，畲族，景宁郑坑毛寨村人。少时学会采药和家传医术，善治儿科、伤科。中华人民共和国成立后在敬老院安度晚年。

桂启衡，东阳人，《东阳县志》称：精医，著有《痘症金针》。

韦建章，东阳人，著有《伤寒摘要》《痘疹摘要录》。

周显江，东阳人，精幼科。尝饮友人家，闻妇人哭甚哀，问之，曰：儿死半日矣。显江药之遂苏。治头风，以针入头寸许，立愈。某乙杵断掌如截，无血，显江令多捣葱根涂患处，后竟无恙。弟显岱辑其遗诗若干卷及《痘疹自得论》。

徐朝宗，字纳川，又字虚舟，东阳人，邑诸生，精岐黄学，著有《内经脉法》《四十九类症治》等书。兼工诗，著有《虚舟诗稿》。

赵焕文，东阳人，廪生，天性淳厚，爱读程朱理学，幼多病，遂钻研《灵枢》《素问》，能通其意，远近求治者踵至，晚年术益进，著有《医问》若干卷。

陈垍，衢州人。著有《痘科记误》1卷、《医家四诀》4卷，均未梓。

徐养士，字士谔，衢州人。以父病潜究长沙脉法，3年而业精，著有《伤寒分汇》12卷。

朱宗熙，字有德，号心田，生于清光绪元年（1875年），卒于1918年，享年43岁，浦江人。绍浩之子，医传五世，学验俱富，任县医学训科。清光绪三十年，钦加五品的龙国跃，患寒疾数十年，经朱宗熙医治，立愈。龙国跃赠书"世济其美"，县侯李前亦赠"家世良医"匾额。

朱以同，字孔阳，号峰山，生于清光绪元年（1875年），卒于1945年，享年70岁，缙云人，幼习儒，举秀才。后专医业，精研《女科精要》《医宗金鉴》，以内、妇科见长。行医于丽水、武义及缙云西乡一带，颇得民众信仰。

徐子彪，字蔚臣，一字彦蔚，生于清光绪元年（1875年），卒于1938年，享年63岁，余姚人。父业儒，幼随父旁读，童年学医，以外科为主，先后从师10年。又虑医业不精，复赴闽、台习医，得妇、儿、内、针各科技，而尤精喉科。归里适逢余姚白缠喉流行，一患者试诊于彪，竟愈。从此求诊踵接，无不痊愈，医名遂显。

傅岩，字稚云，一字耜颖，生于1875年，卒于1945年，享年70岁，湖州人。因居闻波兜，故晚号闻波居老人。初从韩沂卿习内科，复聘疡医专授外科1年，始执业闻世。广购医书，亲录善本，考古证今，慎思明辨，屡起沉疴，但不矜己功，而搜录不效之案，曰："识我故也。"又善用先贤效方，尝录"陆氏润字丸"供药店配制出售。历任吴兴医会会长，《吴兴医药》社长。为反对摧残中医，曾三次组织"请愿团"赴宁，并亲笔草书《请愿书》（手稿尚存年）。临终遗言将珍藏医籍捐赠吴兴中医师公会，《医方类聚》巨著亦在其中。嘉惠后学，厥功匪浅。弟子甚多，宋鞠舫等均其高足。

朱子文，名学彬，生于1875年，卒于1944年，享年69岁，湖州人。16岁，从余杭葛载初习医，苦学5年，尽得乃师薪传。擅治虚劳，内、妇、时病亦有研究，虽享盛誉而更加勤奋。曾谓：医学深渊，须集思广益。为发扬国医，曾创议建立"吴兴医学会"，集中同仁，共商学术。历任理监事、主席，兼任国医检定委员会试验委员，为培养后继人才不辞辛劳。先后授业数十人，遍及沪、湖等地。

冯成金，号点石，生于1875年，卒于1943年，享年68岁，义乌人。学宗仲景，善决疑畏，起危疾，名噪一时。曾用鲜葱炒热灸脐法，救治伤寒危症全身厥冷如死状者。尤善运用经方，如对热病初愈血耗津伤而足痿者，重用芍药甘草汤取效等。以尝用柴胡汤而有发挥，人称"柴胡先生"，医名远播。子孙世其业。

徐友丞，名廷藻，生于清光绪二年（1876年），卒年不详，余姚人。友丞热心公益，远近闻名，生平留意医学事，创办中药卫生公会、编辑卫生杂志及卫生公报，编印馈送《卫生丛录良方选要》《妇女良方》《急救良方》《验方集》等书，得者如获珍宝。

邵友濂，余姚人，1893年编《神验良方》《绣阁保产良方》。

陈骏八，字景兆，生于1876年，卒于1945年，享年69岁，原籍平湖，后徙嘉兴。初受业于青浦名医陈莲舫，复游于同邑名医赖松若门下，习业10多年，始应诊。其处方不落俗套，重点突出，力专而简，治多奇效。悬壶于平湖、嘉兴、上海等地，执业40多年，知名于江浙间。选择门弟子极其严格，恒须在坐抄方一年半载，视德学兼优者，方正式举行受徒礼式。所著《医案》多散失。

潘若卿，原名光绥，生于1876年，卒于1948年，享年72岁。清光绪时以诸生中副榜，少有才名。因大病后耳聋，自号聋公，义称虚自室主，遂着力治医。对经典医籍多加批点，其治病善用古方，享医名40多年，著有《医学札记》等。

葛载初，名需，字仕衡，又字先德，号载初，余杭县仓前东葛巷人。生于清道光十九年（1839年）六月十三日，卒于清宣统元年（1909年）十一月十九日。根据《敦睦堂·禹航葛氏宗谱》记载为元代长洲名医葛乾孙（号可久）之后，南迁至余杭。载初温文儒雅，当地人均以"七姑娘"称呼，以其行七也。晚清名医，行医于仓前。葛氏医林望重，疗效神奇。精脉理，善治杂病、诊脉、察舌、望神，即能详病因及症状，病家神奇。仓前水乡有舟楫便利。求治者之舟如蚁附麇集，东葛巷河汊常为病家船只所壅。商贩常从宜兴批进药罐，设摊于葛之门前，供病家购用。葛有时乘舟出诊，沿岸常有请医者手持竹篙守候；中途用篙钩住船只，请先施诊。葛对贫病者尤为关心。葛载初是清末江浙一带著名医家，葛家系仓前望族。远祖葛洪号抱朴子，为晋代炼丹高士，可说是我国古代化学事业的先驱。葛洪兼通医药，在余杭留有不少遗迹。元代葛乾孙是江南名医，著有《医方十药神书》，当时与金元四大家之一的朱丹溪齐名且过从甚密。葛载初少时，族人葛惠民又"精医药，业岐黄"。这些人物对葛载初萌发医志有一定影响。出身名门的葛载初虽然早存从医之志，可少年丧父，家境贫寒，遂于闲林埠开设小药摊，不久因难以维持改业塾师。授馆之暇，"苦攻扁鹊仓公诸传及疮疡之书"。岳父南蒋村钱明盛精医术，载初的母亲几次求钱授婿医术都被坚拒。碰壁之后，葛载初发愤自学，妻子归省时也偷偷地带些父亲所藏医籍供其研读，逐渐开始了行医的生涯。由于无师指点，葛载初特别注重诊后验证总结得失，到了40多岁时在家乡已小有名气。葛载初先后授徒20多人，门人遍于杭、嘉、湖。葛氏门人中徐闲庵、单懋卿、葛子诒、肖守三都是为后世所敬仰的医林英杰。

徐闲庵（1870～1951年），晚年号晚惺老人，余杭仓前高桥人。闲庵长于书香门第，中秀才后在杭城当过3年塾师，同时博览中医群书。徐闲庵早年在本地行医，后去杭于霞湾巷设诊，1944年因年迈力衰回家乡颐养天年，以81岁高龄辞世。闲庵十分推崇"用药如用兵"古训，药味配伍非常讲究，古方今用尤见功力，对中医理论的研究造诣颇深。

单懋卿（1876～1944年），余杭闲林埠人，是葛载初较早的学生。他有好几位亲戚医儒皆晓，少时耳濡目染，初具医学知识，得师传授，终成大器。懋卿悬壶木香弄时学术深为同行所折服，叶熙春先生离余杭后，单懋卿成为木香弄群医之首。他早年致力于日本《皇汉医学》的研究，以后又研究西医学说，是余杭较早探索中西医学结合的人士之一。抗战时迁往兰溪游埠继续行医，还积极支持儿子投身革命事业。

葛子诒（1884～1944年），名善庆，又名翼，乳名贞官，余杭仓前人，系葛载初嫡孙。葛氏后人得载初亲授，唯其一人。子诒民国初年去沪，先于天潼路桃花坊开业，后迁牯岭路178号设诊。子诒当年名重申江，例定出诊每号大洋10元，贫病者不受此限，有时还分文不取，深有载初遗风。巨贾名流慕名求诊者颇众，虞洽卿等赠以条幅字画为谢。子诒勤于著述，辑有《验方摘录》，著有《药性大全》，更有不少著作，但经战乱变迁毁佚无存。

萧守三，余杭双桥肖家坝人，师从子诒于上海。肖父景元是载初弟子，又从杭县仇廷仲学外科并传子，因而守三勤奋好学，子诒所辑《验方摘录》颇有守三增辉之处。守三学成回余杭时，民国元老于右任赠"功同良相"匾额。1937年12月余杭沦陷前夕，守三随壮丁队开赴金华，不久成为军医效力抗战，辗转于湖南常德、湖北宜昌。日寇侵犯宜昌，部队被包围，弹尽粮绝后，守三不屈，自尽殉国。

何公旦，字旦公，号颂华，生于1876年，卒于1941年，杭州人。精于医，擅诗词，医以自学为主，博采名家之长。中年后，虽未悬壶，但以病家所求，辗转荐介，就诊者接踵相接，屡起沉疴，声名大噪，远及湘、滇、蜀、粤、鲁等地。曾应浙江中医专门学校之聘，任该校教职多年。为人不尚空谈。黎明即起，自习医书2～3小时。临诊必细心以对，精心思索，以求速愈的方药。医案底稿积存1000多册，惜均毁于兵燹。毕生诊病心得经验，均随时批注于所读书中，遇有效验的方案，亦黏附或誊录于医籍之上。从这些书籍上的手迹，颇可窥见其学术思想。著作成帙者仅《金匮要略讲义》1部（系在浙江中医专门学校授课时所用）及《骈庵医学摭记》2种。对伤寒证的治要，认为在三阳时，脉浮、脉长、弦尚可汗；在三阴时，脉沉细、沉缓，每还有可下者，大都以两手尺寸为准。对中风之症，常用大秦艽汤，有时亦酌用愈风散。但对柴胡、麻黄两味则据病情而定，从不轻投全方。治时症暴卒，人事不省，常喜以生姜汁和童便投灌；凡中风、中暑、中气、中恶等，用之均有奇效。其处方被人们集存。

夏国宝，生于1876年，卒于1963年，享年87岁，永康人。国宝先教后医，精内科，医不索酬。

朱鹿宾，字骆彬，生于1877年，卒于1947年，享年70岁，嘉兴人。世居梅里，以医为业，至鹿宾已四传。鹿宾始业儒，后承家学，精辨证，擅治时病，用药以轻灵见长。对内科杂病证治得力于《柳选四家医案》及《王氏医案》。

唐开霁，字望叔，号天寿，生于1877年，卒于1950年，享年73岁，原籍安徽，后居安吉。承家传，幼读甚勤，16岁即悬壶于"广生堂"。能急贫病者之急，跋山涉水出诊，并乐赠药物于人，里人称"赊药郎中"。

蔡东藩，名郕，生于清光绪三年（1877年），卒于1945年，享年68岁，萧山人。近代著名历史演义作家，博学多才，幼有神童之誉。中年在岳父黄镐京指点下，攻读《内经》《难经》，对医学有较高造诣。晚年著成《内科临证歌括》，为普及医学做出贡献。子震文，浙江中医专门学校毕业，有医名。

徐国香，生于1877年，卒于1934年，享年57岁，江山人。以医为业，与诸葛缉甫齐名。

罗幼仙，生于1877年，卒于1934年，享年57岁，兰溪人。自幼随父罗斌习医，精内科，善用经方，与张山雷莫逆之交。

施四妹，字纯夫，生于 1877 年，卒于 1973 年，享年 96 岁，缙云人。辛亥后，以教书为业，自学中医。精究《内经》《难经》，尤崇《伤寒论》《脾胃论》，医名渐振，后弃教从医、设"曰生堂"药店。治以伤寒及内、妇科见长。运用香砂六君丸、六味地黄丸，独具心得。常以白术末与糯米粉同炒治病。且注重运动，从不坐轿应诊。90 岁时，仍耳聪目明，手脚灵活。

吴景明，字延方，号达乐，生于 1878 年，卒于 1949 年，享年 71 岁，遂昌人。曾举秀才。后跟族叔习医，苦读医典，学成后，先在关川开办"吴寿仁堂"药店，后迁山前家中，坐堂行医 40 多年。四方患者，不畏路远，慕名求医。长内、妇科，善血证，习用经方，并专外科，医术精湛，疗效卓著。龙泉民众，自筹经费，开山筑路 30 多里，直达门下，名望之高，可见一斑。著有《望春独活》《临诊日记》《医事摘录》，未刊。

萧瑞芬，生于清光绪三年（1877 年），卒于 1933 年，享年 56 岁，原籍温州，迁居洞头，擅治内科杂病，名盛乡里。

孙叔印，名冲，以字行，生于清光绪三年（1877 年），卒于 1954 年，享年 77 岁，瑞安人。曾从陈葆善。家藏医书颇多，擅长温病。其治热证，均以桑菊饮、银翘散为首选方，并有临床应证加减法 70 多条，现存诗词手稿 5～6 册。弟子孙禹龙、徐丹臣传其学。

沈祖绵（1878～1968 年），字念尔，号飚民。流亡日本时化名高山独立郎，杭县（今浙江余杭）人。近现代经学家、校勘学家、医学理论家。沈在《素问璊（琐）语》中自叙："余非医工也，喜读医书，治《素问》《灵枢》两书，不以其词义深奥而废之。"著有《读素问臆断》《读灵枢臆断》各 1 卷，皆为稿本。

周扬孙，字慎甫，生于清光绪四年（1878 年），卒于民国三十六年（1947 年），享年 69 岁，鄞县（今浙江宁波）人。其曾祖周经天，儒医，世称"周半仙"。祖周性初，世医，并擅疡科。扬孙少习举业，曾师事自衣寺覃述汶。工书法，通小学，貌清癯而体弱，童年喜道家摄生之说，以医自娱，博览医学典籍，披阅甚勤。尤对缪仲淳、叶天士、徐灵胎医论潜心研究。长内科，尤精妇科及疡科。对妇科痛经及不育诸症，用药奇效。曾谓妇女不育，在于月经不调、肝气郁结，故用药以四物汤为主。加疏肝解郁之品，药虽平淡，其效且显。镇海倪椿如与杨孙是连襟，其夫人姐姐，曾患血尿症，中西医诊治无效，椿如邀其诊治，用药数十剂，病即痊愈。倪大为叹服，杨孙早年痛儿童死于瘰者，遂撰《说瘰》一书，铅印行世，并诏示治疗及护理、用药禁忌之方。晚年曾选录脉案为《医籍》2 卷，但散乱无存。长子昌奎行医汉口，颇有时誉。

陈受清，字菊泉，号中鉴，生于 1878 年，卒于 1970 年，享年 92 岁，浦江人。自幼随父习医。擅长内、妇、儿诸科。疑难重症，常数剂见效，被医界推重。晚年仍手不释卷，有《诊病日记》数册。部分医案收载于《全国历代名医医案》中。

陆德鑅，字建之，号警庐，生于 1878 年，卒于 1934 年，享年 56 岁，温州人。少习举子业，工诗文，善行草。喜藏书，颇多善本。以善治温病著称。医室曰："慎微医室。"医绩远播，遐迩闻名。曾授徒数人，子世其业。

潘祥霖，字观藻，号兰波，生于清光绪戊寅年（1878 年），卒于 1970 年，享年 92 岁，瑞安人，武贡生，继承家传，擅长痘科。

叶逸韶，原名揖乔，生于 1878 年，卒于 1959 年，黄岩人。科举废，从事办学，任教当地文昌阁，课余研习岐黄，服膺叶天士、王孟英、章虚谷，伏案十多年，始悬壶乡里，旋与莫宗荣（北京人年）开业于葭芷，专事内科，临证以温热病见长。赋性戆介，40 岁，因事涉讼，致遭陷害，遂出走山西兴县避祸，在该县城内行医数年，后事平回籍，已年近花甲。平生擅长内科，兼及妇科，晚年自号"独冷"。贫病者求诊，往往解囊相济。

王邈达，字益臾，号覆船山人，嵊县普义乡（今嵊县甘霖镇）白泥墩村人，生于 1878 年，卒于 1968 年，享年 90 岁。王邈达，我国当代著名中医。他行医 60 多年，医德高尚，医理深湛，医术精深，提倡中西结合，为祖国中医事业的发展鞠躬尽瘁。清末，王邈达往返于上海、杭州等地，经营茶叶、丝绸，偶尔为民众免费诊治，积累了临床经验，医名遐迩。1906 年，王邈达在上海、杭州等地设立诊所。1908 年，慈禧太后曾命各地督抚延请全国名医为光绪治病，王邈达名列其中。王邈达见乡间缺医少药，遵照父嘱，弃商从医。经过多年的努力，由王芷湘之子王邈达、王晓籁、王味根三兄弟在嵊县县城鹿胎山南麓筹资兴建"芷湘医院"，在 1919 年 1 月开业，王邈达任董事长、首任院长。西医增设内科、外科、妇产科、眼科、齿科、耳鼻喉科等，医疗设备精良周齐，各地中、西名医聚集。当时芷湘医院为一所中西医结合的现代化医院，它的规模、医疗设备和医疗水平皆居浙东之首。1950 年 1 月，嵊县人民政府接管了芷湘医院，改名为嵊县（州）人民医院。现在，芷湘医院旧址已列为嵊州市文物保护单位，但破旧不堪，急需修葺。1922 年，王邈达迁居杭州，借房开设诊所，后在上城区欢乐巷购地建造新宅，1925 年新宅建成，分内外两院，内院为住宅，外院设挂号室、诊室和休息室。王邈达诊所开业后患者很多。1936 年初冬，蒋介石在西安病重，王邈达会诊后，手到病除。蒋介石欲重金酬谢，王邈达却提请当局撤销取缔中医、中药的政令，王邈达为挽救中医药不畏艰险。抗日战争时，王邈达避难上海，在租界除门诊外，经常组织同乡会发起募捐和越剧义演的赈灾抗日活动。抗战胜利后，王邈达辗转回杭，任浙江省、杭州市中医协会会长，并与史沛棠等创立"六通中医疗养院"，王邈达任院长。中华人民共和国成立后，王邈达先后担任浙江省政协第一、二、三届政协委员。王邈达主要著作有《汉方简义》《学医十步骤》《高注金匮要略》《伤寒尚论辨似》《伤寒六经释义》《伤寒论讲义》等。

曹炳章，又名琳笙，生于 1878 年，卒于 1956 年，享年 78 岁，绍兴人，原籍鄞县，1892 年，随其祖显卿旅绍，进中药铺习业，遂定居。1898 年，从名医方晓安，历时 7 年。专攻经典及诸大家书，先后十多年。颇有心得，复不自满，又与绍兴名医王馥原、邵兰荪、何廉臣时相过从，析疑问难，医技愈精。晚年与裘吉生莫逆之交。光绪末年，与何廉臣等组织"绍兴医学会"，创办《医药学报》，任编辑，至宣统三年止，共出 44 期。民国二年（1913 年），又顺应潮流，首先提倡医药改良。创办《医学卫生报》，考证药品，改进炮制，订正丸药，发明新药。民国五年，裘吉生续办《绍兴医药学报》，炳章仍任编辑。其间又先后受聘于同利局、施医局及防疫院等。并历任绍兴医药支会主席、中央国医馆名誉理事、浙江国医分馆董事、绍兴中医分会主席等。1929 年，为反对政府取缔中医政策，与裘吉生、何廉臣等奔走北京、上海，呼吁全国中医界团结，一致为拯救中国医学奋斗。中华人民共和国成立后，在党的中医政策感召下，将珍藏的 3000 多种医籍，选出善本，献给国家。殁后，藏书由浙江中医研究所保存。炳章平生勤修医学，手不释卷，别无嗜好。行医报酬不事置产，多购医书，对善本、抄本或重金购得，或设法借抄，日积月累，藏书逾万册。晚年，以"书富家贫"自豪。毕生整理医籍文献，殚心著述，数十年如一日。已刊行者 10 种，稿成未刊者 23 种。1903 年受上海大东书局之聘，从医药藏书中选定 365 种，编成《中国医学大成》，刊印 1000 册，另印《总目提纲》1 册，全国医药界评价极高。著有《彩图辨舌指南》6 卷、《规定药品商榷》2 卷、《增订伪药条辨》2卷、《瘟痧证治要略》1卷、《鸦片烟戒除法》1卷、《秋瘟证治要略》1卷、《曹氏医药论文集》4卷、《浙江名医传略》3卷，又先后辑成《霍乱救治法》《潜斋医药丛书十四种》《中华药物源流考》《曹氏医藏类目》《人身体用通考》《痔漏证治全书》《积聚证治要略》《暑症证治要略》《肾病与肾气丸广义》等；并撰写《真珠谱》《龙涎香考》《鹿茸考》《燕窝考》《白木耳考》《犀角考》《化龙骨考》《国产桂考》《沉香考》《哈士蟆考》《冬虫夏草考》《琥珀考》《三焦体用通考》等数十种书籍。

邢诵华，别名颂华、华老，字恬园，生于1878年，卒于1943年，享年65岁，嵊县人。潜心轩岐，对吴门温热学说更有心得。曾于杭州开设"延龄医寓"，又任前浙江中医专门学校病理学教员。抗战前数年，返故乡应诊，医名颇盛。

毕云门，生于1879年，卒于1931年，享年52岁，海盐人。从名医葛载初，悬壶乡梓，40岁时旅寓上海，声誉尤隆。善治血证及虚损怯症，用方灵活，独参合黄连阿胶汤治血脱。及门弟子12人，皆有较深造诣。

张郁文，字云卿，生于清光绪五年（1879年），卒于1961年，享年82岁，瑞安人。善将内外医理融为一体，认为："为医者不兼通内外科，不足以言医。内科病源皆发于六淫外感，或七情内伤，外科诸病其理则一。内科病，固宜阴阳辨证，分经络脏腑，外科岂能越此？病由诸内而发诸外，故医者必须明于内才能精于外。"

朱竺峰，字粲，号辉虔，生于清光绪五年（1879年），卒于1966年，享年87岁，瑞安人。少随祖父习医，1939年在甘肃凉州跟随范春元学习针灸，1946年，返乡行医，授徒颇多。著有《易经注释》，1948年赠送温州籀园图书馆。

戈似庄，字鸣和，生于1880年，卒于1954年，享年74岁，平湖人。戈朝荣六世孙，弱冠中秀才，后专承祖业，克绍箕裘，声名远扬。改戈氏不授学生旧例，曾多年主持平湖中医公会工作。

王泽民，字配祖，号绳武，生于1880年，卒于1957年，享年77岁，山阴（今绍兴）人。早年攻经文，爱诗词，对祖国医学素有研究，中年从事卫生行政工作，业余兼搞医务，晚年弃政从医，专内科，擅温病，诊断有独特见解。

倪蔚然，号肖轩，生于清光绪六年（1880年），卒于1942年，享年62岁，余姚人。诸生，孝敬母亲，家清贫，担任幼儿教师，暇则研究医学，中年始悬壶，屡起沉疴，声誉日隆。平时雅好著述，积稿颇富，其子士英曾辑成《临症捷径》《医药识要》《温病条辨歌括》《伤寒与温病辨歌诀》。

严海葆，字源来，生于清光绪六年（1880年），卒于1944年，享年64岁，镇海县人。少时尝游鄞县天童寺，遇寺内医僧大和尚，医僧曰："此子有异质，聪慧过人，可教也。"遂收为门徒。将生平医学知识，尤其疡科，尽传给他。逾3年，悬壶甬上。严氏勤奋好学，古今方药无不精研细读，与名医范文甫交往甚密，医术日精。至中年，医望甚高，求诊者很多。生平慷慨好施，有口皆碑。行医40年，积有丰富的外科经验，凡遇险重之症，每内服、外敷同时并用，即可履夷出险，转而为安。如有患急性乳腺炎者，内服神效瓜蒌牛蒡汤，外敷玉荚膏，屡获痊愈。如患寒邪凝结乳癖症，投以阳和汤温通解滞，外贴阳和解凝膏而消散者，屡见不鲜。严氏广载桃李，称誉浙东，其独女瑞卿，早年毕业于苏州中医专门学校，承父业，亦精外科。

张琨，字春江，生于1880年，卒于1959年，享年79岁，浦江人。初任教，兼习医学。

奋读 10 年，又考入南京中央国医馆特别研究班深造，毕业后留京任《大道日报》医刊主编。学识精湛，笃予深求，著有《急证须知》。

吴荫堂，号森森，生于 1880 年，卒于 1939 年，享年 59 岁，兰溪人。初习举子业，有济世之心，后弃儒就医，学识湛深，尤推崇《血证论》，以善治血证著称。治疗血证多用清法，常采用泻降心火、清肝火且着重祛瘀为要务，认为瘀血不去，新血不生，瘀邪未清，骤补恐后患无穷。治疗原则遵循止血、化瘀、宁络、养血，以达到阴阳平衡目的。同时强调以通调气机为首务，认为气行则气、血、痰、火、湿、食等邪皆能消散，在调气方面多采用宣肺气、疏肝气、降胃气。远近求治，活人无算。

张松林，号诩轩，生于 1880 年，卒于 1947 年，享年 67 岁，东阳人，精眼科。

郑叔伦，民国时永嘉人，生卒不详，受业于名医胡润之。悬壶温州，擅长内科，名噪一时，撰有《修正丸散膏丹配制法全集》。

缪天纬，字宏仁，晚号苏园居士，黄岩人。卒于 1964 年，享年 84 岁。精通医药，兼习西洋医学，沟通新旧。著有《伤寒金匮汇方》《中西医药熔贯》《苏园临床手册》《舌诊学》。

戴金衡，原名衔，字莘衡，卒于 1955 年，享年 76 岁，黄岩石曲人。好学不倦，家贫窭，事母孝，早习举子业，师事鼓屿张少宾、同里杨定孚，甚器重之。20 多岁，受柏岙王岂凡先生之聘，担任其子女老师。学习《伤寒论新笺》，学成，弃举子业，行医没几年，医道大行。行医 50 多年，声誉温州、黄岩及临海，每日诊病达 100 多人，每剂 7～8 味，超过 10 味者甚少，不分经方、时方，只求对症下药。凡遇痰湿素旺者，嘱以姜茶饮代茶；时感暑热，腹胀便塞，用藿香丸 4～5 钱，以冬瓜汤送下（连瓜瓤煮），既可省钱，又能愈病。城南巨富陈某心胸躁烦，昼夜 20 多餐，尚不能果腹，邀诊，疏方以高丽参、附子、白芍、川黄连、牡蛎、吴茱萸、乌梅、茯苓、甘草等，其方从乌梅丸化裁，子后能酣睡。徐姓妇，经行时，恰秋间，久旱暴雨，涤衣被淋，月经骤停，其症状微畏寒，不发热，夜间烦躁头痛，昼时安静，某些医生作伏暑治，或认为头痛，治以辛温表散，病益剧。金衡诊后曰："岂有伏暑无热，伤寒目中头反不痛乎？"投以柴胡、西洋参、生地黄、当归须、蒲黄、五灵脂、牡丹皮、炮姜、鲜香附，一剂痊愈。

李师昉，字成蹊，生于 1881 年，卒于 1963 年，享年 82 岁，龙泉人。庠生，因母病，弃儒从医，拜舅父周暖山为师。1921 年，省警务处统考，获得中医师职称，悬壶桑梓，颇有盛名。平生苦研岐黄。中华人民共和国成立后在县医院工作。临证善用经方，力挽沉疴，以治血证为长，如用桂枝加附子汤治严重鼻衄，用回龙汤、大黄泻心汤治徐某吐血，用附子粳米汤治肠梗阻，均效如桴鼓。

舒凤周，字洛笙，生于 1881 年，卒于 1960 年，享年 79 岁，缙云人。弱冠随父学医，熟读经典，于温病及伤寒体会尤深。擅用经方，治以内、眼科见长。某童养媳，左眼处患一脓肿，未溃，某医用膏药外敷，数日脓肿虽消而左眼失明，且头痛不断，6 年后，复因右眼红肿，恶寒发热而求凤周诊治。疏以人参败毒散加蝉衣、牡丹皮，仅 5 剂，患者右眼红肿消退，左眼忽然见光。

杨荪阶，字升阶，生于 1881 年，卒于 1953 年，享年 72 岁，原籍桐乡，后徙嘉兴。初从同邑名医沈风葆，继投陈木扇后裔，故兼精内、妇杂病。曾悬壶婺州（今浙江金华），交游甚广。勤奋好学，常与杭州、婺州同道切磋医术。编辑《杨荪阶医案》（抄本）4 卷，惜遭焚劫。

　　孙鸣桐，字凤翎，号梦龄，生于 1881 年，卒于 1941 年，享年 60 岁，嘉善人，邑廪生。因病弃儒习医，从表叔陈良夫游，经其整理《颖川医案》4 册，广为传抄，并曾参与吴炳《证治心得》的校阅。

　　施今墨，原名毓黔，生于清光绪七年（1881 年），卒于 1969 年，享年 88 岁，萧山人。幼时其母多病，被庸医误诊，几致丧命，遂从舅父河南安阳名医李可亭习医。后攻法政，1911 年毕业于北京法政学堂。但仍孜孜不倦研究中医。在民主革命思潮影响下，施氏追随黄兴奔走革命，后以"府院之争"遂决然引退，专心攻医。平生素仰墨翟兼爱，治病不论贵贱，施爱不分富贫，因改名今墨。1929 年，国民党政府妄图废止中医，施氏奔走联络各省医家进行请愿，迫使国民党当局取消废止中医的决定。1929 年，南京成立中央国医馆，施氏任副馆长，力主革新中医和整理中医病名等工作。1932 年，为挽救中医后继乏人，施氏以行医收入创办华北国医学院，开设中西医各课，聘请著名医家任教，10 多年中，为中医界培养了大批骨干力量。此外，为革新中药，改变剂型，施氏曾创办中药制药厂，组织小型中医院。中华人民共和国成立后，施氏虽年近古稀，除历任二、三、四届全国政协委员外，还担任中华医学会副会长。并先后在中直平安医院、北京协和医院（现首都医院）、北京铁路医院、北京儿童医院、北京邮电医院等处任中医顾问。施氏造诣精深，主张融各家之长，结合自己经验，创立新法，反对分别门派，其处方药量往往较大，但配伍精严，有条不紊。尝谓："临证如临阵，用药如用兵，必须辨明证候，详慎组方，灵活用药。不知医理，即难辨证，辨证不明，无从立法，遂致堆砌药味，杂乱无章。"又擅长治胃肠病、妇科病及糖尿病，晚年对冠心病有所研究。1937 年，施今墨等撰《华北国医学院中医部教学大纲》，有 1937 年铅印本。1940 年，其婿祝谌予曾编辑出版《祝选施今墨医案》，1980 年又将其中华人民共和国成立后有效病例，整理成《施今墨临床经验集》出版。其后人有施稚墨、施如瑜、施小墨等，传人有魏舒和、祝谌予、李介鸣等。

　　汤定熙，名卫邦，生于清光绪七年（1881 年），卒于 1941 年，享年 60 岁，萧山人。父养元以医名于时。定熙幼业儒，1904 年举孝廉，后无意进仕，遂弃儒业医，并向同邑名医潘心如求教，颇得潘器重，遂传教医术，学乃大进。28 岁行医，日诊百人。服膺叶天士，擅治热性病，声誉日隆。门生鲁天保，有医名。

　　周祖光，原名瑞芹，字献庭，号崔亭，生于 1881 年，卒于 1940 年，享年 59 岁，泰顺人。世代业医，传于周氏已五代，100 多年。其先祖周茗泉于清代嘉庆年间开业于温州，斋名"杏林堂"；后回泰顺改名"仁寿堂"。据其家谱记载："泰顺名医周茗泉先生，子慎余、孙潜庵、曾孙循齐，皆以医著名。"又云："子承父训，为医不分贵贱，求无不诺，诺无不赴。病起则曰非吾之功也，故人乐其谦和，踵门求医者不绝。曾谓良药炮制不如法，医难奏效，药与生命攸关，不可不慎，其用心可谓善矣。"周氏尽得祖传方技，医术精明，医德亦善，平生尤服膺张子和。治病主张去陈莝，洁胃肠，善用三承气汤、凉膈散等方剂，处方多用大黄，乡人称为"大黄仙"，以善治急性热病、缩食积聚及烦痰留饮而闻名。

　　李伯琦，生于 1881 年，卒于 1952 年，享年 71 岁，永嘉人，以擅治温病著名。善用鲜石斛、鲜生地及椒、梅、连萸等，对于热邪不退，肝胃不和病证的治疗，得心应手，医术深受叶天士、朱丹溪的影响。

　　袁九峰，生于 1881 年，卒于 1969 年，享年 88 岁，温州人。有志岐黄，精读古医籍，自学成才，擅长内、妇科。对运气学说研究颇深，选方用药，以平稳轻灵为主。平生热爱中医事业，1932 年曾捐资主办"永嘉县慈善医院"，自任医务主任。中华人民共和国成立后，服务于温州市联合医院。

方鼎如，字邦彝，生于 1881 年，卒于 1972 年，享年 91 岁，平阳人。3 代传医，父风鸣闻名乡里。方氏幼承庭训，嗣又受业于同邑名医徐润之，业成悬壶于温州。平生擅长内、妇科，对于经方的运用深有造诣，认为经方用法有四：一为承用、二为借用、三为变用、四为意用。以《伤寒论》方治疗外感热病，遵其法而守其方者，此为承用；将《伤寒论》方广泛用于内、妇等各科疾病之治疗，则为借用；取仲景方而随证化裁，药味、剂量有所增减而不离其宗者，是为变用；循仲景法，师其法而不泥其方，乃为意用。温热初起，下肢不温者，常用桑菊饮酌加桂枝尖。治疗温邪缠绵、体温留恋不退者，组方灵活，独具一格。在治疗内科杂病方面，注重甘温调中及补养肾阳命火，门人颇众。

金伊叔，生于 1882 年，卒于 1968 年，享年 86 岁，德清人。22 岁从金子久游，时子久仅 34 岁，伊叔为其大弟子，后子久 100 多门人，皆尊其为"大师兄"。行医 60 多年，经验宏富，仍虚怀若谷，对乃师经验深有继承。保留《金子久医案》抄本稿，为整理金子久经验，提供了宝贵素材。

潘元瑶，字歉夫，永嘉人。诸生，幼聪慧，甫能言，其父抱示楹联字，即记忆不忘。及长，丧母与妻，父又病疯，元瑶坐卧不离侧者 7 年，百事俱废，唯阅医书，遂精岐黄。

李启河，号西坡，永嘉人。少习医学，颇有心得。年逾古稀，著有《医林释义》30 卷，袤然巨篇，症备 7 科，法宗 4 子。

陈体芳，号我兰，永嘉人，诸生，研究《素经》《难经》诸经，以切脉为主，参以方书，所采皆名论，尤能以医济人。著有《养春堂脉法求是》《医门撮要》12 卷。

黄保申，瑞安人。精于医，著有《痘科指南》《伤寒论详释》《麻疹阐微》等书。

应梦鳌，瑞安人。擅医，著有《临诊试痊录》《改良药性编》。

应开莹，瑞安人。精医，著有《四诊辨疑》。

士师筠，瑞安人。精医，著有《急救秘方汇编》《经验良方》《药物集证》等书。

吴一勤，字箴之，端安人，廪贡生，著有《医林逸史》。

何梦，字九龄，号庭依，学名海潮，生于 1882 年，卒于 1944 年，享年 62 岁，松阳人。其父何倚衡以医名，因世家业医，遂弃儒攻医，精岐黄之术。毕业于南京中医大学，对《伤寒论》《金匮要略》深入研究。推崇徐灵胎、丁福保，其诊室有对联曰："终日苦怀丁福保，下风甘拜徐灵胎。"精通内、妇、儿科等，屡治沉疴痼疾，视疾者很多，求医者日益增多。一患者感神疲乏力，何梦诊脉、视舌后曰："此人无救矣。"病家不信，果过 3 日而殇。医行浙南、杭州一带，颇负盛名。一生所挣之金，多购书籍，藏书万卷。有诗曰："囊有余钱多蓄药，家无秘宝少藏书。"著有《蝶梦轩医案》《一梦轩医案》。对《心得集》一书加以详述，提出不同见解。学徒蔡焦桐、蔡文清等，都为医林高手。

夏连备，字升如，生于 1882 年，卒于 1930 年，享年 48 岁，原籍文成，移居泰顺。弱冠医名已盛。擅长内、妇科，善治伤寒、时病。受张子和影响，主张以攻邪为主，邪去则正安，善于使用重毒药剂，往往出奇制胜，挽治重症。如治张某结胸症，方中大黄竟 4 两，又治恶性疟疾以剧毒之砒入药而得救。平生爱好书法。

陈仲彬，名文燊，又名质，以字行，生于 1882 年，卒于 1954 年，享年 72 岁，平阳人。

少时随父道生学医，后又习业于瑞安陈虬主办的利济医学堂，自《内经》、仲景之学外，则多宗喻嘉言、陈修园、唐容川。行医 50 多年，善治伤寒、杂病及血证，所治颇多疑难重病，虽百里之外，山陬海隅，不辞路遥艰辛，亦必应邀往诊。著有《传家验方》《医林心法》及临床笔录若干册（均未刊行）。

王贤招，字莲生，生于 1882 年，卒于 1953 年，享年 71 岁，仙居人。年十四岁，补诸生，旋即弃儒习医，精通内、幼、妇各科，行医 40 多年，卓有声望。

周毅修，名智浚，以字行，晚号狷叟，又号绿杉野屋主人。生于 1882 年，卒于 1962 年，享年 80 岁，山阴（今浙江绍兴）人。清末名医周伯度之孙。幼丧父，由祖父一手扶育，医文均有较高造诣。生平好学，治病不计报酬。著有《本草实用条辨》和诗文集《绿杉野屋类稿》等。

裘宗华，字化农，生于 1882 年，卒于 1950 年，享年 68 岁，嵊县人。庠生，初任物理教员，后业医，善治时症、杂病，医闻名于邻邑。对若干病种，采用辨证施治，拟订中药方剂与特效药配合使用，著有《医纲萃编》。

陈颐寿，字君诒，生于清光绪九年（1883 年），卒于 1938 年，享年 55 岁，鄞县人。颐寿本前贤"儒门事亲"之说，自成童即究心医学，民国十八年以后，开始悬壶，直至逝世，颇有名于时。平时博览中医典籍。清乾隆时云间丁锦（履中）《古本难经阐注》曾为之校正。于民国十八年手书上石，印刷行世。于《寓意草》《兰台执范》《顾氏医镜》《温热经纬》《柳选四家医案》等书，均经批校，朱墨灿然，用功甚勤。于临床力主四诊，于病人必详立医案。于病而贫者多不收费。常自制"四季曲""痢疾饭焦丸"等药，以供病人需要。自设"得生堂"药铺，供应道地药材，用料高档，驰名甬上。如炼制驴皮胶，则选购驴皮，用陀山庙水煎胶，以其水清醇，不亚于山东阿胶。广购医籍，以精椠善本著称。从业多人，其中以鄞县洪禾生者，后在汉口行医，颇有医名。

陈裔青，号河金先生，慈溪人。承父万生医业。万生为密莲君入室弟子。世行医白马岙口，后悬壶沪上，有医名。

庄虞卿，名甲强，以字行，生于 1883 年，卒于 1956 年，享年 73 岁，丽水人。父儒而医者，早殁。庄氏幼承庭训，涉猎医典，自卒业处州师范后，从事教育工作，但朋侪故旧，因知庄氏医有基础，便来就诊，无不应手，医名因之日著。后承母命，弃教业医，每遇沉疴危疾，多有起死回生之验，医名蜚声遐迩。庄氏研求《内经》《难经》有成就，旁通诸家学说，时以学识广博著名。1930 年悬壶上海，兼任中国医学院教授。著有《感证崇源》《虞卿诊籍》等书。

吴业西，字正平，号钟杰，生于 1883 年，卒于 1973 年，享年 90 岁，缙云人。父大春，兼事中医。业西 20 岁从父学医，后设医店，号称"惠民堂"。以擅治温病及内科见长，医名显于壶镇、盘溪及仙居诸地，作有"读书笔记"数卷。

叶冠春，字秀芳，号雨培，生于 1883 年，卒于 1963 年，享年 80 岁，松阳人。秀才，以教书为业，中年顽疾缠身，遂立志弃教习医。潜心发奋，熟读医著。后求学于上海恽铁樵举办的中医函授学校，遂开业行医。处方多宗《伤寒论》，擅治伤寒诸症及妇、儿科疾病，屡起沉疴痼疾，著有《医案集》，今佚。

王勤光，原名士煜，字焕辉，号晓仑，晚号敏和。生于 1883 年，卒于 1946 年，享年 63 岁，泰顺人。斋名"悟明堂"，早年随从明经林子冕习医，博览群书，兼通经史，擅长治疗内、妇科。

张玉屏，名谦，以字行，生于1883年，卒于1952年，享年69岁，瑞安人。善诗词、书法，志专医术，从名宿叶维翰游，深得其传。精通内、妇、儿科，擅长温病。授徒10多人，诲人不倦。著有《霍乱治验录》1卷，未刊。

吴均隆，字雅忠，生于1883年，卒于1953年，享年70岁，洞头人。平生服膺李杲的学术思想。行医40多年，擅长内、妇、儿科，四方求医者甚众。

陈无咎，原名淳白，字易简，生于1884年，卒于1948年，享年64岁，义乌黄山人。据《义乌石门陈氏宗谱》称：名瑞梯，字揽登，庠名绿啸，字兰澂，号汪如，辛亥革命后更名白，字无咎，号黄溪。初业儒，宣统己酉（1909年）邑庠生。曾参加辛亥革命，后治哲学，更专力研医，悬壶上海，医名甚著。驻粤期间，陈无咎常出入总统府，为孙中山号脉诊病，深得其器重。孙中山先生大为赞赏其医技，并于1919年亲笔题"磨夷研室"匾额赠之。陈无咎淡泊名利，对当时军阀混战、民不聊生的现状深恶痛绝，不久毅然辞官，到上海一边行医、一边埋头书斋，从事医学研究和教育工作。由于他医德高尚，医术超群，与其交往的名流沈钧儒、邵力子、于右任、胡汉民、田桐、经亨颐等纷纷为其题辞予以赞扬。1925年，陈无咎拒绝军阀的邀聘，在上海创办了我国早期的中医学校——汉医学院，努力培养中医人才，弘扬中华医学。1938年，他出任上海丹溪大学校长，接受名誉医学博士学位，国民政府特授七级嘉禾勋章和"保卫桑梓"匾额。当国民党反动政府取缔中医时，陈氏任中央国医馆学术委员，大声疾呼，联名上书，极力维护中医事业。其医学渊博弘深，贯彻中西，酌古通今，别成机杼。重实学而不图虚名，认为医学含量有三：其一，将古人断续般证验，给以绵缀，使其环流，这称作"统系"；其二，将先人荒芜遗产，尽量接收，为它耕种而收获，造出生存壁垒，这称作"范型"；其三，使前哲的暗示、证诸实验与现代知识相符，这称作"轧道"。陈无咎著有《医量》1卷、《医学通论》1卷、《国医学通论》3卷。《黄溪医垒丛书》包括《医轧》1卷、《脏腑通论》1卷、《妇科难题》1卷、《明教方》1卷、《伤寒论蜕》1卷、《金匮参衡》7卷、《黄溪大案》1卷，另有《内经辨惑提纲》《中华内科学讲义》《金匮参衡》等专著，有1924年上海丹溪学社铅印本。1929年，陈无咎撰《黄溪大案》。陈无咎为中华医学事业做出巨大的贡献。

吴兆星，字景晖，号锦云，生于1884年，卒于1965年，享年81岁，东阳人。自幼笃学，精于医，擅长内、妇科。用药立方，宽猛相济，善于化裁。平生治病，从不计酬，邑人称为"吴时雨"。

吴呈诗，生于1884年，卒于1972年，享年88岁，庆元县淤上乡淤上村人。出身小学教员，20岁习医，熟读医典。擅长内、妇、儿科病证与麻痘诸病。论病用药，多宗仲景方，精于问诊，用药甚验。在浙闽边境一带颇负盛名，遗著有《医学论》《读健康报后》手稿2篇。

吕六甫，字洽生，生于1884年，卒于1962年，享年78岁，新昌人。初以教书为生，中年师事潘松泉，苦读医书，学成，悬壶城内，人称"葡萄棚下洽生先生"，颇有名望。著有《晚年验案笔记》，未刊。

魏伯琴，字伯清，生于1884年，卒于1956年，享年72岁。原籍桐乡，后居嘉兴。早年从曲溪湾潘申甫习业，内外兼擅，悬壶嘉兴"久康成"药店，专研疡科。制药精细，选药道地，辨证精确，手术灵活，名噪一时。内服相兼，能拯阴症于垂危之际。及门弟子甚多，是德清潘氏的支派。

谢秉衡，生于清光绪十一年（1885年），卒于1939年，享年54岁，温岭人。祖寿山，父伯埙，俱以医名乡里。秉衡幼承家学，后毕业于杭州两浙师范，因幼年曾瘫废，经治垂愈，但未断根，30岁时，旧病复发，渐至手脚转动不灵，遂辍教，从其祖父习医，专心致志达5年，庚申（1920年）春，开始行医。下塘港罗启民妻患崩漏，出血过多，暴厥昏迷，飞请秉衡就治，脉已微绝，牙关紧闭，胸膛尚有微温，秉衡以高丽参调童便，自鼻腔缓缓灌入，未几苏醒，调养而愈。自此名噪遐迩，传播温、黄两县，秉衡擅治内伤杂病，每晨即起诊治，以为清晨候脉最佳，食后有变，诊毕早餐。遗有病案数册，初藏于家，嗣后竟散失无存。

徐佩华，字晓玄，晚号了缘居士，黄岩人。少补诸生，后弃帖括章句之学，而专心《灵枢》《素问》，遂精其术，盛行一时。晚年长斋学佛，徜徉于深山野寺，日与野老山僧游，以自怡其性情，著有《霍乱刍言》《小云巢医学述闻》6种（《感证简易编》《医门指导》《感证分经举例》《时病指掌一览表》《时方活法歌括》《成方利用歌括》），内附《沈氏伤科秘传》。此外，尚有《丛桂草堂骈文》《采薇山房诗存》《蒲团诗话》《应酬联话》等诗文集。

陈五峰，号国帜，生于1885年，卒于1973年，享年88岁，天台县人。始教书，兼习医学。28岁，弃教行医，同时开设"陈志诚堂"药店，邀老中医坐堂，而五峰则虚心求学。志存慈善，常以药济贫病，深受群众敬仰。五峰兼通医药，尤精内科杂病。

邵佐清，生于1885年，卒于1964年，享年79岁。祖籍上虞，幼年随父邵芝香，定居东关镇（原属浙江绍兴县）。幼习举，为县廪膳生。辛亥后，跟父学医。初学儿科，及长更习内科。学有所成，聪颖达变，至晚年仍能熟背叶天士、吴鞠通原著。学医不久，父殁，为维持门庭，遂白日应诊，晚上苦学，尽发家藏之医籍，轩岐至明清诸家，无不潜心研求。以温病为擅长，医杂症多取法于石顽。由于潜心温病学说，熟而且精，并独具心得，自成一派。与"绍派伤寒"名家胡宝书、黄郎川、傅再阳等齐名，曾编有《温病条辨医方歌括》及诊治方案。邵氏对方剂中药物之组合和用量的比例颇有研究。曾谓：中医不传之秘，全在用药之比例。中华人民共和国成立后，评为浙江省名老中医。门人胡德辉，医名噪于县邑。子子清，医名亦盛于乡里。

张若霞，生于1885年，卒于1957年，享年72岁，绍兴人。近代医家，弱冠随父习医，擅长内、妇科。熟谙经典，尤精本草，富有创新精神。民初设立"若霞氏制药厂"，根据孙思邈方，自制千金丹，畅销沪上。曾与何廉臣、裘吉生、曹炳章等创建神州医药会绍兴分会、绍兴医药学报社，被推为副会长、评议员及编辑之职。中华人民共和国成立后曾任苏州卫生工作者协会副主席。著有《食物治病新书》《草药新纂》《草药续纂》《实用内科学》《实用喉科学》等书。

俞知先，生于1885年，卒于1952年，享年67岁，平湖人，受业于青浦名医陈莲舫。治病善变化灵活择药，因地制宜。如以《备急千金要方》苇茎汤治肺痈，常加大量西瓜子60～120g，以速奏效；治五淋、白浊、尿道涓滴不通，在清热凉血、渗湿通淋基础上，加龙涎香、麝香冲服。

许子威，字芝蔚，生于1885年，卒于1960年，享年75岁，嘉兴人。医传三世，及子威业尤精，擅治内、妇科，学验俱丰。辨证细致，擅以红花、地榆治赤痢，多创奇方收神效。行医40多年，享盛誉于禾城。悬壶设诊于兰台药局时，常与药工共研制药法，对药物亦颇有新见，常接济贫病者。

胡正麒，字少墀，亦字少如，生于 1885 年，卒于 1942 年，享年 57 岁，嘉兴人。承父星墀之业，医术益精，初则内外兼治，后专攻内科，采外科用药之长，移治温热时病，运用透邪、解毒、清营方药，灵活自如，治癍症时疫，每多速效。胆识过人，用药量重而准，挽危症于顷刻，里人誉称"胡一帖"。学生达 100 多人，桃李遍江、浙、皖，学博而折衷诸家，治多创新。

夏莘甫，字连标，生于 1886 年，卒于 1938 年，享年 52 岁，桐乡人。弱冠执贽于名医金子久之门，历三年而尽得薪传，金氏赞为"可裁美锦"。后悬壶桐乡，誉遍邻邑，与乌镇名医张艺成堪称奇峰双崎，各成流派。1934 年徙沪设诊，暮春返里而病卒。莘甫好学，虽负盛誉，恒手不释卷。晚年曾将其经验辑成《管见所及》，惜毁无存。

孔蔼如，名庆莱，生于 1886 年，卒年不详，萧山人。1902 年中秀才，后在日本获得化学学士学位。回国后，应商务印书馆之聘，编辑《化学》。因身弱多病，才钻研医学。1926 年，任教于浙江中医专门学校，生平服膺徐灵胎学说。当时西医治误甚多，蔼如目击心伤，著成《诊余痛言》以救时弊。重视辨证论治，反对以一定之死方治万人之活病。蔼如持论偏激，著《鞠通发挥》《孟英问难》等，对吴鞠通、王孟英二氏提出了批评。能诗，是南社社员。

叶士林，字宝林，生于清光绪十二年（1886 年），卒于 1977 年，享年 91 岁。12 岁入中药店学徒，16 岁即随周丽京学医。勤奋好学，对医学典籍皆潜心揣摩。熟谙药性，不耻下问，凡民间草验方，土方草药，有佳效者，一一录之。如用生桐油疗鹅口疮；鲜蔺蓄草加红枣治妇女带下，均有卓效。擅治血证，治吐血常用百草霜合冷盐汤吞服立止。为人清高，生性敦厚，不畏权势，不趋权门，不以金钱礼品为衡量；贫病者，免费施诊，医名闻于甬、鄞两地。曾改编《郑氏瘄略》一书，未梓。

张肃山，字昌道，生于 1886 年，卒于 1967 年，享年 81 岁，洞头人。初事教育，后弃教从医。研读诸经，并善于吸取民间验方。行医 50 多年，深受群众欢迎。

祝味菊，生于 1886 年，卒于 1951 年，享年 65 岁，绍兴人，民国时期医家。祝氏先祖世代业医。弱冠进蜀，问业于蜀中名医刘雨笙。继则考入军医学校转研西医，后随师石田博士东渡扶桑，留学日本，历时 2 年。回国后在成都行医，精通医理，治绩斐然，不久成为蜀中名医。1927 年为避川乱，至沪开业，因医术高超，后被上海新中国医学院聘为教授兼实习导师，与陆渊雷、章次公，被推为上海医林三大师。治病善用附子，世有"祝附子"之称。祝氏主张吸收西医之长，以改进中医，是中西医结合的先驱者。生前担任过上海新中国医学院附设新中国医学研究院院长、新中国医院院长。著有《祝氏医学丛书十种》，并和门人陈苏生合编《伤寒质难》等书。

徐劲松，又名友林，生于 1886 年，卒年不详，诸暨人。自幼随父学医，弱冠在余姚开始行医，擅治黄疸与血证。著有《黄疸论治》《血家专辑》《痢疾治法》等。

邵兰荪，民初名医，绍兴人。自学中医，刻苦钻研，间向山阴（今浙江绍兴）王馥原求教。服膺叶氏《临证指南医案》、程氏《医学心悟》两书，其于温、暑、时感及虚劳、妇人经带等疾，均颇有心得经验，善能变化，疗效卓著，名望甚高，全浙皆知。惜无著述，曹炳章搜集其治验方案，分门别类，辑成《邵兰荪医案》，史介生加以评按，刊入《中国医学大成》。1910 年，邵兰荪撰《医案真迹》。

陈昌年，名宝骥，以字行，亦字昌龄，生于 1886 年，卒于 1967 年，享年 81 岁，少习举子业，曾入泮，后从叔父良夫习医。精于时证，擅长肝病，临证经验丰富，医风医德为同道所钦佩，历任县中医师公会主任。晚年仍致力于培养后学，承办中医学徒班，身兼教务、诊务。

陈绍裘，生于清光绪十三年（1887 年），卒于 1946 年，享年 59 岁，鄞县人。从师邵筱棠，潜心医学，精内科，擅治温病。由于中医惨遭蹂躏，绍裘目睹现状，深恐后继乏人，先后收授门生数十人。主张破除中医门户之见，提倡学术民主，反对学术私有、秘而不传。强调医者应重医德，每告子弟对待病人，不论贫富、妍媸，一视同仁，如遇危疾，尽力救治，莫存沽名钓誉之心。尊古而不泥古，对前人"温病忌汗""温病忌下"之说，都有自己的独特见解。

王仲生，字仲香，生于清光绪十三年（1887 年），卒于 1941 年，享年 54 岁，镇海人。诸生，父香岩，杭州名医。仲生幼随父学，好学不倦，除医、文外，兼通英文，善翻译，悬壶乡里，医名颇噪，曾在杭州中医专门学校任教若干年，后客居上海。擅长内科，对温病学说研究至深。认为《内经》乃医学之源泉，不可不读，温病学说乃医学之一大发展，对王孟英尤为服膺。尝云当今方土、气运、体质、病邪，咸宜时方。临证善用轻清宣透之法，利湿喜加冬瓜皮，咳嗽多用莱菔，夏季方中必添鲜青蒿，乡里咸称"罗卜先生"。尝治一毛媪，痰饮之体，每于杨梅上市季节，辄发咳痰寒热，仲生予服麻杏石甘汤重用生石膏 4 两，连服 10 剂获愈。子侄辈多承其业。

叶宝珍，号映辉，生于 1887 年，卒于 1955 年，享年 68 岁，兰溪人。继父业，精于医，尤擅温病，用药以轻灵见长。

吴玉修，名缵荣，生于 1887 年，卒于 1955 年，享年 68 岁，金华人。幼承庭训，矢志于医。善治内、妇、儿科。擅伤寒、温病，对妇科疾病，主张以调理冲、任、督、带为主；儿科辨治麻、痘尤具专长。

金慎之，原名志康，字任之，生于 1887 年，卒于 1975 年，享年 88 岁。父营药店，11 岁失怙，族兄金遁斋悯其孤而重其才，解囊助学，授以经史，兼习岐黄，从学 6 年，嗣后深造于利济医学堂，又得平阳医家萧馨山的熏陶，对于张介宾《景岳全书》和陆渊雷《伤寒论今释》《金匮要略今释》极为推崇，对日本《皇汉医学》及西医译著亦有研究。擅长内科，早年悬壶于平阳，曾以黄芪建中汤等治愈知县内人虚劳沉疴而得名。医踪遍及温州各地。性怪僻，不拘小节，以"金癫"名噪浙南各地。善治沉疴痼疾，药量奇重，喜用温热之剂，如治疗脾湿胃病，甚至集干姜、炮姜、生姜、高良姜、荜茇、荜澄茄、樟树叶于一方，吴茱萸竟用至 3 钱，出奇制胜，具有独特之临床经验。金氏自谓对于温热药的运用乃是师法于前贤萧声珊，曾曰：萧声珊治疗脾胃寒证及水肿病，麻黄、桂枝、吴茱萸用量至重，生姜捣汁，用至半斤，而未见有贻害者，而杨崔楼先生喜用寒凉，石膏、大黄几乎日不离手，大黄用量至 2 两，而石膏重达半斤，药多灵验。金氏用药多至 20 多味，少则 2 味，医理精深，声誉甚隆。

焦作霖，名琴，生于 1887 年，卒于 1950 年，享年 63 岁，原籍南京，后徙平湖，遂占籍。从倪全甫、沈凤池两老业，其学术流派亦属"温热"范畴，名噪一时。

王厚斋（1888～1945 年），文成县黄坦区王宅村人。根据《文成文史资料》第 10 辑记载，他毕业于处州莲城书院，即在处州衙署任承法史。1913 年调永嘉公署，1916 年移居景宁，从事医疗经营。先生博学精医，乐善好施，常告诫同仁及店员，治病应老少无欺，贫富同仁，有钱人治热用西洋参、羚羊角、犀角（现以水牛角代替），贫苦人用茅草根、竹叶、苦鸡茅（筋骨草）。病能治则治，不能治则介绍他处，要重视病人。药品有关人命，不可掺假或分量不足，若缺货不可乱代。对贫苦人的药钱赊欠、施舍，从不计较。因其医德高尚，小溪两岸民众直至岭根、白岩、青田等地船民被他治愈者不知其数，被誉为"穷人的救命恩人"。

叶学济，字普生，生于1888年，卒于1953年，享年65岁，松阳人，幼业儒，中年攻医，至杭师事裘吉生，内、妇、儿科无不精究，临床治验独特，方精而药味少，多宗经方。

毛兆和，生于1889年，卒于1971年，享年82岁，江山人。攻读岐黄，造诣较深，颇负医名，为自学中医之佼佼者，并为《浙江中医杂志》特约通讯员，与杏生、翼山诸先生交好甚厚。

王阶平，字治洲，号周多，生于1889年，卒于1948年，享年59岁，缙云人。少患重疾，屡治不愈，遂矢志学医。30岁，则专以医为业，以治伤寒、温病见长。运用仙方活命饮、保产无忧散、止嗽散，颇具心得，疗效较著。

邱凤岗，字鸣岐，生于1889年，卒于1936年，享年47岁，丽水人。业医世家，自幼随父习医。精内科，儿科亦见长。1929年瘟疫遍丽水，病多霍乱吐泻、抽搐，甚是危笃，邱氏博采众方，审证求详，多见功效，全活甚多。

林云海，字生民，小字致果，生于1889年，卒于1977年，享年88岁，丽水人。幼读经书，好医学，潜心玩索岐黄。1920年时开办济生医局，拜请温州陈景兰为师，对中医经典融会贯通，更极精而穷变。擅长杂病，用药颇专温热，善施附子，颇有心得。曾曰："值此离乱之秋，人民劳于生活，十九皆病阴寒，火气内衰，阳气外脱，非附子等药不为功。"著有《生民医案》《附子证治》。

杨耳山，杭县吴山人，晚清拔贡。既精于医，又擅文史。昔年悬壶沪杭，颇负盛名。孙继荪，髫年受家学熏陶，业精于医，有乃祖风范。中华人民共和国成立后，与叶熙春、史沛棠、张硕甫等名家筹组杭州广兴中医院（即今杭州市中医院）。曾出任浙江省中医院主任医师、院长。

杨仰山，余杭仓前镇人。生于1891年，卒于1940年，享年49岁。为20世纪20～30年代杭州著名中医师。仓前杨家为书香门第，杨公自幼受传统文化熏陶。杨公少时天资聪慧、勤奋好学，深研中医经典，博览各家著作。治温病宗叶（天士）、薛（生白）、吴（鞠通）、王（孟英）学说，对热病证治尤见功力。弱冠负笈杭城，从师杭州惠民病院院长、名中医沈少珊先生。20世纪20年代初，杨公悬壶于杭城甘泽坊巷，开始在医界崭露头角，后医名大振，另辟横饮马井巷新居开业。抗战初移至羊坝头大年堂内设诊。逢疑难棘手之症，每能独具卓识而获奇效。杨公主张广采诸家，融会贯通。生前桃李盈门，诲人务求悟其精髓所在。1940年秋，敌伪维持会长王五权延杨公至水陆寺巷为其兄诊病。

吴莲楚，晚清仁和县（今浙江杭州）勾庄乡运河吴家库人。世代业医。精中医内科，盛名于三墩及湖墅一带。吴莲楚传子吴洪生，传徒李长生、姚菊甫、杨晓英。此为有纪事可查者第二代。洪生有子四人：长子子云、次子子卿、四子子良，均随父学内科；三子子庭，从曲溪湾潘申甫习中外科。子良早逝未授徒。此为第三代。子云传子东乔；授婿郁德镛；传徒高介眉、蒋彬文等11人。子卿传子顺乔，授徒陆浩川等5人。此为第四代。世代相传，医业未衰。吴顺乔曾在勾庄、蒋彬文在双桥卫生院，高介眉在三墩余杭县第四人民医院工作；陆浩川在杭州市拱墅区和睦卫生院工作，郁德镛在拱宸桥卫生院工作。

潘文藻，生于1889年，卒于1965年，享年76岁，绍兴人。14岁即随徐辛农习医，至17岁辛农病故，遂转以何廉臣习医。2年后，悬壶绍兴。精内、儿科，而尤长湿热时病，具"绍派伤寒"特色。生平积极参与医事活动，曾任《绍兴医药月报》评审员，绍兴医学公会常务理事。著有《医家宝》《要药分剂》《方剂备要》《内科摘要》等，有门人传其学。

颜芝馨，清末民初时，宁波市郊庄桥颜家（旧为浙江慈溪县东乡）人。幼随族人在台湾军医局学医，1895 年日寇侵占台湾时回甬，转从宁波名医张禾菜游。生前悬壶于宁波市鼎新街。通文精医，长于内科，求诊者踵相接，颇负盛名。著有《温病条辨歌括》，被曹炳章编入《中国医学大成》。还著有《志过集》1 卷，以生平医治不效之症详述始末，或因医误，或因审证不当，不自讳其短，曰：借以书吾过也。

王上达，字春亭，山阴（今浙江绍兴）人，著有《济生集》6 卷。

陈浚，又名心田，绍兴人，著有《退庐医案》。

章纳川，会稽（今浙江绍兴）人，工医，著有《章纳川疑难杂症医案》。

彭淳庆，字古生，会稽（今浙江绍兴）人，著有《学医随笔》。

茅松龄，山阴（今浙江绍兴）人，著有《易范医疏》等。

宗穆，字宾于，号积田，山阴（今浙江绍兴）人，著有《万方类纂》。

沈光蜓，字辉宇，会稽（今浙江绍兴）人，著有《脉理阐发》。

陈陶，字冶亭，绍兴人。著有《医歌》。

黄寿滚，字圃人，山阴（今浙江绍兴）人，世居斗门。官居翰林，善医利民。著有《医医病书》《言医随笔》《温病三焦方略》《梦南雷斋医话》等。

马光烂，又名苕夫，山阴（今浙江绍兴）人。工医，著有《医学准规》。

孟葑，会稽（今浙江绍兴）人，著有《仁寿镜》4 卷。

罗东生，新昌人，工医，著有《伤寒捷径》。

王又槐，山阴（今浙江绍兴）人，与李观澜（虚舟）合编《补注洗冤录集注》。

阮其新，又名春畬，会稽（今绍兴）人，著有《宝鉴篇》1 卷。

何游，山阴（今浙江绍兴）人，著有《何澹安医案》。

罗越峰，山阴（今浙江绍兴）人，精医，著有《疑难急症简方》。

谢洪赉，山阴（今浙江绍兴）人，精医，著有《免痨神方》。

周子芗，山阴（今浙江绍兴）人，著有《经验奇方》。

黄维熊，山阴（今浙江绍兴）人，工医，著有《太占痘瘄方》。

鲁永斌，又名宪德，山阴（今浙江绍兴）人，著有《法古录》。

王英澜，字紫生，会稽（今浙江绍兴）人，著有《医辨》。

徐如龙，字元章，开化人，邑庠生，博览医书，以医为业。遇难证一经调理，有药中"独活"之名。

陈元星，字永灿，开化人。医诊通神。一健妇扶一病妇来诊，元星望之，曰：病者将愈，若虽健，病不可为。扶者果月余亡。往来苏、杭、广、饶间，活人无算。著有方书，贫不能刻，人或对证摘方，辄效。

徐必仁，开化人。工医，汉晋以来医书，靡不钻研。

张朴庵，开化人。熟谙岐黄术，脉法通神，投药无不效。著书数十卷，惜毁于兵燹。

杜元良，开化人。习岐黄，洞悉机理，经其诊治者，咸有起色，以痘科为精。

方济洲（1890～1986 年），原名方荣根。出生于余杭县仓前镇方家兜。1977 年退休。他毕生致力于中医事业，从事中医外科 50 余年，积累了丰富的临床经验，医术造诣颇深，因擅长治疗痈疽疔毒而医名溢于余杭地区，成为一方名医。17 岁这年，方济洲束装赴德清曲溪湾从师于二世疡医潘申甫，刻苦攻读，潜心钻研，深得潘氏赞许。1920 年，方济洲学毕返故里，先后在仓前、闲林、余杭、杭州大关、留下设立医寓，服务于民众。1959 年根据组织需要，受聘余杭县人民医院（今县二院）工作。方济洲从小发奋好学，精研古典医著《内经》《金匮要略》《伤寒论》，根底扎实。他临床 50 多年，注重中医四诊：望、闻、问、切；八纲：阴、阳、表、里、寒、热、虚、实。善于观察触诊，选方遣药丝丝入扣。力主"以消为贵、以托为畏""治外必本诸内"，反对滥用刀针。方济洲特别注重外科三大法则：消、托、补。对早期外科病采用消法，成脓期采用补托及透托，后期毒尽采用补法，恢复正气。为减轻病人痛苦，先生以丹取效，自制八宝丹、月精散、白灵丹、迎春散、桃花散等 20 余种药，屡屡奏效。

高子和，字鼎钧，号静庐居士，生于清光绪二十年（1894 年），卒于 1977 年，享年 83 岁，余姚（今浙江慈溪）人。世为医，子和幼承庭训，继父业，曾悬壶上海、杭州，精理伤寒、湿热等疾，负有时望。子仰沫，字圣水，亦有医名。高氏医学，代有传人，迄今不衰。

蔡济川，字元揖，生于 1894 年，卒于 1977 年，享年 83 岁，兰溪人。毕业于兰溪中医专门学校，留校任教。擅长内、妇科，《全国名医类案》著录医案一则。

赖承龙，生于 1894 年，卒于 1956 年，享年 62 岁，原籍泰顺，后徙景宁。医系家传，擅内、儿科，术宗东垣，治病以脾胃统领各科，谓妇人经水不行，多由脾胃损伤；经滞者，不可辨作经闭，而轻于破血，须查其脾胃；若饮食非宜，损伤中气所致者，宜以健脾为主；脾旺则血自生，而经行矣。治病不拘常法，颇具特色。

叶芝青，字和发，生于 1894 年，卒于 1969 年，享年 75 岁，龙泉人。立志以医救世、普济众生。多方拜师，广交医师，迹遍浙、闽。收集民间验方，从中尽得效益。精《医宗金鉴·外科要诀》，善治疮疡，受治者每获佳效。

蔡琴，字焦桐，生于 1894 年，卒于 1961 年，享年 67 岁，松阳人。幼年师事同邑名医何海潮，后毕业于浙江大麻中医专门学校，为该校校长金子久得意门生。返里后，从事医业，精内、妇科病证与杂病。医名播于处州地区（今浙江丽水），著有《焦桐医业集》。

黄汉郎，生于 1894 年，卒于 1978 年，享年 84 岁，黄岩人。曾任中学教师，课余专攻医典，通习近代诸家，亲友闻知，颇多邀诊，遂休教回家行医。梁开炳妻，产后数日，瘀血上冲，痛极昏厥，深夜邀诊，该产妇不省人事，已逾时矣，汉郎进以桃核承气汤加失笑散、琥珀等，遂获痊愈。

徐伯骧，名世鉴，生于 1894 年，卒于 1966 年，享年 72 岁，黄岩人。读书过度患脑病，呻吟卧床第 7 年，遂发愤学医。临海长甸陈泽仁，闻名遐迩，伯骧遂束装登门，投拜为师，苦钻 3 年，泽仁告人曰："伯骧医学，已登我之堂，入我之室，可以应世矣。"自长甸归，年届 40 岁，求治者众多。生平擅治温热病，更精妇科。对剧毒峻烈药物，如白信、巴豆等的应用颇有经验，对险恶之病药到病除。

徐究仁，名首簧，生于 1894 年，卒于 1950 年，享年 56 岁，诸暨人。毕业于浙江中医专门学校，后留校任教，任教务主任，兼授《医学通论》及古文。后在杭开业行医，擅治伤寒，经验丰富。杭州世界书局某局长之子，病入少阴，症见神昏、舌蹇、苔黑、脉结代，用二甲复脉汤治愈。临床使用麝香颇有经验，所写《中药的临床应用》一文，被《中药大辞典》收载。

曾被选为全国中医考铨委员会委员。

张运阳，原名炳生，一名云扬，号小郎中，生于清光绪二十年（1894年），卒于1973年，享年79岁，慈溪人。承父业，精《内经》，重气化，对内、儿、妇科均有心得，用药以温热见长，曾炮制"国医张运阳氏除疟丸"。其妻戎碧荫师事运阳，专治妇科，子承其业。

罗济安，字寄庵，生于清光绪十六年（1890年），卒于1949年，享年59岁，四川人，徙居鄞县。家学渊源。擅长诗文，毕业于上海法政学校，后任天津《益州报》编辑，以操劳过度。36岁时罹肺病吐血，遂辞退报社工作，赴比利时肺病疗养院，疗养1年多，病愈回国，发愤就学上海中医学院，受名医祝味菊、陆渊雷先生指教，致力于中医经典的研究。同时主编祝氏医学丛书《病理发挥》《诊断提纲》《伤寒新义》《伤寒方解》《金匮新义》《金匮方解》等，于1931年刊行问世（《金匮》因尚未完稿，不及付梓）。嗣后旋来宁波，悬壶于开明街。擅长内科杂病，论治伤寒，学贯中西。尝谓："发皇古义，一定要融会新知。"注重实践，探求真理，对中医理论的阐发有独特见解，能从实践经验中体会出人与病的相互关联，认为人的生死，恒不在受邪的轻重，而特在体力的盛衰。其治则：第一为体力重于病邪；第二为阳气重于阴血；第三为人体抗邪的本能，要以阴阳八纲辨证施治，执要御繁，有独到处。此系承受祝味菊的学术思想和治疗体会。行医10余年，历任鄞县（今浙江宁波）中医师公会理监事等职。常与同道刘达人、严海荪、吴涵秋等互相切磋，交流学术经验。晚年致力于中医事业，不遗余力。

黄河汉，字启华，生于1891年，卒于1965年，享年74岁，龙泉人。因家人苦于痼疾，遂拜师攻医20多年，百家医著，靡不备采。尤对仲景《伤寒论》《金匮要略》研究独到，并对易水学派和温热学派亦有较深见解，推崇东垣，效法香岩。医治内、妇、儿科疾病经验丰富，尤其擅治小儿麻痘。

胡仲宣，生于清光绪十七年（1891年），卒于1970年，享年79岁，上虞县人。15岁应乡试，未中。翌年，弃儒习医，从师唐济宏先生。19岁悬壶邑中，1922年赴沪，在上海神州医药总会任中医内科主任。1925年返上虞行医，常治愈疑难重症。1956年由浙江省卫生厅选送至浙江省中医院任内科主治医师。胡氏治学，广采众长，对叶天士、吴鞠通、王孟英、薛己研究有素，对《临证指南医案》尤有心得。临床辨证，胆大心细，随症应变。精切不讹，活人众多，著有《医学逐步进》，授徒7人。

朱点文，字斐君，生于1891年，卒于1954年，享年63岁，嘉兴人。幼从舅舅习医，19岁应诊，被人呼为"小先生"。擅时病，盛名嘉兴、上海间，精辨证，处方以轻灵简洁见长。尝谓："清热而滥用芩连，有苦燥伤津，易致内陷诂妄之害；养液而早用地冬，有泥滞碍疾，反成脔满胸闷之弊。"立方遣药不拘经方，亦不偏尚时方。擅望诊以测病原，治内科杂病颇有独到经验。及门弟子达100多人，桃李遍江浙。

周孟金，字孟京，生于1891年，卒于1974年，享年83岁，桐乡人。从张艺成习业8年，精内、妇科，积50多年经验。晚年常与陆质夫等共商疑难病症的治疗。对后学谆谆教导。

叶熙春，一名其蓁，字倚春，幼名锡祥。祖籍浙江慈溪，迁居钱塘（今浙江杭州）。清光绪七年农历十月十日（1881年12月1日）出生于武林门外响水闸。幼年天赋聪颖，后经人推荐，得随当地名医莫尚古学习。习读医籍，刻苦勤奋；研考经典，一丝不苟；随师临诊，也尽得师传。数年后能独立行医，涉迹医林。其岳父姚梦兰，为晚清杭、嘉、湖一带颇有声望的医家，擅长内、妇、儿科，对湿温时症尤有专长。见他年少有为，前途无量，破例令其侍诊。两年后，医术大进，遂令其离师 20 里以外，在余杭镇悬壶。

叶熙春虚心好学，力图上进，从不自恃自满。每当得知其他医生诊治疑难重症，常前往观摩学习。同道及前辈医学，见其勤奋，都乐于教诲。有一次，仓前葛载初治一湿温重症，他恭立于后，细心揣摩。在学医初，叶熙春文学修养并不出色，后受同里前辈章太炎"不通国文，无谓国医"启发，钻研经籍，年复一年，持之以恒。后医理文采日精，青出于蓝，学识声誉，几出姚、莫两氏之右。叶熙春学医伊始，在名师的指导下，悉心钻研《内经》《难经》《伤寒论》《金匮要略》等古典医著，打下了坚实的医学理论基础。其师莫尚古，在临床中精内科，治病擅长杂证调理，得到近代名医金子久的盛赞。如有五更泻患者，困顿日久，经治不愈。后慕名至莫先生处，服三剂即愈。金氏叹云：莫先生吾不如也！叶熙春得其心传，更于金元李东垣脾胃学说有所深究，故临床对虚劳、痰饮、肿胀及脾胃病等有独到体会。如叶熙春治虚劳，必以鼓动胃气为首务。叶熙春早年临证，所治温病最多，且辄有验效，此既得自太夫子姚梦兰亲授，亦宗尚叶天士、薛雪、吴鞠通、王孟英学说，对温热证治深有造诣的结果。叶熙春治温病，对湿温尤为见长。叶熙春的学术渊源，扎根于《灵枢》《素问》等经典古籍，治杂病遵奉《金匮要略》，又得力于金元四大家，特别是东垣学说；治感证既贯穿《伤寒论》的辨证原则，又宗温热学派方法。

他强调辨证识病，天人合一。在整体思想指导下，叶熙春对运气学说有深刻的研究。临床常以时令、气运理论指导实践；四诊合参，各有倚重。叶熙春断病辨证，有时独取望诊，借一望而下决断，且取捷效者，也不乏其例。叶熙春在古稀之年仍然重视现代医学的诊断技术，临床中力求做到辨证清楚，诊断明确，使治疗有的放矢，通常达变，出奇制胜。叶熙春精深的理论造诣和丰富的临床经验，使得他处置疾病熟练灵巧，技艺过人，而且更能举一反三，通常达变。叶熙春临证取法用药，常法中有变法，出奇以制胜；大小制剂，不拘常规。叶熙春治病既重视立法用药的精到，更注重药物剂量的配伍；以胃为本，依重后天。叶熙春临证重视后天之本，治病强调顾护胃气。他治病处方灵活熨帖，屡起沉疴。1948 年，叶熙春从沪回杭定居。1952 年，他集资创办了中华人民共和国成立后杭州市第一家中医院广兴中医院（今杭州市中医院前身）。1954 年，又积极带头先后在杭州市中医门诊部、浙江省中医院等单位从事医疗、教学工作。由于他的崇高声誉和精湛医术，每次门诊，患者怀着信赖心情，从四方各地蜂拥而至。他总是提前上班，耐心细致地为患者除疾愈病，常常工作到下午 1～2 点钟。他还经常应邀到省市各大医院对疑难重症患者会诊。当时政府号召大力培养中医人才，他以耄耋之年，主动承担授徒带教任务，还不辞劳苦与广大中西医务工作者一起，多次下乡巡回医疗，送医送药；任劳任怨，为振兴社会主义中医药事业贡献力量。

1946 年，余杭县修建卫生院（今浙江余杭区第二人民医院），叶解囊乐助。院内建"熙春亭"，以彰其举。他再三谦辞，乃改为"回春亭"。为了鼓励和表彰叶熙春先生的高尚情操和为人民服务精神，党和人民给予他极大的荣誉。1954 年当选为第一、二、三届全国人民代表大会代表、农工民主党浙江省委员会副主委、政协浙江省委员会常委。多次受到毛泽东主席及党和国家其他领导人的亲切接见。1965 年，在政府的重视和关怀下，记载叶熙春临床经验的《叶熙春医案》，经他亲自审定，由人民卫生出版社出版发行。

周宝华，生于清光绪十七年（1891 年），卒于 1956 年，享年 65 岁，萧山人。幼随父玉泉学医，后拜绍兴东浦名医陈友生为师，攻读益勤，精研伤寒、温病。认为南方无真伤寒，多系温热，萧绍一带，地处卑湿，纯属温热不少，多兼湿邪为患。1921 年，迁居桐庐县城行医，屡起沉疴，声名远播，求诊者接踵而至，在富、桐、新 3 县名噪一时。宝华喜藏书、善翰墨，爱书法者常藏其处方而临摹。平生诊务繁忙，诊疗心得随时附记于医籍之上。因其医术精湛，深得病家爱戴，病家曾赠联云："一卷青囊传世宝，万枝红杏长春华。"

钟茅瑾，字杏生，呼秀琳，生于 1891 年，卒于 1973 年，享年 82 岁，江山人（原籍绍兴）。弱冠从陆渊雷函授学习中医。中华人民共和国成立后以医为业，治病善用经方，为江山县中医院创始人。

吴企梅，生于清光绪十七年（1891 年），卒于 1961 年，享年 70 岁，原籍定海，后居普陀沈家门。少多病，遂立志学医，对医籍颇有研究，经验宏富。他认为东南沿海湿地雨、露、风、湿者多，治病强调辨证。

余吟观，号农隐，晚号横秘老人，生于清光绪十七年（1891 年），卒于 1964 年，享年 73 岁。原籍鄞县，后居普陀。初任教职，倾慕范文虎医道，遂弃职尊范为师。学尊仲景，推崇王孟英《温热经纬》、雷少逸《时病论》。擅治时病，对湿热病尤有心得，邑中称为湿热名家。余氏认为江南卑湿之地，多病痰湿，或阳有余而阴不足，温热香燥之品宜慎用。强调因病而致虚，祛邪扶正。法善用和，惯调肝脾，擅开六郁以和气血，宗轻灵，取清凉宣透，其用四逆散，独具匠心，时称"柴胡先生"。

庄云庐，生于清光绪十八年（1892 年），卒于 1966 年，享年 74 岁，宁波人，其父好读书而富藏书。雅好医术，亲友邻居有疾予为处方，以愈疾为乐事。云庐幼患下肢偏废，遂矢志岐黄。虽无名师传授，因深得旨趣，废寝忘食，未几其业日进，医道大行。及长悬壶甬上，声名日噪。云庐力行中西并举，在处方上印有："用药不分中西，医治依归真理，解除病痛是期，毁誉在所不计。"以示其对中西结合决心，并在医寓中书一联云："我憾两刖足，人称三折肱。"其旷达如此。《金匮要略译释》中有云庐医案一则云：痉病，素体强壮多疾，晨起感冒，即发热头痛如劈不能俯，角弓反张，两足痉挛，苔白滑，脉弦迟，瞳神驰纵，项强颈直，确系风邪夹湿，侵犯项背督脉经道，亟以葛根汤先僻其项背之邪。其方为葛根、麻黄、桂枝、白芍、生姜、红枣、炙甘草。服后周身得汗，头痛减轻，项强痉，拟下方以减背部压力，采大承气汤。方拟：枳实、厚朴、大黄、元明粉。服后得下 3 次，足挛得展，背痉亦松。

吴诚，字鹤亭，生于 1892 年，卒于 1975 年，享年 83 岁，遂昌人。30 岁考入浙江中医专门学校，毕业后拜当地名医江士先为师，造诣日深。擅长温病，方宗天士，善用清灵之品，以为轻可去实。不耻下问，若遇疑难危疾，经自己治不愈，而被他医回生者，不论前辈、晚生，均登门求教，并抄录医案，总结教训。

蔡执盟，生于 1892 年，卒于 1944 年，享年 52 岁，瑞安人。擅长文学，亦精于医。早年从事国文教学，1923 年弃教为医。1934 年在邑创办国医馆，担任馆长。有医案、医话多篇，惜佚。

白仲英，字文璷，生于 1892 年，卒于 1973 年，享年 81 岁，原籍平阳。父崔洲有名医林，白氏继家学，业已四代。1918 年，瓯海道举行温州地区中医会试，白氏荣获"最优医士奖"，蜚声一时。曾主办南阳医学图书社，并担任永嘉县神州国医学会会长。中华人民共和国成立后，历任温州市中医院院长。兼任温州市卫生局副局长。1956 年主持创办温州市中医学习班。平生专长妇科，善用疏肝达郁，清热育阴之法。用药以轻灵著名。

俞含贞，生于 1892 年，卒于 1962 年，享年 70 岁，嵊县人。早年毕业于陆军测量学校。父馥荃，擅针灸，含贞耳提面命，青年时期，颇受熏陶。父殁后深虑医业失传，遂锐志深研，师事新昌名医张南坡，并遥从著名针灸家承淡安。抗战胜利后，息影故乡，悬壶行医，远近经治者，每得良效。中华人民共和国成立后，曾开业于绍兴。

徐仰庐，约生于 1892 年，德清人，与史沛棠同学于姚耕山之门。某年冬温病流行，仰庐治之，活人甚众，声誉日隆，享年 52 岁。

宋鞠舫，名汝桢，以字行，生于 1892 年，卒于 1980 年，享年 88 岁，湖州人。熟史通经，毕业于湖州师范学校，后从傅稚云习医，居 3 年而艺成。热心中医教育事业，曾设馆培养初学中医者，历 20 多年，入门弟子 60 多人。参加保护中医的请愿团，并主办吴兴医师公会，主编《吴兴医药》，开设施诊所等。宋氏精考据，喜藏书，善著述，撰有《伤寒卒病论简注》《简明中医诊断学》《赋梅花馆医案》《吴兴中医先正事略》《吴兴医家传略》《湖州十家医案》等。中华人民共和国成立后被聘到浙江省中医研究所进行研究工作。

张禹九，字国襄，生于 1892 年，卒于 1957 年，湖州人。父张卧山，进士。张氏从业于吴兴西阳著名喉科查仲梅。谦逊好学，不仅精喉科，亦擅治内、妇科，立法处方具有独到之处，拯治危症颇多，誉遍浙、苏、皖一带，形成了独特的学术流派，盛称"西阳喉科"。张氏主张中西医结合，推崇张锡纯学术创举。1929 年 3 月民国中央卫生委员会通过了消灭中医的"余云岫提案"。全国中医界义愤填膺，纷起联合，成立中医协会，组织请愿团抗议"余氏提案"。吴兴医界由张禹九、宋鞠舫等代表 3 次赴北京、上海参加请愿，伪政府慑于群威，理屈词穷，终于取消此议。张氏曾任吴兴"中医师公会"理事长，并创建中医公会图书馆"景行轩"，广收中医典籍文献，主办《吴兴医药》《医学杂志》《国医周刊》等刊物，旨在发扬祖国医学遗产，吸取新兴科学。张氏继承祖业，制定很多行之有效的喉科药方，慢性喉症膏方和内、妇科方。曾撰有 10 多篇医学论文，发表于《吴兴医药·国医周刊》。撰有《中医生理学研究》、《药物便读》、《四诊摘要》、《金匮浅释》、《喉科经验集》、《张禹九医案》（2 卷）等遗稿。

袁修善，字复初，号佛雏，生于清光绪十九年（1893 年），卒于 1971 年，享年 78 岁，桐庐人。其祖及父皆儒而知医者，复初幼承庭训，早年从事教育，因酷爱医学，任教之余，精研医典，历数载而成，遂弃教业医。当时，中医濒临灭亡，受中医界革新派的影响，立志进行中医科学化的探讨，并与上海名医恽铁樵联系，从《内经》着手，刻苦探求真谛，主张用时空观来研究中医基础理论，在中医刊物上发表多篇论文。又有《名医方论表解》残稿。复初鉴于桐庐医药事业落后，遂组织数十名学生，参加上海恽铁樵创办的"国医函授学社"，即以函授教材教授诸生，为桐庐造就不少中医人才。在学术上，服膺仲景学说。早年，善用仲景方以挽救垂危，后博取众长，用药不拘一格。晚年善用祛瘀化痰药，对慢性肝炎、心血管疾患、神经系统疾病及妇科病等都有较卓著治验，并创制了不少经验方，如治脱疽的"黄芪解逆汤"等。执业 50 多年，医名、医德并盛。

毛德根，又名鹏九，生于 1893 年，卒于 1939 年，享年 46 岁，江山人。刻苦攻医，遂精其术。有患麻疹者，口鼻出血，大便下血，他医进寒凉之剂无效，德根以理中汤数剂获愈，声名远扬。

陈甸臣，一名禹琦，生于 1893 年，卒于 1962 年，享年 69 岁，云和人。医承父业，擅长内、儿科，善治疑难杂病。据传曾著《鼠疫防治》等书。

郑叔岳，缉甫子，生于 1893 年，卒于 1951 年，享年 58 岁，瑞安人。承父业，熟读中医典籍。20 多岁行医，擅长内科。曾任瑞安国医支馆馆长，著有《温病治验》1 卷。

雷芝英，生于 1893 年，卒于 1965 年，享年 72 岁，文成县玉壶畲族人。畲族自清初由海南迁入浙南，缺医少药，利用自然药源发展成有特色的民间医学，代代传媳不传女，雷氏即是世代传媳者之一。以草药治疗妇、儿科疾病，颇负时誉，汉族妇、儿疾病亦不远数十里来邀，雷氏年逾古稀，仍肩负草药包奔走于汉畲两族之间，深得人民的爱戴。其治法用药，简单实用，诊断方法和汉医大同小异，亦用切脉，看舌苔，察指纹来辨证，根据病情轻重不同，有时加用"打灯芯火"、刮痧、刺四缝、拔罐等方法，然后结合用药。所用草药价廉效优，治疗急重病症常奏效。

林菊人，字前乐，别号菊金，生于 1893 年，卒于 1957 年，享年 64 岁，玉环县人。父植斋，清廪生，医名闻于邑；大父子春，贡生，亦精岐黄。菊人幼承庭训，16 岁，曾治一证，偶出一方，老医叹为不可及。父殁，只身赴沪，辗转宁粤，拜访名师，2 年始归。治病善用复方，如郭左肠伤寒，3 周不解，发热而渴，有恶寒，并病腑实，中西诸医束手，菊人急予银翘散、调胃承气汤合方，一剂初愈，二剂痊愈；又如章右患蛔厥，病在厥阴，证兼阳明，菊人即处乌梅丸、大承气汤合方，霍然而愈。每谓寒热并用，补泻兼施，表里同治，调理阴阳，乃其祖传心法，著有《麻疹专论》。

杨则民，又名寄玄，字潜庵，生于 1893 年，卒于 1948 年，享年 55 岁，诸暨人。青年时曾在浙江第一师范学校读书，1922 年参与学潮而被开除学籍。后致志于医，悬壶家乡。悉心研究《内经》《伤寒论》众医籍，先后在沪、浙等地医刊发表中西汇通的医学论著，颇惊医界。如《伤寒论之我见》一文，在《上海医学周刊》上发表后，当时全国有 20 多家医学杂志转载。旋受浙江中医专门学校之聘，致力于中医教育。杨氏以唯物辩证法与中西医结合，探讨中医。他在《医林独见》"辨证与辨病"篇中说："中医重辨证，西医重识病，辨证的目的在用药治，识病的目的在明了病所。"主张中西两者有机结合。杨氏为中医存亡作了不懈的努力，1933 年曾以浙江省国医分馆学术整理委员会名义发表《对于中央国医馆统一病名建议书提出之意见》，针对当时民国当局企图消灭中医，坚决斗争。教余诊暇，除编写讲义外，还撰写大量医学论文，有《随便写些》1 册、《国药今释》2 册、《中药方论》1 册、《医事类记》卷 11 册、《读书小记》首集和三集 2 册、《旅桐随记》1 册、《医林独见》1 册、《古医斟今》第一和二集 2 册、《诊余随笔》第一和二集 2 册、《医学杂记》2 册、《仲景书卮言》1 篇。另有石印本讲义：《内经》1 册、《药物概论》1 册、《方剂学》上下 2 册、《症候学通论》上下 2 册、《内科学》初稿二稿各 2 册、《儿科学》1 册、《伤寒论讲义》6 册、《伤寒论附翼》1 册等，共 30 多册。

潘照汀，字贤照，生于清光绪十九年（1893 年），卒于 1965 年，享年 72 岁，岱山人。临证不泥古法，对外感病以六经、三焦辨证为宗；内伤病以脏腑辨证为主。1960 年曾将其医案及验方 60 多则，整理汇入《舟山中医验方集》。

史沛棠，名绍钧。1893 年出生于浙江省武康县上柏镇（现属浙江德清县）。祖父史赞熙，号咸甫，擅长中医外科，亦治内科。史沛棠少年时曾随祖父操持外科开刀换药等医务劳动。后拜门于余杭县永泰乡叶天士学派的姚耕山学习中医内科。随师 3 年，尽得真传，19 岁业成返乡。姚师为了表彰他的优良业绩，亲自送来了行医招牌，上写："姚耕山夫子授、中医史沛棠内妇儿科大方脉。"当时，在姚氏众多学医的弟子中，这是一种最高荣誉，在乡里也产生了很大影响。1926 年，姚老先生，在杭开设分诊所，因病返乡调养，嘱史沛棠顶替照顾。当时诊所设在杭州湖滨路沧州饭店内，史沛棠长驻诊所。抗日战争爆发后，家乡遭日寇侵袭，房屋财产全部烧毁，史被迫举家迁至杭州，并开设中医诊所（开元路南一弄二号），并以较多时间致力于中医经典《金匮要略》的评注，取名为《金匮直注》。史沛棠也在杭州延庆堂坐诊。1947 年，史沛棠得到杭州西湖法相巷六通寺方丈智行大师的资助，在该寺院内开办了中医疗养院，取名为"六通中医疗养院"，史沛棠后任院长，并聘请了中西医名医为特约医师，主要收治各种慢性疾病，并以中药调治为主；若遇疑难病症，及时邀请中西医师会诊切磋，若病宜西药治疗者，配合西药治疗，中西医之间关系十分融洽。1949 年，杭州解放，智行大师病故，由于形势的变化，疗养院终止开办。1952 年，他会同杭州市的著名中医如叶熙春、张硕甫、潘石候等，集体创办了杭州广兴中医院（今杭州市中医院的前身）。1954 年以后，他又在杭州市中医门诊部、杭州市第一医院任职。在组织的培养和群众的支持下，他先后担任了农工民主党浙江省委员会副主任委员，政协浙江省委员会常委，并光荣地出席了全国政协会议，得到了毛主席、周总理等党和国家领导人的亲切接见。1956 年，浙江省卫生厅决定成立浙江省中医药研究所，史沛棠被邀参加筹建工作。1958 年 7 月宣告成立，他被任命为中医研究所所长。史和所里其他领导研究决定：把浙江省农村最常见的血吸虫病、钩虫病、丝虫病作为研究的首要任务。派出中西医师，奔赴农村，开展用中医中药防治血吸虫病等地方病的研究，取得了不少成果。在研究所内设立了中医内科、小儿科、针灸科、眼科等专科门诊，史亲自负责肝炎、高血压、肾炎、肿瘤的专科治疗，在西医师的相互配合下，通过临床观察，总结了经验，制订出较完整的防治方案。尤其在肿瘤防治方面，他吸收了民间的单验方，结合自己多年积累的经验，研制成具有抗癌作用的中成药，在临床应用方面取得较好的效果。1965 年，史沛棠担任浙江中医学院（今浙江中医药大学）院长。他行医 50 多年，学验俱丰，医术精湛，医风高尚，晚年虽有较多行政职务，但仍以医疗服务为主，门诊、会诊占据了他的大部分时间。在学术上，他虽渊源于叶天士学派，但并不株守一家之言，只要对学术有益，他总是择优而从，不拘成见。他认真编写教材如《内经选读讲义》《伤寒论讲义》《运气学说浅介》以及有关舌苔、脉象等专题讲稿多篇。尚著有《内经浅注》《金匮要略浅注》《伤寒论浅注》《内科证治手册》《妇科证治手册》《药物杂谈》《五运六气括要》等遗著。其他早年著作，尚有《伤寒方浅解》10 卷、《舌苔大全全集》、《金匮直注》10 卷、《壶隐医话病理学》、《女科病理学》、《儿科病理学》等。

欧名驹，字伯昂，生于 1894 年，卒于 1954 年，享年 60 岁，泰顺人。擅长内科，用药主张专、简。曾曰：配伍混杂，药力相互拮抗，力必不专，效必不显。故其处方用药少则二四味，多则六七味，治病见效。

冯智坤，约卒于 1954 年，享年 60 多岁，杭州人。幼就读于杭州中医专门学校。父铭三，擅长伤寒、温病，兼理杂症。后承父业，在杭州二圣庙前开业，诊务繁忙。其诊病特点是望、闻、切为主，不重问诊，但对病情了如指掌。抗战时，杭州沦陷，全家避居上海，虽不挂牌，而慕名求诊者络绎不绝。

程昌德，生于 1895 年，卒于 1975 年，享年 80 岁，永康人。博览群书，熟读经典，擅长内、妇科。方遵古则，取药严谨，治病不责报酬。

王时杲，别名时杲，生于 1895 年，卒于 1950 年，享年 55 岁，松阳人。父教风以医自给，时杲承家学，随父学医，后受读于浙江大麻中医专门学校 5 年，诸家典籍无不精通，尤精究《伤寒论》《温病条辨》。初行医于杭州，后回故里。精妇、儿科，擅长内科，每遇沉疴痼疾，多起死回生，医名大噪。性高傲，不求名利，不畏权势。社会名流、巨商请诊，其诊金必高于他医10倍，毫不留情，而贫病者求诊，不收钱且赠药。

陈岳甫，生于1895年，卒于1978年，享年83岁，景宁人。受族兄名医陈承芳影响，弃儒习医，博览医典，尤对《时病论》《血证论》，更有心得。精内、儿科。从医数十年，活人无算，名盛百里。

邱跃宗，原名德兹，字梓材，生于1895年，卒于1973年，享年78岁，泰顺人。承父业，擅长内、儿科。对运气学说有钻研，坚持40多年，每天记录气象，摸索气象的周期变化和五运六气的密切关系，预测疾病的发生和流行规律，据以防治疾病，今存验方100多首。

徐堇侯，原名恭懋，字玄长，生于1895年，卒于1979年，享年84岁，乐清人，1926年移居温州。娴习文史，青年时因患伤寒厥疾，以仲景经方治愈。于是笃志于医，随族公浩如学习疡科。服膺陆渊雷对《伤寒论》的阐释，复擅内、妇科，其学术深受李东垣影响，主张以调理脾胃为治病总则，其治脾胃，既取李东垣升阳补脾法，又参合叶天士柔润胃阴之说，融会贯通，不拘一格。对奇经八脉有所研究，自拟"填精汤"用于妇科虚劳、闭经、产后血虚眩晕等症，获效颇佳。著有《海棠巢医话稿》《广治杂病经验录》。

胡之山，号晓园，生于清光绪二十一年（1895年），卒于1945年，享年50岁，早年供职北京金融界，后研究医学，兼擅武功。世居宁波，后迁余姚。因思慕岐黄，无师启蒙，乃出游京城，业竟而返，行医姚邑，兼擅武功，誉溢四方。归余姚在县东街开堂应诊，既能用古方出奇制胜，又能广搜民间验方付诸实用，以善治温热病见称。好学不倦，精心批注家藏医籍2000多册，20多年如一日，运用古方出奇制胜。民国三十年（1941年）余姚流行霍乱，胡氏1则验方疗效甚佳，应用颇广。广搜民间验方之实用。精谙《时病论》，擅治湿热病。对湿温病齿燥而苔白厚者，拟玄参、麦冬泡汤代水煎药，无不奏效。之山曾任县中医公会主席，与杨瑞卿并为姚邑名医。

钟潜英，生于清光绪二十一年（1895年），卒于1979年，享年84岁，余姚人。幼随父就馆旁读，工诗善书。早年以教书为业，暇则精究医学，中年弃教从医。一患者气息全无，经治不效，请潜英诊视，即处一剂煎灌之而愈，遂医名大噪。曾任余姚县中医院顾问。

陆质夫，字亥生，生于1895年，卒于1964年，享年69岁，祖籍吴兴（今湖州），后徙桐乡。世业医，以擅治痘疹而名闻乡里，及质夫则已八世。质夫承家学，复从同邑沈兰庭习医，术益精。质夫服膺天士，对《临证指南医案》研究有素，细加批注。然谦逊好学，常与民间医共商时疫痧症的急救，采"挑痧""针刺"等法于临床。经验丰富，遗案甚多。有《重纂临症验舌法》1卷遗世。

李肖帆，名嵩，生于清光绪二十二年（1896年），卒于1972年，享年76岁，萧山人。刻苦好学，沉静善悟，自幼随胞兄李幼吾学医。行医不久，感医道博大，恐功夫未到，有负济世之心，于是又拜义父越中名医何廉臣为师，勤奋钻研。2年后，学业大进，医名日隆，成为萧山、绍兴两县温热病的翘楚，遗稿有《四时温病医案》。

骆虞廷，又名小法，生于1896年，卒于1975年，享年79岁，义乌人。初业儒，兼攻医学，遂精于医，尤擅温病。1956年曾被邀请至浙江医学院附属第一医院，次年复回义乌。虽诊务繁忙，常手执一卷，毫而弥笃。

徐风仪，号羽甫，生于 1896 年，卒于 1956 年。享年 60 岁，永康人。自幼随父习医，初任教，后业医，专攻内、妇、儿科。年近 40 岁，受聘杭州《健康医报社》和南京《医药研究月刊》特约撰述员。刊登医论甚多，著有《诊余笔录》。

徐蔚然，字吕昌，生于 1896 年，卒于 1952 年，享年 56 岁，龙泉人。三代以医为业，蔚然幼随父学，行医 16 载后，于 1932 年赴上海中医专门学校深造，学识益深，后返乡诊治，每著卓效。如治黄某 10 岁患儿，昏迷旬日，危在旦夕，请他诊治，断为阳气欲夺，遂进三山饮（山川乌、野山参、山白附）而瘥。

吴觊，字胜斋，号宝书，生于 1896 年，卒于 1973 年，享年 77 岁，遂昌人。随父习医，业成开设"吴济生堂"药店，坐堂行医，偶尔亦游医于衢州、松阳一带，前来求医者，有请必应，不避辛劳，跋山涉水，救死扶伤，擅长内、妇科，兼通外科。

俞方德，经邦族弟，生卒不详，亦从师张南坡。后去南京中央国医馆深造，考试获全班第一，开业应世，业务鼎盛。

史介生，字久华，生于 1896 年，卒于 1968 年，享年 72 岁，绍兴人。幼习儒，不第而改习岐黄，近代儒医。上自《内经》《难经》，下及《伤寒论》《金匮要略》，旁通金元诸家。奉堂行医之余，积极参加凌霄社、仁寿施医局、救济院等团体，义务施诊施药。后随曹炳章，为其誊抄医稿，校勘医籍，协助编成《中国医学大成》，著有《敖氏伤寒论释注》。

杨瑞卿，生于清光绪二十二年（1896 年），卒于 1941 年，享年 45 岁，余姚人。自幼习医，家贫，勤奋好学，医文并茂，名倾一城。偕高培良赴沪，共创"爱华制药社"，一时杏林群秀荟萃，瑞卿执经叩问，博采众说，会其精蕴，医术日臻。返里行医"正心堂"，拯人危厄，诊无虚日。又与名医王丙照悉心切磋，业精于成。尝云：初茫茫而无绪，久汩汩以会心。尤悦服叶天士、王孟英、吴鞠通之说。对《温热经纬》爱不释手，以至娴熟。素善以温中祛寒药治真性霍乱，亦擅用桑菊饮、银翘散、白虎汤、凉膈散等方，兼用俞师愚清瘟败毒饮、杨栗山小清凉饮及升降散治温热病，活人甚众。

毛谈虎，生于 1896 年，卒于 1976 年，享年 80 岁，桐乡人。从学于金子久，行医乡梓 50 多年，学有基础，治病深得乃师要领，治病辨证精细，治温热病则概括为"清燥救肺，祛邪扶正，保津救液"12 字。以桂枝白虎汤、玉女煎加味，治急性血吸虫病有效。著有《医案》。谈虎精医而外工诗文，善作长歌。晚年热心于中医教育事业。

李蓓芝，生于 1896 年，卒于 1949 年，享年 53 岁，海盐人。祖传外科，至蓓芝改习内、儿科，擅治痘疹、温热时病，辛凉宣透，用法灵活，屡起大症；对杂病善调肝胃。学宗丁甘仁，对丁氏案诵读有得，运用亦妙。

陆乾夫，生于 1896 年，卒于 1954 年，享年 58 岁，温州人。对急性热病辨证施治，颇有专长。撰有《紫雪丹、局方至宝丹、安宫牛黄丸、神犀丹四方证治异同》一文，深有心得。

许达初，字达，生于 1896 年，卒于 1970 年，享年 74 岁，瑞安人。1918 年随张竹卿习医，1938 年参加陆渊雷"中医函授学社"学习。擅长内、妇科。行医 50 多年，名噪瑞安。著有《壶隐庐医案》，未完成。达初兼喜诗词，工书法。

李蕙园，原名骧，字仲骞，生于 1897 年，卒于 1972 年，享年 75 岁，温州人。毕业于中央大学中文系（今南京大学前身），历任河南大学、中山大学、金陵大学等高等学校中文教授。以文通医，于 1949 年回温习医，博通医论，尤娴《伤寒论》《金匮要略》。在温病学方面则极力推崇叶氏《温热病》。临床长内科，以善用平肝和胃、健脾化湿、育阴益肾为显著特点。李氏一贯热心于中医理论教育工作，曾自设中医进修班，讲授《伤寒论》《金匮要略》，从学者颇众。

张硕甫，生于清光绪二十三年（1897年），卒于1970年，享年73岁，余杭人。为名医金子久嫡传弟子，早期行医于临平、笕桥，抗战时迁居杭州。历任杭州市第一人民医院中医科主任、副院长等职。临诊50多年，擅长内伤杂病，主张四诊合参，反对唯脉是从。为人治病，用药一丝不苟，尝谓：医者仁术，身心性命攸关，临证务必慎思明辨，切不可草率马虎。

管性海，原名琮，生于1897年，卒于1979年，享年82岁，黄岩新桥管人。父商定，宿儒也，从事经史之学，著有《近思录集说》。性海家学渊源，毕业于旧制中学，为扶雅中学国文教师有年。兼从舅氏新河韩渐逵学医，同学者有下梁李士材、洋屿陈弼臣，朝夕切磋，不数年医道大行，乃辞去教职，坐店应诊。中华人民共和国成立后，积极带徒，并参加黄岩县中医专修班教学工作，担任《内经》课程。1968年流行性脑脊髓膜炎（简称流脑）流行，住院病人后遗症较多，且病程延长，性海俱以重剂起之。所遗医案部分尚存。

周岐隐，原名利川，字薇泉，40岁后业医，更名岐隐，生于清光绪二十三年（1897年），卒于1968年，享年71岁，鄞县东乡人。世业医，曾祖晃、祖振玉，皆精于医，父颂清，为府学生，有文名。岐隐少时，赋性不聪，唯秉家教劬学而已。待弱冠执贽于同里杨霁园之门，豁然领悟。后又去上海从慈溪张莘埜学医，学以大进，但家清寒，不得已以教书谋生。北伐后，就聘岱山五属公厂厂医，始以医济世。其后又在甬上悬壶，前后共7～8年，与其弟采泉共创"怡怡书屋"，宁属七邑士绅相率遣其子弟从学，门生达百人。岐隐业医、授徒外，并著《伤寒汲古》《精神病广义》《妇科不谢方》等书。但诊务清闲，远不及时医，殆因其学有余，而"术"不足，专用古方，药力必求味少价廉，常为药肆所讥，亦被富人或膏粱子弟藐视。同行知交亦评其"术"太疏，巧于谋人，拙于谋己。迨宁属沦陷，避难去沪，设诊所于成都路，沪地尚时医，岐隐仍不改故常。中华人民共和国成立前，余绍宋主修《浙江通志》，延岐隐为宁属分纂，凡3年，成《宁属人物传》及《浙江名胜志》若干卷。中华人民共和国成立后经叶熙春推荐，由浙江省卫生厅招聘为浙江省中医研究所顾问。《浙江历代名医录》数十万言，为其钩稽群籍及方志所得。岐隐最早的著作是《古本伤寒六经分证表》，首为私费石印，曾获"西湖博览会"奖状。中华人民共和国成立后上海中医书局曾为重印。此外，中华人民共和国成立后出版的尚有《（校正）女科秘方——浙江萧山竹林寺秘授女科一百二十症》等。其晚年著作《伤寒求真》，为其生平治《伤寒论》的总结，张阆声（宗祥）作序。适值"文化大革命"内乱之际，遗命以此书殉葬，又无副本流传，医林惜之。岐隐于《伤寒论》《金匮要略》用力最深，于女科亦具心得。岐隐工诗，尚存《太白山房文存·诗存》《稚翁诗钞》。其诗宗陶、谢，风韵极似刘文房。在甬时主持"东社"，在上海时主持"乐天诗社"，皆奉为坛坫主盟。

李儒霖，号青莲居士，生于清光绪二十三年（1897年），卒于1975年，享年78岁，鄞县人。三世眼科。儒霖幼随父学医，精研《审视瑶函》《银海精微》，对于《伤寒论》《金匮要略》尤爱不释手。服膺宁波名医范文虎。甫逾弱冠，悬壶鄞县望春桥，初专眼科，后转内科，医术精湛、德高望重，就诊者日数十人。诊病尤重舌诊、望诊。尝谓："肝藏血，肾藏精，乙癸同源，肝肾相关。七情内伤，久病不愈，每至耗伤肝肾，故当时时护卫之。"因此，其治慢性疾患，多重视调补肝肾，方如杞菊地黄汤。

余介夫，字卫蕙，生于清光绪二十三年（1897 年），卒于 1976 年，享年 79 岁，慈溪人。从医于二叔余佩萱，始精内科，继专儿、妇科，颇多心得，负有医名。晚年对喉科、杂病尤有研究。著有《温病条辨歌括》。

于子梧，生于清光绪二十三年（1897 年），卒于 1979 年，享年 82 岁，岱山人。对《伤寒论》颇有研究，擅用经方，选药简练，法主辛温，重于回阳。

魏长春，字文耀，1898 年 11 月 13 日生于北京，祖籍慈溪县西乡魏家桥村（现余姚县二六市镇）。生前为著名的中医学家，中华全国中医学会浙江省分会顾问，浙江省中医院副院长、主任医师。1916 年 6 月，悬壶宁波鼎新街的浙东名医颜芝馨，急欲觅寻一能懂得医学的人协助抄方。魏长春闻讯后喜出望外，急忙拜托在该店坐堂的黄志棠医师引荐，得准免费从学。学成后，在 1918 年 6 月借资购入慈溪县城（现慈城镇）原尚志路 84 号寓所，挂牌行医。时年 20 岁。1934 年慈溪老一辈名医张生甫、严鸿志等均已相继仙逝，中医学研究会已易名为国医公会。魏长春古道热肠，兼任公职，与同仁们一起编印《中医研究》小报、《慈溪医药月刊》分发各地。同年，魏长春初出道时曾坐堂过的卫生堂药店，由于资金不能周转，准备变卖关闭。鉴于医药相连，唇齿相关，就毅然决定，与人合资买下此店，并易名为回生堂。1935 年魏长春选择历年治案 182 例，分门别类，编成《慈溪魏氏验案类编初集》4 卷。次年，魏长春辑录颜师《温病条辨歌括》，此后，魏长春又编写了《失治案记实录》，得到施今墨、黄竹斋等全国各地名家好评。1956 年 6 月接受浙江省卫生厅聘任赴杭参加筹建浙江省中医院。翌年初，被任命为浙江省中医院副院长、省人大代表。魏长春从医 70 多年，以德立身，治学严谨，医德高尚，医术精湛。一生从事临床，活人无数。诊余之暇，勤于著述。历年来发表论文 30 多篇。已出版的《魏长春临床经验选辑》《中医实践经验录》是他晚年力作。1987 年 4 月 12 日，以 89 岁高龄溘然长逝。

蒋理书，生于 1898 年，卒于 1975 年，享年 77 岁，兰溪人。20 世纪 20 年代毕业于兰溪中医专门学校，留校任教，精通医理。1962 年主持兰溪中医班教务，为培养中医人才做贡献，兼工书法。

穆树人，字开东，号旭明，生于 1898 年，卒于 1966 年，天台县人。自幼学医，22 岁时，边任教，边治病，抗战期间，担任国民革命军军医，1947 年结业于重庆中医学院进修班。1956 年在雷溪卫生院任中医师，对附子的应用有独到见解。

姚寿民，义名锡谦，生于 1898 年，卒于 1972 年，享年 74 岁，诸暨人。自幼从师学医，博学多闻，善集众长，崇尚实践。行医 50 多年，强调知常察异，精内科。在虚劳、血证方面尤有心得，著有《金匮要略注》。

严云，字苍山，号醉侬，生于清光绪二十四年（1898 年），卒于 1968 年，享年 70 岁，早岁受庭训，习医乡梓。22 岁去沪深造。毕业于上海中医专门学校，旋从名医丁甘仁，深得其传。1924 年起主治于上海四明医院，开展急性传染病的中医病房治疗工作。1927 年与秦伯未、章次公、许半龙、王一仁等创办中国医学院，后又在新中国医学院任教授，从事中医教育事业。中华人民共和国成立后，任上海中医学会常委兼秘书组长，上海中医文献馆馆员等，长期坚持中医临床工作。著有《疫痉家庭自疗集》（又称《脑膜炎家庭自疗集》）、《汤头歌诀正续集》、《增补汤头歌诀正续集》等。苍山服膺仲景、孙真人、景岳、天士诸家，精研《内经》《伤寒杂病论》《备急千金要方》《千金翼方》及金元四大家与《景岳全书》《医方集解》等诸家之书。

临证治病，博采众长，善用古方治疗今病，如备急丸治疗慢性结肠炎，醒消丸治慢性肝病，虎杖散加五倍子、百药煎治某些血尿等，疗效显著。同时，强调中医必须跟随时代创新，以应病变，在治疫痉时自订新方颇多。调治脾胃擅用轻灵流通、甘润柔养的方药，如北沙参、生冬术、白芍、扁豆、橘白、玫瑰花等，有助脾运而不刚燥，养胃气又不碍湿的功效。对温病辨证施治深有研究，提出"三护"——护脑、护液、护肠大法。

毛耕莘，生于清光绪二十四年（1898年），卒于1949年，享年51岁，奉化人，浙江中医专门学校毕业。擅长内、儿科，著有《麻疹汇编》。

邵灿芝，生于1899年，卒于1954年，享年55岁，兰溪人。精岐黄，著有《索轩医语》《伤寒论新诠》，载于《神州国医学报》。与秦伯未、张山雷为莫逆交，兼通诗文。

吴心禅，字金发，生于1900年，卒于1973年，享年73岁，金华人。肄业于兰溪中医专门学校。1938年，赴沪进修西医。抗战期间，行医金华，专内科，擅治温病。中华人民共和国成立后，热爱中医事业，为培养中医人才做出贡献。

钟青甫，字翊乾，号运光，生于1899年，卒于1979年，享年80岁，瑞安人。父早殁，祖父以文墨见长兼精岐黄。青甫幼多疾，随祖父习医，刻苦钻研，常秉烛达旦，后拜乡邻名医张玉屏为师，业务大进。悬壶乡里，屡起沉疴，医名大振。钟氏精研内、妇科，擅长温病，存有临证病案数卷。

潘国钧，字少兰，生于1899年，卒于1958年，享年59岁，新昌人。医传三世，祖庭遥精外科；父松泉，督教甚严。国钧16岁，出方治病辄效。善治温热、暑湿等证，曾在新昌县施医局临证多年。1953年在新昌创办中医联合诊所，1956年参加新昌县人民医院工作，任中医科主任，并带中医学徒。

宋尔康，绍兴人。近代医家，钻研本草。民初与裘吉生、何廉臣、曹炳章共同筹组神州医药会绍兴分会，任副会长等职。

杜同甲，绍兴人，近代医家，民国前期曾任《绍兴医药月报》总编辑。

严绍岐，绍兴人，近代医家，精内科，尤长时病，何廉臣弟子。

叶棣华，名昌林，生于1899年，卒子1965年，享年66岁，绍兴人（原籍吴县）。毕业于浙江中医学校，始在吴兴（今浙江湖州）行医，30多岁时投身革命，不幸被捕。释放后，迁居绍兴柯桥开业。棣华崇绍派，精《内经》《难经》。用药轻灵，每施必验，医名渐噪。1959年受聘于绍兴卫校，创办中医专科班，担任主讲。

徐耕新，字余藻，生于清光绪二十五年（1899年），卒于1953年，享年54岁，鄞县人。父金山由躬耕起家，后弃农经商。余藻幼聪颖，4～5岁能解人意，尤被父亲钟爱。7岁入塾读书，性静默寡合，学无几年，贯通经书，遂升入四明专门学校攻读商科，但性淡泊，不慕荣利。其父与甬上名医范文虎相交甚厚，余藻17岁即辍学投入范氏门下，范氏见其攻读甚勤，刮目相待，未两载即许侍诊左右，出诊亦常挈携前往。余藻除授读古今医籍外，老师平日临床心得、秘方、验方亦默念强记，娴熟在心。师门距家10多里，早晚来往，寒暑不废，随师九年如一日。后悬壶甬上，未几医者接踵，以其医术精湛，为人敦厚颂称于时，医界呼为"藻伯"以示尊敬。余藻一生疏财仗义，怜恤贫病。喜字画，好古玩，遇有精美书画、古玩，不惜重价购买。1945年甬上名医陈君诒遗留古版秘本医籍20多箱，余藻负债收购，临终弥留时，叮嘱子女，殁后将藏书全部捐赠天一阁，以了保存祖国医学遗产的夙愿，品德高尚。

朱春庐，自号槜李居士，生于 1899 年，卒于 1968 年，享年 69 岁，嘉兴人，曾悬壶吴江。始从朱斐君习业，复游张艺成门下，造诣深厚，经验丰富。毕生热心于中医事业。中华人民共和国成立后主办嘉兴中医学校、地区进修干校，先后任教务长、校长等职。对仲景学说尤有心得，有《伤寒备课笔记》数册。临证能博采众长，兼及西医。晚年多有创新，如以丹参、三七治肝硬化，瓜蒌、薤白治冠心病等。桃李遍江、浙，及门弟子约 40 人。

顾伯龙，字云路，嘉善人。少习举子业，25 岁入泮，继承父业，治病多效，延诊者遍及青浦、吴江、金山。

戴颖初，平湖人。精内科，制方绳墨古人，有"经方派"之称。

曹绅道，生于 1899 年，卒于 1973 年，享年 74 岁，海宁人。弱冠从金子久游，好学勤奋，刻苦自励，乃得真传。曾悬壶沪上，后徙海宁，声誉日隆。1958 年奉调任职于海宁县人民医院中医科。毕生从事临床，辨证精细，选药慎重。擅长温热时病，晚年精研虚损杂病调治。凡经手治案，必仔细记录，遗有大量资料。

谢诵穆，又名仲墨，萧山人。约生于清光绪年间。性忠厚，事母至孝。毕业于上海国医学院，师从陆渊雷，研究张仲景的《伤寒杂病论》，参与老师《伤寒今释》和《金匮今释》的注、校等工作，后留任上海中医函授学校教务，编辑《中医新生命杂志》，并解答函授生的质疑。1936 年裘吉生因年迈力弱请谢氏主持《三三医报》及校刊"三三医书"。1937 年回归故里，行医于乡间。1955 年年底，与现代名医沈仲圭一起应卫生部之聘，赴京任职于中国中医研究院。谢氏遗著有《温病论衡》《温病要义》《历代伪书丛考》《中华伪书考》等，其从事科研工作，卓有成效。

沈秋苏，生于清光绪二十六年（1900 年），卒于 1970 年，享年 70 岁，原籍绍兴，世以医传。1940 年迁居萧山西兴，悬壶行医。服膺叶天士、张聿青诸家学说，提出六经与卫气营血辨证，纵横相连；伤寒与温病母子关系，必须互为参照，不能各自为政。故以温病著称于时，兼擅喉科，著有《张氏喉科评注》。

吴去疾，淳安人。生平好学，兼精岐黄，离沪应诊，曾任《神州医学报》编辑。生性狷介，不善交际。尝谓君子固穷，有曲肱而枕之乐。62 岁卒。

王一仁，原籍安徽新安。在杭行医多年，上海中医专门学校毕业。为人好静，著作甚多，如《内经读本》《伤寒读本》《金匮读本》《饮片新参》《方剂分类》等。又与阮其煜、董志仁合编《神农本草经新注》等。中年受刺激，失常而卒。

华钧珊，原名光翼，字壶隐，萧山人。家世以儒通医，薪传六世。父西岳，字艾卿，太平天国后以名孝廉而隐于医，医名甚著。钧珊幼承家学，精于文艺，爱读医书，28 岁举孝廉，从此宦游南北，案牍之余，常为人治病。善运用古方，随证加减，辄有奇效。辛亥革命后，无意仕进，遂回乡悬壶，萧杭两地以其父子两世孝廉，且相继为名医，皆雅重之。后移砚杭垣，1957 年被征为浙江文史馆馆员。著有《难经训诂》《小儿麻痘要览》《时方集解》《脉理探原》等书，未梓。另有《壶隐医案》2 卷，由门人整理行世。

苏誉，字必中，号敬甫，生于 1900 年，卒于 1975 年，享年 75 岁，泰顺人。祖传业医，至必中已 130 多年。擅长内、儿科，医名颇著。就诊者远及福安、寿宁等县。处方用药，侧重脾胃，常用四君子汤及平胃散加减治疗小儿泄泻和积聚；以四君子汤合四逆散加减，治疗小儿痄证及低热，都取得较好疗效。曾自制"失九丸"治黄胖病，"三黄丹"治梅毒，"常山饼"治疟疾，"枫子硫黄胶"治疥疮，疗效显著。

蒋宗瀚，字宣富，号得舒，生于1900年，卒于1979年，享年79岁，黄岩人。8岁失怙，贫困无依，遂入道观，偶见《本草纲目》，爱不释手，朝夕阅读，自此粗通药理。继复钻研医学。24岁，至海门南门山，伐茅启宇，坐关3年，除修养外，专攻《内经》《难经》《伤寒论》《金匮要略》《针灸甲乙经》等书，深通要义，闻见渐广，声誉日噪，远近求治者颇不乏人。中华人民共和国成立后参加海门区联合诊所，旋改为海门中医院，任副院长。1958年，调入温州市第一医院，参与针灸教研工作。1960年复入浙江省莫干山医院，同年转调浙江省中医研究所。1962年改任北京中国道教协会副会长，兼白云观方丈。越3年，因母残废，乏人照顾，离职回乡料理，仍在黄岩第二医院中医门诊工作。宗瀚行医40多年，声望卓著，富有临床经验，其学术受李东垣影响最大，治病重调理脾胃，往往以针灸配合药物，收效显著。

陈弼臣，原名吕祖，生于1900年，卒于1978年，享年78岁，黄岩人。弱冠后，从温岭名医韩渐逵学医，孜孜不倦，深受韩师赏识，被选为婿，亦得其传。韩逝后，深叹学不如师，更复潜心攻读，穷究医典，兼及各家，30多岁，医道大行，就诊者日有百人。生平服膺李东垣、朱丹溪、叶天士，行医50多年，擅治内伤杂病，在温岭、黄岩等地，享有盛名。1957年征入黄岩县第一人民医院工作。所存医案约10万字（仅部分发表），系临床随录，由门人整理。

尹视明，生卒年月失考，临海人。性聪慧，有毅力，研究《灵枢》《素问》，又承师于普陀某和尚，得其传授，在中医界颇负盛誉。

翁雪耕，临海人。研究岐黄，善于治疗，在甬万年堂坐店多年，后至海门阜大药号应诊有年，求诊者踵履相接，信誉颇佳，卒年90多岁。

赵立民，号意禅，生于1900年，卒于1968年，享年68岁，温岭人。随父兰丞学医，旋以行医为业。1956年调至温岭县医院工作。承家学，用药轻灵，善以轻药愈重病，闻名于时。赵氏内刚外柔，嗜酒吟诗，有名士风度，著有《医学一家言》《女科治疗法》。

许仲范，诸暨人。精太素脉，中华人民共和国成立前在杭州行医，颇负时望，有"许半仙"之称。

钟世英，又名纪生，生于1900年，卒于1961年，享年61岁，诸暨人。毕业于浙江中医专门学校，擅长内、儿科，尤以温病为最。

黄忠棠，生于1900年，卒于1960年，享年60岁，诸暨人。祖传中医外科，行医40多年，医名甚盛。著有《名医抄》《经验拾方歌括》。

赵越桥，清末民初绍兴人。精内科，尤以时病见长，与何廉臣等合编《湿温时疫治疗法》，其他文章与学术思想散见于《绍兴医药学报》。陈氏热心中医事业，配合裘吉生、何廉臣、曹炳章等积极筹组神州医药会绍兴分会，主张"创办中医学校，实为中医存亡之关键"，被推为神州医药会绍兴分会评议员。

吴国粹，一名隐，字颂卿，生于1900年，卒于1977年，享年77岁，祖籍绍兴，徙居嵊县。17岁学医，受舅父胡宝书与叔父吴继普的指点，又拜嵊昌名医李砚鱼为师，擅治内、妇科。中华人民共和国成立后任嵊县卫生工作者协会主委，先后授徒4人。

邢钭翰，嵊县人，浙江中医专门学校教员，著有《药物学讲义》。

马小琴，绍兴人，对药物颇有研究，著有《医药顾问（附药性纲目）》19卷。

傅炳然，绍兴人，任教浙江中医专门学校，著有《药物学》一书。

沈焕章，四明（今浙江宁波）人，以医名于时，著有《临证处方学》。

吴涵秋，字朝绅，生于清光绪二十六年（1900 年），卒于 1979 年，享年 79 岁，原籍上虞。其父为前清官吏，涵秋弱冠师事宁波范文虎，潜心轩岐，力学不倦，授业 8 年，于儒学医道，靡不究心。1925 年卒业后，悬壶甬上，医名大振。涵秋博览群书，对《内经》《伤寒论》《金匮要略》尤为熟谙。生平服膺仲景，临床擅用经方，又博采时方，认为经方授人规矩，时方补先贤不足，主张用药应重则重，应轻则轻，辨证注重望、闻、问，而轻于切脉，颇有其师风格。时正值西学东渐，认为西医中的实验手段，临床确有效，西医中的许多理论可补中医的不足，倘能中西结合，可促进医学发展。主张："发皇古义，融会新知，中西合参，取长补短。"1937年曾与同邑名医庄云庐、钟一桂等创办国医专门学校，并亲任校长，为造就中医后继人才，精心筹划，劳苦功高。涵秋治学谨严，立身作事具有求实精神，不尚浮夸逞能，仁慈为怀，贫富不计，贫病者相邀，送医赠药，习以为常。1942 年迁居上海后，历任四明医院、第十人民医院、第十一人民医院及上海中医学院、曙光医院院长等职，为中医事业，兢兢业业，几十年如一日。行医 50 多年，先后收徒 40 多人，其教育方法，悉遵范氏遗风，故弟子多有医名。

奚可阶，平湖人，为晚清御医，江南医界泰斗。民国初就任中央国医馆平湖支馆馆长、平湖县中医公会主席，精通中医传统经典、岐黄各科及针灸技艺，在浙沪各地，有口皆碑。1929年 2 月在南京召开的全国卫生工作会议上，褚民谊等一手策划意图废止中医中药议案，企图扼杀祖国传统医药事业，激起公众与有识之士的义愤。奚可阶率先以平湖县中医公会主席名义联合上海、浙江等地中医界名流余伯陶、蒋文芳、丁甘仁、夏应堂、方慎庵及长沙曾觉叟等 200多人，在上海宁波同乡会召开"全国中医药界联合会议"，组成代表团赴南京请愿，得到陈立夫、焦易堂等的支持。1935 年 3 月 17 日在南京成立中央国医馆，由焦易堂出任馆长，并定该日为国医节。奚可阶中医业务禅悟功深，妇女有孕无孕，一诊便知，独具仁术，求治者应接不暇。每逢朔、望，为贫苦病人义务施诊。他所精制的"痧疫灵"粉剂、"疔疮膏"、"千捶膏"等中成药对霍乱、疔疮、淋巴结核多奏奇效。在诊务之余，积诊脉理方、异方，破门户之见，精研医理，著有《奚氏神农本草药性赋》《当湖乐道斋医案》《痰火专门》等书。1993 年平湖乍浦东海之滨，专门为他建亭立像、树碑镌铭。

王景祥，字德培，生于 1901 年，卒于 1960 年，享年 59 岁，丽水人。幼习儒，少年有志于医，阅典籍有年，弱冠师事杭州王香岩。返里悬壶，精内科，医名于时。遗有《古方百法》一书，系其选录加批注抄本，何廉臣《全国名医验案类编》载有王氏医案。

潘统绪，字镂琴，生于 1901 年，卒于 1976 年，享年 75 岁。平生治学严谨，熟读经典，对后世方书重视。擅长内、妇科，用药简练。行医 50 多年，医名盛于乡里，遗留《医选》手稿。

冯选，字有龄，生于 1901 年，卒于 1970 年，享年 69 岁，临海人。少年时，以教学为生。1924 年赴余杭双溪镇随伯父学医。越 3 年，应召从戎，参加北伐，翌年退伍回家，旋至温岭岳父处开业行医，1933 年移居箬横，医道大行，并在箬横开设药铺，遇贫病者免费诊病。霍乱流行之际，行人断绝，而有龄不顾传染，夜以继日，抢救病人，当时地方士绅，联合送赠"仁术济民"匾额。中华人民共和国成立后，在箬横区卫生院任职，推选为箬横区卫生协会主任。

王治华，字廷浩，别号少候，生于 1901 年，卒于 1951 年，享年 50 岁，诸暨人。因病致志于医。毕业于浙江中医专门学校，留校任教务主任。后因战争返乡，先后开设人和施医院、王氏医局，诊务繁忙，疗效卓著。曾任诸暨县中医师公会主席，著有《内科学讲义》（与许勤勋合编）、《药物学讲义》、《诊断学讲义》、《药物纲要》等，共 4 种 15 册。

俞坛安，生于 1901 年，卒于 1957 年，享年 56 岁，诸暨人。出身世医，幼随父学医，悉心钻研众家学说，推崇吴鞠通《温病条辨》，擅长内、妇科，辨证论治独到，每起沉疴。至今民间流传俗语云："勿相干，接坛安。"

陈抱一，字守真，生于 1901 年，卒于 1967 年，享年 66 岁，绍兴人。出身贫寒，勤奋好学，毕业于宁波育才中学，后在家研习岐黄，继而投师于王蕴如。学成后悬壶于绍兴，医名大噪。行医 50 多年，以内、妇科见长。诊务之余博览群书。著《倚枕随笔》1 卷，系患病时倚枕所作。又有《脉典》《望问闻三部》，后嗣承其业。

胡华赓，生于 1904 年，卒于 1971 年，享年 67 岁，嵊县人。名医李作标学生，毕业于南京中央国医馆医训班，后复毕业于浙江中医专门学校。擅治内、妇科，熟谙温热诊治，求诊者颇多。

方祖琦，字楚园，上虞人。浙江中医专门学校第一届毕业生，习内科，兼精儿科。

徐炳南，字冰耐，号偃学士，生于清光绪二十七年（1901 年），卒于 1940 年，享年 39 岁，鄞县人。拜江东中医眼科姚和清为师，勤奋好学，师生情谊甚笃。他认为眼科内治法离不开人的整体观念，深感基础欠缺。姚和清服膺甬上名医范文虎，遂将炳南推荐范氏转学内科，在范氏悉心指导下，炳南苦读强记，凡《内经》《难经》及仲景之书，背诵如流，尽得其传。后悬壶甬上，名声大振，尤在其师逝世后，诊务更忙。对伤寒、温病颇有经验，不拘于经方、时方之分，择善而从。性敦厚，待人诚恳，课徒督教甚严，有范氏遗风。同时辅读儒学，相得益彰。诊余课后，对医籍攻读不懈，批注甚勤，惜因禀赋羸弱，中年罹患痨瘵，吐血频仍，终致不起。

刘泗桥，字疑甫，生于清光绪二十七年（1901 年），因车祸卒于 1930 年，镇海人。少孤力学，19 岁抵沪，问业于江阴名医曹家达。善用古方，服膺仲景，精研《伤寒论》。取日本西医之长，钻研旧学，发挥奥旨，澄明伤寒精义，译汤本求真《皇汉医学》2 册。曾任淞沪教养院义务医生、各路商联会医药顾问及国医学院教务之职。

李启源，余姚人，有医名，工吟咏，著有《医学衷中参西录医方歌括》。

何锡范，鄞县人，熟谙经典，精究脉学，温病诊治，独具匠心，切脉可预知疾病，颇有医名。

叶劲秋，字秋渔，生于 1901 年，卒于 1956 年，享年 55 岁，嘉善人。从业于名医丁甘仁，1921 年毕业于上海国医专科学校，1929 年受聘于上海中国医学院任教。悬壶沪地，学验俱丰。著有《仲景学说之分析》《中医概要》《针灸述要》等。主编《现代名医验案》，并与沈济人创办《嘉善医药月刊》，与秦伯未创办《医界春秋报》，在中医界颇有影响。

岳文清，生于 1901 年，卒于 1943 年，享年 42 岁，原籍桐乡，后居海宁。擅长外科，为曲溪湾潘氏外科受业者之一。内外兼治，颇多治验，宗师而有创新。待人和气，颇得众望。

蔡荫椿，字樾生，号卓群，生于 1902 年，卒于 1976 年，萧山人，浙江中医专门学校毕业。服膺李东垣、叶天士和清代名医金子久。治杂证宗东垣滋养补中法，治时证宗天士轻清和平剂。1927 年在萧山东乡创办医院，开展牛痘接种工作，为预防保健事业做出贡献。

孙宝珊，余杭县和睦人，生于 1902 年，卒于 1980 年，享年 78 岁。系清代江南名医大麻金子久门人。宝珊先生是余杭老中医,在邻县富阳、临安亦享有盛名。晚年多病、诊务繁忙无暇著作,学术思想没有彰显。先生在余杭县悬壶十余载,擅长中医内科,就诊病人很多。其学术精湛、医德高尚、屡起沉疴,深受杏苑称道、病家折服。

汪国佐,字翼山,生于 1901 年,卒于 1978 年,享年 77 岁,江山人。1927 年毕业于兰溪中医专门学校,勤敏好学,颇得张山雷之青睐。国佐崇仲景、东垣、孟英之说,对王氏斡旋气机说研究尤深。治疗轻灵活泼,收效捷速。

陆凤书,原名尔官,别号守阙生,晚号桐花馆主,生于 1902 年,卒于 1945 年,享年 43 岁,海盐人。毕业于平湖师范学校,后又问业于同邑名儒谈文虹。1919 年受金子久嫡传,悬壶乡里,因治愈陈妪重症伤寒而声名鹊起。抗日战争后寓沪上太和堂应诊,旋归里。陆氏诊余研究史地,工诗文,尝与县内名儒合辑《澉水新志》,并有《桐花馆诗词稿》遗世。

楼民乐,又名兆丰,生于 1902 年,卒于 1966 年,享年 64 岁,诸暨人。18 岁即任教。教余专心医学,悉心《内经》《伤寒论》。后在城关行医,擅长内、妇科,颇负医名。

王馥源,字清源,生卒年月不详,山阴(今绍兴)人,勤奋好学,家无恒产,惟有恒心。精内、妇科,积 20 年心血,著有《温病指南》《医方简义》6 卷,并编有《医灯续焰》1 册。王氏求古训而不泥古,创新旨而不趋奇。且心存济世,德术兼备,尝谓:"苟无仁爱之心,不可以为医,无明达之材,不可以为医。"临证得心应手,被誉为"越中圣手"。贫病者,医药兼施,所得医金,散给闾里百姓。

寿之恺,字佛义,生于清光绪二十九年(1903 年),卒于 1967 年,享年 64 岁,萧山人。浙江中医专门学校毕业,勤奋不倦,造诣较深。曾云:"风痹痿三症,近世混淆不辨,概以风名之,故治之不中,所以旷久不愈。治痿之法,消湿热为先,而后滋补;治痹之方,宣通气血,而后调补;祛风之剂,宜先疏表,而后和营卫;内风之治,养血顺气为主,即治风先治血。"

梅汝金,生于 1903 年,卒于 1970 年,享年 67 岁,永康人,毕业于兰溪中医专门学校。性孤僻,拒往富豪家诊治,出诊则步行。善内科、针灸、气功。

胡张心,原名长森,生于 1903 年,卒于 1976 年,享年 73 岁,永康人。通经典,服膺仲景,用药以药味少、量轻见长。

陈荣兴,又名沸,生于 1903 年,卒于 1973 年,享年 70 岁,松阳人,世以伤科名家。幼随父业医,擅长接骨及骨骼复位,手法精湛,疗效神速,经治者不知其数。

丁天道,字达义,生于 1903 年,卒于 1970 年,天台县人。世医家庭,18 岁独立行医。精内科,尤擅妇科,登门求医者,接踵而至。用药和平,重于清温,慎用补药。认为病寒甚而用热药,如寒冰而炽火,病热甚而用大寒,如猛炭而泼水。又提出:温热起于风寒,泻痢由于饮食,身不受寒,热从何出;口不误食,痢无由生。主张未病先防,强调六淫邪气与饮食不当,是致病的重要因素。

郑惠中,字斯秀,生于 1903 年,卒于 1973 年,享年 70 岁,绍兴人。早年求学于浙江中医专门学校,后随何廉臣深造 6 年。1929 年在绍兴钱清行医,医名渐显。后何氏择为女婿,尽心教诲,终为绍兴一代名医。现存《何廉臣医案》遗稿 10 多卷。

陈道隆,字芝宇,生于清光绪二十九年(1903 年),卒于 1973 年,享年 70 岁,慈溪人。幼多病,立志学医,1926 年毕业于浙江中医专门学校,成绩优良,独占鳌头。陈氏于《伤寒论》《温热经纬》《时病论》研究尤深,年甫弱冠,悬壶杭州。其处方师古不泥,灵活多变,随证施治，于温病更是得心应手。是年，杭地温病盛行，经陈氏治愈者不计其数，时人咸以伤寒家对待。1937 年迁居上海，1958 年分别被广慈医院、华东医院聘为中医特约顾问。晚年著有《陈道隆医案》。

吴浩然，生于 1903 年，卒于 1970 年，享年 67 岁，原籍江苏武进，定居桐乡。父苍霖受业于孟河费伯雄，浩然则幼承庭训，勤奋好学，24 岁独立应诊，并代父授徒。尤对温病学说钻研有得，擅热病辨治，求诊者遍海宁、余杭等地。浩然还致力于培养中医人才，独立主持桐乡市中医训练班，自编教材，自任教务。有家传秘本《衣钵真传》。

来子仪，生于清光绪三十年（1904 年），卒于 1969 年，享年 65 岁，萧山人，世以医传。子仪早承父职，任杭州光华火柴厂厂医。抗日时转辗避难，旋至义桥定居，即悬壶行医。服膺叶天士，自诩"叶派"。晚年就诊者很多，盛极一时。喜音乐，擅奏京胡。

戴唯周，生于 1904 年，卒于 1970 年，享年 66 岁，浦江人。自幼笃学，承父业，精内、妇科。1929 年与朱玉鸣等积极反对"废止中医"。中华人民共和国成立后，创办浦江中医院。辨色判病，切脉明变，均具独见。晚年患半身不遂，尚带疾工作。

胡品瑜，生于 1904 年，卒于 1977 年，享年 73 岁。原籍安徽，悬壶兰溪。祖传外科，精其术。自制家传丸、散、膏、丹，以内消为主。对疔疮尤有独到之处。家藏手抄经验方 5 册，未梓。

朱叙芬，名蟠，字我龙，号次香，生于 1904 年，卒于 1969 年，享年 65 岁，义乌人。无锡国学专修学校毕业。生平勤于著述，一有所得，辄手自笔录，其《大众验方》自序谓：泰山不让片壤，故能成其高，河海不择细流，故能就其深。虽病重垂危，仍不辍笔，孜孜汲汲，惟著述是务。所著除《大众验方》外，尚有《证治汇编》《伤寒证治表》《金鉴六表》《雷氏八表》《叶香岩温热论八表》等，共约 200 万字。其《大众验方》一书，以简、便、廉、验为主，参考书籍达 180 多家。

池仲贤，字溥时，生于 1904 年，卒于 1973 年，享年 69 岁，瑞安人。19 岁即随同邑名医蔡心斋学习，并曾在浙江中医专门学校、上海国医学院肄业。曾任瑞安县中医公会常务理事。精研内、儿、妇科，善治温病。

南宗景，名振镛，自称雁荡下工，乐清人，生于 1904 年，卒于 1942 年，享年 38 岁。南氏累世业医，皆以医而名噪温州。宗景少承家学，为求深造，1928 年又就读于上海国医学院，获得中央国医馆上海国医学院内科医学士学位。毕业后，悬壶温州，曾任永嘉中医公会主席。热心办学，于 1933 年 1 月创办温州宗景国医专修社、永嘉南振镛（宗景）诊所，诊所地处铁井栏县学前 19 号，主治内科、妇产科病证及杂病。1936 年春，任教于苏州国医专修学校。同年秋，任教于上海中国医学院。学识渊博，融会贯通中西医理，主张"发皇古义，融会新知"。1933 年，南宗景笔述《流行性脑膜炎一夕谈》，由永嘉国医南宗景诊所印行。1936 年出版《中医内科全书》，校编出版《张长沙原文读本》，并有《温州宗景国医专修社一周年纪念特刊》。

傅再扬，生于 1904 年，卒于 1958 年，享年 54 岁，绍兴人。家为世医，伯扬子，幼随父习医，深得"绍派伤寒"真谛，精研舌诊，善治时病。辨证重湿，施治主化。用药轻灵，为20 世纪 50 年代绍兴诊务最忙之名医。端重好学，为人忠厚，常施医药于贫病。中华人民共和国成立后，历任绍兴二院副院长，市中医学会主委。

陈益浦，号江海，生于清光绪三十年（1904 年），卒于 1968 年，享年 64 岁，鄞县人。祖上业贾，益浦幼体弱，遂究心轩岐。师从于上海水木公立医院王孝棠，后返故里，复随宁波名医范文虎数年，悬壶鄞县，医名甚噪。1956 年被聘至宁波第一医院，1961 年调至宁波地区肝病疗养院工作。对《金匮要略》《伤寒论》《辨证奇闻》等方，运用自如，颇有心得。善用下法，常用"一泻"，通导大便，排除积滞，荡涤实热，攻逐水饮。如用大柴胡汤治疗外感热病、胆囊炎胆石症，用大承气汤治疗阳明腑实的急性肠梗阻，大黄牡丹皮汤治疗肠痈初起等。尝谓："凡治重病，药味宜少，药量宜重，药力专一，方能直捣病舍。"撰有《先师范文虎治疗经验讲稿》1 份，并有数篇临床经验刊于中医杂志。

叶阜民，生于 1905 年，卒于 1963 年，享年 58 岁，安徽歙县人。19 岁到上海，从师近代名医王仲奇，深得其传。而后行医于苏州一带，抗战结束返回祖籍。1947 年，迁居杭州行医。中华人民共和国成立后应聘入杭州市红十字会医院中医科工作。叶氏擅长内科杂症及热性病调治。

华留青，世居萧山。世以儒而习医，至留青已传七代。留青幼承庭训，精通内科，兼擅外科，声望颇高。

吴仕朝，又名时兆，生于 1905 年，卒于 1970 年，享年 65 岁，缙云人。19 岁，就学于兰溪中医专门学校，毕业后，承父业，坐诊"问松堂"国药店，以内、儿科见长。

吴立法，遂昌县人。他精通内科，擅长治疗肝病。吴立法的医名远播周边地区。龙泉人为了求治于吴立法，专门用石块铺了一条到遂昌县的路。

钱经纶，秀水县（今浙江嘉兴）人，精通医理，秉性正直。贫病者请他看病，付不起诊费，钱经纶仍欣然前往。外地富人重金相请，钱经纶回绝："以此重币，不难致他医，何必就我？余邻里孤穷疾病者待我诊治，安能舍之他活哉！"钱经纶去世后，乡里人修建了一座小祠祭祀他。

林友源，生于清光绪三十一年（1905 年），卒于 1961 年，享年 56 岁，奉化人。弱冠师事近代名医范文虎。博览典籍，广取众长，对仲景学说尤深研有得。精于内科，以时疾热病见长，乡人誉为伤寒家。因屡起沉疴，盛名远播邻县及沪甬等地。诊暇随物咏怀，有古儒遗风。友源门号"梅溪假僧"，秉性耿介，落拓不羁，对宦门缙绅无仰视诌容，言辞不恭。折肱灵异，决人生死无隐讳。时人绰号"林大糊"，远近尽知。

王琅，又名超伦，生于 1907 年，卒于 1979 年，享年 72 岁，原籍松阳，徙居遂昌，世以医为业。王琅幼随父学潜心探索，数载业成，自设"王大源药店"，坐堂行医。法宗陈修园，擅长内、儿科，对外科亦有专长。并讲究药物炮制。

蔡文清，字储锵，生于 1907 年，卒于 1980 年，享年 73 岁，松阳人。1929 年毕业于兰溪中医学校，颇有理论造诣，精治内、儿科，尤擅妇科。

王荫伯，字汉章，生于清光绪三十三年（1907 年），卒于 1961 年，享年 54 岁，镇海人。祖香岩，客居杭州，颇有医名。伯父仲生，益精于医。荫伯早年学工科，30 岁，弃工学医，从学于伯父，勤学苦读，尽得其传。长于内、妇科，擅用时方，用药以清灵见长，悬壶乡里，有医名。

蔡观淮，一名剑清，别号父怀，晚号六三子，生于 1908 年，卒于 1972 年，享年 64 岁，松阳人。自幼随父学医，为生计，在乡任教，暇时披阅诸客医籍，任教间，为人治病，屡起沉疴，医名大噪，而求诊者踵接，于是弃教专医。长儿科麻痘。诊务之余手不释卷。著有《六三子医业》《六三子医话》《麻痘大法》《临证治验录》《林原招秘》《松阳民间草药》《松阳中草药标本集锦》等书。

蓝炳瑞，又名葆生，生于 1908 年，卒于 1956 年，享年 48 岁，畲族，景宁赤木山村人。幼读四书，18 岁在本村办私塾任教，眼见村民无钱治病，遂学先人以草药治病，不计酬报。积累经验，能治麻痘、风痛、腹泻、骨伤诸症，精于伤科，医名与日俱高，邻里求医渐众。

曹勋，字启元，号昌诗，自称好生老人，生于 1908 年，卒于 1964 年，享年 56 岁，龙泉人。幼从学于当地名医李成溪，潜心求索四载。临诊 30 年，大凡内、妇、儿科疾病治愈者众多。浙闽一带，颇有盛名，慕名求医，不绝于门，为便利病家，兼开"好生药店"，深受同道赞许。

秦肇封，字龙门，后以字行，生于 1908 年，卒于 1979 年，享年 71 岁，瑞安人。少曾习画，因子殁悲怆，遂弃画习医，1932 年毕业于上海国医学院，后在温州宗景国医专修社任教，旋又悬壶乡里，致力临床 40 多年，救死扶伤，名重于时。1938 年曾任瑞安中医公会理事，中华人民共和国成立后任瑞安县卫协执委会副主任。为人颇重医德，审证精细，且每于处方之后，将煎药、服药及作息之法一一嘱咐。善疗内、妇杂病，兼擅"湿证"治疗，尝谓："东南一带，水多地潆、浊气弥漫，故临床所遇之疾患，以挟湿者居多。"常以二陈汤、平胃散，随证加减，每收良效。同仁称为"二陈先生"。

王振乾，字庆年，生于 1909 年，卒于 1977 年，享年 68 岁，绍兴人，早年毕业于浙江中医专门学校。精内、妇、儿科，尤擅时病。推崇俞根初、邵兰荪。王氏治温病主辛透，治杂病主气机而尤重脾胃，认为"中州要地，得先强盛"。誉满乡里，后代承其业。

吴安仁，原名春，生于 1910 年，卒于 1953 年，享年 43 岁，庆元人。少习医，拜八都杨广林为师。业成，设"延和堂"行医。后入北平国医砥柱总社，为北平中国针灸学社社员。专心攻读，学识日进。精治温热时感、内科杂病、儿科麻痘诸症，兼工针灸。求治者日以百计，屡起沉疴。

谢天心，名中其，以字行，生于 1910 年，卒于 1978 年，享年 68 岁，临海人。家清贫，中学毕业后，以教书糊口。因有志中医事业，广泛阅读历代医著。后又考入国医专科学校，学习 5 年，毕业还乡开业。20 世纪 50 年代，先后被聘于临海"遂生源""方一仁堂"国药店行医。台州地区医院成立后，天心任中医科主任，并兼任台州卫校教职。生平俭朴，稍有余钱尽购医籍。医余之暇，兼以诗文自娱。著有《最新麻疹实验精华录》《伤寒论方研究》《四诊辨症与治疗》。

林成，字延年，号良材，生于 1911 年，卒于 1970 年，享年 59 岁，松阳人。毕业于兰溪中医专门学校、杭州中医专科学校。一生博学多闻，通内、妇、儿科，尤擅眼科。自制眼药，盲者复明无算。

薛凝嵩，一名吟松，生于 1911 年，卒于 1968 年，享年 57 岁，瑞安人。工文精医，曾从陈燕夫、蔡心斋游。在沪时得陆渊雷指授，对《伤寒论》《金匮要略》深有研究。中华人民共和国成立后在温州卫生学校负责中医教学工作。1964 年受中医研究院聘请，协作编写《中药药性总论》。

潘韵泉，字珊官，生于 1898 年，卒于 1966 年，享年 68 岁，嘉兴人。始从曲溪湾潘氏外科习疡科，后游湖墅莫尚古门下，内外兼擅，初以疡科闻于梅泾，后以内科享誉于禾城，名噪一时。擅长虚劳及内伤情志病的调治，药以轻灵甘淡为主，重视后天调摄，强调因人施治，辨证致细。有"医案"1册遗世，弟子达数十人。主办嘉兴中医院，任副院长。任教于嘉兴中医学校，为医教工作及继承发扬医学遗产做出了一定的贡献。

潘春林，生于1898年，卒于1968年，享年70岁。德清曲溪湾潘氏外科后裔，定居湖州。承家学，积50多年经验，对疡科外用药炮制颇有研究，精辨证，善刀圭，其学术经验曾刊载于《浙江中医杂志》，并有《潘春林医案》出版。潘氏热心中医事业发展，1957年首任湖州中医院院长。家传医著有《医学集成》《疡症歌诀》《内科汤头》《分经药性赋》《疗疗一夕谈》《四言脉诀》等课徒读本，从业弟子数以百计。

潘澜江，生于1899年，卒于1963年，享年64岁，祖籍德清，后徙湖州。世业疡科，已历五传，执业50年，弟子100多人，遍及浙、皖。对外用药有研究，积丰富经验，部分治验，曾整理介绍于《浙江中医杂志》。澜江于医道外酷爱古玩，藏古钱5000多种，其中唐代武后"大足通宝"为稀世珍品，乃号其居处曰：足斋。逝后3年，其友人为辑《潘氏藏泉精选》《澜江泉目》2稿，均存而未刊。

王庆澜，生于清光绪二十六年（1900年），卒于1977年，享年77岁，鄞县人。弱冠即矢志医学，师事宁波范文虎，侍诊达9年，尽得师传。精通内、外各科，对疡科研究尤深。悬壶甬上，负有医名，遣方用方有范氏遗风，药力纯雄，精简峻猛，直捣病舍。庆澜熟娴《内经》《难经》《伤寒论》《金匮要略》外，平素服膺王清任，悉心研究《医林改错》，认为清任活血化瘀之法，备前人之未备，于临床杂病颇为切用。平素不尚空谈理论，尝谓："医者仁术也，必德高而术精。"晚年诊余，喜偕挚友把酒论文，品茗谈医，相互切磋，尽得其欢。门墙桃李，至今多为甬上医林名人。

汤士彦，名泓，生于1901年，卒于1977年，享年76岁。原籍诸暨，自曾祖迁居杭州。幼清贫好学。拜杭州外科世医施容川为师。士彦擅长外科，兼通内、妇、儿、伤各科。遣方用药，简便而廉，然极能获效，为病家所称赞。中华人民共和国成立前，历任浙江省中医公会理事长、浙江省中医协会常委等职。经常在报刊上发表文章，抗议国民党歧视中医。曾主办《中国医药研究月报》，自任主编，著有《实用外科良方》。中华人民共和国成立后，选为杭州市政协常委。1956年，调入杭州市第三医院，任中医科负责人。

吴亚男，生于1901年，卒于1979年，享年78岁，景宁人。世业医，亚男幼承家训，性聪慧，好苦学而以外科见长。

许尚武，生于1901年，卒于1974年，享年73岁。青年患肺痨，往普陀求治于山东游僧而获痊愈。遂从学该僧。得手抄验方一本，并勤读医籍，30多岁始行医，擅长外科，尤精于肺痨、妇科痛经、外科痈疽及跌打损伤。对伤科气滞血瘀者善用丹参配合广木香以活血化瘀、行气镇痛。现存临床笔录2册。

季立斋，名文炯，生于1901年，卒于1976年，享年75岁，绍兴人。与其兄燮斋、荣斋、乐斋皆继父业。擅长痘瘄与外科，编有《季氏外科》，后嗣承其业。

费元春，生于1902年，卒于1965年，享年63岁，余杭县双桥乡横港头（原杭县严庄乡）人，16岁从德清曲溪湾疡科名医潘申甫习内、外、咽喉科。满师后返乡，悬壶于横港头。细察病情，详究病因，处方严谨，在中医外科中独树一帜。宅心仁慈，为人善良、诚恳，在诊室药橱上贴上"谨慎"两字，防止差错。1949年，参建三墩联合医院（今余杭县第四人民医院）。

1961 年，为中国人民政治协商会议余杭县第一届委员。费元春认为："学外科者，务熟内科。"医籍记载"治外必求治于内"之说。病虽发于体表或局部，但与人体脏腑、经络有着密切的关系。疮疡是脏腑功能失调、经脉气血壅滞、病邪侵袭而引起的局部病变。对此通过经脉传导，引起脏腑气血失常而反映全身。他认为内、外科诊断相同，以"四诊""八纲"决定。根据理论和实践，他认为：一阴一阳是疡科之辨证论治，作为外科医者应以此为总则。在外科内治过程中他认为疮疡的发生可分为三个阶段，即初发、成脓、溃后。在治疗上也可分为消、托、补三种方法。肿疡未成脓者，以内消为先。外科阳实之证，发病迅速，寒热交作或高热不退。应审证求因，实则泻之，火盛宜清，热壅宜下，风淫于上宜疏，湿受于下宜利。痈疽消散和溃后外治法，他认为外用药毕竟是外治的主要手段。临床上对一些轻微浅表之症，单用外治药也能奏效。若是危重大疡，应内外并治，外治为主，能够直接在病灶处起到治疗作用。费元春平日诊务繁忙，无暇著述，病案资料大都散佚。晚年自编《通俗疡证歌诀》手稿。费元春先后授徒25 人，浙江省中医院名老中医余步卿就是其中之一。

叶子午，字显溥，生于清光绪二十八年（1902 年），卒于 1973 年，享年 71 岁，瑞安人，继承祖传，擅长外科。

胡绍棠，号子丹，生于 1902 年，卒于 1950 年，享年 48 岁，兰溪人。因所居上房顶，以世传外科著名，人称"上房顶外科"。擅长医治骨疽、瘰疬，善用刀针，有"刀针派"之称。家传手抄本《养怡堂方录》，自制丸、散、膏、丹。求治者众，名闻邻县。

吴国芬，生于 1902 年，卒于 1971 年，享年 69 岁，永嘉人。父瑞明精于医，国芬承家学，专擅外科，悬壶温州。学宗《金鉴外科》《疡医心得集》，善用内治法取胜。对疮疡溃破久不收口者，以温补法医治。治疗疔疮戒用泻下法，以免败坏脾胃而致邪毒内陷。对贫病患者，免费施药，名噪温州，素享盛誉。

柯圣沧，字兴治，号金奎，生于清光绪二十九年（1903 年），卒于 1969 年，享年 66 岁，宁波人。祖大耀、父永镐，世业外科，行医甬上。圣沧有志承祖业，甫弱冠，求学于沪上名医李纯苏，尽得其术，遂悬壶上海。1943 年因父老体衰，圣沧奉命回甬，继父业专理外科。诊志则精究医典，并揣摩陈实功《外科正宗》，颇有心得。数十年间，求治者多为痈疽之属，尤以手足指患者居多，盖指间面积小，动辄触及经络、血管、指骨，其后果关系到患者今后生计，故愈加用心，世人遂以"手足指专科"看待。内服外敷，辨证施治，效果卓著。手术果断，考虑深远。手术时，背腿股间多肉处，刀口不长于 10 毫米；手足指间，刀口多在 5～6 毫米，即令取骨片，从不硬折硬切，而是用镊钳轻取关节处巧脱骨榫，沿破皮处取出。因而凡经手术者，患处多不变形，无瘢痕，堪称绝技。如 1948 年初秋，槐树路病家患胸背闻疼痛甚剧，高热后遂昏迷不醒，饮食不进，而患处外观不红不肿，医者束手，遂邀圣沧诊治，断为背疽。先处方令内服汤药，外敷药膏，3 天后，神志稍清，饮食略进，遂施手术，流脓如注，色呈青灰，有恶臭，脓液盈升，挤脓令净，复引以药捻，敷以药膏。手术后当晚患者即酣然入睡，经 10 多天能起坐行走，过 1 月康复如旧。

吴朝升，字子旭，号士其，生于 1907 年，卒于 1976 年，享年 69 岁，庆元人。1931 年毕业于上海中国医学院。后归里设"同德堂"药店，坐堂行医 40 多年。擅长外科、针灸、儿科诸症。

清末民初，新登县以医名于世的有吴晓江、袁芹。富阳县疮疡外科源于新民乡鸡笼山朱象淮的父亲。疮疡外科以治痈、疽、疔、疖见长，内治与外治并举。内治有消散疡毒、托毒外出、补正祛邪三则，外治有药、刀、线三法。朱象淮传业给儿子朱小东（1867～1927年），并传给徒弟叶炳喜。叶学成后回洋涨乡行医，并传给儿子叶校良（1897～1977年），医名日盛。富阳、新登、临安、分水、桐庐、诸暨等地的病人慕名而来。父子的疮疡外科扬名杭州。

林日熙，字宝亭，生于1912年，卒于1977年，享年65岁，原籍龙游，徙居遂昌。兰溪中医专门学校毕业。擅治内科杂病，求治者盈门。

周日达，生于1898年，卒于1973年，享年75岁，庆元县黄新乡黄坛村（今竹口镇）人。擅长中医内、妇、儿诸科，名扬乡里。

凌家仁，生于1906年，卒于1951年，享年45岁，淳安县大墅镇姜家畈村人。民国十七年（1928年）毕业于兰溪中医专门学校。擅长内科，尤精于肝阳上亢的治疗，远近延医。

林松亭，名泉，生于1907年，卒于1990年，享年83岁，庆元县黄田镇曹岭村人。毕业于上海同德医院。民国十八年（1929年），在后田街尾开设林泉诊所。民国二十七年（1938年），任县立诊疗所主任。抗战期间当过军医。日本投降后在曹岭开设百龄门诊所。先后在曹岭、菊隆联合诊所和小梅卫生所工作，从医48年。擅治麻疹，其"麻疹色喜红润而形喜尖耸"的辨证理论，对中医麻疹学具有一定贡献。

吴应机，生于1911，卒于1988年，享年77岁，庆元县荷地镇荷地村人。自幼从父习医，学成在益寿药店坐堂行医，擅长内科、小儿科。1956年调入荷地区卫生所。

郭若定，原名望，字幼钦，笔名古剡人，生于1912年，卒于1946年，寿仅34岁，嵊县人。祖兰余，清代廪生，通经史，兼知医。父孝舟，习岐黄，出王邈达门下。若定幼承庭训，聪颖好学，弱冠随祖父攻古文及中医。1928年，考入上海中医专门学校第10期，精研温热学说，博得校长夏应堂赞许。旋悬壶故里，乞诊者踵趾相接。当时西医诊断、中医治疗之风甚盛，若定亦间用西药，于温病诊治颇具手眼。诊余与谭次仲等合编《明日医药》杂志，以发皇古义、融会新知为宗旨，在当时中医濒临取缔灭亡的危险时刻，呼吁全国中医药界奋起斗争。同时追求中医理论体系的提高，探索中西医结合的途径，商榷"中医科学化"的正确方法。

李震川，一名贤厥，化名野曲，生于1912年，卒于1975年，享年63岁，绍兴人。抗战前求学于北京国医学院，后又师事裘吉生门下2年。擅治伤寒、杂病，诊务繁忙，享有盛誉。

方取檀，生于1913年，卒于1985年，享年72岁，淳安县外桐乡慈溪村人。民国二十五年（1936年），毕业于南京中央国医院。擅长内科，医德高尚，故在淳、遂两县享有"再世扁鹊"的称誉。淳、遂两县还有方兆光、胡润夷、余其焕等，均在当地颇有声誉。

邵南堂，民国时期，在家中设中医（内科）诊所，地处杭州丰禾巷。

李良模，生于1913年，卒于1948年，享年35岁，慈溪人。纯益子，幼承庭训，后入中医专门学校及南京中央国医馆深造，著有《微言集》。

陈一之，生于1914年，卒于1973年，享年59岁，温州人。早年毕业于中国医学院。世医之家，复承家学，行医近40年，专擅内科，学验俱优。陈氏甚为服膺恽铁樵《伤寒论辑义按》，次为柯韵伯《伤寒来苏集》。对朱丹溪学说，颇有研究。陈氏尝言："以仲景为体，丹溪为用。"临床功夫多导源于《丹溪心法》。陈氏处方以简练著称，通常不过八味，以少胜多。对中医学术素抱革新态度，主张吸取现代科学知识以充实、提高和发展祖国医学。

胡恺悌，生于1917年，卒于1980年，享年63岁，鄞县人。矢志于医，1934年，考入上

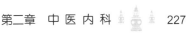

海中国医学院，毕业后，复入甬上吴涵秋门下，翌年旋归乡里，执业行医。胡氏学有渊源，认为伤寒、温病各有特点，不可拘于病名之争，应撷取其长，互补不足；临证用药，不可株守一方。其治病善顾阴液，尝曰："吾邦地处江南水乡，气候温暖，外感病中以温热病者居多，然因温病善变，且易耗津伤液，故治疗应以救阴为主。"而于内伤杂病，推崇丹溪"阳常有余，阴常不足"之说，认为辨阴虚须与脏腑经络相结合，才能丝丝入扣。擅长内、妇科，诊病谨慎，深得病家信仰。

董维和，字味和，号纯学，生于 1919 年，卒于 1972 年，享年 53 岁。累世业儿科，幼承庭训，矢志岐黄，1943 年毕业于上海中国医学院，即随父庭瑶临床侍诊。深究《内经》《难经》，博采诸家，集思广益，对叶天士、陈飞霞学说钻研尤深。常带病坚持门诊，医名渐噪，诊者盈门。患儿金某，3 岁，形身消瘦，肚大筋露，毛发枯黄，发热呕吐。诸医或谓感冒、伤食，治之皆不效。维和诊之曰："此虫积也。"先用四逆散加乌梅安蛔丸治之，脘痛止，寒热退。二诊用使君子等驱虫消积法，下虫 30 多条，诸恙即失。调治半月，体胖如常孩。

李益如，生于 1921 年，卒于 1950 年，海盐人。初承家学，后又游于宋古民门下，对时症杂病均有所得。青年即负盛名，求医者络绎不绝，惜早逝。

陈维达，字绍康，生于 1921 年，卒于 1975 年，享年 54 岁，绍兴人。幼承庭训，随父荣堂习医，秉性聪颖，尽得其传。重医德，擅长内科，为浙江省中医进修学校第一届毕业生，曾任绍兴市卫生工作者协会副主委等职。

陈幼生，绍兴人。精内科，尤长时病，与邵兰荪、胡宝书齐名。诊务颇忙，绰号"小癞子"，老少皆知。

戴凤和，民国时在世，开化人。刻苦攻医，对《内经》《伤寒论》《时病论》研讨颇深，曾只身深居东岳庙研讨医经 3 年。擅治内科杂证，医名甚著。著有《治病经验谈》《医话》《医案》[1]。

（二）医家学派

1. 钱塘学派

（1）中医药学背景

从全国来看，明末清初的中医药学，无论从基础理论的研究到临床各科的发展，都已趋向成熟与完善。在基础医学方面，由于王清任的大胆实践，纠正了历代医书中关于"灵机发于心"的错误，说明了"脑主记忆"与指挥语言的功能，确立了"灵机在脑"的概念，使中医学关于大脑功能的认识达到了近代科学水平。张登编著的《伤寒舌鉴》绘成舌图 120 幅，并述其证、明其理、列其治，使医宗的临床诊断第一次有了可供参照的舌诊图谱，从而大大提高了中医诊断的水平。在预防医学方面，人痘接种术的发明与推广不仅有效地预防了全国天花的流行，拯救了不计其数儿童的生命，而且很快流传到国外，直接促成了国外牛痘接种术的出现，大大造福全人类，这是我国明清医家对世界医学发展的最大贡献。在临床医学方面，内、外、妇、儿与骨伤等科学学科理论与诊疗技术都有新的提高，形成了更为系统完备，也更符合临床实际的辨证治疗体系。由于叶天士、薛生白、吴鞠通与王孟英"温病四大家"的杰出贡献，温病学说在理、法、方、药上已经独成体系，从而使中医学在急性传染病及危重感染病的医疗技术取得突破性提高。其间，名医辈出，医著宏富。有关综合性医著与专著不断涌现，所论及的病证更为广泛与专深，对临床科学发挥了更为有效的指导作用，并刊刻了大量启蒙、入门医药著作，文字浅显、方药实用，对中医药学的普及推广起到了很大作用。唐大烈编印的《吴医汇讲》广收医论佳作，使吴中一带医学同道从此有了交流医术的媒体。《内经》《伤寒论》《金匮要略》《神农本草经》等经典医籍的研究趋向多元化，注解衍义展出新见，分类研究各具特色，临床应用注重方药，而辑复考据则独树一帜。

明清时期，以钱塘（今浙江杭州）为中心的杭、嘉、甬、绍地区中医药学出现了十分繁荣的局面，名医、名著数量冠于全国各地。基础理论研究和临床技术的许多领域，都居领先地位。张志聪等对《内经》，张遂辰、柯琴、俞根初对《伤寒论》，王孟英对温病学说进行了全面系统的研究、考证与阐发。赵学敏编撰的《本草纲目拾遗》系统总结了 1802 年之前我国中医学成就，汇载了 716 种《本草纲目》没有收入的中药和当时传入的域外药物，是继《本草纲目》之后我国又一部具有重要学术价值的中药学巨著。赵学敏还与当时著名铃医赵柏云合著我国第一部详细介绍走方郎中方药技术的专著《串雅·内外编》，开创了整理研究民间医药技术的先河。临床各科发明了不少新的诊疗技术。如李生以"挂线疗法"治疗痔疮。祁坤的《外科大成》记载了"纱布条引流术"。王茵用桑树皮制成手术用线。胡廷光在所撰《伤科汇纂》中绘成的 14 幅骨折脱位手法复位图，是中医骨伤科史上第一套比较完整的复位图谱。吴尚先编著的《理瀹骈文》集清以前外治技术之大成，系统阐述了 70 多种外治方法。王孟英分温病为新感与伏气两大类论治，大大提高了疗效，又撰《霍乱论》专论霍乱辨治。继而又有雷丰提出四季不同时病的辨证论治，著成《时病论》。弋朝荣创"小儿纯阳阴虚"之说，为儿科临床提供了又一理论依据。家传世医已遍及内、外、妇、儿及骨伤等专科。历史之悠久，专科之众多，为各地所罕见。著名者如宁波宋氏、绍兴钱氏、桐乡陈木扇与萧山竹林寺妇科、绍兴何氏内科、湖州德清俞氏外科、慈溪花墙门吴氏与周巷景氏儿科、宁波陆氏、绍兴"三六九"伤科等[1]。

杭州中药资源丰富，制药行业在明末清初已形成相当规模。在杭城，以吴山为中心，中药店铺沿街遍设，著名的有创建于明万历年间的"宝和堂""朱养心药店"，创建于清初的"方回春堂"。中药材生意更为兴隆，浙西兰溪的诸葛药业和吴山脚边的杭城药市，均是当时国内闻名的药材市场。吴山上有"药王庙"，日夜求医问药香火鼎盛；吴山西北，则是钱塘医派创办的"侣山堂"，研经讲医。有着如此发达的中药业为后盾，杭州医家遣方用药自然得心应手，不愁无良药可用，临床疗效则得到进一步提高。

明末清初的官办医学教育已不复历代兴盛，基本沿袭宋元以来的制度与办法。医学分科曾三次改制。太医院主要培养医官，学员须由官员举荐与医官作保；地方官府医学教育规模很小，主要培养吏目、医士。在官办教育趋向衰退之际，民间教育却逐渐兴旺，且办学形式多样。具有悠久传统的家传与师徒相授仍为主要渠道，并造就出许多名医。在杭州首创医学教育"讲学"形式的乃是张志聪的老师卢之颐，真正形成规模并在中医教育上留下重彩笔墨的则为张志聪继之而起创办的"侣山堂"。

由上可见，在中医药学领域，无论全国的大环境和杭州的区域环境，都为钱塘医派在讲学、医疗与经典医籍研究等方面提供了大显身手的历史舞台。

（2）医派的嬗递

1）先驱的开创：钱塘医派形成于明末清初，延续到清末光绪年间，亘绵 200 多年，其阵容强大，杰出人物众多，在历朝医学学术流派中罕见。仅据史料记载，明确有同门及师生关系的医家就有 40 多人。张志聪是钱塘医派的核心人物与集大成者，卢之颐与张遂辰是张志聪的老师。与志聪先后授师张遂辰的同门弟子有张锡驹、张开之、沈亮辰、杨元如、肖明俊、张天生、陈胤倩等，其中高世栻既是张志聪的同学又是他的衣钵弟子。张志聪的学生门人有王弘义、王庭桂、莫昌善、徐永时、倪大昌、朱输、朱景韩、计圣公、张二中、董惟圆、赵瑾叔、曾玉楷及其长子张兆璜、次子张应略等。高世栻的门人有吴嗣昌、王子佳、曹自玉、管介眉、徐皆知、朱曙升、杨崟、杨长舒、奚尚公等。无师生之实，但自觉传承钱塘医派学术的仲学辂及其同道弟子李宝庭、程逊斋、施瑞春、章椿柏、林纾春和王绍庸等，可谓人才济济，延绵不断。

卢复，明万历至天启（1573～1627 年）年间在世，钱塘（今浙江杭州）人，字不远，号芷园。家为世医，幼习岐黄，遍习古今医书，兼通大乘佛法，好以佛理阐述医理。与当地文士、医家、佛法大师结交广阔，知己颇多。常与当时名医王绍隆、缪仲淳等彻夜论医，探讨学术。善疗奇疾，凡尸厥回风投剂无不中。一生著作丰厚，计有《芷园医种》等 14 种。所撰著作，多论及药物，且论述常有新义。卢复考据功底深厚，博学文史哲医，于本草学研究最深、贡献最大。他历时 14 年将万历年间所见各种医籍之中散载的《神农本草经》资料加以收集整理，所辑成的《神农本草经》是现存《神农本草经》的最早辑复本，为明以后对本草学的学习研究提供了很大便利。卢复还是明末清初医学研究"尊经"派的领衔人物。卢复认为，医家习《素问》《灵枢》《难经》《神农本草经》是第一要义，由此才能衍生各种医学种子。故在《芷园医种》的"医经种子"中收入《神农本草经》《难经》；在"医论种子"中收入《伤寒论》与《金匮要略》，在"医方种子"中分析经方，在"医案种子"中则取《薛立斋医案》。由此可见其极重医学经典学习[1]。

卢之颐，原字晋公，字子繇（一作子由）、繇生，自称芦中人。生于明万历二十七年（1599年），卒于清康熙三年（1664 年）。幼承家学，又多得名医传授，年轻时即精于医学，论医似父卢复，多参以佛理禅机。之颐学风严谨，著述刻苦。父亲在世时曾编《金匮要略摸象》，因父催促，草草而成。但觉不满，竟烧之，并说"十年后才著书"。后用 5 年编撰《仲景伤寒论疏钞金鎞》，是书 30 万言，用教典释文之法解释张仲景的《伤寒杂病论》。子颐夜以继日著述，体力消耗过甚。完成父亲遗著时已右目失明，疏抄《伤寒金鎞》时左眼又花。其父卢复晚年撰《本草纲目博议》遇有疑义不能自决时，之颐常为之判定。是书未成，卢复病重，之颐遵父续编，时年仅 27 岁。在其父《本草纲目博议》未完稿的基础上，子颐用了 18 年时间编成了《本草乘雅半偈》一书。其间，明代南都（南京）沦陷，鲁王朱以海监国于绍兴，浙江的反清义士纷纷响应，子颐亦前往拜谒，并为鲁王重用，授予职方郎。鲁王入闽，他又跟随。事败后归家，重操医业，闭门著书。此时，子颐两眼失明，而论疏《金匮要略方论》才及一半。于是，瞑目而坐，摸索其义，如有所得，便口授子婿陈曾篁记录。如此五年后书成，并命名为《摩索金匮》。摩索者，言暗中得之也。

张遂辰，字卿子，号相期、西农老人。生于明万历十七年（1589 年），卒于清康熙六年（1667年）。原籍江西，后随其父迁移杭州，早年为明代诸生。遂辰年少时博览群书，尤工诗词，曾赋野花诗 10 首，有"傲霜茅屋鸣残叶，细雨林塘湿野花"等名句，哄声众口，故有"张野花"之称。他曾与陈继儒、董其昌等著名文人唱和，有《湖上白下集》诗书。后成为清初杭州著名的"西泠十子"之一，与同为成员的陆圻（系当时著名医家）交往甚密。他的医术既非家传，也无师授，而是幼年体弱多病，不能医愈，后由自己"日检医方，遂以医名"。他自述曰："顾善病，喜读黄帝书，见同病者辄恻恻然相哀怜，为之决死生，辨强弱，无论中与否，丐方求诊，遂妇孺知名，几于长安市上不能凿怀遁矣。"明亡后，他意绪忧郁。陆圻因庄廷鑨《明史》案受株连对他打击沉重。晚年他隐于城东，潜心行医。张遂辰居杭州城东葛蒲巷（后称为"张卿子巷"），以行医为生，擅长治疗伤寒病，并善诗文古文，研究医道，著有《张卿子伤寒论》，为医家必读之书。

张遂辰对《伤寒论》研究最深，并在明末清初的《伤寒论》研究中首倡"维护旧论"，提出应维护《伤寒论》原有编次，在整理《伤寒论》中与错简重订说形成对立观点。

张遂辰于医学最大贡献莫过于培养了一批学验俱富的弟子。《清史稿》说他弟子中"以张开之、沈亮辰为最著"，其实不然，他最著名的弟子应为张志聪和张锡驹。正是此二张承袭并发展了他的学术思想，相继为恢复医经的原貌不懈努力，形成了闻名海内的"钱塘三张"，从而构建了钱塘医派"尊经维旧"的学术特色。

2）张志聪承上启下集大成：张志聪，生于明万历三十八年（1610 年），清康熙丙子（1696年）高氏开始在侣山堂讲学，这时志聪已去世一年，故其卒当年为清康熙三十四年（1695 年）。自署西陵隐庵道人，后世称"隐庵先生"。志聪自称为张机后裔，先祖为河南南阳人，后迁徙钱塘（今浙江杭州），少年丧父，后弃儒习医，广学博览，并追随张遂辰学医。张志聪年轻时曾为粮道（督运漕粮官吏）书吏，时粮道患癃闭，诸医无治。有人推荐志聪，志聪以补中益气汤投之，一剂即愈，可见其医术之精[1]。

张志聪一生勤于医学，直到 80 多岁未尝倦学，对于经典医籍的研究尤为用力。《清史稿》称："张志聪之学，以《灵枢》《素问》《伤寒》《金匮》为归。生平著书，必守经法。"志聪先受业于遂辰，后又追随之颐，尽得两位老师真传，医学功底深厚。对《灵枢》《素问》《神农本草经》等经典医籍均有独到研究，对《伤寒论》的钻研致力尤深，不仅继承了先师遂辰在编次上"维护旧论"的观点，而且有许多独到之处和精辟的见解，他指出："仲祖《伤寒论》，其中条绪井井，原系本文，非叔和所能编次，盖谓断简残篇者，是因讹传讹也"（《侣山堂类辨·伤寒论编次论》），奠定了《伤寒论》六经研究中的气化学说，提出："学者当于大论之中五运六气承之，伤寒之义思过半矣。"认为不懂五运六气就谈不上治《伤寒论》。他认为："明乎伤寒之道，千般病难，不出于范围焉。故医学入门，当从伤寒始，先难其所难，而后易其所易"（《侣山堂类辨·医学入门》）。他还提出了《伤寒论》以护养胃气为重要法则，对后学启发很大。志聪研究《伤寒论》历时 20 余年，著作曾三易其稿。初稿为《伤寒论宗印》，二稿为《伤寒论纲目》，三稿为《伤寒论集注》。《伤寒论集注》是他研究《伤寒论》的最终结晶，也是钱塘医派的代表作，对后世影响最大。仲学辂评价说："凡阴阳气血之生死出入，脏腑经络之交会贯通，无不了如指掌矣。隐庵之功，岂在仲景之下欤？"

张志聪仿效老师之颐，在侣山堂论医讲学，其盛况比之颐有过之而无不及。清代王琦称"盖其时，卢君晋公，以禅理参证医理，治奇疾辄效，名动一时。张君隐庵继之而起，名与相埒，构'侣山堂'，招同学友生及诸门弟子，讲论其中，参考经论之同异，而辨其是非。于是，谈

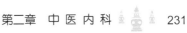

轩岐之学者，咸向往于两君之门，称极盛焉"（《侣山堂类辨·跋》）。志聪对医理的探究辨别极为重视，他认为："辩之而使后世知其同，即知其所以异矣；知其异，即知其所以同矣；知其同不为异，异不为同，即知其所以同，所以异矣，无事辩矣。"1670 年，即康熙九年，志聪在其 60 岁花甲之际，将其与学友同道及门生弟子在侣山堂探讨医理、讲论方药、钻研学术的内容，以医论、医话的体例撰成了《侣山堂类辨》一书。是书分二卷，上卷论医，下卷论药。全书内容广泛，举凡阴阳气血、脏腑经络、四诊八纲、病因症治、方剂本草、遣方用药无不涉及，且议论允当，说理透彻，条分缕析，深入浅出，言简意赅，引人入胜，至今仍是学习中医学极有价值的读本。

侣山堂是张志聪的寓所和诊所之地。张氏在《侣山堂类辨·序》中说："余家胥山（杭州吴山之别称）之阴，峨嵋之麓（吴山西北有山脉，古称峨嵋山）。"侣山堂后来成为张志聪行医讲学和钱塘医派活动的主要场所，侣山堂的遗址当在今杭州市吴山西北山脚，其建筑在乾隆年间已毁于兵燹。志聪在"侣山堂"论医讲学不仅培养了一大批医学人才，而且首创了集体探究、合力注释阐述之先河，用 5 年时间编撰的《黄帝内经集注》是影响颇大的《内经》全注本，其注解屡出新见，对后世启迪很大。其领衔编撰的《伤寒论集注》后由高世栻完成，是清代研究《伤寒论》的力作。故其声望实在两位老师之上。

3）张锡驹、高世栻、仲学辂、王琦等步尘：张锡驹，字令韶，钱塘（今浙江杭州）人。生于明崇祯十七年（1644 年），卒年不详。但从其完成《伤寒直解》已是 1712 年计算，卒年当在花甲之后。锡驹与志聪同乡又同师，虽不及志聪才智有名，但其学术观点均秉承遂辰之学，主张维护《伤寒论》原有编次，故后世有"钱塘二张"之誉称。

张锡驹一生致力于《伤寒论》研究，鼎力协助师兄编撰《伤寒论集注》。为发扬志聪养护胃气治伤寒重要法则的学术思想，还著述了《胃气论》一书。晚年所撰《伤寒直解》，亦基本上"依隐庵《集注》之分章节"，只是删去了"伤寒例"，移"痉湿暍"于"易复"篇后，并于书末另附《伤寒附余》1 卷，以图发挥。是书文字通俗，质朴不浮，问世后流传较广，深为医家所重。与其师兄不同的是，锡驹更强调《伤寒论》在临床中的指导作用，认为《伤寒论》是治百病的全书，而非仅为伤寒证治而著。他在书中指出"夫此书之旨，非特论伤寒也，风寒暑湿燥火六淫之邪，无不悉具。岂持六淫之邪而已？内而脏腑、外而形身，以及血气之生始，经俞之会通，神机之出入，阴阳之变易，六经之循环，五运之生制，上下之交合，水火之相济……详悉明备，至矣！至矣！"锡驹的这个学术观点，不但在当时进一步突出了钱塘医派的尊经思想，而且对后世医家重视《伤寒论》等经典医籍的研习与指导临床的作用也产生了很大的影响。

高世栻，字士宗，钱塘（今浙江杭州）人。生于明崇祯七年（1634 年），卒年不详。但从他的代表作《医学真传》完成于 1699 年推算，世栻享年在 65 岁以上。世栻少时家贫，童年丧父。因科举不中，就在倪冲之门下学医，倪授以《药性全生集》《明医指掌》与《伤寒五法》《诸方歌诀》等。世栻于 23 岁时挂牌行医，时颇有称许者。28 岁时患痢疾甚重，自治未见好转，请他医治疗无效，最后竟不药而自愈。为此，感叹"医治我若址，我治人想亦若是，以医觅利，草菅人命，谓天理何"。于是发愤再学，穷究医理。时闻志聪之名，乃投奔之，一学就是 10 年。而后，世栻医术大进，每遇一证，必究其本而探其原，处方用药，不同流俗。《清史稿》称世栻"乃从张志聪讲论轩岐、仲景之学，历十年，悉窥精奥"。世栻在志聪处受益匪浅，可说是尽得真传。为此对老师崇拜至极，并一生追随。志聪对世栻也十分倚重，在《伤寒论集注》中称世杵为"高子"。清康熙丙子（1696 年），即志聪故世第二年，世杵虽已年过花甲（其时世杵已 62 岁），不惜以年迈之躯邀集弟子吴嗣昌、王子佳等 10 多人，在侣山堂继续志聪的论医讲经事业，并进一步探究前圣所未深入剖析的问题达 4 年之久[1]。

更可贵的是，世杵并不注重自己的著述，而是集毕生心血协助志聪编注《伤寒论集注》。如他所说："隐师稿未成而抱肺病以逝"，最后由他纂集辑补而成并使之付梓。《伤寒论集注》的文字如此浅明，得力于世杵的功力。后世杵又撰《伤寒集解》《素问直解》，并在校勘上下了很大的工夫，至晚年世杵仿效志聪《侣山堂类辨》体例，请学生们将其在侣山堂论医讲学的内容整理成《医学真传》一书。该书近百余论，补充志聪《侣山堂类辨》之遗，深发理、法、方、药，或释疑解惑，或补偏救弊，独到之处，比比皆是，充分体现了世杵"以示正道，以斥旁门，而使初学者不可不慎也"（《医学真传·先生自述》）的宗旨，其学术价值与志聪《侣山堂类辨》不相上下，是钱塘医派论医讲学内容与特色的又一传世之作。

仲学辂，字昂庭，清末钱塘（今浙江杭州）人，生卒年不详。清光绪元年（1875 年）中举，清光绪六年（1880）任浙江淳安县教谕，为人正直清廉。学辂博学多识，对医学经典钻研很深，医学基础理论扎实，本草功底尤为深厚。临证善于灵活变通，疗效卓著，在当时名重于世。据清代名医薛宝田的《北行日记》记载，清光绪六年（1880）六月，慈禧太后患病，太医们医治无效，乃从大臣建议，广召天下名医。浙江巡抚谭仲麟举荐仲学辂与薛宝田两人进京，先受太医院测试，认定两人医学、脉理均极精通。两人拟养心汤、保元汤加减，不出一个半月，即治愈慈禧顽疾。为此，两人颇受清廷赞许，并着内务府招待游西苑（时为皇家花园）。

由于相差年代久远，学辂和志聪、世杵及其门人弟子并无直接师承关系，但对他们的"尊经崇古"思想都极为赞同，并身体力行，自觉传承。

学辂初行医于浙东一带，后返回故里，在钱塘（今浙江杭州）开设了杭垣医局，医局不仅开设门诊疗疾诊病，而且承袭侣山堂遗风，论医讲学，对医学经典详解开示，常有同道及弟子 10 多人聚集探讨，延续 20 多年，一时传为美谈。学辂在医疗与讲学中顾虑当时的本草学无善本可读，以志聪《本草崇原》为纲，集众家之长，采用《本草经读》《本草经解》《神农本草经百种录》等材料增补辑校，但注重汲取了《侣仙堂类辨》和《医学真传》二书论药内容，并以志聪气化学说阐明药性为首要，撰成了《本草崇原集说》，这是学辂留传于世的惟一医著。该书探原衡今，类辨同异，析疑解谬，以药论性，因性论方，因方论治，因治论病，学辂数十年临床实践与教学研究中对药性功用与临床应用的独到见解跃然而见，是清代本草学颇有影响的著作，至今其对临床与教学都有重要的参考价值。

学辂对钱塘医派的另一重要贡献是时值清末战乱之际，志聪、世杵的重要医著如《内经集注》《黄帝素问直解》等已罕有存者，大有失传之险。学辂集同道弟子不遗余力，广为搜集，终获完本并付浙江官医局重刊，方使传载钱塘医派学术的医著流传至今。

在钱塘医派医著搜集与校刻方面做出重要贡献的还有一位人物，那就是王琦。王琦原名士琦，字载韩，一字载庵，号绩庵，又号琢崖，晚号胥山老人。清乾隆年间曾为诸生，生卒年不详。但据其为《侣山堂类辨》所作跋中落款"乾隆己丑三月五日戊子胥山老人王琦跋"这段文字推算，乾隆己丑为 1769 年，其卒年最早亦在该年之后，古称老人，年龄至少当一个甲子，即 60 岁。故其生年当在 1709 年之前。王琦与张志聪既是同乡又是邻居，长年居住在侣山堂附近，和张志聪、高世杵平生虽未能晤面，但"闻之耆老……"（王琦：《侣山堂类辨·跋》），因此较熟悉张志聪、高世栻二氏侣山堂聚徒讲学事迹，十分崇敬他们。王琦在《侣山堂类辨·跋》中称："两君所著书，皆堪传世，张氏所辑者，俱已授梓行世，甫及百年，流传日少。其《针灸秘传》及《侣山堂类辨》二种，已难得购，余寻之有年，始得《类辨》一种。观其准古衡今，析疑纠谬，足为后学规矩准绳，亟为重梓，以广其传。"据《浙江历代医林人物》记载，王琦本欲重刻张志聪、高世栻二氏所有著作，由于"力未逮"，乃取切要者，即张志聪的《侣山堂类辨》、高世栻的《医学真传》、张志聪、高世栻二氏的《本草崇原》，又取卢复的《芷园臆草存案》与卢之颐的《学古则诊》《痎疟论疏》，并分别为之作跋，加以宣传。再选其他医家著作6种，合刻成《医林指月》丛书。该书初刊于康熙末年，所收钱塘医派医著6种，除《侣山堂类辨》在此前有单刻本外，其他5种均自《医林指月》汇刻后方有历代翻刻本。故王氏为钱塘医派学术思想得以传承后世实功不可没[1]。

（3）治学特色

"钱塘医派"以侣山堂为主要活动场所，集讲学、研经与诊疗为一体，把维护旧论作为学术主张，研究的内容遍及医经、临床和本草，有丰富、系统的学术著作传世。其规模、成就、延续的时间，在我国的医学发展史上实属罕见。诚如清代王琦在《侣山堂类辨·跋》中所云："自顺治至康熙四十年间，外郡人称武林为医薮。"这些成就靠的是医家们的认真和勤奋，在这方面"钱塘医派"的医家们并不逊色于他人。如卢之颐就是刻苦尚学的典型代表，他曾经在父亲的催促下编写了《金匮要略摸象》，夜以继日地写作以致右眼失明。但因仓促写就，甚觉不满，竟付之一炬。其后又用5年的时间撰写了30万字的《伤寒论疏钞金鎞》，积劳成疾又致左眼发花，最终导致双目失明，但仍然治学不已，以口授婿记的方式，用5年时间写成了《摩索金匮》。此外像张卿子也是位上至岐鹊，下及各家的饱学之士。张志聪同样也是位"耄期未尝倦于学"的博学名家。然而，我们将着重从方法论角度全面探讨"钱塘医派"治学方法的过人之处，这可归结为五个方面：

其一，医经为本、理医相参。"钱塘医派"既看到了历史上许多著名的医家上述成功的经验，同时也深刻认识到医学经典对于自身知识结构的重要性。

他们几乎都对《伤寒论》颇有研究，如卢之颐有《伤寒论疏钞金鎞》，张卿子有《伤寒论集解》，张志聪有《伤寒论集注》，张锡驹有《伤寒论直解》，高世栻有《伤寒集解》。尤其是张志聪对于《伤寒论》的痴迷程度，可以说到无以复加的地步，他花了20多年的时间，曾三易其稿，先著《伤寒论集注》，然后撰写《黄帝内经素问集注》和《黄帝内经灵枢集注》。

我们认为"钱塘医派"研究医学经典的思路有别于前人，其特点是研经注重临床，理论结合实践，可谓是"钱塘医派"治学的大纲。而且他们研究医经往往都从阐释《伤寒论》入手，重在研究临床的实际，这既能解释为什么他们往往能成为治病的高手，像张卿子那样，由于医术之精而改名，同时也能理解为什么他们的著作都能如此切合实际，尤其是张志聪更是深入浅出，说理精细。

清代以前的医家们在从事医学的研究过程中往往势单力孤，常常凭借匹夫之勇，耗费大量的人生时光而艰难独行。但是，随着形势的不断发展，医学研究的不断深入，运用这样的治学方法是很难超越前人的。在这个问题上，宋明理学聚众讲学的形式为"钱塘医派"提供了治学研经的新途径。

"钱塘医派"中开此先河的是卢之颐，他为完成父亲《本草纲目博议》而编撰《本草乘雅半偈》的数年内，经常邀集地方名医在家中研讨医学，并受大家推荐，讲解仲景学说与《内经》。一时间其善讲医经的名声鹊起，慕名者接踵而至，连已经拜在张卿子门下的张志聪也时时前往听讲，耳闻目睹，张志聪医学大进。于是继之而起，在自家诊所"侣山堂"开讲医学，并扩大规模，广聚同学，集思广益，博采众长，在侣山堂从学及研经者常有数十人之多，有的学员一学就是 10 年，如后来传志聪衣钵的高世栻。充分发挥集体的智慧，这恐怕也是"钱塘医派"能够取得辉煌成就的一大原因。《清史稿·列传·艺术一》曾给予了很高的评价，其曰："明末，杭州卢之颐、繇父子（此误，实为同一人）著书讲明医学，志聪继之，构侣山堂，召同志讲论其中，参考经纬，辨其是非。自顺治中至康熙初，四十年间，读岐黄之学者咸归之"[1]。

清光绪年间，仲学辂在杭州开办杭垣医局，继承侣山堂集医疗、讲学与研经于一体的办学特色，传先师之学于后世。杭垣医局虽然学员也常有 10 多人，但其规模与声势大不如从前。

其二，医经互证、临床相佐。医经互证，这是"钱塘医派"治学方法中用来阐发医理的一大法宝，这是由其研经注重临床，理论实践互参这一"钱塘医派"的治学大纲所决定的，一方面它能为自己的观点找到权威的根据，另一方面它又成为理论指导实践、临床佐证医经的桥梁。有关这方面的例子，我们可以看看"钱塘医派"开创者张卿子注释《伤寒论》的情况。在他的《伤寒论集解》中，我们可以大量地找到他运用医学经典来为他的注释服务的例证。经统计共引用《素问》的条文 135 条，《针经》（即《灵枢》）的条文 28 条，《难经》的条文 13 条，《脉经》的条文 12 条，《神农本草经》的条文 3 条。从引文的情况来看，他往往是用它们来阐释《伤寒论》所涉及的理、法、方、药各方面的问题，从而体现医学论对临床的指导作用。除此之外，张卿子还引用了《伤寒论》的条文多达 94 条，《金匮要略》的条文也有 32 条之多。这充分反映了其注重内证的严谨治学作风。在相当多的情况下，张卿子既引《内经》条文，又引《伤寒论》的条文，从医理和临床两个方面反复印证。

其三，遇难不默、注重创新。为古医籍作注，其水平的高低很大程度上是看其是否能够做到知难而上，遇难不默。倘若很简单的问题却大费笔墨，真正的难点却避而不谈，那么，这样的注释就显得令人遗憾了。"钱塘医派"的医家们普遍地将遇难不默作为其治学的一贯主张并加以努力实践。遇难不默，从表面上看是如何对待治学过程中的难点态度和方法问题，实际上它还体现了一种发前人所未发，言前人所未言的敢为人先的勇气。"钱塘医派"，尤其是张志聪在治学的过程中特别注重创新，这方面的例证比比皆是。

其四，重在说理、轻于释词。"钱塘医派"的医家们尽管出身儒门，深谙训诂，但都不刻意苛求，而是重在阐发医理。如张志聪在《伤寒论宗印·序》中说："予因奋志，重释全经，不集诸家训诂，止以本文参悟，分析章旨，研究精微。"然而，需要指出的是"钱塘医派"这种治学的风格与宋明理学的浮夸清谈是不可相提并论的，相反，由于他们十分地重视理论与临床的联系，所以他们的治学过程中充分地体现着深入细致的特点。

其五，维护原貌、疏略校勘。"钱塘医派"以张卿子为首，一改前代擅改医经痼疾。素以"维护旧论"作为研经纲领。从维持医经原貌，治学严谨的角度来看，无疑是一大优点。然而有一利则必有一弊，由于思想的守旧，对于医经中的一些文字错乱的现象，运用校勘学很容易解决的问题，他们往往费尽心思郢书燕说。张卿子是这样的，在他的《伤寒论集解》中无一处见校勘，张志聪略有改进，但很不理想，直到高世栻才有所改观。

综上所述，"钱塘医派"的治学方法很大程度上受到了时代风尚的影响。一方面宋明理学崇尚义理，使他们轻于释词，重在医理，并体现出深入细致的风格；另一方面，乾嘉学派的考据之风尚未兴起，又加上守旧的观念，奉医经为金科玉律而不得擅改，所以他们对于校勘都是有所欠缺的。但是他们研经注重临床、理论实践互参的治学纲领、集体研经、博采众长、遇难不默、注重创新、医经互证、临床相佐等治学方法无疑为他们赶超前代、垂教后人提供了至为重要的法宝[1]。

（4）主要学术思想

我们认为"钱塘医派"的主要学术思想，就是继承、发扬了中医药学中的精华整体观，即"气化学说"。这一学术思想应该是贯穿他们研经、讲学和临床整个过程，可归纳为六个方面。

其一，倡导气化、秉承《内经》。最早阐述"气化学说"的是《内经》。"钱塘医派"以前，曾有不少医家对此进行过研究，比较有名的当数金元四大家之一的刘完素。

"钱塘医派"提出的"气化学说"，其内容已涵盖了中医药学中的各个方面，包括病因病机、辨证论治、方药运用等。

"钱塘医派"所倡导的"气化学说"也曾被称为"玄学"而予否定，其实两者是完全不同的，应该说后者已突破了传统的模式，赋予了新的涵义。正因为其包含的概念广泛、涉及面大，因此其内容也极为复杂。

"钱塘医派"中倡导"气化学说"的主要人物是张志聪。张志聪一直把研究医学经典著作作为其一生的事业，而在医经中他又特别看重《内经》和仲景著作。这些医经都非常重视"气化学说"。

其二，气化概念、内涵丰富。正因为"气"的重要性，所以"钱塘医派"运用"气化学说"来说明人体的生理和病理。他们认为"气化学说"的理论可以贯穿整个中医理论体系中，主要表现在以下几个方面：①说明人与自然的关系：人体是一个开放的系统，在人的生命活动中，不断地与自然进行物质、能量和信息的交换。人与自然是相互联系的整体，而能量传递和物质的转换是人与自然环境的本质联系。人体的生理、病理变化无不受自然环境的影响。②说明人体生理功能：认为气是宇宙的本源，世界上万物都是气构成的物质实体。人也是宇宙的一部分，故气也是构成人体和人的生命活动的物质基础。③说明人体病理变化：人体生病是物质能量及运动形式改变的结果，是气的能量及运动形式改变而造成的。④说明治疗用药变化：高世栻曾以"气化学说"来阐述治疗日常用药大略。"钱塘医派"倡导的"气化学说"，可以阐明人体生理、病理及人与自然的关系，并用以指导诊断和治疗用药，这充分体现和揭示了中医特色。

其三，气化配合、五运六气。《素问》后七篇专门讨论气化问题。张志聪在《侣山堂类辨》专立"十干化五行"章节进行探讨。

其四，气化本质、源于阴阳。气化来源于阴阳。张志聪在《侣山堂类辨·辨气》中说："阴阳离合之道，合则为一，离则有三。"所谓"合"者即先天之一气，上通于肺，合宗气而司呼吸，并需要后天水谷之精气的资益。所谓"分"者，即"三阴三阳"之气。明确指出"气"因源于阴阳而各有其功能特点。在"气化"过程中，阳是化气过程，即把机体中的形质化为无形之气，供给功能活动的需要；阴是成形的过程，即把外界物质合成自己的形质。化气需要阳气，成形生成阴精。可以说明阴精是生命的基础，阳气是生命的主导。这充分说明气化本质，源于阴阳。

其五，气化运用、临床分辨。"钱塘医派"倡导"气化学说"，也同样需落脚在临床运用上。

其六，科学分析、正确评价。

应该看到，中医学是人类在与自然界长期斗争的实践中形成的一门医学科学。"钱塘医派"所倡导的"气化学说"，强调天地阴阳四时变化的规律与人有密切关系。从现代科学角度来分析，无疑是十分正确的。随着新的科学技术不断在中医学理论研究中的运用，对"钱塘医派"所倡导的"气化学说"认识也有一个新的突破。

（5）主要学术成就

1）研究《内经》的成就：《内经》自问世以来，先贤据经注经，典范垂鉴后代。其后群贤辈出，踵事增华。然而清代"钱塘医派"首倡集体注经，发皇前贤，阐扬独见，著成《黄帝内经素问集注》《黄帝内经灵枢集注》《素问直解》《灵枢直解》，犹如空谷足音，旷野震雷，确然崛起《内经》注释的又一高峰。"钱塘医派"注释《内经》由张志聪领衔，高世栻步后。张氏之作曰"集注"，高氏继以"直解"。应该说，这两种注释《内经》的专著各具特色，其编排方式虽同，但所注内容则有区别[1]。

张志聪注释《内经》的特色与贡献

其一，体例合理、层次分明。张志聪的治学态度非常严谨，从他注释《内经》的编排体例中可见一斑。不管是《黄帝内经素问集注》，抑或是《黄帝内经灵枢集注》，其卷数编次都按照《内经》王冰注本。然后按篇分段，条分缕析。篇首提示、篇末小结。张志聪的"集注"非常注重每章头尾的提示和小结，这对全篇内容起到提纲挈领、执简驭繁的作用。然而与前人不同的是他所采用的体例，我们把它称为"藏头露尾"式。所谓"藏头"，是指他将绝大多数的篇首提示置于第一段经文之后，而不是通常的标题之下。所谓"露尾"，是指他将篇尾小结一概置于全篇之末。联系上下、及时归纳。张志聪的"集注"还十分重视阐明上下文的关系，使其每一段注释都能通贯上下，承前启后，使原来互相分割的篇章节段形成了浑然一体的有机联系。他还注意及时归纳段落大意，使人随时能够把握经文的思想实质，而不至于重犯"以注乱经"的章句之弊。

其二，集体研经、博采众长。张志聪构侣山堂，招同志讨论医学，开集体创作先河。大家集思广益，张志聪择善而从。我们可以说"集注"凝聚着众人的心血，体现了集体的智慧。在集体研经方面，张志聪无疑为后世做出了榜样。他在"集注"中经常博采众长，引用大家的意见，一方面体现了实事求是的严谨作风；另一方面，又展现了他宽广无私的胸襟。

其三，旁征博引、多方论证。张志聪的"集注"注释经文，阐述观点的方式多种多样，这充分体现出他在研究《黄帝内经》方面具有丰富经验和高超能力。张志聪在"集注"中引经据典，充分反映了他的饱学风范。"集注"共引书177次，以引《灵枢》最为多见，共引书目23种。"集注"大量地引用旧注，既继承了前人的研究成果，又为自己的观点提供了有力的佐证。点评前注，张志聪在"集注"中不仅借旧注以自资，而且还经常直言不讳地指出前注之未妥，以此匡谬正误，发皇学术。佐以眉批，眉批是张志聪注释经文的又一大特色，其功用正如他在《金匮要略注·凡例》中所说："格外标题（指眉批）乃本文未罄余意，或与注内微有不同，姑两存之，以备参考。"

其四，以经解经、以哲释医。以经注经，是《内经》成书过程中已经存在的现象，也可以说，注文以正文的形式出现，是医经注释的早期形式。张志聪继承了这种传统，在其"集注"中大量地采用了引经入注的方法，事实上，利用《内经》的经文来为注释服务，本身就是用求内证的方法来提供佐证，从而提高了注释的说服力。

其五，拾漏补缺、阐扬经旨。《内经》一书去古渊微，文字古奥，言语简洁，词义幽深，经历代贤者殚精竭虑，附意阐发，已是巨细通融，日臻完备。但是见智见仁，莫衷一是之处仍然比比皆是。张志聪倾其全力，精心校注。"集注"之中，异于前贤的创意独见竟然居其大半，究其大概，似有如下几个方面：前注未安、暗加驳正，每当遇到不敢苟同之注，"集注"往往采取春秋笔法，悄然加以分析改正。注有未备、补而足之，对于前人注释不太完备的地方，张志聪往往是在前人的基础上加以补正。具体详细、落到实处，在《内经》历代注家的注文中，有许多内容往往失之笼统。而"集注"却能够做到具体详细地加以阐述。紧扣文义、把握要领，与前代注家相仿，张志聪将《内经》的每一篇进行分段注释。但尤为可贵的是，他往往能够从纷繁复杂的文义中，紧紧抓住段落中心，进行深入浅出的分析，使得注文既贴切文义，又突出重点。

其六，铺陈直叙、详略得体。张氏所注的医学著作围绕着经文平铺直叙，无华丽辞藻，而多质朴文句。因而内容恰当，通俗易懂便成为他注释的一大风格。他往往根据内容需要，有时一段注文俨然一篇论文，有时却寥寥数语，画龙点睛。

其七，精于训诂、重注轻校。训诂学是传统语言的一大分支，是分析理解和研究整理古典医籍的理论依据，广义上它还可以包括古典文献学，即版本、目录和校刊的内容。张志聪在其"集注"中，尽管是以阐述医理为主，但是在他认为必须运用训诂学的时候，他还是比较严格地按照训诂学的要求来释词解经，充分体现了深厚的训诂功底[1]。

其八，钩玄探幽、多有创意。张志聪注释《内经》善于在前人的基础上独出心裁，另辟蹊径。这一方面表现在前已述及的医理阐释上，另一方面还表现在他对某些词语的独到见解上。

高世栻注释《内经》的特色与贡献

高世栻曾从张志聪讲论轩岐仲景之学，历时10年，悉窥精美。张志聪著《黄帝内经素问集注》和《黄帝内经灵枢集注》，高世栻继以《素问直解》和《灵枢直解》。高世栻曾参加过《黄帝内经素问集注》的参订工作，得益匪浅，故他在注释《内经》时，能吸取张志聪的优点，而对其不足之处加以改正，从该书的质量来看，实较张志聪更胜一筹。

其一，注解力求完整。高世栻注释《内经》和马元台、张志聪一样，都是全注本，但因《灵枢直解》已佚，故列入单注《素问》的医家之中。从其《素问直解》来看，力求全面完整。

其二，阐述简洁明了。高世栻注释《内经》的目的是："隐庵《集注》，义意艰深，其失也晦。"所以他在注释时，力求直接明白，可合正文诵读，而取名为"直解"。

其三，解释时创新见。高世栻注释《内经》思路较广，不囿于旧说，故其见识往往超越于诸家之上。

其四，校勘审慎精细。张志聪注释《内经》的不足之处是校勘不精。这一点，高世栻下了不少苦工夫来弥补张志聪的缺陷。其校勘精细，远较马、张二氏为优。高世栻的注文，质朴易懂，不尚浮华，其言多中肯启人。虽步复张志聪，但青出于蓝而胜于蓝，清代名医陈修园大加赞赏其注释的质量高超，堪称"难能可贵研究《内经》的重要文献"。

2）对仲景学说的研究："钱塘医派"对仲景学说的研究呕心沥血，从最早的张卿子、卢之颐到后来的张志聪、张令韶，数十年间，前赴后继，代代相传，从未间断，倾注了全部的精力，取得了较大的成就，也最能反映出"钱塘医派"的学术思想。

"钱塘医派"研究仲景学说较为严谨，其中的"三张"都姓张，故将仲景奉为祖宗，其中张志聪自称为南阳后裔，谓其系仲景第四十三世子孙。

此外，在研究仲景学说中，"钱塘医派"充分发挥集体的智慧，同时还发扬民主作风，不以师长自居压人。

注释《伤寒论》的特色和贡献

其一，维护原书旧貌。从"钱塘医派"之前遗留下来的研究《伤寒论》的文献来看，对《伤寒论》的编排各不相同，其中最为突出的是对辨脉法、平脉法、伤寒例的态度。"钱塘医派"所著的几本专著编排方法基本上与成无己的《注解伤寒论》相同，即忠实于原著编次，保留辨脉法、平脉法、伤寒例等，以解释伤寒的理、法、方、药，如张卿子的《张卿子伤寒论》、张志聪的《伤寒论宗印》和张令韶的《伤寒论直解》，只是张志聪在晚年所著的《伤寒论集注》删去了《伤寒例》。

其二，反对三纲鼎立。"三纲鼎立"即风伤卫、寒伤营、风寒两伤营卫，是历代研究《伤寒论》的学术观点之一。由于方、喻两氏名气很大，为给自己制造舆论，不惜大肆诋毁王叔和、成无己等，这种做法尊奉者固多，但反对者亦大有人在，并从不同角度对"三纲鼎立"学说进行剖析、批评，其中"钱塘医派"就是最坚决的反对派。以后也有许多注家表示赞同"钱塘医派"的观点。方、喻两氏以后，对《伤寒论》的改编已经成为风气，后来的一些注家虽然在观点上并不赞成"三纲鼎立"，但也多根据自己的心得体会，重新编排《伤寒论》，说是仲景的原书样子，并誉为"圣人复出"，未免自作聪明。对此，我们认为"钱塘医派"研究态度十分严谨，他们并没有搞一套自己的"编制"，这一点应该值得肯定。

其三，提倡气化学说。

其四，六经统治百病。《伤寒论》一书因较多地讨论外感疾病，故许多注家仅从其外感疾病而论。但就原书内容来看，虽然书名"伤寒"，实际不是专论伤寒，而是伤寒与杂病合论。"钱塘医派"是最早提出《伤寒论》中的六经辨证体系适用于临床各科疾病的注家之一[1]。

其五，伤寒传经新解。

其六，重视顾护胃气。胃气，通常指胃肠为主的消化功能。"钱塘医派"根据《内经》"五脏六腑，皆禀气胃"及"有胃气则生，无胃气则死"之说，认为仲景在《伤寒论》中非常重视胃气在外感疾病中的重要作用。

其七，注重以经解经。"钱塘医派"都是医家中的复古派代表，因此在研究《伤寒论》时注重"以经解经"是他们的一大学术特色。张志聪在著《伤寒论宗印》时就采用"以经解经"的方法，他在该书凡例中说："注释参讨本经文义，杂引《灵》、《素》诸经，只期理旨详明，不贵文辞藻艳。"在晚年其"以经解经"的态度更笃，正如他在《伤寒论集注》凡例中所说："注解本论，必明仲祖撰论之原，方为有本。其序有撰用《素问》九卷、'八十一难'、'阴阳大论'、《胎胪药录》之说……由是而才识之士，须知仲祖撰论，本《灵》、《素》而补其未尽，必于《伤寒》原序玩索有得，后观本论集注，始无间然。"

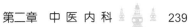

其八，学术推崇成氏。自金代成无己开始注疏《伤寒论》全文以来，有关《伤寒论》的注解著作大量涌现，不但使得经义渐明，也促进了中医理论上、临床上的提高和发展。"钱塘医派"对《伤寒论》的研究除在《伤寒论》的编次基本上沿袭成无己之外，在条文的注解上也继承发扬成无己的学术思想，在某些条文注解上虽然文字不同，但基本观点却是一致的。

其九，见解独特全面。

其十，文字训诂校勘。在"钱塘医派"之前，研究《伤寒论》的注家大都不通朴学，于小学训诂考据证实之学未谙，因而多师心自用、穿凿附会之谈，甚至改字解经，任意编撰，这就更增加了解读《伤寒论》的困难，可以说在《伤寒论》训诂考证方面几乎是空白的。"钱塘医派"比较重视这项工作，如张志聪在《伤寒论集注》凡例中指出："其新旧刊本，正文中有增一字者，有减一字者，有文法虚字各别者，有句读法不同者，有一节分为二三节者，有重出不作衍文者，今悉详确校正，当以兹刻为定本。夫垂世之书，理宜画一，犹四书五经，不容稍殊一字也。"由于他们大都身为儒医，能比较熟练地掌握这方面的技术，因此开展工作也较顺利。

其十一，通俗善解难点。

其十二，注意病证鉴别。对《伤寒论》中某些在临证时容易混淆的病证，"钱塘医派"也做了详细的鉴别分析。张志聪在《伤寒论集注》凡例中有专门叙述。

注释《金匮要略》的特色和贡献

其一，知难而上注金匮。《金匮要略》原书早已散佚，到了宋代，才由翰林学士王洙在馆阁蠹简中发现，虽经林亿等校订，其中残缺、错误之处很多，较《伤寒论》尤为难读。所以历来注《伤寒论》者不下百数家，而注《金匮要略》的仅数十家，尤其在清以前，仅只有明赵以德一人而已。对于这一点，"钱塘医派"中的代表人物张志聪有深刻认识。他"殚思竭虑，节序几忘，会神聚精，食寝俱废"，历经"菊英含露，桂子遗风，梅影在窗，寒威入户"之磨难，终于完成了《金匮要略注》一书10多万字。书成后，当学生问起"《金匮》较《伤寒》易耶"时，张志聪深有体会地说："《伤寒》固难，《金匮》更不易"。正因为张志聪的这种锲而不舍的精神，才使他在注释《金匮要略》时取得较好的成就。

其二，杂病辨治用经气。张志聪在注释《伤寒论》"六经"时用标本中气之说，而在注释《金匮要略》时则运用经气之说来辨治杂病。

其三，引经注经特色明。张志聪注释医经明显的特色之一就是以经注经，在注释《金匮要略》时也不例外。首先是援引《内经》来解释。张志聪认为《金匮要略》的"阐《素问》之未尽，述《灵枢》之已言"。他在疟论篇中说："以上五章，于《灵》《素》疟论少有异同，盖仲祖纂《金匮玉涵》以补《内经》之遗，而并立救治之法也。"其次是《难经》。张志聪认为，《金匮要略》一书是仲景补《内经》等不足而著，他说："盖仲祖著《金匮玉涵》，以补诸经之未尽也。"在以经解经中，张志聪还特别注意鉴别。同时，他还特别强调与《伤寒论》的相互引证。应该说《伤寒论》与《金匮要略》原为一书，再加上张志聪认为《伤寒论》六经可统治百病，所以他在注释《金匮要略》时常用《伤寒论》条文来相互印证[1]。

其四，注释依据重临证。更难能可贵的是张志聪在注释时能依据临证实际，对某些条文的解释能突破诸家之说，使之更切合临证。

其五，见解允正且独特。张志聪是一名儒医，像他所注释的其他医学经典著作一样，在注释《金匮要略》时也发挥了儒家的"允正"的风格，有些甚至颇有独特见解。

其六，编注方式务实。张志聪认为《金匮要略》书名即是"以要而不烦，概括大略，故辞气类多简约而字意复极渊深"。故他"惟探讨理文，不以藻饰章句"。说明他在注释《金匮要略》时比较注重读法，此外，张志聪还能在当时"乾嘉学派"未兴起的情况下做好校勘工作。

其七，具体论治有新法。《金匮要略》是论述杂病的专家，不像《伤寒论》那样治法依据六经辨证而有规律可循。张志聪除用"经气学说"辨证论治外，还针对具体情况进行分析，从而提出正确的治法。在他论述汤剂的作用时说："邪入之有次第，而汤剂之亦有浅深。"如治疗腹满一证，《金匮要略》有数方，如何运用，张氏提出："夫外邪入内，必由外之胸胁，内之中膈，而下入于腹胃。"故治疗时，如在"外胸胁之间者，宜小柴胡汤以和解之；在内之中膈者，宜大柴胡汤以下之；在下之腹胃者，宜大承气汤泄之"。更值得一提的是，张志聪提出补气可治胸痹。他说："人参汤亦主之者，补气以资脉也。气盛，则经脉通而胸痹解矣。"

3）对方药的研究：开方制药一直是中医学研究的重要内容之一，"钱塘医派"对此较为重视，在方剂研究上的贡献主要有：

方剂大小在分量，说明所谓的大方、小方区别不在药味多少，而今在剂量的轻重，询为卓识。

反对炮制倡生用，张志聪对方剂药物的炮制非常反对，他提倡药物生用，以尽可能保全药物中的有效成分。

立方大义明气化，"钱塘医派"的主要学术思想就是倡导"气化"，即遵循"阴阳五行之说"。在对方剂中的立方原则也不例外。

恶反合用有奇功，有关药物的"相须相使""相恶相反"，出自北齐徐之才《药对》。张志聪考证后认为"非上古之论也"。他详考《伤寒论》《金匮要略》《备急千金要方》诸方，认为"相畏相反者多并用"，说明没有必要将此为制方的原则，甚至他还提出"相恶相反"一起配伍使用，更能建立奇功。

双向调节病中求，在方剂的组成上，有时往往具有补与泻、寒与热等兼用特点，即张志聪所谓的"治病有专宜于寒者、热者、补者、泻者，又宜寒热补泻之兼用者"。故他提出："并用寒热补泻而切当者，反为不在道者，寒热补泻兼用，在邪正虚实中求之则得矣。"

4）本草研究的特色和贡献

辑复《本经》，端本洞源

由于《神农本草经》（以下简称《本经》）原书早佚，内容则通过有关书籍保存下来，因此从南宋开始有《本经》辑佚本。最早是宋代的王炎（1138～1218年），他所辑的《本草正经》是《本经》的第一个辑佚本，目的在于不使《本经》文湮没隐晦，虽不见刊行，但却为明清时期钱塘医派开了风气之先。钱塘医派在尊经复古思想的指导下，对包括《本经》在内的医学经典著作进行了深入探讨，他们反对对《本经》等医学经典著作的随意增减与窜修，为了恢复《本经》的本来面目下苦工夫，端本洞源，引经据典，著书立说，且前赴后继数百年之久，这种严谨的治学态度与持之以恒的精神着实可敬[1]。

"钱塘医派"最早辑复《本经》的是早期代表人物卢复，他费时14年辑成《神农本经》3卷（1616年），为现存最早的《本经》辑本。

"钱塘医派"中期代表人物张志聪、高世栻在尊经复古思想的影响下，辑复《本经》的动机有二：一是认为《本经》"著为药性，开物成务，传于后世，词古义深，难于窥测"，二是认为"后人纂集药性，不明《本经》，但言某药治某病，某病须某药，不探其原，只言其治，是用药也，非药性也。知其性而用之，则用之有本，神变无方。袭其用而用之，则用之无本，窒碍难通"。所以要"诠释《本经》阐明药性，端本五运六气之理，解释详备"（《本草崇原·序》）。从他们所著的《本草崇原》来看，实际上只是重沓卢复的老路，又依据《本草纲目》所载的《本经》条文进行辑复，而且药物仅 200 多味，很难说是《本经》完整的辑注本。

"钱塘医派"后期人物仲学辂则干脆以《本草崇原》为纲，全书连正文、分卷都不改《本草崇原》之旧，仅略删张氏旧注烦冗之处。

"钱塘医派"辑复《本经》的愿望是好的，但由于方法不对，仅停留在简单的辑录条文上，别无考证，故取得的成绩不大。

尊经复古、以经释经

"钱塘医派"在本草研究中提倡尊经复古的思想来源复杂，从当时的时代背景来看，中国的封建主义统治已达鼎盛时期，社会动荡，迫使大批文人放弃仕途、降志医学，钱塘医派中的大多数人都是儒医，在封建文化思想的禁锢下，又迫使他们皓首穷经，出现了对《本经》的整理研究热潮。早在"钱塘医派"之前，就有明代缪希雍打起尊经的旗号，对《本经》药物多加注疏，所著的《本草经疏》虽不是《本经》的辑注本，但在本草研究鄙弃金元时期盛行的运气学说，推崇《本经》，在推求药理时徇名求义，比类象形，尤好以药物外形、生时生境来推演药理，这与当时沿袭东垣等药性学说的做法大相径庭。缪希雍实开新派风气之先。受缪希雍的影响，"钱塘医派"提倡尊经复古，在辑复《本经》的同时，又醉心于以经（《内经》）释经（《本经》），来阐述药理。

《内经》是我国现存最早的医学著作，书中的藏象、经络、病因病机、诊法、治则等学说是中医基本理论的依据，是中医诊治疾病的基本原则。"钱塘医派"所著述的一系列书籍无不本于《内经》这些基本原则进行发挥，在本草研究中也不例外。在具体方法上，首先《内经》中有关治则的条文很多，散见于各篇，这对后学甚为不便，因此钱塘医派将这些条文集于一处，并置于开首，以明经旨。

阴阳五行学说是《内经》的中心思想，也是几千年来中医药的指导实践的基础理论。自《本经》以来，各家本草著作都或多或少地贯穿着这个理论，很少有争论。但是，在《内经》阴阳五行学说里所包含的五运六气、生制合化、升降沉浮等理论，古代本草却很少提及。"钱塘医派"却明言"其阐明药性，端本五运六气之理"，即从药物性味、生成、阴阳五行之属性、形色等入手，结合主治疾病产生的机制，阐明《本经》所载的药物功效。

格物致知、阐发药理

"钱塘医派"阐述药理是采用"格物致知"的方法。"钱塘医派"研究本草虽只《本经》所载的数百味药物，论述也较简单，且无多少新发明，但因为运用"格物致知"的方法，依据阴阳、五行、四时六气、药物形色及生长环境等与人体脏腑经络相联系，并以此来阐发药效，从而把药物本身与天、地、人结合成为一个完整的整体，使其药理层次更为丰富，也就是他们所谓"盖天地所生之物，咸感五运六气之生化，明乎阴阳生克之理，则凡物之性，可用之而生化于五脏六腑矣"（《侣山堂类辨》）。这比套用金元时期医家的旧说来得更细腻，更贴合用药实际。

"钱塘医派"基本上摈弃了金元医家俗套，从药物生成、性味形色及与病因病机之间的关系来着手分析药理[1]。

厘名定种、辨别真伪

关于药物命名的理论,以前的本草著作均进行过论述,钱塘医派为此专门设立章节"药性形名论"予以探讨,并归纳药物命名原则是:以色命名如黄连、白芷、青黛、玄参之类;以味命名如甘草、苦参、酸枣仁、细辛之类;以气命名如寒水石、火硝、香薷之类;以体命名如桑白皮、橘核、杏仁、苏子之类;以时命名如夏枯草、款冬花、长春、秋葵之类;以功能命名如防风、续断、决明子、益智仁之类;以形象命名如钩藤、兜铃、狗脊、乌头之类等,这些至今仍有其指导意义。

《本经》中记载的某些药物,由于各代本草著作论述不一,因而造成了药材市场中的混乱现象,"钱塘医派"对此进行了详细考证来辨别真伪。

纠订谬误、阐发己见

"钱塘医派"尊经复古思想严重,故大肆抨击后人不足为怪。如"钱塘医派"虽然口头上要鄙弃金元时期四大家,但实际上却深受他们的影响,像刘元素的"形色气味"模式、张元素的"药象阴阳"模式、李东垣的"药类法象"模式,至朱丹溪从五行属性论药,更为"钱塘医派"所采纳。此外,"钱塘医派"在论述药物时,能结合自己的临床实践,提出一些新的运用方法,十分可贵。

总之,"钱塘医派"对本草的研究态度是严谨的,尽管他们在指导思想上受尊经复古思潮的影响,而在方法方式上存在着一些错误。

5)基础理论的研究:"钱塘医派"非常重视对基础理论的研究。应该说中医基础理论的内容很多,包括阴阳五行、藏象、气血、经络等,对指导中医临床实践具有重大意义,但由于这些内容大都保存在古代医籍中,而中医典籍浩如烟海,且文字古奥,辞义深邃,使初学者望而生畏,难以掌握中医基础理论。"钱塘医派"在阐发中医典籍的同时,对此也进行了比较系统的论述,不但为初学者提供入门阶梯、升堂津梁,而且为深入研究中医理论的精髓打下了坚实的基础。

阴阳中阳重于阴

阴阳学说用来说明人体的生理和病理,虽然有其对立统一、相互制约、相互依存的一面,但归根到底还是要依靠阳气的重要作用,如温煦以保持体温、推动使血液循环等。这些都充分说明"阴阳学说"中阴阳两者的从属问题。"钱塘医派"所说的"阳重于阴"为"温补"理论提供了依据,在临床上有其一定的指导意义。

病因病机的研究

中医病因病机学是论述疾病发生、发展及其传变、转归的机制和规律的学科。它以临床实践观察为依据,以阴阳五行、天人相应等学说为指导,以脏腑经络、气血津液为基础。"钱塘医派"对中医病因病机的研究较深,如高世栻认为:"人身本无病也,凡有所病,皆自取之。或耗其精,或劳其神,或夺其气,种种皆致病之由。惟五脏充足,六腑调和,经脉强盛,虽有所伤,亦不为病。若脏腑经脉原有不足,又不知持重调摄,而放纵无常,焉得无病?"高度概括了致病的原因,并从脏腑经络来进行划分,所以他又说:"治病必求于本,求其本,必知其原,知其原,治之不远矣。"明确指出了病因病机在中医临床上的重要性。

6)诊法的研究:有关诊脉察色的方法,最早见于《灵枢》《素问》诸经,西晋王叔和因《伤寒论》《金匮要略》编辑《脉经》10卷,这是第一部研究诊法的专著,"钱塘医派"认为其内容"虽采用经语,其中不无杜撰,且多七表八里之蛇足,图画七奇八怪之形状,疑惑后学,反多歧路之悲"。五代高阳生,假叔和名,撰《脉诀》2卷,然亦有所长,但"在叔和《脉经》,又未可为全壁"。故他们提出"学者当宗法《灵枢》《素问》及仲景平脉、辨脉诸法"[1]。

诊脉当识审

关于诊脉,张志聪认为当分识脉、审脉两个过程,其中识脉虽难,但审脉更难。高世栻则在《医学真传》中专立"诊脉大法"篇,详细论述诊脉的机制及其方法。

望诊重辨舌

高世栻非常重视望诊中辨舌的临床意义,并直抒己见,诚如他所说:"余之辨舌,不合方书,观者未必能信。如能不弃余言,则杀人亦差少耳。"

闻音声言语

闻诊,即听病人的声音、语言等以诊察病情。张志聪认为"不知音声之原委,又安能审别其病情乎?"说明闻诊的重要性。闻诊的主要内容是根据五行学说,即五音五声与五脏相应来辨别病变。张志聪说:"音声者,五音之声,嘹亮而有高下;语言者,分别清浊字面,发言而有语句。"认为音声的高低与脾、肺二脏有关,但又从肾间动气之所发,故肾气虚者,音声短促,上气不接下气。关于言语,他说:"语言的清晰与心、肝二脏有关。"这在临床上有一定实用价值。

7)治则与治法的研究:中医治疗疾病有一定的治则和治法,对此,"钱塘医派"开展了深入的研究,也取得了一定的成就。

治病应中庸不偏

"钱塘医派"依据儒家"中庸之道",强调治病最忌偏执。

养生有平调之法

《内经》提出养生理论"调和阴阳",张志聪在此基础上,依据五行的生克关系,将其具体化。他总结说:"此阴阳五行,雌雄配合,各有平调之法焉。故善养生者,非惟苛疾不生,更可以延年不老。"

8)临床的研究:"钱塘医派"早期代表人物张卿子、卢复父子,就连张志聪也是一位十分出色的临床医生。在他所纂的《侣山堂类辨》中论述许多疾病的证治,并完整地记载了六则医案,再加上王琦在跋中提到的一则医案。高世栻是一位十分出色的儿科医生,而仲学辂则因诊治慈禧太后病闻名天下。因此,"钱塘医派"的临床经验值得发扬光大。

伤寒

伤寒作为外感热病之一,"钱塘医派"对其研究较透,此处所谓伤寒,主要指内感伤寒。高世栻说:"伤寒一名卒病。卒,暴也。阴阳不和,卒暴为病,凡恶寒发热,头痛骨疼,呕吐烦渴,皆伤寒也。"因内伤而伤寒者,病情较重,稍有不慎,往往有性命之虞。故治法应以温补元气为主;如不效,更当大温补。

寒热往来

寒热往来,是阴阳之气乘于脉中,而为寒为热,非脉中之血虚,故见阳脉浮。如属血虚,则筋急,阴脉弱。由于荣血生于后天水谷之精,阴阳本于先天水火之气,阴阳之气乘于脉中,而为寒热往来,非荣血虚,故治疗以金匮肾气丸为主,配四物以养血。

潮热

张志聪认为潮热的病机虽然与胃有关，但与夜热不同，须审其先发于何部何处独盛，分六经而治之。夜热本于阴虚，潮热因于病气；潮热一潮而退，夜热至旦方凉。因证不同，治法亦异。

中风

中风历来有内、外之分，张志聪却不以此为据，从病位的深浅来分，并有寒热、燥湿、虚实之变化。

头痛

大凡医家往往将头痛归属于三阳，以为三阳之脉，上循于头而为头痛。张志聪认为头痛为足六经之证逆于头而作。高世栻则认为头痛之证有三：一为太阳头痛，一为少阳头痛，一为厥阴头痛。此外，头痛虽有寒、火、风三者之异，尤当观其微剧，察其阴阳，从而确立了阳虚头痛的证治，对后世医家临证有较好的指导意义[1]。

9）主要医学著作："钱塘医派"传承200多年间，为后世留下了一大批的医学著作。他们的代表人物无不学验俱富、著述等身。据有关史料记载，卢复、卢之颐、张遂辰、张志聪、张锡驹、高世栻与仲学辂7人所撰医著就有35种，其中绝大多数由于学术价值较高和临床指导作用较大，为后世一再翻刻而流传至今。这些医著属于经典医籍整理与阐发研究的有13种，属于临床研究的有15种，现据1992年版《全国中医图书联合目录》，撷录如下：

本草类

《神农本经》，卢复辑，成书于1616年。现存日本宽保三年（1743年）泉屋卯兵卫刻本、宽政十一年（1799年）橘黄堂刻本、《医种子》丛书本及抄本一种。

《本草乘雅半偈》（11卷），卢之颐撰著，成书于1647年。现存清初卢氏月枢阁刻本、《四库全书》本及抄本一种。

《本草崇原》（3卷），张志聪撰著、高世栻编，成书于1663年。现存清乾隆三十二年（1767年）王琦校刻《医林指月》本、清光绪二十四年（1898年）香南书屋刻本和清宣统二年（1910年）钱塘仲氏刻本。

《本草崇原集说》（3卷），仲学辂编著，成书于1909年。现存清宣统二年（1910年）钱塘仲氏刻本。

《内经》类

《黄帝内经素问集注》《黄帝内经灵枢集注》（各9卷），张志聪撰著，成书于1670年。现存清初三多斋刻本、清康熙十一年（1672年）刻本、清光绪五年（1879年）勤思堂刻本、清光绪五年（1879年）太医院刻本、清光绪十六年（1890年）浙江书局刻本、清光绪二十九年（1903年）善成堂刻本、清光绪末年林堂刻本、刘青云刻本、清聚锦堂刻本、瀛州书屋刻本及同德堂刻本。

《黄帝素问直解》，高世栻编撰，成书于1695年。现存清康熙三十四年（1695年）侣山堂刻本、清光绪十三年（1887年）浙江书局刻本及清刻本一种。

伤寒、金匮类

《仲景伤寒论疏钞金鎞》，卢之颐编撰，成书于1644年。现存明刻本、清顺治六年（1649年）刻本、清顺治十四年（1657年）刻本及清刻本、抄本各一种。

《张卿子伤寒论》，张遂辰撰著，成书于1644年。现存明刻本、清初圣济堂刻本、清文翰楼刻本、绵和堂刻夺、清刻本一种及日本京师书坊刻《仲景全书》本、日本刻本一种。

《伤寒论崇印》（8卷），张志聪撰著，成书于1663年。现存清康熙年间刻本、清末抄本一种。

《伤寒论纲目》（9卷，附1卷），张志聪撰著，成书于1673年。现存清康熙十二年（1673年）自刻本。

《伤寒论集注》（6卷），张志聪撰著，高世栻纂注，成书于1683年。现存清乾隆年间刻本、清咸丰六年（1856年）刻本、清同治四年（1865年）灵兰堂刻本、清同治九年（1870年）内邑公司刻本、清光绪二十五年（1899年）石印本、清光绪三十四年（1908年）石印本、清平远楼刻本、京都琉璃厂刻本、内江刻本及刻本一种。

《伤寒论直解》（附伤寒附余），张锡驹撰著，成书于1712年。现存清康熙五十一年（1712年）钱塘张氏三余堂刻本、清乾隆二十四年（1759年）抄本、清光绪十一年（1885年）福州醉经阁刻本及清刻本一种。

《金匮要略注》（4卷），张志聪编注，成书于1683年。现存清康熙二十二年（1683年）文瑞堂刻本及清抄本一种[1]。

临证类

《芷园臆草存案》，卢复撰著，成书于1616年。现存清乾隆三十年（1765年）刻本、清乾隆三十二年（1767年）宝笏楼刻本、《医种子》丛书本、《医林指月》丛书本及抄本一种。

《芷园臆草题药》，卢复撰著，成书于1619年。现存清末上海中华新教育社石印本。

《医种子》，卢复撰著，成书于1620年。现存明天启四年（1624年）刻本及日本抄本一种。

《芷园臆草勘方》，卢复撰著，成书于1622年。现存《芷园臆草》丛书本。

《学古诊则》，卢之颐撰著。成书于1644年。现存清乾隆三十五年（1770年）宝笏楼《医林指月》丛书本、光绪二十二年（1896年）上海图书集成印书局铅印《医林指月》丛书本及清刻本一种。

《痎疟论疏》，卢之颐撰著，成书于1657年。现存清乾隆三十二年（1767年）宝笏楼刻本（附方1卷），清乾隆五十一年（1786年）刻本，清光绪二十二年（1896年）上海图书集成印书局铅印本（附方1卷）及清刻本，以及《当归草堂医学丛书》、《中西医学劝读十二种》、《四库全书》、《医林指月》、《中西医学群书》、《古今医学会通》、《医学十种》丛书本。

《张卿子经验方》，张遂辰撰著，成书于1657年。现存清海宁蒋氏别下斋校刻《汇刊经验方》丛书本、粤东富文斋刻本及清刻本一种。

《侣山堂类辨》，张志聪撰著，成书于1663年。现存清康熙九年（1670年）刻本、清康熙三十五年（1696年）刻本、清乾隆三十二年（1767年）宝笏楼刻《医林指月》本、清乾隆年间刻本、清光绪十五年（1889年）刻本、清光绪二十二年（1896年）刻本、清光绪三十一年（1905年）田思绂抄本及清刻本一种。

《医学要诀》，张志聪撰著，成书于1663年。现存清昆明崇德堂刻本及清刻本一种。

《杂证纂要》，张遂辰撰著，成书年代不详。现存郑日新汀抄本一种。

《医学真传》，高世栻撰著，成书于1699年。现存清乾隆三十二年（1767年）宝笏楼刻本、清光绪二十二年（1896年）上海图书集成印书局铅印《医林指月》丛书本、清光绪三十二年（1906年）焕文堂刻本、望海堂刻本、清光绪年间成都刻本及抄本一种。

《高士宗部位说》（附十二经脉歌诀），高世栻编撰，成书于 1699 年。现存抄本一种。

《简验良方集要》，张遂辰编撰，成书年代不详。现存清乾隆四十七年（1782 年）刻本。

《胃气论》，张锡驹撰著，成书于 1712 年。现存日本东都书林刻本、日本博济堂刻本及抄本一种。

（6）历史贡献

明末清初，钱塘（今浙江杭州）曾出现我国医学史上鲜有的繁荣局面。当时，医家云集，人才荟萃，习岐黄学者咸向往之，盛极一时。清代王琦云："自顺治至康熙之初四十年间，外郡人称武林（今浙江杭州）为医薮。"钱塘是当时海内外医家向往之地，名扬四海，缘由"钱塘三张"（张遂辰、张志聪、张锡驹）"钱塘医派"的杰出表现。他们聚众论医，开创中医教育，以讲学形式培育医学人才的先河，培养医家一批又一批；洞本清源，竭力维护经典医籍的原貌，并首创集体编注医经的新例，编撰医著甚多；精于临证，理、法、方、药循古训而善创新，医治疑难病高手林立。他们的作为，使当时钱塘乃至浙江全省的医学活动生机勃勃，进而促进了全国医学研究的学术争鸣，重彩浓墨地在我国医学发展史上书写了一段佳话。

1）开创中医教育讲学模式的先河：我国的中医教育历史悠久，源远流长，并经历了口传心授、家族相传、师徒相授、聚众讲学、政府培养及近现代学校教育等多种模型。远古时期，我们的祖先在长期生活和生产活动中积累了医药知识，又在共同劳动中以口传心授方式传播这些知识，这是最原始的简单的医学教育。随着社会分工的出现和医药知识经验的积累，出现了家族和师徒相传的中医教育形式。中医的家传包括父子、叔侄和兄弟等，一般由长者担负教育责任以继承家学。由于世代相传的医疗经验的积累，久而久之就形成了很多中医专科和中医世家，孕育了众多名医。伴随家传式中医教育出现的是名医带徒的师承教育。这种中医教育形式越过了"医术秘不外传"的雷池，扩大了医学流传的范围，有利于培养更多的医家，适应了民众防治疾病的需求。许多医家在传授时结合自己的经验，以自己的见解发挥前人的学术，各成一说，各树一帜，从而形成了不同的中医流派[1]。

官府办学始于五代十国的刘宋王朝及北魏，盛于隋唐，唐政府建立了中央与地方两级医学教育制度，规模很大。宋代的医学教育既重视医学典籍的教学，又注意传授临床技术，并且重视实习训练。元明至清初，医学教育虽然依照两宋旧制，但各方面均不如前代，衰退之势已经出现。官府的医学教育主要培养医官与吏目，为太医院和医政管理部门输送人才，远远不能适应医学事业需求。明末清初社会的全面发展与人口增多、疾病种数与难度的增加，既需要大量的医家为民众防治疾病，又要求医家提高自己的医疗水平。当时的江浙一带，国学大师讲学之风盛行，尤其在钱塘（今浙江杭州），书院林立，比较有名的有敷文、紫阳、诂经三大书院，明代著名哲学家王守仁曾多次在敷文书院讲学。在这样的背景下，聚众讲学这种医学教育新形式便首先在钱塘产生。

"钱塘医派"的早期人物卢之颐是我国中医教育聚众讲学形式的首创者。卢之颐与其父卢复均好结交，与当地文人名士往来甚密，且议论无所顾忌。起初，多为探讨佛禅及文史。之后，卢之颐为完成父亲《本草纲目博议》而编撰《本草乘雅半偈》多年之中，经常邀集地方名医在家中研议医学，并受大家推荐，讲解仲景学说与《内经》。最热烈的要数明崇祯三年（1630 年），其时"武林诸君子大集余舍"，这在该书自序中有明确文字记载。渐而久之，卢之颐善讲医经的名声便传播开来,慕名者接踵而来,连已经拜在张遂辰门下的张志聪也时时前往听讲。耳闻目染,张志聪医学大进,同时受到启迪。

"钱塘医派"聚众讲学具有以下特色:

其一,学员并非初学医者,大多为当时已出道多年的医家与世医弟子,许多颇有医名,如张志聪、高世栻。按照现行中医教育制度的说法,那就不是大专与本科教育,而是对医务人员的继续教育提高班,抑或是高级研讨班。为此,讲学起点高,教师必是贯通古今、功底深厚与医术精湛者;学员要求高,出去后必为医术更精与临床水平更高者。

其二,教学形式多样,既有讲授,更多讨论与辨析,学习气氛热烈、活跃,老师并非一人,凡学有所长者均可讲学。如在侣山堂主讲的除张志聪外,还邀请了当时负有盛名的张开之、沈亮辰等医家,类似当今的外聘教师。这就充分利用了外界的教学资源,使得学员学术兼收并蓄,获得更广泛的知识。

其三,既强调经典医籍与医学理论的研究,更注重临床实际与各种病证的剖析。传载"钱塘医派"讲学内容的两本教材,无论是《侣山堂类辨》或《医学真传》,无不理论联系实际。均结合当时临床的主要病证,详解基础理论,阐明辨证施治,并力排只阅方书不明经论的时弊[1]。

其四,既出人才又出成果。张志聪、高世栻先后主持侣山堂讲学数十年,仲学辂办杭垣医局讲学 20 多年,在"钱塘医派"创办的这二处讲学之地得到培养的学员有案可稽者就有 40～50 人,而名不见经传者恐怕更多。这些学员大多学有所成,医术大进,诚如高世栻弟子所云:"群弟子先后进问,道渐以明,医渐以备"(《医学真传·卷首语》)。其中不乏后来成为名医者,这些名医又无不著作等身,成果累累。据有关书目统计,钱塘医派成员所撰著述近百种。特别引入注目的是,其中多种重要的医著是钱塘医派集体研究的成果。

2)开创民间集体研究医经及编注的新例:对经典医著的研究整理,始于三国两晋南北朝时期。明代,马蒔对《灵枢》《素问》合注发微,张景岳分类编次《内经》成《类经》,卢复辑复《神农本草经》。在《伤寒论》研究上,开始出现了方有执为代表的"错简重订"说与钱塘医派开山祖张遂辰为代表的"维护旧论"说。

由上可见,清初以前历代对经典医著的整理研究在组织形式上大致有两种类型,一是由政府组织若干医家开展整理,二是医家们的个人行为。而"钱塘医派"对经典医籍的整理研究,既开创了民间集体研究的先例,又发端了集体撰注的新著述形式。如卢之颐在其父《本草纲目博议》基础上编撰《本草乘雅半偈》18 年中,常借聚众论医讲学之际,倾听大家的意见,并对中肯之论无不采纳。钱塘医派成员中对经典医籍研究致力最深者当系张志聪,他对《灵枢》《素问》《神农本草经》《伤寒论》等典籍均有独到阐释。然而,他的著述中凡对后世影响深远者如《黄帝内经素问集注》《黄帝内经灵枢集注》《伤寒论集注》无一不是在讲学之中与同学及门弟共同参论探求而成。"钱塘医派"的另外两本代表作,即张志聪的《侣山堂类辨》和高世栻的《医学真传》,其实也是集体研究探讨而成的佳作。这两本书记录了张志聪、高世栻在侣山堂的讲学内容,书中虽然多为他们的阐述,但也不乏他人的议论。

"钱塘医派"在医学经典研究中独辟蹊径,首开集体探讨分析与编注之风,这在文人相轻与医学秘不外传风气颇盛的封建社会实属难能可贵,其思想已有了近代科学研究意识。由于广开言路,集思广益,其研究成果倾注了师生同门弟子的智慧,其研究水平自然就高过了历代。

上述几种医著，在当时乃至近、现代，都是中医学著作中的佼佼者，至今都有较大的参考价值与指导作用。他们对中医经典孜孜不倦的共同探讨，无疑也启迪了后世医家，形成了清末民初杭州医家们互相切磋的风气。

3）极善疑难病症的诊治：我国古代医学家有的精于医疗，不善著述；有的擅长著述，但医术不精。至于历代医学流派，能集临床、著述与讲学于一体者甚为鲜见，而三方面均有造诣者惟独"钱塘医派"。"钱塘医派"的成员大多为临床医家，而他们之中的代表人物无不医术高超，个个善治疑难病症。

张遂辰以善治伤寒而名闻四方，各地求诊者无数，以致后人称他的住处为"张卿子巷"（今杭州市横河桥附近的蒲昌巷），可见他当时的诊疗业务非常繁忙。

卢之颐业医几十年，至晚年虽双目俱朦，仍诊疗不断，并口授子婿记录已得。《侣山堂类辨·跋》称："盖其时卢君晋公治疗奇疾辄效，名动一时。"当时有其粮道官患内闭，溺不得下，病势甚危，诸医束手无策。之颐以人参、麻黄各一两定剂，诸医不敢认同。幸患者不疑而饮其药，不久便溺下，诸医无不佩服。

张志聪先祖九代世医，本人悬壶数十年之久。他在临床上注重人体的气机，如用化气行水法治水肿（见《侣山堂类辨》），以及用益气法治癃闭（见清代王琦《侣山堂类辨·跋》）等，见识高超，非一般医家所能相埒[1]。

仲学辂主持杭垣医局20多年，若非医林高手，医业焉能如此兴旺不衰？学辂于辨证极为精细，善于细微之处捕捉病因。

从上可知，"钱塘医派"的主要成员在临床中均有独到之处。之所以他们能察人之未察，断人之未断，治人之未治，原因不外乎三。其一，他们长期从事临床实践，积累有数十年的系统、丰富的行医经验。其二，他们极其重视医学经典著作的研习，从卢之颐到仲学辂莫不如是，因而无不精通医理、功底深厚。其三，得益于讲学活动。讲学的传道、授业与解惑，使他们深厚的医理与丰富的临床实际更加融会贯通，因而医技更精。

"钱塘医派"的创新首先在于聚众论医，首开中医教育讲学模式，从而填补了中医教育方法的空白，提供了新的培养中医学人才的途径，这对当前中医人员的继续教育有着重要的借鉴作用。其次在经典医籍的研究整理中能够运用师生集体力量，发挥众人的智慧，这在当时可谓独树一帜，对当今中医科研人员从事科学研究有着积极的参考意义。从继承上看，"钱塘医派"一贯主张的"尊经维旧"观点显然源于医经派，但又有区别。

他们在《伤寒论》研究中坚决反对"错简错订派"们的随意增减章节与窜改，力主维护原有编次，其目的是恢复《伤寒论》的原有面目，并不是排斥在内容上从各种途径研究《伤寒论》。实际上"钱塘医派"对《内经》《伤寒论》的注解研究，确实兼收并蓄、屡有新见。他们的尊古而不泥古思想，在临证医疗中更为突出。"钱塘医派"在经典医籍的研究中所投入的时间、精力和人力很大，往往是"十年磨一剑"。为了说明问题，他们正本清源、引经据典、广采博收、群策群力、探究辨析，甚至前赴后继、持之以恒，这种刻苦严谨、踏实端正的治学态度令人敬佩，值得从医者学习。

由上可见，张志聪是"钱塘医派"的中坚人物与集大成者。正是他，继承与发扬了老师张遂辰和卢之颐尊经崇古、维护旧论的治学特色，发展了卢之颐论医讲学的事业，以侣山堂为基地，培养了高世栻等一大批杰出的医学人才，壮大了"钱塘医派"队伍与阵容，并开创了集体编注医学经典的先河，为代表钱塘医派学术思想著作的问世打下了扎实的基础。张锡驹全力协助志聪师兄研究《伤寒论》，并编撰了《伤寒直解》，使钱塘医派研究伤寒学的成果更加丰厚与更具特色。高世栻是钱塘医派的忠实传承人，他在侣山堂延续了同学兼老师志聪的讲学授医事业，以毕生心血完成了先师遗著《伤寒集注》与编撰了《素问直解》，扩大了钱塘医派研究经典医籍的成果。仲学辂使钱塘医派有了颇为完满的结局，他开办了杭垣医局，再度凸显"钱塘医派"行医、讲学与研经三位一体的特色。从清初到清末200多年来，钱塘医派各代医家治学上"尊经崇古"，学术上推崇气化，代代相承，聚众论医讲学风气相袭，研究经典医籍前赴后继，成就显著。从明末清初到光绪200多年中，"钱塘医派"在讲学、研经与临床三个方面为我国中医药学的发展做出了自己的贡献，为我国古代中医药学说流派画上完美的句号[1]。

2. 乌镇学派

江南名镇乌镇，在历史上有其特殊的地理环境，它曾经是二省（浙江、江苏）、三府（湖州府、嘉兴府、苏州府）、七县[桐乡、吴兴（今浙江湖州）、嘉兴等]的交界处。这里水陆交通方便，商贾云集，人文荟萃，所以名医辈出。在清代陆定圃的《冷庐医话》中，就十分明确地指出，这里的医家自成一派，称"乌镇派"。其中的代表人物有张千里、孔广福、僧越林、沈子畏等。

僧越林，亦称逸龄，清代乾隆至道光间人。乌程（今浙江湖州）籍，自幼遁迹禅门，住持乌镇西栅"茜径寺"。诗、画、琴、棋皆能，博学精医，尤其擅治内、妇诸难症，有《逸龄医案》传世。弟子沈兰舫（成美），承其业，医名亦盛。兰舫传子謦斋，成为清道光咸丰间乌镇名医。其再传弟子有湖州的吴莘田，乌镇的沈凤葆，均成为当地名医。尤其是凤葆，因医术高超，求诊者很多，弟子甚众，计约40人，至今浙西精岐黄者，大多根于乌镇，其众多子弟中，张艺成更能开拓，曾悬壶于沪、杭，医名过乃师。迄今为止，承艺成业者，遍及大江南北。

孔广福，字行舟，清道光咸丰间名医。始操疡科，继专内科，学宗吴门叶天士、薛雪，亦尚赣医喻昌，擅用辛凉、轻灵。有弟子张映珊（1837～1907年），继其业，颇有医名，辄济贫病，里人颂其德。子菊坤，得其父真传，名闻遐迩。

综观"乌镇派"的学术传人虽众，但其历代选择受业弟子时，十分严格，必须品学兼优，方能入室，这种形式也是代相沿袭，甚至要求先试抄方，后视情况满意者，再举行授业仪式。

参 考 文 献

[1] 朱德明. 浙江医药通史（古代卷）[M]. 杭州：浙江人民出版社，2013：21-303.

[2] 崔为，王姝琛. 姚僧垣与《集验方》[J]. 长春中医药大学学报，2006（3）：3-4.

[3] 田汝成. 西湖游览志[M]. 杭州：浙江人民出版社，1980：49.

[4] 孙衣言. 逊学斋文续抄[M]. 木刻本. 清光绪十五年（1889年）.

[5] 范行准. 中国医学史略[M]. 北京：中医古籍出版社，1986：122.

第三章 中医外科

第一节 三国两晋南北朝至宋元时期浙江中医外科

一、三国两晋南北朝时期浙江中医外科

浙江有关外科医疗活动大约出现于南北朝之际，最早的外科医生当推上虞人孙溪叟，孙氏对疮疡有独特疗法，凡疮疡流血不止者，应手即止，疮疡敛口而愈。武康人姚僧垣总结当时外科证治经验，编著了《集验方》13卷，这是浙江最早的一部外科专著，惜已亡佚，但《外台秘要》中引用其部分内容。

孙溪叟，南北朝时上虞人。初为人家奴，及长，多谙方术。南朝宋文帝元嘉初年（公元424年）逃入建安，为治中（州刺史的佐史）。后出世民间，擅疗宿疾，治头风如神。对外科疮疡，有特异疗法，凡疮疡流血不止者，应手即止，疮疡也敛口而愈。治疾兼授养生、延寿之法。宋文帝元嘉十二年（公元435年），值孙氏游长山（今山东济南），为家主人所获。旋又叛逃，出游外地。孙氏被认为是浙江有关外科医疗活动的先期人物，是浙江最早的外科医生之一。

二、宋元时期浙江中医外科

（一）宋朝浙江中医外科

宋元明期间，战乱频繁，劳役严重，造成痒、疮、痛、疽等外科疾病蔓延，急需较多的外科医家治病救人，从而提高了外科在医学界中的地位。外科被承认为十三科之一，其理论与方药也日趋完整，并且出现了外科世医。据《钱塘府志》记载，浙江的外科世医开始于元代。医术高超、名盛一时的有钱塘（今浙江杭州）人倪垕以、倪居敬父子。尤其是居敬，于元至正（1341年）荐补为杭州路医学正，后又升为医学教授、浙江官医副提举、医学提举。其主事期间，尽萃于医疗，活者甚众，有口皆碑。朱元璋反元初，士卒多病，遂遣使者邀请居敬。居敬弃元高官厚禄，为义军行医，疗疾多愈。元璋建明代初，居敬却辞归乡里，优游湖山以养老。金元时期，浙江外科医家还开始采用当时国内比较先进的治疗方法。如鄞县人李生采用挂线疗法医治痔疮。李氏外科医术神奇，《鄞县志》记载："余姚应某，目旁生赘疣，渐长，大如核桃，李氏立平之。生为人治病既多奇效而不矜功，不责极，人以是尤重之。"外科著作开始丰富，据《宋

志》《崇文总目》等所记，有外科类专著近 30 种，50 多卷。

宋代医家对痈疽、疔疮、丹毒、疥癣、瘿瘤、金创等外科疾病，有了更深刻的认识。虽然较大手术已逐渐衰退，保守疗法日渐起用，但由外科手术发展而兴起的麻醉技术没有停滞。由于化脓性瘢痕灸法的兴起，整骨手术的进步，麻醉术得到了进一步的发展。南宋期间，战乱频繁，劳役严重，造成疡、疮、痈、疽等外科疾病蔓延，从而也要求有较多的外科医家来适应治疗的需要，提高了外科在医学界中的地位。12 世纪前叶，南方地区人民嗜食咸鱼、米酒，导致腿上溃疮，由于盐则散血走下，鱼乃发热作疮，白酒曲中多用草乌头药物，都有毒素，此 3 种毒素入脾、肾而渗入骨干之中，疮必发作[1]。疮发于足胫骨旁，肉冷难合，色紫而痒。北人呼为臁疮，南人谓之骭疮，其实一也。西北之人，千万之中患者乃无一、二，妇人下实血盛，尤罕斯疾。南方妇女亦多苦之，盖俗喜饮白酒、食鱼鲞、嗜盐味[2]。

南宋时期，浙江比较著名的外科医学家有浙东鄞县的史源，字建安，精于背疮治疗，著有《背疽方》1 卷，是其临证经验的总结，惜已佚。该书与同时代人福建李讯的《集验背疽方》书名雷同，而后者一直被奉为中医外科重要早期专著之一。

南宋时期陆游在《老学庵笔记》中记载了一个短指畸形家族："曾子宣丞相家男女手指皆少指端一节，外甥亦或然。或云襄阳魏道辅家世指少一节，道辅之姊嫁子宣，故子孙肖其外氏。"[3]陆游这则短短 48 字的笔记所记叙的是一个至少涉及四代的家系：魏泰与其姊（曾布之妻）、曾布之子女、曾布女儿之子女（"外甥亦或然"）及魏泰之父母甚至更上几代之祖先（"魏道辅家世指少一节"）。陆游对这一短指畸形的临床症状的描述是少指端一节，这种遗传方式是常染色体显性遗传，这一临床病例报告距今 780 年，是世界上最早的短指畸形的病例报道[4]。

潘殿直，宁波城南人，在外科治疗方面很有经验，平时经常施疮药，还被史源请去为其母医治背疮，"施疮药每效"[5]。

李世英，鄞县医家，著书刊行，使治疗恶疮之法广为流传，"深愿家家尽晓，人人自会。"[6]

曹五，临安（今浙江杭州）人，生活于南宋高宗统治时期，曾为南宋高宗取痔千金方治愈痔疾，被提拔为观察使。这说明南宋时期浙江已出现了治疗痔疾的专科及医家。

谢天锡，金华人，著有《疮疹证治》1 卷。

张小娘子，秀州（今浙江嘉兴）外科张生，本郡中虞侯，其妻遇神人，自称皮场大王。授以痈疽异方一册，且诲以手法大概，遂用医著名，俗呼为"张小娘子"，又转以教厥夫。吴人章县丞祖母，章子厚侍妾也，年七十，疽发于背，邀治之。张先溃其疮，而以盏贮所泄浓秽澄滓而视之，其凝处红如丹砂。出谓丞曰：此服丹药毒发所致，势难疗也。丞怒曰：老人平生尚不吃一服暖药，况于丹乎？何妄言如是！母在房闻之亟呼曰：其说是已。我少在汝家时，每相公饵伏大丹，必使我伴服一粒，积以数多，故储蓄毒根，今不可悔矣！张谢去，章母旋以此终。

李世英，字省颖，号雪岩，南宋鄞县（今浙江鄞县）人。世业外科，壮岁复从古缩陆从老学。指下明彻，如洞见脏腑，用药多奇中，治痈疽尤多神效。晚岁独步于鄞，曾任太医。史定叔患背痈，数日间肿大如杯，势极可虑，以礼聘世英诊视。世英察其脉，举手相贺，曰："此阴病也，见得甚明无庸过虑，但用多备雄、附等料耳。"服其药数日，病者大觉烦躁，谓世英曰："汝以附子杀我！"世英但笑而唯唯，谓："今夜乃住此药。"退而语诸子曰："今正是服附子时，舍则无药可进。况病人饮食精神皆不失常，疮溃而脓如涌泉，皆善证也。非附子之功而何？但用附子，稍杂以他剂而进之。"诸子如其言，遂收全功。世英行医 50 多年，至晚年惮于出入，因整理家传积世秘效之方，参考古来诸名家之论及前辈诸先生之教，编《痈疽辨疑论》2 卷，刊于宋淳祐二年（1242 年）。该书日本内阁文库尚存有残抄本（缺下卷）。

（二）元朝浙江中医外科

1. 朱丹溪

朱丹溪不仅熟谙内伤，而且对疮疡、痈疽等外科疾病亦研究有素，著有《外科精要发挥》一书。他运用自己丰富的理论与实践，对宋代陈自明所编撰的《外科精要》进行了评述，畅发外科义理，发挥治疡心得。虽然他所著《外科精要发挥》一书已经散佚，但从目前所见到的其他有关丹溪著作中，仍保留着他对疮疡证治的丰富经验[7]。

（1）学术思想

1）气血疾郁，百病之端：朱丹溪的气、血、痰、郁理论，在杂病的病机及治疗中占有重要地位。前人推痈疽疮疡为杂病之先，因此在论述疮疡时，仍不越于此。丹溪曰："痈疽因阴阳相滞而生。盖气阳也，血阴也，血行脉内，气行脉外，相并周流。寒与湿搏之，则凝泣而行迟，为不及；热与火搏之，则沸腾而行速，为太过。气得邪而郁，津液稠黏，为痰为饮，积久渗入脉中，血为之浊，此阴滞于阳也。血得邪而郁，隧道阻隔，或溢或结，积久渗出脉外，气为之乱，此阳滞于阴也。百病皆由于此，又不止于痈疽而已。"提出痈疽病机是阴阳相滞，气、血、痰、郁所致。并进而指出"阳滞于阴，脉浮洪弦数；阴滞于阳，脉沉细弱涩，阳滞以寒治之，阴滞以热治之"。将痈疽分别阴阳，并从脉象上加以区别，从而确立不同的治疗原则。

丹溪治病，强调气血在人体生理中的重要作用。他说："气血冲和，万病不生，一有怫郁，诸病生焉!故人身诸病多生于郁。"从临床来看，气血失调是造成疾病的前提，疮疡、痈疽等外科疾病也无不如此。人身气血贵流而不贵滞，有内养脏腑、外营肌肤、维持生命、抵御外邪的作用。由于外感六淫、七情、内伤、饮食不节、起居不慎，以致脏腑乖变，经络滞隔，气血凝结，而发于肌肤筋脉，可以发生诸如痈、疽、疔、疖、流痰、流注、肿块等，都与气血失调有关。正如《素问·生气通天论》说："营气不从，逆于肉理，乃生痈肿。"由于气血怫郁，结聚而不得发越，当升者不得升，当降者不得降，当变化者不得变化，使体内津液停滞，凝聚为痰，痰浊凝聚，气机受阻，常可以结成肿块、结节。郁与痰又互相影响，气郁生痰，痰凝阻气，故丹溪"治痰必理气""治郁多化痰"。人身诸疾不离气、血、痰、郁，不独疮疡痈疽。

朱丹溪的气、血、痰、郁理论一直指导着后世杂病证治，程国彭在《医学心悟》说："杂证主治四字者，气、血、痰、郁也。丹溪治法，气用四君子汤，血用四物汤，痰用二陈汤，郁用越鞠丸，参差互用，各尽其妙。薛立斋从而广之……务在平时，将此气、血、痰、郁四字，反复讨论，曲尽其情，辨明虚实寒热，轻重缓急，一毫不爽，则临证灼然，而于治疗杂症之法，思过半矣。"可见丹溪所发明之气、血、痰、郁理论，足为后人所效法。

2）重视整体，内外兼治：丹溪从临床实际出发，体会到疮疡痈疽，虽多生于体表某一部位，但与内脏功能失调有关，它往往是整体性病变的局部反映。正所谓"有诸内，必形于外""治于外，也宜治于内"。《灵枢·脉度》说："六腑不合，则留为痈。"《中藏经》指出："夫痈疽疮肿之所作者也，皆五脏六腑蓄毒不流，则生矣，非独因荣卫壅塞而发者也。"明确地指出疮疡痈疽的发生，与人体脏腑失调的密切关系。故丹溪遵经旨曰："痈疽因积毒在脏腑。"治疗时应注意整体，内外兼治，如治疗内疽采用内服汤药，针刺并用。丹溪曰："内疽者，皆因饮食之火，挟七情之火，相郁而发，饮食者，阴受之，一七情者，脏腑受之……宜以内托之药托出于外，以针开之而愈。"对乳岩（癌）论述，丹溪曰："忧怒郁闷，昕夕积累，脾气消阻，肝气横逆，遂成隐核"（《丹溪心法》）。指出乳岩虽是表现在乳部的隐核，但在病因方面主要是情志所伤，而累及肝脾两脏，治疗当从肝脾着手。

丹溪还注意到经络内传可累及脏腑，因此在疮疡治疗中强调早治以预防内传脏腑而发生危险。他在疮疡治疗中经常采用内外兼治的治疗方法。如治疗肠痈采用《金匮要略》的薏苡附子败酱散、《千金翼方》的大黄牡丹皮汤，还常常配合灸法；治疠风，除先用加减通圣散大泻恶毒秽积，又用三棱针在肉黑处及委中紫脉刺出死血，不可令出太过，恐损真气，又继服神仙紫花丸善后，都是从临床出发的经验之谈。

3）调治疮疡，注重胃气：丹溪受张洁古"养胃气"和李东垣"脾胃论"的影响，在疮疡治疗时，强调胃气。他说："痈疽因积毒在脏腑，当先助胃壮气，使根本坚固，而以行经活血药为佐，参以经络时令，使毒气外发，施治之早，可以内消，此内托之意也。"强调疮疡虽然在外，当以内消为贵，他引用河间治疮疡的经验曰："河间治肿焮于外，根盘不深，形证在表，其脉多浮，病在皮肉，非气盛则必侵于内，急须内托，宜复煎散，除湿散邪，使胃气和平。"充分说明了调和胃气既可防止疮毒内侵，又可托邪外出。即使在疮疡实证，痈疽始作，而用大黄也"宁元孟浪之非"。丹溪治疗疮疡注重胃气的思想，对薛立斋影响很大。薛立斋曰："大凡疮疡之作，由胃气不从，疮疡之溃，由胃气腐化，疮疡之敛，由胃气营养。"充分认识到疮疡的发生、酿脓、收敛无不与胃气息息相关。薛氏又从实际经验出发，认识到即使是五脏亏损之痈疽之恶症，"前哲虽云不治，但若能补其脾胃，固其根本，多有可生者"。在临床上当人体胃气强盛时，不仅能增强人体抵御外邪的能力，即使发生疮疡也容易消散，如已成脓肿，也易使毒势局限，破溃以后也容易生肌收敛。

4）治疗疮疡，当辨经络：《证治准绳》说"人身之有经络，犹地理之有界分，治病不知经络，犹捕贼不知界分，其能无殊伐无过之咎乎？"丹溪治疗疮疡，则强调经络部分，痈疽浅深之有异，所以他在《格致余论》中专列了"痈疽当分经络"一篇，强调治疗疮疡应当明辨经络，曰："六阳经，六阴经，分布周身，有多气少血者，有少气多血者，有多气多血者，不可一概论也。"不同的部位，发生在不同经络的疮疡，其治疗用药和预后吉凶都是不同的。临床应当仔细分辨，他在批评一些人在治疗疮疡时说："不分轻重时令，经络前后，正若盲人骑瞎马，半夜临深池，危哉！"丹溪认为"惟少阳、厥阴生痈疽，理宜预防，以其多气少血，肌肉难长，疮久未合，必成死症"，这是从经络气血的多少来推测预后。前人认为十二经脉所流通的气血，它们的分布是不等的，如手少阳三焦、足少阴肾、足太阴脾是多气少血之经，阳明经为多气多血之经，厥阴经为多血少气之经，足太阳膀胱经是多气少血之经。一般认为疮疡生于多气少血者难治，生于多气多血、气血旺盛之经络者易愈。

丹溪曰："按河间灸刺法曰：凡疮疡须分经络部分，血气多少，俞穴远近，从背出者，当从太阳经五穴选用，至阴、通谷、束骨、昆仑、委中是也。从鬓（注：指两侧颞部、耳前上方的头发）出者，当从少阳经五穴选用，窍阴、侠溪、临泣、阳辅、阳陵泉是也。从髭（注：指口上胡须）出者，当从阳明经五穴选用，厉兑、内庭、陷谷、冲阳、解溪是也。从脑后出者，则以绝骨一穴治之。"说明疮疡所出之经络部位，亦可为针灸循经取穴创造条件。

5）不拘寒凉，强调辨证：人称丹溪滋阴降火，用药多主寒凉，其实不然。丹溪对疮疡痈疽的认识，并不拘于热毒内攻，专主寒凉，苦寒泻火，而是严格按阴阳、虚实、寒热进行详细辨证，从而反映出丹溪治疗疾病遵循辨证论治思想。

《素问·至真要大论》曰："诸痛痒疮，皆属于心。"故六淫邪毒所致的疮疡以"热毒""火毒"为多，大多采用苦寒解毒之品。《丹溪心法》曰："痈疽只是热胜血。"丹溪也充分认识到这一点，但临床症状变化多端，虚实不同，亦有些疮疡属于虚证，他认为"肿疡内外皆壅，宜以托里表散""溃疡内外皆虚，宜以补接"。如对疮家呕吐当辨肿疡、溃疡、体壮、体弱，治疗则殊，故曰："肿疡年壮谓伏热在心，宜降其火；溃疡年老谓虚，宜大补之。"虽然按肿疡、溃疡而分虚实，不尽合理，肿疡亦可见有虚证，溃疡也可见有实证，当四诊合参才比较全面。但从中亦反映了丹溪对疡疮的辨别已具有一定的经验，不拘于"热毒"之说。如对疮疡的发呕、痈疽的发渴，他既见到有实热证的一面，又见到有虚寒证的一面。所以他针对疮疡发呕属气虚脾虚者提出"若年老溃后，发呕不食，又宜参芪白术膏益气健脾峻补""痈疽发渴亦有气血两虚者，当用参芪以补气，当归、地黄以养血"。他激烈反对虚证疮疡痈疽使用驱毒利药，其曰："人中年以后，不可生痈，才有痈肿，参之脉证，但见虚弱，便与滋补气血，可保终吉。若用寻常驱热拔毒，纾气之药，虚虚之祸，如指诸掌。"所以丹溪赞扬陈自明之"加味十全大补汤[人参、黄芪、熟地黄、当归身、茯苓、川芎、粉草、桂心、橘红、乌药、白芍、白术、五味子]治痈疽溃后补气血、进饮食，实为切要。凡脓血出多，阴阳两虚，此药有回生起死之功"。从而反映了丹溪治疗疮疡，灵活权变，不拘一格的思想。

（2）从痰论治外科

痰，是指由多种因素导致脏腑气化功能失常，在人体内逐渐生成和蓄积的，具有黏腻性、秽浊性和致病性的代谢产物。痰邪致病范围广泛，可引起多种疾病，涉及临床各科。笔者基于对古今中医外科文献的梳理，发现某些疮疡类疾病、瘿瘤、瘰疬、痰核、内痈、疝气、乳房疾病、某些皮肤病等，都与痰有密切的关系。朱丹溪的著作中有关于结核、瘰疬、乳痈、肠痈、骨疽、疝气和斑疹从痰诊治的记载。

1）结核：朱丹溪所称"结核"，是指发于皮里膜外，坚硬不痛的结节，可发于体表各处。朱丹溪首次提出："凡人身中有结核，不痛不红、不作脓，皆痰注也。"并指出："凡人身上、中、下有块，是痰。问其平日好食何物，吐下后用相制药消之。"由此可以看出"结核"的发生与饮食因素有关。饮食不节，损伤脾胃，运化失常，水谷变痰，"痰湿流注"于皮里膜外，"作核不散"则形成结核。《丹溪心法·结核》中指出治疗结核先用"吐下"之法，然后"用药散结"，根据脉证先辨别痰停部位；痰停膈上或经络先用吐法，痰停胃肠则用下法。根据结核所在部位选择用药，痰在头项选用僵蚕、炒大黄、酒浸青黛、胆星等药物，取其轻轻上扬之性可达头面部；痰在颈项、臂部等处，则选用祛痰基础方二陈汤加减治疗。

后世对于本病从痰诊治的认识，多受朱丹溪上述观点的影响。西医多发性脂肪瘤相当于"结核"范畴，现代医家多用燥湿化痰、消痰软坚法治疗，代表方为加味二陈汤。

2）瘰疬：早在《灵枢·寒热》中，就有关于瘰疬的论述。朱丹溪首次提出本病与痰邪有关。

朱丹溪认为"食味之过，郁气之积，曰毒，曰风，曰热，皆此三端，变化引换"，终导致"气血痰热"，形成瘰疬。由朱丹溪对瘰疬的认识可知瘰疬主要病因有饮食厚味和情志不畅。他还指出瘰疬初发时"于少阳一经"，久则"延及阳明"。其辨证为"气血痰热"证，故治以泻火散结，补充元气。药用煅牡蛎、玄参制丸，黑桑椹熬膏内服。外用田螺连肉烧灰，加少许麝香，调后外敷。

后世医家受朱丹溪认识的影响，多从痰诊治本病。有的医家将与痰相关的瘰疬证候，直接称为"痰瘰"和"痰疬"。现代医家结合临床提出本病多为痰瘀互结，治疗上采用化痰散结、活血祛瘀法。

3）骨疽：是一种病邪较深，附着于骨的化脓性疾病。《诸病源候论》中提出，骨疽主要因风热被寒邪伏阻，壅遏附骨成疽。朱丹溪在前人认识基础上，首次提出本病与痰浊有密切关系，认为本病乃为"积痰老血"，与热相搏而成。

朱丹溪认为骨疽是"因厚味及酒后涉水得寒"形成内热郁闭，不能散发，"热邪深入髀枢穴左右"，与"积痰老血，相搏而成"。明确指出骨疽病因与饮食厚味、过度饮酒和寒湿侵袭有关。并提出骨疽是积痰、老血和郁热交结之证。治疗上采用祛痰化湿、清内郁之热、散外闭之寒。方用自拟方苍术、黄柏、青皮，虚者加牛膝、姜汁、甘草，若仍不能汗出者加麻黄，或用防风通圣散加减。

继朱丹溪认识之后，《外科十三方考》亦提出本病与痰湿凝滞不行有关。例如，骨髓炎相当于本病的范畴，不少医家从痰诊治，多辨证为阳虚痰凝证，方用阳和汤加减，取得明显疗效。

4）乳痈：早在《诸病源候论》中就有关于乳痈病因病机的详细记载。朱丹溪首次提出乳痈是"浓味湿热之痰，停蓄膈间，与滞乳相搏而成"。

朱丹溪认为乳痈形成主要是"因乳子之母，不知调养"。乳房为阳明所经，乳头为厥阴所属。乳母因"怒忿所逆，郁闷所遏，浓味所酿，以致厥阴之气不行，故窍不得通而汁不得出；阳明之血沸腾，故热甚而化脓"。所以乳痈为厥阴气机郁滞、阳明痰瘀互阻之证。治疗上当"疏厥阴之滞，清阳明之热，行污血，散肿结"。朱丹溪根据治则自拟处方，药用石膏、青皮、橘皮、瓜蒌仁、甘草节、蜂房、川芎、香附、葛根，加酒与姜汁送服。或大黄、天花粉、甘草节、瓜蒌仁、穿山甲，加酒调丸服用。

后世继承了朱丹溪关于乳痈从痰诊治的理论，《外科正宗》用清热化痰，行气解郁的牛蒡子汤治疗乳痈。现代有的医家采用疏肝解郁，清热化痰的方药治疗本病，具有釜底抽薪的疗效。

5）肠痈：肠痈的治疗早在《金匮要略》中就有详细的记载，朱丹溪在继承张仲景对于本病诊治的基础上，阐明本病的病因病机，首次提出本病是大肠有"痰积、死血流注"。

《丹溪治法心要·肠痈》中提出肠痈应"作湿热食积治"，可见饮食积滞是其主要病因之一。《脉因证治·疮疡》里还提出了"内疽，因饮食之火，七情之火，相郁而发"。火热相郁而发于肠胃中，形成"痰积、死血流注"而发肠痈。故肠痈证为痰热互结，瘀血阻滞。朱丹溪采用清热化痰，活血化瘀，通腹之法。治疗上除了继承《金匮要略》治疗方药外，还提出用桃核承气汤加连翘、秦艽治疗。

朱丹溪从痰诊治肠痈的理论对后世有重要的影响，《外科正宗》认为肠痈是痰湿痞塞胃肠所致。肠痈相当于西医急性阑尾炎，现代多数医家从通下、清热、活血三个方面治疗，但疗效尚不满意。有的学者在继承前贤对于本病从痰诊治的理论基础上，结合急性阑尾炎发病机制认识和中药药理研究，在反复实践验证疗效基础上，提出理气化痰活血法是急性阑尾炎的基本治法。

6）疝气：对疝气的认识最早见于《内经》，认为本病与寒邪关系密切。朱丹溪首次提出疝乃"湿热痰积流下作痛"的观点，并将疝气治疗分成疼痛发作和不痛两个阶段。

《脉因证治·疝癞》中指出疝为肝经之病，其病因为"湿热在经，抑遏至久，又感外寒"或者"大劳""醉饱""房劳""大怒"生火，"火郁之甚，湿热便盛，浊液凝聚"成痰，痰浊"并入血隧，流于肝经"，"聚结成核"形成疝，当"为寒所束，宜其痛甚"。朱丹溪明确提出疝为厥阴肝经之病。在治疗时，遵守"急则治标，缓则治本"的原则。当疝痛发作，应止痛为先；不痛时则治疗本病。在治疗本病时多重视祛痰法的应用，常用具有祛湿化痰、消积化瘀作用的守效丸（苍术、南星、白芷、山楂、川芎、半夏、枳实为末，神曲作丸）治疗。

朱丹溪从痰诊治疝气理论为后世医家治疗本病提供了重要的理论依据，《疡医大全·疝气偏坠门主论》对于疝气的认识完全继承了朱丹溪的观点，现代医家也有从痰诊治本病者，多在行气通络，利湿散结基础上，加用辛温化痰的白芥子。

7）斑疹：斑与疹略有不同，斑表现为"有色点而无头粒者是也"，而疹则表现为"浮小有头粒者"。朱丹溪首次提出斑疹是由热邪和痰邪共同作用引起的疾病。《丹溪心法·斑疹》中指出斑是"风热挟痰而作"，而疹为"热与痰"。所以斑疹是由热邪挟痰，由内向外而发于皮肤所形成的表征。斑在辨证上有内伤斑和外感斑之分，外感斑与痰浊密切相关，在治疗外感斑时应当"以微汗而散之"。方用丹溪经验方——通圣散。疹辨证为"热与痰在肺"，治疗上应"清肺火降痰"，或用汗法，或用下法。

后世医家对于斑疹从痰诊治的论述多源于朱丹溪对本病的认识。结节性痒疹属于中医"斑疹"范畴，现代医家多从痰诊治，辨证本病多与风、热、痰湿及瘀有关，治疗上除清热、利湿、祛风外常配伍各种化痰药物，如常用白芥子，通络利气、化痰散结；贝母，清热开郁散结、祛顽痰散瘀结；徐长卿、僵蚕，祛风化痰散结等。

由上所述，可以看出朱丹溪对于这些隶属后世中医外科范畴的疾病从痰诊治的理论具有一定的特色。

病因方面，朱丹溪强调饮食因素是上述疾病的主要病因之一。朱丹溪著作中明确指出，结核、瘰疬、骨疽、乳痈、肠痈和疝气与饮食厚味、饮食积滞或饮酒过度密切相关。饮食厚味、肥甘油腻之品难以运化，饮食则化为痰浊。早在《素问·生气通天论》中就有记载："高梁之变，足生大丁，受如持虚。劳汗当风，寒薄为皶，郁乃痤。"经文中明确提出饮食肥甘是产生后世某些外科疾病的主要病因，但并未提及痰的概念。朱丹溪在《内经》认识的基础上，首先明确了上述外科痰证与饮食因素之间有密切关系。

病机方面，朱丹溪认为上述疾病多为痰热相兼、痰瘀互阻。《诸病源候论·痰饮诸病》就已经注意对痰邪性质的区分。朱丹溪著作中论述的这些隶属后世外科痰证范畴的疾病，多偏重痰热的病机。分析原因主要有以下两个方面：首先这些外科痰证与饮食厚味、饮食积滞及过度饮酒密切相关，而饮食厚味、积滞，过度饮酒，多生湿热之痰；其次痰邪凝滞，宜阻滞气机，郁久化热。所以上述外科痰证多与热邪相兼。

痰具有黏滞胶着的特性，易阻滞气机，壅塞血脉。《灵枢·百病始生》中载："湿气不行，凝血蕴里而不散。"虽未提及"痰"的名称，但却为痰瘀互结理论打下基础。朱丹溪在《内经》

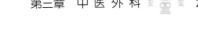

认识基础上，明确提出"痰瘀互结理论"，开创了痰瘀致病学说。在论述以上隶属于外科疾病的病机时，亦重视痰瘀互结之机。

在辨证治疗方面，朱丹溪基于其对上述疾病病因病机的认识，认为这些疾病辨证多为痰热相挟、痰瘀互阻证。治痰时，注重脾脏，提出"治痰法，实脾土，燥脾湿，是治其本也"的观点，以二陈汤为其治痰基础方。注意对痰结之热的处理，多佐清热疏散之药，常用药物有连翘、黄芩、青黛等；亦重视痰瘀同治，在祛痰的同时，多加入活血化瘀之品，多用桃仁、山楂、大黄等药物[8]。

综上所述，朱丹溪提出了多种疾病从痰诊治的理论，初步建立了中医外科痰证诊治的理论体系，总结其对这些外科疾病从痰论治的规律可以看出，饮食厚味是外科痰证的主要成因之一；外科痰证多是痰热相兼和痰瘀互结。朱丹溪对于外科痰证诊治的认识不仅开创了中医外科痰证诊治的新纪元，而且大大促进了后世医家从痰诊治外科疾病的发展，其中医外科痰证诊治理论至今仍有效地指导着临床实践。

2. 倪垕以，倪居敬

据《杭州府志》记载，浙江的外科世医开始于元代，医术高超、名盛一时的有钱塘人倪垕以、倪居敬父子。尤其倪居敬，于元至正（公元 1341 年）荐补为杭州路医学正，后又升为医学教授、浙江官医副提举、医学提举。其主事期间，尽萃于医疗，活者甚众，有口皆碑。朱元璋，反元初起时，士卒多病，遂遣使者邀请居敬。倪居敬弃元高官厚禄，为义军行医，疗疾多愈。朱元璋建立明朝初期，倪居敬却辞归乡里。

第二节　明朝时期浙江中医外科

明朝由于朝代更替，反复战乱，外科在医药界的地位得到了提高，进入了发展兴旺期。此时浙江外科贡献最大者当属海宁陈司成，其著作《霉疮秘录》是中国最早的性病治疗专著。著名的伤寒学家陶华不但在伤寒学上为世人所重，其对外科的研究也值得赞赏，陶氏的《痈疽神秘验方》较为著名。

1. 陶华

陶华（1369～1463 年），字尚文，号节庵、节庵道人，浙江余杭人。幼年业儒，旁通百氏。及长，遇良医授予秘藏医籍，遂探研医术。精研东汉张仲景《伤寒论》，颇有创见。为人治病，深切脉理，旁察病源，随症制方，不拘古法，屡有奇效。一女隆冬昏闷，不饮不食，神情狂躁，诸医莫测其症。陶究其病源，此女将曾于三伏天暴晒之衣着于身而得疾，遂诊断为严冬中暑，是一种稀症。使服"香薷饮"，一服即愈。又一人因食羊肉后涉水，痞结于胸，门人治之不愈。陶令食砒一钱，一吐即愈，门人质疑，陶答道："羊肉得砒而吐，而砒得羊肉则不能杀人，是以知其可愈。"曾悬壶杭州，治伤寒症，常一剂即愈，名著一时，人称"陶一帖"。著有《伤寒琐言》《陶氏家秘》《杀车槌法》《一提金启蒙》《证脉截江网》各 1 卷。宋成无己《明理论》只50 证，陶鉴其未备，斟酌增删之，写成《伤寒明理续论》1 卷，1445 年合辑为《伤寒六书》（又名《陶氏伤寒六书》）6 卷，流行较广，颇有影响。后又撰《伤寒全书》5 卷、《伤寒治例点金》2 卷、《伤寒治例直指》2 卷、《伤寒直格标本论》1 卷、《伤寒段段锦》（又名《十段锦》《十段关》）1 卷、《伤寒全生集》4 卷。在伤寒分证和治法方面，有所发展。此外，他又著《痈疽神秘验方》（一作《痈疽验方》）1 卷、《陶节庵心髓》1 卷。其自制方剂"柴葛解肌汤"，流传至今，并被收入《医宗金鉴》。

陶华不但在伤寒学上为世人所重，其对外科的研究也值得一提。陶氏根据痈疽的若干兼证制定内服和外用共 70 余首，撰为《痈疽神秘验方》1 卷。该书对当时外科医家颇有裨益，后为薛己收入《薛氏医案》。

2. 陈士铎

陈士铎，字敬之，号远公，别号朱华子，又号莲公，自号大雅堂主人，浙江山阴（今浙江绍兴）人。约生于明天启年间，卒于清康熙年间。据清嘉庆八年《山阴县志》记载："陈士铎，邑诸生，治病多奇中，医药不受人谢，年八十卒。"陈士铎幼习儒术，初为乡间诸生，后因仕途不成，遂弃举子业，乃究心医学，以"良医济世"为勉，治病多奇中，从不计酬。士铎平生好学，上探典籍之奥，博采诸家之长，通过临床实践，擅长归纳总结，喜爱著书立说，以惠后学。其著作之丰，当为浙中之佼佼者，堪称著述等身。

（1）《洞天奥旨》

《洞天奥旨》是清朝名医陈士铎编撰的一部外科专著，全书共 11 万多字，分 16 卷，首载经络图，涉及外科疾病 100 多种，奇方近 300 首，书中首论疮疡，次述病证，后叙方药，是一部代表清代以前外科学成就的重要著作。其对外科疮疡的描述内容占有 4 卷，系统阐述了疮疡的证治经验，集历代疡科之大成，辨证精当，用法神妙，处方屡试不爽，为后代医家所重视。《洞天奥旨》主要学术主张及成就如下。

1）辨标本，别脉之有余及不足：标本理论是《内经》治则治法篇的核心内容，其本意是指草木的枝叶与根茎，就疾病而言，引申为疾病的表象与本质。陈士铎在此专著中首论疮疡的标本，"苟不知标本，轻妄施药，不中病情，往往生变"；外生疮疡，通常皆因脏腑内毒发越于外，故忽略脏腑发病的本质，而治疗疮疡之标，往往难以奏效。对于复杂疾病的辨证，更需要标本分明，如果阳病出现痒的症状，此为阴虚，故治疗应"补阴以化毒，而不可损阳以耗气"。《素问·生气通天论》曰："营气不从，逆于肉理，乃生痈肿。"因营气根于胃气，胃气影响营气的顺逆，而营气之逆直接导致疮疡形成，故无论疮疡属阳病或阴病，其治则皆需固护胃气，"有胃气则本病阴而能生，无胃气则标病阳而亦死"，此理论亦是陈士铎对《外科枢要》中元气理论的发展。

疮疡多生于体表，然与之相连的脏腑之毒难以触及，因此需要察色诊脉以辨别脏腑的虚实。在通常情况下，疮疡病脉象亦有规律可循，"未溃而现有余之脉""已溃而现不足之脉"皆为顺之象，反之则逆，并把浮脉、芤脉、滑脉、实脉等七种脉象归为有余之脉，把微脉、沉脉、缓脉等六种脉象归为不足之脉。根据标本和脉象，治疗亦有所阐述，针对疮疡未溃而出现的不足之脉，宜重用人参、黄芪急补元气，以托毒外出，即所谓"补阳以发其毒"；而对于已溃而出现的有余之脉，宜多用熟地黄、当归，骤充其血，以散毒于内，即所谓"补阴以化其毒"；当有余、不足之脉难以分辨时，则可用大补气血的药物，佐以善消火毒之品，亦能发挥疗效。

2）审阴阳，明疮疡肿溃与虚实：疮疡有阳证、阴证之分，通常情况下，阳证表现为皮肤红肿发赤、灼热、肿势高起局限、软硬适度；阴证表现为皮肤不热或微热、肿势平塌下陷不局限、红肿散漫、坚硬如石或柔软如棉。陈士铎尤其注重疮疡阴阳辨证，"阴阳不分，动手即错"，"阳证必热，阴证必寒"，根据疮疡的不同临床表现，从形、色、初起感觉、溃烂、收口等情况加以区分，"阳证之形必高突而肿起，阴证之形必低平而陷下"，"阳证之色必纯红，阴证之色必带黑"等。又对疮疡阴证与阳证从热、寒、滞、陷四种不同的病机加以对比，如"阴热者，夜重而日轻；阳热者，夜轻而昼重"，同时阐述了病机的变化过程中所伴随的临床表现，"先阳变阴者，始突而不平，初害痛而后害痒；先阴后阳者，初平而溃，始患热而后恶寒也"等。对病机变化的原因也有独到的见解，阳病转化为阴病，多为阳虚湿重的胖人或服用寒性药物所致，阴病转化为阳病多为阴虚火多的瘦人或服用热性药物所致，并反对世俗以气血或痈疽分阴阳的一些观点。在治疗方面，勿论阴证、阳证，必用气血兼补而佐之消毒的方法，区别在于金银花等化毒之品的用量上。

陈士铎认为疮疡的治疗虽然皆用补益的方法，但若不辨明证之虚实，则难以速效，而在辨明虚实阴阳时，又需结合疮疡的肿溃情况，疮疡未溃，肿块有肿而高突、焮赤作痛的表实证和坚硬深痛的里实证之分，治疗应有所区分，"表实可散，里实可攻，攻散之中，略兼用补"；亦有疮疡肿块焮赤作痛而少衰的表虚证和痛不甚深的里虚证，其治疗亦有不同，"表虚不可纯散，里虚不可纯攻，攻散之中，重于用补"。疮疡溃后，亦可出现两种情况，"肿硬焮痛，发热烦躁，大便秘结，疮口坚实，此阳毒未化，乃邪实也"，"倘脓大出而反痛，疮口久而不敛……乃正虚也"，前者治疗宜补而兼散，后者则戒散而必补。

3）知经络，识疮疡内外及顺逆：经络布散全身，运行气血，经络闭塞不通，气血津液输布障碍，则易生疮疡。陈士铎在书中卷首载经络穴位14幅图，足见其对经络的重视。根据疮疡所生之部位，判断其所属何经络何脏腑，"生于面，即属足阳明经之病，面乃胃之部位也。生于颈项，即属足厥阴肝经之病，盖颈项乃肝之部位也"，并根据经络气血多少，施以补气、补血、消散之法，"若胃经，则气血俱多，初可用消，而终亦必佐之以补气血"，肝经又属血多气少的经络，故"非补气，则未溃不能散，已溃不能生也"。又疮疡之生由营卫气血瘀滞引起，陈士铎认为引起营卫气血瘀滞的因素有三个方面，即外伤、内伤及不内不外之伤，"外伤者，伤于风、寒、暑、湿、燥、火之六气；内伤者，伤于喜、怒、忧、思、惊、恐、悲之七情也"，三因素之所以引起疮疡，亦离不开气血虚衰。治疗疮疡之前，亦需判断疮疡的顺逆，即所谓"阳证多顺，阴证多逆。顺者生，逆者亡"。顺逆知晓以后，则有助于病情的预测，陈士铎在书中亦详细描述四种顺逆情况的临床表现，"疮疡之初起，顶高根活，色赤发热，焮肿疼痛，日渐突起，肿不开散者，顺也；若顶平根散，色暗微肿，不热不疼，身体倦怠者，非逆而何？"等。

4）顾体质，分贫富肥瘦及孕产：体质是指人体生命过程中，在先天禀赋和后天获得的基础上形成的形态结构、生理功能和心理状态等方面综合的、相对稳定的固有特质。陈士铎在书中主要从后天获得方面，对贫富、肥瘦、孕产之人加以区分，照顾到不同人群的体质状态，分析疮疡形成的病因病机及治疗方法的不同，即体质不同，发病倾向也不同。疮疡生于富贵人家，则常因多食燔熬烹炙之物，思淫享乐，致肾水亏涸，难以伏火，热而化毒，变为疮疡，而贫穷人家所生疮疡，常为感受外邪，致脏腑经络气血瘀滞，化火化毒，变生疮疡，"故贫贱之人所生者，半是阳毒，而富贵之人所生者，尽是阴疮"，而又"阳毒易消，阴毒难化"，故治疗有所区分，及时治疗，前者多清补，后者宜温补，即"阳易清补以消毒，阴宜温补以化毒也"。朱丹溪在《格致余论》中有"肥人多湿，瘦人多火"，陈士铎认为疮疡的发生与治疗亦与肥瘦体质相关，"湿多则痰盛而气虚，火多则液干而血少"，故瘦人患疮疡之症，多因阴血亏虚，肥人多因阳气亏虚，其治疗亦应有所差异，又因气血相互依存，"气非血以相养，则气虚不能遽旺也；血非气以相生，则血虚不能骤盛也"，故肥人疮疡的治疗应重补其气而轻补其血，瘦人应重补其血而轻补其气，佐之消火败毒之品，疮疡之症则能速效。因孕妇、产妇的体质与常人不同，如孕妇本已是气血半荫其胎，有患疮疡者，其治疗宜护其胎，而不得用败毒之药重伤气血，然疮疡亦需治疗，故应于补气补血之中，少佐泻火败毒药，才能取得满意的疗效，"则在腹之胎无损，而在肤之疮亦易散也"。产后体质多为亡血过多，气血衰少，产后疮疡之生，多为血亏，"血亏而阴愈亏"，故产妇所生疮疡多为阴疮，"阴疮在常人，尚纯用补剂，产妇阴虚，更无疑也"。治疗当补阴以生血，兼补阳以生气，而补阳药中当用温性之物，而不必佐之泻火败毒之品，"使荣卫通行，气血流转，则毒气不必攻而自散矣"。

5）慎火灸，佐刀针敷药兼调护：陈士铎继承了《外科正宗》的火灸法治疗疮疡的思想，疮疡的火灸疗法可发挥独特的疗效，应用得当，可现速效。"盖毒随火化，自然内之火毒，随外之艾火而宣散也"。灸治部位亦有所禁忌，如头面部及肾俞穴部位不宜灸，而阴虚之人亦不宜灸；对于灸治的壮数不加统一限制，但应有所参照，即"初灸即痛，必灸至不痛始止。初灸不痛，必灸至痛始止……不可半途即撤也"，"若初灸麻痒者，亦必灸至痛而止"。然而其在火灸论中亦有自己的见解，"大约阳疮之痛疽不宜灸，而阴证之痛疽必亦灸也"，若为阳证疮疡施用火灸，火毒通入于内而不出，变生诸多他症，与《外科正宗》所述"不分阴阳表里，寒热虚实均可灸"的思想相异，也是对其思想的继承及发展。陈士铎亦阐明了使用针刀治疗疮疡的态度，"见有脓，急用针而不可缓"，"见瘀肉，急用刀而不宜徐"，既反对滥用刀针，也反对畏用刀针，且使用刀针治疗的同时，主张外用药、内服药同用，"然后外用膏药、末药，呼其脓而护其肌，内复用汤剂，散其毒而还元"，以求全效。其外治疗法中，陈士铎推崇敷药的使用，"敷者，化也、散也。乃化散其毒，使不雍滞耳"，然敷药的选择亦需合乎病证，如阳证疮疡，用寒性化毒败火之药敷，后期用热药消散；阴证疮疡，用温性化毒败火之药敷；半阴半阳证疮疡，则用和解化毒败火之药敷，杂用温性药物散毒。

在疮疡调护中，陈士铎列举诸多疮疡期间饮食的禁忌，并主张禁恼怒与色欲，尤以色欲为重，"一犯色欲，多至暴亡"，治疗多重用人参、黄芪、白术、当归、熟地黄、附子、肉桂、金银花等，对金银花的使用，陈士铎设有专论，尤其重视，"盖此药为纯补之味，而又善消火毒"[9]。

（2）《外经微言》

《外经微言》是一部以阐述中医理论为主的医学著作，是陈士铎晚年在医学理论上的集大成的著作，在其所有医学著作中占有十分重要的地位。该书是陈士铎总结他一生医学经历和经验，仿《内经》之制，借用黄帝、岐伯、雷公等君臣相互提问的方式，采用问答式文体而创作，共分9卷，每卷9篇。根据内容大致可分为四个部分：第1～12篇，主要论述养生、男女生育；第13～47篇，主要论述经络、脏腑、命门等；第48～56篇，主要论述运气学说；第57～81篇，主要论述六淫致病的诊断与治疗。其中虽然有不少有关道教养生或迷信的内容，但大多数内容是以论述中医理论为主，涉及几乎中医的所有领域。可以说是一部中医基础理论方面的专著。他自认为是一本能与《内经》相提并论的著作，故名其书曰《外经微言》。这虽然有点过于自信，但该书确实在许多方面对《内经》的理论有所发挥，主要表现在以下几个方面。

1）养生方面：宗老庄道家学说而主张节欲、守神、练气、保精、无为。认为"绝欲而毋为邪所侵也，守神而毋为境所移也，练气而毋为物所诱也，保精而毋为妖所耗也，服药饵以生其津，慎吐纳以添其液，慎劳逸以安其髓，节饮食以益其气"，"制精之不动，仍在心之寂也"是养生的秘密所在。同时还要注意温养命门，阴阳同补，保持阴阳平衡。这些观点与《内经》的养生经义可谓相得益彰。

2）脏腑理论方面：主张以"六脏七腑"为基础。陈士铎把胞胎归入脏中，把心包络归入腑中，而成为脏六腑七的新格局，他的观点虽然值得商榷，但他把"胞胎""包络"提到如此高的地位是有一定的临床依据的。在解剖上，胞胎"上系于心、下连于肾，往来于心肾""胞胎处水火之歧、心肾之交非胞胎之系不能通达上下，宁独妇人有之，男子未尝无也"，且为冲、任、督脉的起源，一源而三歧，故地位十分重要，包络"为心膜膈，近于心宫，遮护君主，其权最重""代心宣化""代心出治""为脾胃之母"，故也是一个十分重要的脏腑，这些观点源于《内经》和道家学说，而有所发展。另外陈士铎用大量的篇幅（每一脏腑一篇，共12篇内容），灵活地运用五行学说和脏腑气化学说并结合临床实际对各脏腑的功能、脏腑之间的关系进行了深入的分析和阐述。可见他不仅是一位造诣很深的理论家，而且是一位经验丰富的临床家。

3）五行学说方面：陈士铎是继张仲景、王安道、徐春甫、张景岳之后把五行学说广泛应用于临床实践并丰富发展了五行学说的一位医家。他提出了"生克之变"的新思路，用以阐述临床上的许多用常规五行理论无法解释的现象。陈士铎认为五行学说只论述了五行生克之常，而临床上还有"生克之变"，即"生中克，克中生，生不全生，克不全克，生畏克而不敢生，克畏生而不敢克"等六种情况。如论"生中克"时说："肾生肝，肾中无水，水涸而火腾矣，肝木受焚，肾何生乎？肝生心，肝中无水，水燥而木焦矣，心火无烟，肝何生乎？心君火也，包络相火也，二火无水，将自炎也，土不得火之生，反得火之害矣。脾生肺金也，土中无水，干土何以生物，砾石流金，不生金反克金也，肺生肾水也，金中无水，死金何以出泉，崩炉飞汞，不生水反克水矣。盖五行多水则不生，五行无水亦不生也。"这一理论在其所著《辨证录》一书中得到充分发挥和运用，可见其临床指导作用。

4）经络学说方面：首次运用脏腑气化学说对十二经络的循行络属进行分析。如《考订经脉篇》用了全书1/9的篇幅（相当于一卷的文字量）对十二经络的循行络属加以分析，结合脏腑学说说明其原理和临床意义，具有较大的指导意义。

5）重视命门学说：自明朝中后期，张景岳、薛己、赵献可等在理论上提出并运用命门学说以后，在临床上形成了温补学派。陈士铎是这一学说的积极推广者，也是承上启下的重要人物。因此，现代医家干祖望说陈士铎的学派是"宗赵养葵的"。陈士铎认为《内经》中所说的"七节之旁有小心"中的"小心"，"主不明则十二官危"的"主"都是指命门，为温补学说找到了理论依据。他说："修仙之道无非温养命门。"提出养生之道就是温养命门，只有保证命门之火常旺不衰，六脏七腑的功能才能保持正常，而免受外邪侵犯致生疾病。在治疗上要重视补水的同时补火，这样才能水火既济，阴阳平衡，为命门学说的继承发展做出贡献。

6）提出"九不男"的观点，为中医男科的创立打下了理论基础。关于不育不孕，历代医家一般认为是妇科的原因，比较重视妇女疾病的调治。而陈士铎认为："男无子有九，女无子有十，似乎女多于男，谁知男女皆一也。"把男女双方的原因放在同样重要的位置，这在以男尊女卑为社会准则的封建时代难能可贵，也为不育不孕的治疗开辟了一个新的途径。

7）辨证方面：他对运气学说如三才、五运、六气、八风等能结合临床实际进行分析，基本宗《内经》之旨而略有发挥。对外伤风、寒、暑、热、温、疫等的临床诊治，从寒热、虚实、阴阳、真假、传变、异同、传染等各个方面进行了全面的阐述，有独到的分析和见解，具备了八纲辨证的雏形，这在他所著的《辨证玉函》一书中得到了充分体现。可见，他对中医辨证论治思想的深刻理解和灵活运用是前无古人的，对辨证论治体系的发展有较大的贡献[10]。

（3）外科分经用药经验举隅

陈士铎治疮疡，提倡"去火毒、补气血"之说，甚至提出"以疮疡贵去火毒……火毒去则疮疡自灭，经络不必分而自分也"之语，但其又云："疮疡之生，不在一处，若不分经络，则五脏六腑何以清，头面手足何以辨……虽金银花、蒲公英之类，皆可散火毒，然无佐使之药，引之以达于患处，亦不能随经而入之。"盖陈士铎认为疮疡之治，去火毒、补气血第一，分经用药次之，分经用药之意图亦在去火毒、补气血，观其用药组方，多处渗透这种思想。

1）补气血药的分经用药：陈士铎在补气血应用中吸取了《内经》中经络气血多少的理论，《素问·血气形志》："太阳常多血少气，少阳常少血多气，此天之常数"。陈士铎在《洞天奥旨》卷 1 "疮疡经络论"中曰："独是经络有气血多少之异，气血多者，易于成功，气血少者，难于建绩，又当分别之也。"三焦、心、肺、胆、肾、脾六经气多而血少，应以补血为主；心包、小肠、膀胱、肝四经血多而气少，应以补气为主；胃经气血俱多，初可用消，终必用补，则收功自速。并在组方用药中贯彻这一原则，例如，治小肠经疮疡方中，消痈还阳汤以人参、白术、黄芪、肉桂补阳气，少佐当归生血；转功汤以黄芪、白术、肉桂补阳气，少佐当归补血；金生散用黄芪、茯苓、白术补气，少用当归补血。治膀胱经疮疡方如加减圣神汤、木连散痈汤用参芪补气，少用当归生血。而在治胆经疮疡方如二甘散、藏燕金银散中则重用玉竹、白芍、当归、熟地黄补阴血而少加人参补气。在补肾方中如九灵汤、十州散、制火润民散等，陈士铎吸取并发扬了八味丸的组方意旨，采用山茱萸配熟地黄以滋肾。正如陈士铎所言，山茱萸"大补肝肾，性专而不杂，既无寒热之偏，又无阴阳之背，实为诸补阴药之冠""熟地得山茱萸，则功始大；山茱萸得熟地，则其益始弘"，并称其为"救命药"。在治肺经疮疡方中，如全肺汤、清金清毒汤等，陈士铎用白芍配麦冬以补肺，并认为"麦冬必须多用，力量始大"，但又恐金盛克木太过，故配以白芍佐之。

2）泻火毒药的分经用药：从陈士铎所列各方中可以看出，其泻毒之药随证而设，配伍精当而有特色。在泻胃经之火时，陈士铎常用夏枯草配玄参、石膏，认为玄参乃微寒之品，泻胃火既不损胃又滋阴，而又善散浮游之火，较苦寒之石膏见长。故玄参配石膏则阳火、阴火自平，且无胃损之弊，而配以夏枯草泻其心火，君火一平则余火自灭，其精当配伍，可见一斑。在泻膀胱火毒方中，陈士铎常用萹草或天花粉配一般泻火药物如金银花、紫花地丁等，盖以为"萹草能泻肾经之风湿""花粉排脓去毒，利小便而通月水"，故尔加入助泻膀胱火毒，方如补肾祛毒散、两治散等。在泻肝经火毒时，陈士铎常用"解郁兼散火"之法，多用"白芍配山栀"，

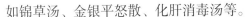

如锦草汤、金银平怒散、化肝消毒汤等。

3）引经药物的应用：无论是泻火毒药还是补气血药，陈士铎多尚"霸法"。即重用药物直捣病所，但有些药物却用量甚微，这些药物多是引经之药，主要起引诸药达某经的作用，有时兼起部分治疗作用。在治肝经疮疡方中，陈士铎常用柴胡做引经药，兼起疏肝解郁之用，此类方甚多，如顾身汤、宣郁化毒汤、八仙丹、金黄色钱鼠粘汤、消坚汤等20多首，其中柴胡用量无不在3～6g，且常与当归、白芍、栀子等滋阴、泻火药同用，以防"耗散真元，内热更炽"。此外，治太阳经疮疡用羌活、防己或麻黄引经，如红消散、九灵汤、两治散、藤葛散等；肾经用肉桂引经，如补肾祛毒散、援命救绝汤等；肺经用桔梗引经，如润肺化炎汤、香薷补气饮、加味甘桔汤等；脾经用升麻引经，如归脾养荣汤、攻邪遏流汤等；胆经用龙胆草引入，如肝胆两拢汤，其中引经药物用量亦均在3～6g。

3. 张介宾

张介宾在《景岳全书·外科钤》专篇中，博采众家之言，掺合自己的见解，其论理、法、方、药俱全，在明代的外科著作中，堪与王肯堂之《证治准绳·疡医》、陈实功之《外科正宗》媲美。其学术思想如下。

（1）辨证首分内外、别阴阳、识深浅

张介宾治疮疡多宗《内经》的阴阳学说，他在《景岳全书·外科钤·论证》中说："凡疮疡之患，所因虽多，其要惟的内外二字；证候虽多，其要惟阴阳二字。知此四者，则尽之矣。然内有在脏者，在腑者，外有在皮肤者，有在筋骨者，此又其浅深之辨也。"这是张介宾对疮疡病因、证候辨证的高度概括。情志郁结化火、淫欲无度，病伤于脏为内病之最甚；饮食厚味，或醇酒炙煿，脾胃气壅为内病之稍次。六气外袭，寒温失调，邪入经络，伤于营卫，凡寒滞之毒，其来徐缓，犯于筋骨，为表病之深；风热之毒，其来暴骤，犯于皮肉，为表病之浅。

疮疡之证，病邪在脏、在骨，多为阴毒；在腑、在肤，多属阳毒，阴毒重甚而阳毒轻浅；疮疡得阳证而病气，形气俱有余者轻；得阳证而形气，病气俱不足者重。张介宾根据《灵枢·痈疽》经义在《外科钤》中进一步阐明："凡察疮疡者，当识痈疽之辨，痈者热壅于外，阳毒之气也，其肿高，其色赤，其痛甚，其皮薄而泽，其脓易化，其口易敛，其来速者，其愈亦速，此与脏腑无涉，故易治而易愈也。疽者结陷于内，阴毒之气也，其肿不高，其痛不甚，其色沉黑，或如牛领之皮，其来不骤，其愈最难。或全不知痛痒，甚有疮毒未形，而精神先困，七恶迭见者，此其毒将发而内失败，大危之候也。"

（2）论治重元气，又不偏废他法

张介宾在《景岳全书·外科钤·总论治法》中说："临证者，当详察虚实，审邪正，辨表里，明权衡，倘举措略乖必遗人大害。"他治病尤重元气，于疮疡亦然。"凡察痈疽者，当先察元气，以辨吉凶""无论肿疡、溃疡，但觉元气不足，必当先虑其何以收局""如若元气本亏而邪盛，不能容补者，是多成败逆之证"，强调气血盛衰与疮疡治疗、预后的密切关系。临床若脉见微细、血气素弱，或肿而不溃，溃而不敛，或饮食不佳，精神倦怠，或呕吐泄泻，手足逆冷，脓水清稀者，皆为大虚之证，当以温补无疑；脉无洪数，外无烦热，内无壅滞而毒有可虑者，此虽非大虚之证，然察其但无实邪，当托里养阴，预固元气，以防困苦日久或脓溃之后，不待损而自虚而危败临期将及。张介宾认为治疗肿疡"若能预固元气，则毒心易化，脓必易溃，口必易敛，即大羸大溃，犹可望生，若必待虚证迭出，或既溃不能收敛，而后勉力支持，则轻者必重，重者必危，能无晚乎？"反之，若独攻其疮，可使脾胃气虚，"七恶"蜂起。张介宾秉承《内经》"正气存内，邪不可干"的理论，不但在内科杂病中注重温补元气，在外科疾患的治疗也时时顾及元气，他的这种预固元气的观点，实质上是"阳非有余"论在外科上的体现，与现代医学重视免疫功能的理论不谋而合。事实上，临证于肿疡，也常用益气透托之法，使毒邪由深移浅，早使疮疡液化成脓，脓成易溃，以达毒泄肿消之目的。

有人认为张介宾专主温补，其实张介宾临证并不偏执己见，治外科疾病多用清热、攻下、解毒等法。他在总论治法中指出："疮疡之治，有宜泻者，有宜补者，有宜发散者，有宜调营解毒者，因证用药，各有所主。"并介绍攻下法和解表法的适应证："若脉见滑实洪数而肿痛甚，烦热痞结，内外具壅者，方是大实之证，此毒在脏腑，非用硝黄猛峻等荡而逐之，则毒终不解。"滞毒稍轻者可微下之；营虚便秘而毒不解者宜滋阴养血而下之；中气不足而便结毒壅者当润导而出之。若外感邪气，"其有脉见紧数，发热憎寒或头痛或身痛，或四肢拘急，无汗，必是不正之时气外闭皮毛，风热壅盛，而为痈肿，此表邪之宜散也"。至于具体治法，当辨其气血阴阳的盛衰或以温散、或以凉散、或以平散、或宜兼补而散、或宜解毒而散。如营卫失调，气血壅滞而为痈肿，元气无损，饮食如常，脉无凶候，证无"七恶"，此为在表不在里，治以调营解毒。热者清其热，毒者泄其毒，滞者行其气。总之，疮疡之用汗、下之法，表证不真者不可汗，否则亡阳损卫，犯仲景"疮家不可发汗"之戒；里证不实者不可下，下之则亡阴耗气，陷"虚虚"之境地。

（3）候脉定治则，测预后

张介宾认为，疮疡早期见滑脉（滑而有力）为热盛，脓未成者可内消；后期得滑脉（滑而无力），邪热未退而见正虚，脓已溃者宜托里；短脉主虚，疮疡见短脉为难治，尤不可攻也；若见证沉迟濡弱虚软之脉，或脉结代无力者俱为气血两虚或形精不足，皆宜补虚托里以排脓。这些根据脉之虚实，提出或内消祛邪，或补虚托里之疮疡治则，于临床很有指导意义。

张介宾认为，疮疽脉见洪大，乃病之进；脉至洪数是其内心有脓；久病体虚之人见实脉，则为最忌；疮毒脓溃之后，脉见洪滑粗散而烦痛不除者，为难治；疮疡脉短为真气虚也；疮疽溃后见涩脉则无妨；疮疡得沉脉为邪气深；疮疡得迟脉，溃后自愈；疮肿得缓脉者，或溃后微而和者，是痊愈之兆；疮疡见脉细而沉者，是里虚而有变证之可能等。验之于临床，诚非虚言。大抵久病见实脉，是正虚邪实；短则属真气虚衰而无力抗邪；溃后邪毒当去，若反见洪滑粗散之脉，则是邪热稽留而正气内耗之象，故均在不良预后列。又如沉脉是邪气深闭，疽毒内陷之征；细而沉者更属里气虚衰，最虑有变。脉洪大或滑数，则是邪盛正实，或邪毒内蕴，乃病进之象。反之，溃后脉迟是脓毒已泄，为邪去之兆，见缓脉或微而和，乃邪毒渐去，正气将复，为向愈之迹象，故预后良好[11]。

4. 陈司成

陈司成，字九韶，浙江海宁人，八代业医，尤以疡医闻名。陈司成少时攻科举，后承传家学，行医于江浙一带。他博涉临证各科，善治老人、妇人、婴儿疾患，对外科尤精。当时海口通商，梅毒自外而入，梅毒患者日渐增多，陈司成总结前人经验，结合家传秘法，经20年对该病的观察与临证治验，类成一帙，撰成《霉疮秘录》一书。其自序谓："往余弱冠时，与友人某某者，同试虎林。彼狎邪香巢，而余畏不敢从。北归未几，友卧病，必知有所中也。不敢彰其言，私倩余为商榷。余发先王父遗书，及检备各家秘授，合治之，乃瘳。居无何，余食贫而家且坦，遂弃去经生，业长桑君之术。"该书刊于1632年，是中国第一部系统论述梅毒病的专文书籍。

（1）《霉疮秘录》

《霉疮秘录》论述了梅毒的传染途径，对一、二期梅毒的硬下疳、扁平湿疣、梅毒性斑疹、环形丘疹、白斑、鳞屑损害、晚期树胶肿损害、骨关节和神经系统受累症状，胎传梅毒的特殊表现，都有相当准确的描述。提出必须彻底治疗等原则，重视预防和防止复发，首创用减毒无机砷剂治疗梅毒的方法。书中列病案29则，载方55首，并述配制及运用方法。在"宜忌"中列举误治病例6个，分析了药物与饮食宜忌的具体要求。

书中对霉疮（梅毒）的诊治居于当时国际领先地位，至今仍有临床实用价值，尤其对毒性矿物药物（砷剂）的运用，积累了丰富的经验，亦可供研制治疗白血病、肝癌等恶疾新药借鉴。该书问世后在海内外均产生了深广的影响，因此它不仅是中国第一部性病学方面的专著，而且对世界医学亦做出了不可磨灭的贡献。1726年，日本汉医医官不破元澄在日本刊印的该书序言中曾曰："我邦近世染此疮者居多，方书无明论……素闻陈九韶《霉疮秘录》，多方搜索数年，客岁抵役东都偶得诸书肆欣赏，不啻拱璧。顾为其书总说、或问、治验、方法、宜禁，详说痛快无剩义。"1788年日本汉医片仓元周在其编著的《霉疬新书》中曾数次引用陈司成验方及其服法、禁忌等有关论述，并在其所载加味化毒丹下注曰："是牛黄化毒、乙字化毒两合之方，虽药繁杂，取效尤捷。余屡用屡验者也。"由此亦可佐证陈司成自云："本书备述受病根源，施治本末方法，启前人未发之秘……此皆独得之法，已经印证海内名公……能刻日收功，又能拔去轻粉之毒，使终身无患。"诚非虚言[12]。

（2）《霉疮秘录》主要学术主张

1）开性病专著之先河，发砷剂抗梅之嚆矢：1632年，陈司成著《霉疮秘录》，总结了百年来中国人民与梅毒作斗争的经验和他20多年悉心研究探索的成果，对梅毒作了当时最系统、最完善的专题论述，并获得了超越前人的治疗效果。

在陈司成之前，国内外治疗梅毒皆用汞剂。如李时珍在《本草纲目》土茯苓条下曾谓："近时弘治、正德间，因杨梅疮盛行，率用轻粉，药取效，毒留筋骨，溃烂终身。"日本汉医不破元澄亦谓："我邦近世染此疮者居多……往往以土茯苓轻粉之峻劫隐药取速效，成废疾者比比是。"在欧洲自15世纪末至1909年制成一种砷的有机化合物"606"之前的400年中汞剂一直被视为治疗梅毒的特效灵药。在17世纪中叶虽由于不加区别地长期滥用汞剂涂擦、熏蒸，曾引起了各种各样的汞中毒，但直至19世纪中叶仍采用汞制成的丸剂和液剂口服。现已知，无机汞的毒性低于无机砷，但汞剂的药效则远逊于砷剂。因此陈司成在世界上首先运用砷剂治疗各期梅毒。不仅其治疗效果居于世界领先地位，而且也为200余年后有机砷剂的创制做出了有益的启示。

2）言梅毒流行之缘起，述寻花问柳之惨祸：陈司成曰"余家世业医……至不佞已历八世，方脉颇有秘授，独见霉疮一证，往往处治无法……于是遍访专门，亦无灼见；细考经书，古未言及，究其根源，始于午会之末，起自岭南之地""若霉疮者，古亦无有；始起于南，其气自南而北，今时谓之广疮，由后天之所感"。为后人提供了我国古无梅毒，明代后期始发于广东沿海，以后才由南向北逐渐蔓延全国的医学史料。

对于梅毒的传染方式及其对个人、家庭、社会的严重危害性，该书论述甚详，并深知嫖娼卖淫是梅毒传播蔓延的主要途径。陈司成指出："迩来世薄人妄，沉匿花柳者，众忽于避忌，一犯有毒之妓，淫火交炽，真元弱者，毒气乘虚而袭。初不知觉，或传于妻妾，或传于姣童""不独交媾相传，察薄之人，或入市登闉，或与患者接谈，偶中毒气，不拘老幼，或即病，或不即病""或内室无恙，而移患于子女甥孙者""其疮传染不已""蔓延通国，流祸甚广""见公子王孙，一犯其毒，终为废疾""令膏粱子弟，形损骨枯，口鼻俱废；甚则传染妻孥，丧身绝育，深可怜惜"。在"治验"一章中，陈司成共载述了29个病例，包括各期梅毒和胎传梅毒。其中有一例因乳子之父曾患梅毒，而导致乳母得病。它先后涉及直接、胎传、间接三种传染方式。若非陈司成对梅毒一病了如指掌，岂能见微知著，速予确诊。

3）溯诸般病证之源流，树辨病辨证之范例：梅毒是一种慢性传染病，它可以广泛地侵犯人体黏膜、皮肤、肌肉、骨骼、神经及任何组织器官。症状表现复杂多变，病程长短、发病迟速相差悬殊。有时外疮消失，毒邪内伏，迁延数十年之久，仍可因重要脏器损害而毙命。因此在《霉疮秘录》闻世之前的医学典籍中有诸如霉疮、广疮、痘疮、砂仁疮、绵花疮、翻花疮、时疮、杨梅疮、下疮、结毒等众多不一的病名。陈司成指出："痘疮、梅疮皆以形命名，所以不一也""毒之相感者一气也，脏之见证者各异也。一感其毒，酷烈匪常，入髓沦肌，流经走络；或中于阴，或中于阳；或伏于内，或见于外；或攻脏腑，或巡空窍；有始终只在一经者；有越经而传者；有间经而传者；有毒伏本经者，形证多端""出入无常，伏见不一，论其本则一，究其末自殊"。并在书中对各期梅毒、胎传梅毒的种种见症作了颇为详尽的载述。

陈司成不仅洞若观火，将名称不一，变化多端的诸般病证归属于统一的病名之下；并依据毒之深浅、时之长短，将相当于一、二期梅毒和三期梅毒分列为霉疮和结毒两大类型，然后又根据发病部位、主要见症对梅毒进行分经辨证论治，为后人树立了辨病与辨证相结合的典型范例。他指出："若毒中肾经，始生下疳，继而骨痛，疮标耳内、阴囊、头顶、背脊，形如烂柿""甚则毒伤阴阳二窍""毒中肝经，先发便毒，嗣作筋疼，疮标于耳、项、胁肋，形如砂仁""甚则筋痿不起""毒中脾经，疮标发际、口吻，或堆肛门，形如鼓钉""甚则毒伏脏内""毒中肺经，疮标腋下、胸膛、面颊，形似花朵""甚则毒聚咽嗌""毒中心经，疮标肩臂、两手，紫黑酷似杨梅""甚则毒攻眸子"。

"毒结于肝、胆二经者，内作筋痛，攻走胁肋，上至于头，下至于足，转侧艰难，手不能举，足不能步，或颈项发块，或破烂上下""毒结于膀胱并肾经者，内作骨痛，流注上下，抽掣时痛，发块百会、委中、涌泉等穴，或阳物腐烂不已，或阴囊肿胀作溃""毒结于脾胃二经者，外为小块，肌肉蛀烂蔓延，或发大块，破溃腿臁，或手足生鹅掌风癣""毒结于大肠、肺经者，为喉癣，多作痰唾，久则成天白蚁，渐蚀鼻梁低陷，或肌肤生癣，硬靥如钱，色红紫，褪过即成白点，或不生癣，竟成赤白癜风""毒结于心、小肠经者，毒注瞳仁，似乎内障，或见，或不见，或毒聚舌本作肿，或十指惨痛无时，或疮生遍体，内有不易结痂而腐烂不已者"。

此外，该书对于梅毒转入潜伏期时，症状可以暂时隐伏，迨后更趋严重，且仍有传染性的特点也有较为正确的论述。陈司成指出："或问有患者服药而愈，精神未复者何也？余曰：毒未尽化，药不胜病耳。盖毒不尽则精神不复，非骨节疼痛，则疤色紫黑，故交媾便有所染，生嗣未免有毒；倘或性气躁率，屡犯禁忌者，遂使一分之毒未除，竟能复十分之患。"陈司成在当时历史条件下，能从如此复杂多变的症状中溯本求源确认均系感染霉疮毒气所致，并倡导分经辨证论治之法，确是匠心独具，慧眼灼见。

4）明梅毒治法之要旨，蕴可供借鉴之经验：陈司成在确定梅毒病源之后，遂以化毒作为治疗的根本大法，并以砷剂生生乳及雄黄作为所有攻邪方中的必用之品。据该书所载，生生乳系由煅炼誉石（砒霜）与枯矾、硝石、朱砂、食盐等同盛器内，高温升华而得。其操作工艺相当复杂，旨在减弱毒力。书中又谆谆告诫："病为主，药为宾，宾主相得，邪气乃服""非灼见病因，毋妄投也""务宜消息增除，毋使过剂，以生药病""若病轻而药重者，必生他变""误投药石者，定罹夭横之患"。足见陈司成除胆识过人外，其用心良苦亦非同一般。

陈司成继承《内经》"邪之所凑，其气必虚"之论，亦把人体正气强弱视为是否得病及药物能否奏效的关键。他指出："霉疮为患，正气不虚，则邪毒不入""毒随神转，走络流经，壮者气行则已，怯者着而为患""正气足而邪自除""若不能治其虚，安问其余，盖言虚者为百病之本"。在治疗上则强调"须标本兼治，不可偏施""第化毒之法，不外攻邪补元""攻则毒气去，补则正气强""攻补不失，始获全功；尊生者不可不察也"。在霉疮主方（人参、黄芪、当归、川芎、甘草、金银花、汉防己、升麻、山甲）下曰："凡染有毒之妓，或与患者接谈，稍有所感，不拘便毒、疳疮……使正气足而邪自除也。若间服牛黄化毒丸（生生乳、雄黄、牛黄、朱砂、蝉衣、白鲜皮、制大黄、山甲、乳香、没药、血竭、琥珀、木香、川贝、神曲）取效甚捷。"

陈司成虽重视辨病用药针对病源，但仍强调必须继承中医辨证论治之精髓。他指出："病有经络，毒有浅深，药有缓急，察脉审证，应攻应补，毫不可紊""虚则补之，实则泻之，有是证而用是药，此万世之常度也""宁知脉证相对，名实相符，方可投剂""禀有厚薄，病有新久，工有上下，药有良毒，岂可局一定之方，而欲愈不一之疾乎""唯见证据经服药，能指日收功"。基于此他又制订了调养五经正气的十个煎药方和攻逐五经邪毒的以甲字、乙字……十天干命名的十个化毒丸，并均采取煎剂与丸剂并用的攻补兼施之法。冀以既控制疾病的发展，又促使功能协调状态的恢复。

分析该书所载分别主治五经霉疮、结毒的20张方剂，除生生乳、雄黄等砷剂可以被视为抗梅的特效药外，其余药物大多系根据药物归经、脏腑、经络病理、证候特点而增损。在其调养方中除补益药外，亦有疏导清、解之品。其中调肝有当归、川芎、人参、白芍、牡丹皮、柴胡、青皮、胆草；调肾有龟板、鹿角、首乌、枸杞子、牛膝、杜仲、淫羊藿、黄柏；调脾有人参、伏苓、甘草、肉桂、薏苡仁、金银花；调肺有人参、天冬、百合、阿胶、沙参、山药、黄芩；调心有人参、酸枣仁、五味子、茯神、生地黄、麦冬、赤芍、黄连、木通。现已知人参、黄芪、当归、肉桂、淫羊藿等均有增强机体免疫功能的作用。可见陈司成这种辨病用药与辨证用药相结合的治疗方法富有新意[13]。

5. 祁坤

祁坤（1610~1690 年），字广生、愧庵，号生阳子，山阴（今浙江绍兴）人，明末清初医学家。清顺治间任御医，侍值内廷。康熙间倍受恩宠，擢太医院院判。对外科造诣尤深，暇中殚精採掇，参《素问》《灵枢》之奥旨，集古今名贤之确论，汇为一书，名曰《外科大成》。其子绍承家学，官至太医院判，其孙祁宏源 1739 年奉敕与吴谦等同编《医宗金鉴》，其中《外科心法要诀》即以祁坤《外科大成》为蓝本，敷扬而成，祁氏为越医外科研成果医家的代表。

（1）《外科大成》

《外科大成》4 卷，成书于清康熙四年（1665 年）。该书针对当时外科医籍杂乱，有主症而不言脉者，有图形定名色而不分穴次者，有辨大毒而忽视小病者，有小毒反详而大毒反略者，在《外科正宗》的基础上结合家学经验，潜心考订历代外科名著编撰而成。卷 1 总论，先述痈疽、证治、脉法、经络和针、砭、灸、烙等治疗各法，以及辨证始末、施治次第等要诀；后述肿疡、溃疡应用方药及调理、禁忌、预后等。卷 2 专述人体各部位大毒治法。卷 3 分述人体各部位小疵治法。卷 4 论述大毒、小疵病证、小儿疮毒治法，以及炼取诸药法。共载 358 种外科病证。指出失荣、舌疳、乳岩、肾岩翻花为疡科中四大绝症；认为"疡病虽曰外科，而其本根于内，近之世重内而轻外者，由近之医弃内而治外，是舍本而从末也"。主张内治外治并重。内治偏于平补、托补，除症见"五实"者用寒凉攻伐之剂外，用药多较平和，总以调阴阳、和荣卫为本，反对滥用猛悍之剂；外治取法颇多，对已溃脓肿用棉纸蘸玄珠膏涂之捻转，以利脓液排出，此与近代引流术十分相似。是书继承和发展了《外科正宗》的学术经验，是中医外科史上"正宗派"的代表著作之一，为清朝较有影响的外科专著。该书撰著后至清乾隆时期，今上谕太医院判官吴谦等纂《医宗金鉴》一书，祁坤之孙祁宏源因世外科医，钦命纂修，参与编纂《医宗金鉴·外科心法要诀》时，将此书作为蓝本。现有清康熙崇文堂刻本、江南聚锦堂李氏书林刻本、古雪堂藏版等多种版本[14]。

（2）《外科大成》主要学术主张

1）详论"痈疽之脉"：祁坤重视脉诊，"思欲兼之而无遗内遗外之憾者，必先以脉为首务也"。故在书中首列"痈疽之脉"，以肿疡和溃疡分列，对各种脉象的临床意义进行总结。如有一些脉出现在肿疡与溃疡为不同的病机，如数脉在肿疡为热，数而洪者欲脓；而在溃疡为病进，数甚者难医。滑脉在肿疡为热为痰，在溃疡则热为虚，为邪气未退。涩脉在肿疡为气实气滞，在溃疡为血虚，为脉病相应。弦脉在肿疡主血气不和，为痛；在溃疡为血虚，双弦为贼邪侵脾，弦加数则为危象。肿疡脉浮紧，发热恶寒，或有痛处，是为痈疽；溃疡出现紧脉则主气沉滞，为有外寒。有一些脉象在肿疡和溃疡中出现病机相同，如迟脉在肿疡、溃疡出现均属寒属虚，出现微脉均为虚证，出现细脉为气聚血少、为逆证，无论肿疡、溃疡出现代脉均属不佳的脉象。同时祁坤根据痈疽的脉象来判断证的顺逆及预后，如"痈脉宜洪大而数，若沉紧者死；疽脉宜沉而实，若浮洪而散者死；痈疽无脉者气闭也，宜行气。其脉自见"。

此外，祁坤还阐述了不同脉象出现时，可能会引发的外科疾病，"脉数不时见，当生恶疮。脉数身无热，内有痈脓。脉数应当发热而反恶寒，若有痛处，当发痈"。并根据不同的脉象确定治疗原则，如"脉浮而数，肿在外，宜先托里。脉沉而实，宜先疏通，以绝其源。脉不浮不

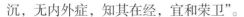

沉，无内外症，知其在经，宜和荣卫"。

2）结合八纲辨证辨治痈疽：祁坤八纲辨证，用阴阳、表里、寒热、虚实来鉴别痈疽，他指出痈发于六腑，为表为阳，为热为实，表现为热痛高肿，而疽之发于五脏，为里为阴，为冷为虚，表现为无热、无肿、无痛。"痈疽有阴阳表里虚实之分，而无大小之别也""痈疽不论上中下，惟在阴阳二症推"。即痈疽的性质与大小、部位关系不大，而在于二者的阴阳、表里、寒热、虚实属性。故对于痈疽的治疗，也须辨别虚实，"肿溃诸症，须辨虚实，随行补泻"，并专列"虚实症治法"来阐述虚证和实证的不同治法，"肿起坚硬脓稠者，疮疽之实也。肿下软慢脓稀者，疮疽之虚也……诸痒为虚，诸痛为实，脉微细软者为虚，洪大而数者为实也。脉症俱虚，虚则补之，和其气，托里也。脉症俱实，实则泻之，导其气，疏利也。脉症俱缓，缓则治本，用平和之药，徐治之也"，其中的"虚则补之……托里也"，说明外科常用的托法用于虚证。祁坤又指出"消者，减也。于初起红肿结聚之际，施行气活血、解毒消肿之剂，必分之以虚实，如脉症俱实者，汗利之。脉症俱虚者，滋补之"，即对于消法，又可以分虚实来确定治疗原则。八纲当中，又以阴阳为总纲，故阴阳也是判断预后的主要指标，"此属纯阳俱易治，百人百可保全安""此属纯阴俱不治，百人百可到泉乡"，指出了痈疽阴证和阳证的不同预后、转归。

3）重视经络辨证：祁坤很重视经络学说，他在"经络"里提到："人生之有经络，犹地理之有界分。治病不知经络，犹捕盗不知界分，其能无诛伐无过之咎乎？岐黄问答，以经络为主。惟经络一明，然后知症见何经，用何经之药以治之，了然无谬。"说明不论是外科、内科，都要通过诊察病位所在、经络所属，从而进行辨治，"假如胁痛，便知其为肝经，不分内外、男妇、大小，皆可识症用药，稍近后便知其为胆经，则又当随症加减矣"，痈疽的发生都可以归结于相应的经络和脏腑，"如心之发于喉舌，肺之发于皮肤，脾之发于肌肉，肝之发于筋肋，肾之发于骨髓是也。阴毒发于下，阳毒发于上。腑之发于外，脏之发于内。发于下者得之缓，发于上者得之速。感于腑者易治，感于脏者难疗。故内曰坏，外曰溃"。同时，十二经络各有它自身的特点，所以祁氏又指出要分清楚气血的多少，如大肠、胃经多气多血，三焦、胆、肾、心、脾、肺经多气少血，心胞络、膀胱、小肠、肝经多血少气，而针对气血的多少，治疗上也有不同，对于气多者宜行其气，血多者宜破其血，气少者宜补托，血少者宜滋养。

祁坤在经络辨证之后，分"补、泻、温、凉、引经"五个方面归纳十二经的用药，如足厥阴肝经，（补）用当归、熟地黄、酸枣仁、阿胶、木瓜、沙参、薏苡仁、枸杞子、菟丝子、山茱萸、白术、莲子肉、甘草、蒺藜，（泻）用白芍、赤芍、柴胡、青皮、枳实、青黛、羌活、木贼、甘菊花、蒲黄、桃仁、蔓荆子、常山、五灵脂、益母草、前胡，（温）用木香、肉桂、香附子，（凉）用黄连、黄柏、胡黄连、龙胆草、草决明、牛黄、羚羊角、车前子、甘菊花、地榆，（引经）用川芎（行上）、青皮（行下）、柴胡、乌梅。这种分类用药的方法简明扼要，方便临床选用药物。

4）提倡脓肿切开引流和针灸治疗：祁坤指出"疽之发也，所患者惟内攻与外溃耳……必外兼针灸等法以提其毒。此外科之首务也"。说明痈疽的治疗，通过针灸等方法进行外治是最重要的，从而强调了刀针在外科中的地位。例如，所述痈疽切开引流的适应证时指出："按之陷而不起者，脓未成。按之软，随手而起者，脓已成""若脓未成而用针，气血已泻，脓反难成。脓已成而不针，溃坏愈深，疮口难敛"。前一句指出如何判断脓成与否，后一句说明脓成则应切开引流,至于切开的方法"针锋宜随经络之横竖,不则难于收口;部位宜下取,便于出脓",并强调切开后"随以绵纸捻蘸玄珠膏度之,使脓会齐,三二时取出捻,则脓水速干矣。疮口贴呼脓膏,四围敷溃脓散",从而使外科脓肿之切开引流的理论原则和医疗技术达到清以前的最高水平。

对于灸法,祁坤认为:"灸乃开结破硬之法。盖火性畅达,引拔内毒,有路而发外也。"灸法的运用与疮疡发生的时间有关,"七日以前,随毒势之大小,灸艾壮之多寡……七日以后,毒已成形,宜随经络取穴次灸之,或骑竹马法灸之,或用锭子药饼、蜡饼等类灸之",他列出了不同经络、不同病证的不同取穴方法,如足太阴脾经:冲门穴治胁痛,商丘穴治阴疳,箕门穴治腹痛,大敦穴治鱼口,三阴交穴治鹤膝裆疽,膝顶穴治鹤膝风、脚气。

祁坤提倡针灸治疗,同时也指出了针灸治疗的禁忌证,推之不动者不能针,冬天宜少用针,"如疽生筋脉,及骨节脐门,并瘰疬,再结核,推之不动者,俱不宜针。冬月闭藏,水冰地坼,只宜用药托里而少针石者",而对灸法则指出"阳证似不必灸也",因灸法性温热,适用于阴证,阳证用之,非但不能治病,"灸之必加大肿,痰动必死"。

(3)《外科大成》论治肛痈

1)肛痈的病因病机:根据发病的部位不同,中医将肛痈分为"臀痈""脏毒""跨马痈""鹳口疽"等,主要见于《外科大成·分治·下部后》的各节中。现代医学称之为肛门直肠周围脓肿,是直肠周围间隙发生的急慢性感染而形成的脓肿,其特点为发病急骤,局部红肿、剧痛,伴有不同程度的全身症状,脓腔溃破后易形成肛瘘。祁坤在《外科大成》中提出肛痈的病因:一为经脉湿痰凝结,如在论述"鹳口疽"时云:"鹳口疽生于尻尾高骨尖处……久若鹳嘴,由督脉经湿痰流结所致。"又如在论述"臀痈"时云:"臀痈生于臀之中……虽属足太阳膀胱经多血,奈气运不到,血亦罕来,最难收敛,由湿痰凝结而成。"二为由内虚致疡,如论述"跨马痈"时云:"跨马痈生交裆……由足三阴亏损,多兼志欲不遂之所致……然此症属阴精衰弱者十有八九,阳气亢盛者百中一二。"又如论述"臀痈"时云:"此症自里至表者十有八九,从六淫外感入里者百中一二,故治宜外发,庶免内攻……是知疡科以培补元气为首务也。"特别强调了内虚元亏是肛痈的主要病因。祁坤认为本病核心病机为经络亏虚,经络不仅具有运行气血、联络脏腑的作用,也是传导毒邪的通路,如祁氏论述"跨马痈"时云:"跨马痈生交裆,近积线之处……属任脉别络,夹督脉波脉之会,由足三阴亏损……所致。"总之,肛痈的病因病机可以概括为经络亏虚。

2)肛痈的治疗:祁坤论治肛痈时主要有以下四个特点:辨证论治、分期论治、内外并重、外治法丰富。

辨证论治

《外科大成》论治"肛门肿痛"时云:"脏毒者乃肛门肿痛也,而有内外虚实之殊。因厚味勤劳而得者……易治……因阴虚湿热下注者……难医……因性急或兼补术,大热而成者……因虚劳久嗽而得者……此二症乃内伤所致,非药能疗。"又如论治"跨马痈"时云:"如晡热烦渴气喘,体倦食少,大便溏,小便数者,脾虚也……诸症减,更加麦冬、五味子自瘥。经云:阴虚脾虚也。"从上述记载可以看出祁坤对肛痈的保守治疗采取辨证论治,并依据辨证评估患者预后。

分期论治

《外科大成》论治"跨马痈"时云:"初起肿痛,小便赤涩者,先服制甘草一二剂,及蒜灸之……已成不得内消者,托里消毒散加川山甲、皂角刺……自破或脓胀痛者,针之。"将肛痈分为肛痈初期、成脓期、溃漏期,根据不同时期的临床表现,其治疗原则也不尽相同。

肛痈初期,邪毒蕴结,经络阻塞,气血凝滞,治以"消"法为宜,即祁坤所谓:"消者,减也。于初起红肿结聚之际,施行气、活血、解毒、消肿之剂……佐以引经消毒之药,使气血各得其常,则可内消也。"如论述"肛门肿痛"时云:"初宜贵金丸、冲生散、一煎散之类下之,外用金黄散,以清凉膏调敷。"诸法协同,共奏解毒散结消肿之功。

肛痈成脓期,瘀久化热,腐肉成脓,对于肛痈尚未完全成脓、难以溃破者,治以"托"法为宜,祁坤指出:"托者、起也。已成之时,不能突起,亦难溃脓,或坚肿不赤,或不痛大痛,或得脓根散,或脓少脓清,或疮口不合者,皆气血虚也……托里消毒散,随时加减之。"使气血滋茂,新肉易生。如论述"跨马痈"时云:"已成不得内消者,托里消毒散加穿山甲、皂角刺。"诸法协同,共奏扶助正气、托毒外出、以免毒邪扩散和内陷之功。

肛痈溃漏期,多属脓毒外邪,正气耗损或正虚邪恋,余毒成漏。无漏者治以"补"法,正如祁坤在总论中云:"殊不究疮疡之作,缘阴阳已亏,脓血既泻,元气已惫。斯时也,不行温补,将何以恃?"又如论述"臀痈"时云:"不消及不溃不敛者,脾虚也……不消作渴便淋者,阴虚也……溃而不敛者,用生姜煎汤洗之,久者以豆豉饼灸之。"有漏者多用"化毒行经,干脓收口"法,如祁氏论述"跨马痈"时云:"久而成漏者,宜国老膏化汤吞蜡矾丸,间以豆豉饼灸之,久则大附子饼灸之。"

内外并重

祁坤在治疗肛痈中,根据疾病的不同表现及不同时期,采用内外并重的原则,在成脓期及溃脓后期采用刀、针等手术方法。

排脓的重要性:总论中云"痈之发也,所患者惟内攻与外溃耳,盖毒不能外发,势必内攻,急宜护膜以托里,不能中出,势必旁溃,必外兼针灸等法以提其毒,此外科之首务也。"

手术时机把握尤为重要:总论中云"夫用针者,譬之救火。火在屋下,必穴其顶,不尔,则延蔓尽焚之矣……若脓未成而用针,气血已泻,脓反难成,脓已成而不针,溃坏愈深,疮口难敛。"

脓成与否的鉴别:祁氏指出:"血实者决之。先诊其脉,紧而数者,其脓未成。紧去但数者,其脓已成。"又云:"按之陷而不起者,脓未成。按之软,随手而起者,脓已成。按之四畔俱软者,脓大成矣。"

手术疗法:《外科大成》论治"跨马痈"时云"自破或脓胀痛者,针之"。又如论治"肛门肿痛"时云:"已成,胀痛者针之。"总论中云:"针锋宜随经络之横竖,不则难于收口。部位宜下取,便于出脓……入针在好肉之处,则磁实而难进。针至脓溃之处,则虚软而无阻。针既透脓……欲大开口,则将针斜出。欲小其口,则将针直出"及"随以绵纸捻蘸玄珠膏度之,使脓会齐"。以利于脓液排出,其脓肿切开引流的医疗技术达到了清代的最高水平。

外治法丰富

祁坤在论治痈疽时,常采用针、烙、砭、灸、烘、拔、蒸等多种外治形式,如论治"肛门肿痛"时云:"脏毒者……外用金黄散,以清凉膏调敷……如攻利不应者托之,外用神灯照照之，磨蟾酥锭涂之。其坚硬渐腐，俟有脓时，用珍珠散倍冰片，以猪脊髓调敷。"

肛痈即肛门直肠周围脓肿，是临床常见病和多发病，发病率仅次于痔疮。祁坤治疗痈疽时重视脉诊，"思欲兼之，而无遗内遗外之憾者，必先以脉为首务也"，以肿疡和溃疡分列，对各种脉象的临床意义进行总结。在论治肛痈时，结合脉象，采用八纲辨证，重视经络辨证，对肛痈采用分期治疗方法且内治、外治联合运用，初期则以贵金丸之类下之，外用金黄散、清凉膏调敷；成脓期选用托里消毒散内服；溃脓后重视补虚，有漏则兼化毒。此外，祁坤还强调采用针灸等法提毒排脓，注重把握排脓时机及手术方法，采用多种外治形式达到消炎促愈的目的。

综上所述，祁坤《外科大成》对肛痈病因病机论述颇详，其治疗也注重辨证与分期，详辨肛痈之初期、成脓期、溃漏期等，并分别选用内服、外敷、手术切除等不同方法，分类合理，辨证精细，取效佳捷，值得我们深入学习研究[15]。

6. 其他医家

明朝，鄞县尤敬宗，嘉兴陆承宣、徐持征，嘉善刘仰松、丁凤梧，杭州的姚应凤等，皆为明朝浙江外科名医。

尤敬宗，鄞县（今浙江宁波）人。精于外科，无不奏功。有声于士大夫间。

徐持徵，字邃云，嘉兴人。幼遇异人，得授青囊秘术，故以外科名世。精外科，授太医院吏目。

姚应凤，字继元，仁和（今浙江杭州）人，孤儿，随姑家长大，嗣为姚姓。他以治疗疮毒溃疡出名，能"割皮刮骨，一见洞然"，治疗外科奇疾，妙手回春，人称"华佗"。一叟患胀满，诸医多云膈症，应凤曰："此肺痈耳。"取一大盂水，向病者顶上倾之，病者陡惊，亟举刀直刺心，泻脓血数碗，而愈。人问之曰："人心下垂，水泼而惊，惊则心系提，吾刀可入也。"一人身患痛左臂，似有系之者。应凤曰："君食肉中鼠毒，左臂生鼠。"悬刀拟之，有鼠坠地而逸。明朝崇祯时，巡抚喻思恂住在温州，背上长毒疮，疼痛难熬，召姚应诊，姚将其腐肉割下两大碗，敷以丹药，不几天病愈，名声大振。后官至太医院判，崇祀乡贤，享年77岁。

第三节　清朝时期浙江中医外科

清初，中医界出现了轻视外科的倾向。不少外科医家放弃外科的操作手法及外治特色，片面强调以内服方药为主。这股倾向滞碍了外科水平的进一步提高，对浙江的外科医学也带来了不利的影响。这可以从山阴（今浙江绍兴）陈士铎与祁坤的外科专著中得到佐证。陈士铎所著《洞天奥旨》16卷（又名《外科秘录》），洋洋数万言，遍论各种外科疾病的病候、诊法与用药，全无外治法的点滴痕迹。祁坤的《外科大成》4卷，为符合正统要求，也一味侧重辨证与内治。清代官修的《医宗金鉴·外科心法要诀》即以《外科大成》为蓝本。清代外科手术和医疗技术由于反对的风气较为浓烈，发展不很明显。当然也有少数民间外科学家在前人基础上作了新的探索，一些疾病的外科手术治疗水平得到了提高。

清中叶，浙江的外科医学开始走出低谷，不仅出现了一批外科名医，而且产生了许多外科著作，如上虞许凤麟长于望诊在外科中的应用，《余姚县志》收录有他望面色而断肺痈的一则验案。萧山陈锡灿所撰的《青囊准绳》《痈疽虚实寒热辨》记载了许多颇有价值的外科医疗经验。比较闻名的外科医家还有桐乡的胡吉士、蒋天潮，平湖的顾启，归安（今浙江湖州）的高振扬，乌程的袁大同、钮福保，长兴的杨道芳，德清的柴鲁儒，钱塘（今浙江杭州）的张灏、余以庠，松阳的刘士俊，宁波的汪少东、张金鉉，海宁的许楣等。外科专著有邹存淦的《外治寿世方初编》、汪画山的《外科易知》、孙震元的《疡科汇治》、邵澍的《外科摄要》、张千里的《外科方案》、沈志裕的《疡科遗编》、王绍征的《外科图说》、袁峻的《外科验方》、曹光熙的《外科要览》、叶氏的《七十四种疔疮图说》、卢真人的《疔疮紧要秘方》等。

清末民初，浙江外科出现了历史上从未有过的繁荣景象，学术水平达到了较高的层次，不少方面在国内居领先地位。钱塘人吴尚先集20年的经验，系统总结了清光绪以前历代外科医家及民间流传的外治方法，写成了中国第一部理疗性外科专著《理瀹骈文》。当时，外科名医辈出，学术流派众多，并形成了以家传数代为特点，如杭州的"余步卿外科"、湖州的"潘氏外科"和"杨咏仙外科"、镇海的"严氏外科"等。

1. 张千里

张千里（1784～1839年），字广文，号梦庐，桐乡市乌镇后珠村人。自幼聪颖，成人后博学多才，擅长诗文书法，医学造诣精深。所遗医案丰富多彩，著有《珠村草堂集》《菱湖棹歌百首》《闽游草》《四时感证制治》《外科方案》等。他推崇《内经》，治四时感证多吸取吴又可、叶天士及喻昌的方法。调理杂病则师承张仲景和推崇张景岳，选方配药经、时方并重，能根据南方气候特征重视湿、热二因，辨证论治。他的治病审症注意经络学说，仿喻昌"激襄"法治疗饮蓄"窠襄"症，融贯各家学说因时因地治疗温病，杂病重在调理脾胃又善于通养阳阴，重视便、验、廉小品方治疾。他平生与浙江名士唱和，与孔广富、越林上人共称"乌镇派"，和越林上人、吴芹一起被称为"西吴三杰"，在浙江一带医名显赫。现将张千里医案评述如下。

（1）论孙平叔宫保肿胀病案

大人体丰胃强，饮啖有兼人之量，加以节性提躬，诚为松柏贞固矣。两年来肿症屡发……其退也，大都专科以草药为丸为醴，峻剂逐水，或从两足旁溢，或从大肠直泻。所用之药……味辛涩刺喉，其峻利又可知矣。自前年秋冬至今反复再三，其情状大略如斯。今诊得脉象右三部弦而虚，其弦见于浮中两候为多，左手因偏倚支撑，气滞益甚，皮肤肿厚，按之至骨，关位微细，寸尺尤甚。神色痿瘁，气机促逆，项以代头，尻以代踵，痰稠色黑，咯咯难出，溺少欠利，其色黄赤，日食不过四五盏而饭仅得其一。虽唇黑、缺盆平、脐突、足心漏、背平等恶候俱尚未见，且幸神色不衰，音吐洪亮，然亦疲惫矣……夫治水之逆行所无事耳，疏凿决排、堤防导引，皆宜就水之性以顺其流，源流既须明辨，次第尤当详察，稍不如法，鲜奏肤功。今承明问究厥指归，将正其名，则支饮为本，皮水为标，将究其流，则思虑伤脾，劳怒伤肝。盖脾不能为胃行其津液，则水谷、酒醴、肥甘不能输精布气，运中枢以达于四末，留酿淫溢皆为痰饮水浊，加以肝风鼓荡涌越，则所聚之阴浊，排驱壳，廓胸胁，遏经隧肤腠，以致便溺皆涩，寝食俱废，无所不至，害有难以尽言者……竭思殚力以图报，称必将和肝脾、开鬼门、洁净府，三者虽有主客轻重，先后缓急，然可偏废乎。脾复其输运之职，肝复其疏泄之常，则获小效而克期又不迁旷，且窃观其用法亦似小有操纵者。敬遵钧谕，徐俟其成效，而乐与安澜之庆。再容退而静思，博攻医籍，以备万一驰驱之用，谨论列如左。

次日又陈诸药皆停缘由。昨日晋谒，窃观大人色脉神气皆似惫不可支……此盖由于专科之医草泽无知，守一己之口传，图侥幸于万一，以治藜藿劳形之法概施之……盖此症之起，由饮啖兼人，胃强脾弱，继则忧劳过度，气竭肝伤，饮食所入，脾不能为胃行其津液，上输于肺，下利膀胱，通调水道……将必竭一身之津液，血气尽付沃宜，漏卮无当，涸可立待。故愚以为此时之肿，非水也，气也；此时之溲涩，非水道之不通，水泉之已竭也。若再进暴戾之劫剂，初何异剿寇用兵而无节制，则兵反为寇，济师无饷而专驱迫，则民尽为仇。然专科之攻伐既不可用矣，而补养之剂何以又不亟进。盖草药悍烈之性留于中者，未必尽化，遽以补养接踵而进，不但虑其反兵为斗，且恐助其虐而滋其戾。夫藉寇兵资盗粮，诚不如安堵休兵，待时而动之，为万全也……古人有糜粥充养之法，伏望大人放下万缘，静养数日，返观内听，与病相忘，频进糜粥以养其胃，俟其胃中冲和之气稍稍来复，……然后审机度势，计出万全，大人之师定能贞吉。又或不然，则专科草药仍在也，更进而谋之，或不虑饥兵之噪矣。敬疏诸药皆停缘由，以答明问，惟鉴纳是幸。

　　按　此案张千里《闽游草》《三三医书·千里医案》均有记载。清朝陆定圃《冷庐医话补编·张梦庐》载：清道光间，张千里应闽浙总督无锡孙文靖公之聘，至闽时，公患水胀已剧，犹笃信草泽医，服攻水之药，自谓可瘥。张乃详论病情，反复数千言，劝其止药。私谓其僚属曰：元气已竭，难延至旬日矣。越七日果卒。

张千里一代儒医，诗文俱佳，此篇医论文笔流畅，医理明晰。详论宫保肿胀致病之由乃"盖此症之起，由饮啖兼人，胃强脾弱，继则忧劳过度，气竭肝伤，饮食所入，脾不能为胃行其津液，上输于肺，下利膀胱，通调水道"。由于盲目相信草泽医，滥用攻逐，致使水肿不愈渐重，元气大伤，津液涸竭。反复告诫笃信草泽医峻药攻逐之害，"流之壅由于源之塞，不探其本而徒逐其流，岂止邻国为壑哉！""将必竭一身之津液，血气尽付沃宜，漏卮无当，涸可立待"。但是停药后又不宜遽进补益，因"盖草药悍烈之性留于中者，未必尽化，遽以补养接踵而进，不但虑其反兵为斗，且恐助其虐而滋其戾。夫藉寇兵资盗粮，诚不如安堵休兵，待时而动之，为万全也"。只宜"相与休息，古人有糜粥充养之法，伏望大人放下万缘，静养数日，返观内听，与病相忘，频进糜粥以养其胃，俟其胃中冲和之气稍稍来复，灌溉周身，濡养百脉，充满然后流动，将必有不期肿之退而自退，不期溲之利而自利者，苟或不然，然后审机度势，计出万全，大人之师定能贞吉"。认为只有停药以待胃气之来复，然后审机度势，随症治之。此等议论可发前人所未发，较之徒恃药以应病者，相去不啻天壤。此则病案可谓不药之药，不医之医。既是医人之论，也是医医之论。可为医者临证时的座右铭。

（2）论裘哲文喉风斑疹病案

顷奉来教，所述咽痛而肿，饮食皆妨，燥咳或呕，声哑痰黏，的是外感时行之邪郁遏太阴，上焦不得宣化，计必有蒸热恶风，烦躁发斑之类，书中言之未详。弟遵谕拟上一方，乞即进服，并再与省中精于时感者熟商之。此时病状断非吾兄旧恙所致，幸勿牵缠同论，必得喉之痛肿全退，而后诸症随解也。今春来杭、嘉、湖、苏、松数郡，此症偏多，的系时邪，俗名为喉风斑疹，务须轻剂宣透清阳、苦辛凉散，温燥、腻补，皆在禁例，务祈审慎。

按 此案是患者书信求治者。张千里博涉临床，见多识广。所以论病明晰，如隔垣观火，结合时令、地域等发病因素，判断为外感时邪，名为喉风斑疹者。症见咽痛而肿，影响进食，燥咳或呕，声哑痰黏，并据经验推断当有蒸热恶风，烦躁发斑等症状。须与旧恙（大概喉痹、失音、蒂丁下垂之类）相区分。其病机为"外感时行之邪郁遏太阴，上焦不得宣化"，治疗原则务须轻剂宣透清阳、苦辛凉散，温燥、腻补，皆在禁例，务祈审慎。惜未出方药。揆度之，桑菊饮、银翘散、清燥救肺汤等庶几合辙。此案贵在辨明病源，确立治则，并指出治疗禁忌。现今甲型 H1N1 流感盛行，此案可以启发我们的临证思路。

（3）论湖州妇寒疝宿饮病案

肝阳郁勃，动必犯胃，久则胃气大伤，全失中和之用，以致肝之郁勃者聚而为疝；胃之停蓄者聚而为饮。疝动于下，则饮溢于中，所以居常胃气不振，时有厥气攻逆，自下而上，懊侬痞满，必呕吐酸绿之浊饮而后中通，便溺渐行，此所谓寒疝宿饮互为其病也。病经数年，宜缓以图之，若得怡神舒郁，或可渐愈也。

茯苓三钱，生冬术一钱五分，吴萸三分，干姜三分，桂枝三分，小川连三分，枳实五分，生姜三分，白芍一钱五分，炙甘草四分，法半夏一钱，竹茹一钱。

评析：本案载在陆定圃《冷庐医话》，文中说：张生平拯危疾甚多。尤著者，湖州归某，寒疝宿饮，沉绵四年，诸药不应，投一方立效，三易方痊愈云。即指此案。本案后原有民国金山姚景垣按：此乃苓桂术甘及温胆汤、戊己丸合成，正如淮阴将兵，多多益善。

又：寒疝宿饮盘踞于中，久而不和，阳明大失中和之用。今阳渐通降，屡次所下黑黄干坚之矢，既多且畅，则肠腑之蓄积者得以渐去，肠通然后胃和，此真数年来病之大转机也。盖饮疝互扰皆在阳明，下流壅塞，则上流何能受盛传导？盆满必上溢，此理之易明者也。今宜专与养胃，以充复其受盛传导之职，机不可失，正在此时。至于痔瘘溺少，皆属阳明为病，可一贯也。

党参三钱，半夏一钱，黑芝麻三钱，麦冬一钱五分，陈皮一钱五分，火麻仁二钱，刀豆子三钱，杏仁二钱，茯苓三钱，白蒺藜二钱，白粳米一合，柿饼半枚。

又：病缠三四年，至今秋才得肠腑通润，燥结渐来，继以溏润，然后胃脉不至上逆，呕吐止而饮食进，可见阳明之病以通为补也。今秋深燥令，痔必稍愈，仍宜柔阳明，以期渐渐充复。

潞党参三钱，陈皮一钱五分，驴皮胶二钱，枣仁二钱，法半夏一钱，茯苓二钱，生甘草四分，柿饼半枚，金石斛三钱，麦冬一钱五分，秫米二钱，荷叶一角。

按 姚景垣光祖按：统观三方用意，不外通阳涤饮。此案三诊统观之，用药清淡、轻灵，似无甚特殊。惟首诊苓桂术甘汤是经方，但药量去经方甚远。医案论治中心在胃气的调护。即通过通阳化饮，恢复胃腑"以通为用，以降为和"的功能，从而起到了胃降则肠通，肠通然后胃和的效果。不但"屡次所下黑黄干坚之矢，既多且畅，则肠腑之蓄积者得以渐去"，而且呕吐止而饮食进，即是此病之真正转机。张千里此案首诊重在化饮，佐以泻肝。二诊、三诊以党参、半夏、茯苓、陈皮通补阳明、和降胃气，火麻仁、黑芝麻润肠通腑，以复大肠传导之职。并稍作调整养胃、柔阳明，药用柿饼、金石斛、麦冬、秫米等甘柔濡润之品，是为治本之图。胃肠同属阳明，生理、病理密切相关，《伤寒论》名曰"胃家"。治疗疾病应整体考虑，不可人为割裂。本病的用药可以给我们一些有益的借鉴。药味较少，共十二味，药量较轻，最大量三钱，最小量仅三分。记得近代名医蒲辅周讲过：病人患病后，肠胃功能受到影响，用药势必增加肠胃负担，所以用药宜少而轻。肠胃本身的疾病，更是如此。因此临床多用煮散，用药轻灵而疗效显著。另外需要注明的是，此病案虽曰寒疝，但叙症用药以宿饮为主，寒疝所涉者少。读案时勿为病名所惑。

张千里系清代名医，行医于嘉庆道光间，医名赫隆。为"乌镇派"代表医家。通医理、精医术，善师前贤而融会贯通之。曾有人问：长洲叶氏忌用柴胡，吴江徐氏讥之，先生亦不轻用此味，得毋为叶说所惑？曰：非也，江浙人病多挟湿，轻投提剂，瞑眩可必，获效犹赊。叶氏实阅历之言，徐氏乃拘泥之说，此河间所以有古法不可从之激论也。从中可见张千里医术精工，学识超卓[16]。

2. 吴尚先

吴尚先（1806～1886 年），名樽，字杖仙，又名安业，字师机，自号潜玉居士，钱塘（今浙江杭州）人。吴尚先自幼习儒，曾于清道光十四年（1834 年）中举。吴尚先看到海陵一带缺医少药，为救穷人之疾苦，负济世之志，自《灵枢》《素问》而下，博极群书，求圣贤之意旨，于前人诸家外独辟外治一门，自制膏药等外治法为人施治，疗效卓著，乡居十八载，求医者车马连门，络绎不绝，曾于一月中治两万余人。其弟官业曾对当时患者求医盛况作了如实记载："凡远近来者，日或一二百人，或三四百人，皆各以时聚。有舁有负，有扶掖有提携，或倚或蹲，或立或跪，或瞻或望，或呼或叫，或呻或吟，或泣或啼，拥塞于庭，待膏之救，迫甚水火……有重症、急症，膏外加以药，不半日而毕。自来医未有如此之捷简者，月治数千人。"

吴尚先集 20 年经验，系统总结了清光绪以前历代外科医家及民间流传的外治方法，以骈体文写成了我国第一部理疗性外科专著《理瀹骈文》，对中医外科理、法、方、药的完善和外治法的广泛流传及普及应用做出了杰出的贡献。范祖述在《杭俗遗风》曰："济仁堂，在吴山吕祖殿，又名金龙阁，每日请内外科名医各二人，五日一轮，因而复始，辰刻齐集，午后各散，病人于门口持筹，进堂诊视，其丸散膏丹等药，凭方施给，惟饮片不备耳，予先考……在堂施诊二十余年。"[17]

吴尚先在外治法应用上积累了丰富的经验，历时二十载，易稿 10 余次，耗其心力著成《外治医说》，是书刊成，借《子华子》"医者理也，药者瀹也"之句，摘"理瀹"二字，言明中药外治之理，遂更名《理瀹骈文》。"骈文"指对偶式的骈俪文体。《理瀹骈文》是中国医学史上理、法、方、药悉备的外治专著，叙述了外治的源流，探讨了外治的理论依据和作用原理，介绍了外治法在内、外、妇、儿科的临床应用。同时，吴尚先把中医外治法与养生之道相结合，使中医外治法更具特色。

（1）外治法的思想源流

吴尚先毕生以外治为业，并非固执己见，师心自用，而是博采诸书，深入探究外治法的渊源，为外治法的临床应用奠定了基础。

吴尚先认为："沿其流者自能讨其源也。""若不考其源流，徒恃一二相传有效之方，自矜捷径秘诀，而中无所见，设遇疑难之症，古无传方，其不坐窘者几何？"吴尚先博及医源，认为："仓公治产后血厥用瓜蒂、藜芦、雄黄、明矾嚏鼻。扁鹊治产晕，用生半夏裹塞鼻。《灵枢》治呃，用刺鼻法、惊吓法。"这是外治法的端倪。外治发展于汉唐，东汉张仲景虽以内服药为主，但也应用外治之方，如《伤寒论》火熏令其汗、冷水之以劫热、赤豆纳鼻以治尸厥气闭、猪胆汁及蜜煎导法治便秘；《金匮要略》有盐附堪摩、矾浆浸酒等，皆属外治法。吴尚先认为："学仲景者，未尝不用其外治之方也，是外治固可行也。唐宋以下诸贤，其所传外治方俱在也。"如唐代孙思邈《备急千金要方》载王太后中风，许荫宗用黄芪、防风浓煎汤数十斛，熏之而愈。宋明时期，宋慈《洗冤录》载：凡压缢溺冻魇五绝，苇管吹耳、皂角、生半夏吹鼻，炒盐熨胸，凉水背；跌压未绝者，亦用四物汤煎熏。元朝王好古解利伤寒，用藿香、藜芦、踯躅花研末吹鼻。明朝缪仲淳治老人食冷不化，用生姜、紫苏煎浓汤揉胸腹法，药寻常而其效则甚速。明朝李士材认为中风卒倒灌姜汤，反使痰涎凝结，不如用醋炭熏，即醒。吴尚先说："牛痘亦是外治。"16世纪，中国人发明的人痘接种术，古称"鼻苗种痘法"。它不仅是牛痘发明前预防天花的有效方法，更重要的是成为人工免疫法的先驱，为外治法应用在世界医学史上写下光辉一页。"良工亦不废外治。昔叶天士用平胃散炒熨治痢，用常山饮炒嗅治疟，变汤剂为外治，实开后人无限法门。吾之用膏，即本于此。"因此，吴尚先在借鉴前人外治经验的基础上，深入研究外治法的临床应用，形成了一种以膏药外治为主体的外治体系。

（2）外治法的理论阐发

1）中药外治的理论依据："医理皆本先贤"，吴尚先从经典中探求中医外治法的理论依据，根据《难经·五十二难》的经书意旨，"脏病止而不移，其病不离其处。膏之贴法，实从此悟出。若脏病，经曰：上下行流，居处无常。用膏逼之，则在上者，自移于下，如陷胸、承气皆可分用，结胸能开。以此加以炒熨、煎抹、盘旋、摩荡，尤能催之使速通。是在善用者。"吴尚先认为："凡病多从外入，故医有外治法。经文内取、外取并列，未尝教人专用内治也。若云外治不可恃，是圣言不足信矣。靫上用嚏，中用填，下用坐，尤捷于内服。"

2）外治和内治同样以中医基础理论为指导：外治和内治殊途同归，说明外治与内治一样，均以中医基础理论为指导，吴尚先指出："外治必如内治者，先求其本。本者何？明阴阳，识脏腑也。"即谙读经书。吴尚先身体力行，提出从《灵》《素》而下，如《伤寒论》《金匮》以及诸大家所著，均不可不读"。吴尚先探求中医各家学说，所涉猎方书100余册。他说："通彻之后，诸书皆无形而有用。操纵变化自我。虽治在外，无殊治在内也。外治之学，所以颠扑不破者此也。"因此，吴尚先在《理瀹骈文》略言中开宗明义地阐明："外治之理，即内治之理，外治之药，亦即内治之药，所异者法耳。"

3）中药外治法的辨证论治思想：辨证论治是中医认识疾病和治疗疾病的一项基本原则，是中医学对疾病的一种特殊研究和处理方法。中医外治法同样体现了这种特点和精华。正如吴尚先所说："治病必先辨证，外内虽殊，医理无二，必知内治之法，然后可用外治之法。"他认为：用膏之法有五，"一审阴阳"，以知病情的表里寒热虚实，说明人体的病理变化，用于疾病的诊断和防治；"一察四时五行"，以明风、寒、暑、湿、燥、火的性质和致病特征；"一求病机"，以探究疾病发生、发展与变化的机制；"一度病情"，以揣度疾病发生的各种原因和条件；"一辨病形"，以辨别疾病的形体部位、何脏何腑。在辨证基础上，吴尚先指出，"当用其心"，"用心，即审证用药"。

4）中药外治既是中医特色又体现了以人为本的思想：《理瀹骈文》收录中药外治方法近百种，载方 1500 多首，治疗范围涉及内、外、妇、儿、皮肤、五官等科，体现了中药外治适应病证广，疗效显著，副作用小，应用方便，价格低廉的中医特色。尤其中药外治体现了以人为本的精神，吴尚先极力主张中药外治的理由充足，一般"小儿、老人不喜服药者多"，尤其临床"倘遇不肯服药之人，不能服药之症，而其情其理，万万不忍坐视者，又将何法以处之!"对这部分患者为医者不能坐视不管，可采用中药外治法治病的应变方法。"用之得法，其响立应。衰老稚弱，尤非此不可。"这种具有中医特色的人性化服务，避免"饮者苦而弹者痛"。因此，"病家亦甚乐从"。

5）治未病思想贯穿于外治法的始终：吴尚先把"治未病"的思想贯穿于中药外治的始终，提出"讲于未然""试于当然""救于已然""防于复然"。强调"四句统用膏药之始终"。"讲于未然"介绍养生防病，预防疾病。吴尚先认为："《摄生要言》所说的：'发宜多梳，面宜常擦，目宜常运，耳宜常弹，舌宜抵腭，齿宜数叩，津宜数咽，浊宜常呵，背宜常暖，胸宜常护，腹宜常摩，谷道宜常撮，足心宜常擦，皮肤宜常干，沐浴大小便宜闭口勿言。'数事人人可能，且行之有效，实治未病之良方，为外治之首务也。"同时强调"一慎风寒""二节饮食""三惜精神""四戒嗔怒"。认为："此非是养生空言，实病之外感内伤，悉因于此。四要乃不药之真诠，外治之原也。"吴尚先防重于治，预防中风，用羌活愈风汤预防外中，用清热化痰汤预防内生。"令其以二方药料熬膏常贴皆得无恙。""试于当然"，疾病处于萌芽状态，早期诊断尤为重要，以防微杜渐。吴尚先认为："外治试法，较内治尤稳。"如"试伤寒法，以野芋头擦背脊第三骨节，不觉痛痒者是。""救于已然"是已病防传，病盛防危的措施。吴尚先认为："寒温传变，往往药煎成而症已换，医何能待？膏可预截。"如用犀角地黄汤熬膏法治疗热动血分证，地黄饮子熬膏贴脐下治痹证等。对已发生的病变，为防止传变及交叉感染，吴尚先提出："预事以防患，如治肝病者先实其脾，治心病者先保其肺之类。""防于复然"，疾病初愈或治愈后防止复发。吴尚先提出："病痊七日内，酒肉、五辛、油面、生冷、醋滑、房室皆断之。盖防其复发也。"

（3）外治法的作用机制

吴尚先对外治法的作用机制作了深入研究，认为外治中药可通过多种途径如皮肤、孔窍、腧穴等进入体内发挥作用。吴尚先认为："病先从皮毛入，药即可由此进。"把药敷于皮肤则药性从毛窍进入体内，所谓："皮肤隔而毛窍通，不见脏腑，恰直达脏腑也。"孔窍吸收。孔窍，指五官九窍。吴尚先认为："虽从窍入，而以气相感。"说明药性通过黏膜吸收。如"彼种痘者，纳鼻而传十二经。救卒中暴绝，吹耳而通七窍，气之相感"。药敷腧穴，药性通过经络传导传入内脏或至病所。如"昔人治黄疸用百部根放脐上，酒和糯米饭盖之，以口中有酒气为度。又有用干姜、白芥子敷脐者，以口中辣去之，则知由脐而入无异于入口中"。佐证药经神阙穴迅速吸收，通过经络的传导，"归于气血流通，而病自已"。值得一提的是，吴尚先对外治作用机制有两个创新观点。其一，外治药"皆可加入香药，如苏合油、十香丸、冰片、麝香、乳香、没药之类。率领群药，开结行滞，直达其所""大凡膏药用温暖及香料者，其奏效甚捷"。临床研究表明，芳香性药物有增强透皮能力的作用。其二，外治药"导达非由脾胃，膏药不经脾胃，故不致伤脾胃。既无伤水谷之精。功伐不连脏腑，亦免迫阴阳之变"。说明外治给药，避免药

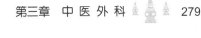

物对脾胃（如胃肠道及肝脏等）的损害和首关消除，药物就不被灭活而可发挥全部药效，提高药物利用度。

（4）外治法的临床应用

"膏，纲也。药，目也。"吴尚先所应用的药物主要分两类，一类是膏药，依据处方经特殊的加工方法熬炼而成；另一类是末药，即将药物粉碎成粗末状直接外用。

1）膏药的临床应用：膏药，古称薄贴，有软、硬两种，吴尚先所用的属外贴硬膏，以中药为主体，以植物油与铅丹为基质，烈火熬制而成。作为吴尚先外治法主体的膏药，可分为通治之膏与专主之膏。

三焦通治之膏及其临床应用

吴尚先指出："膏有上焦心肺之膏，有中焦脾胃之膏，有下焦肝肾之膏。"上焦通治之膏——清阳膏，通治四时感冒、风温、温病、热病、瘟疫、瘟毒、疫毒等。可酌情贴于太阳、风门、鼻梁、天突、膻中、肺俞等处。中焦通治之膏——金仙膏，通治风、寒、暑、湿、气、血、痰、食六郁五积诸症，凡中焦脾胃病、四时外感、内伤、表里不分、寒热错杂，非一般所能治的病证。膏贴心口，或心口并脐上。下焦通治之膏——散阴膏，通治表里俱寒三阴证，风寒湿痹、跌打损伤、筋骨疼痛、宫冷等病证。一般膏贴脐上，上热下寒证贴足心。

专主之膏的临床应用

专主之膏，指以专治一个病证为主的膏药。所谓："有专主一脏之膏，脏有清有温；有专主一腑之膏，腑有通有涩。"内科方面：养神膏，主治精神不宁，不寐；理血膏，主治血证；健脾膏，主治脾虚证；清胃膏，主治胃热；温胃膏，主治胃寒；清肺膏，主治肺热咳喘；温肺膏，主治肺寒咳喘；开膈膏，主治噎膈；头风膏，主治偏正头风等。妇科方面：调经膏，主治月经不调；安胎膏，主治胎动不安；通经膏，主治经闭；固经膏，主治月经过多；催生膏，主治难产等。儿科方面：定惊膏，主治惊风；退热膏，主治小儿发热；肥儿膏，主治疳积等。

膏药的作用特点

拔之病出，截之邪断。吴尚先认为膏药的作用："一是拔，一是截。凡病所结聚之处，拔之则病自出，无深入、内陷之患；病所经由之处，截之则邪自断，无妄行传变之虞。"

直达病所，奏效迅速。膏药外治依据病证的性质和部位用药，即"按其位，循其名，核其形，就病以治病。皮肤隔而毛窍通，不见脏腑恰直达脏腑也"。

治法众多，取穴规律。吴尚先总结了敷、熨、罨、涂、熏、浸、洗、擦、搭、抹、嚏、吹、滴、吸、捏、咂、坐、塞、踏、卧、刷、摊、点、烧、照、缚、扎等近百种外治方法，对外治的应用起到促进作用。吴尚先认为外治取穴之法与针灸通，根据《灵枢·终始》之旨，提出："气反者，病之上，取之下；谓通其下而上病愈。病在下，取之上；谓升其上而下病愈。病在中，旁取之，谓经络行于左右，针灸、熨药旁取之也。从阳引阴，从阴引阳；以右治左，以左治右。"膏药外贴取穴"法以周而益专"。

适应证广，禁忌证少。"膏药能治百病"，广泛应用于内、外、妇、儿等各科，"且治在外则无禁制，无窒碍，无牵掣，无沾滞"。

简便廉验，易于推广，"看症用药精切简便"，"余施诊专以膏药为主，因贫人购药为难，膏药则更便也"。

与内治并行，补内治不及。"医皆束手，药难下喉"，"内外治皆足防世急，而以外治佐内治，能两精者乃无一失"。吴尚先明确了外治能补内治不及的道理："一层，膏药可代汤药；二层，膏药可与汤药并用；三层，汤药不能用，尚可以用膏药也。"

防治结合，养生保健。外治法"预事以防患"，如预免齿痛法、预免疟疾、预免冻疮等。"夏月出门，以玉枢丹涂鼻，可辟秽"，"疫时，预合药施送，如以同仁堂辟瘟方……辟邪解疫"。

膏药的组方特点

在膏药的组方原则上，吴尚先遵仲景之法加减，于后贤诸方中择之，取官方之速效者，与秘方之奇验者。膏药组方取法于汤丸，但又有所异，"盖汤主专治，分六经，用药一病一方，日可一易，故其数精而少。膏主通治，统六经，用药百病一方，月才一合，故其数广而多"。膏药组方有严格的原则性，"方随症列，法在其中"，又有极大的灵活性，"往往有寒热并用者，有消补兼行者"。膏药组方特点："膏中用药味，必得气味俱厚者方能得力。虽苍术、半夏之燥，入油则润；甘遂、牵牛、巴豆、草乌、南星、木鳖之毒，入油则化""膏中用药味，必得通经走络，开窍透骨，拔病外出之品为引。如姜、葱、韭、蒜、白芥子、花椒以及槐、柳、桑、桃、蓖麻子、凤仙草、轻粉、穿山甲之类，要不可少，不独冰、麝也"。膏药中补药，必用血肉有情之品，"补药必用血肉之物，则与人有益。如羊肉汤、猪肾丸、乌骨鸡丸、鳖甲煎、鲫鱼膏之类，可以仿加。若紫河车则断不可用，或用牛胞衣代之，其力尤大，此补中第一药也"。吴尚先认为外治者，"气血流通即是补，不药补亦可"。

2）末药的三焦分治法：吴尚先根据患者病情及病位的不同，主张外治用药三焦分治，他认为：头至胸为上焦，胸至脐为中焦，脐至足为下焦。

上焦心肺，上通天气，外邪侵袭，治当以发汗解肌、祛邪外出为要点。吴尚先认为："大凡上焦之病，以药研细末，嚏鼻取嚏发散为第一捷法。不独通关、急救用闻药也。连嚏数十次，则腠理自松，即解肌也。"鼻取嚏用药多以皂角、细辛为主，藜芦、踯躅花为引，随证加药。

脾胃居中，上通天气，下通地气，为人体气机上下升降之枢纽。中焦为病，而致气机升降失司。因此，"中焦之病，以药切粗末炒香，布包缚脐上为第一捷法。如古方治风寒，用葱、姜、豉、盐炒热，布包掩脐上；治霍乱，用炒盐，布包置脐上，以碗覆之，腹痛即止；治痢，用平胃散炒热敷脐上，冷则易之"，药物可随证酌用。

下焦为肝、肾、大小肠、膀胱所居，前后二阴亦位居下焦，下通地气，主出而不纳，邪居下焦，可致下窍不利或失调。他指出："下焦之病，以药或研或炒，或随症而制，布包坐于身下为第一捷法。如水肿捣葱一斤，坐身下，水从小便出；小便不通亦然。水泻不止，艾一斤坐身下。"肝肾虚损，可用摩腹、暖腹、贴足心等方法。

吴尚先总结了清代以前的外治理论和经验，在内病外治的理论指导下，临床上独树一帜，创立了以膏药外治为主，丰富多样的外治疗法为辅的治疗体系。理论上对前人经验加以阐发，使外治法形成理法方药较为完备的一门学科。所著《理瀹骈文》为中国现存最早的一部外治专著，对中医外治法的发展做出了巨大的贡献，也极大地丰富了中医治疗学的内容[18]。

3. 疡科三大家

浙北地处太湖流域，并有东、西苕溪流经全境，湿热偏盛，而且土地肥沃，物产丰富，居民历来嗜食肥甘，吃食鱼蟹、羊肉之类，所以疔疮、疡症患者特别多。因此，这里从事外科的

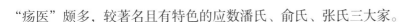

"疡医"颇多，较著名且有特色的应数潘氏、俞氏、张氏三大家。

（1）潘氏外科

潘氏外科，源于德清曲溪湾，清乾隆间，由潘鼎创基立业，特别重视外用药品的炮制，对炒、炙、煅、焙、制、煨、提、风、飞、烂、霜等，经长期积累而自成一套方法，如石膏与广丹的研制，顺序不容紊乱等，都是经验所得。至清道光间，潘氏迁居吴兴（今湖州市），有潘旭，字东阳，尤精其业，以薄贴和散剂应用见长，且钻研内科，亦擅治热病，故内、外科兼之。其后裔吉甫、申甫、澜江、春林均秉承家学，并有入室外弟子数百人，如魏伯琴、潘韵泉、俞步卿等，皆出于该流派。潘氏从长期课徒实践中，积累经验甚丰，为教学之需，编撰了《分经药性赋》《外科汤头》《疡科歌诀》《医学集成》等书用作启蒙读物。潘氏外科的学术观点宗《医宗金鉴·外科心法要诀》兼取温病学说，经过100多年的流传和六代发展，曲溪湾潘氏杏林茂盛，医著甚丰，形成了浙江省中医外科学中的"曲溪湾潘氏外科"流派。学徒遍及湖州、德清、吴兴、长兴、安吉、孝丰，以及安徽、浙江、上海等外省市，为江南外科大派之一。

潘吉甫（1843～1914年），毕生研究外科理论和实践，尤重教育，长期课徒实践中，积累了甚丰的经验，为教学之需，尤多立著，编纂《外科汤头歌诀》《疡症歌诀》《分经用药性赋》《内科汤头歌诀》《内证方药歌诀》《七言脉决》《经脉歌诀》《医学集成》《痈疽辨证歌诀》《外科方药》等手本书籍，号称"稻香书屋主人"。

潘申甫（1847～1925年），继承其父潘旭家学，与兄吉甫、侄青泉相互切磋医艺，凡就诊病人，一疮一疽都能辨明脉络，叫出名称，深为同行折服。除诊疗外，注重教育、研究，曾与族医及学生张彦英、王彤轩、吴谱农等成立"曲溪国医研究会"，分析疑难杂症，编有《周身名位骨度》《内经十二管析》《六淫问答》《七情论》《揣摩集》《运气要诀》《时用妙方》等书，惜未刊行。其儿子潘青时、孙子潘鉴清后收集其验方300余例编成《潘申甫医案》，颇得杏林好评。

潘春林（1898～1968年），原籍德清曲溪湾。1956年被浙江省人民政府列为第一批著名中医师，1957年10月1日首筹四大联合诊所联合，经湖州市人民委员会批准，建成湖州市联合中医院（后更名为湖州市中医院），并任院长，时约十二载。曾审定炒、煅、煨、制、提等28种外用药品的炮制方法，著有《潘春林医案》，获浙江省科技一等奖，《湖州潘氏外科临证经验》编入《老中医经验汇编·第一集》（由人民卫生出版社出版发行）。湖州市中医院中医外科汇集了以潘春林为代表的"曲溪湾潘氏外科"等多家外科流派之精华，沿用外科外用药80余种，其中青云散曾列入1988年版《浙江省医院制剂规范》，疗疽软膏1990年在首届中国中医药文化博览会上荣获"神农杯"优秀奖。

潘鉴清（1905～1977年），字宝忠，祖居德清曲溪湾，1937年迁居余杭塘栖，先后在太师第、蝙蝠弄、西小河挂牌行医，治疡擅长刀针。

潘斌璋，1929年生于湖州市，主任中医师、市名老中医，自幼从父潘澜江学医，擅长外科、皮肤科，1958年进入湖州市中医院，历任浙江省卫生厅新药审评委员，浙江中医外科学会理事，浙江省中医外科进修班一、二期班主任，受卫生部、国家中医药管理局委托担当二省一市《中医病证诊断疗效标准》起草牵头人，编纂《浙江省临床经验选辑·外科专辑》。1953

年撰有《中医外科进退疗法》《医学经纬》等。

潘嘉矿，1937 年出生，1954 年进入湖州市中医院，随其父潘春林习医，整理出版《潘春林医案》和整编、校点首部断代大丛书《近代中医珍本集·外科分册》部分内容。主持整理总结该院名老中医学术经验等书籍 9 部。撰写《潘春林外科学术经验选介》《给邪于出路是中医外科诊治疾病的一项基本原则》《辛木十香膏外贴治疗良性肿块》等 28 篇文章在全国、省级刊物发表。

（2）俞氏外科

俞氏外科，始于明崇祯年间，世居德清下高桥。相传俞氏乐善好施，曾得一道长传授炼丹之术，七传至燧田。俞燧田，生于 1855 年，卒于 1931 年，享年 76 岁。承祖业，擅用消、散、箍、托治"痈疽"，声名远播湖州、杭州、安徽等地，里人俗语呼"下高桥外科"。后又传子俞海门，亦善于"炼丹"；迄今尚有海门之子、女，继业。

（3）张氏外科

张氏外科，世居桐乡晏城，系"疡医世家"，始于清乾隆年间，家传六代至张辉。辉，字卓然，生于公元 1877 年，卒于 1950 年，享年 73 岁。父早怃，从母习业，以善治"疔疮""瘰疬"而闻名，后徙秀水（今嘉兴市），子，孙遂占籍。子，文冲承其业。

4. 邹存淦

邹存淦（1849～1919 年），字俪生，号俪笙氏，浙江海宁人，清末医学家、藏书家。依其祖父之言，辑录农谚、占候、医药与饮食等文献，编撰《田家占候集览》抄本 10 卷，现存于北京图书馆。另编有《外治寿世方》，影响颇著。

（1）《外治寿世方》

《外治寿世方》为清代邹存淦所著，分《外治寿世方初编》和《外治寿世方续编》两部分，刊于清光绪三年（1877 年）。初编按病种、人体部位以及妇、儿、急救、杂治分为 62 门，载方 2400 多首；续编则以膏丹立目，收外治膏丹约 80 种。所治诸症统括内、外、妇、儿等各类疾病，并兼及养生。清代邹存淦《外治寿世方》齿门载方 75 首，包括牙齿保健、治疗、美容和再生，诸法稳妥，药简效验，至今仍有临床指导价值。

（2）《外治寿世方》牙痛外治法

1）冷灸法：是指将药物配制成一定剂型，选经渠或合谷穴贴至热辣，立时痛止的治法。如"齿牙疼痛：老蒜二瓣，轻粉一钱，同捣融敷经渠穴……男左女右……随起一泡，立时痛止""用老蒜捣烂如蚕豆大，敷在大指二指手背上微窝处，亦极神效"。

2）贴穴法：是指将生附子末和口水调敷于涌泉穴，引导虚火下潜而治疗阴虚牙痛的治法。如"阴虚牙痛：生附子研末，口水调敷两足心极效"。

3）含漱法：是指将药物配制成溶液，含于口中反复洗漱的治法。如"川椒三分，细辛二分，白芷、防风各一钱，共用滚开水泡透，时时含水入口，片刻吐去再含，无论风火虫牙，莫不见效，不可轻视""阴虚牙痛，缓痛者是……胡桃壳四、五斤，打至粉碎，加川椒、食盐各少许，熬成浓汁摊冷，时时漱齿，甚效"。

4）涂擦法：是指将药物配制成一定剂型，涂擦于痛处的治法。如"齿牙疼痛：石膏二两，明矾六钱，俱半生半熟，研细末擦之，当永无齿痛""骨碎补二两，食盐五钱，桑椹子五钱，瓦锅内熬成膏，去净渣，早晚擦牙，良久吐之。不惟可治牙痛，且能固齿""风热牙痛：大黄瓶内烧存性，研末，早晨揩牙，漱口""打动牙痛：蒺藜子或根为末，日日揩之""虫牙痛：川椒盐水炒七钱，枯矾三钱，共为末，每日擦牙甚效""牙疳痛：黄柏，青苔各一钱，冰片一分，研细擦"。

5）填充法：是指将药物配制成丸剂，填塞牙缝或蛀洞的治法。如"风火牙痛：北细辛、北五味各二分，共捣为丸，塞痛处立效""虫牙痛：雄黄末和枣肉为丸，塞牙缝，日换数次，极效"。

6）嗜鼻吹耳法：是指将药物研成细末，吹入鼻腔和耳中的治法。如"齿牙疼痛……雄黄、没食子各一钱，细辛五分，共为末，左痛用少许吹入左鼻孔，再用少许吹入右耳，右痛吹右鼻左耳"。

7）敷点法：是指将药物研成细末，敷点痛处的治法。如"齿牙疼痛……石膏二钱，胡椒三粒，共研细末，敷之极效""立止牙痛：荜茇一钱，川椒、石膏各五分，青盐四分，点痛处即止"。

8）熨法：是指将药物或配入辅料加热，熨于痛处的治法。如"独头蒜煨热切，熨痛处，旋易之，亦主虫痛""风虫牙痛：皂角子末，绵裹弹子大两个，醋煮热，更互熨之，日三五度"。

9）引涎法：是指将药物配制成一定剂型，咬定或频擦痛处，使之流涎的治法。如"风热牙痛……甜瓜蒂七枚炒研，麝香少许和之，绵裹咬定，流涎""风火牙痛……生丝瓜一条，擦盐少许，火烧存性，研末频擦，涎尽即愈"。

除上述9种外治法外，还有咬、含、熏耳、塞耳等，此不赘述。

（3）牙痛治法方药探析

1）所用药物性能分析：纵观上述诸法所用药物，具有药简效验的特点，按其性能归类，有辛温发散之川椒、细辛、胡椒、荜茇、白芷、防风；有清热泻火、解毒凉血之大黄、黄柏、石膏、丝瓜；有芳香通窍止痛之冰片、樟脑、麝香；有补肾固齿之骨碎补、胡桃、蒺藜、桑椹子、五味子；有以毒攻毒、杀虫引涎之雄黄、蛇床子、瓜蒂、皂角；有收敛止血之枯矾、没食子等。此外，食盐咸寒归肾，有清火解毒、凉血润燥、止血坚齿之功。由之可见，邹氏针对牙痛多因风火、胃热、虫龋、肾虚所致，辨证审因精确，诸法采菁得当，方药配伍严谨，且对诸法方药做出"不可轻视""甚效""极效""神效"等疗效评价。

2）所用药物药理分析：现代医学证实，药物外用可直接渗透皮肤腧穴、黏膜而吸收入血，或刺激神经末梢和特殊感受器而发挥疗效。其作用机制，探析如下。

局麻止痛作用

现代药理证实，细辛、花椒、胡椒、荜茇、白芷等所含挥发油有局麻和镇痛作用；冰片、樟脑对感觉神经末梢有轻微的刺激作用和某些止痛作用；雄黄主含硫化砷，砷为原浆毒物，可使牙髓组织中毒失活，痛感消失；生附子含有乌头碱等，有表面麻醉止痛作用。

抗菌消炎作用

大黄含大黄酸、大黄素和芦荟大黄素，黄柏含小檗碱，均有抗菌作用；麝香中分离出分子量为 1000Da 的多肽，具有很强的抗炎活性，至少为氢化可的松的 40 倍；骨碎补有抑菌消炎，促进牙周组织重建、牙槽骨再生的作用；雄黄、明矾、五味子、防风、白芷等均有不同程度的抗菌消炎作用。

收敛止血作用

白矾水在体外能使血清立即沉淀，有强烈凝固蛋白的作用；没食子含没食子鞣质；大黄含鞣质和没食子酸，均有收敛止血作用。

生石膏修复作用

生石膏主要成分为含水硫酸钙。钙是骨骼、牙齿生长和发育的重要成分，能抑制神经应激能，减少血管通透性，促进凝血原变成凝血素，具有镇静、解痉、抗渗、抗过敏、抗炎及加速血凝的作用。蒺藜含维生素 A 类物质，能促进生长和繁殖，维持上皮组织的完整性，故对牙齿创伤有修复作用[19]。

5. 其他医家

《明史》记载外科病种有肠痈："义乌陈氏子腹有块，扪之如罂，汉卿曰：'此肠痈也。'用大针灼而刺之，入三寸许，脓随针迸出有声，愈。"项疣："山阴（今绍兴）杨翁项有疣如瓜大，醉仆阶下，溃血不能止，疣溃者必死，汉卿以药糁其穴，血即止。"瘰疬："钱塘王氏女，生瘰疬环头及腋，凡十九窍，窍破白沈出，将死矣，汉卿为剔窍，母深二寸，其余烙以火，数日结痂愈。"左目突出："乡人蒋仲良左目为马所踶，睛突出如桃，他医谓系络已损，不可治。汉卿封以神膏，越三日复故。"吮疮："徐孝女，嘉善徐远女也。年六岁，母患臁疮，女问母何以得愈。母谩曰：'儿吮之乃愈。'女遂请吮，母难之，女悲啼不已，母不得已听之，吮数日，果愈。"

急性阑尾炎、阑尾周围脓肿的手术治疗：1822 年，钱思元记载一名浙江口音的佚名外科医学家，在 17 世纪时为一位患者做过阑尾切除术的事迹。他说："予家赁春人，夜患腹痛，论曰：非药石所能疗，使卧榻上，投入麻药，惛然若睡切开胸肉，随割雄鸡血滴入，有蜈蚣昂头出，急将刀钳去之，以药线缝其口，病若失。"至于阑尾周围脓肿切开引流，在清代外科著作中并不罕见[20]。

单南山，清初山阴（今浙江绍兴）人，精妇产科，有专著《胎产指南》8 卷、《明易产科》6 卷、《广嗣真传》1 卷，论及女科诸症，理论极为鲜明，阅之洞若观火。

周秉乾，字品纯，号遁园，鄞县人。时有妇每孕辄流产，诊其脉沉而滑，决为水饮结于胞宫，宜攻逐之，处以十枣汤。然病妇畏惧，不敢服用，秉乾云：经云有故无损亦无殒也，放心服之，袪其饮，方能安保其胎。病妇服后，泻下十余次，去痰涎甚多，而胎竟安，后产一子。

李祖镛，字萼亭，鄞县人。时闻某富家妇多病，积 10 年不下楼，后孕年余不产，众医技穷。祖镛诊之曰：土为万物之母，无土则不生化也。令坐卧泥地，以土炒白术煎饮，逾月即产。

周文楷，字崇仁，晚号苏园，清雍正乾隆间人。《鄞县通志》称"周文楷以善治带下称于里中，妇女就视者，日必满座"。乾隆六年因友人邀请菲律宾，曾治愈国王之病，后被挽留，定居吕宋，在当地以业妇科为主，将中医妇科传播邻邦，扩大了祖国医学的影响[20]。

吴朝升（1908～1976 年），号士其，庆元县松源镇西门村人，毕业于上海中医专门学校，

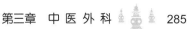

擅长外科痈疽、疔毒、儿科麻疹及妇科产后诸症，自制秘方丸散，对针灸、按摩颇有研究。

钟泽民，字承清，生于1914年，卒于1978年，享年64岁，桐乡人。游夏墨农门下，随诊7年，尽得其传。对咽喉、内、外、痔科均有经验，晚年主张衷中参西，积40年经验，先后授徒达30多人。

王孟英根据祖父资料，记录湖州汤荣光“从树上坠地，腹着枯椿而破，疮口二寸余，已透膜，系红肉不见肠，复饮以药酒，使不知痛处，随用刀割伤口使宽，以铁钩钩膜内红肉出，则其大如掌，乃宿患之疟母（疟疾引起的脾肿大）也，始如法敷治疮抠而愈，宿疾顿除。”这是脾外伤切除术的一则病案。

汪华山，字祖尧，钱塘（今浙江杭州）人。出身世医之家，祖传外科之术，华山悉承，全活者众。所著《外科易知》，是祖传验方并自己心得编辑而成。

许楣，字辛木，海宁人。孝廉，儒而医，尤长外科，所制膏丹，亲自研炼，治瘰疬有独到之处，校刊《订正外科正宗》12卷。其治瘰疬方为王士雄赏识，并辑录于《归砚录》。

柴鲁儒，字泗传，清代人。祖籍慈溪，父迁德清，幼孤贫，喜读书，精疡科，工篆刻，诗文亦佳。

袁氏，鄞县人。为痻科名医，采先贤之说，参合己见，编撰《原痻要论》。

丁尧臣，字幼香，号蕉雨老人。生于1803年，卒于1877年，享年74岁，山阴（今浙江绍兴）人。世居古越大营，曾游学东北，弱冠弃儒，专攻岐黄。博览名著，广集群方，尤精外科。晚年编有《奇效简便良方》4卷，六科俱备，精切实用。曾以医资自制“仙传阴阳膏”，治外科险症，辄取奇效。工诗，著《蕉雨山房诗集》4卷，刊行于世，与清末爱国名将左宝贵志同道合，义结金兰。

秦寿银，名锡蕃，号椿生，生于清嘉庆丁丑（1817年），卒于清光绪甲午（1894年），享年77岁，瑞安人，道光附贡生。习岐黄，精疡科。为人治病，法奇效卓，名噪一隅。

潘旭，字东阳，德清人，清道光间名医。精疡科，为浙北疡科三大流派之一。其治证以精治药物为先，辨证以脏腑经络为特色。著《分经药性赋》《骨科汤头》《疡科歌诀》《四言脉诀》《医学集成》等，皆浅显易懂之入门读物。其后裔吉甫、申甫、澜江、春林，均传其习，桃李遍及江、浙、皖等地。

叶一勤，字兆益，号笃生。生于清道光十七年（1837年），卒于1913年，享年76岁，瑞安人。国学生，儒医。开设灵兰医室，擅长外科，精制膏药，备有抽脓拔毒散等药粉，疗效迅速，深受欢迎。子永棠、孙子午，继承家传。

沈志裕，字怡庵，平湖人，有《疡科遗编》2卷、《急救良方》1卷，刊本曾藏葛氏藏书楼。

陈锡灿，字星占，萧山人。秉性磊落。弃儒习医，研读《素问》《灵枢》《司天气运》等书，颇有心得。擅外科，治疮疡有奇效。星占原籍诸暨，清咸丰间行医来萧山，因定居焉。尝与韩鹏论医，认为外科不读《灵枢》《素问》，何可问世。著有《青襄准绳》《痈疽虚实寒热辨》。书中提出痈疽未成脓时，应根据表里寒热虚实，辨证用药；已成脓时，主张扩创引流，清洁疮口，以速愈合等正确措施，对外科保存了有价值的资料。

张宗嶟，开化人。读书明大略，精于治疡，曾行医杭州，颇负时誉。

孔广福，字行舟，桐乡人，精医，尤擅疡科，有《医案》《记忆方书》等。

许凤麟，上虞人。精外科，善望诊，能望面决病。一日，至余姚县城贩牛，值牛主人之子患喘急症，诸医皆以为劳瘵。许氏窥之，曰：此肺痈也，可奏刀治之。诸医闻之大惊，然牛主人知许氏之名，即求治。许氏以外科刀，刺病者胁，即出脓数升而愈。主人道谢，以二牛相酬。凡外科受治者，多获奇效。

任一龙，鄞县人。颖悟勤学，精研疡科，内外并施，刀圭所及，沉疴多起，求诊者接踵。

钟尔埔，字稻荪，生于1854年，卒于1937年，享年83岁，嘉善人。精外科，擅用火刀排脓，尤擅治喉症。对药物深有研究，所设钟介福堂药店，以药材道地，精于炮制，驰名浙、沪。子鉴周，孙世澄、世纲，皆继其业。

俞燧田，生于1855年，卒于1931年，享年76岁，德清人。俞氏外科始于明末，世居下高桥，七传至燧田，持祖业而更精，擅用消散箍托治痈疽，声名远播杭、湖一带，里人恒呼为"下高桥外科"。探病原长以察舌，内治重视脾胃，故主张忌口适应病情，不可偏执反伤胃气。"浙北外科三大流派"，此其一也。

张懋炽，字纯粹，生于清咸丰六年（1856年），卒于1921年，享年65岁，镇海人。幼年殁父，从祖立魁习内、儿科。后从师改入外科，兼参以西学新说。于是以外科闻名于时。其治痈疽重内托与刀圭结合，排脓疡，提倡大切口，与历来主张相殊，而收效甚佳，医业鼎盛，叩者如市，收入甚丰。而自奉节俭，对公益事业，从不吝啬，与里人共创"公善堂"。先后授徒20多人，其中多负有盛名。子继其业，亦以外科、喉科名于世。

潘松泉，名勋棠，号陶庵，以字行。生于1859年，卒于1942年，享年83岁，新昌人。祖行医，精内、外、妇、儿各科，而外科尤长。一生钻研医学，不事外务。诊余精选医典，督教儿徒，务求背诵，尝言：医操生死之权，读医岂可不熟？其治学不事浮华如此。子国钧，门人吕六甫、周辅生得其传，均享盛名。

陈守鉴，生于清同治二年（1863年），卒于1926年，享年63岁，慈溪人。承祖业，擅治外疡，尤对发背、乳痈、乳疽等症，治之多验，医名远扬，称之"岭南外科"，子孙世其业。

成玉林，生于清同治五年（1866年），卒于1928年，享年62岁，兰溪人。少壮从师业医，擅长伤外科，善用雷火神针。

姚云仙，生于1866年，卒于1924年，享年58岁，长兴人。24岁入学补廪生，辛亥革命后从徐香泉习疡科，悬壶县城。初以疡科闻名，后专内科，对温病学说深有研究，治多奇验，医名日盛，20年间誉满苏、浙、皖三省之毗邻境域。

黄七甲，原名伟鉴，字性芳，生于清同治五年（1866年），卒于1959年，享年93岁，乐清人。祖父景兰，父辅郎，祖传三代专精外科而盛名远播。世居乐清柳市七甲，世代皆称"七甲先生"。黄氏幼承庭训，传家业，于1890年悬壶温州府城。生平对《金鉴外科》《疡医大全》、窦氏《疡科经验全书》和《十药神书》深有钻研。于疔疮、痈疽，均具独特经验，既擅内服，又长外治，其手术治疗别创一格，尤精于腐骨摘除法及背痈之烙铁烫治法。深部脓疡，仅凭手指触诊，即能准确探测"脓门"之所在，而刀至脓除。兼擅武术、伤科。从学者甚众。所遗医案，由长兴中医院保存。

陈懋卿，字祖康，生于1868年，卒于1950年，享年82岁。原籍天台，其父灵祥徙嵊行医，遂居焉。懋卿先学中药4年，再学医，但数年之内，令读书之外，仅许见习，不准经医。意为：学医宜早，行医宜迟。21岁，始独立诊治，各种药末分别贮备，用时临时配合。不唯擅治常见外症，对马刀、瘰疬等难疗之患，悉施以娴熟之火烙法治疗，每收佳效。此项手术，决溃、排脓，易于收口，允称良法。然难度较高，轻易莫敢问津，而懋卿施之，深浅宽窄，得心应手，远道慕名求医者甚众。初，其父灵祥在日，有赤贫者受治感德，仅送西红柿一篮以表谢忱，旁人仿此，时长日久，遂以为灵祥嗜食此物，从此"西红柿郎中"遂成雅号，继而懋卿被称为"小西红柿"者。懋卿生性耿介，怜恤贫病，对富贵骄恣者，却傲然相对。曾任嵊县神州医学分会会长，与诸名医施诊于清节堂。慕名求为弟子者概遭拒绝，意为医非小事，学之非易，如无毅力，常半途而废，致医病不足，害人有余，故非其人不传，毕生仅授学徒1人。

徐肇康，字越江，生于清同治己巳（1869年），卒于民国十四年（1925年），终年56岁，新昌人。家贫，课徒为业，后专习外科，其功深养到，方药精纯。治外科，亟主中药内服或外敷，不事力割。凡恶疮险候，一经调治，多能起死。人但知其操外科之神妙，殊不知其谙内治之功深也。晚年愤世医庸俗，立志著述，以醒聋聩，因著《疡科求是》4卷，稿甫成而逝。

管益智（？～1856年），字荣棠，海宁人，精疡科，后因病返乡，施药济人，趋者如市。著《疡科浅说》1卷。

管瀛，字兰芸，号霭香，海宁人。精外科，著《医案录要》。

胡吉士，字祥甫，桐乡人，精疡科。

连宝善，字楚珍，祖籍上虞，迁居钱塘（今浙江杭州），世医出身。祖上医术精通，尤擅外科，并兼设"全仁堂"药铺，药价公平，且能施济。所备之药，以治疮疡膏丹最有效验，虽系阴证，也多指日可痊。数代皆传其术，而宝善独以擅长内科闻名。

曾洪畴，字瑞卿，瑞安人。善外科。

叶氏，慈溪人，擅长疡科，著有《七十四种疔疮图说》。

卢真人，宁波人，道家，善治疔疮，著有《疔疮紧要秘方》。

郑家声，字克振，武义人，精疡医，愈不受谢。

郑家彰，字克善，武义人，精习疡医。尝自制药石以济人，求学者接踵而至。

吕梦飞，生于1872年，卒于1940年，享年68岁，德清人。精外科，负盛誉于余杭、德清、桐乡、吴兴（今浙江湖州）一带，受业者达数十人。梦飞弱冠从师，临床每多创新。如分析痈疽特点，对脓腔大者，则扩大创口，不断改进小升制剂的吊毒方法等。内外并施，消托相配，常与同乡俞海门交往切磋，改进制升术，使切合临床实用。吕氏家传治湿性溃疡面的三黄麻油膏、治干性皮炎的三品散等，择药精良，在新市、塘栖一带为妇孺皆知的妙药。

张山雷，名寿颐，生于清同治十一年（1872年），卒于1934年，享年61岁。原籍江苏嘉定，禀聪颖，幼好学，19岁入泮为邑庠生。博涉诸子百家之书。后因母患风痹，经常迎医服药，遂弃儒学医。先后投师于当地老中医俞德琈、侯春林及吴门黄醴泉诸先生门下。医术猛进，亲友邻居时以疾病相告，给方服药，渐能桴鼓。为求深造，投奔同邑黄墙村名医朱阆仙之门。朱氏医传五代，精通各科，对疡科尤为专长，名重一时，求诊者日以百计。朱氏悉以生平经验授教，先生亲聆训诲，学识经验益臻精湛。当时西医东渐，中医日受排挤，朱氏深感我国习医，漫无定轨，自己出资，筹设中医学校于黄墙村家塾，并委先生拟订教学规划，编纂课堂讲义。黄墙中医学校是全国较早的中医学校，开我国中医办校先河。朱氏病逝，黄墙中医学校亦即中辍，张山雷先生旋去沪行医。1920年夏，由上海神州医学会介绍，应浙江兰溪中医专门学校之聘，任教务主任。其时所用教材，除采用黄墙中医学校部分原稿加以补正外，多由先生边教边撰而成。先生编写讲义，漏夜未息，夜编日教，延续10多年，直到逝世。又主持应届毕业生临床传教，医名卓著，求诊者遍及邻省。擅长内、妇科，对外科证治亦别具卓见，阐明"证虽生疡，根在脏腑，重视整体辨证"。首别阴阳，详观外形，细究脉舌，审证求因，阐发其局部与脏腑气血的关系。先生在兰溪任教 15 年，受业学生达 600 多人，遍布江、浙、皖、赣、沪等省市，莘莘学子均仰慕先生学识而来。先生博览群书，治学谨严，对经典医著能独具见解，阐发其秘奥；而于诸家学说亦多所笺正。同时参考现代医学，取长补短，充实内容，用毕生精力，先后完成各科教材及著作 24 种，66 册，100 多万字。重要医著有 1916 年，张寿颐撰《考证集》和《张山雷医学论稿》，有张氏体仁堂稿本。1916 年，张寿颐撰《医学一得》，又名《谈医考证集》，有 1916 年张氏丛刻本。1917 年，（清）沈尧封撰、（民国）张寿颐笺疏《沈氏女科辑要笺正》2 卷，有 1922、1923、1928、1934、1935 年浙江兰溪中医专门学校铅印本。1917 年，张寿颐撰《湿温病古今医案评议》，有兰溪医校油印本。1917 年，张寿颐撰《疡科纲要》2 卷，有 1927 年浙江中医专门学校石印本、1934 年范润德抄本、1935 年兰溪中医专门学校铅印本。1919 年，张寿颐撰《中风斠诠》3 卷，有 1922、1932、1933 年兰溪中医学校石印本，1932 年兰溪协记书庄铅印本。1922 年，张寿颐撰《女科学笺疏》，有民国绍兴医药月报铅印本（4 卷）。1925 年，张寿颐撰《铜人经穴骨度图》。1927 年，张寿颐撰《经络腧穴新考证》2 卷。1932 年，张寿颐编《兰溪中医专门学校讲义四种》（《籀簃谈医一得集》、《古今医案评议第一种》5 卷、《古今医案评议第二种》3 卷、《古今医案评议第三种》2 卷），有兰溪中医专门学校油印本。1933 年，张寿颐撰《医事蒙求》，有嘉定张氏体仁堂铅印本。1934 年，张寿颐撰《药物学纲要》，有兰溪公立中医学校油印本。1934 年，朱成璈编、张寿颐诠解《本草诠解》2 卷，有黄墙朱氏中医学校油印本。1934 年，张寿颐撰集《内科卒中似痹》，抄本。《重订医事蒙求》1 卷、《全体新论疏正》2 卷、《本草正义》前集 7 卷（有 1932 年兰溪中医专门学校铅印本）、《难经汇注笺正》3 卷（有 1923 年兰溪中医专门学校铅印本，现存卷首 1 卷）、《脉学正义》6 卷（有 1931 年浙江兰溪中医专门学校铅印本）、《钱氏小儿药证直诀笺正》2 卷、《张洁古脏腑药式补正》3 卷、《病理学读本》2 卷。1932 年，张寿颐撰《籀簃医话》和《籀簃谈医一得集》，有 1932 年浙江兰溪中医专门学校石印本。英国传教士来华医生合信译著有《全体新论》，张寿颐对其疏证，现存有 1927 年浙江兰溪中医专门学校铅印本 3 卷。1931 年，张寿颐编撰《病理学》4 卷和《病理学读本》2 卷，现存有兰溪县中医学习班油印本。

张寿颐劬劳备至，启迪后学，厥功甚伟。不幸积劳成疾而逝世。虽病魔缠身，仍对其未完成手稿，殷切关注。曾自挽一联云：一技半生，精诚所结，神鬼可通，果然奇悟别开，尽助前贤，补苴罅漏；孤灯廿载，意气徒豪，心肝呕尽，从此虚灵未泯，惟冀后起，完续残篇。先生逝世，不仅校内外师生深感悲痛，噩耗传播，全国医药界同仁咸为震惊，纷纷发表挽词，以志哀悼。上海名医张赞臣挽联并附跋（原载于 1934 年第 91 期《医界春秋》）云：二张乃吾道乾城，不幸先后殂谢，河北一人，江南一人。老宗台山雷先生，学问渊博，著作等身，历主医校教务，发扬国医学术，与盐山张锡纯君堪称一时瑜亮。去今两年，先后谢世，痛老友之凋零，彰吾道之式微，不禁感慨系之。

杭芝轩，生于 1876 年，卒于 1970 年，享年 94 岁，嘉兴人。初从事药物炮制，后悬壶操疡科，于喉科尤精。自创方剂颇多，恒有显效。外治疡症，学宗《外科正宗》，后得力于《疡科纲要》。治喉科则以甘寒清润、清养肺金为主。积 50 多年临床经验，精制外用药剂，较多方剂曾辑入《嘉兴中医院出定处方集》（内部刊物），沿用迄今。部分经验曾由弟子整理刊于《浙江中医杂志》。

赵庭庸，生于清光绪三年（1877 年），卒于 1942 年，享年 65 岁，金华人。故居金华项牌。五世业医，擅长外科。少年随父学医，研读《内经》《外科正宗》《外科心法》等书，对外科诸症，疗效卓著，享有医名。

叶永棠，字鹤鸣，号声如，生于清光绪六年（1880 年），卒于 1949 年，享年 69 岁，瑞安人。继父业，得授秘传，遂精外科。

陈玉堂，生于清光绪八年（1882 年），卒于 1944 年，享年 62 岁。原籍绍兴柯岩，早年迁居萧山。继承世业，以外科、喉科称誉一时。用药偏于温热，对阴疽恶疮颇具卓效。

诸葛禹奠，字柏梁，生于 1882 年，卒于 1952 年，享年 70 岁，兰溪人。16 岁师事衢县姜献华，苦习岐黄，精于疡科。特别对脑疽、发背独具见解，曰：症虽外发，病本内因，治不可概用寒凉之剂，必须辨别阴阳，药分温清，方为正确。手辑《外科效方集》1 册。

石维严，字文豪，生于 1885 年，卒于 1940 年，享年 55 岁，桐乡人。幼习举子业，曾入泮，后承父业，长疡科，以手术和外治为擅长，自炼水底莲花升。常用麻仁膏、红升药条、无比散膏。其经验认为痈疽已成，应适时手术，托排为主，祛腐生新。对阴证肿块以阳和汤加减，并主外敷无比散膏，每奏速效，嘉兴、嘉善等地慕名求诊者甚众。

张辉，字卓然，生于 1887 年，卒于 1962 年，享年 75 岁，原籍桐乡，后徙嘉兴，遂占籍。疡科世家，尤善治疗毒，家传秘制"蟾酥合剂"外用，药皆精选炼制考究，为"浙北疡科三大流派"之一。

顾纯素，生于清光绪十五年（1889 年），卒于 1962 年，享年 73 岁，奉化人。承父顾瑞扬之传，对骨外科有较深造诣，尤以"吊角肠痈"（髂窝脓肿）、流注（慢性骨髓炎）、痔疮等拿手。就诊者接踵，声名远播邻县。且懂日语，好学不倦。带徒 20 多人，桃李芬芳，后继有人。

管先登，山阴（今浙江绍兴）人，精研岐黄，尤长外科，著有《管氏外科十三方》。

夏子章，生于清光绪二十年（1894 年），卒于 1979 年，享年 85 岁，象山人，世以医为业。父精外科，子章幼承庭训，15 岁即随父学医。6 年后，父殁，勤诵苦读，其志弥坚。1920 年起在镇海小港及象山东乡行医，1930 年始迁宁波，悬壶江北岸，精理外科。认为外科虽为局部之疾，实与全身气血脏腑经络有关。为此除温习《灵枢》《素问》外，并研究了仲景《伤寒论》《金匮要略》及喻嘉言的《医门法律》，医道大进。中华人民共和国成立后，转事中医内科，对疑难杂症更能独辟蹊径，擅长脾胃病及妇科诸疾。门生 2 人，行医沪上。

章文连，生于 1894 年，卒于 1968 年，享年 74 岁，原籍桐乡，后徙海宁。父辅仁以外科为业，文连承父传，好学深思，手不释卷。强调外科发于肌表，实与脏腑、气血相关，内外并治。如治无头疽以自制厚型九香膏外治，内服调气活血、通经络、散寒化瘀之剂。其父辅仁曾习业于曲溪湾潘氏外科，故章氏亦系潘氏的再传弟子。

夏墨农，生于 1890 年，卒于 1950 年，享年 60 岁，德清钟管镇沈家墩村东南湾人。世业医，祖父松泉精外科，至墨农，术益精。初悬壶家乡，后移砚菱湖镇，抗战时寓沪上 10 多年，名噪一时，桃李遍江、浙，为"东南湾中医外科"传人。夏氏治学注重实践，着眼整体，主张内外并举，方法简便而灵活多变。缝匠挂线治瘘管；熏洗法治皮肤病；所炮"一笔消"（百降加东丹 5%研末）远近闻名。1938 年年底移居上海，在黄河路购置房屋行医。一生行医 40 多年，精通中医外科，积累了丰富的临床经验，但不自秘，凡有所得，均内传外教，门生颇多，桃李遍江浙，名噪一时，为江南著名老中医。遗著有《时病经验》《外科歌诀》《本草口诀》《夏氏医案》等，未付梓。

沈季良，字济常，生于1891年，卒于1965年，享年74岁，原籍吴兴（今浙江湖州），后徙嘉兴。曾旅寓沪城，世业疡科，秉承家传，初以簿帖见长，避地申江后，接受泰西医学，主张汇通中西。学术上服膺张锡纯，晚年制剂中常参化学之剂，认为化学之品实肇始于中医"炼丹术"而又有所进展，如吊毒用石炭酸，治肛裂用"丙酸睾酮"穴位注射。用药有独到处，如治阴疽用大剂黄芪等。门弟子10多人，传其业。

杨泳仙，字天喜，生于1891年，卒于1974年，享年83岁，湖州人。从李梦莲习医，师殁而悬壶。积50多年经验，深受病家敬仰。内外兼擅，尤精外科，刀法娴熟。学宗高锦庭《疡科心得集》，主张外症当审内困。用温补法治疡科虚寒症尤有新见，部分经验曾介绍于《浙江中医杂志》等刊物，并付梓内刊《杨泳仙医案》。学生100多人，遍及嘉、湖平原。

陈伯棠，字三乐，生于1892年，卒于1948年，享年56岁，原籍绍兴，后徙萧山。伯棠以喉、外两科传家。已垂十三世，悬壶行医，心存忠厚，志在济世，颇孚人望。创立中医协会时，由于当时县长张宗海秉承上命，歧视中医，迟迟不予批准。适逢张宗海的妻子患喉蛾甚剧，两咽皆肿，几欲窒息，举家惶恐。求治西医，束手无策。后请伯棠诊视，霍然获愈。宗海才不得不批准成立中医协会，伯棠被选为协会执委，为推动和促进萧山中医事业做出了贡献，著有《陈氏喉科秘籍》。

邓方濂，生于1896年，卒于1967年，享年71岁，桐乡人。师事德清俞氏，善以外敷簿帖见长，曾将师传秘方公开介绍，以广流传。善治深部脓肿、流注风毒及皮肤病，积50多年经验，从学门下先后达20多人。

潘澜江，生于1896年，卒于1963年，享年67岁，祖籍德清，后徙湖州。世业疡科，已历五传，执业50年，弟子100多人，遍及浙、皖。对外用药有研究，经验丰富，部分治验曾整理刊登于《浙江中医杂志》。

在外科学方面，清代钱塘人吴尚先集20年经验，系统总结了光绪以前历代外科医家及民间流传的外治方法，以骈体文写成了我国第一部理疗性外科专著《理瀹骈文》，对中医外科理法、方药的完善和外治法的广泛流传及普及应用做出了杰出的贡献。

范祖述在《杭俗遗风》曰："济仁堂，在吴山吕祖殿，又名金龙阁，每日请内外科名医各二人，五日一轮，因而复始，辰刻齐集，午后各散，病人于门口持筹，进堂诊视，其丸散膏丹等药，凭方施给，惟饮片不备耳，予先考……在堂施诊二十余年。"从范祖述的记述中，可见当时济仁堂的外科在杭城有一定的名声。

清光绪十六年（1890年），黄岩县金吉轩开设中医外科，精于痈疽、疮、疡治疗。

第四节　民国时期浙江中医外科

清末民初，许多中医师来自浙江地区，是当时医学界影响较最、人数较多的一个群体。

一、严海葆

严海葆，字源来，镇海人。生于 1880 年，卒于 1944 年，享年 64 岁。严海葆于弱冠时偶游浙东天童寺，遇一医僧。此僧见他资质聪颖朴实，很喜欢他，就将他收为门徒，传授医学知识。尤其是生平疡科精技，尽传于严。三年后学成而归，悬壶甬上。

严海葆平日勤奋好学。对灵素经典，古今方书，精研细读。与名医范文虎交往甚密，吸取治疗经验，医术愈精。至中年时，已很有声名。求诊者日有数十人。他慷慨好施，遇贫病者常予免费施治，甚为社会称道。

严氏行医 40 年，积有丰富的外科经验。凡遇险重之症，内服、外敷同时并用，常得转危为安功效。如治乳痈，内服神效瓜蒌牛蒡汤，外敷玉英膏，屡获全效。治寒邪凝结之乳癖症，投以阳和汤温通解凝，外贴阳和解凝膏而消散者，也屡见不鲜。对背痈、脑疽等外科巨疡，更是详审明察，消托并施，内外合治而收卓效。

严氏广栽桃李，享誉浙东，蔚成外科一大流派。如早年门生闻茂康，得师传而独专痔科一技，称誉沪上；刘中柱对疡科中乳痈、肛瘘等症有专长。严氏之独女严瑞卿，幼承庭训，聪慧好学，早年毕业于苏州中医专门学校，又随父临诊，耳提面命，尽得乃父外科经验之真谛，医誉渐隆。惜因体质较弱，以致积劳成疾，不幸在中年被癌症夺去了宝贵生命，使严氏外科失去了一个继承者。

二、杨咏仙外科

1. 杨咏仙

杨咏仙（1897～1979 年），湖州人，16 岁习医，19 岁后在湖州东门圣塘湾、东街开诊，从事中医外科达 50 余载。1957 年加入湖州中医院，任副院长。杨咏仙为人耿直厚道，医风谨严，医嘱殷勤恳切。开诊不久即声名大噪，四乡传闻，当时圣塘湾河浜（现蒸谷厂旧址）停满了星夜载病人来看病的船。出诊旱路备有轿子，水路使用驳船，船舱装有干电灯，以利治病照明。平素不论诊务如何繁忙，在治病上事无巨细，必亲自过目。对贫病患者乐于施舍，常赠送外敷药物，赤贫病重者，还撮内服煎药赠与。诊处还常备有斗笠多个，用以突然下雨时方便病家，以免淋雨受凉而加重病情。杨咏仙十分重视中医事业的继承和发展，50 多年来，特别是中华人民共和国成立后，为浙江、江苏、安徽三省培养了 100 多名中医外科医师。

杨咏仙精通内外方脉，对外科独具专长，每能挽危症起沉疴。临证常循内治法，辨证精审，常执内科之理以治疮疡，外用药不拘一格，对部分疮疡的审证论治有其独特之见解。长于外科手术，刀法娴熟，经他按、针、切、排之复杂瘘管窦道、重症脓疡，挽危起沉者数不胜计。其外用膏丹敷贴，大多是多年的临床心得，如消散肿疡之"白灵丹围膏"，治疗霉菌性阴道炎之"青云散"，疗效甚好，誉满省内外。

杨咏仙著作主要有《杨咏仙外科医案》及手稿、医案等。杨咏仙经过几十年临床积累的学术经验，形成了自己的独特风格。他精通内外方脉，专长外科，刀法娴熟，自制外用药，价低效高颇有特色。经他切、排手术治疗复杂瘘管、重症脓疡患者不计其数，深受患者和家属信赖。

他临证常循内治法，执内科之理以治疮疡，每能挽危疾起沉疴，辨证施治有其独特见解。如对颈痈、瘰、流注、附骨疽等外症，皆认为与痰有关，其理论是"外受暑湿风寒之邪，内挟五脏六腑膏粱火毒，皆能蒸化为痰浊，凝取于经络，入于肌肉皮毛之间，而导致疮疡痰症"。对外用药膏丹敷贴，配方用药也非常讲究实用，组方简单，药量较轻，价格低廉，以一药能治多病见长，如"白灵丹回膏"消散肿疡有特效。尤其治疗脱疽，更是杨咏仙的独家专长。脱疽患者常见下肢足趾发黑坏死，逐渐上移至股骨。西医诊断为冻伤、闭塞性脉管炎，首选办法就是截肢，重则伤命，轻则残废。脱疽虽属少见，一旦发病，西医只有截肢。但经过杨咏仙的治疗，往往通过内外兼治的方法，避免了病患的重残。

2. 杨泰生

杨泰生临证以中医中药为主，注重内治与外治相结合，并不断吸取现代医学好的治疗方法，他在完整保留杨继洲外科流派特色的基础上，改进创新了多种外敷药，在痈疽疔疖、下肢溃疡、Ⅱ度烫伤、糜烂性湿疹、鹅口疮、骨关节退行性病变、乳腺疾病、甲状腺疾病、各种皮肤病、脉管炎等疾病的治疗上颇有建树。在1988年卫生部中医司领导来湖州市中医院指导工作时，现场清点了杨继洲诊室里阵列的外敷药，膏、散、酊、锭等各种制剂共计达83种，并称赞杨继洲外科外用药系列保存得非常完整，在全国实属少见。杨泰生以他良好的品德、严谨的医风、宽厚的处世，丰富和发展了杨继洲外科流派的文化和技术内涵，并在其他流派逐渐衰退的情况下，能够培养好学术继承人，使得杨继洲外科得到进一步发展。

3. 程祖耀

程祖耀于1993年5月被定为杨继洲外科学术继承人，跟随杨泰生临证学习2年，较完整地继承了老一辈学术经验和外用药制作方法，并在前人的基础上有所创新发展，如研制出复方冻疮散熏洗治疗冻疮取得了良好的疗效；创制尖锐湿疣、寻常疣、鹅掌风的中药洗方取得肯定的疗效；学习引进的冷冻激光治疗皮肤病技术在湖州地区处于领先地位。

从医30余年，他在国内外医学杂志上发表学术论文30余篇，著有《气功疗法简编》《毒蛇咬伤诊疗规范》《杨泰生外科临证经验集》等数本专著，带教学徒培养了不少中医后备人才。经过临床实践，在他带领下的湖州市中医院皮肤科有一批疗效突出的优势病种，如对痤疮、荨麻疹、带状疱疹、婴幼儿湿疹、多发性疖病、丹毒、下肢溃疡、结节性红斑、鹅掌风、Ⅱ度烫伤、冻疮、斑秃等常见病有显著的疗效；对白癜风、银屑病、黄褐斑、脂溢性脱发、过敏性紫癜、红斑狼疮、重症药物性皮炎等疑难重症运用中西医结合治疗也取得了较好疗效。科室里的数十种富有疗效的自制制剂，是医院之宝。

三、余 步 卿

余步卿，义名宝庆，生于1913年，卒于1976年，享年63岁，杭州人。曾受业湖州外科名家费元春，尽得费氏奥秘。22岁悬壶小河时，已初露头角。1943年迁至杭州，设诊所于皮市巷内，名噪一时，尤为杭州四大名医之一。余氏学术上推崇《医宗金鉴·外科心法要决》，治疗强调整体观念，重视调治脾胃。行医 50 年，治疗疮疡、喉患匠心独运，并善于内外兼治。穷人看病免费。医德很高。

（一）治疗颜面部疔疮方面的经验

1. 病因上重视经络辨证

盖疔者，如丁钉之状，其形小，其根深，虽随处可生，但其对人体危害大者，又以颜面部疔疮为甚，一旦失治，即可造成"走黄"、流注等变证，历来为中医外科之大证。余师认为，疔之病因，除火毒过甚，过早挤压外，还因头面部乃诸阳之首，一旦护理不当极易发生"护而不护"，毒邪走散之严重后果。疮疡的病机和人体气血、脏腑、经络密切相关。颜面疔疮的发生和转归实为人体脏腑功能的局部表现，然患处部位所属经络与疔毒的发生、发展也有重要的联系。如鼻疔为肺经有火，唇疔为脾热过甚，颧疔为阳明火毒，黑疔为肾经火毒，牙疔为肠胃湿热，这些在辨证治疗时都应予以足够的重视，并在遣方用药时加入相应的引经药。

2. 治疗疔疮的内治三原则

（1）早用凉血药

颜面疔疮为火毒夹脏腑蕴热而发，不同于一般的疔、痈，初起即热毒炽甚，故宜用清热解毒凉血之药直折其火，采用黄连解毒汤、五味消毒饮加草河车、半枝莲治疗，除此之外，还应早期采用凉血药。先师认为"血不宁则热不静"，故在凉血药的应用上，不必拘泥于温病的辨证规律，初起即可加用生地黄、赤芍、丹皮等凉血药。另外，如有表证可加用连翘、牛蒡子；便秘加生军、玄明粉；根盘坚硬甚者，加茅茨菇、败酱草；鼻疔加桑白皮、瓜蒌皮；唇疔加玄参、淡竹叶；四肢酸楚加桑寄生、丝瓜络；高热加用紫雪丹；神昏谵语可加用安宫牛黄丸。

（2）宜收不宜散

自《外科直铨治疮疡要诀》提出外科内治"消、托、补"三原则后，一直被外科界奉为圭臬，但其实用性近年来受到国内学者的反对。临床上也确实如此，有些外科病如颜面疔疮、肛痈等确很难消散，只能经过治疗使脓毒局限，脓栓脱出而热平。余师作为浙江湖州曲溪湾潘氏外科的重要传人，对颜面疔疮的治疗始终贯彻"宜收不宜散"的原则。即疔毒初起在挟有风邪时，宜用连翘、牛蒡子、冬桑叶等辛凉解表之剂，很少使用辛温或芳香的疏风药。当疔根收束，难以化腐成脓时，宜用皂角刺、白茅根、败酱草等透脓药，而不采用穿山甲片等腥味药。疔的后期，创面肿硬不消，此乃气血被余毒所遏，可佐以当归、赤芍、郁金、丹参等，不宜采用大队活血破瘀药，凡此种种，皆以避免火毒横逆走散为上。

（3）保护胃气

与治疗其他疮疡一样，余师在治疗颜面疔疮时，十分重视保护胃气，在大量清凉药中往往加用姜半夏、茯苓、木香等调和脾胃之药。他常说，脾胃之气一旦受损，所有内服药都将付之东流。特别对素体胃虚之人，更需注意。过服寒凉，一方面要败胃伤气，另一方面会使疮形僵硬，日久不消，在临床上一些使用抗生素过度的患者，也有此种现象，此时，余师常应用"手订疔毒和胃汤"（组成：蒲公英、金银花、半夏、竹茹、石菖蒲、茯苓、砂仁、赤芍、木香、谷麦芽、陈皮）结合治疗。

3. 外用药特色

由于疔疮根深坚硬，一般外用药很难逞效。临床上余师除外敷"清凉膏"（由大黄、当归等组成）外，善用立马回疔丹插入创面以提脓祛腐。盖立马回疔丹原方载于《医宗金鉴》，江南一带使用的为杭州胡庆余堂所秘制，适用于疔疮初起根坚肿硬、麻木痒痛、色紫无脓、肿势散漫、疮顶凹陷者，但此药加工复杂，又以陈年者为佳，使用时根据疔之部位、大小、深浅，选择适当粗细、长短之丹药插入创面，且要注意不可插入过深，以免腐蚀好肉，一旦疮根（脓栓）脱出，即改用生春散或逢春散外用。

（二）治疗疔疮走黄经验

疔疮走黄，是疔毒走散造成全身化脓性感染，所谓"黄者横也"。此症系由火毒炽盛，邪毒不能外泄而走散入里所致；或由于局部病灶因治疗延误；或受挤压、碰撞等造成疔毒扩散走窜入血，流注经络，内犯脏腑而成。尤其是颜面部疔疮，起势凶猛，蓄毒深沉，治疗稍有疏忽，就可能逼毒内攻，造成走黄。

疔疮走黄，临床表现以憎寒壮热、烦躁不安、恶心呕吐、头痛等为主症，伴有四肢痿软无力、胸闷、大量出汗等。实验室检查：白细胞总数明显升高，血培养可有细菌生长。舌质见绛，苔多黄腻或黄糙，脉多见洪数或弦数。

由于疔毒走散，脏腑受累，故可出现不同的脏腑见证。如火毒入脾，则恶心呕吐显著，并见便秘、腹胀或腹泻；火毒入肺则伴有气粗喘息、咳嗽痰血、胸痛；火毒入肝则兼见痉厥昏狂、肢体拘急；火毒入心则神昏，谵语等。皮肤或有瘀斑、瘀点、风疹块等出现。局部病灶呈现紫硬无脓，根盘散漫，肿势扩散，边界不清。

疮疡皆由火毒生，疔毒更是如此。因此余师以火毒论治，清热解毒为治疗原则，以犀角地黄汤和黄连解毒汤为主方。在运用犀角地黄汤时，常以紫雪丹易犀角，重用鲜生地、丹皮。紫雪丹清热解毒、散结镇惊，鲜生地甘苦寒，清热凉血生津；丹皮苦寒、凉血散瘀，余师认为用此方药是根据"不清其热则血不宁，不滋其阴则火不熄"之意。凉血、生津、散瘀不足挫其鸥张之势，不用大苦、大寒之剂直折，恐鸥张之邪火难以熄灭。因而余师又用黄连解毒汤以黄芩、黄连、黄柏、栀子泻其亢盛之火，救其欲绝之水。这仅仅是对实火采取的措施，而疔疮走黄不光是一个"火"，而是"火毒"，所以除上述之药外，还重用解毒药物，如金银花、紫花地丁、草河车、大青叶、毛慈菇等清解毒热，这样对于疔疮走黄的治疗，济清热、滋阴、解毒、凉血于一堂。

治疗疔疮走黄时，余师非常重视攻腑之法。六腑以通为治，使邪热火毒有所出路，有釜底抽薪之意，用大黄、枳实等荡涤实热，急下存阴，解毒散结。在病势重危时，惯用凉开之辈以佐治疗，药如紫雪丹、万氏牛黄清心丸、至宝丹、局方牛黄清心丸等。有五脏见证，则随症施治，火毒入肺加清肺涤痰药，如竹茹、竹沥、川贝、浙贝；火毒入心重用安神清心通窍药，如川黄连、犀角（以水牛角代替）、辰茯神等；火毒入脾在清解基础上选用鲜石斛、麦冬、陈皮、茯苓等；火毒入肝时往往用钩藤、龙齿、羚羊角等药镇惊息风平肝。总之，五脏见证，则视临床辨证化机，不可拘泥。

火毒之患，易见津伤液耗之象，因而在症势入险后必须引起重视。在恢复期，余师常用芦根、竹叶、麦冬、天花粉、生甘草、丝瓜络、忍冬藤等清热生津、通经和络，以清润之方收功善后之法，少用当归、黄芪、人参、川芎之温剂，以免余火留恋，死灰复燃之虑。

至于外用药，余师用本科自制药物，随疮形而定，或用凉散，或用呼拔，常用的如三黄膏（由大黄、黄芩、黄柏研末加凡士林调成）解毒消肿；或用绿灵丹、红灵膏（均是由不同浓度的升丹制成的掺药）拔毒祛腐。外用的原则是尽量避免切开、挤压、碰撞[21]。

四、潘 午 印

潘午印（1895～1968 年），浙江省杭州市人，浙江省中医院外科创始人之一。自幼随其父潘之九学医。1954 年参加杭州市中医门诊部工作，1956 年进入浙江省中医院。1962 年，被评为省级名中医师。诊病以内消内托为主，不主张手术，认为手术有损于机体和气血，治疗皮肤病重视审证求因，强调内外兼治。他在浙江省中医院成立时献出的祖传秘方清凉膏，由医院药房配制供应外科临床应用，已有 70 多年。清凉膏应用范围较广，无毒副作用，使用简便，疗效显著，已成为医院外科必不可少的治疗药。

清凉膏的配制：①药物组成：大黄 30g，当归 20g，紫草 5g，麻油 500g，黄蜡 20～35g。②制法：将大黄低温干燥研粉过 100 目筛待用。当归、紫草用麻油浸 5～7 天，用文火煎熬，至当归片呈棕褐色，油面微冒青烟时迅速离火出锅，过 80 目筛除去药渣，将药油再倾入锅内用文火加热，将黄蜡投入锅内，冬季黄蜡放 20g，夏季放 35g，待黄蜡全部溶化，再用 80 目筛过滤，将药液倾入容器中，使其自然凝固，每 100g 清凉原膏加 15g 大黄粉，搅拌均匀，即成清凉膏。③使用方法：局部外敷。将疮面清洁后，直接盖贴疮面，外用消毒纱布包扎固定即可。每日换药 1 次[22]。

参 考 文 献

[1] 庄绰. 鸡肋编[M]. 景印文渊阁四库全书. 台北：台湾商务印书馆，1984：152.

[2] 庄绰. 鸡肋编[M]. 景印文渊阁四库全书. 台北：台湾商务印书馆，1984：146.

[3] 陆游. 老学庵笔记[M]. 景印文渊阁四库全书. 台北：台湾商务印书馆，1984：57-65.

[4] 朱德明. 浙江医药通史（古代卷）[M]. 杭州：浙江人民出版社，2013：171.

[5] 徐松. 宋会要辑稿·职官 36[M]. 北京：中华书局，1957：3130，3110.

[6] 徐松. 宋会要·食货[M]. 续修四库全书·783. 上海：上海古籍出版社，1996：312-328.

[7] 王绪鳌. 略述朱丹溪对疮疡证治的经验[J]. 浙江中医学院学报，1984（1）：36-38.

[8] 张奇，潘桂娟. 朱丹溪从痰诊治中医外科疾病的特色探析[J]. 中华中医药杂志，2017，32（10）：4344-4347.

[9] 解广东，白克运，王本军，等.《洞天奥旨》疮疡治疗思想概述[J]. 江苏中医药，2018，50（3）：69-71.

[10] 刘荣喜. 陈士铎《外经微言》医学思想探讨[J]. 中医文献杂志，2000（4）：20-21.

[11] 徐之江，毛水泉. 张景岳治疮疡心法浅析[J]. 光明中医，2000（3）：17-18.

[12] 魏睦森，陈蓉蓉.《霉疮秘录》评介[J]. 中医杂志，1991（9）：10-12.

[13] 相鲁闽. 陈司成之《霉疮秘录》[J]. 河南中医，2013，33（2）：195.

[14] 相鲁闽. 祁坤及其《外科大成》[J]. 河南中医，2015，35（8）：2005.

[15] 庞钊. 祁坤对中医外科的贡献[J]. 中华中医药学刊，2010，28（12）：2657-2658.

[16] 关新军，王娅玲. 张千里医案赏析[J]. 中华中医药学刊，2010，28（8）：1664-1665.

[17] 朱德明. 浙江医药通史（近现代卷）[M]. 杭州：浙江人民出版社，2013：318.

[18] 章进，章震. 吴尚先的中医外治学说——纪念外治学家吴尚先诞辰 201 周年[J]. 中医外治杂志，2007（5）：60-62.

[19] 陈桂苍，许月芹.《外治寿世方》牙痛治法探析[J]. 中医外治杂志，1996（4）：38-39.

[20] 朱德明. 浙江医药通史（古代卷）[M]. 杭州：浙江人民出版社，2013：431-434.

[21] 高宝良，陈子胜，方征宇，等. 余步卿先生治疗颜面疔疮的临床经验介绍[J]. 浙江中西医结合杂志，2008（2）：89.

[22] 丰素娟. 清凉膏的配制及临床应用[J]. 中国中药杂志，1996（3）：184-185.

第四章 中医妇科

第一节 魏晋南北朝至隋唐五代十国时期浙江中医妇科

一、魏晋南北朝时期浙江中医妇科

浙江中医妇科早在东汉就有道士于吉（一作干吉），专为妇人治疾。浙派中医妇科最早可溯源至南齐。《北史·邢劭传》记载奖励生育"旧格制：生两男者，赏羊五口，不然，则绢十匹，仆射崔暹奏绝之。邵云：'此格不宜辄断。句[勾]践以区区之越，赏法生三男者给乳母，况以天下之大，而绝此条！'"[1]。以下介绍萧山竹林寺女科。

1. 萧山竹林寺

佛教医药是祖国医学遗产的瑰宝，多以行善积德义举救人危厄，对人类健康贡献卓著，在中国医学史上占有重要地位，萧山竹林寺女科镶嵌其中。它历史悠久、闻名遐迩，执浙江中医妇科四大流派牛耳，《秘方》版本之多、抄本流传之广、方药应用之验，堪称佛教医药之最。寺僧从医时间最长，据《萧山县志》记载，在后晋天福八年（943年）"高昙得异授而兴医业"。在《竹林寺世乘·异记篇》中载："自悟真禅师之创兴竹林，至后晋而有师[指高昙]，盖未尝有医，而亦未有寺，所谓竹林者，不过静养一席地耳。惟时有一道者至，不知从何方来，亦不识其姓氏，兴师附居者月余，师见其骨格翩翩，言辞清爽，知其非常人，甚敬礼之。而道者亦不自安，每谓师曰：君之迁我厚矣，愧无以报君何！一日师他出，抵暮而归，觅道者不得，盖不知其所去矣。忽见几上有蝇头细楷数十百行，阅之，乃胎前产后秘方数十种，又胎产至要辨论及诊法共百十余条。师随录之，于是晓夜诵读，而医道日精，患者验之，百无一失。"自高昙禅师在后晋天福八年（943年），"得异授而兴医业"以后，再把异授之《秘方》传授给下任住持，衣钵相传，以医养佛，代有嬗递，使寺院医名与佛事香火，同步炽热。萧山竹林寺，因其寺宅"紫竹成林，风景清丽"而得名。它创建于南齐（479～502年），始称古崇寺，位于萧山城厢镇惠济桥北块。该寺在后周、北宋之际誉满大江南北，943年，寺僧高昙始开妇科，师徒代代相传。约经250年，时迁南宋，寺僧静暹（晓庵）禅师，医术卓著，声名藉甚，在宋绍定六年（1233年）六月，治愈理宗皇帝赵昀的皇后谢道清的重病，因"有功掖庭"，理宗赵昀赐封他为"医王"，并作诰曰："种德种杏，寿国寿人，朕惟赐额晓庵、药室，敕寺惠济，乃祖乃师，尔徒尔孙，建王十世，俾寿千春。""十世医王"是静暹上溯四代，下延五代，列表 4-1 如下：

表 4-1　十世医王

世系	俗名	法号
一世	涵碧	静霞
二世	广严	天岩
三世	志坚	商岩
四世	子傅	允云
五世	静暹	晓庵
六世	大有	会源
七世	华玉	丹邱
八世	道印	梅石
九世	德宝	雪岩
十世	性间	迪庵

从一世静霞禅师伊始，至十世迪庵禅师，共称"十世医王"，画有神像，居中朝拜，流芳百世。一百零七世续辉事先摄影留存于萧山市卫生局医政科。

萧山竹林寺僧医世系从涵碧（静霞）禅师至第一百零七世续辉，世传脉络清晰，但高昙禅师至涵碧禅师间 250 多年，无法考证世系传递。据推测，应有 150 世左右。萧山竹林寺史料中有清康熙十九年（1680 年）纂辑的《竹林寺世乘》和清乾隆四十七年（1782 年）编纂的《惠济院世谱》，记叙各世祖事迹较翔实，对贡献卓著的僧医均有赞语。惜两书早已散失。现所能依赖光绪中叶续编的《世乘》《世谱》两册残卷，保存在浙江中医药研究院图书馆。

2. 主要著作

萧山竹林寺女科方书均有秘传、秘方、秘录、秘要等书名，其抄刻本数量甚多，目前有 37 种保存在浙江省中医药研究院，有《竹林寺妇科秘传》（《妇科秘方》）、《竹林寺产科》、《竹林寺妇科秘要》《宁坤秘笈》《验所验》等。《竹林寺女科秘传》又称《妇科秘方》和《济阴至宝录》，由竹林寺僧撰写，经董少萍整理，共 1 卷，分 15 个门类，分别论述了月经病 40 症、胎前 38 症、产后 19 症、乳门 15 症及血崩、赤白带下诸症等。每个门类分别讨论病证，论后附有治疗方，具有极高的临床实用价值，2006 年由人民卫生出版社出版。《竹林寺女科》，是由竹林寺僧撰写的女科著作的总称。《竹林寺女科》介绍了流传较广的《竹林寺女科秘书》《宁坤秘笈》《竹林寺女科证治》，这三部医著经历代僧医不断整理充实，在女科理法方药上颇具特色，是切合临床实用的妇科专著，2012 年由山西科学技术出版社出版。因此，《竹林寺女科秘传》及《竹林寺女科》两书能较为全面地体现竹林寺女科的学术思想及临床特色。

3. 学术主张及成就

（1）疗妇人疾病，善从肝、脾、肾三脏论治

肾为先天之本，脾为后天之本，肝在全身气机的调节畅通中起了关键作用。《素问》曰："饮入于胃，游溢精气，上输于脾，脾气散精，上归于肺……揆度以为常也。"维持人体正常活动所需要的精微物质靠胃的腐熟、脾的输布。"脾土不胜，不思饮食，由此血衰，故月水往后……治宜理脾，脾旺则血匀气顺，自然应期"，脾运化功能正常，生化有源，经水才能以时下。妇人妊娠有子，聚血为胎，阴血亏虚，竹林寺女科注重顾护脾胃，以资生化之源。竹林寺女科认为妇人性格多执拗、易愤懑，多伤肝气，故在治疗妇科病时，多从肝论治，力主调冲，创有太和丸。《竹林寺女科秘传》记载了较多的方药，补虚药和理气药的使用频率相对较高。竹林寺女科认为妇人养胎、产后与肾密切相关，如《竹林寺女科秘方》及《宁坤秘笈》中指出，胎前、产后多见腰痛、耳鸣，此皆因肾虚，所用方药中均可见青盐，盖味咸可入肾经，再予补肾之品。《竹林寺女科》理论渊源于《内经》，以健脾、补肾、疏肝为其临床一大特色。

（2）活血化瘀时注重养血

《宁坤秘笈》的调经方中，川芎、当归、白芍、茯苓、甘草为使用频率排在前五位的药物。竹林寺女科善用川芎与当归，川芎为"血中气药"，当归为"血中要药"，二者配伍，活血化瘀，补血养血。可见，竹林寺女科在运用活血化瘀法时注重养血，水有源谓活水，血得养则活，化瘀血赖先养血补血。而莪术、三棱等位居十余位，可见竹林寺女科在运用活血化瘀法时慎用攻伐之品。如妇人经来血色暗，五心烦热，腰腹痛，面黄而不思饮食，竹林寺女科临床用调经丸治疗，方中川芎、三棱、莪术为行气活血药，当归、白芍、生地黄、熟地黄为补养阴血之品，体现了竹林寺女科在活血化瘀时注重顾护阴血的特色。

（3）妊娠期注重气血匀调，用药谨慎

《竹林寺女科证治》中指出："血为荣兮气为卫，荣卫和谐胎必成。"妇人正常妊娠有赖于气血充足。脾胃健运，气血匀调和畅，则胎安产易。然妇人妊子后，血聚胎盘，易变生诸证，竹林寺女科在对胎元的安固方面自有心法，绝不拘泥。妇人若脾胃、气血弱，饮食少，则容易导致虚证，或无法妊子，或因外邪、内伤七情导致多次流产。该书的《安胎总论》中提出，人参、白术、黄芩是妇科安胎圣药，当归、川芎、熟地黄对补益气血十分有效。妇人妊娠期间，用药应当谨慎。茯苓性降，因此妇人妊娠六月胎尚未转运者不能过多使用；黄芪补中益气，然若妊娠期多用黄芪，则易导致胎儿过大，不宜多用；香附理气宽中，多用于妇人胎喘，但宜中病即止；妊娠呕吐，多用砂仁，然砂仁多服易动血，因此，竹林寺女科用砂仁的原则也是中病即止。

（4）产后善用生化汤

《竹林寺女科证治》指出，妇人生产后气血耗损严重，理应峻补，然而此时恶露尚未干净，需预防壅滞，故宜化壅滞、生气血并举，勿伤元气，为万全之策。妇科医家皆用四物汤，但竹林寺女科认为地黄性寒，白芍酸涩收敛，可致血滞，因此推荐使用生化汤。竹林寺女科认为新

产妇产后宜补血逐瘀并举，不可只消瘀血，亦不可专补气血。生化汤中当归、川芎、桃仁三味药可祛瘀生新；炮姜、甘草理气生血，行、补、化、生皆在其中，故有生化汤之名。竹林寺女科巧用生化汤，当归剂量加重至全方的2/3，可见重在补养，血养瘀自消。至于生化汤临证加减，产后大便不通者，加用苁蓉；汗多而小便短涩者，倍用人参、黄芪、茯苓助生津液；血燥生风者，加用人参等。同时，竹林寺女科治疗产后诸病，认为用药宜轻忌重。如热证忌黄连、黄芩，寒证忌肉桂、附子，似可汗之证忌麻黄，似可下之证忌大黄。且产后多虚，临床应注重辨证。

（5）临床诊疗注重问诊

僧医对疾病诊治时，尤其注重问诊。在封建社会中，因妇女的社会地位低下，羞于言表，更对所患疾病常常羞于开口。竹林寺女科认为病史采集齐全才能保证疾病诊治的准确性，故他们根据患者信仰神佛的心理活动，使患者倾诉心中烦闷，引导妇人陈述自己的病情，减少了误诊的发生。

4. 代表方及组成

太和丸：制香附、制苍术、广藿香、净防风、嫩前胡、紫苏叶、薄荷叶、川厚朴、草果仁、姜半夏、白乌药、广陈皮、焦麦芽、春砂壳、焦山楂、白蔻米、木香、白茯苓、川芎、羌活、白芷、甘草。方解：方中理气药物居多，功在疏肝解郁。功效：健脾消积，疏肝理气。主治：月经不调，痛经，胸闷食少，脾虚泄泻，不孕等。

竹林寺女科源远流长，源起至今已有千余年，以僧医之名流芳，盛名于南宋的世系五世静暹禅师，竹林寺僧医世系第一百零七世陈绪辉在18岁还俗，僧医之名止于此。陈绪辉子孙后代精研竹林寺女科诊疗经验，声名渐复，发扬竹林寺女科的学术特色。

竹林寺女科初期治疗方式为按证索方，在发展过程中"辨证论治"的观念逐渐加强，提高了疾病诊治的准确性。治疗上从肝、脾、肾三脏重点论治，王继军等在对《竹林寺女科》治疗妇科病用药配伍规律的研究中利用数据统计证实了该派用药归脾经的药物居第一，第二为归肝经的药物。在安胎时，竹林寺女科以寿胎丸合四君子汤为主方，全方中重用菟丝子、党参，脾肾同治，固胎元、养胎体，体现了竹林寺女科主要通过补肾健脾来安胎，且竹林寺在安胎时提倡"中病即止"。月经周期病的治疗可归纳为先期多因实热动血，错后多因血虚，月经先后不定期多因脾虚不胜。妇人产后病的治疗，竹林寺女科认为产后多虚多瘀，善用生化汤，经变通化裁后创方32种之多。竹林寺女科在运用活血化瘀之法时注重养血，根据对《竹林寺女科秘方》中药物使用频率的统计分析，活血化瘀药使用频率位居第二，体现了竹林寺女科善用活血化瘀法。治疗药物上，设方精简，但讲究药物的炮制及制药方法，并创制重在疏理气机的"太和丸"，为治疗月经病及妇科杂病的主方。

竹林寺女科千余年的发展历史体现了源远流长的特色。妇人产后病的治疗，竹林寺女科善用生化汤，随着诊治患者数量的增加，生化汤经化裁后有32种之多，体现了竹林寺女科守正出新的特色。竹林寺女科治疗妇科疾病时，知妇人对于其疾病有难言之隐，故注重问诊，结合民众信仰神佛的心理，使尽可能采集到完整、准确的病史资料，以确保疾病诊治的准确性。竹林寺女科对待患者的耐心及对病史采集的全面性体现了其厚德仁术的特色[2]。

二、隋唐五代十国时期浙江中医妇科

（一）陈木扇女科

1. 陈木扇女科由来

陈木扇女科，实源起于唐代。晚唐乾宁间（894～898年），有陈仕良，以善医闻名，占籍钱塘（今浙江杭州），擅调治妇科诸疾，后又任剑州（今四川剑阁县）医学助教，官陪戎都尉及药局奉御，奉诏修《圣惠方》，著有《食性本草》10卷。传至宋代，有陈沂承其业，医技愈精。于建安时，康王妃疾，甚危。沂奉召，入宫诊治，投药有奇效，竟力挽狂澜，因得上宠。从此凡宫中之有疾也，必召沂入宫，为方便其出入，乃赐御前"罗扇"，命沂持扇，可随时出入禁宫，凡金吾阍侍皆不得阻。其仕至翰林院金紫良医，著《素庵医要》15卷。沂之后，有陈谏，仍居钱塘，亦精先业，治人所不能治之疾，决人之生死多奇中，遗著有《芑斋医要》。子孙辈的传承，各以所刻仿宫赐"木扇"，为嫡传之凭，上书"宋赐宫扇，陈氏女科，君惠不忘，刻木为记"16字，此即世所称之"陈木扇"。陈木扇女科，家学薪传，治病中的，效如桴鼓，而深得病家信仰，传承不绝。明代，万历时，有陈谢，字左山，始居钱塘，后徙石门（今桐乡市崇福镇）。治病多验，名闻遐迩，为郡县妇科之冠，乃桐乡陈氏妇科第一传人也。有《女科秘要》为家藏珍本，流传甚罕。清初，有梦熊，字宇春，承家业，通经典，其子德潜，亦具医名。道光间，有善南，字加言，为陈沂第二十二世裔孙，著《医案略综》。加言之子，宜南，继其业。宜南子名维枚，字叔衔，熟谙典籍，博通诸家，名震一时，誉称"八百年世医"。叔衔子司叔，侄韶舞，皆精于医，而传至后代。今其后人居住在嘉兴角里街，门前列一把木扇，扇上书写着"宋赐宫扇南渡世臣"8个字，仍执医妇科。目前，继家业者，尚存有桐乡、海宁、嘉兴3支，堪称历史悠久，代有传人。陈氏妇科，世相沿袭，迄今已有二十四世，经历1000多年[1]，形成了独具风格的妇科世医系统[3]。

2. "陈木扇女科"世系

陈士铎妇科世家可追溯至陈仕良。陈仕良为唐末卜梁（今河南开封）人，以医著称于时，官至药局奉御。唐乾宁乙卯年（895年），奉诏修撰《圣惠方》，今佚。陈仕良之后有陈天益（陈谏十六世祖）、陈明遇、陈元忠等，数传而至陈沂。

陈沂为木扇陈士铎之祖，字素庵，生于沐梁，长于临安（今浙江杭州）。宋建炎丁未（1127年）高宗南渡后，治康后（赵构妃）危疾获效，得赐宫扇，以便随时奉诏出入宫禁，救授翰林院金紫良医，督学内外医僚。陈沂后代以医为业者，南宋有陈静复、陈清隐。元以后有陈玉峰、陈仪芳、陈明扬、陈南轩、陈东平、陈恒崖（即方志记载的陈惟康）等。其中陈静复、陈清隐刻木扇以传，陈玉峰曾官至宣抚使提举，后不仕元朝而继承祖业。

陈恒崖生陈林和陈椿。陈林，号杏庵，于明天顺庚辰年（1460年）钦取供职太医院，生陈漠、陈浩。陈漠任顺天府（今北京）医学大使，卒于任上。陈椿，号橘庵，生陈赞、陈谨、陈言及陈谏。

陈谏，字直之，号馨斋，明嘉靖年间（1522～1566年）钱塘（今浙江杭州）人。陈椿之子，陈沂"九传而至莨斋翁"。陈谏精通医术，能治人所不能治之疾，预测妊娠男女生死，往往多奇中。所著有《莨斋医要》。

陈谏以后，钱塘陈引泉、陈引川，为陈谏之孙，皆继承祖业。引泉曾以孤凤散治愈张翰犹妻"始笑泣，既多言，已不语，绝饮食"之疾。陈引川得妇科心传，著有《引川心秘》一书，未见。

石门（今浙江桐乡）有陈谢，字左山，明万历时（1573～1615年）人，祖籍钱塘，后迁居石门。治病多验，名闻遐迩，为"郡县妇科之冠""石门陈士铎妇科之第一人"，著《女科秘要》，但仅为家藏秘本，流传较少。清初陈梦熊，字宇春，继承家学，博通经典。梦熊之子陈德潜亦有医名。清道光年间（1821～1850），陈善南，字嘉言，为陈沂第二十世裔孙。善南之子陈宜南继承祖业。宜南之子名维枚，字叔衡，熟谙典籍，博通诸家，名震一时，誉称"八百年世医"。

海宁一带有陈鸿典，字云书，"雅擅文誉，食饩邑痒"，中年患眼疾目盲，益精于脉诊，尤善妇科，四方就治者填户塞巷。有《陈鸿典所遗方书》。殁后流传远近。

嘉兴陈韶舞，1899年生，卒于1976年。澎宁陈木扇二十二世孙、晚清名医陈叔衡之侄，师从叔衡学习祖传医术，撰有《月经病证治》手稿。

3. 医著

陈谏的《莨斋医要》一书，在《明史·艺文志》《千顷堂书目·医家类》中均有记载，说明清人尚见过此书。但民国时宋慈抱著《两浙著述考》时，称"未见"。迄今为止，国内现藏书的目录中均未见载录。此书于明朝末传入日本，现内阁文库尚收藏有一全、一残两部，藏书号分别为"子29函18号"和"301函36号"。两部均经笔者校阅核对，前者于1996年被复制回国。此书系陈谏汇辑古方及其家传自试良方，论述运气、脉理，以及各科疾病治法、制方等内容，有图有论，并编有方歌，于明嘉靖七年（1528年）序跋。

朱绪曾《开卷有益斋读书志》及清光绪四年《盛兴府东·经籍》一井曾记载过《素庵医要》一书，后人认为此书是陈沂的著作。但据朱氏所述：《素庵医要》十五卷。宋陈沂，字素庵，所传医案，明嘉靖时裔孙谏（字直之）始辑而行之……卷首绘素庵执扇像，赞曰：陈士铎素庵，盖世所稀，康后扶病，为帝所奇，出入禁中，扇惠宫仪，救授翰院，金紫良医……然《素庵医要》备列方药，不专妇科也。是书罕见，余所获乃嘉靖初印本，所描述的《素庵医要》的这些特征，正与今所见的《莨斋医要》完全吻合中，可知《素庵医要》实即《莨斋医要》。

1983年，上海科技出版社出版《陈素庵妇科补解》，题为陈沂著，其后裔、明人陈文昭补解。又因书中陈文昭补解云："自有不易良方载于《秘兰全书》内。"于是又有陈沂尚著《素庵全书》20卷、《陈士铎秘兰全书》20卷、《陈士铎秘兰全书妇科补解》等书名。今对照《陈素庵妇科补解》和《莨斋医要》第8卷妇人门，两者毫无渊源关系可言，既然陈谏与陈文昭同为陈沂在明朝的传人，两人之书内容为何毫不相干？此为《补解》疑点之一。既然称《补解》中所引的《全书》部分为陈沂所著，其中又有"《全书》按月安胎十方，余先始祖素庵公定方"等说法，陈沂何以会称自己为"先始祖素庵公"？此其疑点之二。又《补解》所引《全书》部分所用柴胡、升麻升提之法，以及升阳益胃汤、当归补血汤等方，均为金元时期李东垣之法与方，书中经行泄泻、经行发热、经行呕吐等，乃明以后之病名等，此类金、元、明之治法、方剂及病名，何以会充斥于宋人陈沂的著作中？此其疑点之三。因此不难断定，所谓《陈素庵妇科补解》或《陈士铎秘兰全书妇科补解》是后人假托陈沂之名的伪作，而所谓《陈士铎秘兰全书》《素庵全书》等，均是由《陈素庵妇科补解》衍生而出的书名。此外，方志载陈仕良著《圣惠方》、陈谢撰《妇科秘要》、陈引川有《引川心秘》、陈鸿典遗《陈鸿典所遗方书》等，均已亡佚不存。陈韶舞所著《月经病证治》手稿，未经刊行。

综上所述，浙江陈士铎妇科世家远绍唐代沛梁之陈仕良，源起于南宋临安的陈沂。陈沂后裔代有传人，名医辈出，逐渐分为钱塘、石门、海宁、嘉兴几支，相传已逾二十世，历时千余年，子孙均刻木扇为记，上书"宋赐宫扇，陈士铎女科……"等字，被世人冠以"木扇陈"或"陈木扇"之称。传承时间长，分布广，影响大，其在中医妇科史及地方医学史上的地位不容忽视。后世有关陈士铎世家的记载，如以陈仕良、陈士良为一人，元人始刻木扇以为记等说法均不确切。木扇陈士铎医家的著作，除明朝陈谏的《茋斋医要》确有其书，今尚存于日本内阁文库外，其他医书，或为假托伪作，或系误记讹传，或是未刊手稿，或已散佚不存。

4. 主要学术主张及成就

（1）注重问诊

陈木扇女科尊崇治病求本，然古代妇女社会地位低下，又常羞于言表，无法直言，故当循序渐进，耐心询问病史，或从旁侧了解，以审查病因。而问诊在四诊中是获取病情信息的直接方式，最为重要。古有张介宾《十问歌》，后有陈士铎自编"陈士铎女科十问"：要深究妇人婚育、月经、带下、饮食、二便、寒热、睡眠、久病及原因，并结合四诊详审辨。临床诊治应抓准病因，方能用药精准。如妇人经血不通者，审其证候，血瘀者当活血养血，外感风冷者当辛温祛寒通经，痰滞者当祛湿化痰调经，七情郁结者当疏肝理气调经，脾胃虚弱者当培土养胃调经，手足阳明二经病者当清心火、养脾血，血枯者当培生化之源，肾虚津竭者当滋阴生水。通过详细问诊，可以了解既往情况、饮食调护情况或其他伴随症等，有利于疾病的诊治。

（2）疗妇人疾，首重调经

《陈素庵妇科补解·调经门》中提到："妇人诸疾，多由经水不调。调经，然后可以孕子，然后可以却疾。"因此，治疗妇科疾病以调经为先，然后才能安胎、保产。陈文昭示，"治妇人之病，总以调经为第一"，女子月经当以时下，不可壅滞，经量过多为病，过少也为病，月经提前、延后、淋沥不净、闭而不行均为病。男子以气为主，女子以血为主。女子月经的畅通，当三旬一下，经量或多或少均为病，先期为病，后期为病，不定期为病，淋漓不净为病，瘀而不通亦为病。妇人的病理状态往往通过月经的改变而表现出来，故以调经为第一要务，病去则经调。

（3）调经重视肝脾肾及冲任

《陈素庵妇科补解》中云："女子二七而天癸至……然后肾脏内所受五脏六腑之精蓄极而通，积满而溢。"可见，陈木扇女科在调经中十分重视肝脾肾的顾护。肾为先天之本，主水、主藏泻，无形之天癸受其调节，精血充足也有赖于肾，天癸先满后泻，泻后再受盛，空溢有度，才能形成正常的月经周期，则生长发育健旺。肾主生殖，妇女经、带、胎、产、乳与肾有密切关系，其生殖功能都依赖肾气的充盛。《内经》中云，女子月经的来潮和结束都取决于肾气的盛衰。月经未及二七而行者，乃肾气足，先天强；过二七而未行者，乃肾气虚，先天弱。陈木扇女科在月经病的治疗上注重补肾。

后天之源靠脾胃来化生，疾病的发生与预后皆与胃气有关，胃气强，受纳腐熟水谷，脾气散精，向上、向下输于肺与膀胱，输布五脏六腑，营养周身。脾胃功能的强弱对妇女抵御邪气的能力和疾病的走势起关键作用。脾主统血，若血失于固摄，出现离经之血，可致月经过多、淋沥、崩漏等。脾失健运，气血生化乏源，又或水饮内停，可致月经后期、闭经、经后腹痛等。女子诸多月经病可因脾胃失调引起，故陈木扇女科治疗月经病的基本大法为"滋补脾胃"。

肝为子，肾为母，母病及子，子病及母，另肝肾本同源，肾精有赖于肝血的化生，陈木扇女科在治疗上提倡应互相兼顾。肝藏血，女子以血为用，月事亦为精血所化，若见月经过多、崩漏、月经先期等病，可致阴血不足，而阴血不足，另可出现月经过少、闭经等；且血不足而气有余，气有余则易化火，易变化而发生其他疾病。肝主疏泄，有助于天癸泄溢，另可通过调畅气机以运脾胃。

陈素庵曰："任主胞胎，斯时则脉通（胞胎脉通故能合而有子）。冲为血海，斯时则脉盛（血海满故月事以时下也）。"冲任二脉均起于胞中，冲脉为十二经脉之海，任脉为阴脉之海。在天癸的作用下，任脉得通、冲脉得盛，而月经的正常又依赖于任脉的畅通、冲脉的充盛。冲任二脉均起于胞中，冲任为病，会影响月经的正常来潮，天癸为病则冲任也会受其损伤。《陈木扇女科临证辑要》中提出，天癸通过冲任二脉来发挥对人体生长发育及生殖功能的影响，冲任的作用又是在天癸的作用下实现的。

（4）调经注重调"和"

女子经血宜行而不宜壅滞。《陈素庵妇科补解》的调经门中有"调经宜和气""调经与通经不同论"方论，指出"妇人经水不调，多因气郁所致""调者，使之和，而无过不及也；调经者，以调和气血为先，切忌攻伐太过"。月经周期及月经量的改变，治疗上宜"和"。《陈木扇女科临证辑要》中提出"和"分为四个方面。一为"调和气血"，陈木扇女科认为妇人月经不调，多因气郁，治疗上宜开郁行气，气行则推动血液运行。故调经当和气，气行血行，则经自行。如妇女经前腹痛，陈木扇女科认为实者多为气滞，当调畅气血。二为"调和阴阳"，女子属阴，经行易于耗血伤阴，陈木扇女科认为调经当遵循"善补阳者，阴中求阳；善补阴者，阳中求阴"，治疗当配伍使用，以达到"阴平阳秘"的目的。三为"调和肝脾肾"，治疗上以"治肾为主，兼调肝脾"为原则。四为"以和为期，切忌攻伐太过"，即峻行攻伐之品，临床上应注意辨其虚实寒热、有无病理产物等，"调经不宜过用寒凉药""调经不宜过用大辛热药"，且行瘀忌过于攻伐，理气勿过于香窜，当温和调理，此为上策。

（5）安胎宜凉

陈木扇女科提出："清热凉血安胎之新法。"妊娠一月，足厥阴肝经养胎，若饮食偏辛热则易生火。妊娠二月，易发生相火动，出现血热妄行而胎不安。妊娠三月，心包络血养胎，相较于手少阴心经，心包络为相火。若此时男女交合则为欲火，相火乘欲火，欲火引相火，则易血热妄行。妇人妊子，以血为用，且阴血聚于胞宫，阴常不足而易生内热，热扰胎元，故治疗上提倡养阴清热安胎。如妊娠下血，或因血盛气衰，或因营分受风，致经血妄动；妊娠面赤而自觉烦躁、口干者，多由于郁热结于脾经和心经，热乘心脾，津液枯少所致；妊娠二便不通，因脏腑气实而生内热所致；妊娠心悸，多因血虚内热乘心；妊娠突发耳聋不能闻者，多因肾水虚不能制火。因此，陈木扇女科认为胎动不安，多因阴虚内热，热扰胎元，血不藏经，而致胎动胎漏，倡导养阴清热，养血安胎。其清热凉血安胎法独具特色，自成一脉，对后世产生了深远的影响。

（6）产后注重气血

《陈素庵妇科补解》产后众疾门指出，妇人产后诸疾，大抵多由产后去血过多，气随血脱，气血俱伤所致。如产后阴血去多，津液枯涸，则为血竭；阴血本虚，若风邪乘机而入，可发为产后中风、产后拘挛、产后口噤、产后角弓反张等疾病；阴血亏虚不能荣养足厥阴肝经可致筋无所养，发为产后发痉；血虚不能制火，若火与痰交结，上逆蒙蔽神窍则发为产后乍见鬼神等。陈木扇女科治疗产后疾病，以补益为其大法，先治本虚，再兼顾其标，常以黄芪当归补血汤和生化汤化裁为产后病治疗方，功为补虚、祛瘀同时进行。产后忌用攻下、发表之物，恐进一步损伤阴血。

5. 家传经验方

陈士铎安胎饮：当归、川芎、白芍、黄芪、白术、炒杜仲、炒川断、黄芩、地榆炭、阿胶珠、紫苏叶、甘草。方解：方中以当归、川芎养血活血，但川芎用量要小于当归，突出养血活血之功效，佐以黄芪、白术补气健中以生血，阿胶珠滋阴养血，黄芩、地榆炭清热凉血，炒杜仲、炒川断固肾安胎，体现了陈木扇女科清热凉血安胎之法。功效：清热凉血安胎。主治：胎火上逆之胎漏或胎动不安。

桃仁红花煎：红花、当归、桃仁、香附、延胡索、赤芍、川芎、乳香、丹参、青皮、生地黄。方解：方中四物养血，青皮、延胡索、香附行气开郁，调和气血。乳香、红花、桃仁行血，丹参祛瘀生新，生地黄、赤芍凉血活血，全方理气和血，气血调和则月经以时下。功效：行气活血化瘀。主治：气滞血瘀、冲任不调之月经不调。

蝉翼散：蝉翼（去头足、取两翼）、当归、细辛、大生地、生白芍、马兜铃、茯苓、远志、麦冬、川芎、玄参、猪胆。方解：方中四物养血，远志、麦冬、玄参清心除热安胎，马兜铃、猪胆为佐使药。功效：清心热安胎。主治：妊娠耳聋。

二茴散：白术、川断、大小茴香、杜仲、木香、远志、牛膝、熟地黄、当归、红花、川芎、独活、山药、补骨脂。方解：方中白术补气健脾，杜仲、川断、补骨脂、山药温补脾肾，当归、川芎、熟地黄补血，独活祛风湿，木香行气，红花、远志祛痰，大小茴香配牛膝为引经药。功效：温补脾肾，理气活血，祛风除湿。主治：产后腰痛[2]。

陈木扇女科发展至今已有千余年历史，以其精湛的医术得赐御前罗扇。陈木扇女科相传已有20多世，世代名医辈出，在浙江省内分布广，影响颇深。在临床上，陈木扇女科注重调肝脾肾，调补肝肾乃治疗妇科诸疾之要，而后天之源靠脾胃来化生，且疾病的发生、预后皆与胃气有关。后天的强盛有赖于先天肾精的充足，先天又依赖后天之化生，先天后天，相辅相成。在治疗妇科疾病时，陈木扇女科首重调经，调经当和气血、阴阳，用药切忌攻伐，同时认为安胎宜凉，产后应注重气血。陈木扇女科在治疗妇科疾病时注重问诊，仿张介宾《十问歌》，创妇科相关的《陈士铎女科十问》，可谓别出心裁。陈木扇女科传承千年，不仅有高明的医术，更离不开其高尚的医德。陈木扇女科根据张介宾《十问歌》创立了妇科的十问歌，守正出新。因此，陈木扇女科具有源远流长、守正出新的特点[4]。

（二）宁波宋氏女科

1. 宋氏女科由来

宁波宋氏女科，是浙江"四大"（嘉兴陈氏、宁波宋氏、萧山竹林寺、绍兴钱氏）妇科世系之一，负盛名于浙东，历史悠久，学验俱丰，代有名医。根据史料记载，宋氏祖居湖南郢县，是当地望族、官宦家庭，子孙学文，并非以医术为生。唐开元（713～741 年）时，始祖广平公宋璟，由儒精医，每次见到下属生病，都仔细诊治，诊断准确，用药如神。他的夫人余氏，偷偷学习他的医术，专门研究妇女疾病，余氏夫人行医济世，乡里贫民妇女，都受过她的恩惠。宋氏妇科实际上是从她开始的。

南宋建炎初年（1127～1130 年），宋家子孙宋祖玑（钦），因中了进士而担任七子城使，随皇帝南行，居住宁波。之后，宋家子孙有的因当官而名扬当朝，有的以医术闻名遐迩。居住宁波的历代宋家子孙行医的还真不少。至明朝二十七世孙宋林皋，尤精女科。其后嗣清初宋博川（1796～1820 年）名重一时。其七世后嗣，嗣服公（字金熙），悬壶宁波海曙区小尚书桥旁，其孙宗威公（字汉臣）遂定居于此。宋氏妇科在宁波的第一个诊所称"杏春堂"，始于清代，租用宁波小尚书桥块楼层一幢房子作为诊所。近代，宋氏妇科传人宋紫清在宁波谦和堂弄分设"济世堂"，宁波两个宋氏妇科诊所并存。宁波百姓习称"杏春堂"为"老宋家"、"济世堂"为"新宋家"。

宋氏妇科从唐代宋广平至宋琳奕已延绵 44 代，历时 1300 多年。宋氏妇科，刚开始医术只传子孙辈，后来也传外姓弟子，现在宋氏妇科传人分布在宁波、舟山、杭州等地，桃李遍布江浙。宋氏妇科擅长经、带、胎、产诸疾，尤其对不孕不育、痛经、产后病的治疗用方轻灵，费用不高，深受患者好评，名噪宁波、舟山等地[3]。

2. 主要著作

宋氏女科主要学术著作有《宋氏女科产后篇》《宋氏女科撮要》（《宋氏女科秘书》）《妇科秘笈》《宋光济女科经验集》《宋氏女科宋溪云经验方辑》等，以《宋氏女科撮要》最为闻名。《宋氏女科撮要》由宋氏女科创始人宋广平的第二十七代子孙宋林皋在明代万历四十年录家传之所藏、记生平之所验编撰而成，充分展示了宋氏女科对妇科疾病的病因病机上的认识，论述了妇产科经、带、胎、产、虚劳的临床证治，内容详尽，对宋氏女科的研究具有较大的帮助[5]。

3. 学术主张及成就

（1）治疗妇科病以肝脾肾三脏为主论

肝为刚脏，体阴而用阳。肝调节血运的功能，主要通过肝主藏血及主疏泄而调畅气机这两方面来协同作用。妇女性多执拗，易致肝气郁结，肝郁则易化热，宋氏女科主张通过清解肝经郁热而使气血和调。《宋氏女科撮要》提出，妇女"有事不发，郁闷在内。所以十病之生，九因烦恼，血凝气滞，诸疾成矣"。妇人一有抑郁，则必致宿血内停；月经闭而不行，多因思虑过多。临床若见气盛善怒者，加柴胡、乌药、陈皮、香附；小腹胀痛者加用鸡苏散、川楝子、延胡索等。宋氏女科对肝郁证的治疗，不仅仅拘泥于运用梳理气机的药物，更强调患者情绪的调节护理。另女子以血为本，肝血虚可导致血海无法蓄溢而月经失调，或经后血海空虚而致经净后诸症，或可致求嗣不得及产后诸症。

妇人经、带、胎、产、乳与气血的盛衰有密切关系，脾胃健运，气血化生有源，则诸事顺调。在《宋氏女科撮要·病机赋》中提到，胃为六腑之本，脾为五脏之原，脾阴主血，司运化，脾阴足则邪息，然阴常不足，变生疾病。胃气弱则痰生。调理脾胃为治疗疾病及调理体质的关键，注意饮食是去除疾病最好的方式。宋氏女科认为，妇女月经不调，多由于脾胃损伤。既伤脾胃，则不能轻易使用破血攻伐的药物，当补养脾胃，以生阴血，方用养胃胜金汤。若脾胃气虚下陷，则可致经血崩漏或阴脱下坠，当升阳举陷，补脾益胃。

肾为先天之本，主藏精气而不泻。肾为水脏，内寄元阳，宜固不宜泄，且其病理状态往往多虚，故宋氏女科在治疗上提倡滋、补、填。肾水亏虚、肾阴不足、肾阳不足、肾气虚弱、肾精亏虚等均可引起月经不调及带下异常，或胎元不固，或难以受孕等；肾不仅影响妇人经、带、胎、产，更会影响肝、脾两脏生理功能。妇人肾精内乏，会导致胃气怯弱，出现脾胃肾俱虚的症候群。肝肾同源，肝藏血，肾藏精，肝血、肾精互相为用，一方为病，则可损及另一方。

（2）临床重视审证求因

宋氏女科临床辨证首重求其病因，分证论治。妇人经闭不行，血枯不行者，当滋养阴血，再加行气之品通之；血壅不行者，决而行之。"产后腹痛，当瘀血与虚，痛将手按之愈疼者，瘀血也，宜破其血；如按实不痛者，血虚也，宜进补药。"产后腹痛，有虚有实，临床当注重辨证以明其因。又如"产后因气血虚，痰火泛上作晕，二陈汤导痰，随气血虚实加减。产后频频作晕，遍身麻木，手足厥冷，多服参、芪、归、芎、姜、桂不效者，此非寒厥，而是瘀血阻滞不得流通，急用红花一两，大黄三四钱，水煎频服，自效"。如此，均反映了宋氏女科临床经验丰富，注重辨证论治。

（3）处方精简，用药轻灵，配伍精当

"夫精血以分男女之本源者，何也？男子以精为本，女子以血为源"，宋氏女科深知女子与男子的不同，女子以血为用，再加之妇人性易抑郁，必血少气多，猛剂易耗气伤血，故用药上不可多用重坠之品，以免耗气动血，损伤脾胃。故处方用药较为轻灵、简洁。整观《宋氏女科撮要》全书，剂量一般多在3～9g，药味一般不超过十余味，少则一味，如煮附丸，取香附子，去皮煮半日，焙干研末，醋糊为丸。

分析宋氏女科的药物配伍，可见多以四物汤为基础方，随证加减。在四物汤的临床使用中，宋氏女科认为熟地黄为滋腻之品，川芎为动血之品，故多弃用，而加用人参、白术、黄芪等，益气生血。如产后则不用酸寒之芍药，为兼顾气血，加用人参、白术、黄芪、甘草等，以达到血随气生的目的。

4. 代表方及组成

芎归汤：川芎、当归。功效：养血活血。主治：胎漏下血不止，或心腹胀。

清经导滞汤：柴胡、当归、白芍、郁金、八月札、川楝子、延胡索、红藤、滑石、甘草。方解：柴胡疏肝解郁，散结调经；当归、白芍、郁金、八月札疏肝养血理气；川楝子、延胡索、红藤、滑石、甘草清热利湿通络。功效：清肝疏肝，利湿通络。主治：痛经、不孕。

宋氏女科流派源远流长，溯源至今已有千余年，在江浙有 800 多年的历史，传承至今已有 40 多代，子孙后代中有为良医、为官者，更有第十八代孙宋博川任职太医院御医，撰有多本著作。至清朝，宋氏妇科出现名声较著的两支支脉，有新老宋家之分[2]。

第二节　宋元时期浙江中医妇科

一、宋朝浙江中医妇科

在妇产科领域，自蛰居临安（今浙江杭州）的南宋太医局增设产科，妇产科已发展成独立的专科。南宋浙江籍医家在临床实践基础上，积累了丰富的理论和经验，一些有影响的妇产科专著先后问世。如南宋时翰林金紫良医陈沂著《素庵医要》15 卷，是在妇科临床方面很有价值的著作。宋代医学家为使孕妇顺产，从专业角度规定了孕妇生产时的必备器械。同时，在妇科学领域形成了誉满民间的萧山竹林寺女科、宁波宋氏女科、绍兴钱氏女科、海宁陈氏女科、海宁郭氏妇科，这些医家学派妇产科多世袭承授，代代相传。因此，宋朝是浙江妇科发展最为繁盛的时期。

（一）萧山竹林寺女科

南宋绍定六年（1233 年），竹林寺僧医世系五世静暹一剂将皇后危疾治愈，自此竹林寺女科名声大噪。竹林寺女科在千百年来衣钵相传，然传至第一百零七世陈绪辉，僧医之名便画上了句号。绪辉之孙陈拯民被指定为竹林寺女科传人，于萧山中医院开设竹林寺妇科特色门诊。竹林寺女科方书很多，至今还保存有 37 种之多，均冠以秘传、秘方、秘录、秘要等字眼。

（二）绍兴钱氏女科

绍兴"钱氏女科"，为浙江"四大"妇科流派之一。世居山阴（今浙江绍兴）的石门槛，故又称"石门槛女科"。据《钱氏族谱》载："第十一代（北宋末年）始操女科业，为钱氏女科之鼻祖也。"石门槛为钱氏世居之所。钱氏本为望族，原非以医为业，至宋代，钱氏之十一代裔孙，始治妇科。《嘉庆山阴县志》亦载云："钱氏，自南宋以来，代有名家。至家垌，而荟萃先世精蕴，声远播焉。"据《钱氏族谱》载，钱氏第十一世（北宋末年）始操女科，迄今已行医二十二世，以《大生秘旨》《胎产要诀》《钱氏产科秘方》为衣钵。1130 年 4 月至 1132 年，宋康王赵构在绍兴行宫称帝期间，浙东女科只有钱氏一家，因此后、妃、嫔染疾都请钱氏女科诊治，因每能应手取效，颇得皇家青睐，钱氏医名鹊起，并世代相传。到明清时期已成为江南医学旺族。

钱家峒，字承怀，为钱氏第十四世孙，承先祖业，继世医志，撷前人之精华，参切身之体验，医名益盛。其子，廷选（十五世）；孙，登谷（十六世）；曾孙，琦瑶（十七世）；茹玉（十八世），皆承家学，精胎产，且不外传，其传者，亦只传子而不传女。直到清代，十九世医钱宝灿，破除陈规，收授外姓徒弟二人：一为绍兴徐绍忠，一为杭州何九香（何氏妇科实源出绍兴钱氏），皆有医声，且已枝茂叶盛。当然，钱氏女科的传人仍绍其业，迄今已二十二世。有家传《胎产要诀》，代代珍藏[5]。

　　钱氏女科医学得自家传，识症用药与一般医家不同，自成一家之言。现将始于南宋时期绍兴的钱氏家传医疗经验简介如下：

　　1）治经病自成一家之言：其一，调经善用药。宋陈良甫认为："妇人月水不调，乃风乘虚客于胎中，伤冲任之脉。"简明地阐述了六淫、七情可导致经候不调的机制。钱氏根据经病的成因，在熟悉内科及深究经脉（尤其是督脉）的基础上，创造了独特风格的调经方，运用风药调经，开风药调经之风。其二，治崩漏特色。钱氏认为，血崩的原因，多为喜怒劳役伤肝，导致血热沸奔，顺肝经下行，暴则为崩，缓则为漏，斯证平肝清热凉血之品当为首选。治崩漏不用固涩方，喜用清肝凉血以澄源、析流，以桑叶、菊花为治崩之功臣，临床建功卓著。至于当归、川芎之类。钱氏认为，动而走窜，虽伍以寒凉之品，亦难以制其慓悍之性，于血证多弊，皆宜慎用。

　　2）治带下新招叠出：钱氏诊治带下，虽无秘本家传，但以口授言示相传不湮。钱氏治带下，以五脏五色理论为依据，临证处理则灵活变通，故方方中的，法法灵验。

　　3）胎前要注重调养：其一，孕后宜补母寿子安胎。钱氏女科认为，孕妇脾胃旺盛，胎安正产，则不必服药，若因母血弱不能令分荫其胎，则应"籍药补以培胎元"，汉先以服补母寿子安胎饮，以补先天之不足，对"屡产子无气或育而不寿"者，此方胎前即宜服，若孕成之后，更"宜多服以全胎元"。钱氏妇科于此自云："经验多，以录以示人。"钱氏女科对时医为达到易产目的而妄用枳壳、香附等耗气药品，很不赞成。钱氏指出："一丹之气，分荫其胎，业已两，正宜大补母弱"，若反用耗气药，"则母救已不暇，奚有余血分荫其胎，是以亏损胎元，日渐伶丁瘦焉"。这是钱氏女科传世的经验，值得重视。其二，胎前宜调肝脾，补气血。钱氏法宗《金匮要略》，其诊治胎前病常用当归、川芎、白术、黄芩为主；如脾胃偏弱者加人参、大枣、陈皮、藿香之类；偏肝血虚不能养胎者，则每加阿胶、熟地黄、紫河车、龙眼之类。一般通论认为胎前多实，产后病多虚。但钱氏不赞同此说，认为"孕妇脾胃旺，气血充则胎安正产，且子精神而寿""若禀气不足而气血衰，脾胃弱而气血少，则虚证百出，孕虽成而易坠，生子或不寿，是必资药力以助母安胎寿子也"。钱氏常用补气血法以治胎前病人[6]。

　　4）产后以通补为贵：其一，宜补慎攻。钱氏女科认为："产后忧惊动倦，气血暴虚。"治疗大法为"必以大补气血为主，虽有他症，以末治之"。它以治验为依据，认为产后病变虽多，统以气血之虚为本，外邪滞血为标，用药强调守调补之常，慎攻击伤正。其二，宜通忌滞。钱氏认为治产后病宜通补兼顾，用药不可太偏一端。取中和平正之品，拟生化汤一方，从而确立了传世治产后病的良法。钱氏还主张产后病宜用动药缓补，而反对静药蛮补。其三，用生化汤曲尽其妙。初产当用生化汤治产后病，是钱氏女科起手第一常法。钱氏用生化汤有一点，一般身体较好，初产都以生化汤为基本方，酌情加减。如不兼外邪而只血块，或血晕，或胎衣不下皆用原方（一方有益母草）；如感冒风寒加葱或桂枝；如心下痞满，加陈皮、桔梗、木香；如感寒咳嗽或身热，加杏仁、知母、天冬、桔梗；产后伤食加神曲、麦芽、山楂等；如遇实证均用祛邪药物，但不能突然大量采用。当然，这是言其常未达其变。如遇去血多形虚明显者，以急扶正为要，倍参生化汤为基本方，酌情加减。其加减法不少于数十种。

5）胎产须注重宜忌：其一，孕妇禁忌。对胎前产后的饮食等宜忌，钱氏女科十分注重专门讨论孕妇的食忌和药忌。对饮食、环境、情志、劳逸及房室都必须注意，以适度为宜，不舒适为不宜。对耗气药、攻下药、祛瘀药更为禁忌。其二，产妇禁忌。《产科秘诀》中有"产妇宜戒""产妇禁药""产后忌物"等论述，《大生秘旨》中亦有类似记载：①产后三戒。戒怒气、戒勉强起居、戒七日内沐浴梳头。②服药六戒。气不顺须禁青皮、枳壳之类以防耗气；伤食禁用枳实、大黄类药以防伤正；身热禁黄芩、黄连、黄柏类以防损；七日内血虚亦禁用地黄、川芎之品以防滞血；血块痛禁用牛膝、莪术、苏木以防破血；大便不通须禁大黄、芒硝以防耗津。③饮食四忌。宜忌果食类中如藕、橘、柿、柑、西瓜、绿豆、冷粥、冷面等，宜忌肉食类中如猪头、鸡肉、鹅肉，不但停块作痛，并恐犯药，亦宜忌；独煎山楂汤及沙糖酒能损新血，当忌姜及胡椒辣味之类，易耗气动血致崩，宜忌[6]。

（三）海宁郭氏妇科

海宁郭氏妇科，渊源很长，开始于宋朝郭昭乾。郭昭乾，字汝端，唐朝汾阳王的后代，祖籍河南。由儒学医，擅长诊治妇产科各病，享誉汴京，1013 年徙临安（今浙江杭州）。宋高宗南渡，郭氏全家南迁，居住武林（今浙江杭州）。相传郭府男女都通医理。昭乾的媳妇冯夫人，郭敬仲的母亲尤其精于妇科。宋建炎元年（1127 年），奉诏进宫，治好了孟太后的病，被封为"安国夫人"，并赐国姓"赵"，在海昌（今浙江海宁）建了府第，于是世代居住在那里。郭氏，一向乐善好施，闻名遐迩。有一天，有个道长病倒在郭家门前，郭敬仲（系第三代传人）听到后，马上叫家人把道长抬到中厅，给他调治，调养 1 个月，道长康复以后，不辞而别，只留下一朵大牡丹在桌上。这牡丹共有 13 个花瓣，每瓣写着药方，共 13 个药方，凡是妇科各病，依据这些药方辨别医治，马上奏效，称之为"郭氏妇科十三方"，成为传医的秘本。这一传说虽然荒诞，但仔细推敲，"十三方"实际是郭氏几代行医的经验积累，是临床有效的药方。"郭氏妇科"，从昭乾开始，到"安国夫人"，再传到敬仲（时义），因善于医药，敕封"光禄大夫"。此后历代相传，至今海宁还有继承人，经历 20 多代。

郭昭乾，字汝端，号文胜，宋钱塘县人。精于医。自宋元符三年（1100 年），由汴迁杭。纵情山水。生平多隐德。施予未曾有倦容。有道人乞斋，昭乾与之。道人授以钵，缄封甚固，覆几上。且戒曰："公家累世积德，故此报，必一月后乃开。"道人去后 13 天，昭乾弟昭度，以道人给之也，开钵视之，中有牡丹花一朵，见花瓣中有字迹，皆医方。一瓣具一方，共 13瓣。其余瓣字迹，隐隐难明，急录方罢。而花亦堕落，大异之。遂按方疗疾，无不奇验。后又炼药为丹，见炉上有花若牡丹状，丹成如黍珠，用以活人，濒死者皆起。一说有萧氏者，佚其名，宋钱塘县人。好施予。曾有一僧来谒。萧待之甚厚，久而不衰。僧一日拈笔画牡丹，遗之。萧初不珍重。一日发现之，见花瓣中隐隐有字迹，细视皆古方。大异之，令婿郭某按方疗人，皆获奇效。又令聚药炼丹。见炉上有花若牡丹状，丹成如黍珠，以之治疾，虽濒死皆苏，自是萧、郭之医，倾动一时。

冯氏，临安（今浙江杭州）人，郭敬仲母亲。1127 年，孟太后患病，高宗诏遍名医。郭敬仲因母精于医学，遂引母入宫，进药 3 剂后太后病愈，冯氏被皇上封为"安国夫人"，成为古代浙江难得的女医师。

郭敬仲，字时义，原籍河南汴梁，约 1013 年，祖父昭乾徙临安（今杭州）。宋钱塘县人，郭昭乾之孙。精医学，擅长妇科。其母冯氏亦善医。据传有《牡丹十三方》1 卷，为其家秘。凡妇科疾病，以此 13 方辨证遣药医治。建炎中，孟太后遇疾不起。高宗遍征名医治之。敬仲引母冯氏入宫进药。一剂而苏。三服而愈，高宗大喜。封冯氏为"安国夫人"，敬仲为"光禄大夫"，赐第海昌，并赐国姓曰"赵"。及其父杰西山葬地。后人因名其所居之里，曰"越郭里"。

（四）其他医家

汪夫人，佚其姓名。宋朝兰溪（今浙江兰溪）人。知书善医，擅治妇人病，有名于时。尝掌内府药院事，封"温国太夫人"。子孙世承其业，后随宋南迁，散居于浙之东西，杭州、绍兴、金华皆其族。

郭化龙，字叔大，兰溪人，汪夫人之后，世承医业。

陆矅，奉化人，以医术闻于时。据《奉化县志》《船窗夜话》载，他以妇科名重当时。如新昌有位姓徐的产妇，跋涉 200 里前来求救，来时已"死"，但胸部微热。陆矅诊断后说血闷。立即采购红花几十斤，在大锅中煮沸，用三只木桶盛汤，取窗格枕病人头部，让病人躺在上面，汤气微加温复进。过了一会儿，病人手指微动，半天复苏，证明产后病危时可用红花活血法救治产科某些疾病。

王卿月，字清叔，号醒斋，临海人。1166 年武进士，1171 年文进士，官至太府卿，多艺能，音律、术数、医药，无不精通。著有《产宝诸方》1 卷，为台州第一本妇科专著。

吴子桂，龙泉人，善读兼医，宋徽宗大观元年（1107 年），及第解元。后诏医太后病，痊愈，封号"吴清解元"[7]。

邢氏，佚名，宋绍熙间（1190～1194 年）人。据明万历《临安府志》记载：以医名于杭，术业甚奇。时韩平原知阁门事，将出使，请他诊脉。曰：和平无可言，所可忧者，夫人耳。知阁回轺日，恐未能相见也。韩妻本无疾，怪其妄诞，然私忧之。洎出疆甫数月，其妻果报卒矣。又朱丞相胜非子妇偶小疾，命视之。邢曰：小疾不药亦愈，然不宜孕，孕必死。家属认为狂言。一年后，朱妇得男，其家方有抱孙之喜，未弥月而妇疾发作，急遣召之，坚不肯来。曰："去岁已尝言之，势无可疗之理。"越宿，妇病死。

汤晙，号默庵。宋代武义（今浙江武义县）妃山人。自少读书，累举不第。曾遍游淮汴间，及归，结庐以居，号曰"默庵"。素善医，中年既绝仕进，而术益精妙。宋建炎间（1127～1130 年），婺守室女患蛊疾，诸医束手。郡吏荐晙治。晙曰："非虫也，已成胎孕矣，然犹可治。"守不乐其言，晙遂谢去。旋曰："彼既言可治，何不试之？"复追晙至，晙命作一大桶盛水，女坐其中，既饮女药，复以药投水中，俄产一物，其状如蛟，但无角耳。家人惊愕失色，晙曰："无恐，此因舟经江湖为蛟蜃所感耳，今可贺矣。"复以药调治，平复如初。

杜玹，宋代婺州（今浙江金华）人，生平未详。著有《附益产育宝庆集》，已佚。

综上所述，南宋时期各医家学派硕果累累。陈木扇女科疗效如神，更受到皇帝的青睐。萧山竹林寺妇科医家学派得到蛰居临安（今浙江杭州）朝廷的首肯，寺医辈出，名声大噪。绍兴钱氏女科家传深厚，有独特的医疗方法。海宁郭氏妇科十三方历代相传，至今传人。这些妇产科成就一直照耀着浙江及至全国中医药的发展蹊径[8]。

二、元朝浙江中医妇科

金元时期，四大医家对病因各持不同主张，对妇产科疾病的辨证论治和诊疗方法各有发挥或创新。元朝医学分 13 科，其中产科兼妇人杂病成为独立专科。元朝，浙江妇科名家辈出，四大家代有传人，在海内声誉卓著，影响甚大。许多医学大家以其深厚的医理基础和丰富的临床经验探索妇科医术，编撰妇科著作，大大提高了浙江中医妇科的学术水平。以下介绍朱丹溪妇科。

1. 妇科学术主张及成就

（1）提出"阳有余阴不足论"

1）提出"阳有余阴不足论"：朱丹溪从医以刻苦钻研《内经》3 年，治愈母亲"脾痛"为始，从医后更是反复研读，在《格致余论·序》中更道"素问，载道之书也""医之为书，非素问无以立论"。其阴阳理论受两方面影响：一方面，《内经》对阴阳有丰富的论述，奠定了朱氏学术思想成就的根基；加之受程朱理学的影响，引儒入医，始创将"太极之理"引入医学，在《格致余论·相火论》的开头直接引用周敦颐《太极图说》，《吃逆论》中又述"先儒谓物物具太极，学者其可不触类而长，引而伸之乎"。太极之理在朱氏学说的形成中作为基本的思维方式，发挥着潜移默化的指导作用。另一方面，朱丹溪居于江南，因气候土地卑弱，湿热为病甚多，在当时局方之学盛行的大背景下，反对滥用辛燥之药成为朱丹溪的主要学术主张。基于上述两方面，丹溪提出"阳有余阴不足论"，既补充了刘河间的"火热论"，又发展了李杲的"阴火说"，对后世医家的理论产生了极大的影响。

在妇科诸病的临床诊治中，更能体现其主要学术思想，在《局方发挥》中，丹溪认为"妇人以血为主，血属阴，易于亏欠，非善调摄者不能保全也"，并根据《素问·上古天真论》之"女子七岁，肾气盛……二七而天癸至，任脉通，太冲脉盛，月事以时下……七七，任脉虚，太冲脉衰少，天癸竭"，指出"女子十四岁而经行……四十九岁而经断，夫以阴气之成，止供给得三十年之视听言动，已先亏矣"，阐明妇人以血为本，以血为用，经、胎、产等生理活动皆耗阴血，故妇人易处于血不足而气有余的生理状态之中，若复受阳扰，相火妄动，则诸病生焉，充分体现了"阳有余阴不足"的主张。

2）以"气血痰郁"为辨证论治之纲领：《丹溪心法·六郁》曰"气血冲和，万病不生，一有怫郁，诸病生焉。故人身诸病，多生于郁"。其私淑弟子王纶说，丹溪治病不出气、血、痰，三者又每兼郁。朱氏首创以气、血、痰、郁为纲的辨治思想，善治杂病，对妇科疾病的诊治亦有重要的指导作用，更为后世医家诊治妇科疾病提供了新思路。

A. 论月经病：根据《内经》中"阳生阴长"和"阴平阳秘"的理论，朱氏认为："经水，阴血也，阴必从阳……为气之配，因气而行。成块者，气之凝；将行而痛者，气之滞；来后作痛者，气血俱虚……错经妄行者，气之乱；紫者，气之热；黑者，热之甚。"《格致余论》中亦道："血为气之配。气热则热，气寒则寒，气升则升，气凝则凝，气滞则滞，气清则清，气浊则浊。"朱氏提出气帅血配的理论，主张调经以调气为先，从气血、虚实几方面论治经病，并开创根据经期、经量、经色、经质诊断月经病的方法，为后世医家所沿用。

朱氏对于月经病的主要治法为"经候不调，当以四物汤主之"，常以局方四物汤为基础方，随证化裁，如《丹溪心法·妇人八十八》曰："妇人经水过期，血少也，四物加参、术……经水不及期而来者，血热也，四物加黄连。"《丹溪治法心要·妇人科》中记载的四物汤增损化裁之处也甚多，"经水过期，紫黑有血块者，血热也，必作痛，四物加重附、黄连之类；经水紫色成块者，热甚也，四物加黄连之类""临经之时肚痛，用抑气散，其方以四物汤加陈皮、延胡索、牡丹皮、甘草""血枯经闭者，四物汤加桃仁、红花"等，体现了朱氏对月经病辨证立法之精，遣方用药之准。

B. 论带下病：受河间、东垣学说的影响，以及江南地理位置原因，朱氏"始悟湿热相火为病甚多"，对于带下病的认识，《丹溪治法心要·带下赤白》说："主湿热。赤属血，白属气属痰。带漏俱是胃中痰积流下，渗入膀胱。"《丹溪手镜·带》说："因湿热结于带脉，津液泛滥，入小肠为赤，入大肠为白。"朱氏虽对带下的病因尚未论及，但简要阐述了带下病的病机，他认为带下为湿热蕴结带脉，使其约束功能失常，津液不循常道而致，与胃肠、膀胱关系较为密切，体现了他相火为病的主张，以及气、血、痰、郁为纲领的辨证思想。

对于带下病的治疗，朱氏在《丹溪心法·带下》中有言："带下，赤属血，白属气，主治燥湿为先。漏与带，俱是胃中痰积流下，渗入膀胱，无人知此，只宜升提，甚者上必用吐以提其气，下用二陈汤加苍术、白术""带下病多者与久者，当于湿热药中兼用升举"。根据自身临床经验总结，提出燥湿为先，结合升吐提气以止带下的新思路，充分展现了其辨证论治的方法及因人制宜的治疗原则，为后世之师表。

C. 论产科病：论产前诸疾。朱丹溪以为，因"妇人有孕则碍脾，运化迟而生湿，湿而生热，古人用白术黄芩为安胎之圣药，盖白术补脾燥湿，黄芩清热故也"。产前妇人血聚以养胎，阴血偏亏，加之有孕碍脾，湿聚而化热，故血虚挟热为重要病机之一。故其主张"产前当清热养血"，在《丹溪心法》中指出："凡妊娠调理，以四物去地黄加白术黄芩为末，常服甚效""凡妇人胎前诸疾，只须以四物汤为主，看证加减调治"。又云"条芩安胎圣药也，俗人不知，以为寒而不用，反谓湿热之药可养胎，殊不知产前宜清热，令血循经而不妄行，故能养胎。"可见朱氏喜用四物汤为基础方加减调治产前诸疾，并推崇用黄芩、白术等清热燥湿药以安胎，此法沿用至今而不衰。论产后调护，对于产后，朱氏提出"产后无得令虚，当大补气血为先，虽有杂症，以末治之，一切病多是血虚，皆不可发""产后，一切病不可发表"的辨证施治原则，认为妇人产后气血大损，当大补气血为先，切勿发表，深得后世医家推崇。故朱氏对产后诸病的治疗，有"产后中风，口眼㖞斜，切不可服小续命汤""产后水肿，必用大补气血为主，小佐苍术、茯苓，使水自利""产后大发热，一应寒苦并发表之药，皆不可用"等，《局方发挥》中还提到"或有他症，当求病起何因，病在何经，气病治气，血病治血，寒者温之，热者清之，凝者行之，虚者补之，血多者止之"的治疗原则。另外，朱氏亦注重产后饮食调理，充分体现其养生思想，他批驳局方之黑神散，曰"予每见产妇之无疫者，必教以却去黑神散与大鸡子、火盐、诸般肉食，且与白粥将理，间以些石首鱼，煮令甘淡食之，至一月之后，方与少肉，鸡子亦须豁开煮之，大能养胃祛痰"。可见朱氏对于产后大补气血的治疗原则，提倡食补，丰富了产后调护的内容。

3）主张顾护脾胃：脾胃为清纯冲和之气，朱氏在《格致余论》"大病不守禁忌论"中述"去胃气者，清纯冲和之气，人之所以赖以为生者也"，脾胃在人体生长发育的过程中具有重要作用，胃可受纳水谷，以养阴气，从而补阴配阳，促进人体生长发育。他认为，临床上若一味攻伐，使胃气"无复完全之望，去死近矣"，对于疾病之预后，有"男子久病，右脉充于左者，有胃气也，病虽重可治；女子久病，左脉充于右者，有胃气也，病虽重可治。反此者逆也"的论述。妇女以血为本，"胃气自弱，好血亦少""行死血，块去须大补"，故治疗妇人血虚时，强调补血的同时也要补脾胃之气，常以四物汤中倍加白术，佐以陈皮之类，对于气血两虚者，更以八物汤治之；对于血瘀，"恶露不下，以五灵脂为末，神曲糊丸，白术陈皮汤下"。可见朱氏吸收了东垣《脾胃论》的思想，临证用药主张顾护中焦脾胃。

4）汪石山、傅青主对妇科学术思想的发展：继朱丹溪后，明朝汪石山及妇科大家傅青主不同程度地吸收了朱丹溪的思想并加以发挥，形成了具有自己特色的妇科学术思想，也为丹溪学派在妇科领域打开了新的局面。

汪石山透析朱丹溪"阳有余阴不足论"，对丹溪学说有全面的认识，他在《石山医案·营卫论》中指出：丹溪补虚，"气虚则补气，血虚则补血"，并强调血虚亦注重益气生血："如产后的属阴虚，丹溪则曰：右脉不足，补气药多于补血药；左脉不足，补血药多于补气药。丹溪因不专主于血，何世人昧此多以阴常不足之说横于胸中？凡百诸病，一切主于阴虚，而于甘温助阳之药一毫不敢轻用，岂理也哉？"纠正了世人对丹溪滋阴学说的理解，同时提出甘温益气的观点。用药方面，善用人参、黄芪治疗妇科病，如治一血崩妇女，"宜甘温养其脾则热自除，气自运，而血随气各归其矣"，对妇科现代临床用药有新的启发。

妇科大家傅青主亦受金元四大家思想影响较深，其宗朱丹溪"调经以调气为先"之说，有"调经血莫先于调气"的观点，认为"女子以肝为先天""经水出诸肾，而其流五脏六腑之血皆归之"，诊治妇科病强调肝肾同治，从肝入手，着重补血养肝，他指出"夫经水出诸肾，而肝为肾之子，肝郁肾亦郁，殊不知子母关切，子病而母必有顾复之情，肝郁而肾不无缱绻之谊"。傅氏论治妇科病对肝肾作用有独特的见解，对后世研究妇科疾病产生了深远的影响。

（2）善用四物

1）朱丹溪论四物汤：宋《太平惠民和剂局方》将四物汤列于"治妇人诸疾"，成为治疗妇科疾病的主方。朱氏结合自身"阳有余阴不足论"及"气血痰郁"辨证学说，认为四物汤乃"妇人众疾之总司"，把四物汤作为治疗妇产科疾病的主药主方。

A. 补阴养血：朱丹溪认为四物汤的功能是补阴，而女子以血为主，血属阴，因此常用四物汤化裁拟方。他曾说"四物汤加炒柏，是降火补阴之妙剂"，其运用四物汤不拘古方，随证化裁，如阴虚以四物汤为主，挟痰者加枳壳、半夏、竹沥、姜汁；发热者加黄柏、黄芩、龟板；火旺者加黄芩、栀子、童便；热毒者加黄连、黄芩、牛蒡子、甘草。血热以四物汤为主，热甚者加黄柏、黄连、栀子；气滞者加香附、牛膝。血虚以四物汤为主，热甚者加解毒之品；血热者加黄连、黄柏、生地黄；气虚者加四君。

B. 四物适时而用：《名医类案·卷六》"一妇因久积忧患后，心痛食减，羸瘦，渴不能饮，心与头更换痛，不寐，大便燥结，与四物加陈皮、甘草，百余贴，未效"。朱氏曰"此为肺久为火郁，气不得行，血亦蓄塞，遂成污浊。治肺当自愈"，遂以四物汤加陈皮、甘草、桃仁、酒芩服之，愈。此医案医者首以四物配伍陈皮、甘草不效，后据朱氏之论，于清肺得汗后，方以四物汤化裁，配以行气之药，气行血行，营卫调和则病解，体现朱氏在临床辨证选方及用方时机的严谨态度。

C. 不拘古方，顾护正气：朱丹溪临床用药注重顾护脾胃，《古今医案按·卷七》载："血虚，朱氏往往于四物汤中倍加白术，佐以陈皮，源其'胃气不足，好血亦少'，'补血亦要补胃'。另'血瘀每与食积有关，有用四物汤加苏木、桃仁、红花、陈皮煎汤，调人参末服，顾胃气而消瘀血'。"《丹溪治法心要·妇人科·胎孕》记"产前用四物汤，若血虚瘦弱之人勿用芍药，能伐肝故也。如壮盛者，亦可用之"，同卷"产后"中云"产后如服四物汤，勿用芍药，以其酸寒伐生发之气，壮盛者亦可用"。在临床中，朱氏不拘原方，辨证施治，因人制宜，顾护正气，为后世所称道。

2）四物汤的现代研究进展：四物汤源于唐朝《仙授理伤续断秘方》，自古代至今仍为诸多医家所喜用，是补血活血的常用方剂。现代医学对于四物汤治疗妇科病的研究收获颇丰。补血是四物汤的基本功效之一，临床药理研究证明四物汤可以使造血能力受损的动物骨髓中的造血干细胞和造血祖细胞明显升高，对于急性失血的动物，有促进红细胞增生的作用，因此，四物汤的补血机制可能与造血干细胞、生长因子、基因表达调控等方面有关，为临床治疗崩漏、产后贫血等妇科失血性疾病提供依据。活血方面，有研究表明，四物汤能不同程度地降低血瘀证模型大鼠的全血黏度、血沉、血细胞比容、血浆纤维蛋白原，延长凝血酶时间、活化部分凝血活酶时间，对血小板聚集有不同程度的抑制作用。此外，四物汤还可调节 SD 大鼠急性血瘀模型血浆中雌二醇、孕酮激素水平，改善模型大鼠的内分泌紊乱现象。由此可见，四物汤不仅补血活血，还可调节体内激素水平，为临床应用开拓了新的视野[9]。

2. 传承

元朝名医朱丹溪在妇科病的认识与治疗上，宗"阳有余阴不足论"，以"气血痰郁"为辨证纲领，对月经病、带下病及产科病的诊治有独特认识，重视女子阴血的同时又不忘顾护脾胃，燥湿的同时又注重升提；不拘泥于古方，灵活运用成方，因人制宜，随证化裁，对后世妇科学的发展有重要指导意义；明朝医学家张介宾论治妇科病，强调调经贵在补养脾肾，安胎详察寒热虚实，求嗣之术，权在命门。论述精微，辨证确切，每多独到之见。现代的裘氏妇科也不遑多让，一贯主张衷中参西，证病同治，强调从肝、脾、肾立论，在动态中辨证。自创新方 40 余首。治学严谨，先后培养学生 100 余人。发表论文 40 余篇，主要著作《裘笑梅妇科临床经验选》《裘氏妇科临证医案精萃》。她提供经验方，创制"妇乐冲剂""妇宁胶囊""妇痛停""舒乐宁洗剂"等一系列妇科中成药。

第三节 明清时期浙江中医妇科

明清时期，浙江妇科的发展依旧遵循以往世医的形式，在前人的基础上得到进一步的发展，而内科大家张介宾论治妇科病，强调调经贵在补养脾肾，安胎详察寒热虚实，求嗣之术，权在命门，论述精微，辨证确切。张介宾论治妇科病，代表着明清时期浙江中医妇科水平。

一、张介宾妇科

张介宾撰有《景岳全书》，其内容丰富，包括"传忠录""脉神章""伤寒典""杂证谟""妇人规""小儿则""痘疹诠""外科钤""本草正""新方八阵""古方八阵"。此外，并辑妇人、小儿、痘疹、外科古方4卷，是一部全面而系统的中医理论与临床并重的综合性医书。

（一）学术主张

1. 主张四诊合参，八纲辨证

（1）强调四诊合参之法

《景岳全书·妇人规》开篇便强调了四诊合参的重要性，张介宾指出在封建伦理观的束缚下，四诊难以顺利施行，影响妇科疾病的治疗。他呼吁必须通过望、闻、问、切四诊合参方可辨证明确。他尤其重视望诊与脉诊，指出"治之要极，无失色脉，此治之大则也"。而因受制于封建伦理道德观念，女子看病多"居奥室之中，处帷幔之内，复有以绵帕蒙其手者，既不能行望色之神，又不能尽切脉之巧"，严重影响望诊与脉诊。若医者多问还常会引起患者质疑其医学不精，亦非易事，可见又影响问诊。因此张景岳指出"望闻问切，欲于四者去其三，吾恐神医不神矣"，并感叹"妇人之病不易治"，呼吁还当四诊合参，才可辨证论治。

（2）丰富八纲辨证内容

《景岳全书·妇人规》中每类疾病的诊疗都体现出张介宾重视八纲辨证的思路，突显其治学严谨、考虑周全的特点。他以八纲辨证为基础，推崇辨证论治，强调对妇产科疾病的诊疗必须随证、随人，不能执成不变。

1）首审阴阳：《景岳全书·妇人规》中，充分体现了张景岳重视审阴阳而治的特点，张介宾重视详察脉证，善以脉、证辨阴阳，其中辨证又包括辨经血色质、辨体质及病势等，分析如下：

A. 以脉辨阴阳：在月经病中，他指出阳盛血热所致的月经先期、崩漏等病脉见洪滑。《景岳全书·脉神章·通一子脉义》指出"洪脉为阳"，为大热之候；滑脉为气实血壅之候。因此脉洪滑者必阳气旺盛，血气充实，易导致血热妄行。

张介宾指出阳虚阴盛血寒所致的月经后期等病脉多微细，或沉、迟、弦、涩。他认为微脉"是为阴脉"，血气俱虚之候，并指出"此虽气血俱虚，而尤为元阳亏损，最是阴寒之候"。对于沉脉，张介宾认为"沉脉为阴"，为阳郁之候，"沉迟为痼冷，为精寒"。对于迟脉，张介宾指出"迟为阴脉"，乃阴盛阳亏之候，"迟兼细小者，必真阳亏弱而然"。对于涩脉，他指出"涩为阴脉"，为血气俱虚之候，"女子为失血，为不孕，为经脉不调"。可见微脉、沉脉、尺脉、涩脉皆为阴脉，俱为血气亏损、阳气亏虚之候。对于弦脉，张介宾谓其"为阳中伏阴，为血气不和"，弦脉可以为阴，亦可以为阳，"其弦大兼滑者，便是阳邪；弦紧兼细者，便是阴邪"。

B. 以经血色、质辨阴阳：在月经病的诊断中，张介宾指出月经不调总由"阴阳盛衰"所致，表现为乍多乍少、断绝不行、崩漏不止等。张介宾重审阴阳，主要以经血色、质辨之。

对于月经先期与后期，他认为阳盛、阴虚皆可致病，对王子亨"阳太过，则先期而至；阴不及，则后时而来"的言论做出进一步阐述。对于月经先期，他认为此病虽多因阳盛，但"必察其阴气之虚实"。阳盛血热者经血色多赤或紫，质浓，量多，而阴气不足者脉证并无热象。对于月经后期，多因阴血亏虚或阳气不足所致，但张介宾指出也可由阳盛血热引起。若为阳气不足者，则血色多为沉黑，血量涩滞而少；若为阳盛血热燥瘀而致者，则必有火证；若为阴血亏虚者，则经血色淡，量少，且经后常伴腹痛、腰痛等症。阳盛所致的月经病包括月经先期、崩漏等，经血色多赤紫，质多浓稠，量偏多。而阳虚多致月经后期，经血色沉黑，量少。阴气不足也可导致月经先期、后期、崩漏等，此类并无热象，经血色偏淡，当详察。

C. 以体质辨阴阳：张介宾亦强调以体质辨阴阳，突出表现在妊娠病的辨证中。在论治胎漏时，他指出此"有阴阳盛衰之辨"。若母体壮实，荫胎有余而下血者，虽漏血但并无不适，此为阴气旺盛、血盛有余而然，生子仍不弱，此当属激经之类，不必治疗；若因父精虚弱，导致胎气不足，而出现漏血，此为精血亏损、阳气虚衰致之，属先天不足，须细加调理，仍为棘手之疾。可见，阴血充盛致下血者多为激经，而阳气虚衰可致胎漏。张介宾将其分为"阴之强"与"阳之衰"，用孕妇体质的阴阳盛衰对激经与胎漏做出辨别。

D. 以病势辨阴阳：张介宾主张以病势辨阴阳进退，《景岳全书·传忠录·阴阳篇》曰："阴之病也，来亦缓而去亦缓；阳之病也，来亦速而去亦速。"产后发热的论治充分体现了这一特点。张介宾详审阴阳，指出产后发热有邪火内盛而热者，有水亏阴虚而热者，主要以发热的病势辨之。阳盛者多见潮热内热，烦渴喜冷，头痛多汗，便实尿赤，或见血热妄行之出血证；阴虚者其症则倏忽往来，时作时止，或昼或夜，进退不常，并伴精神困乏、怔忡恍惚等症。张介宾指出阴虚发热"其来也渐，非若他证之暴至者"，往往缠绵难愈，不若阳盛发热之病起迅速，当详察。此属张介宾特色。

2）详察虚实：张介宾将虚、实二者归纳为"有余不足也"，并指出虚、实二证，有表里之虚实、气血之虚实、脏腑之虚实、阴阳之虚实，因此重视详察虚实。虚、实之中，他更加重视虚损证候，认为诊病者当先查元气为主，反对以虚作实而妄用攻伐。且常有虚实夹杂、虚实真假之候，表现为"至虚之病，反见盛势；大实之病，反有羸状"，最当细细审之。可见虚实之辨囊括多种，还当详查。

《景岳全书·妇人规》中，实证多由血瘀、气滞等引起，虚证则多因血虚、气虚引起，以气血之虚实为多。张介宾详察虚实，常以喜按拒按、胀痛有无和疼痛时间辨之。

A. 以喜按、拒按辨虚实：对于经期腹痛、产后腹痛等痛证，张介宾主张以喜按、拒按辨虚实，认为喜按喜揉者多虚，拒按拒揉者多实。

在经期腹痛的诊断中，他指出"证有虚实"。实者有血滞、气滞、寒滞、热滞之分，虚者有血虚、气虚之辨。他认为在触诊上，实痛者因气血瘀滞于内，大都拒按拒揉；虚痛者因血气不足，胞宫不盈，则多可按可揉。有滞无滞，于此可察。同时张介宾指出虚实夹杂之证须明辨，强调痛在经前且拒按者也可为虚证，"此以气虚血滞，无力流通而然"。是由于气虚，无力推动血行，导致血液瘀滞而然，这是一种因虚致实、虚中夹实的证型，应补气兼温通气血。此系经验之谈。

产后疾病的虚实之辨非常关键。张介宾认为产后气血损耗多，因此多虚证，但也有体质强壮之产妇并无虚候，甚则因感受外邪、气滞、血瘀等而表现为实证，因此他强调当"随证随人，辨其虚实"，不可犯实实虚虚之戒。如对于产后腹痛，张介宾认为"最当辨察虚实"。古人大都认为产后多有儿枕痛，摸之有块、按之拒手，此乃胞中之宿血，以活血化瘀治之。如《妇人大全良方·产后儿枕心腹刺痛方论第七》曰："若产妇脏腑风冷，使血凝滞，在于小腹不能流通，则令结聚疼痛，名曰儿枕也。"用方有延胡索散、天仙藤散、黑神散、桃仁芍药汤等，多用活血化瘀药、行气药。张介宾认为当详辨虚实，对实痛与虚痛做出鉴别诊断，以喜按或拒按作为鉴别要点：若确由恶露不尽留滞而作痛者，表现为大小便不行、小腹胀痛或自下上冲心腹等症状，且痛势严重，痛极则不可近手，牙关紧闭，此时宜活血化瘀。而虚痛是因为胎儿忽然相离，血海陡虚而造成的，并无上述症状，而喜按揉或喜热熨。若有肿块则是因为"胞门受伤，必致壅肿，所以亦若有块，而实非真块。肿既未消，所以亦颇拒按"。此乃真虚假实之证。

B. 以有无胀痛辨虚实：张介宾善以有无胀痛辨虚实，主要表现在产后病和乳病的论治中。产后疾病多虚多瘀，张介宾以有无胀痛作为诊断要点，认为胀痛者多为瘀血阻滞，为实证；虚者则无胀痛感，而表现为一系列虚证。如在《景岳全书·妇人规·产育类·气脱血晕》中，张介宾指出气脱与血晕一虚证、一实证，须详辨，并针对二者的症状做出鉴别：气脱者描述为"面白眼闭，口开手冷，六脉细微"，此因失血过多，气随血脱而致；而血晕有"胸腹胀痛上冲"之候，多由血瘀或痰壅致之。此虚实二证截然不同，因此他强调不可以气脱作血晕而误用辛香逐血化痰之剂。胞衣不出指胎儿娩出后胞衣不能及时或完全排出。对于此类情况，张介宾亦从虚、实两方面入手，提出有因瘀血内阻而致者，也有因气血不足、无力传送而致胞衣不出者。前世医家往往偏于注重瘀血所致者，如《女科百问》说："血流入衣中，衣为血所胀，故不得下。"景岳根据自己的临床经验，对虚、实两者做出了鉴别诊断：有痛、胀感或喘、急者为实；而虚者但感无力，并无痛、胀感，常因产妇体质素弱或难产过于消耗气血所致。

此外，在产后乳汁自出的论治中，张介宾认为原因有虚、实二者，并以胀痛有无作为诊断要点：实者因阳明血热或肝经火旺引起，乳房多胀痛；虚者为气虚不固所致，自无胀痛。

C. 以疼痛时间辨虚实：张介宾还善以疼痛时间辨虚实。如在经期腹痛的辨证中，他指出若痛在经前，经行则痛减者是实痛，是因瘀阻为患，经行后血脉畅通，便可缓解疼痛；若痛在经期或经后，则为虚痛，是因血海空虚、胞脉失养所致。此外，他进一步强调痛在经前者也不全为实痛，也可由气虚，无力推动血行，导致血液瘀滞而致，这是一种因虚致实、虚中夹实的证型，须标本兼治。

3）明辨寒热：《景岳全书·传忠录·寒热篇》曰："寒热者，阴阳之化也。"阴胜为寒，阳胜为热。寒者热之，热者寒之，为治病之常道，但寒热之表、里、虚、实、真、假当明辨。张介宾认为查此之法，当专以脉之虚实强弱为主，真寒之脉必迟弱无神，真热之脉则滑实有力。

A. 以通身藏象论寒热：在妇科疾病的治疗中，张介宾对阴阳寒热之辨尤为重视，主张"当以通身藏象论"，须从整体把握，详察全身证候，不得以偏概全。尤其对实热的真假须明辨。如在月经先期的论治中，张介宾强调"当因其寒热而调治之"，不得认为经早便为热。他指出"所谓经早者，当以每月大概论。所谓血热者，当以通身脏象论"。经早是以日期而言，而血热与否须查其脉证，不得以偏概全，勿以脉证无火而单以经早者为热。经早也常由气虚或阴虚引起，张介宾指出"此辈极多，若作火治，必误之矣"。这是对不求辨证、不查寒热之庸医的批判。在阴冷的治疗中，张介宾指出此病有寒热之辨，不得皆认为寒证。"寒由阳虚，真寒证也；热由湿热，假寒证也。"在证候诊断上，他指出假寒者由湿热壅阻所致，其必伴热证，如小便涩数黄赤、大便燥结、烦渴；而真寒者表现为小便清利，并伴有畏寒等阳虚症状。

B. 以经血色、质、味辨寒热：张介宾善从经血的色、质或味、量判断月经病的寒热病机。

《景岳全书·妇人规·经脉类·辨血色》中，张介宾对经血色、质的描述与鉴别颇有临床指导意义，他认为通过血色可查寒、热、虚、实，尤其是对于紫黑色血，指出有寒热之辨。前世医家多认为血色紫黑为热证，如《丹溪心法·妇人》曰："紫黑成块者，血热也。"《万氏妇人科》曰："色紫者热也。"皆以热立论。张介宾不拘泥诸家之言，批判了但见紫色而谓内热的言论，认为寒、热皆可致色暗，并从色、质上做出鉴别：若色紫赤鲜红，质浓而成条成片者，是由内热所致；色紫或黑，质或散或薄，沉黑色败者，则属虚寒。因血热必煎灼血液使之浓稠，量偏多，颜色也多紫赤，而虚寒可致血液凝滞而使量少、质薄、色紫黑，须仔细判断。

对于月经后期，张介宾认为不得皆以血寒辨之，也可因血热。他列"血热经迟"与"血寒经迟"二篇，强调当辨寒热。血寒经迟者，色多不鲜，多沉黑，涩滞量少，其脉多见微、细，并有恶寒喜暖之候；血热经迟者，由阴虚血热化燥而致，必兼热象。此外，张介宾还善从经血的味道辨寒热，如在崩漏的治疗中，张介宾指出"秽臭脉滑者多火，宜从清凉；若腥臭清寒脉细者多寒，必须温补"。

4）析分表里：张介宾重视疾病病位的表里之辨别，析分表里。他认为表证者，邪气之自外而入者也，为风、寒、暑、湿、燥、火外感之证；里证者，病之在内在脏也，为七情、劳欲、饮食内伤之证。外感之六邪中，他尤重风寒，认为风为百病之长，寒为杀厉之气，最易侵袭人体。在辨证上，张介宾指出若邪气在表，多表现为身体疼痛，因"邪气乱营气，血脉不利也"；脉多紧数，因"盖紧者，邪气也"，营气为邪所乱则脉多紧数。若邪气在里，则多见躁烦闷乱等症。

如在论述产后发热时，张介宾主张辨证审之，明察表里，批判了刘完素提出的产后不可汗的观点。他认为须详察表里虚实，针对不同的病证，灵活应用不同的治法。他指出因邪火内盛而致产后发热者，多因调摄太过、误用补药，或过用炭火所致，症见潮热内热，烦渴，喜冷，头痛，多汗，便实尿赤，以及血热妄行之出血证，并无表证。而产后外感发热者，多因临盆时露体用力，寒邪乘虚而入所致，表现为头疼身痛，憎寒发热，或腰背拘急，脉紧数。此外又有阴虚发热者，表现为倏忽往来，时作时止，或昼或夜，进退不常，并伴精神困倦，怔忡恍惚，亦外无表证。在产后喘促的治疗中，张介宾亦明辨表里，将其分为二者：阴虚之极，寒邪在肺。阴虚之极者因产后血去阴虚，孤阳无主，浮脱于上而表现为气急短促；寒邪在肺者为风寒外感所致，此种喘促兼气粗胸胀，或多咳嗽，与气短上下不接者大不相同。由此可见，张介宾在治疗妇产科疾病时，从二纲六变出发，首审阴阳、详察虚实、明辨寒热、析分表里，突显出其辨证论治、审证求因的治病思路。

2. 重视滋养补益，反对妄攻

"妇人规"作为《景岳全书》的组成部分，对于妇科的论点，与其整个学术思想是一致的。张介宾治病重视详辨虚实，而在虚实之中，更加重视辨虚，《景岳全书·传忠录·虚实篇》曰："夫疾病之实固为考虑，而元气之虚，应尤甚焉。故凡诊病者，必先察元气为主。"因此，他在临床上十分重视顾护元气,反对妄攻,"妇人规"充分体现了这一论治思路。

(1)重补阴阳

1)重视补阴,反对克伐真阴:张介宾认为"女体属阴",重视补阴。如对于月经病,他认为天癸与月经息息相关,而天癸乃后天之阴气,阴气足则月事通,可见阴气对于女子的重要性。他指出"人生于阳而根于阴",认为真阴为人之根本而重精血。只有真阴充足,阳生阴长,方可预防妇科疾病的发生。《妇人规》中,张介宾多次运用保阴煎、理阴煎、固阴煎、一阴煎系列方,而天癸乃后天之阴气,阴气足则月事通,可见阴气对于女子的重要性。他指出"人生于阳而根于阴",认为真阴为人之根本而重精血。只有真阴充足,阳生阴长,方可预防妇科疾病的发生。"妇人规"中,张介宾多次运用保阴煎、理阴煎、固阴煎、一阴煎系列方等补阴方剂,重视滋补真阴。

A. 滋阴泻火:张介宾认为阴虚挟火可导致月经先期、崩漏、产后发热等多种妇科疾病,重视滋阴泻火。在月经先期的论治中,张介宾指出此病多由阳盛血热引起,同时他重视阴气之虚实,强调不可以假火作真火、以虚火作实火。若为阴虚而致者,当以滋阴为主,清热为辅,宜保阴煎之类主之,以熟地黄、芍药、山药益阴,配伍生地黄、黄芩、黄柏等滋阴泻火。在血虚经乱的论治中,张介宾指出当察脏气,审阴阳,若阴血虚,水不制火而表现为月经不调,夜热盗汗,烦渴等症者,当调补真阴。他立一、二、三、四、五阴煎主之,药用生地黄、麦冬、芍药、熟地黄等,分别滋补肾、心、肝、肺、脾五脏之阴。又如肾虚经乱,多因房室不节、欲火炽盛而致,欲火盛则溃败真阴,使肾阴亏虚而引起月经不调。此类当滋阴为先,方用保阴煎、滋阴八味丸等,药用生地黄、熟地黄、芍药、山药、山茱萸等。

B. 固涩真阴:除补阴外,张介宾还重视固阴。阴虚不固可导致崩漏、胎漏、产后恶露不止、带下、阴挺等症,张介宾指出此类当固涩真阴,立固阴煎主之。此方专主肝肾,治疗阴虚滑泄,带浊淋遗,以及经水因虚不固等。药用熟地黄、山茱萸、山药补阴固阴,山药还可合人参、炙甘草益气,菟丝子可补气助阳固泄,佐远志安神,五味子收敛可止血止带。

2)重视补阳,反对妄施寒凉:张介宾重视人体阳气,反对朱丹溪"阳常有余,阴常不足"的观点。《景岳全书·传忠录·辨丹溪》曰:"阳盛则精血盛,生气盛也;阳衰则精血衰,生气衰也。"反对妄施寒凉。如在崩漏的论治中,张介宾主张详察阴阳,分有火、无火而治之,强调顾护阳气,反对妄施寒凉。他指出"元气既虚,极多假热",若不明真假,误施寒凉,则会复伤脾胃,损及阳气,贻误病情。尤其是久崩者,出现真阴亏损、阴虚假热的情况,症见寒热咳嗽,脉见弦数或豁大等,此时更不可妄用寒凉,而须大加培补,"尤当用参、地、归、术甘温之属,以峻培本源",只有阳气旺盛、脾胃强健,才可使冲脉之血化生有源,亦可统摄血液使之不妄行。在产后发热的论治中,张介宾强调顾护人体阳气,尤在阴虚发热甚而致阴阳虚衰者,重视引火归原。他指出若因阴中之阳虚,火不归原而热者,宜大营煎、理阴煎等以温中养阴,常用药物有熟地黄、当归、肉桂等药,阴阳并补,引火归原。若热甚而脉微者,则须急加肉桂、附子之类,不可误认为火而误施寒凉。

(2)重补气血

1)重视补血,反对妄用破血:张介宾指出:"女人以血为主,血旺则经调,而子嗣、身体

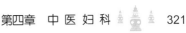

之盛衰，无不肇端于此。故治妇人之病，当以经血为先。"指出血对于女子的重要性。他认为冲脉充盛、脾胃强健，阴血方可化源有余，才可使经脉平调，从而避免妇科疾病的发生。因此张介宾在治疗妇科病时，重视滋阴补血养营，顾本求源，反对妄用破血。主要体现在血枯经闭、催生之法与求子之法的论述中，分析如下：

A. 血枯经闭当盈血：张介宾认为闭经分为血隔与血枯二者，血枯经闭者当补血和营。他指出血隔者，阻隔也；血枯者，枯竭也。血枯经闭是因冲任亏败、源断其流而然，"正因阴竭，所以血枯，枯之为义，无血而然"，表现为羸弱、困倦、咳嗽、饮食减少等症，而无胀无痛、无阻无隔，病机在血虚，因此当补血和营。他指出："欲其不枯，无如养营；欲以通之，无如充之。"但使血盈而经脉自至。为此他批判了某些医家不论有滞无滞而妄用桃仁、红花等通利之药的治法，指出血滞者可通，而血枯者不可通，血既枯而复通之，则枯者愈枯，为害不小。

B. 催生之法重养血：《景岳全书·妇人规·产育类》中，张介宾对于难产的预防和治疗重视养血，反对妄用破血，指出气血充足是顺利生产的关键。他认为妊娠滑胎之法"难易之由，则在血之盈虚，不在药之滑利。盖血多则润而产必易；血亏则涩而产必难。故于未产之前，但宜以培养气血为主，而预为之地"。主张临产前养血以润产道，从而帮助顺利娩出胎儿。在方药应用上，他善用四物汤、滑胎煎、五福饮、小营煎、八珍汤之类，药用当归、熟地黄、川芎、芍药、枸杞子等。

张介宾倡导催生之法重补血，而批判了某些医家在临产前预服理气活血类药物的治法。他强调不可过量或过早使用清热、行气、沉降、苦寒之剂，认为此类药物"必皆暗残营气，走泄真阴，多致血气亏陷，反为临期大害"。血气损耗过多不仅不能助产，反而可能造成产妇产道干涩或体力不足而引起难产，因此不可拘泥"胎前清气，产后补血"之说。须待临期或过期，或体壮气实者，方可用大腹皮、枳壳等催产之药，仍须配伍补益之品以助其气血。

C. 求子之法宜补血：《景岳全书·妇人规·子嗣类·宜麟策》详论求子之法，张介宾认为"妇人所重在血，血能构精，胎孕乃成"，注重补血。其中"用药法"言若欲求子，则惟血气旺盛，冲任二脉充盛，则子嗣才可健康繁育。《女病》言"真阴既病，则阴血不足不能育胎，阴气不足不能摄胎"，因此求子之道重点在于阴血与阴气的充盛。张介宾又提出"摄育之权，总在命门"，命门为精血之都，滋养五脏阴气；心脾为精血之源，化生阴血。因此当调摄情志、饮食，才可健脾养心，补阴之源，使气畅血行。在用药上，皆为补益，如毓麟珠，包括养血药当归、熟地黄、芍药、川芎，配伍人参、白术等补气药，气血双补。张介宾强调："凡用种子丸散，切不可杂以散风消导，及败血苦寒峻利等药。"因其耗伤气血，难以成孕。尤其对于滥用香附，尊香附为妇人要药的时弊，张介宾提出反对意见，指出香附气香、味辛、性燥，功在开郁、散气、行血、导滞，只宜于气实血滞之人服用。气虚者用之泄气，血虚者用之耗血，而"妇人十有九虚"，因此不可妄用。

2）重视补气，反对妄用破气：张介宾亦重视补气，主要包括血脱、气脱者当益气，气陷不固者当固气，气虚而滞者补气以行气三种情况。

A. 血脱、气脱者当益气：经期或产后可出现血气大脱之证而造成气血两虚，张介宾倡导益气以救脱，重视补气以生血。如在《景岳全书·妇人规·经脉类·崩淋经漏不止》中，他重视补气，推崇前人凡下血证善用四君子汤或独参汤的治法，指出"故凡见血脱等证，必当用甘药先补脾胃，以益发生之气"。使脾胃健，营血生，亦可统摄血液使之不妄行。又如产后气脱，张介宾指出此病因失血过多，气随血脱而致，症见面白眼闭、口开手冷等，当速用独参汤。为此他批判了某些医家所言"新产后不可用参，用参则补住恶血"的观点，倡导补气以救脱。

B. 气陷不固者当固气：张介宾认为气虚下陷可导致多种妇科疾病，如气陷不摄血可导致崩漏、胎漏等，气陷命门不固可引起带下，气陷下脱可造成阴挺等，因此他注重补气、固气、升气。气虚不固引起的崩漏、胎漏等出血证当补气摄血。张介宾善用归脾汤、寿脾煎、举元煎等，药用人参、黄芪、白术、茯苓、升麻等以益气摄血。气虚命门不固引起的带下当补气固精。方用固阴煎、苓术菟丝丸之类，常用药物有人参、山药、菟丝子、五味子等。以固阴煎为例，用人参、山药、炙甘草、菟丝子补气兼固精，熟地黄、山茱萸滋阴固摄，佐远志安神，五味子固涩。气虚下脱引起的阴挺当升补元气。方用补中益气汤、寿脾煎、归脾汤、补阴益气煎之类，药用人参、黄芪、白术、山药等补气药，配伍柴胡、升麻以升举气机。

（3）重补脾肾

1）健脾益胃，培补化源：张介宾重视健脾益胃，他在《景岳全书·杂证谟·论脾胃》中言："凡欲察病者，必须先察胃气；凡欲治病者，必须常顾胃气，胃气无损，诸无可虑。"脾主运化，健脾益胃可化血；脾气主升，健脾益气可统血。

A. 脾主运化，健脾生血：张介宾重视脾主运化的功能，倡导健脾以化生阴血。他指出女子以血为主，而"血气之化，由于水谷"，水谷盛则血气盛，水谷衰而血气衰。水谷又由脾胃运化所得，脾胃强健，水谷才可化生有余，血气方可充盛，才能有效地预防妇科疾病的发生。脾胃亏虚则血气生化不足，常可导致月经量少、月经后期、闭经、胎动不安等虚证，因此张介宾主张"补脾胃以滋血之源"。补脾又有益脾气、补脾阳、滋脾阴之侧重。

a. 益脾气：张介宾重视健脾胃、益中气。如在《景岳全书·妇人规·经脉类·崩淋经漏不止》中，他重视健脾益气，认为"故凡见血脱等证，必当用甘药先补脾胃，以益发生之气"。甘味药物能养营生血，可使脾胃气强，而阳生阴长，血自归经。如营气不足，血不能调而妄行者，方用五福饮，以人参、白术、炙甘草健脾益气，熟地黄、当归滋阴补血，全方气血同补，健脾以补养肝血，使血旺而经调。

b. 补脾阳：脾阳是脾主运化的动力，脾阳健旺则脾气得运。张介宾注重温补脾阳，认为脾胃虚寒可造成多种妇科疾病，如崩漏、胎气上逼、产后腹痛等。他创温补脾阳之方，有五君子汤、温胃饮、养中煎等。以五君子汤为例，治疗脾胃虚寒所致的呕吐泄泻等症，药用四君子汤加干姜而成，其中人参、白术益气之余可温阳健脾，干姜功在"温中调脾"。全方脾气脾阳双补，助脾主运化之力而化生气血。张介宾重视脾胃阳气，因此强调不可妄施寒凉。若营气本虚，而不知培养，妄用寒凉饮食及药物，则必损伤脾胃而影响血气化生。如月经先期属无火者，常由脾气亏虚引起，张介宾指出或补中气，或固命门，皆不宜过用寒凉。

c. 滋脾阴：脾阴主营血，有濡润之功，可使津血充盛。张介宾重视滋补脾阴，认为"阳邪之至，害必归阴"。"妇人规"中，他多次指出脾阴不足可致病，如经乱、产后发热等。方药应用上，他创滋补脾阴之方，有补阴益气煎、理阴煎、五阴煎等。以补阴益气煎为例，治疗劳倦伤阴，精不化气，或阴虚内乏，以致外感不解、寒热疟疾、阴虚便结不通等症。此乃补中益气汤之变方，是在补中益气汤的基础上去益气之黄芪、白术，加滋阴之熟地黄、山药而成。张介宾认为"第今人以劳倦伤阴而精血受病者为尤多，则芪术之属亦有不相宜者"，因此去之。他推崇熟地黄为补脾阴要药，言"地黄产于中州沃土之乡，得土气之最厚者也"。山药亦善补脾阴。补阴益气煎滋脾阴与益脾气并用，气阴双补，使精血化生。

B. 脾气主升，健脾固摄：脾气主升，脾虚可导致气陷而引起崩漏、胎漏、带下等疾病。张介宾倡导健脾益气以摄血、摄精。如脾虚不能摄血导致的胎漏，张介宾立寿脾煎主之，"单救脾气，则统摄固而血自归源"，药用人参、白术、炙甘草、山药健脾益气摄血，当归补肝助肝藏血，枣仁、莲肉、远志养心助心主血，佐干姜温中以鼓动脾阳升发之气，从而增强脾气统血之力。

2）补肾养精，顾本求源：张介宾重视补肾，认为肾闭藏失职则易致出血性疾患，当补肾固摄；肾精不足则易引起闭经、胎漏等虚证，须补肾填精。他指出久病伤肾，重视顾本求源，而不可妄用攻伐药物。

A. 肾主闭藏，补肾固摄：在月经病的论治中，张介宾重视肾主闭藏的重要作用，指出肾气不足、闭藏失职则易血室不安而造成出血性疾患，如经乱、崩漏等，因此须"养肾气以安血之室"。以肾虚经乱为例，张介宾认为"妇人因情欲房室以致经脉不调者，其病皆在肾经"。指出是因房劳而致肾气藏蓄失职，须补肾固冲。方用固阴煎、秘元煎等，以固阴煎为例，此方专主肝肾，药用熟地黄、菟丝子、山药、山茱萸益肾填精，山药、菟丝子、山茱萸还可固涩肾精，人参、炙甘草补气，远志安神，五味子收敛止血。

B. 肾主真阴，滋肾养阴：张介宾认为"阴分日亏，则精血日涸，而冲任肾气竭矣"，因此须滋肾养阴以填精补血。女人以血为主，但"必真阴足而后精血化"，而"真阴所居，惟肾为主"，因此补肾养阴可培补精血之源。如在妊娠病的论治中，张介宾重视补肾养阴，指出因虚所致的胎动不安，若因肝肾精血不足而致，宜左归饮、右归饮、固阴煎等，药用熟地黄、山药、山茱萸、枸杞子、杜仲等，滋肾阴以固胎气。

C. 久病伤肾，顾本求源：张介宾认为久病伤肾，重视顾护肾气肾精。如在月经病的转归方面，他提出："盖其病之肇端……多起于心、肺、肝、脾四脏，及其甚也，则四脏相移，必归脾肾。"认为疾病其始只影响心、肺、肝、脾，若迁延日久，则可由一脏而及于他脏，终会影响脾肾。而脾肾之中，又尤以肾为根本，张介宾言："阳邪之至，害必归阴；五脏之伤，穷必及肾。"指出了五脏损伤，最后必然会损及肾脏的传变规律。

在治疗上，张介宾曰："或其未甚，则宜解初病，而先其所因；若其已剧，则必计所归，而专当顾本。"初起阶段应针对病因病机予以辨证施治，若病程日久、病势较重、脾肾大伤、泉源日涸者，症见月经色淡、量少，甚则闭经等，专当顾本，不可妄用寒凉攻伐药物，以免克伐正气。如血虚经乱因阴虚火旺而致者，症见夜热盗汗、烦渴等，乃"劳损之渐"，速宜调治，否则恐成血枯经闭。方用一阴煎、二阴煎、三阴煎、四阴煎、五阴煎等，滋补肾阴为主以顾本求源，并依心、肝、肺、脾四脏之亏虚分别配伍滋心阴药、补肝血药、滋肺阴药、健脾气药。以五阴煎为例，治疗真阴亏损、脾虚失血等证，方中重用熟地黄为君，滋培肾阴，配伍芍药养阴补血，山药、扁豆、茯苓、炙甘草、人参、白术健脾益气，五味子固涩止血。补肾益阴与健脾固摄并用，顾本求源，使经血生，月经调。

（4）扶正祛邪

张介宾推崇"养正邪自除"的观点，主张扶正以祛邪，反对妄施攻伐。《景岳全书·妇人规·癥瘕类》充分体现了这一特点。对于癥瘕，前人多以活血消癥为主，但张介宾指出"但血癥气瘕，各有虚实，而宜攻宜补，当审之真而用之确也"，善用扶正祛邪之法。

在论治血癥时，他认为此病虽多因气滞血瘀而致，但亦有因气虚而血滞者。因此对于邪实正虚者，他强调"其有停瘀虽甚而元气困弱者，不可攻。病久而弱，积难摇动者，不可攻"。此类血癥患者，治宜从缓，固其根本，予以补虚养正，并配伍行气导滞之品，才可"渐磨渐愈"，助病邪消散。若概行化瘀散结，则会使虚者更虚。如郁结伤脾者，张介宾以归脾汤、逍遥饮等方主之，药用人参、白术、当归等补益药配伍木香、陈皮等，以补为主，扶正祛邪。

在论治食癥时，他提出脾虚为根本病因，认为胃气强者必不致饮食留聚，饮食之不能化者必由脾胃气弱而致，因此注重健脾以祛积滞。

在气瘕的治疗中，张介宾强调不可攻下，而须散气，亦主张补气以行气。他指出攻下之法可除有形之积，不可去无形之聚，若误用攻下，只会损耗正气，更不益于疾病康复。他主张以散气行气为主，在散气行气的同时，亦指出"凡为此病，必气虚者多"，因正气虚弱，邪气才得以积聚，正所谓"客之强者，以主之弱；邪之胜者，惟正之虚"，因此又主张补气行气以祛邪。如气瘕由心脾气虚不行而致者，方用五味异功散、参术汤，其中五味异功散为四君子汤加陈皮而成，补气为主，行气为辅，扶正以祛邪。

以上对于各类妇产科疾病的论治皆说明张介宾重视人体正气，偏重补益，反对妄攻的特点。

3. 强调七情致病，尤重忧思

七情致病理论自古以来便被提及，在明朝妇科疾病的论治中更加受到重视。《素问·阴阳别论》言："二阳之病发心脾，有不得隐曲，女子不月。"便指出情志因素为妇科病的致病因素。若忧愁思虑日久，使心血暗耗、脾气郁滞、运化失职，进而导致营血匮乏，血海不充，易造成闭经。《备急千金要方》对妇女情志特点做出描述："然而女子嗜欲多于丈夫，感病倍于男子，加以慈恋爱憎、嫉妒忧患，染着坚牢，情不自抑，所以为病根深，疗之难瘥。"指出妇人易受情志影响而病深难疗。

《妇人规》充分体现出张介宾重视七情因素的特点，他继承了《备急千金要方》中女子情志致病的观点，指出"妇人之情异于男子"，因此妇人之病不易治。

（1）忧思伤心脾，影响月经、孕育

张介宾重视忧思对妇科疾病的影响，指出"妇人幽居多郁，常无所伸，阴性偏拗，每不可解，加之慈恋爱憎，嫉妒忧患，罔知义命，每多怨尤，或有怀不能畅遂，或有病不可告人，或信师巫，或畏药饵，故染着坚牢，根深蒂固，而治之有不易耳，此其情之使然也"。因受封建礼教的束缚，妇女的社会地位低下，多拘于家中，常"幽居多郁"，忧思不解。若患病，则常拘于男女授受不亲的纲常，难以启齿。长期的妇科疾病加之精神压抑，便更加缠绵难愈。

忧思可影响月经规律。在《经不调》篇中，张景岳指出致病因素以七情之伤为甚，若欲预防疾病，须使情志调和。其中又以思郁最为甚。《景岳全书·杂证谟·郁证》指出因思气结可造成思郁，以女性患此为多，可导致"思则气结，结于心而伤于脾也。及其既甚，则上连肺胃而为咳喘，为失血，为膈噎，为呕吐；下连肝肾，则为带浊为崩淋，为不月，为劳损"。若思郁不解，可致伤冲任之源而血气日亏，造成月经短少渐闭；若思郁动火，则可导致崩淋失血、赤带内热、经脉错乱之证。

以《景岳全书·妇人规·肾虚经乱》为例，张介宾言其病机多为"凡欲念不遂，沉思积郁，心脾气结，致伤冲任之源，而肾气日消，轻则或早或迟，重则渐成枯闭"。治疗时，方用逍遥饮主之，治疗"妇人思郁过度，致伤心脾冲任之源，血气日枯，渐至经脉不调者"。药用酸枣仁、茯神、远志养心安神，当归、芍药、熟地黄养阴补血，炙甘草益气调中，陈皮芳香醒脾。

《景岳全书·妇人规·经脉类·崩淋经漏不止》中，张介宾亦强调了情志与崩漏的关系，尤其是久崩患者，张介宾指出此病"未有不由忧思郁怒，先损脾胃，次及冲任而然者"。因崩漏日久，患者往往忧郁焦虑，造成肝郁克脾，脾虚不能统血，又伤及冲任血海，从而导致出血不止。另外妇人于四旬外，常有先闭后崩之患，张介宾认为若平素气血和平、经候正常，则可逐渐绝经；若素多忧郁不调，因情志致病，则易出现先闭经后崩漏。对于此类情况，张介宾以预防为主，提倡预服四物汤、八珍汤之类，调和气血，还须保持心情舒畅。张介宾认为情志之病难治，"若思郁不解致病者，非得情舒愿遂，多难取效"。还须患者自行心理调摄，不可全依赖药饵。

张介宾指出忧思还可影响孕育。《景岳全书·妇人规·子嗣类·宜麟策·畜妾》阐述了情志与胎孕的关联性："产育由于血气，血气由于情怀，情怀不畅，则冲任不充，冲任不充，则胎孕不受。"说明情志不畅可导致冲任不充、气血不盈而影响孕育。同时他对古代畜妾之弊端做出阐释，主要在于妇女的嫉妒心理。若"主母见妾，大都非出乐从，所以或多嗔怒，或多骂詈，或因事责其起居，或假借加以声色"，皆可造成二者心中忧愤。张介宾从家中妻妾难以相处融洽的实情出发，认为情志不畅有碍优生。

（2）恚怒动肝火，影响胎孕

张介宾重视恚怒对疾病的影响，主要体现在妊娠病的论治中。他多次提及"怒动肝气""七情郁怒""怒动肝火""郁怒气逆"等病机，强调七情之怒可扰动胎气，造成胎气上逼、胎漏、妊娠卒然下血、胎动欲堕等妊娠疾病。

他认为忽受胎妊时，冲任上壅，气不下行，常发为呕逆之证，若因郁怒伤肝，阻滞肝气，更添气滞之患。如胎气上逼，张介宾指出此病多由郁怒伤肝，以致肝气横逆，与冲脉之气上冲胸膈使然。症见胸膈胀满，甚者胁痛、喘息，烦躁不安等。因此以解肝煎主之，药用陈皮、半夏、厚朴、茯苓、苏叶、芍药、砂仁，奏疏肝降气之效，专治暴怒伤肝气逆。

郁怒还可气郁化火，扰及血室，引起出血而致胎漏、妊娠卒然下血等病，此时宜化肝煎，清肝火、开郁结。药用青皮、陈皮疏肝行气，芍药柔肝养肝，丹皮、栀子清肝泻火，土贝母"善开郁结，止疼痛，消胀满"，配甘草清热。解肝煎、化肝煎二方在"胎孕类"中运用广泛，更显示出张介宾对妇女妊娠期易怒致病的重视，因此须保持心情舒畅，切忌郁怒。后世《傅青主女科》继承此说，专列《妊娠多怒堕胎》一篇以强调怒气对于妊娠病之影响，认为肝本藏血，肝怒则不藏，不藏则血难固而胎堕。

（3）惊恐动气机，影响产育

"产育类"中，张介宾强调惊恐对疾病的影响，指出妇人临产及产时须避免惊恐。古代医家已认识到产妇情绪对顺利生产与否的重要性，如《备急千金要方》曰："凡产妇第一不得匆匆忙忙，旁人极须稳审，皆不得预缓预急及忧悒，忧悒则难产。"张介宾在《景岳全书·妇人规·产育类》中也多次强调了产妇情绪的重要性，指出产妇最忌惊吓、催逼，须使其安神定志，避免外界不良因素的干扰。他认为临产前务必使产妇保持心情舒畅，"最不宜预为惊扰入手，以致产妇气怯，胞破浆干，使儿转身不易，则必有难产之患"。稳婆对产妇的情绪影响极大，张介宾强调若有生息不顺或双胎未下之难势时，不可使产妇闻知，恐惊则气散，愈难生下。《素问·举痛论》曰："惊则心无所倚，神无所归，虑无所定，故气乱矣。"因惊则气乱，恐则气下，若气机紊乱，易造成正气散失而影响生产。同时张介宾强调不可占卜问神，因很多占卜者为谋利妄言凶险、恐吓他人，往往造成产妇的惊恐、疑虑，导致其忧郁气结而不利于生产。临产房内也不可多人喧嚷惊慌，以使产妇静心待产。

张介宾在对妇产科疾病的论治中重视情志因素，尤重忧思。忧郁、思郁可造成月经不调，还可影响孕育。此外，恚怒对妊娠病影响颇多，惊恐则易影响顺利生产。

4. 倡导晚婚晚育，房室有节

房室养生是中医养生学一个重要的组成部分，尤其在妇科方面，有大量文献记载，如《脉经》曰："得之房内，月使不来，来而频并。"认为房劳可引起月经不调，对房室损伤有了一定的认识。张介宾倡导房室养生，指出"色欲过度者，多成劳损"，认为房室不节可造成诸多妇科疾病，因此强调晚婚晚育、房室有节。

（1）晚婚晚育，不可过早耗伐精血

张介宾主张晚婚晚育，认为早婚早育则过早消耗精血，指出"精血未满而早为斫丧，致伤生化之源，则终身受害"。主张治未病以防患于未然，防止精血耗损过度而引起妇科疾病。

张介宾指出早婚早育可造成月经不调。《景岳全书·妇人规·经脉类·经不调》中，张介宾提出致病因素以七情为甚，劳倦次之，而劳倦者，有先天禀赋不足者，亦有后天劳损者，其中纵情亏损或精血未满、早为斫丧者最为甚。因房劳耗伤精血、损及肾气，对于年幼精血不足者损伤更甚，可造成经迟、闭经等多种疾病，使其终身受害，因此须加以预防。他并引《褚氏遗书·精血篇》"女人天癸既至……未逾十年，思男子合亦不调。不调则旧血不出，新血误行，或渍而入骨，或变而为肿，后虽合而难子，合多则沥枯虚人，产众则血枯杀人"，强调宜晚婚晚育，若因年幼房劳造成月经不调，还可因气血不调而引起水肿、不孕等疾病。

在求子篇中，张介宾也提出若欲求子则不可过早行房室。他在《景岳全书·妇人规·子嗣类·宜麟策·十机》"童稚"条中指出此为女子之时机，若少女天癸未裕，生气未舒，则难以成孕。《景岳全书·妇人规·子嗣类·宜麟策·述古》中其载《褚氏遗书》之言"合男女必当其年，男虽十六而精通，必三十而娶；女虽十四而天癸至，必二十而嫁"。须待阴阳完实，然后交而孕，孕而育，育而子坚壮强寿。反对女子过早接近男色，会使阴气早泄，影响孕育。

（2）房室有节，不宜多劳多产

除不可过早行房外，张介宾还强调房室有节，认为纵欲过度、多劳多产可致真阴亏损、肾气不固而造成经、孕、带下等多种妇科疾病。

如肾虚经乱，张介宾指出此病"妇人因情欲房室，以致经脉不调者，其病皆在肾经"。他认为妇人因房室扰及月经主要引起三种失调：一为欲念不遂，心脾气结，消耗肾气，可造成月经先后不定期、月经量少、闭经等；二为欲火炽盛，损伤真阴，可导致月经先期、量多等；三为房劳过度，肾气不守，可造成月经量多、崩漏等病。可见情欲房劳皆损耗肾气、肾阴，伤及精血，为害不浅。在治疗上，他指出"房室不慎致病者，使非勇于节欲，亦难全恃药饵也"。还当从根本解决病患，静心节欲，不可只依赖方药。

在妊娠病的生活调摄上，张介宾呼吁妊娠寡欲，他专列《景岳全书·妇人规·妊娠寡欲》一节以强调此之重要性，指出"凡胎元之强弱，产育之难易，及产后崩淋经脉之病，不悉由乎此"。许多妊娠病皆可由房劳所致，如胎漏、卒然下血、胎动欲堕，甚或数堕胎、暗产，因其触动胎气、损伤胞络、多动欲火、耗泄阴精所致。《景岳全书·妇人规·小产》更是强调了节欲的重要性，张景岳提出小产者多由纵欲而致，尤其是随孕随产者，因胞胎初着床，还未巩固，便纵欲不节，触动胞宫，以致暗产。因此他强调"故凡受胎之后，极宜节欲，以防泛滥"，从而预防流产。

《景岳全书·妇人规·带浊遗淋类·带下》中，张介宾强调情志与房劳因素，提出心旌之摇、多欲之滑、房室之逆为造成带下病的主要原因，可归纳为房室不遂、房室太遂、房室遂而不遂。心旌之摇，是因多欲心火不静而命门失守而致，因胞脉属心而络于胞中，故心火盛于上，相火动于下，扰及胞中而为带下，张介宾指出"此由于不遂者也"，当清心火、宁心神；多欲之滑，是因欲事过度，导致肾精不固而为带下，"此由于太遂者也"，治宜固涩精气；房室之逆，是因人事不畅，气机郁结而疏泄不利，以致精道逆滞，"此由于遂而不遂"，初起宜清利，日久宜固摄。在治疗上，张介宾指出"药饵之功，必不能与情窦争胜"，还当各清其源，宁其心神，节其房室。

5. 分娩临床护理

（1）选用接生人员

张介宾认为，在分娩中，接生人员对母婴安全至关重要。《景岳全书·稳婆》指出"凡用稳婆，必须择老诚忠厚者""若稳婆忙冗性急者，恐顾此失彼。又有奸诡之妇，故为惊讶之声，或轻事重报以显己能，以图酬谢，因致产妇惊疑，害尤非细，极当慎也"。所以，接生人员的选用必须严格审慎。

（2）产房卫生

《景岳全书·产要》要求产房内应人少安静，室温适宜，通风良好。如说"临产房中不宜多人，喧嚷惊慌。宜闭户，静以待产""产妇室当使温凉得宜。若在春夏，避阳邪风是也；产在秋冬，宜避阴邪寒是也。故于盛暑之时，亦不可衔风取凉以犯外邪，又不宜热甚，致令产母头痛面赤"。其后致病细菌虽尚未被人们发现，但薛己可贵地提出了一些可能对产房空气消毒有益的措施，如用黄芪、川芎、当归等药，置釜中水煎，使药气散发满室。其设备简便，方法易行[10]。

（二）学术影响

1. 对后世产生了较大影响

《张景岳传》曰："一时谒病者辐辏其门，沿边大帅皆遣金币致之。"可见其医名显著。但因其用药偏于温补，在治病造福后人的同时，也造成一些庸医不求辨证、滥用温补的局面，难免产生了消极影响。

《景岳全书发挥》为"辨崇信张景岳偏执温补之误也"的著作，在其书"妇人规"部分中，作者批评张景岳过用温补，过用血药凝滞之品，而忽视了行滞。如在论述痛经时，他提出："景岳每以气立方立药，皆以血药凝滞之品为主方，与论不合。"认为治疗痛经当理气为先。在论治鬼胎时，作者言张景岳所用决津煎与通瘀煎二方皆"平平补中兼行之药"，指出："古人行瘀，必用桃仁，理气必用香附，此女科之要药，舍此而不用，何耶？"认为治疗鬼胎当用桃仁、香附、青皮、延胡索之类。总之以反对妄补，倡导行气活血为特点。

2. 妇科病的临床治疗方法

《景岳全书发挥》虽有矫枉过正之嫌，但也在一定程度上丰富了妇科病的治疗方法，对张景岳之说有所完善。如《景岳全书发挥·论产后大补气血》对张景岳批评朱丹溪的言论做出指正，言"景岳看书，尚未仔细"，引朱丹溪另一著作《局方发挥》以说明其仍以辨证论治为主，为照顾本元之意，并无妄补，"观其用药治病之圆活，绝无执法"，认为张景岳"妄毁先贤"。此处张景岳确有失察。又如《产后恶露不止》篇中，作者补充："恶露不止而有紫色成块腹痛者，当以理气消瘀，不可补涩。"此处有因势利导之意，对临床有一定的指导意义。

（1）倡"两纲六变"，详察脉证

张景岳提出了"两纲六变"之说，立阴、阳为二纲，表、里、虚、实、寒、热为六变，丰富了八纲辨证的内容。"妇人规"中每类疾病都体现出张景岳重视八纲辨证的思路。他善以经血的色、质、量辨阴阳寒热，以喜按拒按、有无胀痛辨气血虚实，以发热的病势辨阴阳表里。此外他重视脉诊，认为浮、大、滑、数之类皆阳脉，沉、微、细、涩之类皆阴脉，此为诊脉辨阴阳的基本规律。对于辨虚实，他认为脉之真有力真有神者，方是真实证；脉之似有力似有神者，便是假实证。对于辨寒热，他指出真寒之脉，必迟弱无神；真热之脉，必滑实有力。可见张景岳重视八纲辨证，强调详察脉证，并呼吁望、闻、问、切四诊合参，抨击了封建伦理道德观念对妇科疾病诊疗的束缚。

（2）师古而不泥古，灵活施治

辨证明确方可治疗得当，张景岳在重视辨证的前提下灵活施治，师古而不泥古，强调不可拘泥一法，固守成方。如在妊娠病的治疗中，他批判了朱丹溪等医家倡导的"黄芩、白术乃安胎圣药"的观点，提出"凡妊娠胎气不安者，证本非一，治亦不同"，认为"去其所病，便是安胎之法"，当分寒、热、虚、实，因其病而药之。又如在产后病的论治中，张景岳针对产后概行大补的时弊提出反对意见，他指出："凡产后气血俱去，诚多虚证。然有虚者，有不虚者，有全实者。凡此三者，但当随证、随人，辨其虚实。"如在论述产后全实证时他列举了表邪之实证、内热之实证、气逆之实证、血逆之实证、调摄之实证、内伤之实证六种现象，并指出："既有表邪，则不得不解；既有火邪，则不得不清；既有内伤停滞，则不得不开通消导。"强调产后有邪当祛邪，不应总是拟补。若概行大补，反而助邪。

（3）指出女体属阴，以血为主，注重滋阴养血

张景岳在强调辨证施治的前提下，更为重视补益。《妇人规》曰："女人以血为主，血旺则经调而子嗣。身体之盛衰，无不肇端于此。故治妇人之病，当以经血为先。"指出血对于女子的重要性。他认为冲脉充盛、脾胃强健，阴血方可化源有余，才可使经脉平调，从而避免妇科疾病的发生。因此张景岳在治疗妇科病时，重视滋阴补血养营，顾本求源。在制方配伍上，他善于肝血与肾阴同补，常用补肝血药配伍补肾阴药。从每类疾病高频药物前十位中可见，皆含当归、熟地黄二味，他重视补肾养阴以培补精血之源，主张肝血与肾阴同补，培养肝肾精血。

张景岳重视养血，反对妄用破血。"新方八阵"中攻阵仅用一方，可见张景岳少用攻伐。如在血枯经闭的论治中，他指出："欲其不枯，无如养营；欲以通之，无如充之。"但使血盈而经脉自至。为此他批判了某些医家不论有滞无滞而妄用桃仁、红花等通利之药的治法，指出血滞者可通，而血枯者不可通，血既枯而复通之，则枯者愈枯，为害不小。又如滑胎之法，张景岳倡导补血，强调不可过量或过早使用清热、行气、沉降、苦寒之剂，认为此类药物"必皆暗残营气，走泄真阴，多致血气亏陷，反为临期大害"。

（4）重视脾肾，倡导补脾培化源，滋肾以求源

张景岳重视脾、肾二脏，注重其先、后天之本的重要作用，提出："脾为五脏之根本，肾为五脏之化源。"因此倡导健脾益胃以培补化源，补肾养精以顾本求源。若营气本虚而不知培养，则会日益枯竭以致大患。

张景岳重视脾主运化的功能，倡导健脾以培补化源，化生阴血。他提出："月经之本，所重在冲脉；所重在胃气；所重在心脾生化之源耳。"重视脾胃化生气血的关键作用，认为血气总由脾胃所化生，脾胃气虚则血气生化不足，常可导致月经量少、月经后期甚至闭经等病，因此张景岳主张"补脾胃以滋血之源"，使血气生，月经调。在用药上，他善用人参、白术、炙甘草、茯苓等健脾药，并多与当归、芍药等补血药配伍以使肝血与脾气兼补。

张景岳重视补益肾气肾精，强调滋肾以求源。如在月经病的转归方面，他提出："盖其病之肇端……多起于心、肺、肝、脾四脏，及其甚也，则四脏相移，必归脾肾。"认为疾病其始只影响心、肺、肝、脾，若迁延日久，则可由一脏而及于他脏，终会影响脾肾。而脾肾之中，又尤以肾为根本，张景岳言："阳邪之至，害必归阴；五脏之伤，穷必及肾。"指出五脏损伤，最后必然会损及肾脏的传变规律。因此在治疗上，张景岳认为初起阶段应针对病因病机予以辨证施治，若病程日久、病势较重、脾肾大伤、泉源日涸者，症见月经色淡、量少，甚则闭经等，专当顾本，补肾养精，须用熟地黄、山茱萸、枸杞子等药物，不可妄用寒凉攻伐，以免克伐正气。

（5）重视情志、房劳因素，调和阴阳以养生

张景岳重视情志、房劳等因素，指出："但使精气无损，情志调和，饮食得宜，则阳生阴长，而百脉充实，又何不调之有？"认为当调畅情志、饮食，节制房室，以调和阴阳，实现未病先防。

张景岳重视情志因素对妇科疾病的影响，认为"七情之伤为甚"。他指出因受封建礼教的束缚，妇女的社会地位低下，多拘于家中，常"幽居多郁"，忧思不解。若患病，则常拘于男女授受不亲的纲常，难以启齿。长期的妇科疾病加之精神压抑，便更加缠绵难愈。如在《宜麟策》中，他阐述了情志与胎孕的关联性："产育由于血气，血气由于情怀，情怀不畅，则冲任不充，冲任不充，则胎孕不受"，说明情志不畅可导致冲任不充、气血不盈而影响孕育。

张景岳倡导房室养生，主张房室有节、晚婚晚育。他认为早婚早育则过早消耗精血，"精血未满，而早为斫丧，致伤生化之源，则终身受害"，而房劳则过度消耗精血，可引起多种妇科疾病。因此张景岳主张节制房室，治未病以防患于未然。如在带下病的论治中，张景岳强调房劳因素，提出欲事过度可导致肾精不固而为带下，"此由于太遂者也"，治宜固涩精气。同时张景岳指出："药饵之功，必不能与情窦争胜。"还当各清其源，宁其心神，节其房室。

总而言之，张景岳精于医理，慎于辨证，治学严谨。他以八纲辨证为基础，推崇辨证论治，强调对妇产科疾病的诊疗，必须随证、随人，不能执成不变。他重视补益，指出女子以血为主，善健脾益肾以滋血之源、安血之室。此外他重视情志、房劳等因素，主张整体调摄以治未病[11]。

二、其他名医名著

赵献可的《邯郸遗稿》实为妇科专著，其论宗命门之说，认为月经与命门关系甚密，提出以温阳法作为调经的一大法则。张景岳的"妇人规"立说纯正，要言不烦，提纲挈领，又多有阐发，其内容的科学性与系统性实在《傅青主女科》之上，堪称中医妇科的经典之作。

明代杭州人郭琬，字宜生，其祖昭乾专治胎产诸证，父绍梁亦以医知名，母吴氏、妻毛氏皆能妇医，子桢、杞、枚均传其业，精妇科，可谓浙江又一妇科世家。

嵊县竹氏妇科，世居幸福乡紫竹蓬。第一代秉仁，生于1782年，子忠高、孙篆甫均承家业。篆甫传子芷熙、芷源，授徒张禹川。芷熙传子余祥、侄余芳、庆成等。竹氏妇科中，以芷熙医术最精。芷熙中秀才后，弃儒业医，迁王山头村（现浦口乡）。不仅承家学之技，而且博采众长，创见医理。

郭桢，明代浙江海宁县人，妇科世医郭琬长子。桢与弟郭杞、郭枚均以医名世。

郭章，原姓沈，赘于郭氏，故从其姓。明代海宁（今浙江海宁市）人。章精于医术，以妇科名世。其子孙均绍承先业，绵延十数世不绝，清代郭广琛即其后裔。

浦天球，字鸣虞，明末浙江嘉善县人。自幼嗜学，事父母以孝闻。致力于医学，得名医王肯堂之传，治病有奇效。一生业医，隐居不仕，栽兰种菊，萧然高致。寿至80岁殁。著有《女科正宗》4卷（一说与何涛合著），刊于世。

滕道轩，明代浙江嘉兴人。精通医术，名振四方。平湖县沈懋孝女夏天突发寒热，一日沉瞑。众医或曰伤寒，或曰痰火，或曰气中，或曰疟证，汗、泻之药杂投，病益进。七日后，病

危。懋孝急遣人至郡延清道轩，众人皆谓断无生理，道轩至，按脉察形，曰："此证乃风入太阳，痰迷心窍，病名曰'痉'，《灵枢》论之详矣。其证尚当角弓反张，其初必于产中风，邪入血脉，数年始发。先必曾微见颠眴之状。"问其家人，知病者产后经闭已七年，今岁三月忽自扑，不久即醒。众人闻言，始信道轩论病正确。次日晨，反张之证，见舌强齿噤，药不下咽。道轩以牛黄、朱砂、天麻、南星等药煎汤，微从鼻孔进，不可入。乃连日夕煮药，呷下之，仅入涓滴渗漉。治疗三日，目始瞬；七日，口始微开，手足蠕动；十余日，可微出声，知疴痒，药液可进，不久痊愈。闻之者无不惊喜走告，称他能"起死回生"，全郡传为佳话。

陈理，字用和，号桔庄，乌程（今浙江湖州）南浔人。1437 年名冠两浙，精女科。子嘉言、孙子重，俱为太医院官，世传其业。家中妇女均知医药，人称"陈药婆家"，即陈理宅第。

宋北川，鄞县人，明代嘉靖间曾任太医院御医，精岐黄，妇人胎产一科更为精深，公务之余，多为闾民治病。并著有《宋氏女科产后篇》一书。该书在中华人民共和国成立后由宁波市卫生局重新整编成册，1959 年 11 月内部发行。他又有《四明宋博川先生产后全书》抄本，已在整理。

孙橹，号南屏，东阳人。性颖异，以父病不起，遂专精于医，起异疾。五都有单姓妻，将产，死 3 日，心尚温。橹适过之，一剂而苏，竟产一子。著有《医学大成》《活命诀脉》《脉经采要》。

叶伯清，名复旦，号橘泉，天台人。精岐黄业，有妇人将产，偶尔欠伸，忽腹中小儿，跳跃不止，举家骇然。伯清曰：易耳。延妇人揖，置豆于地，令俯拾之，且行且拾，而腹已安。盖儿在母腹中含水管，因欠伸失去，俯就之，而胎自平。郡守某有病，疽发于背，伯清卒愈之。巡道某偶登船遇风，心怖，至途中，失血数日，心益怖。因之疾大作，询诸伯清，伯清曰：因惊失血，失血又惊。巡道故未尝告以故，一见心折，遂以重病求治，且赠以匾额曰："橘井真源，"人称"半山云"。著有《橘井真源医方》8 卷。

陈谢，字左山，万历时人。祖籍钱塘（今浙江杭州），后迁石门（现桐乡崇福）。陈氏妇科，源于唐代乾宁年间的陈仕良，到谢始迁石门，谢氏是郡县妇科之冠，有《女科秘要》一书，为家藏秘籍。其后朝有传人，分枝繁衍，相传 24 世，迄今尚有嘉兴、桐乡、海宁 3 支。子孙刻宫木扇为记，上有"宋赐宫扇，陈氏女科，君惠不忘，刻木为记"16 字，即世称"陈木扇"。

宋林皋，明万历时（1573～1620 年）在世，鄞县人。其先人世居湖南郓州（今湖南郓县），唐开元时，始祖广平公璟，精于医，吏有疾。见之堂下而知之，审治之若中皓也，世莫不称神焉。夫人余氏，窃其术以行于世，虽间闾小民之女，靡不被其泽，而其传于妇女一科。宋建炎初，有祖名钦者，由进士任七子城使，扈驾南迁，卜居四明（今浙江宁波），嗣后有以科名显于朝者，有以医术鸣于时者，世世相承，朝不乏人。至宋林皋时，已业医 20 多世，女科尤精，医术名冠浙东。宋林皋认为女科之书，自产宝全书之后，间有发明，然亦挂漏甚多，于是集历朝女科之书，辑录祖上所秘藏妇科医论及 40 多年自己的临床经验，撰有《四明宋氏女科秘书》一书，成于明万历四十年（1612 年）。

单养贤，会稽（今浙江绍兴）人。工医，尤以产科著称。著有《胎产全书》3 卷，在妇产科方面有一响。

钱象炯，字承怀，山阴（今浙江绍兴）人。以医名，精胎产。钱氏自南宋以来，以医名，精胎产，朝有名家，象炯为钱氏十四朝世医，象炯荟萃先世精华，声播遐迩，子孙俱能绍先业，世称绍兴"钱氏女科"，与萧山竹林寺、海宁陈氏及宁波宋氏，称为"浙江女科四大家"。

陈于公，约清康熙年间在世（1662~1722年），庆元县淤上乡洋里村人。少业儒，后习医经。专妇科、精脉诊、善断症。有一产妇，将分娩而气绝，公曰：当可生也。命黄土一块摊脐上，用铜盆盛水置胁，细篾敲盆，不数刻而生。所著《伤寒辨证》等书，未刊行。

陶瑞鳌，字道柱，号餐霞逸人。缙云人。康熙间为庠生。以医为业，尤精女科。传授紫虚真人口诀，汇方140有奇，活人无算。著有《紫虚口诀》。

释绍钟，号即空，萧山人，萧山竹林寺僧。得产科秘传，治颇神效，名播吴越间。

萧埙，字赓六，秀水（今浙江嘉兴）人，康熙间名医。弃儒习医，长于调治虚损、痨瘵等内科杂病，尤擅女科。著《医学经纶》《女科经纶》《中风证》等书。赓六功底扎实，所纂著作，以经典为"经"，各家之说为"纶"，参考文献有60多家，而分门别类尤为详尽，如论治吐血，首别诸因，引经文明"六淫"致失血，集河间、丹溪等学说，辨内伤缘由各端，详八法之治阵，不树门户之见。《女科经纶》列妇科调治总则，尤为专科珍视。尝谓：凡因病而经不调者，病祛则经自调；先经不调而后病者，调其经则病自愈。为调经之总则。

倪枝维，字佩玉，号凤宾（一作凤真）。清康熙、雍正时在世，浦江人。自愧布衣，遂心存济世，悉心研究妇科诸家之言。著有《女科要略》，许槌赞其"心得独多""生平所见治产之书，未出其右。"又著《产宝》1卷。

楼宗兼，萧山人，邦源从弟，善疗妇婴之疾。

谢表，明代上虞人。少习举业，既而学医，精其术，善望诊。有同邑刘姓者，患痘不起，家人欲殓之。谢往视之，曰：此火症也！急以冷水浇患者面部，须臾始作呻唔声，又取冷水灌之，痘即累累然分串突起。又有一妇难产，诸药靡效，谢诊之，以升麻、人参、前胡各5钱投下，服药后，胎即下。众问其故，谢氏答曰：此胎走歧路，而气下陷也，用升麻以提之，用人参佐其气，用前胡活其疾耳。后谢氏久客广德（安徽芜湖），人咸称"谢一帖""谢半仙"。

金钧，字上（尚）陶，号沙南。清康熙乾隆间嘉善人。对妇科尤有心得，如产后昏诘重视痰热，订蠲痰六神汤方，为同邑沈尧封、海宁王孟英所赞赏。亦工诗文，年九十而卒。著《灵素广注》《汤头歌括》《医案日钞》等书，传弟子俞震。

沈济远，字宇宁，桐乡人，著《女科类案》。

计楠，字韩堂，号寿乔，别署石隐、如如居士、甘谷外史、芙蓉屏主等，秀水（今浙江嘉兴）人。清乾隆道光间名医。始习儒学，廪贡生，博雅工诗，曾任安吉县训导，领严州（今浙江建德）教谕，遵伯祖梅曜公训，精研医理，特精妇科，并自设药肆，专以济人。清嘉庆九年（1804年）所著《客塵医话》3卷，分杂证述略、妇科述略，语多简朴，记录了计氏临证经验，其中妇科居大半。曾参订张景东《类伤寒集补》、张景岳《质疑录》等。其治学折衷诸家，而尤服膺丹溪、景岳。对妇科诸疾的调治，首重理气，赞同女子多郁，以肝为先天之说，故喜用"逍遥"调肝、治郁；而产后则强调温养、宣泄，以产后多虚、多瘀立说，善于变化"生化汤"，出神入化。计楠，赋闲居家时，尝筑小圃，称之曰"一隅草堂"，因自号"老隅"。精园艺，喜栽菊、种牡丹于圃内，并有《牡丹谱》，载录亳州种24品、曹州种29品、法华种47品、洞庭种47品、平望程氏种5品，详栽种之法，其药肆之"丹皮"，均出自栽者。清嘉庆十六年（1811年），计氏栽培菊花，品种十分丰富，为总结其艺菊经验，乃从如何储土、蓄肥，栽种后的分苗、雍土等技艺，著成《牡丹谱》《艺菊说》传世。亦善诗工画，所写竹、石、草、虫雅秀绝俗，有《桑梓吟》《富春游草》等诗集刊于世。

潘作培，字献瑞，号玉田，生于清嘉庆十五年（1810年），卒于清光绪十九年（1893年），享年83岁，瑞安人，据《潘氏宗谱》载：举清道光丁酉（1837年）邑庠生。质聪慧，性刚直，通武略，后弃儒习医，研究方书20多年，始肯济世。膏肓重疾，无不着手成春，尤擅妇科。著有《精选良方》1卷，诸方均详述病源、治法。

陈梦熊，字宇春。海宁人，陈木扇女科的后裔。承家学，医术精湛，曾受于、王两相国赐匾嘉奖。其子德潜，亦具医名。

单南山，清初医家，绍兴人。精妇产科，著有《胎产指南》8卷，始刊于1857年，后经丁兰谷辑订。又著有《明易产科》6卷、《广嗣真传》1卷。诸书中论述，均以按病论治。凡胎前之病，皆以安胎饮为主；产后诸疾，咸以生化汤为主。书中女科诸症，种种齐全，且论理极为详明，使读者洞若观火。

周纪常，字卓人，山阴（今浙江绍兴）人。诸生，习申韩术，工医术，著《女科辑要》4卷。

潘乃泮，名琛，号从侯。生于清道光十七年（1837年），卒于1913年，享年76岁，瑞安人。从父行医，深研经籍。擅长妇科。

应岐山，又名昌仪，永康人。治病多奇验。曾治一妇人，产后腹痛欲裂，岐山诊之曰：腹左尚有已死男胎，左右闻之皆掩口而笑，药下果下一死男胎。其奇验类如此。性嗜酒，不修边幅。人皆称为"国手云"。

钟章元，生于清道光十二年（1832年），卒于清光绪三十一年（1905年），享年73岁，镇海（蛟川）庄市人。祖文彩，父成瑶，均业医，时名闻远方。章元承先人之业，精究医理。擅长妇科，按寸口而知禄命，望气色而知寿夭，胎产崩漏重危之症，经其治疗，效如桴鼓。故时人有"钟半仙"之称。凡闻邻里有贫病者，亲自登门免费医治给药。尝训其子曰：医有当救人之厄于无恙，知罹亟往，须详询细辨，万不可轻率，人命系之耳。子纯泮，字鲁芹，号半水，后亦名噪甬上。

郭李樵，字阿桓，生于清道光十九年（1839年），卒于清宣统二年（1910年），享年71岁，金华人。自幼随父习医，擅长妇科，对治疗内伤杂病，亦富有经验。邑城南一带，声誉较著，人称"阿恒先生"。

田氏妇科起源于清嘉庆年间，源自萧山竹林寺妇科，迄今约有180年历史。始祖田万春（1801～1865年），原为儿科医生，清道光十二年（1832年），竹林寺一位老僧去瓶窑北乡，路经钱塘（今浙江杭州）大陆乡日望桥，借宿田家。当晚老僧重病。田万春热心照料，并为其治疗。1个月后病愈去北乡。事后折回田家道谢，知田氏熟悉医道，愿授妇科相报。自此定居田家，悉心传授。万春由此改业妇科，成为田氏第一代妇科。田万春之子田厚栽（1825～1891年），继承父业，成为田氏第二代妇科。由于日望桥北处偏僻，业务日益发达，为扩大医疗范围，在清同治三年（1864年），举家迁至大陆乡七贤桥，造屋置田，另起家园。从此，七贤桥田氏妇科闻名乡里。传至第三代田能香（1850～1925年），随父学医。能香文学基础较扎实，深究医理，熟读《内经》《金匮要略》《神农本草经》等经典著作，对朱丹溪的"阳常有余，阴常不足"学说，尤为崇拜。将平时积累的临诊经验充实到妇科之中，为发展妇科打下了良好的基础。田能香著有《临证要方》。因此，田氏妇科被列入浙江省第四批非物质文化遗产名录。

王有益，生于清道光二十七年（1847年），卒年不详，曾祖自义乌迁居浦江，悬壶深溪王郑宅，专诊妇产科。父王志仑承世业，治妇人疾，名重当时。至有益，深溪王老店声誉日隆，病者盈门，名震当时云。

黄梦鹤，字韵楼，清咸丰同治间（1851～1907年）在世，享年56岁，镇海人。垂髫习童子业，弱冠举贡生。学业精邃，性素孤高，落落寡合，困居篷门筚户，课塾之暇，精究医理。著有《医学折衷》，一说未梓，以其后嗣弃读，转徙异地，稿遂无存；又云已梓，但版权被其后嗣价售于人，是书迄今未见。门人卢家桓，字述伯，以医名，妇科尤精。

戴圣震，字井庵，余姚人。少好学，兼精医理，辑有《妇科要方》1卷。

赵振丰，字庆彬，号兰舟，清末贡生，瑞安人，生于1851年，卒于1934年，享年83岁。擅长妇科。行医50多年，有"贫家医生"之称，著有《医录》10多卷。

徐润之，字松生，号松龄，生于1855年，卒于1919年，享年64岁，平阳金乡人。出身于"五世明经四岐黄"的中医世家（《松龄医铎·述家世》），四代传医，家学渊源。据其自叙：润之幼从明经珠川公学，甫成童，即授以《灵枢》《素问》诸书。平生治学严谨，潜心医理，以《内经》为根本，临床辨证，法宗《伤寒论》《金匮要略》，对后世医家的学术理论及温病诸家学说，皆作探讨而造诣甚深。擅长温病及妇、儿科，提倡中西汇通，著书立说，学验俱丰，卓然自成一体，为晚清时代革新派医家。辛亥革命以后，徐氏以为是百废俱兴之时，即呈文教育司：为今之计，务须各省创办中西医学专科学校，或附设为中学，添聘中西教员，将国内医生统加考核，有可造就者准入肄业。然而辛亥革命以后军阀乱国，此愿也只能付诸东流。但坚持办学之志，未尝或懈，时至晚年则设松龄学塾于家，思广其传。越二年而殁，为中医教育事业贡献了毕生精力。徐氏著作颇丰，撰有《松龄医铎》《松龄丛书》（又名《华佗疡科拾遗》）、《新黄庭经释义》等。门下桃李甚众，从学而成名者，有温州方鼎如，平阳宋孟芳、陈皋樆等。

宋凤坤，鄞县人，生于1855年，卒于1929年，享年74岁。对历代妇科专著无不通览。擅长胎产诸病，如治疗妇人难产，主张大补气血，静待其候，所谓瓜熟蒂落。曾治宁波湖西毛姓女临产两昼夜，胞水已破，胎儿不下，认为是气血不足不能输送胎儿外出所致，即用加味芎归汤加黄芪、冬葵子，药后即产。认为丹溪"产后主大补气血，虽有他证以末治之"之说有片面性。应讲辨证施治，产后虽多虚证，亦有实证，亦有虚中挟实，应随证凭脉施治。著有《宋氏女科精要》《宋氏女科产后篇》等稿本。子文星、文鼎（又名溪云年），均世其业。

陈铭坚，号小先生，又号小郎中，生年不详，卒于1925年，余姚人。为镇剑山世传妇科，深得其父廷治公所传。陈氏妇科始于明末，至铭坚医名再噪，胎产经带，治之多验。

项智遇，生于清咸丰八年（1858年），卒于1932年，享年74岁，丽水人。祖传中医，至项氏益精，擅妇科，经治辄愈，晚年到温州行医。

陈善南，字嘉言，海宁人，陈木扇女科之后裔，有《医案》。

张子蔷，字芝范，近代医家，清末民初在世。先业儒，继习医，长妇科，因叹世上无子嗣者，往往偏觅奇方，金石杂投，辛温并进，以为毓麟有望，谁知肾火日炽，精液渐枯，嗣未得而害已随之，故于清光绪三十一年（1905年）撰《生生要旨》，是一本调经种子、养胎育婴的专著。

邬彬，字岐秉，号拙夫，光绪时镇海人。因省试不就，遂隐于医，擅妇科，著有《产后诊治经验心得》。

徐蕙园，字宗锴，生于 1865 年，卒于 1932 年，萧山人。幼聪颖，好读书，弱冠为县贡生。后弃儒学医，专攻女科，深得傅青主、叶天士女科学说之精髓，重视气血对妇女的作用，故治疗原则，注重调肝。施之临床，每奏奇效，声誉遍及近邑，有"冗里女科"之称。著有《醉月庐医案》《醉月庐医话》，以传其临证之心得，为后人学习的楷模。

郭大熊，兰溪人，世传女科，辨证精确，用药严谨。

黄尝候，字南屏，嘉兴人。精医，擅长女科。著有《医验》《医案汇解》《女科要旨》等。

陈叔衍，字维枚，海宁人，为嘉言之孙，医名大振，誉称"800 年世医陈木扇女科"，闻名遐迩。时大麻名医金子久先生曾有疑难杂症，常与研讨，为当时女科之冠。学术传子嗣叔，堂侄韶舞，皆精祖业。

施寅初，桐乡乌镇人。僧越林弟子，以妇科闻名。晚年医术尤精，求治者日众。

林冠南，字菊樵，瑞安人。诸生，善女科。

周秉乾，字品纯，鄞县人。名医周晃之孙，周振玉之子。亦以课徒行医自给，胆识过人。一位妇女每怀孕辄流产，秉乾诊其脉，沉而滑，决其为水饮结于胞宫，宜攻逐之，处以十枣汤。病家畏服，秉乾曰：经云，有故无殒，亦无殒也，放心服之，祛其饮，方能安保其胎。病人服后，泻下 10 多次，去痰涎甚多，而胎竟安。子利川，亦以医名于时。

卜氏，宁波人，长于妇科，著有《妇科秘书》。

李祖铺，字蕚亭，鄞县（今浙江宁波）人。治病以意诊之，多有奇效。有富家妇多病，积 10 年，不下楼，后孕年余不产，医告技穷，祖铺诊之，曰：土为万物母，无土则不生化也。令坐卧泥地，以土炒白术煎饮，逾月即产。治验多类此。

张禹川，生于 1871 年，卒于 1949 年，享年 78 岁，嵊县人。清末寒士，曾一度去闽习幕，后从师竹篆甫，尽得其传。精妇科，兼擅温病湿热诊治。曾于绍兴行医多年，与胡宝书友善。返嵊后，服务于嵊县施医局。与李砚鱼、陈懋卿、喻孝承、竹芷熙、高月波等，有"医门六把高轿"之称。任嵊县神州医学分会会长。为人廉隅正直，抗日战争时期，虽残垣断壁，不蔽风雨，而不义之财，坚不领受。著述颇多，皆散失于战乱之中，现仅存"医稿"数页。

竹芷熙，生于 1871 年，卒于 1957 年，享年 86 岁，嵊县人。父篆甫，父子均邑庠生。世传妇科，号"紫竹蓬妇科"。自第一代禀仁始，四传而至芷熙，淹贯家学，且于医理多有创见。《绍兴医报》聘之为特约撰稿人。张锡纯在《医学衷中参西录》中载有"茯苓新解"一文，曾盛赞芷熙"不惜暴一己之过，以为医者说法"之精神。芷熙调理胎产经带，井然有序，医声远及邻邑。诊务烦冗，年迈力衰。临终前一日，求诊者尚围坐，芷熙自知不起，仍坦然自若，口述方药，由其子余祥执笔书方。先后行医 60 多年，神术仁心，至今传颂。

徐鸣皋，光绪时兰溪人，生卒年无考。博学多才，擅长妇科，名闻邻县，有手抄《经验方》6 册，《医案》1 誊本。

朱阆仙，原名世焕，更名文煜，字兴焘，生于 1873 年，卒于 1939 年，享年 66 岁，绍兴人。祖居白洋，后筑居城东昌坊口，为清直隶知州加二品衔。父增富，在沪行医 30 年。阆仙承父业，以医名于世。朱阆仙又在东昌坊口办起永庆局，这永庆局就是施医局、医寓，主要施舍医治跌打损伤等硬伤和疮毒的膏药丸散。永庆局内设诊所，以治妇女病为主，朱阆仙略懂医术，有时亲自坐堂诊治病妇。永庆局冬施姜汤，夏施茶、扇、蚊药。曾任绍兴同善局、育婴堂董事等。北洋军阀执政时，总统徐世昌曾奖金质嘉禾章，赐"急公好义"匾额。

张品纯，1873～1953年在世，字蕴光，文成县南田镇下满村人，在西坑安福寺设馆教学，23岁时获选公费赴日本大学留学。1932年回家，研习中医，特别精通陈修园医理，尤其擅长妇科、儿科。医德高尚，邻里前来求诊，从不收诊费，深受百姓称颂。

宋紫清，宁波人，世代业医，宋氏女科宋北川的后代，著有《妇科秘录》。

黄镐京，字迁甫，1938年前后在世，萧山人。早年于临浦镇行医时，孕妇经闭，一时受到舆论的谴责，深感医道之难，于是篝灯深夜，发愤苦读，自谓学有所得。又悬壶济世，果然医名大震，至老不衰。著有《镐京直指医方》《镐京三世良方》《六淫辨证》《四时温病》《医学程序》行世。子黄裳，字元吉，聪明好学，胆识过人，继承世业，挽回不少疑难险症。著有《元吉危症验方》。

朱仰庭，字祖蕃，生于1881年，卒于1956年，吴兴（今浙江湖州）人。父鹅泉，精眼科，仰庭最幼，独传父业。后又从同乡王梦兰、程幼泉两先生请益。王梦兰善治感证，而程幼泉复精女科，故仰庭于两者兼擅。每治崩漏之证，采用血脱益气法，妙手回春。曾治沈姓妇，产后胎已下，而仍阵胀不休，仰庭诊后曰"此气虚也"，用补中益气，果一剂而愈。时医于胎前产后之病，无不守胎前宜凉，产后宜温成法，而仰庭独以八纲参四诊融会贯通，或温或凉，覆杯而愈。仰庭世无恒产，而对于诊费不计锱铢，济贫扶困。两个儿子，均传其业。

唐仁夫，生于1881年，卒于1948年，享年67岁，嘉善人。弱冠习业于杭城广济医校，后承家传，精妇科，治多效，誉遍邻县。

朱荣青，生于1882年，卒于1976年，享年94岁，海盐人。幼从父习业。精女科，积70多年经验，声誉遍及松江、昆山、平湖、宁波、绍兴等地。善治崩漏，对奇经用药颇有心得。子早殇，孙传其业。

王穰，字醒黄，号成廉，生于清光绪壬午（1882年），卒于1934年，享年52岁，瑞安人。从教10多年，因有心济世，弃教从医。从唐甫鸿习岐黄四寒暑。民国十三年，浙江省中医考试，王氏以甲等第一名录取。后自署"念渠医庐"，开业行医，擅长妇科，留有医案数册。

陆耕书，余姚天元市人，主治男科、妇科。民国时期每逢二、五、七、十日在姚北浒山西门外李瑞大内门诊，余日在白沙路中街华恒大内门诊。

陈时行，字用之，晚号赤水老人，生年不详，卒于1958年，永嘉人。20多岁随师习医，寓一庙中苦学3年，熟读古医书，擅妇科，兼擅时病，用药精练轻灵，善取古方之长而灵活运用，撰有《医学探源》，《永嘉民间单验方选》亦收录其部分验方。

吴德熙，字觉平，生于1884年，卒于1970年，享年86岁，瑞安人。幼喜典籍，17岁时师事王圣黄，擅长女科，颇重医德，常曰："学为庸医，最易杀人，往往患者不知医误，医者不知药误，故辨证用药，不可不慎。"行医65年，名传遐迩，延治者络绎不绝。

陈仲南，字仲楠，生于1886年，卒于1966年，享年80岁，嘉兴人。曾业儒，中年患瘰疬，因自修医学，越十寒暑病愈而医学亦成。擅妇科，载誉禾城。善养血调肝治妇人经病，不孕症则大多以温肾填精为治。壮年因耳失聪，对望诊加以研究。遗案亦丰，部分经验曾刊登于《浙江中医杂志》。

徐毓康，生于1888年，卒于1937年，享年49岁，兰溪人，继父业，擅女科。

方瀛轩，生于1889年，卒于1972年，享年83岁，瑞安人。幼习岐黄，擅妇科，深究穷研，兼收并蓄。尝曰：妇科书籍，名目繁多，古今学说，庞杂分歧，岂能墨守一法、一方、一药，要学古而不泥于古，师众而能各取其长。方氏治月经病，善于调肝；治带下病，均以脾湿着手，治崩漏以疏流、调源、固本为大纲。用药主张宜轻宜缓，认为：欲取快一时，急切图功，虽当时获效，而日后易见复发或暗损元气，反致旧疾迁延，新病复起。

严鸿基，字鸿志，号痴孙，慈溪人，为张禾菜入室弟子，居恒博览典籍，经史之外，尤喜岐黄，于温病学说造诣尤深，擅长女科，临床 20 多年，率皆以妇女居多，兼擅温病。遣方用药，百无一失，求诊者应接不暇，医业鼎盛。认为六淫感证，害人最速，尤需注意，唯感证之精要，虽代有发明，奈散见于各家，鲜有荟萃于一处者，遂著《感证辑要》一书。并将平生治疗妇科经验，编著《女科医案选》《女科证治》《女科精要》，合订为《退思庐医书四种》，又撰《金匮要略广义》，先后刊印，尚有医案稿数卷，未及付印，抗战时散失。

钱少堂，绍兴名医，为绍兴石门槛钱氏女科第二十一代世医，精于女科，与当时名医胡宝书、杨质安等齐名，子寿铭承其业。

傅伯扬，山阴（今绍兴）人，世居阮社，家为世医，善治时病，尤精妇、儿科，与何廉臣、邵兰荪、胡宝书等同为"绍派伤寒"中坚。著有《傅氏经验方》，子再扬，传其业。

钱少楠，钱氏女科嫡传世医，精女科，与族兄少堂齐名，子寿祺，传其业。

金鉴平，生于 1890 年，卒于 1968 年，享年 78 岁，瑞安人。从李芷（叔诚）习医 9 年，曾协助李芷编著《东瓯本草》。鉴平著有《妇科经论》，未成而卒。

卢良乾，字历赓，生于 1891 年，卒于 1975 年，黄岩人。家贫，习业于黄岩城内毛正泰药店，暇则勤奋力学，擅长女科。中年后，医声大噪，就诊者踵履相接。旋就聘于临海同德仁、成春、方一仁药店，坐堂行医。中华人民共和国成立后，在临海县中医院、台州地区医院中医科工作。

竹余祥，号虚中，生于 1891 年，卒于 1973 年，享年 82 岁，嵊县人。世以妇科名家，父芷熙，有医名，余祥幼承家学，善理妇科诸疾，医名颇盛。1961 年退休故里，以暮年精力，历时 3 年，著成《妇女证治》一书，内容概括胎产经带及妇人杂症、药物方剂以外，兼及针灸疗法。

郭竟志，名成，生于 1893 年，卒于 1971 年，享年 78 岁，海宁人。郭氏自宋代以来，家传妇科，竟志幼承家学，19 岁应诊，治病颇效，学识与日俱增，擅治经、带、胎、产等妇科杂病。治崩漏，重视补益中气，兼填肝肾；治阴挺，以补虚举陷为主。为人正直诚恳，贫富求诊，不分贵贱，所存遗案，惜遭浩劫，荡然无存。

蔡仲芳，字槐堂，生于 1895 年，卒于 1958 年，享年 63 岁，原来安吉人，初从学于湖州，后复师事金子久门人蒋伯堂，术益精，对温病及妇科尤为擅长，著《诊案日记》1 册，未梓。

丁伯荪，生于 1895 年，卒于 1969 年，享年 74 岁，嵊县人。世传内、妇科，尤精妇科。父震楠，习举子业，后睹清廷腐朽，遂弃儒从医，济世拯危，声望颇高。伯荪幼禀严命习医，对李念莪、张景岳、方中行、喻嘉言诸家尤为服膺。曾谓：仲景书之精髓，旨在辨证论治，示人以规矩方圆，其论出于实践，其法其方，贵在变通，代代沿用，迄今不废。以内、妇科为主，辨证精当，处方轻灵，迅露头角，屡起沉疴，医名日噪。不仅善用成方，且拟订方剂多首，对证施用，恒收良效。中华人民共和国成立后，服务于嵊县人民医院，直至暮年。验证注重四诊合参，尤重切脉，曾谓："诊脉只能意会，难以言传，必须细心体察于临床才有所获。"认为新病多应舍脉从证，久病多应舍证从脉。常以脉之有神、无神判断预后之好坏。他说："脉中和有力，即谓有神。夫有力者，非强劲之谓，应中和有力，大抵有力不失和缓，和缓不失有力。"对高血压的病因病机别有见地，认为高血压不是气壮而是气弱，不是血多而是血乱。自订平肝抚血汤以治。对于出现中风先兆者，则用自拟七妙汤防患于未然。丁氏的妇科成就出色。他遵奉章太炎"学医者，当不贵儒医，下问铃串"之训，注重实践，广搜民间验方用于临床，如用方头蚱蜢治顿咳，田字苹疗惊风，特别是"三生萝卜"治水肿，得到行家赞赏。著有《要言不烦》《医理衡正》。后者经弟子搜罗整理，已内部刊行，虽非原书，亦可窥见丁氏主要学术思想。丁氏择人而传，除三女克绍继业外，前后授徒 9 人。

陈祥发，生于 1896 年，卒于 1973 年，享年 77 岁，祖籍慈溪，咸丰时避乱迁居义乌。陈氏 6 代业医，至祥发则尤擅妇、儿科，颇负时望。自奉淡泊，对贫病则慷慨解囊，晚年因中风右侧不遂，克服困难，学会左手写字，仍孜孜不倦，手不释卷。

陈韶舞，名善，生于 1899 年，卒于 1976 年，桐乡县人。学术系海宁县陈木扇女科第二十二世、堂叔陈叔衔晚年所授。陈韶舞熟读经典，及《陈氏女科秘要》和旁通各家学说，故对治疗疑难杂症，每奏奇效，深受远近病家信仰。其"产后病案"和"小产病案"等，已收载于浙江省《医林荟萃》第 4 辑。

竹庆成，祖籍嵊县紫竹蓬，57 岁过世。世传妇科，悬壶于新昌城。1956 年在新昌县人民医院工作，深受病家信任。

楼竹林，名饷，后改祝龄，生于 1901 年，萧山人。1926 年毕业于浙江中医专门学校，对《伤寒论》较有研究，兼擅妇科，1959 年搜集大量秘方、验方，由祝龄主编《萧山县中医验方集锦》第二辑。

陈汝舟，字素庵，萧山人，生卒年不详，好读书，精妇科。1916 年应傅嬾园之聘，任教浙江中医专门学校。著《妇产科讲义》1 册。中华人民共和国成立后，行医故乡，为萧山县卫生工作者协会负责人。

阮子庄，鄞县人，擅长妇科，以傅氏女科为宗，用药精练，别具一格，求诊者甚众。

楼正阳，生于 1902 年，卒年不详，诸暨人。早年从师裘吉生，并在杭州开业，后归原籍行医，精妇科，负盛名。

朱余光，生于清光绪三十年（1904 年），卒于 1980 年，享年 76 岁，宁海县人。承父业习妇科，后复师事宁波名医方润初，学业大进。对《傅青主女科》、东垣《脾胃论》、雷氏《时病论》等尤具心得，医名远播，求者甚众，著有《时病论诸法歌诀》。

叶炳森，字润先，生于 1909 年，卒于 1974 年，享年 65 岁，开化人，幼习医于武义。从事中医临床 40 多年。擅长妇科，兼通内、儿科杂症。

吴土贵，生于 1910 年，卒于 1973 年，享年 63 岁，庆元人。随父学医，父殁，自习医药，勤奋好学，学识日进。设"保寿堂"行医。擅长妇、喉科。名驰乡里。

朱古民，生于 1912 年，卒于 1972 年，享年 60 岁，海盐人。承家传，私淑孟河派，其父鸣周有医名，逮古民则业更精湛。对费伯雄、丁甘仁颇有研究。善治虚损，尤精女科，立方遣药心悦王孟英之平稳轻灵。晚年虽深度近视，仍手不释卷。能诗词，受叔父法相禅师影响而又笃信佛学。

毛庆熙，生于 1912 年，卒于 1980 年，享年 68 岁，兰溪人。世传妇科，庆熙幼承家学，行医 50 多年，对女科经验丰富，有独特之见。

徐肇璋，字达夫，号松兰半医，生于 1914 年，卒于 1970 年，享年 56 岁，松阳人。其大伯徐文清，精医术，达夫受其陶冶，幼即立志学医。后毕业于兰溪中医专门学校，遂行医。对温病学研究颇深。尤精妇、儿科，治愈妇、儿疑难危候，不计其数。

高德明，字苍鹄，杭州人，生于 1915 年，卒于 1968 年。早年毕业于浙江中医专门学校，曾任校刊《金铃》主编。嗣后，又在南京中央国医馆研究班进修。毕生从事中医工作 30 多年，除临床擅长中医妇科外，还历任杭州市各届中医进修学习及西医学习中医等的教学工作，积累了较丰富的临床及教学经验。中华人民共和国成立前，曾任卫生部中医委员会委员、重庆陪都中医院副院长、《新中华医药杂志》主编等职。中华人民共和国成立后，曾任省、市人民代表大会代表，市中医学会副主委等职。高氏师古而不泥古，善扬长弃短，博采众议。自 1951 年起，就热衷于中西医结合，主张"发皇古义，融会新知，互相沟通，取长补短，以促进中医科学化"。曾以中西医结合观点撰写了《中医改进之路》。并于 1960 年在杭州首创中西结合病房。高氏擅长妇科，以"疏肝派"自居，认为妇人多郁，应以疏肝调气为主。在治疗痛经、闭经、不孕、经前期紧张等病中，应用疏肝调气方药，有独特经验。除发表论文 10 多篇外，还著有《中医药进修手册》共 6 辑、《现代实用国产药物提纲》、《中国医学史讲义》、《伤寒论新释》等传世。

第四节 民国时期浙江中医妇科

一、萧山竹林寺女科

陈绪辉被萧山竹林寺女科谨修禅师选拔为第一百零七世继承人。陈绪辉成为继承人时仅处于弱冠之年，虽聪慧过人，但缺乏治理寺院的经验，使得许多僧人偷盗秘方以谋取钱财。陈绪辉在 18 岁还俗，迎娶萧山县衙之女高乐娥，生育二子二女，后因中风瘫痪，长期卧床不能起身，但仍通过口授秘方的方式为患者治病。40 岁之际，陈绪辉病故，到此僧医画上了句号。

陈绪辉长子陈祖尧，在南京国医馆学习，次子陈寿椿就读于浙江中医专门学校，但其二女未学习医术。两人毕业后均返回原宅自立门户，不仅在竹林寺内坐诊，还不定期在杭州、金华、丽水等地坐堂，刊登广告，印刷方笺——"宋敕十世医王竹林寺女科"，以医王自居，声名复起。其中陈寿椿心嗜医学，钻研妇科，为竹林寺女科第一百零八世传人。陈拯民为寿椿之子，为竹林寺女科第一百零九世传人，在萧山区中医院就职，并开设有竹林寺妇科特色门诊。

二、何廉臣女科

何廉臣女科始于清末，已传四世，蜚声钱塘，名闻遐迩。何廉臣家学有素，其先祖何九香先生（1831～1895 年）从业于山阴（今浙江绍兴）钱氏女科，后悬壶杭城石牌楼，时浙江抚台因其女"经闭腹膨",疑为不贞,何廉臣诊之,力辨其非,用药后,下瘀血盈盆,其恙即痊,由是医名大振,并设何九香女科诊所,附设药店寿山堂。其子何穉香先生(1870~1949 年)继承衣钵,载誉沪杭。何廉臣女科第三代传人有何子淮(1920~1997 年)、何少山(1923~2003 年),两人幼承家训,尽得真传,造诣颇深。何廉臣女科第四代传人有何嘉琳、何嘉琅、何嘉珍、何嘉言等。何廉臣女科重视整体观念,突出脏腑经络辨证论治,并以论治奇经作为调治妇科病的重要手段,理论上强调妇人以血为本,以肝为先天,治血病注重调气机,治杂病重视调理肝、脾、肾。临床诊断注重望闻问切,用药灵活多变,而不墨守陈规。何廉臣女科主要方剂有定呕汤、凉血青海汤、血竭化癥汤、怡情解郁汤等。

（一）传承谱系

清末,杭州何廉臣女科形成,是绍兴钱氏妇科外姓支脉。绍兴钱氏传至北宋第十一代,始为钱氏妇科,距今亦有近千年历史。然钱氏妇科在传承上只传族人,且传男不传女,直至十九代钱宝灿破除陈规,开始收授外姓弟子,便有了杭州何廉臣女科一说,故绍兴钱氏及杭州何廉臣本为一源。

何九香之孙,何廉臣第三代传人,何子淮、何少山尽得家传,向国家捐献何廉臣秘方"定呕方"。何子淮在学术上主张张仲景辨证论治体系,研习陈自明、张景岳、傅山的学术主张,强调整体观念及脏腑经络辨证,其一生著作颇丰,发表论文《调冲十法》《崩漏论治》等,出版专著《各家女科评述》《何子淮女科经验集》等。

何少山本读化工专业,感受到民众因疾病带来的疾苦,毅然从医,其父授其业而有所成,后就职于广兴联合中医院,何少山博采众长,中西贯通,著作有《何少山医论医案经验集》,发表论文《论温阳止崩》等20多篇。何子淮、何少山兄弟两人勇于创新,何廉臣妇科达到了高峰,声名远播。

何少山长女何嘉琳,为何廉臣女科第四代传人,为全国第三批名老中医,是何廉臣女科继何子淮、何少山之后的第三名全国名老中医,她师承伯父何子淮,尽得何子淮、何少山真传,疗效显著。

（二）主要著作

钱氏妇科有《大生秘旨》在族上流传,钱氏精于胎产,另著有《胎产秘书》。因何廉臣源自钱氏妇科,至今传至第四代,目前代表著作有《何子淮女科经验集》《何少山医论医案经验集》《各家女科评述》等,发表论文数十篇。《何少山医论医案经验集》分为医论、医案、验方选介三个部分,介绍了何少山妇科病的诊治经验,再现了何廉臣女科的临床诊治思路。

（三）主要学术主张

1. 调肝解郁以畅气机,调肝有八法,解郁有三法

何廉臣将肝病的特点归纳为肝阴不足和肝用失和两个方面。肝阴不足可导致肝风内动和肝阳上亢;肝主疏泄,肝用失和,会影响到其他脏腑的正常功能。何廉臣对调肝解郁之法十分重视。调肝法包括疏肝理气、开郁和中、柔肝息风、行滞化湿、暖肝温经、平肝清热、酸甘缓中、豁痰镇肝八法；解郁法主要通过育阴、扶脾、益肾体现。

肝为阳脏，体阴而用阳，性喜条达而恶抑郁，若肝气郁结，临床上可见月经失调、脏躁、乳癖、经前乳胀等，治宜疏肝理气。肝用失和，气机不畅，脾胃功能首先受到影响，进一步影响水液代谢功能，引起湿浊内停，临床可见子肿、带下量多、经闭不行、不孕等，治宜行滞化湿。木克土，肝郁易乘脾，尤其素体本虚之人，脾胃受损则出现嗳气吞酸、脘腹胀满、食积不化等症，当开郁和中。平素性躁易怒者，气机紊乱，肝气上逆，五志化火，木郁热炽，致肝郁化火，血热妄行，临床多见月经过多、下腹疼痛、经间期出血、月经先期而行、带下赤黄等，治宜平肝清热。若肝气不足，寒凝肝经，临床可见痛经、不孕、少腹气冲等，治宜暖肝温经。妇人若素体肝血亏虚，行经、妊子、更年期等情况下，阴血为用，更显不足，易致肝阳偏亢，症见经前头痛、更年期综合征、子烦等，治当酸甘缓中。肝主筋，阴血不足，肝失所养，不能濡养筋脉，可见四肢拘挛、痉病、颈项强等症状，当柔肝息风。肝脏阴阳失调，加之情绪愤怒，则气血逆乱，清窍闭塞而晕厥跌倒，当豁痰镇肝。

肝郁证，何廉臣女科认为素体本弱者更常发生，在条达气机的同时当兼顾虚证。肝久郁不舒，失其柔和，多因损伤肝阴，而肝阴亏损，进一步促使肝郁的发展，当育阴解郁。郁症，起自肝经，久郁亦可犯脾土，肝病本易及脾，脾胃不强者常见，治疗上宜扶脾解郁。肝肾同源，肝的疏泄功能有赖于肾水的滋养，肝久郁伤阴，势必及肾，治当益肾解郁。

2. 肾病多宜"滋、补、填"

肾主生殖、主藏精，藏真阴而寓元阳，为水火之脏，宜藏不宜泄。故肾为病，多为虚证，而妇科虚证，多责之于肾，治肾多用"滋、补、填"。另何廉臣所用补肾法，推崇阴中求阳、阳中求阴，在补肾阴药中加入温肾阳药，温肾阳时加补肾阴之品。

3. 顾护脾胃重后天

脾胃损伤致病，何廉臣女科根据脾主健运及脾主统血将其分为两方面。脾失健运，一则气血精微化生不足，冲任二脉失养可致月经后期、月经过少、闭经、乳少等；二则水液代谢失司，水湿停滞下焦则为带下量多、子肿，聚湿成痰则可见闭经、不孕、癥瘕等病证。脾胃虚弱，统摄无权，导致冲任二脉失去固摄，可见月经先期、量多、色淡、崩漏等，气虚下陷则见阴挺，可伴有乏力、面色不华、少气懒言等症。

4. 辨准证型，大胆运用温阳药

妇人以血为用，且性易抑郁，久郁化热耗伤阴血，故历代医家临床上鲜用温阳药，恐伤其气血。何廉臣女科认为不论男女，生命活动均需通过阳气的推动助化，妇女各个生理阶段等活动都需要阳气的温煦。生育期妇女的月经周期便是阴阳转换的体现。尤其月经中期氤氲之时，发生排卵和排泄月经时，更需要充分的阳气去推动。若素体阳气虚弱者，更易感受寒邪，寒凝经脉、气血、冲任，或客于胞宫而致病。亦有内伤损伤脏腑阳气，引起阳气虚、阴寒盛之证。何廉臣女科认为，温阳法是为了鼓舞阳气，以消除阴翳，同时可以收少火生气之功，增强抵抗力，病情需要时要大胆运用，勿谨小慎微，以免药不抵病。

5. 病证合参，中西结合

中医治病辨证论治，西医治疗按病论治。何廉臣女科认为中医学当借鉴西医学对疾病的诊断，再结合中医辨证论治。妇科疾病的诊疗，西医学通过临床实验室检查及妇科检查得到诊断的依据，结合中医四诊合参，能更快诊治疾病。临床上将辨病辨证相结合，灵活选择舍病求证、舍证从病、病证兼顾三种诊治方法。

6. 育麟有五法

何廉臣女科认为不孕一症，病因繁多，将不孕分为五型辨证施治，临床上有育麟五法。一为元阳真阴俱不足，宜温肾填精。元阳不足，命火衰微，上不能蒸腾脾阳，资气血生化之源，下不能温煦胞脉，行孕育新幼生命之职；又有先天禀赋不足，肾气实未真盛，天癸实至未充。治疗当温肾纳阳，益火之源；滋阴填精，壮水之主。临床用肾气丸、毓麟丸、归肾丸、苁蓉菟丝丸加减。二为肾虚肝郁，宜补肾调肝。肝肾精血相生，乙癸同源，为冲任之本，水不涵木则肝失柔养，肝郁气滞。三为寒湿沉痼，宜荡涤胞脉。人贵气血流通，寒湿内郁，则气血运行受阻。何廉臣女科临床上多用荡胞汤。四为气衰癥瘕，宜养正除积。凡气弱血运无力，气滞血瘀，或病邪留滞，癥瘕积聚，留塞胞门者，必难受孕。何廉臣女科常先予疏肝理气，养血活血，待气血渐旺，再予活血破瘀，通经消癥之品。五为痰瘀内阻，宜祛痰开郁。肝郁脾衰，气机升降不得顺，精微化生失其正，津液败而痰湿聚，妇人性抑郁而多气滞血瘀，痰瘀互结，损伤阳气，阻塞胞宫而不孕。治以醒脾升阳祛痰启宫，疏肝行气逐瘀通胞之法。

7. 流产后祛瘀有三法

何廉臣女科认为流产对人体的影响很大，药流的损伤主要体现在冲任气血的虚损、瘀滞，治疗上要补其虚、化其瘀，临床上分为三种类型。一为瘀血内阻型，相当于西医学的宫腔积血、药流不全、子宫内膜炎等，治当化瘀止血，旧血去而新血生。二为冲任虚损型，药流损伤冲任二脉，阴道出血多使气血俱虚，无力固摄，故可见恶露淋漓不净，色淡，神疲乏力，腰酸等。三为肝经血热型，流产损伤冲任，血不循经，瘀血内阻胞宫，久瘀化热，瘀热互结，导致血热妄行，临床上见恶露不净，色红，有血块，量或多或少，即西医学的子宫内膜炎、附件炎。

（四）代表方及组成

温胞汤：附子、肉桂、广木香、吴茱萸、干姜、艾叶、延胡索、当归、香附、川芎、甘草。方解：肉桂、吴茱萸温经扶阳散寒；当归、川芎活血祛瘀，养血调经；甘草酸甘缓急止痛；延胡索理气止痛；附子温肾暖宫。功效：温经散寒，活血止痛。主治：寒凝痛经。

安胎饮：党参、焦白术、苎麻根、杭白芍、菟丝子、杜仲、黄芩、阿胶珠、桑寄生、怀山药、炙甘草。方解：焦白术、怀山药益气健脾，桑寄生、菟丝子、杜仲补肾安胎，黄芩、苎麻根凉血安胎，阿胶珠温肾滋阴止血。功效：补肾健脾，益气养血。主治：胎漏、胎动不安。

定呕饮：煅石决明、白术、陈皮、桑叶、黄芩、当归身、带壳砂仁、苏梗、绿梅花、杭白芍。功效：养血清肝，和胃安胎。主治：肝胃不和型妊娠呕吐。

何廉臣女科针对临床病证善于总结，如何廉臣女科在"调肝"上便有八法，"解郁"亦有三法；在调经、育麟、产后祛瘀等方面又根据临床分证，总结病因，辨证论治。另何廉臣女科在诊断和治疗疾病上提倡中西医结合，此举有助于对临床疾病的认识，对诊断和治疗有很大的帮助。

钱氏妇科及何廉臣女科的医术及医德在患者人群中几经赞誉，具有良好的医风医貌，厚德仁术。何廉臣女科善于在疾病诊治的经验上进行总结，在调肝、解郁、育麟、产后祛瘀等方面均有研究总结，体现了其守正出新的特色，也为临床的诊疗提供了更清晰的思路[2]。

参 考 文 献

[1] 朱德明. 浙江医药通史（古代卷）[M]. 杭州：浙江人民出版社，2013：35-54.

[2] 叶赛雅. 浙派中医妇科流派特色研究[D]. 杭州：浙江中医药大学，2019.

[3] 朱德明. 浙江医药通史（古代卷）[M]. 杭州：浙江人民出版社，2013：134-135.

[4] 肖永芝. 浙江妇科名医世家——木扇陈士铎[J].浙江中医杂志，1998（7）：326-328.

[5] 朱德明. 浙江医药通史（古代卷）[M]. 杭州：浙江人民出版社，2013：70-71.

[6] 朱德明. 浙江医药通史（古代卷）[M]. 杭州：浙江人民出版社，2013：139-140.

[7] 朱德明. 浙江医药通史（古代卷）[M]. 杭州：浙江人民出版社，2013：78-82.

[8] 朱德明. 浙江医药通史（古代卷）[M]. 杭州：浙江人民出版社，2013：142.

[9] 莫炜维，陈霈璇. 朱丹溪妇科学术思想钩玄[J]. 环球中医药，2019，12（5）：748-750.

[10] 朱德明. 浙江医药通史（古代卷）[M]. 杭州：浙江人民出版社，2013：433.

[11] 蔡晓彤.《景岳全书·妇人规》学术思想与临证特色研究[D]. 济南：山东中医药大学，2015.

第五章　中医儿科

中医儿科学的历史源远流长。中国人素重子嗣传承，正如《孟子·离娄上》所言"不孝有三，无后为大"，因而保障儿童的身体康健也成为历代医者的工作重心之一。为此，中医儿科名医辈出、医籍浩繁、经验丰富，在近三千年的发展历史中，中医儿科学积累了值得不断发掘的宝贵内容。小儿不同于成人，有着特殊的生理和病理。回溯历史将会帮助我们更好地了解中医儿科学，反观中医儿科学的特殊体系，吸取中医儿科历代医家的宝贵经验，分析儿科理论的特殊学术内涵，为中医儿科学的发展提供历史依据。中医儿科学的产生和发展是基于广大人民的不断实践而积累起来的。有记载的最早的儿科医生是扁鹊，扁鹊入洛阳而为小儿医；有记载的最早的儿科文献是晋唐时期不著撰人的《颅囟经》。唐朝太医署专门设有少小科。唐代太医孙思邈也是一位通晓多科的全面医家，十分重视妇人和小儿疾病的诊疗。

浙江儿科名医众多，名著叠床架屋。历史记载的文献较早，如公元 306 年，绍兴谢真生了头特大、脚掌翻上、男女生殖器俱备、音质男性的畸形儿，翌日夭折。南朝齐辖区湖州胎产畸形："永明五年[公元 487 年]，吴兴[今浙江湖州]东迁民吴休之家女人双生二儿，胸以下脐以上合"[1]。但在南宋前，浙江中医儿科还很落后，直到南宋，才有较大发展。元朝擅长诊治儿科疾患的医家有朱丹溪等，明朝有张介宾和王纶，清朝有冯兆张、陈士铎，现代有詹氏儿科、宣氏儿科、董氏儿科等，浙派中医为中医儿科学做出了贡献。

第一节　宋金元时期浙江中医儿科

一、宋朝浙江中医儿科

宋朝，儿科已经发展成为一个独立的专科，并取得重要成果，儿科学的成就主要反映在理论和临床实践上。

（一）名医名著

南宋时期，浙江就出现了著名的儿科专家。临安（今浙江杭州）人范防御，因治儿科名噪四方。人们往往用他的官名"防御"直呼他，其真实姓名反而被人们遗忘，后代均操儿科。嘉兴人闻人规，字伯圜，1235～1236 年从事痘疹专科，广求古人精华，结合自己的临床实践经验，撰成《闻人氏痘疹论》4 卷，书中提出小儿痘疹 81 问，并列述治法方剂，对南宋时期浙江痘疹治疗方法的进步做出了贡献[2]。

范思贤，钱塘（今浙江杭州）人，以字行。其祖先在宋代任防御，而思明为范氏世医，五世传其业，益精。居旁近人无贫与富，有小儿疾辄趋思贤求医。其为医务利人不务利于人，名愈益显。仁厚存心，信谊及物。十里许，戴笠披毳跨款段往，一剂而愈。思贤既复姓名为观善，隐东皋。所居钱塘（今浙江杭州）城东，地势平衍，有竹、木、禽、鱼之乐，人们称他为"东皋隐者"。今贡院西有范郎中巷，即其故居[3]。

汤民望，宋代东阳人，精小儿方脉，著有《婴孩妙诀论》2 卷。

汤衡，宋代东阳人，汤民望之孙，进士汤麟之子，尤邃于祖业，精小儿医。著《明验方》2 卷行世，一称《博济婴孩宝书》。

释奉真，号普济，宋代四明（今浙江宁波）人，僧人，精儿科，民间传其能决患儿生死。宋熙宁中（1068～1077 年），名闻东都。天章阁待制许元为江淮发运使，奏课京师时，欲入对，而其子疾呕，瞑而不食，慑慑欲死。逾宿，使奉真视之，曰：脾已绝，不可治，死在明日。元曰：固然，今方有事须陛对，能延数日否？奉真曰：此可为也；诸脏已衰，惟肝脏独过，脾为肝胜，其气先绝，绝则死。若急泻肝气，令衰，则脾少缓，可延三日。过此则无术也。乃投之药，至晚遂能张目，稍稍啜粥，明日渐苏，能食。元极喜，奉真笑曰：此不足喜，肝气渐舒耳，无能为也。越三日果卒。奉真之为医也，其诊视之妙，不差铢分。其法传之元觉，元觉传之法琮及了初，皆能续其焰，驰声一时，后皆载录入《鄞县志》。

吴观善，字思贤，临安（今浙江杭州）人。据《仁和县志》载：其先汴人，南渡时，曾祖崇明，徙杭做小儿医生。其业出外家范防御，范又出外家徐防御，号有"源流三传"。到观善时，名声大起，老百姓都前往求治。

李立之，临安（今浙江杭州）人，儿科医生，名噪一时。有婴儿忽患喑，求治。立之令以衾裹儿，乘高投之地，儿不觉大惊，遂发声能言。问之曰："此乳搐心也，非药石所能疗。"

李信，原籍汴梁，迁居临安（今浙江杭州）义和坊，精通儿科，任太医院判。《钱塘县志》载："高宗得危疾，曾诏其入宫陪侍，因年老行走不便，特许乘小车直入宫，故时称李车儿。"子孙继承其业。

张永，宋高宗时（1127～1162 年）在世，宋代余姚人，初为洛阳（今河南洛阳）人。精医术，官翰林医学，与太医令李会通同时。李会通治宫中疾，用汤剂不效。永建议进散剂，李纳其言，疾乃愈。诏会通为驻泊郎，会通奏："功由于永。"因同授驻泊郎。永排行第八，人呼为"八伯驻泊。"后扈高宗南渡，迁家于余姚县。随后考取进士，官至礼部尚书。辑有《卫生家宝》《小儿方》等书，传于世（均佚）。子孙精医者甚多。[按]：今世传朱端章《卫生家宝方》即张永所辑者。朱、张为同时代人，朱尝知南康，非医家。据钱大昕《竹汀先生日记钞》载，宋版《卫生家宝产科备要》"目录末一项有'翰林医学差充南康驻泊张永校勘'字"。据此，朱、张曾共任职于南康，又有同名著作，究谁为作者，待详考。子孙后代精通儿科[4]。

闻人规，字伯圜，嘉兴人。宋端平（1234～1236 年）治痘疹专科，著《痘疹论》2 卷，又名《闻人氏伯圜先生痘疹论》，刊于 1235 年。上卷对小儿痘疹的一些主要临床病理治疗问题提出 81 问，并逐一作了解答，下卷列述治疗方剂[4]。

吴观善，字思贤。宋代汴梁人。南渡时，其曾祖吴崇明徙居仁和（今浙江杭州）。吴氏世业小儿医，其学出于外家范防御氏，而范氏又出于外家徐防御氏，故号称"源流三传"。其术至观善益精，人皆争延致之。

吴崇明，宋代汴梁（今河南开封）人，南渡时徙居仁和（今浙江杭州）。崇明继承家学，以儿科名世。其曾孙吴观善，声名益著。

（二）医家学派

靳氏儿科，渊源有素，据考始于北宋，靳豪为第一人。靳豪，原籍河南开封，北宋时居住汴京显仁坊，卖药兼行医，每日设浆、粥于肆，免费济贫。宋宣和间（1119～1125 年）得治儿疾秘方，用于临床，效果特好，遂以儿科享誉京城。高宗南渡，豪扈跸至武林（今浙江杭州），操业儿科，凡士大夫子女有病，必邀他治疗，辄有显效。皇上遂诏进太医院，晋为太医。靳从谦，靳豪之后，为御直翰林医官，因医术精湛，特敕赐晋三阶，并恩赏《百子图》，把他居住的里巷命名为"百子图巷"。从宋绍兴三年（1133 年）开始，靳家有《百子图》传世。靳起蛟，字霖六，临安（今浙江杭州）人。他是靳从谦后代，著有《本草会编》1 卷。靳鸿绪，字若霖，起蛟之子，临安（今浙江杭州）人。其先世以儿医名世，到鸿绪医术更精。他编辑了《内经纂要》。其子咸，字以虚；吉，字元庵；谦，字仁若，都继承父业，精通医学[4]。

靳从谦，乃靳豪之后。为御直翰林医官，因医术精湛，特敕赐晋三阶，出内府并恩赏《百子图》，且以所居之巷命曰"百子图巷"。故自南宋绍兴三年始，靳家有《百子图》传世。

靳起蛟，字霖六，乃从谦之后。宋代，居武林，以医为业，承家学，尤精药学，著有《本草会编》。

靳鸿绪，字若霖，起蛟之子。读书善文，但不欲就科举，承先世之"儿科"医，因其有扎实之文字根底，故深探《内经》之旨，其术益精，辑有《内经纂要》。

靳鸿绪有三子：长子，咸，字以虚；次子，吉，字符庵；三子，谦，字仁若。皆诸生，并得父之嫡传，而善医。可见靳氏儿科，乃世袭家传，经久犹盛也[5]。

二、金元时期浙江中医儿科

元朝浙江儿科因受战乱影响，发展比较缓慢，名家不如宋时多。但金元时期，以小方脉命名的儿科和其他学科一样，也有许多新的发挥。另外，刘完素、张子和、李东垣、朱丹溪四大医家，在儿科学术方面，也都有不同程度的阐述。尤其在小儿病证治方面较以前有明显进步。朱丹溪在《丹溪心法·小儿说》中提出，"乳下小儿，常多温热、食积、痰热为病"，且易热化，损伤阴液，故多用滋养阴液法治疗。

此外，金元医家对小儿斑疹伤寒、痫证、喘咳、夜啼、吐泻等病证的治疗，也积累了相当丰富的经验。对痫证，《名医类案》卷 8 载有朱丹溪诊治一患痫证女孩，"阴雨及惊则发作，口吐涎沫，声如羊鸣"，辨证为胎中受惊，遂用烧丹丸，四物汤加黄连、生甘草等，随时令加减，调治半年而愈，说明当时医家已重视遗传因素对某些小儿疾病的影响。许多医家基于自己丰富的小儿医疗实践活动，提出了自己所认为的小儿常见病患，同时，也是难治之症。

（一）朱丹溪

朱丹溪有关儿科证治的方药和医案，主要散见于《格致余论》《金匮钩玄》《丹溪心法》《丹溪治法心要》《丹溪手镜》《脉因证治》等著作中。

1. 儿科学术思想

（1）关于小儿的"养"与"教"

朱丹溪认为：小儿最根本的生理特点是生长发育。所以，不仅生活习惯与其健康关系密切，更应该注意到德行的培养，这是关系到小儿身心健康全面成长的大事。他说："人生十六岁以前，血气俱盛，如日方升，如月将圆……养之之道不可不谨。"朱氏立足于小儿"脾常不足"这一生理特点，论述了喂养方法的重要性。他说："肠胃尚脆而窄，若稠粘干硬，酸咸甜辣……但是发热难化之物，皆宜禁绝。"同时还告诫哺乳之母："乳子之母，尤宜谨节……病气到乳，汁必凝滞。儿得此乳，疾病立至。"在德行的培养方面，其家长的言传身教，与小儿的成长关系至为密切。朱氏指出："乳母禀受之厚薄，情性之缓急……德行之善恶，儿能速肖，尤为关系。"对一些不良倾向，朱氏作了有力的批评："惟务姑息，畏其啼哭，无所不与，积成瘤疾……所以富贵骄养，有子多病。追至成人……小节不谨，大义亦亏，可不慎钦！"可见小儿的生长发育在"身"和"心"两方面同等重要。朱氏的这些观点，对于我们当今物质文明较为发达的社会，同样具有积极的现实意义。

（2）关于"胎毒"论点的提出

"胎毒"这一论点，首先由朱丹溪明确提出。他认为儿科疾病中尤其是传染病的发生与"胎毒"有密切关系。他说："疹痘皆胎毒所发。"又说："凡小儿一岁以下有病者，多是胎毒，并宜解毒为急。"而现代遗传学也认为人体绝大部分疾病与先天遗传因素有关。这也就证实关于"胎毒"的认识是正确的。因此，对"胎毒"这一论点轻易地加以否定，是不应该的。

（3）对"四诊"的贡献

基于小儿生理、病理特点，诊法上与内科不相同。小儿不会言语，脉息难凭。故儿科临床中对"四诊"中的望诊有一定的侧重。朱氏说："要认小儿证候，但将外貌推求。"就是把望诊摆在"四诊"之首位，这是非常正确的，譬如朱氏在《幼科全书·原疹赋》中，以望诊为主描述了小儿麻疹的临床表现是："目出泪而不止，鼻流涕而不干，咳嗽太急，烦躁难安""以火照之，隐隐于皮肤之内……其形如芥，其色如丹……皮肤如赤兮，疹以夹斑""发热蒸蒸咳嗽频，流涕鼻孔泪满睛，面浮眼肿双腮赤，此是天行疹毒征"。同时朱氏对小儿的切诊也多重视。他在《幼科全书·审手冷热》中曾说："中指独自冷，麻痘证相传。"这就是通过切诊所得到关于麻疹的一种特有体征。像这样一些具有重要诊断意义的体征，在朱氏著作中还有多处，大大丰富了儿科"四诊"的内容，推动了儿科学的发展。

（4）关于"病机"的认识

朱丹溪对小儿病机的论述开门见山，简切明确。对痢疾的分析就是如此："凡痢不论赤白，皆属湿热……凡赤痢者，湿热伤在血分……凡白痢者，湿热伤在气分……凡赤白相杂者，此气血俱伤也。"此种以赤白来分痢疾之病气病血，真可谓一语中的，提纲挈领。此外，朱氏对小儿麻疹病因病机的论述更为精确，他在《幼科全书·原疹赋》中写道："疹虽毒拮，多带时行……传染而成""毒兴于脾，热流于心，始终之变，肾则无证，脏腑之伤，肺则尤甚"。这些文字在儿科学中至今仍可谓是经典性论述，一直指导着临床实践。

（5）关于"预后"的判断

小儿病理特点之一就是演变急速。因此，对预后的判断较为困难。朱氏在这方面积累了不少经验。如对泄泻的预后，他说："泄泻五虚真莫测，六脉细欲绝，肠滑魄门开，脾寒大片[即大肉之意]折，禁口饮食不下咽，少气也。"泄泻发生发展过程中出现这五种"虚"的表现，预后当然是十分恶劣的，提示必须积极地采取有力措施，才能阻止病势进一步恶化。在《幼科全书·痢疾》中，朱氏还列出了痢疾日久的"十不治"：大热大渴不退者；六脉洪数、面赤身弱者；呕吐不食，服药无效者；日久不止，下紫血成块者；下黑水如屋漏尘水者；痢久转作惊搐者；痢后变作泄泻，虽饮食如常者；日久作渴不止，饮食渐减者；手足消瘦，大肉尽脱者；脱肛不收者。这"十不治"并非都是死证。但是，其治疗确是十分棘手的。这就告诉我们必须有病防变，在治疗中可防变于未然，一旦发生这种"不治"证候，在识别的同时应积极救治。

（6）关于"遣方用药"经验

朱丹溪在儿科临床实践中积累了不少遣方用药经验。如对于疳证，朱氏曰："诸府芦荟皆通用，免教寻问苦搜罗。"当今对小儿疳证的治疗，确实是把芦荟作为常选的主要药物之一，这也证明朱氏之言并非一般的"经验之谈"。再如朱氏在《幼科全书·咳嗽》中运用的"苏陈九宝汤"（桑白皮、大腹皮、苏叶、麻黄、薄荷、陈皮、杏仁、官桂、乌梅、生姜、甘草）与"五虎汤"（麻黄、杏仁、石膏、细茶、甘草），至今仍是儿科临床常用之方[6]。

朱丹溪在儿科学术方面，理论上有很深的造诣，临床实践上也为后人留下了不少经验，很值得我们继承发扬[7]。

2. 儿科护理学思想

朱丹溪的儿科护理学思想主要表现在对于幼儿的养生护养、疾病的禁忌和某些药物的禁忌方面。《格致余论·慈幼论》根据小儿的生理特点，说明儿科护理的重要意义，详细论述了小儿的生活、饮食及心理护理。丹溪说："人生十六岁以前，血气俱盛，如日方升，如月将圆，惟阴常不足，肠胃脆弱而窄，养之之道不可不谨。"具体内容主要有以下几点。

1）薄衣养护：丹溪继承了《诸病源候论·养小儿候》的某些观点，提倡薄衣养护之法，强调"童子不衣裘帛"，尤其是下体之服不可过暖。丹溪说："裳，下体之服。帛，温暖甚于布也。"因为"下体主阴，得寒凉则阴易长，得温暖则阴暗消""是以下体不与帛绢夹厚温暖之服，恐妨阴气"。这实际上是一种增强幼儿抵抗力及保养外阴的养护法。

2）饮食护理：丹溪指出，小儿"血气俱盛，食物易消，故食无时"，但"肠胃尚脆而窄"，生理特点使得小儿肠胃易伤。因此"稠粘干硬，酸咸甜辣，一切鱼肉、木果、湿面、烧炙、煨炒，但是发热难化之物，皆宜禁绝。只与干柿、熟菜、白粥，非惟无病，且不纵口，可以养德"。主张小儿宜用富于营养而又易于消化的饮食，不宜肥甘厚腻、辛辣炙热，以免伤及脾胃而滋生他病。

3）勿娇惯：丹溪谆谆告诫，做父母的千万不可娇惯孩子，如果"惟务姑息，畏其啼哭，无所不与，积成痼疾，虽悔何及"。这不仅有关小儿健康，也有关成人后的道德修养，"富贵娇养，有子多病，迨至成人，筋骨柔弱，有疾则不能忌口以自养，居丧则不能食素以尽礼"，因此，"小节不谨，大义亦亏"，对小儿的身心健康成长都有大害。

4）择乳母：丹溪继承了孙思邈《备急千金要方》中"择乳母"的某些观点，认为乳母的饮食、精神、健康状况，以及气质、品德、性格、修养等，对孩子的身心发育都有很大影响，"乳母禀受之厚薄，情性之缓急，骨相之坚脆，德行之善恶，儿能速肖，尤为关系"，所以"乳子之母，尤宜谨节"。乳母"饮食下咽，乳汁便通。情欲动中，乳脉便应。病气到乳，汁必凝滞。儿得此乳，疾病立至"，表现为"不吐则泻，不疮则热。或为口糜，或为惊搐，或为夜啼，或为腹痛"，对此须有清醒认识，在发病之初就详细询问，掌握病情，随证调治，则可"消患于未形也"。

5）重胎教：丹溪从优生的角度提出胎教的重要性，明确指出："若夫胎孕致病，事起茫昧，人多玩忽，医所不知。儿之在胎，与母同体，得热则俱热，得寒则俱寒，病则俱病，安则俱安。母之饮食起居，尤当慎密。"丹溪并举数例说明：一母孕时喜食辛辣热物，致儿"胎毒"，满头生疮，继之以痰喘，精神昏倦；一母孕时得病未药，亦致儿"胎毒"，遍身疮痍，并得疟疾；一母孕时受惊，致儿痫病，口出涎沫，声如羊鸣，以具体事例提醒人们注意。

3. 儿科证治

（1）儿科病证

《格致余论》设"慈幼论"，专论优生优育思想，并附医案3则；《丹溪治法心要·卷八·小儿科》"初生第一"篇论新生儿保健及新生儿常见病证处理方法，并记载病证31种、医案4则（疳证1则、痘疮3则）；《丹溪心法》记载病证27种，附录病证理法方药分析4处；《金匮钩玄》记载儿科病证22种；《丹溪手镜》和《脉因证治》所载儿科病证分别只有5种和7种，主要记录了惊、疳、吐、泻四大病证的治疗。以上6部著作，收集儿科病证内容多有重复，记载有关方剂199首，其中外治方70首。

（2）多载肝脾湿热痰积虚损病证

朱丹溪认为："小儿十六岁前，禀纯阳气，为热多也。小儿肠胃常脆，饱食难化，食则生积为痰"（《脉因证治》《丹溪手镜》）；"乳下小儿，常湿热多。小儿食积、痰热、伤乳为病，大概肝与脾病"（《金匮钩玄》《丹溪治法心要》）。鉴于以上小儿生理、病理特点，朱丹溪医著所载病证多为湿热痰积脾虚所致的肝脾病和疮疡肿毒病证。据不完全统计，朱丹溪著作载有小儿病证47种，其中心肝系病证有惊风、口噤、中风、痫证、夜啼、黄疸等6种，脾胃系病证有疳证、积滞、吃泥、腹胀、腹痛、呕吐、泄泻、痢疾、口疮、鹅口疮、脱肛、木舌（重舌）等12种，因湿、热、痰引起的疮疡肿毒类病证有头疮、鳝攻头、癞头（秃头）、鼻赤、牙疳、走马疳、稻芒入喉中、赤游丹毒、痘疹、瘾疹、脐疮、乳癖、瘰疬、乳儿疟疾痞块、疝、中蚯蚓毒、阴囊肿痛、诸骨入肉不出等18种。以上3类占所载儿科病证数的3/4左右，究其原因，当与小儿生理、病理特点及其居处南方湿热环境有关。

（3）常见病证治疗特点分析

分析朱丹溪文献所载小儿病证的治疗特点，发现内服剂型以丸、散、膏、丹为主，外治方法有涂、搽、糁、敷、贴、熏、洗多种，制剂和使用方法因病情需要而极为讲究。

（4）急慢惊风

朱丹溪文献记载治疗急惊风内服方剂共12首，其中使用频率在2次以上的药物有朱砂、全蝎、胆南星、防风、麝香、半夏、牛黄、青黛、轻粉、天麻、天竺黄和蜈蚣，以重镇安神、息风止痉、清热、化痰、开窍为主。服用方法，急惊风用姜蜜薄荷汤或荆芥薄荷汤或灯芯汤调乳汁灌服，慢惊风用桔梗白术汤或参术汤化下。如黑龙丸治急慢惊风二证，将胆南星、青礞石、朱砂、芦荟、天竺黄、蜈蚣、僵蚕、青黛研末，以甘草膏和丸如鸡头大，急惊风用姜蜜薄荷汤化下，慢惊风用桔梗白术汤化下。

（5）疳证

朱丹溪文献记载治疗疳证的内服方剂共13首，方中使用频率在2次以上的药物有黄连、胡黄连、木香、青皮、槟榔、陈皮、芦荟、猪胆汁、白术、山楂、麝香、使君子、芜荑、六神曲、三棱、莪术、干蟾、麦芽、青黛、五灵脂。针对疳证脾虚、食积的生理、病理特点，制剂方法多以猪胆汁、六神曲、醋、粥为丸，服用方法多用米汤或乳汁下。如芦荟丸治五疳羸瘦、虫咬腹痛、腹胀，将芦荟、胡黄连、木香、槟榔、青黛、芜荑、麝香、使君子、干蟾、青皮研粉，以猪胆汁为丸黍米大，米饮下15粒。

（6）吐泻

朱丹溪文献记载治疗吐泻的内服方剂共4首，无论热证、寒证，其处方、剂型和服用方法均以顾护脾胃为原则。如治热性吐泻及黄疸，在用三棱、莪术、黄连、陈皮、青皮清热理气活血的同时，选用白术、茯苓、六神曲、麦芽、甘草，并用米汤调服，以健脾和胃，剂型用粉末，因其有吸附、加快吸收的特性。治寒性吐泻腹痛，则用健脾温中的白术、茯苓、人参、陈皮、苍术、厚朴、猪苓、泽泻、干姜、肉桂、甘草为末，炼蜜丸如梧桐子大，食前米汤化下，以利于缓慢充分吸收。

（7）疮疡肿毒

朱丹溪治疗疮疡肿毒外治方法多种多样，有涂、搽、糁、敷、贴、熏、洗等多种，常用药物有清热解毒类的黄连、黄柏、大黄、寒水石、青黛和拔毒化腐、收敛生肌类的黄丹、白矾、伏龙肝、轻粉、芒硝、雄黄、松树皮、猪牙皂、白胶香、麝香等，敷料调剂方法有香油调、熟油调、鸡子白（清）调、蜜和、水调、无根水调、米醋调、酒调等，应病情所需灵活选用，有助于患儿康复。

4. 用药讲究随证化裁

朱丹溪弟子整理的《丹溪心法》在确立主方的基础上，往往根据病因或症状进行灵活加减。如治疗小儿吐泻黄疸，用三棱、莪术、青皮、陈皮、炒六神曲、茯苓、麦芽、黄连、甘草、白术，研末调服，伤乳食者加山楂，因时气者加滑石，发热者加薄荷；治小儿痢疾，用黄连、黄芩、陈皮、甘草，水煎服，赤痢者加红花、桃仁，白痢者加滑石粉，里急后重者加木香、槟榔、枳壳，久泻不止者用肉豆蔻、炒罂粟壳；小儿腹痛，若是饮食所伤，多用白术、陈皮、青皮、山楂、六神曲、麦芽、砂仁、甘草，受寒痛甚者加藿香、吴茱萸，有热者加黄芩。

5. 多举措治顽疾

据《丹溪心法》记载，朱丹溪常采用内服外治同用、餐前餐后间服、乳母服或母子同服等多种方法齐头并进，治疗顽固性疾病。如治小儿秃头，先用白灰烧红淬长流水令热洗之，次又内服酒制通圣散，同时外用胡荽子、伏龙尾（即梁上灰尘）、黄连、白矾为末油调敷；治小儿脱囊，用木通、甘草、炒黄连、当归、炒黄芩水煎服的同时，用紫苏茎叶为末干敷，如肛周糜烂，则用香油调，鹅翎刷，又用青荷叶包裹。治疗小儿疳证，食前服乌犀丸，食后服黄龙丸；治疗子热，用炒白芍、香附、滑石、甘草、黄连、生姜煎汤，乳母共服；治小儿解颅，用四君子与四物，子母皆服，外用帛束紧敷之。

综上所述，朱丹溪有关小儿病证的证治多从肝脾入手，用药注重泻肝火而扶脾阴，多措并举，善于遣方化裁而讲究调剂，其学术思想和临证经验值得后人学习和借鉴[8]。

（二）其他医家

杭州中医儿科历史悠久，素来发达，代有传人，名家辈出。其医术精湛，著述丰富，在当时及现在对我国中医儿科事业均有较大的影响。

沈好问，字裕生，别号启明，钱塘（今浙江杭州）人。祖上擅长针灸任职太医院，南宋时徙居杭州，杭人称之为"沈铁针"。好问颖慧绝人，家传儿科医术，到好问时日臻精绝，他给儿童治病，仿佛看到其脏腑，对疾病了如指掌。尤其对痘疹的治疗，更为娴熟。后被征任太医院院判等职，著有《素问集解》《痘疹启微》《本草类证》等书，惜均未见于世。其子允振，字慎伯，世袭父风，也为良医。

张经，字与权，元代余姚人。其八世祖张永善医，经复游明（宁波）、越（绍兴）间，民众赖以全活者甚众。张经擅长儿科，居室"生意垣"用作诊所，是余姚县首家私人儿科诊所。四世孙廷玉（字坦庵）为太医院使，善于按摩，效甚奇。戴良铭曰：盖所友皆名士也。

第二节　明清时期浙江中医儿科

一、明朝浙江中医儿科

明清时期，传统医学已高度完善，儿科学也同样得到了迅猛发展，出现了大批儿科专著和综合性的儿科医籍，一些大型全书和类书中都专列幼科内容，著名的儿科医家要数薛氏父子和万全等，对儿科的生理病理及常见病证的诊断和治疗都进行了全面系统的总结、论述，并提出了很多新观点、新方法、新方药，极大地丰富了中医儿科学体系，促进了中医儿科临床实践的进一步深入。

明清医家既继承了前人的学术思想和临床诊疗手段，又在其基础上发展和创新先进的学术理论和可靠技术,如儿科医案的成熟和小儿推拿学的创立,这给予后世学者更多的思考和启发,使得其在临床方面不仅限于医药,还可选择更为广泛的治疗方案,如针灸、推拿、按摩等。不仅丰富了中医儿科学系统,而且对于中医儿科学的发展起到了积极的作用和深远的影响。在浙派儿科中,以明朝张介宾、王纶和清朝冯兆张、陈士铎等医家最具特色。

浙江儿科在明朝达到全盛时期。一则由于社会安定,经济文化发展;二则许多内科医家转业儿科,一些医学大家重视儿科,对儿科医理多有阐发,这显然利于儿科医家素质的提高。明末清初,浙江儿科开始流传国外。

（一）张介宾儿科

张介宾不仅擅长诊治内科杂病,其对儿科病的认识也是独树一帜。张介宾治疗儿科亦以温补为重,如其认为慢惊属脾肾虚寒之证。"惊风之重,重在虚证,不虚不重,不竭不危",所以治必求本,"但当速培元气。即有风痰之类,皆非实邪,不得妄行消散,再伤阳气"[9]。《景岳全书》中有"小儿则"2卷,专论小儿杂病,另还有"小儿则古方"1卷,《景岳全书》中尚有"麻疹诠"1卷、"痘疹诠"1卷。

1. 论因,尤注重风寒及饮食

张介宾认为:"盖小儿之病,非外感风寒,则内伤饮食,以至惊风、吐泻及寒热疳痫之类,不过数种。"说明小儿之病因不比成人之病因复杂,而病种也比较单纯。小儿之生理特点为"稚阴稚阳",又为"纯阳之体",属生机蓬勃之期,虽表现为脏腑娇弱,机体柔嫩,而易寒易热,易虚易实。但就其病因与病种,相对而言,比较单纯,且无色欲所伤,房室之害。在疾病的过程中也无悲观失望的思想负担,因而轻病不药可愈;即为重病,只要处理及时,用药恰当,护理得宜,亦能迅速痊愈。"非若男妇损伤、积病、顽痼者之比。"故疾病者,在男、妇、儿三者中,以小儿为最易。张介宾儿科病因学思想,以风寒饮食为重,完全合乎小儿的生理病理特点,合乎临床实际。

2. 辨证,尤以虚实为紧要

张介宾认为"辨之之法,亦不过辨其表里寒热虚实,六者洞然,又何难治之有……表里寒热之证极易辨也,然于四者之中,尤惟虚实二字最为紧要"。凡外感必有表证而无里证,如发热、头痛、拘急、无汗或因风抽搐,内伤者有里证而无表证,如吐泻、腹痛、胀满、惊疮、积聚;热者必有热证,如热渴、烦躁、秘结、痈疡;寒者必有寒证,如清冷吐泻、无热无烦、恶心、喜热等,极易辨认。而虚实之辨,则有形色之虚实、声音之虚实、脉息之虚实等的不同。如体质强盛与柔弱、形色红赤与青白、声音雄壮与短怯、脉息滑实与虚细,皆为虚实之异。故提出:"必内察其脉候,外观其形气。中审其病情,参以数者而精察之,又何虚实之难辨哉!"可谓要言不烦,提纲挈领,于临床不无借鉴。张介宾在诊断中重视四诊合参,认为《素问·阴阳应象大论》中"善诊者察色按脉,先别阴阳,审清浊而知部分,视喘息,听声音而知所苦,观权衡规。矩而知病所主"之说,尤于小儿最切,故对闻诊与望诊极为重视。因小儿之问诊,往往不得其确,许多病可从听声察色中得到诊断,故提出"看小儿法,以听声为先,察色次之"。在具体辨认中,认为"声由气发,气实则声壮,气虚则声怯,欲察气之虚实者,莫先于声音"。

这种强调四诊合参，听声察色，以辨虚实之诊法，对临床具有现实的指导意义。

3. 诊脉，首分强弱与缓急

张介宾认为"小儿形体既具，经脉已全，所以初脱胞胎便有脉息可辨""凡诊小儿既其言语不通，尤当以脉为主，而参以形色声音，则万无一失矣"。但小儿之脉诊，较成人简单。故张介宾说："然小儿之脉，非比成人之多端，但察其强弱缓急四者之脉，是即小儿之肯綮。"认为"强弱可以见虚实，缓急可以见邪正，四者既明，则无论诸证，但随其病，以合其脉，而参此四者之因，则左右逢源，所遇皆道矣!再加以声色之辨，更白的确无疑，又何遁情之有？此最活最妙之心法也。"这些观点，于临床是切实可行的。诊小儿之脉，往往不可能像成人分得很详细明辨，"强弱缓急"实是小儿诊脉之要领，而易切得。"强弱"含有力与无力；"缓急"也示脉之迟与数，则寒热虚实大致可定，再参之形色、声音等，则不难明辨矣，无是病而用是药则无气受之矣。然而小儿之脉，毕竟不同于成人，就诊时每可因活动、啼哭或哺乳等原因而影响脉象，从而也就不能准确地反映出本来的脉象，这亦是临证时需要注意的一个问题。

4. 论治，强调培补避攻克

张介宾基于小儿有"真阴未足""元气未充"的特点，在治疗中处处顾护正气，立方遣药多从调补着手。他认为"小儿体质柔嫩，气血未坚，脏腑甚脆。略受伤残，萎谢极易"。提出"毋犯正气，斯为高手"。又叹于"对小儿之方生之气，不思培植而但知剥削，近则为目下之害，远则遗终身之羸"。他在"药饵之误"条中说："小儿气血未充，而一生盛衰之基，全在幼时，此饮食之宜调，而药饵尤当慎也。"对于病证属实，正气不衰者，其治法"宜精简轻锐适当其可。及病则已，毫毋犯正气"。并认为"有是病而用是药则病受之矣"。反对那种临证心中无数，辨证不明而滥用"散风、消食、清痰、降火、行滞、利水之剂"。提倡治病用药"中病即止，非可过也""小儿之元气无多，病已伤之，而医复伐之，其有不萎败鲜矣"。故提出"培补方是保赤之主"的学术思想，于临证不无裨益。"小儿诊治大法"条中也提出"如果先天不足，而培补后天，每可致寿"。这一"培补"思想，充分体现在具体的治病之中，虚证固然应治以补虚。但某些初病、实证，亦常用培补法。如其仲儿初秋忽寒发热，用辛散不但热不退，反致大泻而喘证又起。用人参而泻止，喘平，热退而愈。又如"腹胀腹痛"条，为虽有积滞，然脾胃不虚则运化以时，何致作胀？若胃气无伤，而腹中和暖，则必无留滞作痛，故治痛治胀必当以健脾暖胃。再如"痞块"一证，世人多有用削伐者，然而景岳却也反对用削伐之剂，而主张调补胃气为主，认为"若但知攻痞，则胃气益虚，运化失权，不惟不能消痞，且致脾土亏损则痞邪益横。而变证百出矣。故治此者，当酌其缓急，专以调补胃气为主"。以上足以说明景岳在儿科学上主张培补的学术思想[10]。

5. 论"和略"与"和阵"，在儿科中的应用

张介宾在《景岳全书》中将方剂学列为"八略"和"八阵"。"八略"是八种基本治法，"八阵"即对应的八类方剂。张介宾自己创造的方剂列入"新方八阵"，其中有不少仍是当今临床常用的名方。

（1）"和略"与"和阵"释义

张介宾在《景岳全书·和略》中对"和"作如下定义："和方之制，和其不和者也。凡病兼虚者，补而和之；兼滞者，行而和之；兼寒者，温而和之；兼热者，凉而和之，和之为义广矣。亦犹土兼四气，其于补泻温凉之用，无所不及，务在调平元气，不失中和之为贵也。""和"是调和之意，因其不和而和之。"和"之为法，变化多端，介宾自谓"书不尽言，言不尽意"。张介宾在诠释"和阵"时说："病有在虚实气血之间，补之不可，功之又不可者，欲得其平，须从缓治，故方有和阵。"

《景岳全书》"古方八阵"中收集整理了历代名方，378 方列入和阵。"新方八阵"中列和阵 20 方，如金水六君煎、六安煎、和胃二陈煎等，多为健脾和胃、调和肝脾、化痰理气之剂。

由于小儿属稚阴稚阳之体，脏腑娇嫩，治疗方法与张介宾"和略"的调和致平最为贴切；小儿患病与脾胃失调关系密切，"和阵"中的许多方剂适用于儿科疾病，能发挥很好的疗效。

（2）"和阵"新方举隅

1）脾胃和方：介宾"和阵"方剂总以中焦脾胃为中心，如和胃饮、排气饮、大和中饮、小和中饮乃平胃散之变方，以燥湿运脾、行气和胃为用；二术煎和苍术丸主治湿性腹泻。笔者非常推崇"和阵"中名方芍药枳术丸（白术、赤芍、枳实、陈皮、荷叶汤煮黄老米粥为丸），它是枳术丸加味而成，适用于小儿消化不良、再发性腹痛等证属脾胃不和者，疗效良好。

2）痰饮和方：运用二陈汤调气来治疗痰湿证是张介宾化痰和法的特色，金水六君煎、六安煎、和胃二陈煎、苓术二陈煎、括痰丸等均为二陈汤加味变化而成。金水六君煎（当归、熟地黄、陈皮、半夏、茯苓、炙甘草）是其中的代表方，当归、熟地黄与二陈汤合用，将六君子汤中的人参、白术换成熟地黄、当归，经过化裁，从脾胃论治变为脾肾同治，阴阳相济，另增新意。适用于肺肾两虚内有痰饮，外受风寒，咳嗽喘逆多痰，如小儿支气管哮喘等证属虚实夹杂者，每有效验[11]。

6. 论"子病治母"学说

中医学认为，母乳为母体气血所化，乳母的饮食起居失节、外感六淫、内伤七情及体质偏颇等直接关系到乳汁的质与量。乳汁为婴儿的主要饮食来源，饮食不节可致乳儿各种疾病。"子病治母"又称为"酿乳"疗法，起源于第一部中医儿科学专著《颅囟经》。在历代儿科学经典论著中均有"子病治母"理论的体现，如《小儿要证直诀》《幼科发挥》《保婴撮要》等，经临床去粗存精，至明朝，"子病治母"已广泛应用于临床，成为中医儿科诊疗中不可或缺的一部分。《景岳全书·小儿则》集中体现了张介宾的儿科学术思想，可从病因、诊断、养护、治疗等方面窥视其对"子病治母"学说的取舍与运用。

（1）对病因的探寻——"母病及子"

张介宾认为小儿病因单纯，非外感风寒，则内伤饮食，乳儿的饮食由乳母提供，因此张介宾认为乳儿某些疾病的发生、发展与乳母有着密不可分的关系。乳儿发病，乳母提供的不节乳汁可为病因之一。如《景岳全书·小儿则·五疳证》中记载："或乳母六淫七情，饮食起居失宜，致儿为患。"乳母通过乳汁与乳儿发病产生相关性，乳儿脾胃不足，饮食失节，脾胃疾病由生。乳儿常见吐乳一病，张介宾认为与乳汁的冷热及乳母的体质、饮食起居、情志等有着密切的关系，并针对病因提出了吐乳一病"子母并治"的治则，如《景岳全书·小儿则·吐乳二十九》曰："若母停滞生冷而乳冷者，母服人参养胃汤，子服调中丸。若母停滞而变热乳者，母服大安丸，子服五味异功散。"张介宾认为乳冷、乳热为小儿吐乳的常见病因。在病因的进一步探寻上，原文曰："若母郁怒伤肝脾而乳热者，用归脾汤、逍遥散。若母脾虚血弱而乳热者，用六君子加芎、归。若母气血虚而乳热者，子母俱服八珍汤。若母劳后发热而乳热者，子母俱服补中益气汤。"即张介宾认为乳热又可为乳母情志失调、乳母体质偏颇、乳母过劳等病因导致，需针对病因施治。

张介宾对乳儿的病因探寻，认为不仅脾胃疾病可责之于乳母，也是癫痫等疾病的病因或诱因之一。如《景岳全书·小儿则·癫痫》曰："若既生之后，或惊怪所触，或乳哺失节，或乳母饮食起居，六淫七情，脏气不平，亦致是证。"

（2）对望诊的贡献——"子病望母"

小儿言语不通，四诊难察，儿科望诊为历代医家重视。张介宾根据"子病治母"学说，认为母亲的健康状况和婴儿的疾病有着密不可分的联系，因此扩展了婴儿望诊的内容，提出在病因难察时，可望"母气"。《景岳全书·小儿则·小儿诊治大法十》记载："凡小儿之病，本不易察，但其为病之源，多有所因，故凡临证者，必须察父母先天之气，而母气为尤切。"即通过诊察父母先天之气判断病源，其中又以察母气最为重要，认为父母体质的偏颇会对小儿造成一定程度的影响。对于望母气的临床经验，张介宾认为："母多火者，子必有火病；母多寒者，子必有寒病；母之脾肾不足者，子亦如之。"也就是说母亲的体质偏颇对小儿有着一定影响，在诊察小儿较为困难时，可通过"望母气"判断小儿体质。母亲为小儿先天之气的主要来源，某些疾病的发生与母气不足有着密切的关系，"凡骨软行迟，齿迟语迟，囟门开大，疳热脾泄之类，多有由于母气者"。

诊察母气之法，并非所有年龄段患儿均适用，《景岳全书·小儿则·小儿诊治大法十》曰："至若稍长而咨纵欲，或调摄失宜而自为病者，此又当察其所由，辨而治之。"张介宾认为对于幼龄儿童更有意义。先天之气对大龄儿童的影响会逐渐削弱，后天因饮食、调摄失宜而致病者，应该分辨详察。

（3）对养护的指导——"调母护子"

儿科的养护法一直受历代医家的重视。张介宾对乳儿的护养建议，推崇《保婴撮要》的论述："大抵保婴之法，未病则调和乳母，既病则审治婴儿，亦必兼治其母为善。"认为调护乳母为护养乳儿大法。调护方法涉及乳母的饮食起居、七情六欲及体质偏颇等各个方面。认为乳汁清宁可减少乳儿致病因素，曰："须令乳母预慎六淫七情、厚味炙煿，则乳汁清宁，儿不致疾。否则阴阳偏盛，气血沸腾，乳汁败坏，必生诸病。"

"调母护子"为乳儿"治未病"提供了很好的建议，乳母饮食不节、外感六淫、内伤七情、服用药物等均可影响乳汁质量，而母乳的质量与婴幼儿生长发育的关系也日益受到关注。"调母护子"对母亲的要求是调情志、节饮食，保持乳汁清宁；避风寒、勿过劳，预防疾病，谨慎

 the

用药；哺乳方法正确，哺乳时间合理等。

（4）对治疗的建议——"子病治母"

"子病治母"学说在乳儿疾病治疗上的运用，张介宾提出了"乳子病兼治母"的观点。在乳儿的多种疾病中均提及兼治乳母，如内热证有"若乳下婴儿当兼治其母以调之"。此时治疗乳儿治标，调治乳母治本，标本同治才能解内热。在夜啼的治疗中提及："若乳母郁闷所致者，用加味归脾汤。乳母暴怒者，加味小柴胡汤。"指出乳母的情绪可为小儿夜啼的病因，此时对乳母进行施治，切中病机。在发搐的治疗中提出了子母同治的治则："小儿百日内搐，亦有因乳母七情厚味所致者，当兼治其母，而以固胃为先，不可迳治其儿也。"张介宾的"子病治母"学说对于婴幼儿疾病的诊治有一定意义。但由于当时医疗水平的限制，张介宾也难免有不当之处，如对于破伤风的病因分析及治疗建议，脐风"若因乳母肝脾郁怒，或饮食生冷辛热致儿为患者，当治其母"。

张介宾"子病治母"学说是在前贤的基础上进行总结发挥，《景岳全书·小儿则》尤以参照钱乙、薛凯、薛己为多。如在吐乳的治疗上遵从薛氏的治法，曰："若乳母有疾，因及其子，或有别证者，又当兼治其母，宜从薛氏之法如左。"在乳儿疾病的治疗上，张介宾对"子病治母"学说的运用，根据病情的缓急轻重，有仅治疗乳母、去除病因和乳儿用药治标、乳母用药治本2种方法。

张介宾在其著作《景岳全书·小儿则》中十分推崇"子病治母"学说，哺乳不当、乳汁不节可致乳儿疾病，提出"母病及子"的病因；重视母亲先天之气对小儿发病的影响，在望诊上提出"望母气"，扩展了儿科望诊内容；乳儿养护以调治乳母为主，体现了上医治未病的思想，规避常见病因；乳儿疾病的治疗，十分认可"子病兼治母"的治则，标本兼治治愈疾病。"子病治母"学说至今仍有着十分重要的意义，需临床去粗存精，有所发挥，以造福小儿[12-14]。

（二）杨继洲儿科医案

杨继洲的《针灸大成》卷9中有多个儿科医案，卷10主要介绍了小儿针灸按摩治法。杨继洲治疗上提倡针药并重、针灸兼用[15]。

杨继洲非常注重辨证论治，详审病因病机，反复权衡，随证遣用针、灸、药，理法详尽，可手到病除。杨继洲所提倡针灸并举、针药并重的思想，在临床上能最大限度地发挥各种疗法的特长，以达到最佳疗效，实值吾辈效法。因此，我们在临床工作中，必须重视辨证论治，审清标本缓急，确定最佳的治疗原则，方能达到治疗目的[16]。

（三）王纶诊治特色

王纶成书于明弘治十五年（1502年）的《明医杂著》6卷，是其传世代表作之一。其中卷5专为小儿而设，论及小儿变蒸、惊搐、用药宜禁等问题，突出重痰、重滞、重调肝脾等学术特点[17]。

1. 论小儿发热与变蒸特点

王纶学宗丹溪，尤重寒凉，在热病病机认识上沿袭河间火热病机学说，重视阳气怫郁之理，对"纯阳"之体的小儿变蒸及发热有独到认识。其在《明医杂著》卷5论述："小儿不时变蒸，变者异常也，蒸者发热也，所以变换五脏，蒸养六腑。须待变蒸多遍，气血方荣，骨脉始长""小儿潮热，或壮热不退，多是变蒸及五脏相胜，不必用药；又多是饮食停积郁热，由中发外，见于肌表。只理其中，清阳明之热而表热自除。不可认作外感，轻易发汗，用小柴胡轻利等药重伤其内。以潮热不退，恐是出痘，亦当审察，勿便用药"。强调变蒸是小儿生长发育的正常变化，同时认为潮热或壮热不退是变蒸的表现，不必治疗。随之分析潮热或壮热不退之因多系饮食停聚或郁热由内发外，不可妄清表热。这也反映出文后所述其重郁热、重积滞的学术特点。

2. 论惊搐病机及用药特点

寒凉学派的学术思想中突出"阳常有余，阴常不足"。王纶论述小儿惊搐病机亦首重心肝气旺，阴血不足，而同时也重痰与滞及脾胃，并认识到痰与滞对阳有余的影响。

（1）论述惊搐，病机重痰重滞

其分析："小儿惊搐之症必有痰。或因惊而痰聚，或因痰而致惊。古人治惊方中，俱兼痰药，必须先治其痰，然后泻火清神。""小儿忽然惊搐，目上视，摇头，切牙，症候怪异，世俗多作肝经有余之症，投以惊药，岂知饮食停滞，痰涎壅积，亦多类惊者。便需审察有无伤积，腹痛，胸满，呕吐，恶食？"在此基础上提出以二陈汤、滚痰丸等为主辨治惊搐方法，即"若痰壅塞胸膈不去，则泻火、清神之药无所施其功也，二陈汤加竹沥，少入姜汁，最稳。痰重者，滚痰丸、白饼子、利惊丸下之。滚痰丸下痰热，白饼子、利惊丸下痰积。在上者宜吐之，重则用吐药，轻则探吐之。若不必吐下，以二陈为主。脾虚有痰热，加白术、芩、连；风痰稠结，加南星、贝母、枳实；胃虚生痰，加白术、麦芽、竹沥"。

（2）治惊搐，兼补脾胃

王纶认为小儿急惊风本是有余之症，心肝火旺，肝血虚衰，"则肺金受亏，不能平木，木来克土，斯损也，故亦宜养脾"。并且"治惊诸药，大率祛风、化痰、泻火峻厉及脑、麝辛散之味，易于消阴血、损脾胃者。故治有余急惊之症，先须降火下痰一二服后，加养血安神之药。若饮食少，大便溏，或吐泻，则当兼补脾胃"。对惊搐的辨识和治疗提出具体用药方法和禁忌。如"若脾胃原虚，当于直泻药中加补脾药。若屡作屡服利惊驱逐之药，便宜认作脾虚血散，治惊药内加用养血补脾药，不可用温热丁香等药，恐助胃火，宜参、术、芍药等以补脾中气血，麦门冬、黄连以清金制木"。若由急惊变成慢惊者更应以补脾养血为主治疗。如其述："急惊屡发屡治，用直泻药既多，则脾损阴消，变为慢惊。当主以补脾养血，佐以安心、清肺、制肝之药。"

3. 重脾胃及重郁热的处方特点

王纶在临床上除强调阳有余、阴不足之外，还突出重脾胃、重郁热的特点，认为小儿病多属肝脾二经，并在多处论及病证时亦重脾胃病机，如小儿病大率属脾土、肝木二经。"肝只是有余，有余之病似重急，而为治却易，见效亦速；脾只是不足，不足之病似轻缓，而为治却难，见效亦迟。二经为病，惟脾居多，用药最要分别。若肝木自旺，则为急惊，目直视或动摇，手足搐搦，风痰上壅等症，此为有余。宜伐木泻肝、降火清心。若脾胃虚而肝木来侮，亦见惊搐动摇诸症，但其势微缓，名曰慢惊，宜补养脾胃，不可错认，将脾经误作肝经治也""小儿大小便，时时审看。小便如米泔或澄，停少顷变作泔浊，此脾胃湿热也。若大便泔白色，或如鱼冻，或带红，或色黄黑，此积滞湿热也，宜理脾消滞，清中宫，去湿热，节饮食"。同时，对于小儿疾患的认识，王纶亦重郁热病机，这在其临床拟方用药中可窥见一斑。王纶书中辨治病证切合临床，注重肝脾疾病的诊治，并拟定十方，其中五方为调理脾胃、和中预防之方；五方为清泻散热、轻和除邪之剂。

（1）清泻散热，轻和除邪五方

方一：治小儿肝经火旺，目睛频动，痰气上升，或壮热惊搐，面色红，脉有力，脾胃无伤，宜泻肝火。川芎 4g，当归、柴胡、橘红、枳壳、天麻各 3g，甘草 2g，茯苓、白芍各 4g，黄连 2g，薄荷 1.5g。姜水煎服。

该方针对痰火气盛，惊搐欲作或已作病证，以柴胡、黄连清泻肝胃，薄荷辛凉泄热，天麻、白芍祛风镇惊，柔肝缓急，橘红、枳壳化痰通络，川芎、当归养血行气，配合白芍和阴，舒缓肝脉，防治惊搐，甘草、茯苓健脾扶中。

方二：治小儿食积，郁热发于肌表，潮热往来，主理中清阳明之热。白术、山楂、白芍各 5g，黄连、枳实、川芎、香附、升麻各 3.5g，葛根、甘草各 1.5g。姜水煎服。

该方对于食积郁热患儿，以黄连、升麻、葛根清泻肝胃、散热生津；枳实、白术燥湿化痰，健运中焦，川芎、香附行气和血，白芍、甘草缓急和中，山楂消食导滞。全方清泄郁热，消积健中。

方三：治小儿齿肿流涎，腮肿马牙，主阳明之热。升麻、川芎、白芍、半夏各 3.5g，葛根、生甘草、防风、黄连各 2.5g，石膏、白术各 5g，白芷 1.5g。

该方治疗腮肿马牙，以黄连、石膏清泄肺胃，泻火消肿，升麻、葛根散热生津，防风、白芷疏风散热，半夏、白术、川芎燥湿化痰，行气消肿，白芍、生甘草缓急和中。

方四：治小儿心血虚，睡中惊动不安，或受惊吓而作，主清心、安神、降痰。人参、半夏、酸枣仁、茯神各 5g，当归、橘红、赤芍各 3.5g，五味子 5 粒，甘草 1.5g。入姜水、竹沥少许，入牛黄半分尤妙。若温暖之月，心经多热，加生地黄、栀子、麦冬、淡竹叶。若方饮食，因惊而停滞者，须先消饮食，然后治惊。惊药内加白术、麦芽以理脾胃。盖惊则气散，宜收补其气；惊则痰聚，宜消化其痰。

该方以牛黄、茯神、酸枣仁、橘红、半夏、竹沥清心安神，解毒化痰；人参、当归、五味子、甘草益气养血治疗气血亏虚，夜卧不宁之证。如处夏月，火热主令，则加生地黄、栀子、麦冬、淡竹叶清热利尿，养阴生津。如夹积滞则加入白术、麦芽健运脾胃，消食导滞。其论述"盖惊则气散，宜收补其气；惊则痰聚，宜消化其痰"，体现其在惊搐治疗上重痰重滞的特点。

方五：治小儿发热，感冒，鼻流清涕，或咳嗽吐痰，轻则切勿药，候一二日多自愈，重者用轻和之剂。橘红、半夏、桔梗、川芎各 2.5g，茯苓、桑白皮各 3.5g，甘草、防风各 2g，薄荷、黄芩各 1.5g，白术 5g。姜水煎服。

该方以防风、薄荷疏风散邪，橘红、半夏、桔梗、甘草化痰利咽，桑白皮、黄芩清热泻肺利气，茯苓、白术健脾燥湿，川芎行气和血，诸药合用形成轻和除邪之剂。

（2）调理脾胃，和中预防五方

方一：小儿脾经不足，土败木侮，目睛微动，四肢微搐，或潮热往来，脾胃有伤，饮食少进，或泄泻呕吐，面色黄，脉无力，宜补脾胃。白术 6.5g，黄芪、川芎、当归、陈皮、人参、肉豆蔻、神曲、葛根各 2.5g，白芍 5g，黄连、甘草各 2g，半夏、茯苓各 3.5g。姜水煎服。

该方以人参、黄芪、茯苓、白术、甘草益气健脾，燥湿和中；半夏、陈皮燥湿行气，川芎、当归行气和血；肉豆蔻化湿健中；葛根、白芍生津缓急，黄连清上和中，神曲消食和胃。用于治疗脾虚肝旺之证。

方二：治小儿大便色泔白及小便浊，或澄之如米泔者，此疳病也。白术、黄连、茯苓、泽泻、山楂、白芍各 5g，青皮 2g，甘草 1.5g。姜水煎服。

该方以白术、茯苓健脾燥湿，和调脾胃；黄连、泽泻清利湿热，青皮疏肝破气；白芍、甘草缓急和中，山楂消积导滞。全方泻热除疳，健脾运中。

方三：治小儿大病后，面黄肌瘦，目时动，齿微咬，发稀少，未能大行，因误服解表、泻利及伤克诸药而致者，宜长缓调理，复全胃气。白术 6g，白芍、茯苓各 4g，人参、陈皮、川芎各 3g，甘草、黄芪、当归各 2g，半夏、山楂各 3g。

该方以人参、黄芪、白术、茯苓、甘草益气健脾，燥湿和中，陈皮、半夏行气燥湿化痰；当归、白芍、川芎行气活血，养血和阴，山楂消食和胃。多用于病后调理。

方四：治疳丸。胡黄连、芦荟、使君子、黄连、神曲、阿魏、青黛、麝香，为丸剂。

该方以麝香开窍醒神，青黛、黄连、芦荟清泻肝胃，胡黄连清解虚热，使君子、神曲杀虫消积，阿魏除秽。

方五：安神镇惊丸用于惊退后的调理，可安心神，养气血，为和平预防之剂。天竺黄、人参、茯神、天南星各 25g，酸枣仁、麦冬、当归、生地黄、赤芍各 15g，薄荷、木通、黄连、栀子、辰砂、牛黄、龙骨各 10g，青黛 5g，为丸剂。

该方以牛黄、青黛、黄连、辰砂清泻心肝，镇静安神，天南星、天竺黄清热化痰；薄荷辛凉散热；木通、栀子清利三焦；茯神、酸枣仁安神定志，人参、麦冬、当归、生地黄、赤芍益气养血，生津和营，龙骨壮肾健骨。全方攻补兼施，气血双调，用药灵动，和平谐调。

王纶儿科用药具有清散结合、兼顾肝脾、寒而不凝、补而不滞、平和灵动的特点。概而言之，清泻心肝肺胃之热，常用青黛、黄连、芦荟、薄荷、石膏、黄芩、栀子等；健脾和胃，行气运中常用人参、黄芪、白术、茯苓、甘草、陈皮、半夏等；调气和血，生津养阴，常用川芎、当归、白芍、葛根、麦冬、生地黄等；安神定志常用茯神、酸枣仁等；和胃消滞常用神曲、山楂等。在多个清泻散热方中用姜水煎服，应属辛散开郁、和胃运中之理[10, 18]。

（四）徐用宣儿科理论

徐用宣世医出身，晚年贯通医术，尤精于小儿科。搜集小儿诸家方书，以《小儿药证直诀》为本，参附己意，择取良方，汇成《袖珍小儿方》10 卷。书成于明永乐（1403～1424 年）年间，并于明嘉靖十一年（1532 年）重刊。明永乐乙酉（1405 年），徐用宣写成《袖珍小儿方》，至明嘉靖十一年（1532 年）壬辰，先督抚庆台江楼陈琦重校，至明万历二年（1574 年）甲戌又由太医院吏目庄应祺补充为 10 卷，孟继春、祝大年校对出版。该书共 10 卷，约 19 万字，是以《袖珍小儿方》为基础校正补充而成。《补要袖珍小儿方论》理论上推崇钱乙、陈文中，于伤寒、疳证、疟证，分立专卷予以阐述。

1. 明辨小儿生理病理特点

《补要袖珍小儿方论》尊崇钱乙提出的小儿生理上"脏腑柔弱""五脏六腑，成而未全……全而未壮"，以及病理上"易虚易实，易寒易热"之说，基于小儿生理发育尚未成熟，生理功能尚未健全，因而发病容易、传变迅速的特点，《补要袖珍小儿方论》对小儿疾病的治疗特别注重其寒热虚实之辨析，用药反对妄施攻伐。如对于疳病，认为其发生有寒有热。"有因潮热大汗、下利无禁约，胃中焦燥得之者。有因伤寒里证，冷快太过，渴饮水浆，变而生热，热气未散，复干他邪得之者"，因此表现出"寒热时来""壮热恶寒"等"易寒易热"的症状，具有独特的病理特点。对于腹胀，认为"小儿易为虚实，脾虚不受寒温，服寒则生冷，服温则生热"，其患病之后，初起一般为实证、热证多，而且容易出现阳热亢盛及津液耗损。因此反对过用补药，恐辛温大热之药益火助热，主张清补同用。

2. 提出小儿望诊辨证方法

在诊断方面，《补要袖珍小儿方论》根据"小儿多未能言"和"脉既难凭。必资外证"的观点，重视望诊。如在"五位所属"中指出："心为额，南方火；脾为鼻，中央土；肺为右颊，西方金；肾为颏，北方水；肝为左颊，东方木也。"左颊、右颊、额、鼻、颏分别归属于肝、肺、心、脾、肾，是其各脏腑之精气反映于面之部位，病虽未发，其实已现，便可作为诊断的依据。在治疗方面，《补要袖珍小儿方论》论述了涎病、疳病、惊风、伤寒、热病、五官疾等各种疾病，其治疗遵循五脏辨证纲领。如在"眼目方论"中指出："目内赤者，乃心家积热上攻，亦导赤散主之；淡黄者，心虚热，生犀散服之；青者，肝热，泻肝丸主之；黄者，脾热，泻黄散主之。眼目视物不明，不肿，不痛，不赤，无翳膜，或见黑花，无精光者，是肝肾俱虚，不可便服凉药，宜地黄丸主之。"这些论述不仅可以用来诊断治疗五脏病证，而且可作为通过五脏辨证来治疗面目疾病的依据。

3. 强调顾护脾胃之气

脾胃为后天之本。小儿"脏腑娇嫩""皆未坚固"，又因小儿寒暖不能自调，外易为六淫所侵，内易为饮食所伤，用药应注意固护脾胃，不可妄用寒凉，故《补要袖珍小儿方论》选方用药，时时顾护脾胃之气。如论泻肝丸治肝热抽搐，因方中有苦寒之品。故"炼蜜和丸，温水化下"，使其勿伤胃气。"白饼子治壮热"，方中虽有巴豆，但以糯米粉为丸，并且"量小儿虚实用药""以利为度"。香连丸治泄泻与冷热痢，特以粟糊为丸，米饮下，确无伤胃之虞。此外，《补要袖珍小儿方论》载方 642 首，其中用"面和丸""麦糊丸""粟糊为丸""糯米饭和丸""蜜丸""米饮下""乳下"等方法共 300 余，悉合扶脾养胃之义。治疗中注重调理脾胃气机。如异功散十一味治"里虚泻甚"的脾胃虚弱而兼气滞之证，方中以四君补脾，加陈皮、木香、厚朴、白豆蔻理气宽中，补而不滞；加味白术散以四君伍藿香、木香、葛根、白豆蔻，补脾益气，畅达气机，升举清阳，使脾气升则健；肉豆蔻丸七味在肉豆蔻丸的基础上加木香、砂仁、白豆蔻，通涩并投，有出有入，旨在斡旋脾胃气机，以期运化功能的恢复。《补要袖珍小儿方论》治疗小儿脾虚胃弱之证，不在补脾而重在运脾。

4. 寒凉辛温治痘疹

《补要袖珍小儿方论》既不拘泥钱乙的"寒凉法"，又推崇陈文中的"温补法"治疗痘疹，而其关键则在于辨证。如在痘疹痒塌之时，钱氏主张大剂量苦寒以下之，陈士铎则主张桂丁之热以补之。《补要袖珍小儿方论》既谨遵《钱氏小儿痘疹药证直诀》，又参照《陈士铎集验小儿痘疹方论》，强调以临床实际为据而辨证治之。钱氏认为，小儿痘疮，其初不免乎发热，故用辛凉之药发之，其末多伴烦躁，大便不通，故用苦寒之品以攻之；陈士铎认为"痘疹已出未愈之间……先与十一味木香散服之，以和五脏之气，后与十二味异功散送下七味肉豆蔻丸，以助五脏六腑表里之气"，故用和中法，取正气实邪气未有不去之意。陈文中、钱乙诸名医方论虽殊，意各有在，"善用者随证施治，不善用者误矣"。

5. 独创灸治法

《补要袖珍小儿方论》认为用药物治疗小儿疾病虽可获效，"然治疗之功，药有不能使其全愈，皆凭灸法"，故"今按明堂之内精选小儿应验七十二穴，并是曾经使用累验神功"。运用方法主要有点灸法、下火法、用火法。同时指出了小儿灸法的禁忌证，如"四季人神不宜灸""新忌傍通不宜灸"等，并配以图谱说明，为临床上用灸法治疗儿科疾病提供了依据。

因此，《袖珍小儿方》集明朝以前儿科之大成，全面系统论述了小儿的生理、病理及其常见疾病的预防、诊断、治疗，不仅推动了后世儿科学的发展，其学术思想也影响着其他学科的发展。《补要袖珍小儿方论》对儿科疾病的生理、病理论述精当，诊治方法详备实用，具有较高的学术价值。但是，由于该书现存版本数量不多，医者对其学术理论及临证经验知之、用之较少，因此，对其学术思想进行深入探讨与弘扬实有必要[19-22]。

（五）王氏儿科

乌程（今浙江湖州）王氏儿科，久享盛誉，世代相传，由明而清，历数百年，尤其以嘉靖时为最盛行，首创者王中立，明代成化间乌程人，幼聪敏，性颖悟，早年体质怯弱，长大后留心医学，相传曾得异人授予"秘诀"，精孺婴方脉，疗疾无不奇验，名震江、浙间，求诊者踵相接。王氏儿科的第二代传人可分两支。长子王銮，字文融，居乌程，继父业，经验宏富，医技益精，名动四方，正德间辑集世传经验，并汇其前医家之论，汇纂《幼科类萃》一书，计28卷。明正德（1521年）间成书，嘉靖中付梓，此书所录内容丰富，有论有方，为明、清儿科医著之基础。子，以勤，继其业，后因医技高超，学识渊博，而任安吉（今浙江省湖州市安吉县）训科。孙，元吉，承祖业，并任德清（今湖州市德清县）训科，医名颇盛，清康熙间曾应召，留职太医院。次子王宠，字子沾，号秋泉。研医学，究经典，学验俱丰，对望诊更有所擅长，曾著《或问》，录其课徒及平时讲稿百余篇。王时锺，字惟一，号芝田。王宠之子，秉承父辈美德，存济世之心，而精研儿科疾病的诊治，且善养生修性，故其寿逾百岁，人皆尊称为"王太公"。俟仙逝之后，人们于当地专建"百岁坊"一座，以纪念其高尚医德。

（六）其他医家

魏直，字廷豹，号桂岩，嘉靖萧山东乡人。能诗，而医名甚著，治痘疹则更具心得。著《痘疹全书博爱心鉴》3 卷，以"血气送痘气"立论，主张气血充足，则痘毒轻而易出，曰：痘本于气血，治痘急于扶正抑邪。发明痘疹底蕴，独具匠心。当时名医朱惠民云：其术精而要，简而明，即以悬之咸阳市，询无可增减也。评价之高，于此可见。嘉靖壬辰（1532 年），此书易名《秘传小儿痘疹经验良方》刻行福建、广东等省，江西府儒学教授吴城撰跋流传。

王中立，湖州人，精孺婴方脉，其子奎，字文融，尤以儿科著名，正德间辑家传经验成《幼科类萃》28 卷，文融子以勤、曾孙元吉均袭其业。

赵贞观，字如葵，宁波人，名医赵献可之子，精儿科，撰有《痘疹论》等书，惜已佚。

费启泰，字建中，湖州人，精痘疹，认为痘疹流行与诊治和天时运气关系密切，如泥守古法成规，必贻误病情，晚年著《救偏琐言》10 卷传世。

葛林，字茂林，明代钱塘（今浙江杭州）人，成化时为太医官。诊疾洞若烛照，著有《杏坞秘诀》1 卷。杭州钱寰，嘉靖御医，因侍太子疾有效，升右通政，《钱塘县志》称其"以小儿医名"[23]。

谈时雍，号继岩，嘉兴人，世婴儿医术。每天治疗婴儿 30～50 人，家长付药酬，一般只收取药价的 20%，医德高尚。

陈文治，万历崇祯间嘉兴人。研究幼科、疡科，1591 年著《广嗣全诀》，1628 年撰《病科选粹》8 卷，1633 年辑《伤寒集验》，1612 年辑《诸证提纲》。

郁光始，字涵春，嘉善人。万历间医术盛名，尤精痘疹，德高尚，不计利。治病必先贫而后富，先贱而后贵。病家困苦者，冬施絮衣，夏施蚊帐。小儿险症，赖以全活者甚众。子国瑛，传其业。

张霆，号芝田，明代海盐人。与同邑谈宠并精小儿医，先后著名于明嘉靖隆庆间（1522～1572 年）。子孙并嗣其业。

张翰，明代浙江海盐县中所人，邑名医张晖之子。翰继承父业，善治伤寒证。有感寒疾者，常一服而愈。

张万春，字复泉，嘉善人，治婴孩神效，寿 96 岁。授冠带医官，子孙世其业。

谈宠，号元谷，海盐人。精幼科，与张霆齐名。

张培，字抱一，平湖人。精痘疹，善写山水，自号"画禅"。

陆道光，字明旸，平湖人。父金精岐黄术，济人立效。道光承家学，精儿科。一儿食果多病胀气急，众医罔效，道光独取桂、麝、瑞香三味为丸，一服即愈。与弟道充（号宾旸），晚亦精医，合辑《陆氏金镜录》。

吴文冕，海盐人，原籍休宁。杭府庠生。甲申变革，正值 39 岁，迁澉浦，以著述为事，著有《医学指南》10 卷、《幼幼心法》20 卷。晚年自号白鹤逸民，75 岁卒。

唐守元，号吾春，平湖人。平湖姓祝的一个孩子患痘，遍身出血，延请痘医唐守元治疗，他把药捣烂涂遍病孩全身，又把药铺在褥子上，用褥子卷起病孩倒竖在床前，病孩的全家人见此状都吓哭了。唐守元训斥道："你们别哭，这痘名蛇壳痘，一定要反过身来，才能治好。"过些时候，病孩皮肤裂开，犹如蛇脱皮一般，病也痊愈了。还有个男孩患痘后，眼睛失明，唐守

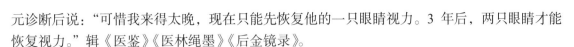

元诊断后说："可惜我来得太晚，现在只能先恢复他的一只眼睛视力。3 年后，两只眼睛才能恢复视力。"辑《医鉴》《医林绳墨》《后金镜录》。

裴昌源，明初浙江海盐县人，迁居常熟县赤沙塘。精儿科，为太医院医官。后人世守家业。

吴淇，号悠斋，兰溪人。世传儿科。恺悌柔和，视小儿风寒麻痘等症，诊脉察色，有如己子；用剂慎确，加减轻重，必重思之，不误伤人。

王时钟，字惟一，号芝田，王宠后裔，亦精儿科，有"王太公"之称。

陈氏，四明人，明万历二十九年（1601 年）前，陈氏编成《小儿按摩经》，同年被收入杨继洲的《针灸大成》，是中国现存最早的小儿推拿专著。

俞承春，号桃源，奉化人。精小儿科，凡小儿危急症，悉能调治。更工跌打损伤，伤重垂绝，药能下咽，率得不死。贫无药资，不计其值，弟承历，号凤山，承历子应震，能世其业。

方学彦，字圣区，东阳人。家世业医，而彦尤敏慧，善得古人方外意。小儿痘疹受其父明阳之传，尤精妙。

朱惠民，字济川，长兴人。明嘉靖万历间名医。幼习举子业，好诗文，博览群书。因母病而弃科举，矢志于医，存济世之志，酷爱慈幼之术，崇尚钱氏，尤其对魏直的《博爱心鉴》研究较深，历 10 年之久，于明万历二十二年（1594 年），刊出《痘疹传心录》16 卷（亦有 14 卷本）。此书详论"儿科四大症"（痧、痘、惊、疳）的诊治，并有精美插图附列，是一本图文并茂的儿科学专著。该书虽承魏氏之论，而有较多补正，如痘疹的分期、辨证、治法等，有了进一步补充和发挥；最后为《慈幼心传》2 卷，重点论述了小儿杂病的证治方法。书中还记录了德清胡璞首创的"采痂种痘法"，朱氏是预防接种的推广者。

王应华，字武桥，萧山人。其父仁，游学遇高士，授以医术，尤精儿科，致应华医名大显，治多奇验。为人恂恂仁爱，有古长者风。所著医案，子孙秘藏，以世其业。

金辂，字伯乘，山阴（今浙江绍兴）人，精保婴术。

应诗洽，字在详，号莲桥，鄞县（今浙江宁波）人。少颖悟，值西夷之变，郡城失守，作愤恨篇，感慨以寄意，塾师见而异之。家贫，父授以医药、农圃诸业。乡居苦盗，兼学击刺骑射，成诸生。肆力于医，洞彻要妙，奏效如响。暇则讽诵吟哦。山水之乐辄发之于诗，妙造自然，著有《幼科易简集》4 种 4 卷。清江吴跃南庶常见其幼科书，题曰：昔人推钱仲阳为幼科之圣，先生今之钱仲阳也。并著《伤寒论续》《医学问津》《答婴儿问》等书。

仇廷权，甬上（今浙江宁波）人。业儿科，撰《保婴要言》，曹炳章集古阁有藏本。

任二琦，字瑞庵，杭州人。本姓韩，宋忠献公后裔。扈高宗跸，来杭州。先世受儿医于任氏，遂为任姓。至二琦业益精。儿科世称"哑科"，二琦得数十年经验，观其啼呼，即知其痛苦何在，名遂大振。凡医婴儿投剂即效，遇贫者则给金钱，并贵药不吝。长子允谦，字谷庵，为诸生有名；次子懋谦，字汝和，贡生。皆善医，克承父志，笃于行谊。

仇凤翔，字敬寰，建德人。自幼习医，通悟方脉诸书，善疗小儿疾，治病常不用药饵，但视患儿经络所至，以手按摩，令汗出立愈。

释瑞公，字近峰，富阳人。俗姓裘氏，出家宝山院，晚年习视小儿痘疹百不爽一，贫者不收费，98 岁，神明不衰。

吴杏缨，字养虚，乌程（今浙江湖州）人。精婴孺之疾，时称"保婴国手"。

钱寰，杭州人，嘉靖御医，因侍太子疾有效，升右通政，《钱塘县志》称其"以小儿医名"。

侯弼，辑《丹溪治痘要法》1 卷，成书时间未详，收于明嘉靖七年戊子（1528 年）童氏乐志堂刻《奚囊广要》，施袷三校正。全书共 21 条，卷首节录丹溪《格致余论·痘疹呈氏方论》，后载痘疮将出、初起须分气血、表里、黑陷、灰白、全白、痘后风、痘痛等，附案二则，即"痘疹呈氏方论"附案，末附"小儿思惊证"1 则。侯弼，字公辅，永嘉人，曾任职太医院。

石涵玉，字启泰，海盐人。行术盐官（今浙江海盐），治痘疹奇效。用药精，方法活。尝载其"惊开心窍"使痘随汗泄的治验，别出心裁。西郊沈氏子方见痘，延视。辞曰：此终不能有功。他医疗之，过其门，闻张乐则以痘愈，酬医也。固邀入席，呼子出揖，以愧之。涵玉曰：明年今日不免于痢，众不悦。已而果然一女患痘，白色红面，如洒脂。涵玉曰：内溃不治症也。取纸炮一，令其父燃耳畔，如雷大惊，面部痘尽起数，剂痘患，少愈。众奇之问焉曰：内溃通心窍为主，惊则心窍开，痘不内伏，何足异。著《伤寒五法》《证治百问》《新方八法》等。子楷，尤精先业。

徐谦，字仲光，号澄光，嘉兴人。精痘疹治疗，以清解为长。著《痘疹仁端录》12 卷、《杂症仁端录》4 卷、《仁端痘疹玄珠》5 卷。

郁国瑛，明代浙江嘉善县人。邑名医郁光始之子，国瑛继承父学，以痘科名世。治疾如有神授，远近遇疑难症者，必延其诊视。

常星海，明代浙江嘉兴县人。痘科名医常效先之子。星海传父业，精于医术，知名于时。子常君嗣，孙常子佩，曾孙常承海，均得家传。

王仍奕，字钥泉，仁和（今浙江杭州）人。其祖少泉业医，擅治痘疹，所治赤子甚多。钥泉自幼，志在济世，与其兄修德（字宏泉）同学于其祖，宏泉未几即殒，而钥泉术益精，名益震，所活者甚多。

王朝清，字畴九，太平（今浙江温岭）人。世业医，精治痘麻科。朝清以儒为之，术益神，授太医院吏目。人们纷纷请他治病，无贵贱之分。郡守令同时业医者，郡师事之。子允昌，世其术。所著有《三槐堂秘书》《王氏麻科神效方》，率有验云。

王少春，良明子，传其父业。能令病者立起，痘疹尤著奇效。为医学训科，赵宽有赠诗。

卢铣，号水西，明万历时（1573～1620 年）在世，四明（今浙江宁波）人。其长子一峰，见民间苦痘疹者众，恻然想拯救他们，取旧所藏《玉髓心鉴》诸编，哀其精实，裁其蹐驳，先之论辨以详正源，次之方圆以详治法，终之药性趋避焉。大都宗丹溪之秘，粹然成一家言，名取《痘疹要诀》。又辑《医学要诀》和《痘疹要诀》，明万历复古斋梓刊本，曹炳章珍藏。

孙照，医家，与孙天彸同时，余姚人。善治痘疹。子塘，传其术，益精。辄以末病时决小儿死如神。然难与天彸比德。

蔡继周，鄞县人。精痘瘄科，有医名。《医籍考》载其著有《保嗣痘疹灵应仙书》。

范大捷，字子谦，鄞县人。生平济人之急唯恐不及。兼精于医，尝游维扬，见一富商子，痘已落痂，独足上一痂未脱，曰：此儿百日必死，死当以腹痛。商恚甚，谓：吾儿已无恙。一日其子与商同食，遽呼腹痛即死，逆数之，正百日也。遂以医名噪郡中，遇岁多病，辄五更起，先往邻族及贫乏之家，而后应舟车相迎者。里中有贫妇将娩，忽患痘疹，甚危。大捷携药日六七往，此妇如危，是陨两命也，后得俱生。居常训子弟以修德行善。明亡后，取所作诗文，尽焚之，以布衣终其身，卒年 86 岁。

二、清代浙江中医儿科

清代浙江儿科在明代鼎盛的基础，形成各种流派和儿科世家，其名医和儿科专著在数量上均在各省之首。这些名医学术上多有创见，临床上各具特长。

（一）冯氏儿科

冯兆张，字楚瞻，海盐人。明崇祯至清康熙间名医。13 岁习医，从师访道 10 年，曾六上京师，研究医学，亦可称之为"行万里路，读万卷书"。尤精儿科，行医于两浙。经过 30 多年的探索，在清康熙四十一年（1702 年）著成《冯氏锦囊秘录》50 卷，充分反映了冯氏的学术思想。冯氏之学，崇尚温补，尤其赞赏赵氏《医贯》的"命门"说，对张景岳的善补阴阳，注重"大宝"等论，亦有同感。他总结治病诊察要领，归纳为三法、四因、五治、六淫、八要。《药按》为冯氏本人治案，大多为重笃复杂病案，治宗温补，旨在补肾健脾，用八味丸、六味丸、八珍汤、十全大补汤等剂，反映了他个人的学术观点。该书刊行后传至越南、日本等国，越南名医黎有卓十分推崇，在其所撰写之《海上医宗心领》中作了许多引述。其子乾元，继其业。

冯氏认为："天地之气化日薄，男女之性情日嚣，幼稚之禀赋日弱。"小儿之病，多由先天禀赋不足所致，若再用寒凉克削攻伐之药攻之，则百不一生。因而，他提出："治疗之法，当温存内养，保其残败之阴，补益阴阳，助其生长之力""凡六脉沉微，两尺无根者，此元气之元阳欲尽也，惟参、术、附子可以挽之。若六脉细数，两尺无根者，此元阴之元阳欲竭也，惟地、茱、桂、附可以挽之"。

（二）陈氏儿科

陈士铎（1627～1707 年），字敬之，号远公，别号朱华子。浙江绍兴人，清初著名医学家，其一生勤于著述，有 16 种著作，惜大多亡佚。据清乾隆五十七年（1792 年）李亨特序刊的《重修绍兴府志》记载：陈士铎著有《内经素问尚论》《灵枢新编》《外经微言》《婴孺症治》等书行世。其中《婴孺症治》为儿科专著，惜其已佚。现存的医著中，仍能看到陈士铎对儿科疾病证治的论述。其中《辨证录》卷 14、《石室秘录》卷 5 的相关论述内容较多，记录了小儿色脉指纹的辨证，常见病证有惊痫吐泻、虫证、痘疮、疹证、吃泥、胎毒、丹毒、发热、痢疾、疟疾、咳嗽、口疮、脐疾等。虽然篇幅不多，已备儿科方证，析理分明，有一定的临床应用价值。

从现存陈士铎医著来看，其学术思想有"重命门，重脾胃"的特点。在儿科疾病的论治中，他突出强调须重脾胃。《脉诀阐微·妇人小儿脉诀》曰："小儿之脉，弦紧、弦急俱是外邪，除此之外，皆内伤也。治内伤之法，以补脾健胃为先，即治外邪，亦当顾正，虽脉纯现弦紧、弦急，未可单祛外邪也。"其论治儿科疾病重脾胃理念如下：

1. 小儿诸多疾，须时时护脾胃

陈士铎认为"小儿精气未满，食饮食，则伤胃而伤脾"。人生后天以脾胃之气为主，故在诊治小儿疾病时，须时时护及脾胃。

儿科脾胃疾病，陈士铎从脾论治。如小儿惊痫吐泻，陈士铎认为俱是虚证，单治脾胃之虚，四症不必治而自愈。尤其是惊证，乃因脾胃两伤，无气以养心，而惊之症起矣。故小儿惊则有之，而风则无。治疗惊症，不可治风，应补土止惊，补土救惊。小儿便虫，责之脾胃之伤，治以补中用攻，将杀虫之药入之健脾平肝之剂内，则正气无伤，而虫又杀尽。小儿好吃泥土，乃是肝木过旺克脾土，非胃气热也。不用消伐脾胃之味，而用健脾平肝之剂。

小儿痘疮，不可不用表散之药，而又不可全用表散，宜补中表散，散中实补，切不可一味呆补，亦不可一味呆散。尤其是因气血不足，出现痘疮内陷，以及灌浆时疮平浆薄者，后期毒气犹存者，更宜顾护脾胃，脾胃旺则气血充足，痘疮自无坏症。小儿疹症，疹中水蓄不消，出现泻痢、喘嗽、臌胀等症，在分水消疹之中不忘护脾胃；疹后牙根溃烂，浮火未消者，不用大凉之药，而用和解之味，护脾不伤正。

小儿发热、外感、疟疾者，陈士铎亦不忘护脾胃，在疏肝健脾和胃之中，随时节、兼症之不同，各有加味。小儿10岁以下，因尽意饱啖瓜果、凉热之物，伤及脾胃，又致肾气寒，患有痓夏，宜用坚治法，但不可纯用补肾，应脾胃并补，健脾生水。

小儿山根之上有青筋、红筋现者，不论直、横、斜现，或是肝热，或是心热，皆须护及脾胃，在健脾平肝之剂内加减治疗；若是黄筋，总皆脾胃之症，更宜健脾益气。

2. 药宜补为先，益气健脾土

小儿稚阴稚阳之体，生长发育迅速，脾胃为后天之本，主运化水谷和输布精微，为气血生化之源。小儿脾胃功能尚未健全，而生长发育所需水谷精气，却较成人更为迫切，加之小儿饮食不知自节，恣意饱啖或饥饱不调，以致内伤饮食，而脾胃受损。故呕吐、泻痢、积滞、腹痛、疳病等相随而至。

陈士铎认为小儿之病，虚者十之九，实者十之一，故药宜补为先。他将六君子汤加味神曲后，立在通治小儿诸症三方之首，作为小儿脾胃弱病的通治方，无论伤食吐泻皆依此加减。

四君子汤是治疗脾胃气虚证的常用方和基本方，主要治疗脾胃气虚证，具有益气健脾之功。北宋著名儿科学家钱乙，在其基础上加一味陈皮而成异功散，增其行气化滞之能，主治脾胃气虚兼气滞证。若再加半夏，兼可燥湿化痰，主治脾胃气虚兼痰湿证。

在陈士铎治疗小儿疾病的诸多处方中，也可以看到其中包含四君子汤、异功散、六君子汤等益气健脾之剂的情形。陈士铎将这些补脾益气之剂的基本成分作为调治小儿疾病的基本方。如治小儿生疳之平肝汤；大吐后大泻之生脾助胃汤；上吐下泻，眼目上视之安儿至宝汤；吐泻后角弓反张之续气汤；小儿惊症之保赤定惊丹；小儿痘疮之起死救儿丹；小儿寒泻之散寒止泻汤等方中有四君子汤。小儿痘疮之至慈汤、护痘万全汤、全痘汤等方中有异功散。异功散加神曲、麦芽治小儿山根有黄筋。定吐汤六君子汤加神曲、白豆蔻治生疳后作吐。加黄土、白芍、黄芩治小儿吃泥，加神曲、丹砂治小儿惊症。

我们以脾胃基础方四君子汤的主要组成药物——人参、茯苓、白术三味药进行统计。《辨证录·幼科》卷之14中，总凡29证30方，其中有人参的处方17首，白术的处方16首，茯苓的处方15首，人参、白术同用的处方14首，白术、茯苓同用的处方13首，人参、茯苓同用的处方 12 首，人参、白术、茯苓三味药同时使用的处方 11 首。人参、白术、茯苓三者使用其一的处方 20 首。

因此，人参、茯苓、白术三味药单独观察，在全部儿科 30 首处方中出现频率均达到或超过半数。以上三味药同时使用，或者组合使用均在 10 首以上，超过全卷处方的 1/3。以上三味药仅用其一者有 20 方，达到全卷处方的 2/3。这从用药的角度简单明确地提示，陈士铎在儿科疾病的治疗中非常重视脾胃。

3. 疏肝健脾胃，实土防木克

小儿在生理、病理特点上不仅"脾常不足"，同时因其脏腑娇嫩，感受病邪，每易邪气嚣张而壮热。万全《育婴家秘》曰："肝为有余，少阳之气壮也。肝主风，小儿病则有热，热则生风。"在病理上即指小儿患病后易于化热化火，引动肝风。针对此特点，万全设"抱龙丸"，并在《幼科指南心法》中说："小儿肝常有余，脾常不足，此药抑肝扶脾，乃名抱龙也。"陈士铎对小儿的"肝常有余，脾常不足"也有自己的认识。如小儿惊症，他认为小儿惊则有之，而风则无。小儿纯阳之体，不宜有风之人，而状若有风者，盖小儿阳旺而内热，热极则生风，是风非外来之风，乃内出之风也。是惊乃脾胃两伤，无气养心而生惊，此惊用虚病，非有外风之入也。故治疗时选用健脾平肝之剂，则肝平则火散，脾健而惊止。若吐泻后生惊，乃肝木克脾胃之土而土气欲绝，故治疗时应补脾胃之土，补土以止惊。

不仅如此，陈士铎还将局方逍遥散加减后，广泛应用于儿科。逍遥散为调肝养血的代表方。主治肝郁血虚脾弱证，具有疏肝解郁，养血健脾之功。陈士铎将此调和肝脾之剂化裁后，用其平肝木，健脾土，防小儿纯阳之体肝木旺而克脾土，脾常不足，土愈虚而木愈克之。如逍遥散去薄荷、炮姜，加半夏，治山根有青筋直现者，再加麦芽、干姜治青筋横现者；加黄连、麦冬、桑白皮、天花粉治山根有红筋者；加陈皮、山楂、神曲、人参，治小儿惊疳吐泻；加山楂、神曲、黄芩、苏叶、麦冬治小儿发热；加陈皮、半夏治小儿感冒风寒，再加黄芩、桔梗，为通治外感方；加半夏、青皮、厚朴治小儿疟疾。

脾胃为后天之本，气血生化之源。脾胃在小儿的生长发育及疾病防治方面起着重要的作用。陈士铎非常重视这一点，为其诊治儿科疾病的主要特色[24-29]。

4. 陈士铎治疗疳证经验

陈士铎的《婴孺症治》儿科专著已佚，但通过陈士铎其他医著，仍能领略他对儿科疾病证治的论述，其中《石室秘录》卷 5、《辨证录》卷 14 记录了小儿色脉指纹的辨证及常见病证，如惊疳吐泻、虫证、痘疮、疹证、吃泥、脐疾等，有一定的临床应用价值。

（1）小儿疾病以脾胃为要，治疗以脾胃为主

陈士铎的学术思想素有"重命门，重脾胃"的特点，在论治儿科疾病时，他特别强调须重脾胃。《脉诀阐微·妇人小儿脉诀》载："小儿之脉，弦紧、弦急俱是外邪，除此之外，皆内伤也。治内伤之法，以补脾健胃为先，即治外邪，亦当顾正，虽脉纯现弦紧、弦急，未可单祛外邪也。"这段论述提出了三个观点：

其一，小儿脉诊如见弦紧和弦急为感受外邪，其他的脉象皆属内伤。其中脉弦正合小儿生

理特点——生机蓬勃，发育迅速。小儿脏腑娇嫩，形气未充，所以在生长发育过程中，从体格、智力以至脏腑功能，均不断完善、成熟，年龄越小，生长发育的速度越快，这好比旭日初升，草木方萌，蒸蒸日上，欣欣向荣。至于脉紧及脉急（数）则为一寒一热的脉象，《伤寒论·太阳病篇》中的"脉阴阳俱紧者"及《温病条辨》中的"太阴之为病，脉不缓不紧而动数"，正与此论相符，故除此两脉以外皆为内伤病。

其二，治小儿内伤之法以补脾健胃为先。脾胃为后天之本，主运化水谷和输布精微，为气血生化之源。小儿脾胃功能尚在发育，其生长发育所需要的水谷精气，较之成人所需为多为急，加上小儿饮食不知自节，恣意饱食或饥饱不调，而致饮食内伤，脾胃受损。《石室秘录》及《辨证录》所载的儿科疾病以呕吐、腹泻、疳证、不肯食乳（食滞）等脾胃病为主，正好对应《脉诀阐微》的论述，故治内伤病当以"补脾健胃为先"。

陈士铎认为小儿之病，虚者十之九，实者十之一，故药宜补为先，主张以六君子汤加神曲治疗小儿脾胃虚弱之病。无论是伤肉食、面食，或见吐、泻者，皆可以此方进行加减。此方以《太平惠民和剂局方》的四君子汤为基本方，以益气健脾为治，后经钱乙加陈皮一药，以增其行气化滞之功，名为异功散，又经朱丹溪加半夏以燥湿化痰，而成六君子汤。小儿脾胃娇嫩，容易运化失常，过食或过饥更加剧了脾胃运化异常，故陈士铎加神曲以消食和胃。

在陈士铎的医案中，六君子汤加神曲被广泛用作治疗小儿诸病的基础方。譬如治疳证的平疳汤（茯苓、白术、桔梗、陈皮、枳壳、黄芩、神曲、麦冬、玄参、人参、苏叶）；治大吐后大泄，吐止泄不止的生脾助胃汤（人参、白术、甘草、肉桂、茯苓、神曲、附子）；治吐泄后，肝克脾胃土，土气欲绝，见角弓反张，惊悸牵搐的续命汤（人参、白术、茯苓、巴戟天、肉桂、半夏、生酸枣仁、远志肉、石菖蒲、丁香、白芍、干姜、附子、柴胡、甘草）；治急、慢惊风的保赤定惊丹（人参、茯苓、白芍、白术、半夏、柴胡、山楂、枳壳、神曲、甘草、干姜、麦冬、炒荆芥、槟榔、石菖蒲、薄荷叶、麦芽、木香）；治小儿呕吐的定吐汤（人参、砂仁、白术、茯苓、陈皮、半夏、干姜、麦芽、山楂）；治小儿寒泻的散寒止泻汤（人参、白术、茯苓、肉桂、甘草、干姜、砂仁、神曲），都可以看到六君子汤加神曲的成分。

其三，即使是外邪所致，脉象出现纯弦紧、弦急，亦当顾护正气，未可单言祛外邪。脾胃为气血生化之源，小儿脏腑尚在发育，倘若饮食不慎，致使脾胃受损，饮食不化可为食积，化而不运可为痰湿，证兼见夹痰或夹食，此时要加入化痰或消食的药物来治疗。

（2）强调他病迁延而致的观点，注重儿科疾病的传变

陈士铎把小儿的惊、疳、吐、泻四病一齐论述，这是他的另一个特点。陈士铎以前的医家通常把疳证单列为一个病种来论述，虽然这样可以把各类型的疳证都罗列出来，但不能突显疾病发展的变化过程，特别对以他病迁延为病因的疳证来说，分篇论述容易造成对疳证的认识不完整。陈士铎在《石室秘录》《辨证录》《辨证奇闻》三部书中把小儿惊、疳、吐、泻四病放在一起论述，是因为他认为此四者相互转化，亦相互影响。他认为小儿病多因脾胃虚弱，因疳成吐，吐成泄，泄成惊，若能起首即治疳，吐泄不作，小儿惊证无由而生。他亦指出小儿纯阳，原无损阴气，但疳证失治，胃气受伤，阳气亦受损也。阳气既损，阴液亦不可不伤，伤阴，亦伤脾气。后天以脾胃之气为主，若脾胃两伤，则无气养心，最终会导致小儿惊证的出现。

（3）"脾胃分述，心肾并重"以治疳证

陈士铎"脾胃分述，心肾并重"的学术观点颇有新意。历代医家论述脾胃病的时候，多脾胃混论，或单论脾为主，鲜有脾胃分述的，这导致后世在判断脾病，还是胃病上出现分歧，而陈士铎的"脾胃分述"消除了这一问题。

陈士铎认为脾胃二者的禀受有异，这种差别，让它们在属性及功能上有所区别，故脾胃应分而论之。《外经微言·脾土篇》曰："少师问曰：脾为湿土，土生于火，是火为脾土之父母乎？岐伯曰：脾土之父母，不止一火也。心经之君火，包络、三焦、命门之相火，皆生之。然而君火之生，脾土甚疏；相火之生，脾土甚切，而相火之中命门之火，尤为最亲……（命门）火少则土湿，无发生之机；火多则土干，有燥裂之害。盖脾为湿土，土中有水。命门者，水中之火也。火藏水中则火为既济之火。自无亢焚之祸，与脾土相宜，故火盛亦盛，火衰亦衰，火生则生，火绝则绝也。若火过于旺，是火胜于水矣。水不足以济火，乃未济之火也。火似旺，而实衰，假旺而非真旺也。"《外经微言·胃土篇》中论曰："少师问曰：脾胃皆土也，有所分乎？岐伯曰：脾，阴土也；胃，阳土也。阴土逢火则生，阳土必生于君火。君火者，心火也……相火与胃不相合也，故相火得之而燔，不若君火得之而乐也。"

陈士铎认为脾胃二脏虽同属土，脾为湿土，胃为阳土，但其所受之气有所不同，故在治疗组方上略有差异。脾土受心肾之火而生，只是与命门火同为水中之火，阴阳之性相合，故言脾病责之于肾；而胃为阳土，本应与心火相应，与相火不相合，惟心火为君火，应无为而不动，所以胃火病者当皆因于相火，故言胃病责之于心。但从陈士铎的组方来看，这种划分只是在脾病或胃病时治疗上有所偏重，而非把"脾病-肾"或"胃病-心"画上等号。

陈士铎认为疳证乃因脾热，而脾热是因为心热所致，见口中流涎的表现，若单清脾热而不平其心火，则会让脾火更旺，湿热上蒸，口中流涎更不能止。故治法当先散心火而不可只清脾火，方用止疳散（芦荟、黄连、薄荷、茯苓、甘草、桑白皮、半夏）。方中以芦荟、黄连清泄心热，薄荷透达心热于外，茯苓、甘草以健脾开胃厚肠，半夏泄痰浊，桑白皮助元气，补劳怯虚羸（见《本草新编》卷四），诸药合用以散心热、清脾火。心脾不热则水下行，水行则湿热自去，而疳病愈。上方以茯苓、半夏配桑白皮正好体现陈士铎"脾病责之于肾"的思想。

在《辨证录》中，小儿疳证属胃火者，陈士铎以平疳汤泻胃火，方中在一派调脾胃的药物中加玄参退胃肾之火、滋肾阴，合麦冬以清胃热、滋肾水、息心火，可见陈士铎治小儿脾胃病会虑及肾心关系组方，以收疗效。

（4）活用《内经》，以"补土散火法"治疳证

在《辨证录》中，陈士铎论述小儿患有疳证，见上下牙床皆肿痛，口角流凉涎，咳嗽不止，咽喉肿痛。一般认为这是疳证的脾热证，但陈士铎认为这是由胃火上炎所致，治此应当清泄胃火。若用泻火药而不效者，此为火气太盛，用降火之药以泻胃火，而胃火反不降，陈士铎认为正应验了《内经》所云"壮火食气"的观点。他认为能用清泻药物泻之的为少火，少火宜泻，但若用泻火药而不效者为壮火，治之宜补，以补其胃气之虚，佐加息火之药以治。其方后解析曰：本病之火出自土中，而平疳汤通过补胃土以散火，胃土健而火藏，胃火藏于下而不上炎，复佐以解火之药以清泻余火。

因此，陈士铎对儿科论治有其独特见解，他认为儿科以脾胃病为主要，治疗当以脾胃为先。他重视小儿疳证及其他脾胃病的传变，善用补肾泻心、调补脾胃之法以治小儿疳证，亦为以前医家所少见。上述观点值得后世研究，以用于临床治疗[29-34]。

（三）戈氏儿科

戈氏原籍河南，系汴京望族，随宋高宗南渡。初驻足乍浦，至朝荣时而卜居当湖（今浙江平湖市）。朝荣承业于岳家，从事儿科诊疗，因技术高超，医德高尚，声誉鹊起，有镜庐、竹圃、秋堂、芸岩、杏庄、菊庄、似庄、恺君、仲裁等相沿袭，迄今尚有传人（志良）。

戈朝荣，字瑞斋，清乾隆时名医。长于儿科，治学谨严，受业于岳家后，虽有小誉，但不满足，乃遍阅群书，上溯《内经》《难经》，下迨明、清，潜心钻研，撷取众家之长，而尤其折服于钱仲阳，然对小儿脾胃病的调治，则宗法李东垣《内伤余义》，而用"补气升阳"之法。他认为"仲阳化裁《金匮》'八味'为'六味'，寓温、凉、收、泻、通、补、开、合之义，深合小儿以脾胃为本，实开后世小儿医滋阴益气之先河。"故在其验案中，对小儿泄泻的治疗，常选用吉林须、洋参、扁豆、怀山药、茯苓、葛根等。朝荣之后，有戈恩、戈镜庐等，先后承业。戈氏世传有《育婴常语》《戈氏儿科医案》等医著[35]。

（四）董氏儿科

董氏儿科起源于宁波市鄞州区最南端的姜山镇董家跳村，考查清乾隆四十八年（1783年）所著《传家之宝》的董氏家谱，董氏儿科可追溯到董云岩（1798~1876年）。家谱记载云岩系出名宗，代传望族，能医治疗，惠及乡里。其子董丙辉继承家业，其孙董水樵（1857~1920年），擅长儿科，崇拜叶天士学说。常观察食指关纹以诊断疾病，行医30多年，屡起沉疴，蜚声乡里。董水樵弟子有张芝光、陈宗炎、董德标等。第四代董廷瑶（1903~2000年）进一步完善董氏儿科的学术思想和临床经验，成为全国首批名老中医、上海中医文献馆馆长，撰有《幼科刍言》《幼科撷要》，后行医上海，被业界尊为中医儿科泰斗。

董氏儿科的主要价值是以"推理论病，推理论治"为主要指导思想，并总结了较为完整的理论体系和临床辨证的经验[36]。

董水樵，字乾增，号质仙，鄞县南乡人。生于清咸丰七年（1857年），卒于民国十年（1921年），享年64岁。以儿科著名，其学受自父丙辉，而加精研。后又师事石霖汝。水樵学有渊源，凡众经典及各大家莫不精读熟思。尤对叶天士最服膺，认为天士学说补前人之不足，且用药轻灵，故临床每多师法。擅儿科，察食指关纹即能知所受病；兼理内妇方脉。行医30多年，屡起沉疴，活人无算，蜚声乡里。俭以律己，严以督教，取堂名"四勿轩"以训示子女焉。弟子张芝光、陈宗炎、董德标皆传其术。子、孙、曾孙，皆以儿科名于时。

（五）其他医家

戈朝荣，字瑞斋，平湖人，治儿疾多奇效，对钱乙之说最为服膺，创小儿"纯阳阴虚"之见。

杨予桔，号臞仙，余姚人，提出"不明三元甲子与五运六气者，不可以业痘科"之说。

李菩，字东白，号梅山，绍兴人，主张治重辨别证之虚实和小儿禀赋之厚薄，认为痘内发于脏腑，外应乎气达，需结合五运六气加以辨证。以王肯堂《幼科准绳》过于烦冗，学者难于检阅，遂于1701年撮其要而成《痘疹要略》一书。

朱丹山，字载扬，仙居人，采集各家之说，撰成《麻症集成》。主张麻症无须切脉，只需察形观色，随症应变，即可决其顺逆吉凶。

王国器，字君鼎，生活在康熙时，上虞人，精痘科，治危症若神，凡出痘三日前即能决生死，著有《痘科私存》。

李莼肪，宁波人，注重四诊，尤善望诊，每望形体、审官窍、观指纹，即知其病之所在，预知善恶，用药简洁，忌大苦、大寒、大辛、大热及有毒之品，治多奇验。《鄞县通志》称："近数十年来，浙东中医儿科，以李氏为第一也。"

刘恒龙，字兰亭，桐乡人，以用药峻猛名著四方，人称"火药刘"，著有《痘疹全书》《小儿心蕴》等书。

吴佩龄，字维鹤，兰溪人，世传儿科，毗邻三县妇孺皆知，立法处方，往往以轻灵收效，著有《秘传家藏幼科》2卷。其子寿堂承其业，自制"化凤丹"治疗小儿外感，收效甚捷。

胡璞，字美中，德清人，善治痘。据传其于雍正间托名峨眉山人所授，以种痘术行遍江浙。

周显江，东阳人，精幼科，尝饮友人家，闻妇人哭甚哀，问之，曰：儿死半日矣，显江用药后小儿遂苏醒。其弟显岱辑其遗作《痘疹自得论》。

赵廷海，字兰亭，道光咸丰间人，天台人，台州因无痘种而患儿死者相继，廷海数次只身负笈千里，至鄂传痘种，辑有《邱赵牛痘三书》。

陈季桐，鄞县人，赵廷海门人，同治间痘疹流行，陈在鄞设牛痘局施种治痘，活人无算。曾著《牛痘余论》，以补《邱赵牛痘三书》的遗漏。

景氏儿科，余姚人，景氏世居周巷（现划属慈溪），始创者景瑞璇，字佩玉，号朴庵，因治儿疾处剂投丸应手奏效，名震三北。患者襁负提携，著《幼科证治真传》。其子景铄之，字心丹，号补堂，亦精儿科，著有《医学知新》。

吴氏儿科，慈溪花墙门人，吴氏儿科始于明末，传至吴锦赏，已为八世，医名更著。因所居之地称花墙门，故方圆百里皆称其为"花墙门儿科"，素与余姚景氏儿科齐名。

喻氏儿科，始创者为喻恭校，嵊县人，清《嵊县志》称其"居西隅，善医，尤精痘科。邑富室某，延治妾子痘，甚危，获效"。喻氏儿科在当地颇有名气，其七世孙喻晓承医术尤精，对麻、痘、惊、疳等常奏捷效。

齐氏儿科，始创者齐君镕，字叔望，天台人，以儿科名闻于世。其子石麟，字汝长，尽得其传。清康熙四十九年（1710年），天台大行痘疫，纯长自制丸药施治，活人甚多，名声更噪。

李育元，字瑞庚，余杭人，家世南渡御医，以小儿医名。而其术神验，无远近咸投治，门如关市。为人孝友，且慷慨好施。课子琏读书延礼名师，同研席士，有贫无膏火者，皆廪给之。

王上述，遂安洋畈人，家中世代行医，而他又独精儿科。时训导许厚泉孙子病危。诸医束手无策。急请上述，只一剂便转危为安。许感其德，赠以"儒理传医"匾额，自此声誉日盛。

顾敏三，钱塘（今浙江杭州）人。世医出身，尤擅儿科，对痘疹各证颇有心得，著有《治瘄全书》《痘疹金镜重磨》《伤寒心印》。

沈巨源，字晓庵，钱塘（今浙江杭州）人。擅幼科，著有《痘科正传》。

王良朋，字尔荣，萧山王应华子。习岐黄，尤精幼科。子君屏，世其业。

燕士俊，仁和（今浙江杭州）人。祖志学，以医名，著有《保婴集》。子喜时、来时，皆善成父志。

鲁宗朝，明西安（浙江衢县）人，明初医学提领鲁望石之后裔，嘉靖（1522～1566 年）年间，被荐治愈章圣献皇后之疾，遂擢太医院御医。无子，以侄鲁守仁为嗣，传与医术，尽其方书。所著《保婴心法》，亦授守仁。

齐君镕，字叔望，天台人，诸生。习岐黄术，善恤狱囚。顺治初，有囚寄系于台，感其德，授以秘方，君镕遂以小儿科擅名，治无不效。子石麟世其业。

齐石麟，字汝长，天台人，以小儿科擅名。清康熙四十九年（1710 年），疫疠大作，石麟用秘方制丸，全活甚众。兼工水墨画，著有《望问忆记》。

陈寄生，据《医籍考》名士奇，钱塘（今浙江杭州）人，著《痘科扼要》。

李炅，字之英，钱塘（今浙江杭州）人。宋名医李信十三世孙。精痘科，遇险逆证，辄应手愈。其言曰：医者用药如布棋，须占定先着，若见某证，始议用某药，所谓以药候证，毋以证候药也。

谈金章，字心撰，号黄郭，嘉兴人。1661 年著《诚书》16 卷、《诚书痘疹》3 卷。

潘镜铨，字一铭，景宁人。尤精痘科。享寿 89 岁。

傅为格，康熙间金华人。精治麻痘，活幼甚众。

喻恭校，嵊县人。善医，尤精痘科。

周承新，字子行，山阴（今浙江绍兴）人。专习岐黄，凡婴儿痘诊，遇有危症，无不获愈。

陈瑛，分水人，著有《痘科要诀》。

许金铉，字宰甫，一字鼎象，天台人，邑诸生。尝论痘疹用药，随乎时地，并取从前名医经验诸方编成《痘疹证治》。并将方证，撰为歌诀，分以日期，乃有功幼科之作也。子文林，字守联，亦以医世其家。

骆卫生，山阴（今浙江绍兴）人。维均后裔，医有盛名，不独有称于山阴（今绍兴）、会稽（今绍兴）间，即嵊县、诸暨、新昌等偏僻山民亦无不知有接龙桥儿科者。著有医案 10 多册，未梓。子保安、国安、静安皆克绍父业。

景瑞璇，字佩玉，号朴庵，余姚人。为周巷景氏儿科开创者，与花墙门吴氏儿科齐名。景氏善治小儿科，应手奏效。患者褓负提携，医门如市。著有《幼科证治真传》。

景炼之，字心丹，号补堂，瑞璇子，余姚人。精儿科，著有《医学知新》。

应统枚，字德遒，鄞县人。习医精儿科，诊治不择贫富，不避寒暑。著《治疹要言》。

邵诚基，字松年，鄞县人。有医名。撰有《治痘疹一权手》，皆述其祖备五之言。

黄传琏，字令玉，清道光间台州人。殚精《灵枢》《素问》，洞察肺腑，尤精治痘，延视者，无不立效。志在济人，未尝取值，厚馈者必却焉。居家孝友，尝以俭德训其子弟，卒年 86 岁。

朱载扬，字克珐，号丹山，清道光咸丰间仙居人。浑厚谨悫，博通经史，为邑中名诸生。精于治麻痘，人称“麻仙”。著有《麻证集成》4 卷。

曹寿人，天台人。与赵云龙友善，传种牛痘之方，改良古法，今小儿科多用其术。

密明坤，生于清嘉庆七年（1802 年），卒于清同治元年（1862 年），享年 59 岁，慈溪人。受业于台医院密文远，长于妇、儿科。子叔豪，继其业。

谢心阳，字永琦，萧山人，著有《麻疹合璧》。

张廷章，平湖人，著《痘客解》（一名《手批救偏琐言》）。

陈沛鹤，镇海人。精于医，邻小儿病气逆将埋矣，用菜油蘸芯燃儿脐，儿惊动，又遍针，遂能啼。

范洪宿，字炳如，宁波人。攻医，精痘疹。婴儿经其治，多所全活。岁疫疠，郡太守开局施药，洪氏精心炮制，铢两不苟，赖以活者甚众。

杨予桔，余姚人，以小儿医名。幼喜读书，得《幼幼集成》一书，遂精其艺，人争延之。望色听声，能识时医所不识，决病孩生死。一日赴桑家诊毕留饮，一童子居下，桔目视之，曰：顷所诊儿易活耳，此童将不治。桑氏以童子初无所苦，未信，后果如所言。晚年检所出方著为论说，附于《幼幼集成》，又删原著未惬而补其不备，授子烈。烈守遗书，赏用其术，以愈病者，后因火灾毁书，因而失传。

沈望桥，太平（今浙江温岭）人。擅医术，尤精麻痘。著有《治麻方书》，医家秘之枕中，挟以射利。

赵兰亭，天台人。清同治时，乐善好施，不惜重资，辗转购取，手辑付梓，名之曰《沈氏麻科》。

胡绍泉，宁波人。精儿科。

朱世于，生于清道光十八年（1838年），卒于清光绪九年（1883年），享年45岁，浦江人。祖传儿科，治麻痘有专长。

王泊，字沧庭，归安（今浙江湖州）人。道光咸丰间以善治婴儿痘疹、惊风，知名于时。

楼岩，字永千，萧山人，精儿科，所治立效。著有《幼科明辨》《杂志辑要》。

金澍，字具瞻，海宁人，徙居海盐。善医，精儿科，视病贫家，凡遇危症，终夜不寐，家人窃听之，但闻翻书声，以是得十全。著《本草分剂》，颇多发明。卒年69岁。

钱沛，字锦江，嵊县人。太学生，授通议大夫。为五朝吴越王钱镠后裔。好藏书，尤究心医药，采辑良方，制刀圭以疗疾。慨治麻疹之无专书，为保婴儿，在西宾赵月航协助下，将家传麻疹手抄本详加补辑，定名《治疹全书》，刊行流传。卒年53岁。

蒋国桢，字政齐，新登人，辑《幼科症治全书》。

谢天锡，金华人。著有《痘疹证治》1卷。

徐琛，字良璧，金华人，治婴孩科奇验。

程延泽，字守先，开化人。三世业医，至延泽尤精，小儿痘科尤为擅长。

赖万南，生于1838年，民国十九年（1930年）尚在世，寿昌县（今建德）人。业农，精医，擅儿科，不取酬，郡人称德。

张贯廷，生于清道光二十二年（1842年），卒于1927年，享年85岁，开化人。擅长小儿麻痘，兼治杂病。传有治麻痘经验谈28条，刊于《开化科技中医专辑》第1期。

吴绍康，别号"御妹先生"，生于清道光二十九年（1849年），卒于1935年，享年86岁，兰溪人。继祖业，擅长儿科麻痘，兼通妇科。

石少衡，新昌人。同治时邑庠生，精大方脉，凡遇疑难重症，多能起死，就诊者很多。某年麻疹盛行，少衡家儿孙均患是症，有外小将痘麻专科者私语人曰：少衡家之麻疹，非我莫治矣。少衡闻之，泰然曰：人患医理不明，医理苟明，麻疹一证，有何难事？于是秉烛达旦，披阅麻书二日，出方治疗麻疹，无不尽瘥。从此，外小将麻疹专科，门庭冷落，一蹶不振。时有新昌县令3岁儿子，染麻疹告危，诸医束手，延少衡疗治，少衡酌用白虎汤加味，诸医骇然，谓：脉细如丝，肤凉疹隐，唇舌灰黑，显属寒证，倘投白虎必毙。少衡曰：不服吾药，至子丑时必现变证，挽救诚难。县令疑惑，不敢吞服。至子丑时，患儿果然厥逆昏迷，危在顷刻，诸医面面相觑，无法可施。再与少衡商，少衡曰：早服吾药，必不如此，仍服原方，更辅熏法透之，始克有济。乃用紫苏两斤，煎汤一锅，盛入大盆，盆上置架，置儿架上，再复以被，逾时，脉透厥回，麻疹尽透，调理数日而愈。晚年著有《麻科准绳》，未刊。

吴观乐，又名日盛，字审音，号聘卿，生于清道光三十年（1850年），卒于1931年，享年81岁，龙泉人。清同治十三年（1874年），子患天花，几不救，又痛母逝，遂弃儒从医，拜投名师之门，精读医典，擅长麻痘，名噪一时，著有《脉论》。

陈几贤，号屏麓，东阳人。中年专习岐黄术，尤精幼科，活人无算，乡邻尊敬他。

陆紫箕，桐乡人，清咸丰、同治间儿科医，著《分经察纹法》，颇有独到之处。

陈季桐，鄞县人，为天台赵兰亭门人。其师善治痘疹，清同治年间，痘疹流行，知府边葆诚延赵兰亭至郡，于鄞县设立牛痘局施种，活人无算。季桐著有《牛痘余论》1卷，补《邱赵牛痘三书》的遗漏。

闵光瑜，字韫儒，号韫如，乌程（今浙江湖州）人。善治痘，著《伤寒明理论》。

金芝石，桐乡人，精儿科。

潘宝珊，字寅亮，号裕铭。生于清咸丰癸丑（1853年），卒于1935年，享年82岁，瑞安人。喜读书，好骑射。稍长，精孙吴兵法，动穷其奥。20岁赴县试，取冠群曹。未几，废科举，乃慨然弃举子业而从事岐黄，探源溯委。开设天益堂药店，市药济众；擅长痘科，就诊者很多。邑人有扁鹊复生之称。子祥霖，继承家业。

徐志仁，原名道备，生于1853年，卒于1934年，享年81岁，泰顺人。世传医业，曾祖彬公，祖父吕熹，医名皆著。徐氏幼承家学，潜心《审视瑶函》《秘传眼科龙木论》《幼幼集成》等书，故平生擅长眼科，兼治儿科。某年，景宁天花流行，众心惶惶，求治者甚众。凡有所邀，莫不徒步往诊，为民治病，不辞辛劳，被景宁民众称赞。著有手稿《新方八阵解》。

张舟，字济川，浦江人。通儒精医，擅长儿科，著有《济川麻书》。

张绥之，浦江人，廪贡，精通医理，著有《医学撮要》。

林楚材，生于1854年，卒于1904年，享年50岁，瑞安人。精儿科，撰有《改良痘科》。

姚含芳，名加熙，号含邦，生于1855年，卒于1935年，享年80岁，庆元县松源镇南门村人。少习医药，勤奋善学，医理深渊，以种痘及善医麻疹天花而驰名乡里。其子姚成典（1904～1940年）承父业，设同和堂坐堂行医，在诊治内、儿、麻痘方面与父齐名。

范筱香，字玉芝，人称"铁行先生"，兰溪人，生于1860年，卒于1942年，享年82岁。祖传儿科，善治疳积、麻疹、时病、痉厥。

金殿策，字庭采，海宁人，精幼科，尤善治痘。

陈恕，字子和，嘉兴人，著《妇科述古》。

曹子芹，原名庆锵，以字行，生于1864年，卒于1962年，享年98岁。少随曾祖习医，擅小儿麻疹专科，光绪间在温州行医，名扬民间。年届90岁犹能健步应诊，平生恬淡养生。

阮樟清，字瑞铭，清光绪时兰溪人。祖传业医，擅长儿科，悉心研读《幼科心法要诀》，善疗麻、痘、风、痰、食。

阮怀清，字秉文，生于清同治八年（1869年），卒年59岁，黄岩人。幼习儒，旁通医学，又求学于太平名医履韩石，故医名甚著，而求诊盈门。怀清见孤寡贫乏，必先拯治，乡里皆重其学术，尤重其行谊。精内科，尤擅儿科、痘科。急症漏夜敲门，即提灯往救，雪夜著草履，至于踝际血出起泡，或劝用肩舆，曰：山乡苦瘠，舆往徒耗其费，吾足虽苦，心则乐也。治病用古方，服者多应手奏效。生平临证笔录，衰然成书，晚年手加核校，分门别类，有《阮氏医案》4卷。中华人民共和国成立后，由其孙献赠浙江省中医研究所。子师彪、师舆、师霞，皆以医世其家。

张升蛟，字潮青，归安（今浙江湖州）人，著《痘疹前编》14卷、《痘疹后编》4卷。

邢伟，吴兴（今浙江湖州）人，著有《痘疹治案》。

刘恒龙，字兰亭，桐乡人。以用药峻猛，故称"火药刘"，著有《药性考》《痘疹全书》《小儿心蕴》。

沈明儒，字仰川，德清人。精幼科，90岁高龄仍治病。

任经，字抑斋，钱塘（今浙江杭州）诸生。任氏自南渡以来，世业小儿科，故经能继其业。

李育元，字瑞庚。家世御医，以小儿科著名，门庭如市。为人孝友，且慷慨好施。

汪竹安，字家振，绍兴人，是绍兴汪氏儿科第一代医家，师承绍兴断河头的名医魏本府。1895年，在断河头家中悬壶济世，专治儿科。

林颂壬，字松樵，瑞安人。精痘科，为邑开种痘先声。

郑启寿，字卜年，鄞县（今浙江宁波）人。生平乐善，贫病者，常慷慨济之。一日遇异僧，殷切待之，乃秘授瘄疹治法，于是旦夕研究，颇有心得，遂专以瘄科济世。郑氏认为瘄疹之起，多为感受时行，气候煊热，因而沿门履巷，遍相传染。其病机为手太阴肺经、足阳明胃经火热炽盛，达无出路，郁于肌肤所致。治疗提倡疹宜清凉透解。无论咳嗽气喘、寒热汗战、产妇出疹、小儿痘疹相连等，宜其症以治之，所试辄效。行医宁、台两郡数十年，全活婴孩无算，人称"瘄科神医"。撰有《郑氏瘄略》一书，详论瘄疹之治法，后因散佚，原版也遭回禄之灾，始由宁波二络居士于同治庚午（1870年）再版。子蓉塘、孙行彰，均承先业，皆有盛名。

郑德滋，字蓉塘，启寿之子，鄞县（今浙江宁波）人。擅痘瘄科。将其父的《郑氏瘄略》为之删补，撰成《瘄科保赤金丹》，光绪庚子第二次刻本。

郑行彰，启寿之孙，鄞县（今浙江宁波）人。继承祖业，以瘄科负盛名于甬上。

沈望桥，宁波人，善治痘疹，著《沈氏痘疹方》。

徐自俊，字方麓，余姚人。精儿科，著有《痘疹要论》。

陈奕山，宁波人，儒而通医，撰《痘疹辑要》，曹炳章集古阁藏有抄本。

毛世庚，生于清同治九年（1870年），卒年不详，江山人，擅长儿科。

陈永松，生于1870年，卒于1951年，享年81岁，东阳人。善治麻疹，名播永康、缙云间。

赵琴，字蔼堂，小名瑞华，生于清同治十年（1871年），卒于1933年，享年62岁，浦江人。世代业医，承家学，擅长儿科，兼长内、妇科，颇有医名。

黄永松，清光绪年间在世，武义人。精医理，尤长痘科，活人甚多，知县皮树堂于光绪戊寅购匾嘉奖。

朱勋通，字寿康，又名弗庭，生于 1871 年，卒于 1959 年，享年 88 岁，永康人。秀才，通医，贫而病者，兼施药饵，人咸德之。晚年抱病应诊，以麻科享名。

高泚苹，生于 1876 年，卒于 1954 年，享年 78 岁，德清人。世业儿科，至泚苹已术传四世，故技愈精而名更震。家传化痰散，救治惊风痰热甚效，兼擅内、外科，亦颇有经验。

郑莱荪，字阿来，生于清光绪二年（1876 年），卒于 1942 年，享年 66 岁，原籍镇海，后居定海。承其叔祖、叔堂训，以医为业，精究儿科。对《幼科心法》有较深研究，强调小儿病应预防、早治，用药主张量小、味少，太过则损稚体。尤擅治痧，且不辞辛劳，奔波于乡村、海岛之间，为幼儿种痘，民间呼为"痘痧阿来"。

吴晓山，生于清光绪三年（1877 年），卒于 1949 年，享年 72 岁，宁波人，秀才。后潜心轩岐，虽无名师传授，发愤攻读，终成良医。中年悬壶鄞县，医名渐噪，临证数十年，于痧疹一道，尤有心得。尝谓：痧疹之受害于无识也。于是采撷良方，著《痧科指南》一书。

孔赏斋，1923 年前后在世，萧山人。世以儿科著名，至赏斋已薪传八世。初悬壶时，年轻胆壮，用大刀阔斧之剂治疗小儿疾病，以致个别病儿夭折，八世儿科门帖亦几被捣毁。由此自责学术粗疏，发愤苦读。精研《幼科发挥》，并结合祖传儿科经验，苦学有得，再悬壶行医，起死回生，医名大噪。40 岁后，鼎盛一时。

喻晓承，生于 1881 年，卒于 1940 年，享年 59 岁，嵊县人。继承祖业，为孝子坊祖传小儿科第七代，精于儿科。对麻、痘、惊、疳等常奏良效。为人清高，不趋权门。20 世纪 20 年代，嵊县成立神州医学会，在清节堂设施医所，晓承欣然加入，先后免费施医 10 多年，赤贫之家颇受其惠。1940 年日寇轰炸嵊邑，晓承为炸弹震伤，自此体力日衰，卧床不久辞世。

徐仙槎，生于 1881 年，卒于 1954 年，享年 73 岁，绍兴人。世业儿科，传至仙槎已是十二代。仙槎聪颖过人，勤奋好学，15 岁随父静川习医，尽得其传，父殁，随入越城悬壶，屡起危症，而名噪一时，誉满浙东。仙槎善诊，用药少而精，剂量轻重有方。中华人民共和国成立后，每逢"六一"国际儿童节，免费诊治。著有《婴科证治概要》等。

张正佩，号玉音，生于 1887 年，卒于 1956 年，享年 69 岁，瑞安人。随父学医，擅长麻、痘科。见贫穷病人，解囊相助，遇危急病人，不辞辛劳。著有《保名堂麻痘集要》。

尹则卿，清光绪年间宁波人，著有《种牛痘须知》一书，他把种牛痘的方法传给了美国人嘉约翰医师，为中美医药学交流写下了美好的一笔。

史锡节，会稽（今浙江绍兴）人，对小儿痘疹颇有心得，著有《痘科大全》3 卷。

周泳涟，字介溪，生于 1888 年，卒于 1967 年，享年 79 岁，云和人。师承祖传，擅长麻痘，行医 60 多年，盛名云和、龙泉一带。

李纯益，号阿明先生，生于清光绪十六年（1890 年），卒于 1971 年，享年 81 岁，慈溪人。其父李杏村著有《温病条辨歌括》，未梓。李纯益继承父业，行医近 60 年，精内、外科，尤擅儿科，用药轻灵，门人胡仁勋传其业，专治外科。

程道生，又名福清，生于 1892 年，卒于 1948 年，享年 56 岁，开化人。初随父行医种痘，后悬壶江西婺源、景德镇一带，每遇重危症，多获奇效，声名大扬。

吴桂岩，字肇东，生于 1892 年，卒于 1976 年，享年 84 岁。祖传医术，壮年患肺痨，遂赴上海医治，其间又得名医传授，学术经验日益娴熟。长于温病，服膺叶天士、丁甘仁。擅治内、妇、儿疾，以治小儿诸疾著名。如治患儿吴某吐泻肠厥案，投以五苓散加参，两剂悉平。

吴锦赍，生于清光绪二十五年（1899年），卒于1942年，享年43岁，慈溪人。世以儿科传家，已历八世，人称"花墙门儿科"，代有良医。《余姚六仓志》记载："周行景氏儿科与花墙门吴氏并有名。"

薛学臻，字伯勋，生于清光绪二十七年（1901年），卒于1971年，享年70岁，瑞安人，从父习医，擅长幼科，兼通历法。

陈林呈，生于1902年，卒于1953年，享年51岁，青田人。三代业医，而林呈医技最好。善治小儿痘疹、惊风，乡里有"陈一帖"美誉。

第三节 民国时期浙江中医儿科

一、名 医 名 著

民国时期，浙江省内各地均活跃着儿科医生，其中尤以治疗痘、麻为长。

孔赏斋，萧山人，世以儿科名家，时已薪传八世。初悬壶时，因年轻胆壮，每用大刀阔斧之剂治疗小儿之疾，以致夭折者有之，连八世儿科门帖亦几被捣毁。由此益自责学术粗疏，遂发愤苦读，精研《幼科发挥》，并结合祖传儿科经验，再悬壶行医，起死回生，于是医名大噪，在40岁后（20世纪20年代）鼎盛一时。

李张冬英，生于清光绪二年（1876年），卒于1943年，享年67岁，宁波人。冬英自奉李氏后，从其翁祖李镜清，学习李氏世传小儿针术。李氏小儿针科当时已相传七世，以小儿推拿针刺配合方药治疗为主，颇具特色，擅长惊风、疳证、积滞及新生儿疾病，如不乳、破伤风等，颇有效验。冬英聪颖，经口授心传，尽得其术，悬壶应诊，屡起沉疴。对危候痼疾，能预测转归，贫病无力者，送医送药。因此声誉日隆，病家尊称"李老娘"。其女及族中姑、媳均传其术。

吴晓山（1877～1949年），鄞县人，出身秀才，虽无名师传授，发愤攻读岐黄，终成良医，于痧疹尤有心得，尝谓：痧疹之受害无识也。于是采撷良方，编成《痧科指南》一书。奉化毛耕莘（1898～1949年），浙江中医专门学校毕业，擅长麻、痘科，著有《麻疹汇编》。

张正佩（1887～1956年），瑞安人，随父学医，擅长麻、痘科，著有《保名堂麻痘集要》。民国二十年（1931年），由瑞安县城社团、士绅筹资，对1～6岁儿童开展健康检查。

高沚苹（1876～1954年），德清人，世业儿科，技精而名更震，家传化痰散，救治小儿惊风痰热甚效。

陈永松（1870～1951年），东阳人，善治麻疹，名播永康、缙云间。

郑莱荪（1876～1942年），字阿来，舟山人，强调小儿病应预防早治，常年不辞辛劳奔波乡村海岛为幼儿种痘，民间呼其"痘瘄阿来"。

许银汉（1872～1931年），龙泉人，而立中举后专攻岐黄，擅长儿科麻疹，著《儿科麻疹辑要》。云和周泳涟（1888～1967年），师承祖传，擅长麻痘，民国时盛名浙西山区。青田陈林呈（1902～1953年），三代业医，善治小儿痘疹、惊风，乡里有"陈一帖"之誉。

民国时期，玉环县儿童罹患小儿贫血、浮肿、佝偻病极为普遍，急性传染病如麻疹、天花、水痘等常年可见，婴幼儿死亡率甚高。

二、医家学派

（一）詹氏儿科

詹氏儿科始于清朝，已传五代，达 200 多年。第一代詹志飞及其子詹起翔，以中医儿科为专长，名噪杭城。第二代詹子翔，以诊疾甚谨、疗效显著而颇具声誉，被称为杭城"国医"之一。第三代詹起荪，1940 年独立悬壶行医，专擅儿科，现已传至第四代詹乃俊及第五代詹起宏。

詹子翔，生于 1890 年，卒于 1954 年，杭州丰乐桥儿科世家。祖志飞与父起翔均以方脉名著。子翔幼秉庭训。行医 45 年，求诊者踵相接。民国时期，曾任杭州市中医协会会长。中华人民共和国成立后。对小儿麻疹、疳积、泄泻、咳嗽等常见疾病，更效如桴鼓。喜收集医书，每遇善本，不惜重金购归，手不释卷，珍惜珍藏。无力购药者，免除药费。炎夏备大量急救药品，免费赠送。有子，世其业。

1. 医疗特色

詹氏儿科注重小儿体质特点，在临诊中将小儿分为正常体质、肺气素虚、素体脾虚、素体脾肺两虚等体质类型，以利于临床辨治小儿疾病，并强调鼓舞、顾护脾胃气的重要性。用药方面强调清灵纯正，量轻味薄，慎用补剂[37]。詹氏曾自拟"定痫豁痰汤"治疗小儿癫痫。

詹起荪（1919～2009 年），浙江杭州人，出身于三世业医之家，首批国家级名老中医。詹氏从事中医儿科临床工作已 50 余年，曾先后担任浙江中医学院儿科教研室主任、教务处长、副院长。詹氏在长期医疗、教学、科研工作中勤勤恳恳，认真负责，成绩卓著。詹氏在学术上重视小儿体质特点，将其分为正常体质、肺气素虚、素体脾虚、素体脾肺两虚、素体脾虚肝旺等体质类型以利于临床辨治小儿疾病，以及强调鼓舞、顾护脾胃之气，用药清灵纯正，量轻味薄，慎用补剂的观点。临证特色重点反映詹氏治疗小儿外感咳嗽、小儿哮喘、小儿疳证、小儿惊泻的经验。他创立的"定痫豁痰汤"，使小儿癫痫病的疗效从控制进而治愈，治愈率达 90%以上。詹起荪学术思想及临证经验如下。

1）幼科诸疾，肺脾为要：小儿脏腑娇嫩，形气未充，对疾病的抵抗力较差，加之寒暖不能自调。乳食不知自节，一旦调护失宜则外易为六淫所侵。内易为饮食所伤。故临床肺脾两经病证最为多见。明朝著名儿科医家万全提出"肺常不足""脾常不足"，也就是对小儿所以多见脾肺疾病这一生理病理特点的概括。据此，詹起荪临证将患儿分为肺气虚、脾气虚、肺脾两虚等几种体质类型。如肺虚体质平时多汗，易感外邪。即便风寒感冒也不用荆芥、防风，以免辛散太过而伤肺气。仅用苏梗、藿香、金沸草等微辛微温微汗即可，外邪表散后必以玉屏风散之类益肺固表以扶助肺卫之气。肺脾两虚患儿肺炎后常易迁延、喉间痰鸣难消。肺部啰音久不吸收，詹起荪用姜半夏、陈皮、炒白术、茯苓等健脾化痰，炒苏子、枇杷叶、冬瓜子等肃肺降气，肺脾同治，培土生金而获效。此外。对遗尿、肾炎、紫癜、新生儿黄疸、婴儿湿疹等非肺

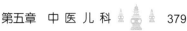

脾两脏病证，常从肺脾论治而获效。如遗尿患儿，虚者以黄芪、升麻、山药、益智仁、白术等补益肺脾，升提中气，下病上治；湿热实邪者用藿香、佩兰、陈皮、厚朴花、车前草等宣上运中，分消清利，每获良效。又如急性肾炎浮肿消退后，尿蛋白为主者以薏苡仁、茯苓、荠菜花、丝瓜络等健脾利湿为主；尿检红细胞久不消者常用桑叶、连翘、蝉蜕、玉蝴蝶、藏青果等宣肺利咽而收功。

2）用药轻灵，处方活泼：詹起荪以轻灵活泼之处方用药适应小儿"脏气清灵""随拨随应"之特性。临证具体准则有四：其一药质宜轻，其二药味宜薄，其三药量宜小，其四处方宜精。盖质轻之品宣扬透发，以上焦心肺之证尤为适宜，如桑叶、菊花、连翘壳、薄荷、竹叶等。轻清疏解之品起到轻可去实之目的。味薄之品无碍胃气，重浊易伐生生之气，正如叶天士所云："用有气无味之药可治无质之病，非若重浊厚味反致恋邪。"如治疗婴幼儿腹泻，詹起荪常选质轻味薄的扁豆衣、扁豆花、玉蝴蝶、荠菜花、藿香等既可宣化生机、升清降浊，亦可拨动胃气，促进药液之吸收，加速腹泻痊愈。用量宜小者，常用量为4~6g，重者不过9g，轻者2g。如黄芩苦寒，詹起荪认为少量有醒胃之功，其性则动，多量有碍胃之弊，其性则呆，故常用量仅2g。诸如枳壳、蝉蜕、玉蝴蝶、木香等也只用2g。息之药量过重不但药过病所，亦伤胃气，脾胃受损不能受药，怎可治病？而轻量轻剂因势利导，不伐无辜。方宜精练者，取药简力专，以免诸药纷杂，性味混乱而致相互牵扯，正如先贤张介宾所言："但能确得其本而撮取之，则一药可愈。"如小儿风热感冒有发热、咽痛、咳嗽、呕吐、腹泻甚至惊厥等，肺、脾胃、肝的见证，詹起荪抓住其外感兼食滞的病机，治以疏宣运滞之法，诸症悉平。又如过敏性紫癜反复发作，抓住湿热胶结夹感风邪，关键又在湿的病机，仿叶天士三仁汤意，从上中下分消湿热而痊愈。

要使处方活泼不呆，詹起荪认为调畅气机十分重要，无论外感内伤，在疏表、清热、豁痰、化湿、消导、补益诸法中无不配以芳香流通之行气药，使气机升降如常，邪去而正安。如治外感咳嗽在疏表宣肺中必佐化橘红、炒枳壳、厚朴花等理气化痰药，使肺气宣畅咳嗽转松，痰即随之而除。此乃肺主一身之气，痰随气动，气滞则痰聚，气顺则痰消故也。治小儿腹泻常配玉蝴蝶、陈皮、木香等疏肝理脾行气之品，复升降出入之常；对脾虚湿蕴引起的消化不良诸疾则常伍以藿香、制香附、大腹皮等香燥流动之品，使气机调畅，中洲斡旋，湿亦随之而化；在脾虚时更注意佐以八月扎、佛手片等流动之品使处方灵动活泼无碍胃气。总之，詹起荪处方用药以轻灵活泼而独具匠心，不仅疗效显著，而且药味清淡，苦味不甚，小儿易于接受，同时药价低廉，深受病家欢迎。

3）古为今用，不断创新：詹起荪先人三世业医，专擅儿科。在家父严训下，自幼熟读岐黄。尤其对儿科鼻祖钱乙《小儿药证直诀》及明朝著名医家万全《育婴家秘》等深得其要，理论功底坚实，指导着其后的临床实践。但詹起荪师古而不泥，善于应变，古为今用，不断创新，如治疗癫痫，创"定痫豁痰汤"，由天麻、地龙、僵蚕、郁金、当归、白芍、胆南星等组成，辅以单方朱砂猪心食疗法，总有效率达90%以上。对新生儿阻塞性黄疸从脾论治，在前人清利湿热的基础上，强调脾胃气机升降，发挥脾之健运功能以治黄疸之本，并适当佐以活血化瘀之品，使气行则湿化，血行则瘀除，常在茵陈汤中加藿香、香附、大腹皮、厚朴花等行气药及当归、红花、丹参等活血药。对于厌食症，詹起荪从当今营养状况出发，认为并非单纯虚证，多有不同程度夹湿夹滞的病理，为"脾虚湿蕴食滞"型，用藿朴夏苓汤化裁成运脾开胃汤，不仅治疗厌食显效，也可用于外感或腹泻后脾胃功能未复，胃纳不思者。从传统的补脾气进而为运脾阳的治疗方法，充分体现了小儿健脾不在补而贵在运的学术思想。

2. 经验二则

复发性过敏性紫癜，从湿热论治

小儿过敏性紫癜是以皮肤紫癜，消化道黏膜出血，关节肿痛和血尿为主要临床表现的综合征，中医学无此病名，可归属于"发斑""肌衄""血证"等范畴。本病临床易反复发作。詹起荪从湿热论治常获显效。

1）湿热胶结是紫癜复发的关键：詹起荪认为小儿过敏性紫癜容易反复发作之病机与湿热胶结，蕴阻中焦，内扰血分密切相关。小儿脾常不足，贪凉饮冷，湿阻中州，日久湿郁化热，湿热内蕴，加之小儿腠理不密，表卫不固，易感外邪。肝常有余，素体阳热，外感之邪每易从阳化热，与内蕴之湿热相搏，伏于血分，灼伤脉络，留于肌肤则发紫癜；湿阻气滞，郁于肠胃则腹痛；留注关节则关节肿痛；下灼膀胱则血尿；湿性黏腻，湿邪为病常缠绵难愈。本病之湿又常与风、热之邪相结，促使病情反复，病程迁延。因此临床所见过敏性紫癜患儿即便缓解后仍有四肢困乏，胸闷纳呆，口苦尿少等湿热内蕴之象，同时常因外感风邪引起急性发作而兼见发热、咽红、咳嗽等上呼吸道感染症状。说明本病的发生、复发除热邪外，与内蕴之湿、外感之风无不相关。

2）湿遏热伏当先化湿，湿去热孤：湿热胶结是湿遏热伏、热处湿中。热以湿为依附，湿不去则热不清，故治当化湿为先，使湿去热孤。由于三焦气化失司是内蕴湿热的病理基础，故治湿又当以调畅三焦气机为首要环节。正如《柳宝诒医案》中指出："湿热两感之病。必先通利气机，俾气水两畅，则湿从水化，热从气化，庶几湿热无所凝结。"詹起荪仿叶天士轻淡宣通湿热之法，选杏仁、清水豆卷、桑叶、菊花、前胡等药轻开肺气以宣上焦；用藿香、佩兰、石菖蒲芳香化湿及苍术、白术、姜半夏等苦温燥湿以和中焦；用茯苓、薏苡仁、忍冬藤、灯心草等淡渗利湿以通下焦，并适当佐以枳壳、郁金、陈皮、制香附、大腹皮等行气之品，以增强其通阳化湿之功，使三焦气机宣畅，湿热之邪从上中下分消。

3）清透血中伏热，以防复燃：在分化湿热、宣畅气机的同时，不忘清凉透泄血中伏热达到防治紫癜复发之目的。常配以蝉蜕、僵蚕两味虫类药。盖蝉蜕性微凉，擅解风热，清代温热学家杨粟山称其轻清灵透，为治血病圣药；僵蚕味咸辛而性平，具有散风泄热，平肝解毒之功；詹起荪认为蝉蜕伍僵蚕能发散诸热，清透达邪拔毒外出，使湿热胶结壅遏于肌肤内伏于血分之紫癜透而达之、泄而清之。据现代药理研究，蝉蜕与僵蚕均具有类皮质激素样作用。临床实践证明它们有激素样作用而无激素样副作用，是治疗小儿过敏性紫癜辨病与辨证相结合用药的良好选择。

3. 哮喘从肺脾论治

小儿哮喘的发病主要由于肺脾常不足，痰饮内伏，易为外感所犯而引发，往往由于小儿肺气不足，卫外不固，为外邪侵袭；更由于小儿脾胃气不足，运化功能不健，滋食厚味助湿酿痰造成发病的基础。"肺为聚痰之器，脾为生痰之源"，故詹起荪提出发作时以宣肺豁痰、和胃降逆为主，缓解时以益气固表、理脾扶运为治。

（1）发作时以宣肺豁痰、和胃降逆为主

詹起荪认为小儿哮喘发作主要关键在外有邪气侵袭，使肺失清宣肃降之常，内为脾胃气机不利，痰湿蕴郁不化，胃失和降，致使痰阻气道，呼吸不畅，咳嗽喘逆不得平卧。故治以清宣肺邪、肃降痰浊。方用旋覆代赭汤加减，药用旋覆花、代赭石、蝉蜕、竹沥半夏、地龙、杏仁、化橘红等宣肺豁痰、和胃降逆之品。若风寒为重者加紫苏梗、藿香等辛温宣化；若风热为重则加连翘、桑叶、菊花等辛凉宣化。

（2）缓解时以益气固表和理脾扶运为治

詹起荪认为小儿脾肺常不足，肺主一身之气，肺气与宗气的生成密切相关，宗气是水谷之精气与肺吸入之气相结合而成，又通过心脉布散于全身，以温煦四肢百骸、皮毛肌肉，并维持全身的正常生理功能。脾主运化、输布水谷精微，故称为后天之本、气血生化之源。而小儿脾肺常不足，卫外不固，腠理不密，易受外邪侵袭。脾胃运化功能未健，水谷精微易酿湿生痰。故在缓解期益气固表、理脾扶运实为治疗的根本法则；詹起荪常以六君子汤合玉屏风散加减为治[37]。

（二）宣氏儿科

宣振元，生于 1885 年，卒于 1947 年，杭州人，近代儿科名家。自学成名，求诊者踵接，尤以治小儿急慢惊风，闻名遐迩。

宣志泉，生于 1910 年，卒于 1977 年，享年 67 岁，杭州人。悬壶 50 年，为杭州儿科名医。宣氏秉受家业，攻读岐黄，未几渐露头角。宣氏儿科虽为家传，但能综合各家之长，不但擅治惊风，而且对小儿时病及杂病调理都有丰富经验，能起沉疴于顷刻。学宗叶天士、吴鞠通、王孟英、雷丰诸家，受雷丰《时病论》影响最深。认为小儿脏腑娇嫩，发病急，传变快，小儿温病更需抓住时机，达邪外出，防邪内陷，用药宜早不宜迟，即使邪在卫分，有时亦不必受先表后里之戒；采用安宫牛黄丸、紫雪丹、至宝丹也不必受病人营血之限，只要病有入营血之势，均可使用，每获良效。宣氏用药轻灵，喜用清凉。认为江南气候温和，小儿禀赋柔弱，腠理开泄，易感温邪，须以轻去实。重剂攻伐，易伤小儿稚阴稚阳，且易引邪内入。至于苦寒、温补，应十分慎用，以防伤阳耗阴。对杂病调治，多从肺、脾、肝、肾着手，重在薄味调理，反对滋腻呆滞之补，以发挥小儿生机蓬勃的自身恢复能力。

宣氏儿科以宣桂琪最为有名，浙江省名中医，浙江中医药学会儿科分会顾问。他从事中医儿科专业 40 余年，师承先父宣志泉先生，为杭城"宣氏儿科"第三代传人。他擅长中医儿科、儿科疑难杂症，尤其是小儿热厥、抽动症、多动症等疾病；为全国率先开展小儿热厥、抽动症防治的研究人之一，防治小儿抽动症在全国居领先地位。

1. 治疗小儿抽动-秽语综合征的学术观点

抽动-秽语综合征又称多发性抽动症，也是临床上较为常见的儿童行为障碍综合征，以面部、四肢、躯干部肌肉不自主抽动伴喉部异常发音及猥秽语言为特征的综合症候群。本病大多起自儿童时期，一般 5～7 岁起病，男女发病之比为（3～5）∶1。

抽动-秽语综合征诱因：围产期因素（生后窒息史、新生儿黄疸、剖宫产等），感染因素（上呼吸道感染、水痘、各型脑炎、病毒性肝炎等），精神因素（惊吓、情感激动、忧伤、惊险电视、小说及刺激性强的动画片、过度电子游戏等），家庭及其他因素（家庭离异、外伤、癫痫、一氧化碳中毒、过敏等）。

抽动-秽语综合征临床表现及特征：患儿频繁挤眼、皱眉、皱鼻子、噘嘴等；继之耸肩、摇头、扭颈、喉中不自主发出异常声音，似清嗓子或干咳声。少数患儿有控制不住的骂人、说脏话。症状轻重常有起伏波动的特点。其中约半数患儿伴有多动症，日久则影响记忆力，使学习落后，严重者因干扰课堂秩序而停学。抽动发作时意识清楚，部分患儿用意识可以短暂控制，入睡后症状消失。但在治疗过程中常因感冒、精神紧张等极易反复和加重。抽动-秽语综合征严重影响儿童的日常生活及身心健康。

目前，西医治疗均为控制症状，进行病因治疗的尚未报告，但其相应副作用较明显，如锥体外系不良反应、动作缓慢、肌张力增强、张口困难等，严重者可影响继续治疗，最终影响了本病的治愈。

2. 中医病因病机

鉴于目前治疗抽动-秽语综合征的状况，宣桂琪根据多年的临床经验，充分发挥中医中药的优势，运用辨证论治及整体观的原则，通过调整阴阳，标本兼治，针对性地选择不同法则，临床中取得良好的治疗效果。

宣桂琪认为，抽动-秽语综合征，中医文献虽无该病名的记载，但相关论述有：《素问·阴阳应象大论》中云："风胜则动。"《小儿药证直诀·肝有风甚》指出："凡病或新或久，皆引肝风，风动而上于头目，目属肝，风入于目，上下左右如风吹，不轻不重，儿不能任，故目连扎也。"根据其临床表现，可概括在中医"肝风、瘛疭、风痰、搐、颤、脏躁"等范畴。病因有先后天之分，先天因素是指先天禀赋不足，肝肾阴虚，阴津暗耗，筋失所养而致阴阳失调，如遗传因素、产伤、出生时窒息等；后天因素包括感染、头部外伤、情志不遂、肝气郁结、痰火内盛、心神不宁、心情过于激动等。先、后天因素共同作用，致使阴阳不相维系，即阴不足而阳有余，阳失制约而躁动，阴虚而致阳亢是本病主要的发病机制，本虚标实、上盛下虚为病理特点。

宣桂琪特别强调，抽动-秽语综合征，不论是身体任何部位的抽动，中医统称为"风"，"风胜则动"。所以临床上抽动症状反复与多样，这和"风为阳邪，其性善行而数变"有关。而喉中吼鸣，或秽语，或随地唾沫，这些属于顽痰作祟，痰阻气道，梗塞喉间而成。风动则火生，火盛则风动，风火相煽，则熏灼津液为痰而上壅，痰壅则气逆而窍闭。既可因风生痰亦可因痰生风，风痰窜动可致抽搐；痰阻气道则喉间痰鸣怪叫。总之，风、痰、火是本病主要致病因素。同时，宣桂琪又指出，由于久病入络、产伤及外伤等，也可导致瘀血阻络而抽搐。

3. 与五脏关系密切

宣桂琪又提出祖国医学素有"五脏藏神"之说，即"心藏神、肺藏魄、肝藏魂、脾藏意、肾藏志"，肝、脾、肺、心、肾脏腑功能失调是抽动-秽语综合征的发病基础。

（1）肝

本病虽与五脏皆有关，但与肝脏最为密切。肝为刚脏，以阴为体，以气为用，体阴用阳，主筋藏魂，主疏泄，主筋，开窍于目，其志怒，其气急，性刚强，喜条达而恶抑郁，为人体罢极之本。"诸风掉眩，皆属于肝"，故凡一切抽动、抽搐、震颤、痉挛，都属于肝风内动之证，属风邪偏盛之象；且风为阳邪，其性善行而数变，凡精神、情志之调节功能，与肝密切相关，若气机郁滞则肝气横逆，更有肝血不足，血不养筋，则肝风内动，四肢抽搐。

（2）脾

"脾为生痰之源"，脾主运化散精。小儿属稚阴稚阳之体，"脾常不足"，由于饮食所伤，健运失职，水谷无以化为精微，化源匮乏，五脏精气随之而虚，脾虚生痰，痰食交阻，中焦郁结，郁而化热化风，又有土虚木旺，肝亢生风，风痰鼓动，上扰神窍，流窜经络，则致抽动。

（3）肺

"肺为贮痰之器"，肺主气，司呼吸，肺开窍于鼻，外合皮毛，且肺为娇脏，不耐寒热，故感受外邪，常首先犯肺，临床常见上呼吸道感染后，风痰鼓动横窜经络，形成阳亢有余、阴静不足、平衡失制之病理，出现金鸣异常，形声不正。

（4）心

心主血脉而藏神，为精神之所舍，心属火为阳脏，以动为患，小儿生机旺盛，阳常有余，心火易亢，临床易出现心阴不足、心火有余、心神不守的病理改变。因饮食不当，营养不良，可造成小儿气血亏虚，血不营心，血脉不畅，心神失养；有痰浊久积不化，阻塞心窍，致心神不宁，神不守舍而抽搐、秽语。

（5）肾

肾为先天之本，肾藏精，精属肾，精是人体生命活动的物质基础，可分为先天之精和后天之精。先天之精禀受于父母，后天之精来源于后天的饮食水谷。人体由先天之精作基础，后天之精不断补助，两者相互依存，互相为用。小儿生长发育迅速，必须依赖阴精的充分补充，一旦阴精不足，精髓亏损，脑海筋脉失养，可致阴阳失调，则抽动不止；肾水不足又可出现水火不济，心神不宁之秽语、精神不集中等；肾阴不足，水不涵木致肝火独亢而诱发肝风，出现抽搐等。

因此，宣桂琪强调本病位在肝，发于心、脾、肺、肾。其中特点是发于心、脾者则人格思维障碍，发于肺者则喉闻异声，发于肾者则运动障碍，发于肝者则抽动。

4. 辨证分型与治疗

根据抽动-秽语综合征病因病机特点及临床特征，宣桂琪采用"虚则补之，实则泻之"的原则，"谨察阴阳所在而调之，以平为期"。具体运用以下分型与治法方药。

1）外感型：多见于外感（包括咽炎、鼻炎、上呼吸道感染）后出现眨眼、耸鼻、咧嘴、扭脖、异声、咽红、舌红苔薄黄、脉浮数。治宜疏风、清热、解毒，方用银翘散加味。

2）肝亢风动型：多由五志化火或六淫引发导致风阳翕张，出现摇头、耸肩、挤眉眨眼、噘嘴、喊叫、抬肩踢腿等不自主动作，频繁有力。伴以烦躁易怒，头痛头晕，咽喉不利，红赤作痒，或胁下胀满，面红耳赤，大便干结，小便短赤，舌红苔白或黄，脉多弦实或洪大有力。治宜清肝泻火、息风镇静，方用泻青丸合龙胆泻肝汤加减。

3）痰火扰神型：起病急骤，先有性情急躁，肝火暴涨，鼓动痰热，上扰清窍。症见头面、躯干、四肢不同部位的肌肉抽动，气力逾长，甚至骂人，神乱无知，喉中痰音怪鸣，烦躁口渴，睡眠不安，舌红、苔黄或腻，脉弦大滑数。治宜清火涤痰、平肝安神，方用礞石滚痰丸合涤痰汤加味。

4）脾虚肝亢型：若久病体弱，脾虚木旺则生风。症见抽动无力，时发时止，时轻时重，精神倦怠，四肢无力，面色萎黄，食欲不振，睡卧露睛，形疲性急，喉中有时“吭吭”作响，发出怪鸣之声，大便溏薄，小便清长，舌淡苔薄白，脉细弱无力。治宜扶土抑木、以平肝亢，方用钩藤异功散加减。

5）阴虚风动型：抽动日久，火盛伤阴，阴血内耗而水不涵木，出现阴风内动，筋脉拘急，水不制火，虚火上炎，虚烦低热，故常形体憔悴，精神萎弱，手足心热，挤眉眨眼，耸肩摇头，头晕眼花，肢体震颤，汗出便干，口渴唇红，时有喉中“吭吭”作响，舌体光红少津，脉细微弦。治宜滋水涵木、降火息风，方用三甲复脉汤加减。

6）瘀血内阻型：多有产伤、外伤史，“久病必瘀”。症见抽动日久不愈，或有头痛，或有面暗，肌肤甲错，口唇爪甲紫暗，或腹部青筋外露，舌质偏紫或有瘀斑。治宜活血祛瘀、平肝祛风，方用通窍活血汤加减。

7）阴虚火旺型：症见不自主的抽动，喉间“吭吭”声，挤眉、眨眼、噘嘴耸肩等不自主动作，形体憔悴，精神萎靡，口燥咽干，五心烦热，烦躁易怒，健忘盗汗，睡眠不安，大便干结，小便色黄，易外感，咽红，舌质红苔少，脉弦细数。治以益肾养阴降火、平肝息风，方用镇肝熄风汤合杞菊地黄丸加减。

8）心脾不足型：症见精神恍惚、悲哭嚎叫，伴有思维、人格障碍，头面肢体肌肉抽动，频繁短暂，面色少华或㿠白，胸闷心悸，善太息，气短，夜眠不安，失眠多梦，舌红苔白，脉细数。治拟养心健脾、安神定惊，方用参苓白术散合甘麦大枣汤加味。

5. 用药特色

在实际临床中，由于本病表现错综复杂，虚实夹杂，但宣桂琪从中医的整体观念出发，宗“治病求本”的古训，抓住肝为主要病变部位，不拘泥于一证一型，而是结合病因或实际临床表现，辨证论治，灵活遣方用药，每遇良效。以下是宣桂琪部分用药特点。

1）针对抽动频繁有力，摇头耸肩，挤眉眨眼，头痛目赤，烦躁易怒，脉弦有力者，选用天麻、钩藤、全蝎、地龙、僵蚕、羚羊角、白蒺藜、蝉蜕、白芍等，其中天麻、白芍养肝血，益肝阴，息内风，为养阴滋液息风之要药；全蝎、地龙清肝火，息风邪，祛风痰，除挛急；白蒺藜、蝉蜕、僵蚕、羚羊角祛风止痉，安神定惊；解痉后期少佐生地黄、玄参、麦冬以滋阴柔肝，特别加甘草伍白芍酸甘化阴以柔肝缓腹部挛急；柴胡、香附、郁金疏肝理气。针对发作次数较多，抽动症状重者，药用龙骨、牡蛎、珍珠母、石决明、代赭石等质重沉降之品，以降逆潜阳、镇肝息风，其中龙骨、牡蛎还可收敛外泄之津液；还可选用木瓜、伸筋草舒筋活络，缓解肢体抽动；更重者，加用全蝎、蜈蚣，两药辛温燥烈，走窜性猛，行表达里，无所不至，最能搜剔风邪，开痰行滞，解毒散结，但用量不宜太过。兼有口干咽燥、神烦易怒等肝火盛者，加栀子、郁金、夏枯草、黛蛤散、龙胆草、川楝子清泄肝阳之有余，条达肝气之郁滞。

2）对心经有热之夜眠不宁，梦语夜游，醒后不觉，兼见烦躁口渴、舌红、脉弦滑数诸症者，选用连翘、淡竹叶、蝉蜕、莲心、竹茹、酸枣仁等清心镇惊安神之品。对抽动次数频繁，尤其在精神紧张时伴有胡言乱语或重复别人言语等特点者，选用黄连、栀子、通草、竹茹、石菖蒲、竹沥、半夏、生龙齿等泻心开窍之力较强的药物，同时酌情选用张仲景之甘麦大枣汤以清热养阴，宁心除烦。

3）对脾失健运，痰浊内生，气机不畅，蒙蔽清窍，痰鸣秽语，以及抽动乏力，时发时止，精神倦怠，面色萎黄，舌淡苔薄，脉细无力等脾虚肝旺所引起的抽动症，"百病多由痰作祟"，除采用常规平肝息风外，选用健脾化湿之陈皮、茯苓、白术、法半夏的同时加用白扁豆、薏苡仁、防己、秦艽、木瓜等健脾除湿的药物；痰热盛者选用石菖蒲、人中黄、胆南星涤痰祛风，开闭散结，通络止痉；对迁延难愈者酌情选用党参、黄芪、白术、山药等补益之品；兼有食积苔腻者加用神曲、鸡内金、焦山楂。

4）对抽动日久，火盛伤阴，阴血内耗而水不涵木，出现阴风内动，虚火上炎，筋脉拘急，虚烦低热，舌体光红少津，脉细微弦者，选用鳖甲、龟板、生地黄、首乌、山萸肉、女贞子、阿胶珠滋养阴液以制亢阳，杜仲、桑寄生补养肝肾，牛膝引血下行，鸡血藤、丹参、川芎、夜交藤活血，通经活络，协调阴阳。注意力不集中、多动者加五味子、远志、益智仁。

5）对外感后抽动加重者，清除外邪与平抑内风同时进行，使风息抽止，着重选用金银花、连翘清热解毒以清上焦之风热邪毒，焦山栀、淡豆豉清热除烦，射干、桔梗、黄芩、玉蝴蝶清热解毒、利咽止痉以消喉部声音，辛夷、白芷、苍耳子疏风通窍以解除鼻部症状，菊花轻清上浮、清热明目以治皱眉、眨眼，葛根、桑枝生津解肌，于甘凉清热之中缓肌肉抽动，更伍桂枝汤调和营卫、酸甘化阴以柔肝。

除药物治疗外，宣桂琪特别注重患儿生活调理和心理卫生，减轻患儿心理压力，避免过度关注，饮食宜清淡而富有营养，忌辛辣及性寒伤脾之品，应尽量少看电视和玩游戏机，尤其是情节紧张刺激的节目更应节制，起居要注意冷热适宜，避免感冒；同时适当参加体育锻炼以增强体质及舒缓神志，以期提高疗效和减少复发。同时宣桂琪嘱家长、老师密切配合，多一分关爱和理解，保护他们的自尊心，给他们一个宽松的生活、学习环境，过分指责和埋怨于事无补，当症状有改善时，应给予鼓励，在患儿病情有好转时，应适时给予鼓励，以提高治愈的信心[38]。

参 考 文 献

[1] 朱德明. 浙江医药通史（古代卷）[M]. 杭州：浙江人民出版社，2013：35.
[2] 朱德明. 浙江医药通史（古代卷）[M]. 杭州：浙江人民出版社，2013：172.
[3] 朱德明. 浙江医药通史（古代卷）[M]. 杭州：浙江人民出版社，2013：78-82.
[4] 朱德明. 浙江医药通史（古代卷）[M]. 杭州：浙江人民出版社，2013：150-153.
[5] 朱德明. 浙江医药通史（古代卷）[M]. 杭州：浙江人民出版社，2013：71.
[6] 陈志源. 朱丹溪儿科学术思想初探[J]. 四川中医，1985（9）：7-8.
[7] 郑庆海. 中医儿科历史文献研究[D]. 哈尔滨：黑龙江中医药大学，2008.
[8] 程志源. 朱丹溪儿科证治特点管窥[J]. 中医儿科杂志，2019，15（4）：8-10.

[9] 裴曙亚. 张景岳儿科学术思想探幽[J]. 镇江医学院学报, 1995（1）: 49-50.

[10] 高梦鸽. 明代儿科学成就与特点研究[D]. 北京: 北京中医药大学, 2019.

[11] 王晓鸣. 论《景岳全书》"和略"与"和阵"在儿科的应用[J]. 浙江中医杂志, 2018, 53（12）: 905.

[12] 阎惠涵.《小儿则总论》译文[J]. 现代中医药, 1981（2）: 81-82.

[13] 罗菁, 王孟清. 从《景岳全书·小儿则》探析张景岳的儿科学术思想[J]. 中医儿科杂志, 2007, 3（2）: 14-15.

[14] 钱俊华.《景岳全书》"小儿则"探微[J]. 湖北中医杂志, 2010, 32（7）: 26.

[15] 杨继洲. 针灸大成（第2版）[M]. 夏魁周校注. 北京: 中国中医药出版社, 2008: 453-454, 459.

[16] 郝强.《针灸大成》儿科医案评析[C]. 中国针灸学会, 山东针灸学会. 中国针灸学会2014针药并用及穴位用药学术研讨会、山东针灸学会2014年学术年会论文集, 2014: 633-634.

[17] 王纶. 明医杂著[M].沈凤阁点校. 北京: 人民卫生出版社, 1995.

[18] 艾军.《明医杂著》辨治儿科疾患特点浅议[J]. 广州中医药大学学报, 2009, 26（2）: 194-196.

[19] 翟文敏.《小儿药证直诀》诊疗学术思想探析[J]. 时珍国医国药, 2010, 21（11）: 3035.

[20] 任现志. 钱乙"脾主困"及其脾胃学术思想探析[J]. 中医文献杂志, 2006, 24（1）: 12-13.

[21] 赵艳. 南宋医家陈文中儿科特色[J]. 中医文献杂志, 2001, 19（4）: 33-34.

[22] 张洁, 蔡华珠.《补要袖珍小儿方论》的学术思想[J]. 福建中医药大学学报, 2014, 24（1）: 66-67.

[23] 朱德明. 浙江医药通史（古代卷）[M]. 杭州: 浙江人民出版社, 2013: 435.

[24] 李今垣. 陈士铎的学术思想[J]. 天津中医, 1986, 3（2）: 44-47.

[25] 柳长华. 陈士铎医学全书[M]. 北京: 中国中医药出版社, 1999: 74.

[26] 陈士铎. 石室秘录[M]. 王树芬, 裴俭整理. 北京: 人民卫生出版社, 2006: 243.

[27] 傅沛藩, 姚昌绶, 王晓萍. 万密斋医学全书[M]. 北京: 中国中医药出版社, 1999.

[28] 罗田县万密斋医院校注. 万氏家传幼科指南心法[M]. 武汉: 湖北科学技术出版社, 1986: 6.

[29] 王小芸, 赵怀舟. 陈士铎论治儿科疾病重脾胃思想探讨[J]. 光明中医, 2012, 27（12）: 2400-2401, 2403.

[30] 柳长华. 陈士铎医学全书[M]. 北京: 中国中医药出版社, 2015: 26-27, 74, 203-204, 667-668.

[31] 陈润花, 张海鹏. 陈士铎"补火生土"论剖析[J]. 中国中医基础医学杂志, 2014, 20（12）: 1620-1621.

[32] 高鑫博. 陈士铎医籍提要与学术思想研究[D]. 合肥: 安徽中医药大学, 2016.

[33] 李今垣. 陈士铎的学术思想[J]. 天津中医药, 1986, 3（2）: 44-47.

[34] 周家颂, 严季澜, 李柳骥. 从痹证论治浅析陈士铎的儿科学术思想[J]. 环球中医药, 2019, 12（6）: 933-935.

[35] 朱德明. 浙江医药通史（古代卷）[M]. 杭州: 浙江人民出版社, 2013: 281.

[36] 朱德明. 浙江医药通史（古代卷）[M]. 杭州: 浙江人民出版社, 2013: 436.

[37] 盛丽先, 詹乃俊. 根深叶茂, 承前启后——詹起荪教授学术经验撷英[J]. 浙江中医学院学报, 1998（5）: 1-2.

[38] 陈祺, 宣桂琪. 宣桂琪名老中医治疗小儿抽动-秽语综合征[J]. 中医药学报, 2009, 37（3）: 43-45.

第六章 中医骨伤科

第一节 自古迄宋朝浙江中医骨伤科

一、中医骨伤科的由来

中医骨伤科是防治人体皮肉、筋骨、气血、脏腑经络损伤与疾患的一门科学。在古代属"折疡""金镞"等范畴。历史上有"金疡""接骨""正骨""伤科"等不同称谓。但骨伤科最初与外科合在一起，并称为疡医，如《周礼·天官》所记载。周代，医学分为四门：食医（营养医）、疾医（内科）、疡医（外科）和兽医。疡医又分为肿疡、溃疡、金疡和折疡，而骨伤科即后两疡：金疡和折疡，同时前两疡（肿疡、溃疡）中如骨肿瘤和骨的慢性感染与骨伤科也有关联，古代的疡医即主要指骨伤科。先秦时期，砭石是原始人类最初使用的医疗工具，有锐利的尖端或锋面。后世的医疗上常用的刀、针等由此发展而来。它主要被用来切开痈肿、排脓放血，或用以刺激身体的某些部位以消除病痛。隋朝太医署曾将骨伤科的治疗和教学任务归于按摩科，骨伤科首次升入太医院的教学殿堂，并延至唐朝。直至唐代才开始将伤骨科单独分离出来。因此有关伤骨科医生活动的记载较其他科目为迟。

在原始社会中，浙江人民由于劳动打猎等活动，骨折较多，骨伤科随之起源，后形成了丰富的理论体系，并成为一门独立的学科，是浙江中医学的重要组成部分。

二、宋朝浙江中医骨伤科

宋朝由于对人体骨骼系统解剖、生理认识水平的提高，促进了对骨创伤疾病的诊断和治疗，创伤骨科解剖生理得到了发展，诊断危重创伤的技术有较明显的进步，据《洗冤集录》论述，宋朝对创伤的检查、诊断，已注意致伤外力的大小、方向及致伤的部位、局部组织的变化、血肿情况和肢体功能等，以辨别伤情轻重。上述验伤经验源于临床医学和法医学检验经验的积累，对骨伤科创伤的检查、诊断有着重要的价值。例如，受伤局部血肿的颜色、范围、形状、出血与否，即可判断受伤暴力的大小及伤情的轻重。还记载了跌死、塌压、牛马踏、车轮压死等证候的诊断和人身致死的要害部位，均对骨伤科的发展产生积极影响。宋朝将医学分为九科，其中疮肿兼折疡和金镞兼书禁二科系属于骨伤科范畴。元朝十三科有正骨兼金镞科。

三、嵇　接　骨

浙江骨伤科最早记载出自南宋时期，即当时的嵇清。嵇清，字伯仁，是南宋浙江一位"善疗金疮骨损"的骨科名医。他的父亲也是一位汴京（今河南开封）名医。嵇清的精湛医术是"世传秘本"。因宋室南迁临安（今浙江杭州），嵇清随同他父亲南渡临安。在南迁的路途中，他父亲为许多逃难的军民医治疾病。由于医疗工作繁忙，他父亲不得不请嵇清帮忙或代治。他小小的年纪便得到父亲的教诲，医术大有长进。立足临安后，在州桥旁开了一个医药店。《两浙名贤录》说："日有扶疾就视者，续断起废，辄见奇效。"成为一名骨科名医。据明朝《万历临安府志》记载，他在临安以骨科远近闻名，群众前来医治，他都认真治疗，深受百姓欢迎。人们称他为"嵇接骨"。民间相传他的药铺开在中河东面，门口没有桥相通，因此到他的药铺看病十分不便。他正想积蓄资金，在药铺门口的中河上造一座桥，以便病人就医。恰好宋孝宗恢复中原，亲自骑射训练，不慎落地跌伤，摔断脚踝骨。御林军急忙将宋孝宗抬回皇宫中，御医不能治愈，十分着急。有人推荐嵇清。孝宗立即召他入宫，他妙手回春，很快接骨治愈了皇上的病。孝宗赐他金银，他不要，只提出在药铺门口造一座桥，以方便病人就诊。孝宗马上命令工部主持此事，一座古朴典雅长约140米、宽约2米的石拱桥很快建成，人们把它称为"嵇接骨桥"，至今尚存。嵇清医名，中外益重[1]。

四、绍兴"三六九"伤科

南宋定都临安，从北方带来一大批太医院医官及家属安置绍兴，使绍兴成为南宋时期医药业的中心之一，出现了闻名绍兴民间的"三六九"伤科。绍兴"三六九"伤科，世居山阴（今浙江绍兴）下方桥禅寺里西房，故又称"下方寺里西房伤科"，为浙江著名的伤科世家，它比顾氏伤科的历史更为悠久、名声更大。它沿袭已20多代，迄今已有800多年历史，支派繁衍，代有传人，在民间深负盛誉。

绍兴"三六九"伤科源于少林，据《下方寺里西房秘传伤科》序中记载：其鼻祖嵇幼域，字霞坡，早年拜少林武师徐神翁为师，授其武功及医术，后护驾绍兴，悬壶行医，堂曰："善风草堂"，不久医名鹊起。嵇公幼域收授孤苦贫孩，传艺授徒，创"下方寺里西房伤科"，著《秘传伤科》为寺中传钵。子嵇绍师承其业。直至明清间，其中一支迁来山阴居下方禅寺，创立"下方寺里西房伤科"，宏达祖师授钵于南洲和尚，再传张梅亭、王春亭。梅公因家道贫寒，自幼入寺，因敏悟超群，颇得住持青睐，故独得秘传，医名渐噪。梅公不但医术高超，而且医德高尚，为照顾远道百姓求诊方便，亦解决下方寺应诊不暇的局面，特遣师弟、徒弟，或亲自出门远诊。每逢农历二、五、八赴萧山县城坐诊，一、四、七在寺中候诊，三、六、九亲自到绍兴府宝珠桥河沿坐诊。后竟以"三六九"伤科闻名于世。梅亭之后，其孙张凤鸣、徒弟王俊林水平更高。现将"三六九"伤科临床特色简介如下[1]。

（一）四诊五参、尤重按摸

"三六九"伤科，以完整的诊疗技术成名于浙东北。在诊断上重视望、问、闻、切，全面

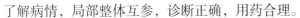

了解病情，局部整体互参，诊断正确，用药合理。

1）望诊察局部，观畸形。在望诊方面着重观其损伤部位的形态变化，即损伤后有无明显畸形、肿胀程度、肤色变化，更察其神色，以知其病的轻重、病势转归，尤其对畸形更为重视。察局部，当辨致命之处与非致命之处。并绘图描写致命之处共 22 处，告戒后人致命之处致命伤，尤宜慎重。

2）问诊参病史，损伤重病因。对骨折损伤，除受伤时间、伤痛程度及功能障碍等均宜一一问清外，尚注重病史及体位，以便了解新伤与旧伤，结合损伤原因、体位，以辨伤势轻重及性质、骨折脱位的移位方向。针对病史新旧之伤，其处方用药则大不相同，对病情有关的过去史必须问清，以免误诊误治。

3）闻诊听骨音，小儿闻哭声。听"骨擦音"一可辨骨折有否，二辨骨折之性质。《跌打大成》认为："小孩更宜闻哭声。"患儿及家属对病情陈述不清时，闻哭声轻重亦有一定参考价值。如摸到骨折处，其哭声必加剧。

4）切诊重按摸，脉诊尤合参。"三六九"伤科切诊重视按摸，更结合脉诊以判别病情，切脉在伤科中对判断气血的盛衰、病情的虚实、预后的顺逆也有重要参考意义。其重视脉诊方面，在伤科诸家中更为突出。"三六九"伤科对按、摸尤为重视，有"以手按摸之，自悉其情"的说法，通过按、摸可以明确骨折（骨断、骨裂、骨碎）、脱臼、伤筋等。认为望、问、闻、切四诊，重在切诊的按、摸，按、摸才能辨清内伤外伤、伤重伤轻或内重外轻或外重内轻、骨折脱臼、挫伤碎裂。这是少林秘传，只能心领神会，精心细究，才能正确诊断。

（二）内外兼治、辨证用药

"三六九"伤科在治疗上重视内外兼治，药针并施。除讲究手法外，对不同损伤采用不同方药。其一，手法。"三六九"伤科手法分拔、扯、摸、提、按、摩、推、拿八法。其二，法随病变。"三六九"伤科立法遣药，以调和气血，补益肝肾为常法。它强调："治伤以调气血为佳，续骨须补肝肾为法。"在治疗时始终体现通权达变，知常识异，法随病变的指导思想。如治疗损伤脱臼，除用手法、膏药、汤药外，还用针灸予以辅治。如开放性骨折或损伤，不仅调气血、补肝肾，还注重清创包扎，预防破伤风。根据不同程度的损伤、骨折的新旧、部位的异同、内服外敷掺药等方均有所异。如上肢损伤服上肢损伤汤，在下肢者服下肢损伤汤。内伤脏腑经络，气血不和者，根据上、中、下三焦，分投上伤汤、中伤汤、下伤汤。故有"内伤可服上、中、下三汤调治"说法。掺药末药，也视体位上、中、下分为三种药末，药随位异，这也是"三六九"伤科的一大特色。其三，固定方法有特色。"三六九"伤科固定夹板喜选杉树皮、松树皮，长短适度，柔软不伤筋肉，并且取料方便。小夹板除用薄竹片外，常用桑树锯成薄板，固定骨折处，取其既固定柔软，又祛风通络的优点。"三六九"伤科既强调正复固定，又重视"动静结合"，并注意到长期的固定会影响气血的流通，导致肌肉筋脉萎缩，关节活动不利等后果。其四，采集野生药材。因"三六九"伤科源于少林，用药原系和尚上山采摘或寺中自植。故药多喜用生品、鲜品，取其性野力宏、功专效速、直达病所。如生草乌、生川乌、鲜红夏、鲜南星、生白附、鲜赤芍、鲜羌活、鲜白芷等。方多世代相传，经历代验证筛选，择优去劣，灵验神效，活人无数，遗患极罕。使用了独特秘方制成的"三六九"伤膏，煎熬考究，要求老嫩适中，乌黑发亮，故功效卓著，与众不同。对跌打损伤、扭伤、闪挫、骨折等，均可应用[1]。

第二节　明清民国时期浙江中医骨伤科

　　明朝十一科中将接骨科改为正骨科，而除去金镞。清朝分为正骨科和伤科。明末清初，浙江战火纷飞，需要伤骨科，使该学科迅速得到发展，并达到鼎盛时期。这期间，一方面由于从事伤骨科专业的医生人数增多，其中一些内科医生也开始转向伤骨科，医生队伍的素质得到提高，临床经验不断积累和丰富。另一方面，医学基础理论的发展，尤其是朱丹溪的气血学说、赵献可的命门学说、张景岳的温补学说、王与的法医学等，直接指导了伤骨科的诊疗，促进了伤骨科医术的进步，从而使浙江伤骨科得以迅速发展，并开始形成两大流派。

一、名 医 名 著

　　吕恺阳，明朝仁和（今浙江杭州）人，擅长治疗骨折损伤，特别是治疗战伤、坠马、箭伤而昏厥的患者。《仁和县志》云：“吕立志济人，偶得异人传，专治折伤。每于武闱骑射有坠马箭伤，即敷以药，立苏，并不告以姓名。”说明其医德高尚。

　　余俊修，字兆秀，遂安人，清嘉庆时著《跌打精英》一书。

　　汤御龙，字荼光，乌程（今湖州）人，清乾隆三十三年（1768 年）武举人，治病多巧思，亦工诗文。

　　许楗，字叔夏，海宁人，清道光癸巳（1833 年）进士，曾著《析骨补遗考证》。俞应泰，字星阶，绍兴人，著有《伤科秘诀》。

　　黄岩沈国才，字楚藩，黄岩人，《黄岩县志》谓其“得伤科手术于闽人，接骨续脉，奏效如神”。

　　浦江洪继凭（1833～1898 年），浦江人，尝从太平军学得伤科整复手法，转之于世，遂有名望。

　　叶保泰，明龙游人，功于接骨之术，人有折足断臂者，保泰为剖解、刮洗，敷以药，妙合凑里，不数日，平复如初。

　　余俊修，遂安叶家人，精通医术。嘉庆时，知县张本赠长“术精手妙”额。所著有《跌打精英》。

　　徐瑞骥，字尊州，清常山里择人，祖传外科，凡跌打损伤者，经其治疗，无不奏效，骥从医不计酬金，县武洪公赐给“好行其德”牌匾。清乾隆九年（1744 年），洪水成灾，骥救出不少受淹而致伤的百姓，县令赠其“济涉津梁”牌匾。

　　劳双龙，字天池，生于明天启七年（1627 年），卒于清康熙三十七年（1698 年），享年 71 岁。双龙不事章句，豪侠心胆，尝为人抱不平，身罹入狱，狱中有犯积案者，自知难以得救，重天池任侠尚义，口授以伤科秘方。及出狱后，折节励行，即以伤科治病，专治跌打损伤，接骨入骱，声誉渐著。劳双龙著有《劳氏家宝》，在余姚周巷（今属慈溪）创建伤科，以接骨入穴名闻两浙，是劳氏伤科的鼻祖，子孙世其业，代有传人。

顾士圣，山阴（今浙江绍兴）人，医名遐迩。顾氏善伤科，调筋接骨，应手捷效。早年承袭少林寺学派，兼收南北伤科之长，医术兼收，法药并蓄，于调筋接骨一道，能机触于外，巧生于内，手随心转，法从手出。子孙操其业，至今八朝，世称顾氏伤科。传有《顾氏医案》。

汤御龙，字荼光，乌程（今浙江湖州）人。清乾隆二十三年（1758 年）武举人。世业外科，御龙精伤科，治病多巧思，亦工诗文。

俞应泰，字星阶，绍兴人，清代医家。本业儒，后其妻患螺疔，为庸医所误，一指脱落，死而复苏。乃发愤习医，内外兼长，并精伤科。著有《内科摘要》《外科探原》《伤科秘诀》（1935 年刊）。

严瑞雯，字灿云，号炼石，奉化人，习岐黄业，尤神伤科。时杨制军至奉，其书记曹某坠马折胫，邑人斗伤足骨，他医治之，足能履而跛，僧讼之官，复延瑞雯为其重接，足端正如故。邑令益奇其术，书"秘授青囊"为赠。

洪继凭，生于清同治十三年（1874 年），卒于清光绪二十四年（1898 年），享年 65 岁，浦江人。尝从太平军，学得伤科整复手法，传之三世，遂有名望。

黄圣科，字仁安，衢州人。太平天国时，衢城大军云集，圣科得某军医传，善治枪炮伤及骨折，腹裂濒死者，经其着手治疗，无不起死回生。其配合金创药中必用活土鳖虫如拇指大者雄雌一对，方着神效。且手法纯熟，以刀圭擅誉一时，人疑为华佗再世。子孙传其术。

沈国才，字楚藩，黄岩坦头人。国子监生。得伤科手术闽人，接骨续肢，奏效若神。其家人均通习手术，妇女至，则闺人出应之。踵门求治者，日常如市。国才娴技击，有胆略，尝督乡团，以兵法部署子弟，乡赖以安。子馨山，字芗生，传其术，益着声望，活人无算。光绪间，土寇猖獗，军士受巨伤者数百人，皆馨山力活之。镇军杨岐珍，郡守成邦干，俱有赠额。国才族子奏韶，同里梁芬，并传其术，有济人功云。

陆士逵，清顺治年间人，字玉如，宁波人，幼因嬉戏跌伤，就治于王氏而立志习医，师从王瑞伯学医，后复北游鲁、赵间，搜集奇术妙方，归甬悬壶，医名大盛，被誉为"浙东第一伤科"，子孙后代继承其衣钵，宁波陆氏伤科遂被人们称为世家，他将各种治疗伤损经验撰成《伤科》一书，书中详述各种跌打损伤、头颅外伤、内脏挫伤、刀斧伤、破伤风的多种治法，以及皮伤缝合法、脱臼手法复位法、骨折正复及夹板固定法，治法井井有条，他还着有《医经通考》。士逵第六世孙，银华，号延銮，精文兼武，擅治内、外损伤，医名盛极于浙东，尤为民众所赞赏，是着名骨伤科专家。

章正传，清道光三年（1823 年），他在黄岩开设中医伤科，擅长指法麻醉。

尚达芦（1853～1934 年），杭州二圣庙和尚，所治骨折、骨碎等症，全赖手法、膏药，施术前往往用手在患部按摩、推拿，甚至抬举较长时间，使患部发生麻木，所以治疗时不感疼痛，常常一次成功，无须复诊，因此远近闻名。

雷仁祥（1853～1934 年），又名大相，畲族，景宁县黄山头村人。草药医生，医武兼备。少年在遂昌学武功，并师授草药医治骨刀伤的医术。考取武秀才，其医技渐振，名扬景宁、泰顺诸地，人称"大相师"。中年在景宁县城童弄街设武教馆，带徒多批，习武医伤，徒遍县城、东坑诸区乡。其子雷宜林（又名义林），承父练武学医，其武功之盛，在 20 世纪 40 年代景宁县运动会上多次献艺，并在大均叶坑村设武馆带徒，草药医伤不亚于其父，中华人民共和国成立后参加医协会。曾孙雷茂祯、雷茂森亦袭祖从事草药骨伤专业。

张成惠，生于 1851 年，卒于 1936 年，享年 85 岁，新昌人。一生以伤科鸣于时，其医术精于手法，或辅以内服、薄贴，取效颇捷，人称"惠郎中"。行医 50 多年，后裔相传，已历四代。

顾杏庄，字二宝，晚年自号杏庄老人，生于 1855 年，卒于 1926 年，享年 71 岁，山阴（今浙江绍兴）人，为顾氏伤科六世医。二宝自幼随父顾风来习医，精伤科，擅长接骨入骱，著有《祖传药录》，成为家传秘籍，其子孙辈皆操其业。

胡绍昌，永康人，生于 1855 年，卒于 1948 年，享年 93 岁。擅长伤外科，著有《胡绍昌祖传医书》。

谢汉定，字河清，生于 1864 年，卒于 1961 年，享年 97 岁，龙泉人。怀有一身强功，生性爱抱不平，遍游江南，抗强扶弱。有四川遭劫获救者，酬赠伤科名著一集，嘱其务当研习，日后必有宏验。汉定着意揣摩，尽识奥理，以此治伤，俱获奇效。临诊善正骨，尤精手法，尝谓：手法者，伤科之首务，若手法不精，良药也无功。骨折脱位，审视按摩以断移向，正骨八法以复移位，早稳准巧以期速愈，以受伤之部位，伤力之大小，时间之久暂，揆度其轻重缓急虚实，辨证施治，外用内服，获效多良。医名遍及浙闽 10 县。

陈承芳，字寿图，号彭宸，生于清同治八年（1869 年），卒于 1939 年，享年 70 岁，景宁人。弃儒随父习医，对《外科金鉴》研究颇深，业精伤科，善治骨折、脱臼，精于手法，内服外敷，双管齐下，名驰毗邻各县。

沈裕生，生于 1884 年，卒于 1970 年，享年 86 岁，桐乡人。精伤科，兼通针灸，幼贫，以农为业，后学民间挑痧针灸。尚武术，善拳击。后得金华匠工指点，得秘传伤科方药，朝暮研究，并付之临床。行医 60 多年，求诊者舟楫相接，子孙世其业。

雷宜林，生于 1887 年，卒于 1961 年，享年 74 岁，景宁人。世系畲族，喜拳棒，业承祖传伤科。用土法，擅草药，接骨复位，手法精湛，疗效卓越。

袁镜蓉，约生于 1887 年，平湖人。有袁氏伤科之名，手法娴熟，精整复，对于软组织损伤，有"敷涂"秘方，效果良好。门人曾整理其经验编成《伤科摘要》，惜未付梓。

刘善福，生于 1891 年，卒于 1973 年，享年 82 岁，文成人。随祖父习医，专精伤科，善治跌打损伤，名闻近邻各县，1935 年曾在浙南山区为红军伤病员治病。中华人民共和国成立后，先后任瑞安县、文成县人民医院伤科医师，遗有接骨膏药方、跌打损伤内服方及外敷"止血丹"等验方。

周辅生，生于 1892 年，卒于 1975 年，享年 83 岁，嵊县人。以伤科为主，兼及外科。学宗陈实功《外科正宗》，不久在新昌开设中济医院。擅治枪伤，其自制膏药能吸出穿入肌肤的子弹碎片与土铳砂子。远近求治者接踵而至。20 世纪 40 年代，曾为浙东游击队伤员治愈弹穿肺部重症。

王治平，号国钱，生于 1893 年，卒于 1976 年，享年 83 岁，瑞安人。精拳术，世传伤骨科已三代，求正骨治伤者，络绎不绝。曾以中草药治愈"颅脑开放性外伤""股骨颈骨折"等疑难重症。

王岩琳，号石泉，生于 1893 年，卒于 1979 年，享年 86 岁，瑞安人。三代祖传伤科，在当地颇有声望。

陈文棠，生于 1895 年，卒于 1978 年，享年 83 岁，诸暨人。幼随父学医，擅伤科，尤以接骨复骱为精。陈氏行医 60 多年，享有盛誉，以"无仁爱之心难为医，无真才实学难为医，同行相斥难为医"为座右铭。

陆银华，号延銮，生于清光绪二十一年（1895 年），卒于 1967 年，享年 72 岁，宁波人。陆氏自其祖士逵起，累世精理伤科，誉满浙东，至银华已六世。银华幼承庭训，从父维新传业，习文练武，深得家传之秘。又涉猎名家著作，对叶天士、王清任学说，尤为深研。1912 年春，银华 17 岁，一渔民髋臼脱位，只身巧用腰腿之力，徒手为他复位。悬壶未久，已渐露头角，声名日噪，求诊者与日俱增。中华人民共和国成立后，对医术更是精益求精，整骨上骱，手法娴熟，常能解除痛苦于须臾间。晚年医名大噪，闻名遐迩，延治者日以百计。危重伤损，多能化险为夷。特别是对头部内伤、眼底伤、胸胁内伤等的诊治，环节相扣，自成一体。如以"心脑并论""治心为先"的理论，创制镇心安神为主的"琥珀安神汤"，用治头颅内伤，疗效卓著。对骨折治疗提出："静如盘石不移，动似钟摆有律。"即谓骨折整复后，为有利于骨折愈合，防止重新移位，采用具有良好固定性能的杉树皮作夹板固定，但静中要动，要有节有律，要依次渐进活动，这是加速骨折愈合和功能恢复的重要措施。对骨折内治法，提出"血溢宜止勿迟疑，活血祛瘀紧相连，补肝益，肾调气血，不碍脾胃惜后天"的原则。从游者甚众，桃李遍于省内外。陆氏伤科蔚然成派。子侄辈皆传其业，有医名。

劳祥和，原名修菊，外号小和尚，生于清光绪二十二年（1896 年），卒于 1966 年，享年 70 岁，慈溪人。为劳双池十世裔孙。擅治跌打损伤，正骨入骱，声播浙东。劳祥和擅长跌打损伤、头颅外伤、刀斧伤、破伤风等，先后在周巷平王庙、姚城金锁桥、县东街等处开诊，时人誉其医技"横进直出"（伤人抬进去，治后走出来），其同辈劳翔舞、劳修德（1907～1979 年）等皆擅伤科，与兄齐名，至今劳氏世传其业。陈凤翔、钟潜英、胡祥庆、许勉斋、张春阳等皆以医术名闻一时。

吴宝庆，生于 1906 年，卒于 1968 年，享年 62 岁，丽水人，为祖传伤科名手。幼父事医，擅长外伤接骨，精于手法，又因药多简便廉验，誉满丽水及邻近各县。

黄乃聪，生于 1909 年，卒于 1971 年，享年 62 岁，金华人。弱冠随养父郑光荣习医，专攻伤科。尽得其学，而有所发挥。擅治破伤风、狂犬病、颅脑损伤等疑难症。1954 年，捐巨资创建金华市第三中医联合诊所。诊余之暇，撰有《伤科心传》及有关创伤的并发病、破伤风、气性坏疽等论文 20 多篇。20 世纪 60 年代初，《伤科心传》选为浙江医科大学、浙江中医学院教材。

二、医 家 学 派

（一）陈元赟骨伤科

陈元赟骨伤科以经络穴位为诊断依据，强调手法复位和点穴疗法及其功能锻炼，以武术接骨为主。其代表人物为陈元赟、王瑞伯、赵廷海等。陈元赟，原名珦，字义都，杭州人，生于明万历十五年（1587 年），卒于清康熙十年（1671 年）。27 岁时至河南少林寺出家学拳术，寺中藏有珍贵医籍和伤科草药，陈氏在寺管理药材。有暇研读医书，后以擅长伤骨科闻名，明万历四十七年（1619 年）东渡日本，将中国伤科知识传播到日本，被日本人民誉为"介绍中国文化之有功者"。

（二）陈文治骨伤科

陈文治骨伤科受薛己影响，在注重伤骨科手法的同时，强调八纲、脏腑辨证，用药以平补为主，故称"平补派"。其代表人物是陈文治，号岳溪，明末秀水（今浙江嘉兴）人。所著《病科选粹》汇集了危亦林等的论述及治法，对跌损折伤理论上宗薛己之说，结合自己临床体验，强调治伤以补气养血为主。但对骨折脱位的治疗，无多创新。这方面的缺陷后由胡延光所补。

胡廷光，字耀山，号晴川主人，清嘉庆年间，萧山人。其父专伤科，延光自幼随父习伤科，于清嘉庆乙亥（1815年）辑成《伤科汇纂》。该书遵《医宗金鉴·伤科验治心法》为经，以诸家为纬，博搜伤科诸要，更参以家传之法，汇辑成编。胡氏在宗薛己平补学说的基础上，不囿于成方，还收集了当时的民间验方、单方用药。在伤骨科手法上，胡氏多有创新，弥补了陈氏的不足。在诊断上，胡氏提出功能检查手法，如肘关节脱位复位后合掌检查法，较原有的摸法更为进步。固定方法上，对于关节部位的骨折外固定，危亦林等都采用绢布包扎，方法粗糙。胡氏提出推膝盖骨归原的方法，成为后世治疗髌骨损伤的常法。如肩关节脱位，胡氏首次提出用车转法。胡氏所绘画的十四幅骨折脱位手法复位图，是骨伤科史上一套比较完善的骨折复位图谱。

（三）赵廷海骨伤科

浙江伤科少林派的重要人物是赵廷海，字兰亭，清道光咸丰时（1821～1861年）天台人。"少好勇，薄游四方，遇技击之良者，必止而请教焉"（见《救伤秘旨·序》）。赵氏收集了流传民间的技击家跌打秘方，于清咸丰二年（1852年）编成《救伤秘旨》，介绍了拳击伤和骨折的处理步骤、治疗方剂，治疗手法颇有创新。如肋骨骨折，赵氏主张复位后"不必夹"，用粘膏固定，至今仍用于临床。对足踝关节骨折脱位，赵氏提出超关节的外固定方法。同时赵氏认为，手臂骨折，应采用功能锻炼的方法。该书还载有"十二时气血流注歌"，36个穴位救治方药，其用药精练，收载"少林寺内外损伤方"6首。后附的"轻重损伤按穴治法"，记录34大穴位伤损按穴的治疗方法，可以说是少林派伤科经验的高度概括。

（四）王瑞伯骨伤科

王瑞伯，原名征南，又名来成，明末清初鄞县人。幼年学习武术，中年行医，治疗跌打损伤。曾治一人，被人打伤在地，面色惨白，动弹不得，张口难言，满头大汗，痛苦万状。见之，忙取出银针，于悬钟、神门、下关各扎一针，随后在背猛击一拳即愈。著《秘授伤科集验良方》1卷，另辑《接骨秘方》一书[2]。

（五）虞翔麟骨伤科

虞翔麟，字祥林，生于清光绪十九年（1893年），卒于1943年，享年50岁，江苏无锡人。15岁习医，拜德清伤外科名医李明德为师，后又从7～8位名师，开业以来，闻名遐迩。1930年前后，虞氏已不惑之年，闻杭州达卢僧伤科有特长，善治陈旧性骨折，便投帖拜师，执弟子礼，复得达卢僧真传，技艺益精。虞氏立志创办中医医院，集数十年精力、财力，在1927年于杭州新民路创办全省第一家伤骨科专科医院"祥林医院"，以中医伤科为主，设病床 20 张，虞氏亲自担任院长，并聘请少林派传人达卢和尚为顾问，董志仁为门诊部主任，并邀请当时名医王邈达、裘吉生、何公旦、陈道隆等为特约医师。侍诊医生有伤外科助理唐克让、程振荣、杜志成、傅佩芳、虞尚仁、陈国安、虞佩珍。后感场地狭隘、房舍简陋、不敷应用，又建新型医院于葛岭山麓，智果寺旁，病床扩充为 80 张，并添设伤外科所需的医疗设备和手术器械、X 线机器等，这在中医院是创举。因该院伤科技术水平高，设备齐全，在全省以至全国负有声望，一些政界要人均来诊治。虞氏十分重视伤科护理，故医院中附设中医伤科护士班，系统学习中医伤科护理，成为我国最早的伤科专业护士。祥林医院名声日振，应各界要求，又在上海老闸桥畔开设祥林医院上海分院，得到上海市民的好评。时值国民党政府压制、取缔中医之时，医院曾两次被令停办，但在中医界和广大市民的呼吁下，仍然开办，为人民健康做出一定贡献。抗日战争爆发，杭沪一带被日寇蹂躏，祥林医院也惨遭侵吞，医院设备被抢劫一空，房舍沦为养马场，最后终遭拆毁。自建院至夭折，时约 10 年。虞氏在学术上继承传统中医伤科理法方药，重视创新。除上述伤科设备革新外，在中医伤科的包扎固定、用药剂型的改革及伤科敷料的革新方面，均有不少建树。虞氏自拟的"接骨丹"，以扶助正气为主，加上伤科专用药，对加速骨痂愈合颇有卓效，中华人民共和国成立后浙江省中医院曾一直沿用。在内伤方药上，虞氏分上、中、下三焦辨证处方。如上焦损伤，用膈上舒气丸；下焦损伤，用膈下和气丸，效果显著。虞氏一生从事中医伤科事业无暇著述，然其方剂、医案仍有遗存。其子女及门人，均承其学。祥林医院的创办，大大推动了杭州骨伤科的发展，其治疗经验由董志仁整理，编为《国医军阵伤科学概要》一书，经枝经山房刻印，阅才书局翻印而影响全国。

　　上述浙江伤骨科流派在各自的发展过程中，又相互吸取了对方的长处，出现了逐步融合的倾向。如胡廷光的《伤科汇纂》曾收录其家传的《陈氏秘传》。而《陈氏秘传》的内容与少林寺僧异远真人的《跌损妙方》相同。赵廷海曾对胡氏治疗颈椎骨折脱位损伤的"汗巾提法"作了改进，创"绢兜牵引复位固定疗法"。王瑞伯的《接骨秘方》以少林寺派的常用方药为主，但也赞同薛己补元气、促生肌之说，主张用六君子汤、补中益气汤、八珍汤等药方内托生肌。由于二派逐渐开始融合，并随着中国封建社会的对外开放、西洋武器的传入，习武之风下降，二派最后被融合为既重手法又重内治的伤科新派。

参　考　文　献

[1] 朱德明. 浙江医药通史（古代卷）[M]. 杭州：浙江人民出版社，2013：140-150.

[2] 朱德明. 浙江医药通史（古代卷）[M]. 杭州：浙江人民出版社，2013：437.

第七章 中医针灸推拿

第一节 先秦至三国两晋南北朝时期浙江针灸推拿

中医针灸是中国在医学方面的一项伟大发明,已被列入联合国教科文组织人类非物质文化遗产代表作名录。针灸能疗各种疾病,尤以取效神速而用于急症的救治。它历来就是中医学的瑰宝,由于简单便捷,效如桴鼓,而扎根民间,深受病人欢迎。针灸医理肇始于《内经》《难经》。南方针灸的起源可以追溯到原始社会,如2000多年前的医学经典著作《内经》中就有"东方之域,其民食鱼而嗜咸,其治宜砭石"的记载,"砭石"就是最早的针灸器具。

浙江古代的针灸学家的治学很有特色,在现存浙江古代的10多种针灸著作中,有一个共同的特点是十分重视对《内经》《难经》《针灸甲乙经》等经典针灸著作的研究。浙江古代的针灸学术之所以昌盛,除了文化发达、经济繁荣等因素外,还有一个重要的因素是浙江古代的针灸学家能博采众长,充分吸取民间的医疗经验,加以整理提高。如杨敬斋的《针灸全书》,博取各家之说,对比百余种病证的治症取穴,绘成全身人形图,随图列穴,检索十分便宜,别具一格。闻人耆年自述"居乡凡四五十载",他所著的《备急救法》基本上是民间常见急症的灸治经验,按病绘图列穴,通俗易懂。浙江古代的针灸学家还勤于笔录,集积医案。如王执中在《针灸资生经》中以直叙的形式记录了30多则医案。南宋时期是中国针灸医学极盛时期,浙江人王执中、闻人耆年便是当时针灸学家的杰出代表,他们的代表著作《针灸资生经》《备急救法》反映了当时这一学科的主要成就。浙江医家,对针灸研究颇深,或发扬针法或阐释理论或探索新穴,人才辈出,尤其在明朝达到鼎盛。

一、河姆渡时期骨器

浙江地处东海之滨,也是针灸的发源地之一。浙江中医针灸科起源于新石器时代,河姆渡新石器时代遗址中发现的骨器说明,早在7000年前,生活在那里的人们就掌握了简单外科工具的制造技术,并学会用它们穿刺引流治疗简单的外科疾病。骨器分3种:骨锥(其尖打磨极精细,可作砭刺用),骨簇(分挺、锋两个部分,锋甚易刺入皮肉),管状针(其中一些无眼孔者,显然不是用来缝制兽皮衣服,而是用作刺砭)。这与史料记载我国早在新石器时代至奴隶社会时期即已发明"砭针"等外科医疗工具的论述一致。针为古代医疗上很常用的工具,其用途大约有针刺、放刺、放脓、放血、放水、挑刺等。1973 年和 1977 年两次在河姆渡遗址发掘出土了骨针、骨锥、石刀等，据分析可能是用作治疗疾病的器具。骨锥中有一种体圆而锥尖的，它可用作刺砭。另一种呈现凹形带沟的，它有利于穿刺引流。骨簇中的柳叶形簇和管状针中有一种无眼的针，都可能有同种用途。生命与疾病不可分离，原始的医疗卫生保健开始萌发。此外，原始人还创造了许多外治法，如按摩、止血、热熨、灸治、针刺及外科手术。在余姚河姆渡遗址文化中还有数十枚大小不等的骨针，其制作精细，锐而锋利，柄后无孔，因此不可能是缝制衣服的工具，而是古代医疗工具，可进行点刺放血。这些资料表明，南宋地域早在新石器时期就有针灸的实践活动[1]。

二、南北朝时期浙江针灸

《南史·张融传》记载针灸治疗疾病"尝夜有鬼呻吟声，甚凄怆，秋夫问何须？答言：'姓某，家在东阳，患腰痛死，虽为鬼，痛犹难忍，请疗之。'称夫云：'何厝法？'鬼请为刍人，案孔穴针之。秋夫如言，为灸四处，又针肩井三处，设祭埋之。明日见一人谢恩，忽然不见，当世伏其通灵"。

《南史·齐本纪》记载火灸治疗疾病"是岁有沙门从北赍此火而至，色赤于常火而微，云以疗疾，贵贱争取之，多得其验。二十余日都下大盛，咸云圣火，诏禁之不止。火灸至七炷而疾愈。吴兴[今浙江湖州]丘国宾密以还乡，邑人杨道庆虚疾二十年，依法灸即差"[2]。

魏晋南北朝时期，以针灸知名者有于法开和徐熙等。于法开，东晋高僧、医家，剡县（今浙江嵊县）人，精于医术及佛释之道。据《绍兴府志》载，于氏曾于旅途中以羊肉羹及针术治难产，须臾胎儿娩出，范行准认为此为我国羊膜之最早记录。《隋志》载有于氏所著《议论备豫方》1 卷，已佚。

第二节　宋元时期浙江针灸推拿

一、发　展　概　况

自晋唐至宋朝一直盛行的灸法，随着实践的增多及认识水平的提高，已有部分医家发现滥用灸法的弊端。因此发明新的针刺手法，注重补泻，针灸已用于临床各科。明确提出经络辨证，循经取（原）穴，总结出"拔原法"辨证论治取穴原则，对后世影响较大。北宋政府重视针灸学的发展，校勘整理出版针灸医籍，在太医局设置针灸专业，编纂针灸著作，铸造针灸教学用具等，促进了针灸学的发展。宋朝在系统整理前代针灸腧穴文献基础上，编纂《铜人腧穴针灸图经》《明堂图》（见《太平圣惠方》），经络学说内容进一步充实完善，统一了经穴排列顺序，使经穴理论条理化、系统化、规范化。元朝著名医家滑寿将十二正经与任督二脉的经穴按经脉循行分布加以整理，归纳为十四经。认为这些有穴位的十四经脉是经络系统中的主体，在人体中具有更重要的作用。纠正了《圣济总录》中足少阳经、足阳明经在头面部，以及足太阳经在背腰部一些穴位的排列次序和循行走向的缺点，发展了经络学说。十四经说不仅对明清医家有较大影响，至今针灸临床和科研仍以十四经为主进行研究。

宋金元时期，"新学肇兴"，针灸学发展到一个新阶段，基础理论、临床治疗与实验教学等方面取得了较大的成就，针灸学专著达 30 种左右，涉及针灸学内容的综合性著作更多，对后世影响深远。

宋代在针灸学说方面的另一特点是认识到针灸经穴与骨骼的密切关系。宋代医家中有偏重灸法者和专精灸术者，因而扩展了灸法在临证治疗中的应用。南宋医家窦材是偏重于灸的医家。他临床注重温补脾肾，惯于灸命关、关元以补脾肾，且认为"医之治病用灸，如做饭需薪"，又说"保命之法，灼艾第一，丹药第二，附子第三"，目的都是扶阳，将灸法灼艾提到了相当的高度。窦汉卿（1196～1280 年）在继承和总结前人经验的基础上，极力推崇"交经八穴"，即公孙、内关、临泣、外关、后溪、申脉、列缺、照海八个穴位。认为"交经八穴者，针道之要也"，还详细阐明了针灸与经络脏腑气血的关系。宋代出现了子午流注针法，主张依据不同的时间，选择不同的穴位，达到治疗的目的。这一方法早在《灵枢》等书中已有记述，南宋时期有新的发展。何若愚所撰的《子午流注针经》和《流注指微赋》（1153 年）专门论述了子午流注针法。闻人耆年的《备急灸法》记述了 22 种病证的灸治方法，包括肠痈、突发心痛、小便不通、溺水、自缢等急症；且各病灸法均附有插图，对推广灸法有积极作用；如灸至阴治疗难产法，现已应用于纠正胎位不正。南宋，王执中著《针灸资生经》，明确提出同身寸法，因证配穴、内容丰富，尤其侧重各种灸法的运用，是对宋以前的针灸学成就的全面系统的总结，可谓集宋以前灸法之大成，对后世针灸学有重要影响。闻人耆年所著《备急灸法》旨在"救仓卒患难"，认为"施药惠人，力不能逮。其间惠而不费者，莫如针艾之术。然而，针不易传，凡仓卒救人者，惟灼艾为第一"。

在金元医家发展的针灸理论指导下，针灸临床也有明显的时代特色。如朱丹溪继承《灵枢·背俞》之旨，认为灸法亦分补泻，"火以畅达拔引热毒，此从治之意"，因而将灸法用于热证，如治"脚气冲心"时用附子末津唾调敷于涌泉穴以泄引热下等，也在一定程度上扩大了灸法治疗范围。朱丹溪认为，临床上同一证候往往可由几条经脉同时受病而出现，特别是出现在关系密切的经脉如表里关系、循行部位相近的经脉等，朱氏称为"合生见证"，共有头项痛、面赤、耳聋、胸满、黄疸等 33 条。如"喘，手阳明、足少阴、手太阳"，临床上喘多为肾不纳气及痰湿阻滞，与肺、脾、肾关系密切，这些内容对临床治疗很有指导意义。元朝滑寿著有关于《内经》《难经》的专著，滑寿的另一本《十四经发挥》是在皇甫谧《针灸甲乙经》的基础上，并吸取《金兰循经》的以经统穴的编排方法，使十四经脉形成了一个更为系统的整体，至今仍为学习针灸的范本[3]。

二、名医名著

宋元时期，浙江籍著名针灸学家对针灸学术理论的系统整理和临床经验的广泛总结，使针灸理论与临床运用紧密结合起来，使针灸学术发展进入一个新的阶段，这不仅奠定了针灸在医学中的重要地位，而且为后世针灸学术的发展铺设了坚实的基础，是针灸学发展过程中的重要里程碑[4]。

（一）王执中与《针灸资生经》

1. 医家生平

王执中（1140～1207年），字叔权，瑞安人。曾在武林（今浙江杭州）、江下、会稽（今浙江绍兴）、夷陵、澧阳等地（今浙江、湖北、湖南一带）游学行医。宋乾道五年（1169年）进士，曾任峡州（今湖北宜昌）教授、从政郎澧州教授、澧阳郡博士等。王氏十分推崇孙思邈"知针知药固是良医"的观点，认为"但知针而不灸，灸而不针，或惟用药而不知针灸者，皆犯孙真人所戒"。因而力主针、灸、药并用。他既精于针灸，又通于方药，著有《针灸资生经》《既效方》两书，惜后者已失。《针灸资生经》是宋代《铜人腧穴针灸图经》之后又一部重要的针灸著作，书中记载了21个民间常用有效而前人未曾记载的"别穴"，还修正了前人关于腧穴的某些错误论述。王氏明确提出同身寸法，继承孙思邈取"阿是穴"的经验，强调以按压酸痛处为刺灸点，这对提高取穴精确程度、增强治疗效果都具有重要意义。在强调针、灸、药并用的同时，王氏对灸法极为重视，他对多种病证的灸治方法作了详细的记载，多为后世医家所推崇。《针灸资生经》对宋以前的针灸学成就进行了全面系统的总结，对后世针灸学有重要影响。该书撰成后，由王氏自己首刊于澧阳（今湖南澧县），时间不详。继刻于海陵（今江苏泰州市）。至绍定四年，上述两版均不复存，朝散郎澧阳郡丞越纶为广其传，再次重刊。该书现在主要版本有元广勤书堂刻本，明正统十二年（1447年）叶氏广勤书堂刻本，日宽文九年（1669年）村上氏刻本，《四库全书》本，1959年上海科学技术出版社点校本[5]。

2.《针灸资生经》简介

《针灸资生经》是一部文献价值、临床价值均较高的针灸著作，对后世针灸学产生了较大的影响。该书共7卷：第1卷论腧穴名称、位置、主治、刺灸法，腧穴排列方法与《铜人腧穴针灸图经》略同。所记载的督俞、气海俞、风市等腧穴，以及眉冲、明堂、当阳、百劳等21个民间行之有效的"别穴"，均为《铜人腧穴针灸图经》所未载，对魄户、大椎、巨骨、照海、申脉、育门、鸠尾诸腧穴的辨误及对足三里取穴方法的考证，都有一定价值，并配有46幅腧穴图，形象直观。第2卷集中体现了王执中对取穴、施灸、灸后护理、针灸禁忌及针药关系等针灸学基本问题的独到见解，如"针灸须药""针忌""忌食物""同身寸""论壮数多少"等，强调针、灸、药并用的治疗原则。该书在前人经验基础上，明确提出"男左女右手中指第二节内庭两横纹相去为一寸"的同身寸法，一直沿用到现在，是公认的针灸取穴标准。第3～7卷主要将《铜人腧穴针灸图经》《太平圣惠方》《备急千金要方》三书所载的腧穴主治内容按病证类编而成，相当于诸病通用穴，方便临床针灸医生辨症选穴，篇末还附有大量的验方、医案，颇切临床实用。这些对于现代针灸临床，仍有较大的参考价值。

3.《针灸资生经》的学术成就

（1）采用较科学、特殊的结构，方便临床参考

《针灸资生经》全书共7卷，卷1考订《铜人腧穴针灸图经》腧穴，共载腧穴365个，而非书中目录所说的360穴，附图46幅。正文中记述的躯干按部分穴、四肢按经分穴方法，以

及腧穴排列和刺灸法等基本内容,几乎抄录自《铜人腧穴针灸图经》卷 3～5。卷 2 为针灸通论,如取穴法、艾灸量、针忌等,可惜数篇散失。内容多数是先引录一书或数书的论述,后陈述自己的观点及心得,后者主要集中在针灸须药、穴名同异和治灸疮,所以在研究其学术思想时应分清何为作者观点、何为前人观点。编写结构的独特之处在于,卷 3～7 将《太平圣惠方》(99 卷和 100 卷)、《铜人腧穴针灸图经》、《备急千金要方》所载腧穴主治,按照 193 种病证汇总,博引典籍,治疗方法除针法和灸法,还涉及中药和其他疗法。如此以病统穴、纲目众多、内容丰富的针灸临床专著,为宋以前针灸专书所未见。

(2)详录病案,数量为针灸古籍之最

载录大量病案是《针灸资生经》的亮点所在,包括卷 1 两例在内共载 99 例(除重复者和注明引自他书者),为针灸古籍之最。其中 41 例与作者、亲属和同僚相关,听闻得来的有 25 例(除不确定是否摘自他书者),王执中为别人诊治者(包括不确定是否摘自他书者)有 33 例,仅占 1/3,这也进一步验证了王执中非专业医生的猜想。99 例病案中 47 例采用灸法,其特点是选穴精简,多 1～2 穴,重视阿是穴,多取"按穴酸疼"处,认为"以手按之,病者快然,如此仔细安详用心者"。还包括 30 例中药疗法,王执中倡导"针灸与药相须",擅用镇灵丹治疗小肠气、大便不禁、痢、霍乱吐泻、反胃、血崩及赤白带,可惜未注明该药配方,此外,尚有 8 例火针、1 例冷针、1 例针药结合,王执中曾言"燔针、白针皆须妙解,知针知药,固是良医"。余下为其他疗法和未提到疗法者。

(3)修正和丰富腧穴治疗内容

在卷 1 中,王执中考订了玉枕、曲鬓、口禾髎、和髎、大椎、悬枢、魄户、石门、幽门、不容、大横、太渊、照海、申脉、昆仑、跗阳等穴的定位和穴名,尽管在腧穴的整理方面王执中有诸多不足,但是不可否认对有些穴位的考订仍较合理,如大椎穴纠正明堂之误等。王执中对于膏肓俞取穴法的论述可谓精辟,他认为历代取穴"繁而无统,不能定于一",发现重点在于打开肩胛骨,提出了"令病人两手交在两膊上"的方法。在卷 3～7 中王执中根据自己的验案丰富了部分穴位的主治,如绝骨穴可治疗鼻干,囟会穴对头风、脑痛等有效,水分治疗全身性水肿效果明显。

(4)灸法众多,集宋以前灸法大成

在古代文献中,灸法与熨法、熏法等非火热疗法区分并不明显。所以,广义的灸法指的是用一种燃烧的药物烧灼或用易于引起皮肤发疱的物体贴于皮肤上,引起"外惹内效"之功的治疗方法,它分为火热灸和非火热灸,前者包括艾灸、雷火灸、灯火灸、药线灸等;后者包括穴位贴敷、天灸、熨法等。王执中感方药不可常得,认为"灸不可废",在《针灸资生经》中收录了大量灸法,包括隔物灸法、特殊取穴灸疗法、熨法、药物贴敷、熏洗及天灸法等。隔物灸法首见于《肘后备急方》,后世发展和扩大了其应用范围,仅在《针灸资生经》中就可见隔蒜灸、隔泥灸、隔巴豆黄连饼灸、隔附子饼灸、隔盐灸、隔巴豆饼灸等。书中尚详录了众多特殊取穴的艾灸法,如四花穴灸、张仲文神仙灸法、曹氏灸法、秦承祖灸狐魅神邪及癫狂病法、黄帝疗鬼魅及癫狂法、抱玉肚法、灸劳法等,由于部分方法的源文献已经丢失,其文献价值自不待言。此外,用葱熨法治疗脱证、炒盐热熨法治疗呕吐、药物发热贴法治疗心痛、药物熏洗法疗痔、瓦片热熨法疗心痹、旱莲草天灸治疟等非火热疗法比比皆是。

（5）腧穴整理起承上启下之效

自第一本针灸腧穴专书《黄帝明堂经》始，"明堂"成为针灸专著中重要的分支。晋代皇甫谧将《黄帝明堂经》《素问》《灵枢》"删其浮词，除其重复，论其精要"成《针灸甲乙经》。初唐杨上善的《黄帝内经明堂》，是对《黄帝明堂经》的撰注，将《黄帝明堂经》中349穴归十二经和奇经，分类做注，可惜现仅存1卷。初唐针灸大家甄权据《黄帝明堂经》结合自身临床经验著《针经》，详于刺灸法，虽现已散失，但其基本内容被《千金翼方》和《太平圣惠方》卷99所引用。北宋官医王惟一"考明堂气穴经络之会，铸铜人式，又纂集旧闻，订正讹谬"撰《铜人腧穴针灸图经》，较《黄帝明堂经》增5穴，补充腧穴定位和主治，成为当时针灸临床的国家标准。南宋王执中为临床方便取穴，在《铜人腧穴针灸图经》基础上按病证排列腧穴主治类编成《针灸资生经》，其中增11穴，被后世采用的有7个。至明代《铜人腧穴针灸图经》流传不广，故元以后针灸书多引录《针灸资生经》，如明代《普济方·针灸门》几乎抄录《针灸资生经》卷3～7。《针灸大全》《针灸集书》《针灸聚英》等都有相当部分据《针灸资生经》辑录。由此可见，《针灸资生经》不仅承接南宋以前腧穴文献，还引导了元之后的腧穴整理，有承上启下之效。

（6）强调宜忌之症的重要性

该书记载了大量灸疗病证和方法，但不是盲目施灸，而"当随病证针灸之"。卷7伤寒下曰："凡治伤寒，惟阴证可灸，余皆当针。"灸法虽有助阳生热之用，但有伤津耗液之虞。"阳证不可灸"，而阴虚燥盛之证亦要慎用。卷3，消渴引《备急千金要方》曰："凡消渴经百日以上，不得灸刺。灸刺则于疮上漏脓水不歇，遂致痈疽羸瘦而死。"王执中提出：灸疗壮数不能过多。卷3，虚损下曰："《小品》云：四肢但去风邪，不宜多灸。七壮至七七壮止，不能过随年数。故《铜人》于三里穴止云：灸三壮，针五分而已。《明堂上经》乃云：日灸七壮，止百壮，亦未为多也。至《千金方》则云多至五百壮，少至二三百壮。何其多耶！要之，日灸七壮，或艾炷甚小，可至二七壮，数日灸至七七壮止。灸疮既干，则又报灸之，以合乎'若要安，丹田三里不曾干'之说可也。必如《千金》之壮数，恐犯《小品》之所戒也。"王执中敢于否定古人，师古而不泥古。这种严谨、务实的治学精神，是难能可贵的。

（7）重视防护调养以延年寿

王执中十分强调防护调养，重视预防疾病。卷5，脚气下曰："凡灸脚气，三里、绝骨为要穴，而以爱护为第一义。予旧有此疾，不履湿则数岁不作，若履湿则频作。自后常忌履湿，凡有水湿，不敢著鞋践之。或立润地，亦不敢久，须频移足而后无患，此亦爱护之第二义也。"提出脚气病的调养方法，一是灸三里、绝骨；二是忌履湿地。卷3，虚损下曰："心劳生百病，人皆知之，肾虚亦生百病，人未知也。盖天一生水，地二生火，肾水不上升，则心火不下降，兹病所由生也，人不可不养心，不爱护肾乎。"指出百病生于心肾不调，认为养心在于和神气，护肾在于忌房劳，保丹田。又曰："旧传有人老而颜如童子者，盖每岁以鼠粪灸脐中一壮故也。"此灸神阙而防老。皆养生护体、祛病延年之法。

4.《针灸资生经》的取穴刺灸法特色

（1）中指同身寸法

中指同身寸法，源于唐朝孙思邈的《备急千金要方》，宋朝的《太平圣惠方》亦做了介绍，王执中又做了详细的说明。《针灸资生经》卷2说："下经曰，岐伯以八分为一寸，缘人有长短肥瘠不同，取穴不准，扁鹊以手中指第一节为一寸，亦有差互，今取男左女右手中指第二节内庭两横文相去为一寸，自依此寸法与人著灸疗病多愈，今以为准。"此法一直沿用至今，并作为针灸取穴的标准。此外，《针灸资生经》卷2说："《千金》云，凡点灸法，皆须平直四体，无使倾侧，灸时恐穴不正，徒破好肉尔。若坐点则坐灸，卧点则卧灸，立点则立灸，反此则不得其穴。"对提高取穴的准确率很有帮助，颇有临床意义。

（2）善用酸痛点取穴

王执中在针灸取穴时，除根据骨度分寸与凹陷间隙取穴外，还特别注意寻求病人身上的反应点，按之酸痛后才开始施术。正如他在《针灸资生经》所说的："人有老少，体有长短，肤有肥瘦，皆需精悉商量，准而折之。又以肌肉文理节解，缝会宛陷中，乃以手按之，病者快然，如此仔细安详用心者，乃能得之耳。"明确指出了取穴的关键。王执中认为"按其穴酸疼即是受病处""须按其穴疼痛处灸之，方效"。故而有大量的病案都是在临床上依据压痛点或经穴诊察疾病，并以此作为治疗点，取得了很好的临床效果。如他在《针灸资生经》中所载："舍弟登山，为雨所搏。一夕，气闷几不救……按其肺俞，云其疼如锥刺，以火针微刺之即愈。因此与人治哮喘，只缪肺俞，不缪他穴，惟按肺俞不疼酸者，然后点其他穴。"又说："若暴嗽则不必灸……以手按其膻中而应，微以冷针频频刺之而愈""背疼乃作劳所致，技艺之人，与士女刻苦者，多有此患……予尝于膏肓之侧，去脊骨四寸半，隐隐微痛，按之则痛甚，漫以小艾三壮，即不疼，他日复连肩上疼，却灸肩疼处愈，方知《千金》之阿是穴犹信云"等。

（3）重视灸法

王执中提倡针灸药饵，因证而施，但由于受到南宋时期灸法盛行的影响，他在临床治疗时，还是以灸法为多，体现了他对灸法的重视。其灸的特点：取穴少，一般1～2穴，如气喘灸肺俞、膏肓，脐中痛、溏泄灸神阙；壮数少，一般3～7壮，如牙痛灸外关7壮等。书中所收集的灸法资料极为丰富，如灸痨法、四花穴灸、灸痔法、灸肠风、膏肓俞灸法、孙真人脚气八穴灸、良方咳逆灸、小儿雀目灸、神厥的防老灸及外科痈疽的隔物灸等，有关当代及宋以前的灸治方法，皆散见于治疗各篇。另外，书中记载的80多例医案，有一半左右是用灸法治疗的。而且所举灸治验案，包括内、外、妇、儿等各科病证，不但寒证可灸，热证也不忌灸。如《针灸资生经》中所云："热痛亦可灸，况冷疼乎？脑痛、脑旋、脑泻，先宜灸囟会。"又云："鲁直数患背疮，灼艾而愈，灸为第一法也。"从中可以看出他对灸法之重视。《针灸资生经》卷3"溏泄"中说："予尝患痹痛，既愈而溏利者久之，因灸脐中，遂不登溷。连三日灸之，三夕不登溷。"

（4）擅用火针、温针

《针灸资生经》中多次提到运用火针和温针治疗疾病。在其医案中，火针和温针是仅次于用灸的一种治疗手段，由此可见他非常崇尚火针和温针疗法。他擅用火针、温针，不但治疗范围广，而且疗效显著。如《针灸资生经》中记载："予旧有脚气疾……以温针微刺之，翌日肿消……此不止治足肿，诸疾皆治之。"又载："有妇人久病而腰甚痛，腰眼忌灸，医以针置火中乏热，缪刺痛处，初不深入，既而痛止。"如风寒湿痹、腱鞘囊肿、瘰疬等证，用本法疗效显著，可补一般针灸方法之不足。火针、温针对后世影响很大，治疗范围扩大到内、外、妇、五官等科，显示出这种疗法的生命力，值得进一步研究和探索。

5.《针灸资生经》的治疗特色

（1）重视辨证论治

辨证论治是中医学的精髓，同样指导着针灸临床。王执中在针灸临床中，能灵活应用异病同治和同病异治的法则，根据不同病情，分析其矛盾所在，同中求异，异中求同。认识发病的关键，施以正确治法。如《针灸资生经》卷4载："有贵人久患喘，夜卧不得而起行，夏月亦衣夹背心，予知是膏肓病也，夸灸膏肓而愈。亦有暴喘者，予知是痰为梗，令细到厚朴七八钱重，以姜七片，水小碗煎七分服，滓再煎服，不过数服愈。"（前者从其久喘，体乏；夏月畏寒，足见病人肺气久虚，阳气不振，是虚劳气喘，宜益气固本，健肺平喘，故选用治疗久喘效穴膏肓；后者为卒病，属痰饮内阻，肺气不畅，应急豁痰饮，治标为主，故以理气祛痰为法。）在王执中医案中，有数例应用百会穴治疗神志病，如《针灸资生经》卷4记载："有士人妄语异常，且欲打人，病数月矣。予意其是心疾，为灸百会，百会治心疾故也。"又《针灸资生经》卷4载执中母氏久病，忽泣涕不可禁，知是心病，灸百会而愈。尽管两医案病情不同，然而病机一致，均属心神不安，故均选有宁心安神之功的百会穴而告治愈。此种辨证论治思想，对于现代针灸临床提高疗效，仍有重要指导意义。

（2）针药灸多种疗法并用

王执中推崇灸法，但不局限单独使用灸法，他根据病情、体质等具体情况，合理运用针药等疗法，认为"灸固捷于药，但是药与爱不可偏废"，倡导多种疗法相互共济，以提高疗效。其医案中，除施用灸治外，尚有药物、天灸、灸加药和针加药等10余种疗法。如《针灸资生经》卷4言："予旧患心气，凡思虑过多，心下怔忪，或至自感慨，必灸百会……兼服镇心丹。"又载："荆妇旧待亲疾，累日不食，因得心脾疼，发则攻心腹，后心痛亦应之，至不可忍。则与女儿别，以药饮之，疼反甚，若灸她遍身不胜灸矣。不免令儿各以火针微刺之，不拘心腹，须臾痛定，即欲起矣。"所举医案说明王执中有广博的知识和丰富的临床经验，同时启发后世医家要全面学习，针、灸、药不可偏废。

（3）重视临床实践的积累

王执中学承古人，钻研典籍，诸如《内经》《难经》《备急千金要方》等著作，无所不晓，同时，又结合亲身临床，证明古书中有效之法，并补其不完备之处，充实了针灸学的理论。该书卷3~7为治疗篇，每个病证多从辨证着手，分列治疗诸穴，还附有众多的经验，其中有古人医案，个人、亲朋及患者的治验等。卷3"小便五色"云："小便有五色，惟赤白色者多，赤色多因酒得之，宜服《本事方》清心丸，予教人服效。白色乃下元冷，宜服补药着灸，肾俞、关元、小肠俞、膀胱俞等，皆要穴也。近有患小便出血者，人教酒与水煎苦荬菜根服之愈。"即从小便颜色，辨寒热虚实，采取相应的治疗，或药或灸或针，因症而施。卷 5 "膝痛"云："三里：治膝胻酸痛。阳交：治喉痹，面肿，寒痹，膝胻不收。条口：治膝胻寒酸痛，足缓履不收，湿痹足下热。阴谷：治膝痛如锥，不得屈伸。"又云："舍弟行一二里路，膝必酸疼，不可行，须坐定以手抚摩久之，而后能行，后因多服附子而愈。予冬月膝亦酸疼，灸犊鼻而愈。以此见药与灸不可偏废也，若灸膝关三里亦得，但按其穴酸疼，即是受病处，灸之不拘。"由此可见，王执中能亲身体验腧穴主治及其针灸操作，并能反复验证，以求提高针灸疗效，利于后人学习[6-7]。

（二）闻人耆年与《备急灸法》

1. 医家简介

闻人耆年，携李（今浙江嘉兴）人，生活于 12～13 世纪，行医 40～50 年。年少习医，凡古人一方一技悉讲求其要，尤推崇张焕所著《鸡峰普济方》中"备急"一卷，认为其方简单易行。他认为"施药惠人，力不能逮，其间惠而不费者，莫如针艾之术，然而针不易传，凡仓卒救人者，惟灼艾为第一。"闻人氏广泛搜集古代名医如华佗、扁鹊、葛洪、孙思邈等医家的艾灸治疗方法和经验，经过作者的亲身实践，加以总结分析，并将"已试之方，编述成集，镜木以广其传"，于宋宝庆二年（1226 年）撰成《备急灸法》一书，旨在"救仓卒患难"。

2.《备急灸法》主要内容简介

该书较详细地论述灸法治疗心痛、牙痛、痈疽、疔疮、腹痛、吐泻、自缢、溺水等22 种危急病证的灸治方法及急救方法，且附若干效验方药，其中孙思邈 9 首，葛洪 7 首，张文仲 2 首，仓公、华佗、徐文伯、甄权各 1 首。以上名医除孙思邈、葛洪有著作传世之外，其他医家均无著作传世，正是通过《备急灸法》他们的灸法经验才得以流传。因此，在保存古代名医的灸法经验上，《备急灸法》功不可没。根据该书孙炬卿序，该书问世 20 年后，孙氏获得了该书的四川刊本，同时，又将佚名氏之《骑竹马灸法》《竹阁经验备急药方》收录该书之后，将此三部分内容，重刊于1245 年，仍然称《备急灸法》。

3.《备急灸法》的学术成就

（1）对急症的灸法治疗总结

《备急灸法》所载灸方，均为古代急症灸法的经典方，是对宋以前急症灸法经验的概括性总结，对于指导当今的针灸临床仍有着重要的参考价值。这些灸方均出自名医之手，且经过闻人耆年亲自筛选，屡试屡验，具有取穴少、疗效高、易掌握等特点。如《备急灸法·转胞小便不通七》曰："治卒胞转小便不通，烦闷气促欲死者，用盐填脐孔，大艾炷灸二十一壮，未通更灸，已通即住。"再如《备急灸法·妇人难产十八》云："治横产手先出者，诸般符药不效，急灸右脚小指尖三炷，炷如绿豆大。"以上所述的灸神阙治疗小便不通之转胞（癃闭）、灸至阴治疗妇人难产等急症灸法经验，受到后世医家的广泛重视，亦成为上述疾病的经典灸方。今人还在继承古人经验的基础上有所发展，如用灸至阴治疗难产的经验来治疗胎

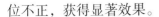

位不正，获得显著效果。

（2）主张热证宜早灸

人们往往固守热证不可灸之藩篱，既限制了灸法的应用范围，又失掉了治疗热病有利的时机与手段。闻人耆年积数十年的临证经验，对外科发背、疔疮、肠痈等热病大胆施灸，提出了"热证宜早灸"的观点。《备急灸法·诸发等证》中指出发背"依法早治，百无一死""凡觉有患，便用大蒜切片钱厚，贴在疮头上，先以绿豆大艾炷灸之……不拘多少，但灸之不痛即住"。疔疮"惟宜早灸。凡觉有患，便灸掌后四寸两筋间十四炷"。治疗肠痈应"速灸两肘尖各百壮"。治附骨疽当"凡有此患，宜早灸之"。治皮肤中毒风当"凡有此患，急灸两臂屈肘曲骨间各二十一柱"。闻人耆年"热证宜早灸"的观点，得到后世诸多医家的认同。艾灸治疗上述急症当"治之于初""速灸""早灸""急灸"，十分强调艾灸治疗的最佳时机，即及早施灸。因为急性病证尤其是热病往往起病突然、发展迅速、变化多端，如果不及早治疗，容易危及患者的生命。

（3）推广了灸法的应用

《备急灸法》所载灸穴，几乎全部采用部位描述，避开了经络腧穴等专业名词术语，是典型的民间疗法版本。如肠痈"灸两肘尖各百炷"，卒暴心痛"灸掌后三寸两筋间，左右各十四壮"，急喉痹"宜急于两手小指甲后各灸三炷"等。对某些用文字难以描述清楚的部位，还绘制图谱，将各病证所取的穴位（部位）标明在图上，一目了然，可以依图取穴。这种通俗易晓的方式，即使不懂医术，也能在急症仓促之际，按照文字、插图索穴救人，对灸法的普及与推广、灸法在民间的传播，起到积极的促进作用。

4.《备急灸法》的取穴灸法特色

（1）以部位取穴

该书所取的穴位没有明确地列出穴位的名称，只是提及艾灸的部位。如治疗肠痈灸两肘尖；治疗疔疮和附骨疽，灸掌后四寸两筋间；治疗皮肤中毒风，灸两臂屈肘曲骨间（曲池穴）；治疗卒暴心痛，只灸掌后三寸两筋间（间使穴）；治疗霍乱，灸两肘尖；治疗霍乱转筋，灸两踝尖；治疗风牙疼灸足外踝尖；治疗精魅鬼神所淫（癫狂），灸两手大指（少商穴，即鬼哭穴）；治疗夜魇不痛（昏睡），灸两足大趾（隐白穴，即鬼垒穴）；治疗急喉痹，灸两手小指甲后（少泽穴）；治疗妇人难产，灸右脚小趾尖（至阴穴）；治疗小肠病气，灸足大趾上（大敦穴）；治疗卒死（昏厥），灸掌后三寸两筋间（间使穴）等。

（2）男女取穴有别

在穴位的选用过程中，闻人氏还十分强调男女之别。即取局部穴位时男女同法，如发背、毒蛇咬伤、狂犬咬伤等证；取双侧穴位时，也是男女同法，如治疗肠痈取两肘尖，皮肤中毒风取两曲池穴；取任督二脉穴位时，男女同法，如治疗转胞小便不通；取一侧穴位时则多遵照"男左女右"的原则，如治疗疔疮"灸掌后四寸两筋间十四壮，依图取穴，男左女右"等。对于治疗女性独有的病证（如难产），则只取右侧相应的穴位，这只是反映了"男左女右"原则的特例。但是，在经脉循行过程中出现"左之右，右之左"时，"男左女右"原则则不适用，如治疗风牙疼灸足外踝尖，"患左灸右，患右灸左"，治疗鼻衄灸手大指骨端上，"右衄灸左，左衄灸右"。

（3）崇尚艾炷灸

该书中所使用的艾灸全部是艾炷灸。艾炷灸有直接灸和间接灸之分，该书两者并用，以直接灸多见，但也有间接灸。如治疗发背等证，用"大蒜切片如钱厚，如无蒜用净水和泥捻如钱样用之"；治疗转胞小便不通，"用盐填脐孔，大艾炷灸二十一炷"。隔物灸的材料当随具体的病情而定，选择具有相应功效的材料，如痈疽用隔蒜灸，癃闭用隔盐灸。闻人氏在使用艾炷灸的同时，也配合其他一些抢救疗法，尤其是对于神志不清者更适用。

（4）提倡艾灸宜用足量

艾灸量主要体现在艾炷的大小、壮数的多少、艾灸时间的长短。艾灸的量的多少是艾灸取效的关键因素之一。闻人氏所用的艾炷有粟米大艾炷、绿豆大艾炷和大艾炷三种，一般多用绿豆大艾炷，粟米大艾炷使用较少（如灸人中），大艾炷主要用于隔物灸。艾灸的壮数少则 3 壮，多则数百上千壮。如霍乱转筋、风牙疼、难产等只灸 3 壮，蛇咬伤则灸百壮，而各种痈疽则灸三五百壮至两千壮。艾灸壮数的如此多寡悬殊是该书的特色之一。艾灸的量通常是逐渐增大，并且讲究灸至一定的程度，达到相应的效果。如治疗诸发等证"先以绿豆大艾炷灸之，勿令伤肌肉；如蒜焦，更换，待痛稍可忍，即渐放炷大，又可忍，便除蒜灸之，数不拘多少，但灸至不痛即住"；治疗肠痈则"灸至大便下脓血尽"为止；治疗转胞小便不通"大艾炷灸二十一炷，未通更灸，已通即住"；治疗溺水"灸脐孔三十五壮，水中谷道中出即活"。可见，艾灸当施治到某些灸感出现，或达到一定的累积刺激量，症状开始减轻时才能产生稳定、可靠的疗效。

（三）滑寿与《十四经发挥》

1. 医家简介

滑寿，字伯仁，一字伯本，号樱宁生。生于元大德八年（1304 年），卒于明洪武十九年（1386 年），享年 82 岁。祖籍河南许昌，因祖父到江南任官，自幼徙居余姚。滑寿习儒书于韩说，能日记千言，善音律，工诗文。至元间曾应乡试，后放弃科举，爱好医术，平时留心医药书籍。名医王居中客居仪真（今江苏仪征）。滑寿向他学医，王向他传授《素问》《难经》。后又向山东东平高洞阳学习针法。他精于诊断而明审方剂，治病救人不计其数，所到之处求治者络绎不绝，不论贫富，不计报酬，医德高尚。一妇孕患腹痛，呻吟，隔垣闻其声，曰："此蛇妖也。"砭之产数蛇，得不死。又一妇临产而死，视之曰："此小儿手捉其心耳。"砭之即苏，少顷儿下，大指有砭迹。与朱丹溪齐名。

滑氏著述有 17 种：《读素问钞》《难经本义》《十四经发挥》《本草韵合》《伤寒例钞》《诊家枢要》《滑氏脉诀》《脉理存真》《樱宁生要方》《医学引彀》《樱宁生补泻心要》《医学蠢事书》《滑氏方脉》《滑氏医韵》《麻疹全书》《痔瘘篇》《滑伯仁正人明堂图》。滑氏积学 20 多年，对流传下来的医书悉心整理，考证注释。所著《十四经发挥》被日本医药学家称为"习医之根本"，对发展皇汉医学及针灸疗法起到了积极的推动作用，促进了针灸学的国际交流。滑寿还非常重视对脉学的研究，通晓儿科，擅长麻疹的治疗。他首先发现了麻疹前期以口腔黏膜内疹为特点，为世界上最早的记载，被定名为"滑氏斑"，这对麻疹的早期诊断有重要意义。现代医学对麻疹早期黏膜内疹的论述来自于 1833 年丹麦的 Flinat 医生，而滑寿比他早约 500 年就对此作了阐述，这是医学界的一个重大成果。当时文人揭汯、朱右、戴良、丁鹤年和宋濂等都与滑寿交往甚多，名满江浙一带[8]。

2.《十四经发挥》主要内容

《十四经发挥》，经脉学著作，共 3 卷，刊于 1341 年。翰林学士宋濂、姑苏西宫进士盛斯显等作序。该书问世不久，原本即失，其内容由薛铠、薛己收入《薛氏医案》才得以保存下来。卷上为"手足阴阳流注篇"，总论阴阳经脉气血流注次序；卷中为"十四经脉气所发篇"，依据十二经脉和任督二脉的流注次序分别论述各经经穴歌诀、相应脏腑功能、经穴部位和经脉主病等。卷下为"奇经八脉篇"，对奇经八脉起止、循行路线、所属经穴部位、生理功能和病理变化等予以系统论述。后附图 16 幅，包括十四经脉腧穴图各 1 幅和正、背面骨度分寸图各 1 幅。书中提出的十四经经络学说，把督任二脉提高到与十二正经同等的地位，这不仅对明清医家有较大影响，且至当代针灸临床和科研仍以十四经经络学说为主进行研究。

3.《十四经发挥》的学术成就

（1）合论任督，提出十四经模式

《十四经发挥》关于任督二脉的阐述：在以前的经络学说中，十二正经为主，奇经八脉为次，《十四经发挥》首次提出"十四经之说"，曰"督之为言，都也，行背部之中行，为阳脉之都纲，以人之脉络，周流于诸阳之分，譬犹水也，而督脉则为之督纲，故曰阳脉之海""任之为言，妊也，行腹部中行，为妇人生养之本……亦以人之脉络，周流于诸阴之分，譬犹水也，而任脉则为之总任焉，故曰阴脉之海"。认为"人身之有任督，犹天地之有子午也。人身之任督以腹背言，天地之子午以南北言。可以分，可以合者也。分之以见阴阳之不杂，合之以见浑沦之无间""人身六脉皆有系属，唯任督二脉则包乎腹背而有专穴，诸经满而溢者，此者受之，宜与十二经并论"。指出督脉为阳脉之纲，任脉为阴脉之海，两者同起于会阴，共终于龈交，一背一腹，一阳一阴，周流不息，如环无端，起阴阳相济之功。自此，督任二脉之重要性被揭示，并列于十二正经而称为十四经。

十四经模式的提出，对以后的经络专书有直接影响。高武的《针灸聚英》，将经穴排列全按十四经的顺序，这种模式亦被杨继洲的《针灸大成》等所采用，很多手写书稿，如夏英的《灵枢经脉翼》、严振的《循经考穴编》，都沿袭了十四经模式，备受后世医家推崇。该书的学术价值不仅为国内医学界所重视，而且对国外如日本、朝鲜等国针灸学的发展也具有一定的影响。

（2）考证厘定腧穴，完善经络学说

《十四经发挥》以人体阴阳之总任与都纲论任督二脉的生理功能、特性，及其相互对待、交感、和合的活动规律，启迪了医家、养生家的认识，开拓了奇经理论临床应用的思路。该书考诸《内经》，厘定穴位 657 个，分归于十四经中，使经络学说益臻于系统和完善，为针灸经络学说发展做出了重要贡献。

（3）绘制经穴图谱，编写经穴歌诀

将经络绘制成图，既有经脉的循行，又有穴位，故称"经穴图"。《十四经发挥》根据《灵枢·经脉》原文及各经所属穴位和交会穴绘制经穴图，上篇有仰、伏人尺寸图；中篇为十四经络，每经必附其经穴图，其图是较为完整地绘出经络穴位分布路线的全图。且穴从经注，按经脉循行顺序排列，把每一经的经穴编成歌诀，联成韵语，列于各经之前。如手太阴肺经穴歌："手太阴肺十一穴。中府云门天府列，侠白尺泽孔最存，列缺经渠太渊涉，鱼际少商如韭叶。"此五句歌诀概括了肺经的十一个穴位，分别为中府、云门、天府、侠白、尺泽、孔最、列缺、经渠、太渊、鱼际、少商，且有利于记忆与背诵。

（4）宣扬振兴针灸

滑氏撰写《十四经发挥》还有一个意图，是为振兴针灸之学，宣扬针灸在临床医学中的地位，提倡针药结合以提高疗效，扭转针灸逐步为中药代替的倾向。众所周知，经络学说是针灸学的灵魂，是针灸学的重要指导思想，熟悉经络与腧穴，对于正确掌握诊断及针灸疗法，有十分重要的意义。然我国针灸医学发展到宋以后，确有逐步为中药取代的趋势。滑氏在其《十四经发挥》自序中说："观《内经》所载服饵之法才一二，为灸者四三，其他则明针刺，无虑十八九。针之功，其大矣！厥后方药之说肆行，针道遂寝不讲，灸法亦仅而获存。"滑氏有鉴于此，乃大声疾呼，宣扬针灸治病的作用，由此可见其撰《十四经发挥》，更是为了振兴针灸之学。

4.《十四经发挥》的取穴刺灸法特色

腧穴学是经过了相当长时间发展和充实而逐渐形成的。《内经》《针灸甲乙经》《铜人腧穴针灸图经》中亦有穴位的收载。随着针灸学术流派的增多，各代医家根据各自的见解和经验，对穴位归属、名称和定位也有差异。例如，《针灸甲乙经》是按躯体部位分区划线排列穴位，虽已指明确大多数经穴归经，但尤有一部分未能明确。而滑寿的《十四经发挥》把督任二脉与十二经合论为十四经，考《内经》，得定 657 穴，分归十四经中。如滑氏考订手太阴肺经穴位依次为中府、云门、天府、侠白、尺泽、孔最、列缺、经渠、太渊、鱼际、少商。凡 11 穴，左右共 22 穴。手阳明大肠经凡 20 穴，共 40 穴；足阳明胃经凡 45 穴，共 90 穴；足太阴脾经凡 21 穴，共 42 穴；手少阴心经凡 9 穴，共 18 穴；手太阳小肠经凡 19 穴，共 38 穴；足太阳膀胱经凡 63 穴，共 126 穴；足少阴肾经凡 27 穴，共 54 穴；手厥阴心包经凡 9 穴，共 18 穴；手少阳三焦经凡 23 穴，共 46 穴；足少阳胆经凡 43 穴，共 86 穴；足厥阴肝经凡 13 穴，共 26穴；督脉 27 穴；任脉 24 穴，共考订十四经 657 穴。其循经取穴法为后世针灸家取穴定位的依据，这也是《十四经发挥》的主要学术成就之一。

（四）王国瑞

1. 医家简介

王国瑞，婺源（今浙江兰溪）人，生于 13 世纪末到 14 世纪初。王国瑞幼学针灸，子承父业，瑞又传其子廷玉、其孙宗泽，世受其业，成为元明之际的针灸世家。著有《扁鹊神应针灸玉龙经》1 卷，《扁鹊神应针灸玉龙经》以通俗歌括著称，载有《一百二十穴玉龙歌》（简称《玉龙歌》)、《天星十一穴歌》、《针灸歌》等。王国瑞注重四肢穴之应用，大力倡导窦汉卿的针灸学术，飞腾八法、补泻手法、配穴施治各呈特色。在明代影响颇广，《针灸聚英》《针灸大成》《针方六集》等多有引述。至清代，为《四库全书》所收载，具有很高的史实性、学术性和可读性。王国瑞在《扁鹊神应针灸玉龙经》首创"一针两穴"的透穴针法，后来杨继州扩充至20多法，至《循经考穴编》时已发展到80多法，被后世称为"玉龙透针"之法，至今已为针灸临床医家所广泛使用。王国瑞在《扁鹊神应针灸玉龙经》中创用的"十二经夫妻相合、逐日按时选用原穴法"和"飞腾八法"；高武的"十二经病井荣俞经合补虚泻实法"（即"子午流注纳支法"），都是以经脉气血流注与针灸时间相结合的一种刺法，在子午流注针法这一流派中占有十分重要的地位。

2. 学术成就

（1）重配穴，倡用"穴法相应三十七穴"

王国瑞父子虽非出自窦氏亲授，但对窦氏学术极为推崇并进行传播，从《扁鹊神应针灸玉龙经·注解标幽赋》的内容中可见其受窦氏著作的影响。其《针灸歌》的"又歌"全是对窦氏赋文的改写，即选择窦氏的赋文一二语，阐发为一首歌，如"头项强，承浆可保""风伤项急，始求于风府"（《通玄指要赋》），合成一歌为"项强兼头四顾难，牙痛并作不能宽；先向承浆明补泻，后针风府即时安"。再如"人中除脊膂之强痛""腰脚疼，在委中而已矣"（《通玄指要赋》），合成一歌为"脊膂强痛泻人中，挫闪腰疼亦可针；委中也是腰疼穴，任君取用两相通"。

王国瑞在此基础上，从有类似治疗作用的腧穴中，提炼出37组配穴（即"穴法相应三十七穴"）用于临床，如"承浆应风府"前后相应，用于头项强痛；"哑门应人中"，用于音哑、失语、癫狂。再如"肾俞应委中"远近相应，用于腰腿痛；"足三里应膏肓"，用于虚弱羸瘦之证。近部组合"攒竹应太阳"，可治头项强痛；"尺泽应曲池"，用于上肢不遂、肘臂挛痛。应穴的提出，是王国瑞对窦氏用穴经验的发展，体现了腧穴的近治、远治及前后配穴的治疗作用。

"穴法相应三十七穴"的治疗范围十分广泛，对临床常见的病证均有论及，反映了当时临床实际和常用穴位的具体应用。王国瑞以单独的章节列出，足见其对应穴的重视，这也是王国瑞学术经验的精华所在。王国瑞认为在用主穴后，必用其应穴，主应配穴包括局部与远道、阴经穴与阳经穴、经穴与奇穴相配。

局部与远道相配可激发经气，使经脉之气上下疏通，调整虚实，达到"泻其有余，补其不足"（《灵枢·刺节真邪》）的目的，"穴法相应三十七穴"中以此类配穴最为多见。以患病局部穴为主穴，如咳嗽：风门应列缺；耳聋：听会应合谷；脚疾：足三里应膏肓。或远道穴为主穴，如上焦热，心虚胆寒：少冲应上星；虚烦：通里应心俞；三焦邪气壅上焦：关冲应支沟。局部应远道还有昆仑应命门，翳风应合谷，鸠尾应神门，中渚应人中（水沟），肩井应足三里，肩井应支沟，风池应合谷，膏肓应足三里，迎香应上星，肾俞应委中，阳陵泉应支沟。也有两组应穴均为远道穴，即人中（水沟）应委中，申脉应合谷。

在同一部位，选阴经穴和阳经穴相应，以调节阴阳气机，增强治疗效果，如照海应昆仑，昆仑应行间，尺泽应曲池，神门应后溪，太冲应昆仑，中极应白环俞，承浆应风府。也可选阴阳部位的穴位相应，如天枢应脾俞，治疗脾虚泻泄；哑门应人中（水沟），治疗音哑、失语。

"穴法相应三十七穴"，多是一穴应一穴，也有一穴应二穴。在《玉龙歌》中，有将类似作用的腧穴编在同一首歌里，如地仓与颊车同用，治疗口眼㖞斜；神庭与印堂同用，治疗头风眼花等，均含有应合的意义。也有歌里是单穴主治，在注中注明应穴，如痴呆症取神门，注中提出应穴是后溪；眼痛取太阳，注中的应穴是睛明等。从总体看，所说应穴实际已不止37组。王氏从窦氏赋中用穴编成歌者有32首之多，这不是简单的改编，而是有所发展，将其组合应用或加入新的主治等。特别是《通玄指要赋》的43穴，大部被采用，未载于其中的仅有手三里、太白、然谷、阴谷、头临泣、行间六穴。

（2）讲实用，扩充经外奇穴

《玉龙歌》中所用的奇穴，除了窦氏《通玄指要赋》中提到的髋骨、吕细（太溪）二穴外，还有印堂、中魁、太阳、内迎香、大小骨空、二白、胛缝、阁（阑）门及不定穴，"奇穴"这一名称也是首见于此，"翻呕不禁兼吐食，中魁奇穴试看看"。目前很多奇穴已被列为经穴，《玉龙歌》中的"百劳"，实际即大椎，"顶门"即囟会，"鱼尾"即瞳子髎，均归属经穴。但对某些奇穴的定位仍有待进一步的讨论和考证。

窦氏《通玄指要赋》中提到的"髋骨""吕细"穴，各家解释不同。《玉龙歌》注作"髋骨在膝盖上一寸，梁丘穴两旁各五分""吕细在足内踝骨肉下陷中"。从穴名看，"髋骨"不应在膝上，且旁开五寸为明显错误。《卫生宝鉴》注作"在腿砚骨上"较合理。腿砚骨，即腿研骨，指股骨大转子部。杨继洲注释此穴在"髀枢中"，《针方六集》将之直接作为环跳穴的别名。总之，髋骨穴应以邻近髋骨部为是。"吕细"，《卫生宝鉴》注"一名太溪"，《玉龙歌》注似与太溪定位不同。从名称看，疑"吕细"系"女膝"之误传，穴出宋代周密《癸辛杂识》，位在足后跟，原用以灸治牙槽风，由此引申为治牙痛也属合理。

王国瑞善于用奇穴治病，"穴法相应"中载有9组经穴和奇穴相应的配方。如盗汗：百劳应肺俞；眉目间痛：攒竹应太阳；肩肿痛：肩髃应髋骨；目热：内迎香应合谷；时疫疟疾：后溪应百劳；疟疾：间使应百劳；目病隐涩：太阳应合谷、睛明；腿痛：髋骨应风市，髋骨应曲池。奇穴对某些病证有特殊的疗效，在临床上不可忽视。

（3）论技术，大力提倡透刺法

《玉龙歌》里的透穴刺法是王国瑞的又一特色，在针刺时，受穴位局部解剖的制约，有的需要沿皮下浅刺，有的要筋骨间横透。如治头痛，丝竹空透率谷，"头风偏正难医，丝竹金针亦可施，更要沿皮透率谷，一针两穴世间稀"（《玉龙歌》）；眉目间痛，刺攒竹穴，"沿皮向鱼腰"，这是沿皮下浅透；小儿惊风，刺印堂"沿皮先透左攒竹，补泻后转归原穴，退右攒竹"，属多向刺；头风痰饮，针刺风池穴，"横针一寸，入风府"说的是横透。横透还有内关透外关、间使透支沟、阳陵泉透阴陵泉，多用在四肢部腧穴。

与现代临床上地仓透颊车的说法不同，王国瑞提出，颊车"沿皮向下透地仓一寸半"。头维"沿皮向下透至悬厘"，也与今人向上方透刺不同。四肢末端穴，王国瑞多用"针一分，沿皮向后三分"的透刺法，如二间、少商、少冲、大敦等均如此。有的穴透得较深，如复溜"沿皮向骨下一寸半"，指沿胫骨后方浅透；中都"沿皮向上一寸"，指沿胫骨面浅透。但对有些穴的深透须慎重，如液门"沿皮向后透入阳池"，中渚"沿皮向后透腕骨"，其间隔较远，容易损伤筋脉。

透穴的应用，既要注意安全，又要取得适当的感应，从不同的角度进针扩大其针刺范围。对于直刺可取得良好感应的穴位，则不用沿皮透刺。透刺以不同的角度、方向，由本经透向他经，引导经气，直接刺向要透之穴，加强了针刺效应，至今仍在针灸临床中应用。《玉龙歌》注中还记载了能深刺穴位的针刺深度，如环跳深达三寸半、肩髃深达两寸半、关元深达两寸等。这些深度在以往的著作中都是没有的，这些记载值得后人参考。

（4）求疗效，主张针灸并用、补泻兼施

王国瑞对某些病证采用针加灸的方法治之，有同穴针灸兼施，有异穴分别灸刺。如《扁鹊神应针灸玉龙经·盘石金直刺秘传》中有："眼目暴赤肿痛，眼窠红：太阳（出血），大小骨空（灸）""耳聋气闭，肾家虚败，邪气攻上：肾俞（灸），听会（泻）""尸厥，中极（补），关元（灸）""黄疸四肢无力，中脘（灸），三里（泻）"等，这是在一组针灸处方中，视穴位的不同而分别针灸。又有："风毒瘾疹，遍身瘙痒，抓破成疮：曲池（灸，针泻），绝骨（灸，针泻），委中（出血）""中风后头痛如破：百会（灸，次用三棱针四旁刺之出血），合谷（泻）""伤寒，寒战不已：曲池（补），关元（灸，针补）"等。这些在同一穴位针灸兼施的治法，在古今针灸文献中比较少见，是王国瑞独特的学术思想。《针灸大成》杨继洲医案中亦常用此法。

王国瑞在临床中重视辨证论治，或补泻兼施，或先补后泻，或先泻后补，或多泻少补，或多补少泻，皆法随病施，灵活多变。如《玉龙歌》中，治疗"偏正头风"，取穴丝竹空，"痛则泻，眩晕则补"；治疗"不闻香臭"，取迎香穴"泻多补少"；又如治疗白带，取穴中极，"有子，先泻后补。血气攻心，先补后泻"。亦有处方由相同的腧穴组成，因症状不同而补泻有别。如《盘石金直刺秘传》中，"伤寒有阴有阳，用意参详，不问阴阳，七日过经不汗：合谷（补）复溜（泻）""伤寒……虚汗不止……复溜（补）合谷（泻）"，合谷、复溜补泻的不同，治疗无汗证和汗出，此法为后世所习用。某些穴位，须因病施用补泻，如上星，鼻渊则补，不闻香臭则泻；行间，疼痛泻之，痒麻补之；后溪，热多则泻，寒多则补，体现了王国瑞的辨证施术思想。

病证的虚实是针刺补泻的依据，王国瑞同穴补泻和异穴补泻灵活运用。同穴补泻即对某一腧穴施用先补后泻、先泻后补的手法，如风池先补后泻、迎香泻多补少、风市多补少泻等；异穴补泻即在一组配穴中施用不同的补泻手法，如腰脊强痛，人中（水沟）少泻无补，委中见血即愈（大泻）；头风痰饮，风池先补后泻，合谷看虚实补泻。

（5）法天时，创飞腾八法与逐日按时取原穴法

王国瑞依据《内经》关于时间变化对人体气血运行影响的理论创立的"飞腾八法"和"十二经夫妻相合逐日按时取原"，丰富了时间针灸治疗的内容。"飞腾八法"是把古代的九宫八卦学说与奇经八脉相结合，按照日时干支的推演数字变化，按时针刺八脉交会穴的取穴方法。"飞腾"指推算简单，疗效迅速；"八法"指八脉通八穴、八穴联八卦。他定出了"飞腾八法"中日、时干支的数字代码，即"甲己子午九，乙庚丑未八，丙辛寅申七，丁壬卯酉六，戊癸、辰戌巳亥属之四"，又把八脉交会穴分别配属九宫八卦数，即"公孙配乾数六，内关配艮数八，后溪配巽数四，外关配震数三，列缺配离数九，申脉配坤数二，照海配兑数七，临泣配坎数一。另有五数，居八卦之中，男寄于坤卦配申脉，女寄于艮卦配内关"。开穴时，把临时日、时干支数字相加，其和除以9（阴日除以6），取余数合卦定穴。从元朝《针经指南》的"流注八穴"

到王国瑞的"飞腾八法"及明朝《针灸大全》的"灵龟八法",经历了相当长的历史时期,由最初的以病证为主发展为按时间取穴。

"十二经夫妻相合逐日按时取原"是把五门十变、夫妻相配的理论运用到按时取穴中,以《河图》理论为依据的一种按时取穴法。选穴的方法是将十二经与天干相配,然后按《河图》生成数关系把各经原穴组合成六对,即足少阳胆经(属木、为天)取丘墟(甲),配足太阴脾经(属土、为妻)取公孙(己);手阳明大肠经(属金、为夫)取合谷(庚),配足厥阴肝经(属木、为妻)取中都(乙);手太阳小肠经(属火、为夫)取腕骨(丙),配手太阴肺经(属金、为妻)取列缺(辛);足太阳膀胱经(属水、为夫)取京骨(壬),配手少阴心经(属火、为妻)取通里(丁);足阳明胃经(属土、为夫)取冲阳(戊),配足少阴肾经(属水、为妻)取水泉(癸);手厥阴心包经(未)取内关(己),配手少阳三焦经取阳池(戊)。应用时可根据各天干、日时,查阅所开夫妻经穴相配针刺。阳日阳时以阴经穴(妻)为主,阳经(夫)穴为配;阳日阴时以阳经(夫)穴为主,阴经(妻)穴为配;阴日阴时以阳经(夫)穴为主,阴经(妻)穴为配;阴日阳时以阴经(妻)穴为主,阳经(夫)穴为配。先针主穴,后针配穴。阴阳二经相配,体现了"阳病治阴""阴病治阳""阴阳互根"的理论,扩大了腧穴的主治范围[9]。

(五)其他医家

王开(1278~1347年),号锦潭(一作镜泽),兰溪人,肆力于医。曾跑到大都(今北京),拜在当时针灸名医窦太师汉卿门下20多年,悉传其术。在他即将返归故里时,窦汉卿嘱咐他:你回去以后要传播针灸之术以救济群众,如果能使病人痊愈,就是对我的最好报答。王开回乡后继续行医。他善施针砭之术,治病无不立愈。元代初年,代廷请他担任扬州教授,王开不肯就职,又授他为太医院御医。后因母亲年老多病而辞职回家,居住在锦潭之上,人称"锦潭先生"。王开著有《重注标幽赋》《针灸全书》《增注针经密语》等。王开的儿子,名迪,字子吉,号国瑞。继承父业,承窦汉卿之学,在流注针法、飞腾八法及透穴针法等方面另有建树,后担任太医院吏目,著有《扁鹊神应针灸玉龙经》。《扁鹊神应针灸玉龙经》是一本综合性的针灸著作,首载120穴的《玉龙歌》,并附释文计85首、78证,举证见穴,次载注解"标幽赋""天星十一穴歌诀""太乙日游九宫血忌诀""六十六穴治证"等,均是王国瑞针灸学术思想及医疗经验的代表作。

李明甫,宋代东阳(今浙江东阳县)人。善医,尤精针法。义乌县令患心痛之疾,垂死。明甫视之曰:"有虫在肺下,药所不及,惟砭乃可。然非易也。"遂绐谓于其背上点穴,密取冷水噀之,县令方惊悸而针已入,曰:"虫已死矣。"既而腹大痛,下黑水数升,虫尽出,疾遂愈。

南宋时期,杭州运河边河街桥一位医生专职针灸。

第三节 明清时期浙江针灸推拿

一、发展概况

明朝针灸学在宋金元针灸理论有较大发展的基础上,进入一个新阶段,特别在针刺方面,在单式针法基础上，形成 20 余种复式手法；灸疗方面，由艾炷灸发展为使用艾卷的温热灸法。这一时期出现了很多集大成的针灸著作。杨继洲的《针灸大成》是中国针灸学的又一次重要总结，内容丰富，有系统完整的针灸学理论，并有相当丰富的临床经验。高武的《针灸聚英》《针灸节要》，吸取了历代针灸医著的精华，汇聚了诸多针灸医家的治病经验，并阐述了自己对针灸学的独特见解，是明朝针灸学中的一枝奇葩。王国瑞撰《扁鹊神应针灸玉龙经》，书中载《一百二十穴玉龙歌》（简称《玉龙歌》）等针灸歌诀多首和其他针灸治法，书中所述王国瑞家传的针灸经验，颇有独到之处。另有杨敬斋《秘传杨敬斋针灸全书》、吴嘉言《针灸原枢》、张景岳《类经图翼》等专著，推动了明朝针灸学术的鼎盛发展。至清朝，由于各种政治经济原因，针灸学术由盛转衰，但浙江针灸依然有所成就，在元明刺灸法的基础上，艾条灸、温针灸和药物灸在民间得到发展、推广和应用，如雷火针法发展而成的太乙神针，相关著作有张文澜《太乙神针》，赵学敏《本草纲目拾遗》的救苦丹，吴尚先《理瀹骈文》的阳燧锭灸等。另有《灸法秘传》《内经集注》《经络腧穴新考证》等针灸著作在浙江问世。

明清时期浙江的针灸学家的治学很有特色，在现存的 10 多种针灸著作中，有一个共同的特点是：十分重视对《内经》《难经》《针灸甲乙经》等经典针灸著作的研究。如王国瑞、杨继州等在经络理论和针刺理论上，也都是在《内经》《难经》的基础上，对经脉病、营卫学说、经脉等方面，提出了精辟的论述，推动了针灸学术理论的发展。

二、名 医 名 家

（一）楼英与针灸学说

楼英针灸学说主要集中在《医学纲目》卷之七 "刺灸通论、刺虚实、刺寒热、治寒热"，卷之八 "穴法上、穴法下"，卷之九 "刺禁、灸禁" 中。书中在论述各种病证时，先归纳总结前人各种有关论述及方药治则，再附以历代各种针灸治验，叙己之法度主张。

1. "候气说"

1）候 "邪气，谷气" 之辨：针刺时遵循的原则是补虚泻实，实者应当泻其邪气，若虚者则应扶助正气，称泻实补虚，因此在补虚泻实之前，则必须静意候气，辨别针下腧穴处是邪气，还是谷气。邪气来时紧动疾促，反应突出，而谷气至时应是徐缓柔和舒适感。故楼氏曰："候气有二：一曰邪气，二曰谷气……所谓邪气者，曰紧而疾，曰补而未实，泻而未虚也。所谓谷气者，曰徐而和，曰补而已实，泻而已虚也。" 阐发了《内经》中的 "邪气" "谷气" 于实践中的感悟。通过辨释体会，从而达到 "曰补而已实，泻而已虚也" 之目的，注解了 "针刺容易，辨气难" 之悬谜。验之临床，凡下针刺判断谷气者，令患者于所针之部，觉有舒适感及病痛有突然所失的欣快感，即《内经》"若得若失" 之意（《医学纲目》卷之十三 "目疾门"）。

2）候 "邪气新客经脉"：如 "候邪气新客经脉而取之之法也。言邪之初客经脉，其寒温未相搏，如涌波之起也，时来时去，故不常在。欲取之者，必于三部九候之间，诊察以待之……凡诊三部九候而待邪至之机以发刺者，必专心致意……三部九候，非寸关尺，乃面有三部，手有三部，足有三部，合三部为九部也"。楼氏所举是 "邪之初客经脉，其寒温相搏" 在人体尚无定处而"时来时去，故不常在"的诊候法则，是诊治疾病的基本要求，诊察问切应俱全，病情病性了解应翔实、系统而完整。《内经》的"凡将用针，必先诊脉"和"必先治神"四诊合参，诚为科学。

3）候"邪客已久，真邪已合"：如"候邪客已久，真邪已合，而取之之法也……今真邪已合，波陇不起，而不知邪客之处也，故又必当扪循三部九候之盛虚，视其盛处泻之，虚处补之……候邪去真复而止"。讲的是"邪客已久，真邪已合"而施治行针之法。依然"但候""三部九候之盛虚"，细辨其脏腑阴阳气血虚实盛衰之证，而施用针刺补虚泻实的原则（《医学纲目》卷之七"刺灸通论"）。如下便是楼氏具体治疗的例子："卒心痛，不可忍：上脘八分，先补后泻，觉针下气行如滚鸡子入腹为度，次取后穴，气海涌泉无积者，刺之如食顷而已。有积者，先饮药利之，刺之立已。如不已，再刺后穴间使、支沟、三里"（《医学纲目》卷之十六"卒心痛"）。补泻原则归纳为邪气所处之大小盛衰，气血的病势反映，时时处处，每一手法感应都体验于细微处，感悟于毫针终端。

2."经气未并，五脏安定"说

"经气未并，五脏安定"说指邪气初袭肌肤体表，未入经络与经脉经气相搏结，五脏六腑功能仍是阴阳均平，健康状态，否则有阴阳偏颇，虚实证见。如"夫五脏之虚实，皆生于血气之离并耳。有余者，血气并入其募，盛而实也。不足者，血气离去其藏，衰而虚也。经气未并，五脏安定者，五脏之血气未并为实，未离为虚者，安定其所，而阴阳均平"，因此"一邪初客之时，故当即治"。假如邪气久留，渐至扰乱经脉，或损伤某脏腑阴阳，则将导致经络脏腑、阴阳气血虚实偏颇，错综复杂的疾病。"若其初不治，则渐并渐离，而虚藏所离之血气有并归于实藏，所以阴阳相倾而不均平……故病有阳盛阴虚，阴盛阳虚者，有表盛里虚，里盛表虚者，有上盛下虚，下盛上虚者，有经满络虚，络满经虚者，所谓无实实虚虚损不足益有余者。"辨经气未并，阴阳均平，五脏安定无疾（《医学纲目》卷之七"刺虚实"）。"太阳与少阳并病，头项强痛，或眩冒时如结胸，心下痞鞕者，当刺大椎第一间肺俞、肝俞，慎勿发汗，如发汗则谵语，脉弦，五六日谵语不止，当刺期门"（《医学纲目》卷之三十"项强"）。

3."补泻随宜，适其病所"说

楼氏在自序中概论了阴阳五行造化万物，对人身脏腑经络气血的影响有偏盛衰、寒温、虚实，而"百病出焉"。由此"诊病者"务"知受病之所在"，治疗时以"补泻随宜，适其病所"而达到"使之痊安而已"之目的。因此，在其补泻论的指导下，分别有以"推内动伸"具体手法论补泻，以"合迎随推内动静"论补泻，还有"以浅深分补泻"等。如"以针之推内动伸分补泻"：操作手法是"从卫取气者，谓浅内针，待卫气至，渐渐推内进至深也。从荣置气者，谓深内针，待荣气至，却渐动伸退至浅也。盖补者针入腠理，得气后渐渐作三次推内，进至分寸，经所谓徐内疾出，世所谓一退三飞，热气荣荣者是也。泻者直针入分寸，得气后渐渐作三次动伸，退出腠理，经所谓疾内徐出，世所谓一飞三退，冷气沉沉者是也。"描述了以针之推内动伸手法达到热补凉泻的补泻效果。

1）"合迎随推内动静二法言补泻"：引《难经》"夫行针者……先以左手揣按其所针荣俞之

气，弹而努之，抓而下之，扪而循之，通而取之……右手持针而刺之……徐出徐入，气来如动脉之状。补者随经脉推而内之，左手闭针孔，徐出针而疾按之。泻者迎经脉动而伸之，左手闭针孔，疾出针而徐按之。随而济之，是谓补。迎而夺之，是谓泻。"分述推纳与开阖手法结合的补泻法。

2）"以浅深分补泻"："以浅深分补泻，浅为补，深为泻也"。引《灵枢》补须一方实，深取之，稀按其痏，以极出其邪气。一方虚，浅刺之，以养其脉，疾按其痏，毋使邪气得入。脉实者深刺之，以泻其气。脉虚者浅刺之，使精气无得出，以养其脉，独出其邪气。楼氏这种明确的以浅深部位直论补泻确系临床之真谛。

3）"以迎随分补泻"："以迎随分补泻也。然迎随之法有三，此法以针头迎随经脉之往来，一也。又泻子为迎而夺之，补母为随而济之，二也。又随前法呼吸出纳针，亦名迎随，三也。又针头之随者，谓荣卫之流行，经脉之往来，手之三阴从胸走手，手之三阳从手走头，足之三阳从头走足，足之三阴从足走腹也。迎者以针头斜迎三阴三阳之来处针去也，随者以针头斜随三阴三阳之往处针去也"（《医学纲目》卷之七"刺虚实"）。如治验"闪着腰疼：气海，肥人一寸，瘦人五分，三补三泻。令人觉脐上下痛，停针候二十五息，左手重按其穴，右手进针三息，又停二十五息，依前进针，令人觉从外肾热气入小腹，出针神效"（《医学纲目》卷之二十八"腰痛"）。

4. 阴别走阳，阳别走阴"缪刺之络"说

"缪刺之络"说主要治疗病邪流溢在大络，尚未入里，邪气未盛，不得侵犯经脉，更不得留舍于脏腑。留滞络脉，则为缪刺的适应证，即是"血络及皮肤或赤或青或黑"大小不一呈现于络脉。如"刺脏腑经络四病各不同……至于络又各不同，十五络之络，乃阴经别走阳经，阳经别走阴经，而横贯两经之间。所谓横者，为络与经相随上下者也。缪刺之络，乃病邪流溢大络，不得入贯经俞，而其痛与经脉缪也，乃络病经不病者也。血络之络，及皮肤所见或赤或青或黑之络，而小者如针，大者如筋也。以浅深言之，血络至浅，缪刺者次之，十五络近里而贯经俞也"（《医学纲目》卷之七"刺虚实"）。

如治验有"地仓，针入二分，沿皮斜向颊车，一寸半，留十吸泻之。颊车，二分，斜向地仓，已上三穴，㖞右补泻左，㖞左补泻右"（《医学纲目》卷之十"口眼㖞斜"）。

"如阳经之脉实，阴经之脉虚，泻其阳经补其阴经，阴经之脉实，阳经之脉虚，泻其阴经补其阳经。又如左实右虚，泻左补右，右实左虚，泻右补左之类是也"[10]。

（二）凌云

1. 医家简介

凌云，字汉章，号卧岩先生，生活于明正统至嘉靖年间（1436～1566年），归安（今浙江湖州）人。擅长针灸，名噪一时。相传其在北游泰山时，遇一道长，授以铜人针术，从此则刻苦磨炼，其技益精，针无空穴，《明史》载称："海内称针法者，曰归安凌氏。"当时淮阳王病"风"3年，召集四方名医治罔效，请云诊治，针灸后不三日而行步如故。孝宗闻其大名，召至京城，命令太医官拿出"铜人"，蔽以衣，所针无不中，皇上授予"御医"。

凌氏针灸，世代相传。其孙名宣，号双湖，"施针浙、闽，全活万计"。嗣后，分枝繁衍，各传其业。其七世孙宸世，字兰亭，在康熙时由苕溪双林迁居桐乡濮院；八世孙应发，字南臣；九世孙玉樵，十世孙邦从，十一世孙振华、晓五，十二世孙小圃，十三世孙鞠廷，十四世孙文潮、文涛、文澹，至今已传十五世，皆继其业。家传有《步穴歌》《经外奇俞撷英歌》各1册，皆署名"凌云汉章定本"。除家传承继外，授业者不乏其人，《浙江通志》亦载"聂莹得湖州凌汉章针法，针至病起"。聂莹，明代处州（今浙江丽水）人。自受业后，精心揣摩，取穴准确，下针无虚发，"虽厚衣可按穴定针"。医德可嘉，贫病不计酬，深受乡间敬重。所以凌氏针灸，自明代以来，久享盛誉而不衰。家传《杂记》中有《秦康王送名医凌汉章还苕诗》曰："微恙年来不易攻，远烦千里到关中，寻常药饵何曾效，分寸针芒却奏功。絷马未能留信信，趣装无奈去匆匆，一樽酒尽伤离思，目断南鸿坝水东。"足见凌氏针术的精邃，也表达了作者对凌云的感激和惜别之情[11]。

2. 学术成就

（1）辨证详，取穴准

据《明史·方技传》载："有患咳嗽者，饮食不进，他医作虚证治，投补剂而病越笃，请云诊之曰：此寒湿积也，取穴在顶，针之必晕绝，逾时始苏，及针故晕绝，家人皆哭，云言笑如若，顷之气渐舒，复加补，始出针，呕积痰斗许，病即除。又治婺州一富家寡妇，得癫狂疾，裸体野立，不避亲疏，云诊之为寡欲火炽，是谓伤心，须正其心，乃令二人坚持之，用凉水喷面，针其心，补泻兼施，不逾时，狂病顿除。又治常熟[江苏省]徐氏以难产死，云揣其胸前尚热，立针数穴，良久，子下而妇也得生。有男子病后吐舌，云兄也知医，谓曰，此病后近女色太早，穴在左股太阳，是当以阳攻阴，云曰然，如其穴针之，吐舌如故，兄茫然若失。云曰：此知泻而不知补也，即补数下，舌渐复。"凌氏治病不但辨证仔细正确，施术得当，下针也必中其穴。孝宗召云至京，即命太医官取出铜人，蔽衣而试之，所针无不中。《针灸问对·序》云："语凌则曰：熟于穴法。凡所点穴，不必揣按，虽隔衣针，亦每中其穴也。"凌氏不但取穴准，对定穴也很有研究，有些定穴法有异于别人，在其《步穴歌》中作注解以更正之。如背部足太阳膀胱经取穴，云认为应去脊计算。歌云："先除脊后横量寸，不尔灸狭能伤筋。"取膏肓俞谓："膏肓俞在四椎下五椎上，去脊中三寸半。"

《明史载》："海内称针灸者，曰归安凌氏。"《针灸问对·序》云："客有过余者，坐间语及针灸，盛称姑苏凌汉章……能驰名两京，延誉数郡，舍此他无闻焉。"据此，凌氏当时的威望，是可想而知。

（2）针法熟，灸法精，治效如神

凌氏针法，进针皆用捻转，并重视左手重按的指切押手法，针入穴位之后，其常用手法有"龙虎交战"的补泻兼施法。用补者，以"苍龟探穴""饿马摇铃""烧山火"为主；欲泻者，以"赤凤展翅""白虎摇头""透天凉"为主。补者如待贵人，不知日暮；泻者内圆外方，得气即止。认为针灸之所宜，虚证十居七八，故恒多用"留针"，然即"留针"亦非纯属补法。补者三飞一退，慢慢紧按，留针以待针下微暖而退针，急扣其穴；泻者一飞三退，慢按紧提，留针以待针下微凉而退针，摇大其孔，不闭其穴。凌氏论述针法，很有临床价值。

灸法，以直接灸为多用，极少用隔姜灸等间接灸法，每壮艾炷如著头大，上尖底圆，艾绒中渗入七香散（丁香、桂皮、砂仁、豆蔻、茴香、郁金、枳壳）、桂散（麝香、肉桂粉）。先以墨点穴，再在墨点上涂蒜汁，将艾炷粘在穴位上点燃，每穴或3壮、5壮、7壮，视病人体质及病情而定。对儿童发育不良，灸百劳、膏肓、身柱、太仓、关元等穴，其效甚佳。咳嗽、哮喘，灸肺俞、天突、膻中、璇玑等穴，其获良效。诸如此类，论述尚多。

（3）究医经，勤耕耘，世代相传

凌氏熟谙经典，以《内经》《难经》《针灸甲乙经》为基础，兼读《伤寒论》《金匮要略》及其他针灸内科医籍，故根底扎实，常能起危疾。尝谓后辈云："针而不灸，灸而不针，非良医也；针灸而不药，药而不针灸，亦非良医也；知针知药，方是良医。而经络脏腑必当熟谙，否则动手便错。针灸必通内科，内科当知针灸，治病才能得心应手。"凌氏这种治病观点，合乎情理。

凌氏除了忙于诊务，并著有《步穴歌》《经外奇穴撷英歌》各1册，皆署名为"凌云汉章定本"。世传尚有《卧岩凌先生得效应穴针法赋》1篇，此赋是在窦汉卿《通玄指要赋》的基础上，根据穴位主治功效，结合临床经验，加相应的穴道。如此赋载：行步难移，太冲最奇，应在丘墟；人中除脊膂之强痛，应在委中；神门去心内之呆痴，应在太冲等。其效益彰。尚有《流注辨惑》一书，惜已失传。

凌氏针灸，世代相传。孙名宣，号双湖。《归安志》谓："施针浙闽，全活万计。"嗣后分枝繁衍，各传其业，至今已传十五世，皆继其业。其中最有名望者第十一世孙凌晓五，晚号折肱老人（1822～1893年），时值清廷下令于太医院内废止针灸科，改从其舅父吴古年习内科，既承家业，又得名师传授，精通多科，无论诊治时病、杂病，皆有奇验，医名颇震，尝有"凌仙人"之称，其治病不拘一格，或以针灸，或投方药，各取所长，总以拯危疗疾为要。

凌氏针术，除家传外，授业者不乏其人，据《浙江通志》载："聂莹得湖州凌汉章针法，针至病起。"其针术流传广，历久不衰。

（4）重医德，济贫危，病家敬仰究

凌氏治病，颇重医德，因作《家训》一则曰："医乃仁术，饮关人命寿夭，审证必须周详，与病家共其休戚，切戒炫奇好胜，唯利是图，急难之病，必具仁济之心，勿责酬，勿计劳。"因此，凌氏深得病家敬仰。据凌氏家传杂记有明朝秦康王《送名医凌汉章还苕》："微恙年来不易攻，远烦千里到关中。寻常药饵何曾效？分寸针芒却奏功。絷马未能留信信，趣装无奈去匆匆，一尊酒尽伤离思，目断南鸿灞水东。"道出了病家对凌氏的信仰与感激之情。

（5）精制针，嘱宜忌，医工相合

凌氏针具，制作十分讲究，针柄以银丝缠绕，并用白矾、山甲、木鳖、地鳖虫、油松节、麻黄、当归、乳香、没药、郁金、灵磁石等煮针，既具药效，又取消毒的作用。

对初针灸者，必告病家宜忌之诀，并发给病家《针家须知宜忌例》《灸家须知宜忌例》。其大概内容是：针后勿以手摸穴，禁止下水，不宜负重操劳，必须忌口，并有针后须知保养，慎风寒，节劳欲，使气血恢复于正常；灸后，在一个月内须服鲜发之物，以催发灸疮，待灸疮化脓得畅之后，即须忌口，避免重活，远离房帏等[12]。

（三）高武与《针灸聚英》

1. 医家简介

高武，生卒年月不详，约生活于 16 世纪，号梅孤，鄞县人。喜读书，天文、律吕、兵法、骑射无不娴习。嘉靖间，中武举，以策于当路，因不合弃归。晚年研究医学，尤长针灸。1529 年著《针灸聚英》4 卷，1537 年著《针灸节要》3 卷、《痘科正宗》4 卷，还有《射学指南》《律吕辨》《发挥直指》等。《针灸聚英》首出脏腑、经络、穴位、主治，次载各家取穴法、针灸注意事项，类聚各书歌赋置之末卷。《针灸聚英》据《内经》《难经》之旨，吸取历代经验，从临床实际出发，能切实用；仿《十四经发挥》和《金兰循经》例，按经脉流注排列经穴；对腧穴主证，进行归纳，载于各穴之后；强调针灸药饵，兼东垣针法，以为深得《素问》之旨。《针灸节要》一名《针灸素难要旨》，系将《内经》《难经》有关针灸论述，分类汇编而成；附有少量按语，宜于初学者阅读。高氏为订正穴位，亲制针灸铜人模型三具，男、女、童子各一，在针灸史上罕见。《针灸聚英》传海外，1645 年日本即有翻本，一直受日本针灸学者的重视。

2.《针灸聚英》主要内容

《针灸聚英》，又名《针灸聚英发挥》，刊于明嘉靖八年（1529 年），分经络腧穴、病证取穴治法、刺灸法、针灸歌赋 4 卷。是继汉朝《名堂经》首次总结腧穴主治病证之后的又一次系统总结，对腧穴理论的发展做出了重大贡献。卷首"集用书目"，简介《难经》《素问》《子午经》《铜人腧穴针灸图经》《备急千金要方》《千金翼方》《外台秘要》《针经指南》《针灸资生经》等 16 种以前的针灸学著作。卷 1 论五脏六腑、仰伏人尺寸、中指同身寸法、手足阴阳流注、经络腧穴的循行、主病，附经脉经穴图。卷 2 为各家取穴方法。卷 3 为煮针、火针、温针、折针、晕针、补泻手法、各种刺灸法。卷 4 为 63 则歌赋，如肘后歌、百症赋、补泻雪心歌等。末附针灸治疗问答。该书对当今针灸的发展仍有较大的临床指导意义。

3.《针灸聚英》的学术主张与成就

（1）重实践，择善从

高武注重实践，治学严谨，实事求是。如关于"膏肓俞"的作用，孙思邈曰："时人拙，不能得此穴，所以宿疴难遗。若能用心方便，求得灸之，无疾不愈矣。"《针灸聚英》中说："思邈所讥，恐未中理，何者？如使天下无不可医之疾，则思邈所著《千金》《翼方》二书具存，其方其法，岂能百发百中哉？"又如在取穴问题上，高氏强调因人而异，不苟同当时沿用的杖量法，并通过实例说明之。他指出："瘦人骨露易取，肥人脊隐难摸，取之多不得其实，须先将瘦人量取定，将瘦人同身寸自某处起至本处是穴，然后将肥人同身寸若干，亦自某处起量至某处是穴。"也就是说利用瘦人易定位的特点，把其从某一标志处至穴位量好尺寸，再按胖人与瘦人同身寸的差别依次放大，最后将该尺寸在肥人同一部位衡量，来帮助定位。关于取肾俞方法，《备急千金要方》注云："凡取肾俞者，在平处立，以杖子量至脐，又以此杖子当背脊骨上量之，知是与脐平处也，然后相去各寸半取其穴，则肾俞也。"高氏认为不妥，明确指出："肥人腹重则脐低，瘦人腹平则脐平，今不论肥瘦，均以杖量之，未有准也。"

（2）遵古不泥古，首立"东垣针法"

《针灸聚英》在经络、腧穴、刺法、治疗等方面均善采诸家之长而用之，认为"不溯其原，则昧夫古人立法之善，故尝集《节要》一书矣；不穷其流，则不知后世变法之弊，此《聚英》之所以纂也"。《针灸聚英》中多次引用张仲景、李杲、滑伯仁、王洁古等医家的学术观点和针灸经验即是明证，并结合《明堂经》《外台秘要》《备急千金要方》《铜人腧穴针灸图经》等16种之多的前人文献，对古人的经验既推崇备至，融诸家之长而"聚英"，遵经典著作不拘泥，在继承前人针灸精华的基础上，对某些学术观点，进行了评论，这对针灸学的发展有积极意义。

（3）首创子午纳支法

《针灸聚英》中对何若愚创立的子午流注按时开穴法提出质疑，认为："妄言今日某日某时其穴开，凡百病皆针灸此开穴，明日某日某时其穴开，凡百病针灸明日开穴，误人多矣。"提出应根据病情来考虑定时用穴。根据《灵枢》平旦寅时营卫各行五十度而大会于手太阴肺经的认识，按十二经脉流注的次序，一时辰一经脉相配合，再根据《灵枢·邪客》中"因冲而泻，因衰而补"，《难经》中"虚者补其母，实者泻其子"的原则，创立了一种以十二经脉配属十二支时辰的取穴方法，即子午纳支法，又名"十二经病井荣俞经合补虚泻实"法。根据十二经血流注寅时起于肺、丑时止于肝的时辰-经脉相应的顺序，在确认经脉证候、脉象之后，结合五输穴补母泻子及迎随补泻的原则，在经气流注至某经之时，此时经气最旺盛，可取本经子穴用泻法来治疗该经实证；而当经气流过之时，经脉经气偏衰，则取本经母穴用补法以治疗该经虚证。如"手少阴心经属丁火，起极泉，终少冲，多血少气，午时注此。是动病，嗌干心痛，渴而欲饮是为臂厥，主心。所生病，目黄胁痛，臑臂内后廉痛厥，掌中热。盛者，寸口大再倍于人迎。虚者，寸口反小于人迎也。补，用未时，少冲。泻，用午时，灵道。"近人所用"子午流注纳子法"，不受十二经脉是动、所生病病候的限制，仅取其流注时辰与子母补泻用穴的方法，实乃在高氏立法基础上的灵活运用。《针灸聚英》中创立的子午流注纳支法，对后世医家影响较大，为当今临床常用的子午流注针法之一。

（4）图文并茂形式

《针灸聚英》广集明朝以前针灸歌赋，共收录针灸歌赋65首，不少内容为该书所首见，均是古代医家在长期医疗实践中集学术之精，言简意赅，便于诵记和流传，对针灸学术传播起到了重要作用。《针灸聚英》认为应把图与说结合起来看，"使人和某病宜针灸某经某穴，当用某日某时开方针"，书中对十四经脉的生理功能、病理变化、经脉循行及流注等，以歌赋形式进行叙述，并对各家的论述作了注解。每一条经脉，各绘图一幅，每幅图的画上都绘有该经脉循行于人体的部位及所属腧穴，并以简明扼要的语言加以说明，图文并茂，便于学习、记忆和应用。

4.《针灸聚英》的取穴刺灸法特色

（1）首次归纳经穴主治

仿照《神农本草经》体例，《针灸聚英》中将腧穴主治进行了归纳，载于各穴之后，改变了以前针灸著作分散杂配随病附穴的方法。如脾经之三阴交穴，主治"脾胃虚弱，心腹胀满，不思饮食，痹痛身重，四肢不举，腹胀肠鸣，溏泄，食不化，疝癖，腹寒，膝内廉痛，小便不利，阴茎痛，足痿不能行，疝气，小便遗失，胆虚，食后吐水，梦遗失精……产后恶露不行，去血过多，血崩晕，不省人事。"《针灸聚英》书中以大量篇幅论述十四经脉所属腧穴的性能，并汇集了历代针灸家对腧穴性能的论述，是一部研究腧穴的宝贵资料。

（2）合经络循行、解剖位置于一体

《针灸聚英》中指出："经络俱属于五脏六腑，今绘其图于经络之前者，知外有是经，则内属是脏腑也。"作者认为解剖知识在针灸学中占有重要地位，针灸者必先熟悉解剖，准确取穴，方可有备无患，以提高临床疗效。《针灸聚英》共载有解剖图谱31幅，明确标定了脏腑的解剖位置并描述了其形态功能，并指出了经络俱属于五脏六腑，经络系统为机体的重要部分，将经络循行与解剖位置相结合。那种所谓"经络专为针灸而设，经络呈单线循行，与脏腑器官组织无关"的观点是不科学的。

（3）重视刺灸手法

在《针灸聚英》卷3中主要论述刺灸法，从其学术观点可以看出其务实的指导思想，主张研习针刺手法的精髓，讲究手法的实用价值。《针灸聚英》强调补泻分层施术，针尖朝向病所，配合呼吸、循按。《针灸聚英》详细介绍了艾叶的性味、主治、采集时间，艾绒的制作及保存方法，提出临床用陈年艾的效果佳，记载了各名家对艾炷大小及因大小不当所致后果的论述。关于施灸壮数的多少，历来主张各异，《备急千金要方》主张按体质强弱、年龄大小、病程长短决定施灸壮数，扁鹊灸法施灸壮数最多，曹氏灸法及《小品方》施灸壮数居中，而《明堂本经》施灸壮数最少。高氏主张施灸"皆视其病之轻重而用之，不可泥一说，而不知其又有一说也"，高氏着重介绍了几种传统灸法，如骑竹马灸法、四花穴法、灸痨穴法和取肾俞法等灸法，其崇古却不泥古，对每种灸法都提出自己的独特见解，值得深入研究。此外，高氏重视针刺意外的处理，提出"指针灸伤""治折针法"等意外情况的处理和针灸禁忌。

（4）推崇东垣针法

《针灸聚英》详论"东垣针法"，对该法推崇备至，认为"东垣针法，深得《素问》之旨，人多忽之，各书亦不能载"，将其收于卷2，以提示学者重视。李东垣针法内容：①从元气不足立论，主张灸气海培补元气。②从阳引阴法：取背俞穴治疗外感六淫等"阴病在阳者"。③从阴引阳法：取胃经合穴足三里"推而扬之，以伸元气"；或取脏腑募穴"从阴引阳"，以治疗饮食劳倦内伤脾胃、元气不足、五脏不和、九窍不利等"阳病在阴者"。④用"导气"针法治疗"五脏气乱"。⑤治病必须分别标本，然后施先补后泻，或先泻后补之法。⑥注重循经取穴，重用五输穴。还有东垣的刺络放血疗法。"刺络放血"一法，源于《内经》"菀陈则除之"的理论，历代医家都有不少实践经验，但多局限用于各种实热火证，目的在于通过刺络放血达到祛邪除病。东垣的放血治疗则有所发展，不仅广泛用于各种实证、热证，有些虚证、寒证亦效法东垣，使用针刺放血疗法。如"脾胃虚弱，感湿成痿，汗大泄，妨食，三里、气街以三棱针出血"。当然，"若病久传变，有虚有实，各随病之传变，补泻不定"。其辨证施治，可见一斑。《针灸聚英》对足阳明经合穴足三里尤为重视，"胃脘当心而痛，上支两胁，膈咽不通，饮食不下，取足三里以补之"。当代认为，针灸足三里，不仅能治疗多种胃肠疾病，还对人体具有强壮和保健的作用。

5.《针灸聚英》的治疗特色

高武师宗《内经》《难经》，旁究诸家，《针灸聚英》较为推崇《素问》《难经》的学术观点，主张"《素》《难》为医之鼻祖……不朔其原，则昧古人立法之善……不穷其源则不知后世变法之弊""……《素》《难》者，垂之万世而无弊"。还说："兹续编诸家而折衷以《素问》、《难经》之旨，夫然后前人之法，今时之弊，司命者知所去取矣。"认为医者应"以素难之旨……后前人之法"，而"不学古医，不变今俗，欲收十全之功者，未之有也"。例如，治"妇人因结胸，热入血室，刺期门，又以黄连、巴豆七粒作饼子，置脐中，以火灸之，得利为度"；治腰痛，"当审其何经所过分野，循其孔穴而刺之，审其寒热而药之"；若血滞于下，"委中出血，灸肾俞、昆仑，又用附子尖、乌头尖、南星、麝香、雄黄、樟脑、丁香炼蜜丸，姜汁化开成膏，放手内烘热摩之"；治痛，"先与灸两跷各二七壮，次服沉香天麻汤"。这些经验，既有借鉴前人的，也有自己积累所得，足资后学借鉴。另外，《针灸聚英》对火针的起源、针具制作、操作方法、适应病证、注意事项等，进行了详细的阐述，对火针的应用别具匠心。

（四）马莳

1. 医家简介

马莳，号仲化，又字玄台，后人为避康熙讳，改为元台。明朝嘉靖、万历年间会稽（今浙江绍兴）人，明朝著名医家。约生于15世纪，卒于16世纪。幼年从儒，因身弱患疾，遂弃儒更医，穷研经典，精于临床。后任太医院正文，世人评价其"善针灸，对《内经》颇有研究"。

马莳是同时注释《素问》《灵枢》的第一位医家。他对《素问》篇名进行注释，发前人之未发，言前人之未言，对后世产生了深远的影响。马莳按原文次序，每篇分为若干节，逐句加以诠释。条理非常清楚，便于读者阅读理解。在注释原文时，马莳先总结段落大意，然后进行详细注解，阐发医理。马莳善于运用以经解经之法，就是注文以正文的形式出现，是医经注释的早期形式。他或引《素问》他篇之义以证本文，或引《灵枢》佐证《素问》，使原文之义得以明畅，若需进一步说明者，则注中加注。除了引用经文说理外，马莳还广泛引用各家之说。

马莳医术高明，尤擅长针灸，有丰富的临床经验，因而在注释《素问》《灵枢》时，多能结合临床阐发医理，而且常常对治疗方法加以补充，在注解针灸经络方面尤为突出。《灵枢·官针》论及治心痹用偶刺，马莳注曰："以一手直其前心，以一手直其后背，皆以直其痛所。直者，当也。遂用一针以刺其脑前，用一针以刺其后背……然不可以正取，须针以旁刺之，恐中心者一日死，也前后各用一针，有阴阳配合之义，故曰偶刺也。"他对于偶刺的含义及方法步骤论述非常详尽，使读者一目了然，体现了其深厚的《内经》功底及丰富的临床经验。我们现代临床沿用的前后配穴法、俞募配穴法，就是偶刺的发展。马莳不仅擅长针灸，而且用药如神，他认为用针法如列阵用兵，用药亦如此。"然则用药者，亦当用药于寒热未至之先，不分外感内伤之寒热，皆当如此。若邪气方盛而用药……不能解病，而适以增病矣……愚用药，必于邪已衰、未盛之时，每获效为甚速云"。

由于《内经》文义深奥，对于言不能尽意者，马莳多附图表以阐明经文。尤其是《黄帝内经灵枢注证发微》中附有完整的脏腑图及人体经脉腧穴图解，使医者便于领悟经文。马莳对运气学说深有研究，在《黄帝内经素问注证发微》中马莳共绘制了76幅图表示、阐释运气学说，归纳运气理论，直观明了，使后学者易于理解。其谓"运气有定纪之年辰与无定纪之胜复相错常变，今独求年辰之常，不求胜复之变，岂得运气之真哉！"马莳将运气学说与临床实践结合起来，对运气学说的研究颇有启发。

马莳的著作以《黄帝内经素问注证发微》和《黄帝内经灵枢注证发微》最为著名。前书最早刊于明万历十四年（1586年），合为9卷，于原文词义、医理逐篇逐段加以注解，在阐发经文精微、补苴唐人王冰注释罅漏诸方面，贡献颇大，是继王冰以后第二注家，为《素问》主要注本之一。后者最早刊于明万历十六年（1588年），共9卷81篇，补遗1卷，为《灵枢》第一个全注本，当时他认为《灵枢》前无注释，文字玄奥，阅读起来较困难，所以他在太医院任职期间，对《灵枢》重新分卷并加以注释。由于他擅长针灸，因而对《灵枢》的注释远较《素问》注释较高，颇有独到见解。《浙江通志》称之为"医学津梁"。汪昂在其《内经约注》里曾评价说："《灵枢》从前无注，其文字古奥，名数繁多，观者皱眉，作为医者又弃之不读，至明始有马元台之注，其疏经络穴道，颇为鲜明。"

此外马莳还著有《难经正义》9卷、《脉诀正义》3卷，可惜均已佚。

2. 学术成就

（1）经脉、腧穴注释详备

经脉是人体的重要组成部分，也是针灸、推拿等临床各科的理论基础，《灵枢·经脉》对十二经脉的循行、病证及治法作了系统的介绍。马莳素娴于经脉针灸，故其对经脉、腧穴的注释尤为详备。他认为该篇"实学者习医之第一要义，不可不究心熟玩也。后世能言不识十二经络，开口动手便错"。指出"凡《内经》全书之经络，皆自此而推之耳"。但此篇文字过于简奥，部位名称及腧穴皆未详明。因此，马莳探微索隐，融汇诸家，训其字义，释其部位，正其腧穴，又附绘经脉循行图、脏腑形态图及诸穴歌、分寸歌，使经脉、腧穴一目了然，对学习理解此篇内容很有帮助。

此外，对五输穴配合五行的规律，也在《难经》的基础上有所发挥。再如原穴，《灵枢·九针十二原》只言及六腑，且心经原穴指为手厥阴经之大陵，义甚不明。故马莳除根据《难经》补入六腑之原外，对五脏之原及心经原穴亦作了恰当的注释，指出："阴经无原，输穴代之。"心经"其原出于大陵，左右各一，系手厥阴心包络所注为输土，此经代心经以行事，故不曰本经之神门，而曰包络经之大陵"。此说多为后世医家所引用。

（2）阐发取穴机制

马莳根据不同时令感邪，阐发了四时取穴机制。马莳能充分利用他素娴针灸经脉理论和实践之长，对四时取穴的机制能予以较为深刻的注释。如对《灵枢·四时气》中"春取经血脉分肉之间……夏取盛经孙络……秋取经俞……冬取井荥"，马莳注释时说："此言灸刺之道，顺四时之气而已。春取络穴之血脉分肉间，如手太阴肺经列缺为络之类，当视其病之轻重，而为刺之浅深也。水热穴论云：春取络脉分肉。夏取盛经孙络处分间。盛经者，如手阳明大肠经阳溪为经之类。孙络者，即脉度篇所谓支而横者为络，络之别者为孙也。视其经穴孙络处分之间，止于皮肤，绝而刺之，不至于深入也。秋取各经之输穴，如手太阴肺经太渊为输之类。若在腑，则取六阳经之合穴，如手阳明大肠经曲池为合之类。"由于四时邪气侵犯人体各有或深或浅的不同，针刺选穴便有井、荥、俞、经、合的不同，如不是具有丰富的针灸理论和扎实的临床实践的人，决不能有如此深邃的理解，并做出如此准确深刻的诠释。

（3）注释密切联系临床

马莳善于针灸，富有针灸理论和临床经验，注释《内经》，不是因循守旧，沿袭前说，而是从临床实际出发结合原文本意进行阐释，使注释更加富有说服力。因而他在针灸经络方面的注释水平较高。如他在注释《灵枢·经筋》的"经筋之病……阳急则反折，阴急则俯不伸，焠刺者，刺寒急也；热则筋纵不收，无用燔针"时说："寒急有阴阳之分，背为阳，阳急则反折；腹为阴，阴急则俛不伸。故制为焠刺者，正为寒也。焠刺即燔针。"如果没有丰富的临床经验，有阳急、阴急之分，便不会如此熟识。

马莳临床经验较丰，因而在注释《内经》过程中，不断地对治法多有阐释发明，尤其表现在对针刺原则及刺法的阐释上。如《素问·刺禁论》："无刺大醉，令人气乱。无刺大怒，令人气逆。无刺大劳人，无刺新饱人，无刺大饥人，无刺大渴人，无刺大惊人。"马莳注曰："此历举不可轻刺之人，无非刺禁之大义也。大醉者脉数过度，刺之则脉气愈乱；大怒者气逆，刺之则令人气愈逆；大劳者气乏，刺之则气愈耗；新饱者气满，刺之则气不行；大饥饿者气虚，刺之则气愈散；大渴者血干，刺之则血愈涸；大惊者气乱，刺之则气愈越也。"

马莳对《内经》的研究穷其毕生精力，终著《黄帝内经素问注证发微》《黄帝内经灵枢注证发微》。尤其是《黄帝内经灵枢注证发微》，是历史上首家对《灵枢》全书进行的注释，颇具特色。清朝医家汪昂赞曰："《灵枢经》从前无注……至明始有马玄台之注，其疏经络穴道，颇为详明，可谓有功于后学。"评价颇为公允[13]。

（五）杨继洲与《针灸大成》

1. 医家简介

杨继洲，原名济时，字继洲，后以字行。生活于明嘉靖至万历间（生于1522年，卒于1602年），享年80岁，浙江衢州人。幼习举子业，博学能文，但每试失利，遂矢志习医，医名极盛。嘉靖时，擢为太医院医官。《四库全书总目提要》《中国医学大辞典》都曾提及，继洲乃"山西平阳人"。其实，这是因为山西巡抚赵文炳，患"痿痹"，请继洲到山西针而愈之。杨出示家传《卫生针灸玄机秘要》，赵甚爱惜，委托晋阳靳贤选集、校正刊行，并为该书作"序"。《四库全书总目提要》，因不详继洲里籍，乃据"序言"推论而得。《中国医学大辞典》，系按清顺治时，山西平阳知府丁月桂，以《针灸大成》残本刊于平阳之故。加上杨氏留居京师数代，三衢人氏不了解其家系情况，所以旧的府志、县志皆无其传。自1926年郑永禧据杨氏《家谱》，肯定其为"衢南六都人"后，杨氏籍贯疑窦冰释。

杨氏在三衢，堪称"医学世家"。其祖父（名不详），聘职太医院御医，曾著《医学真秘》，尝纂修《集验医方》进呈，上命镌行天下。继洲之父，名亦无考，其承祖业，而且富藏书。继洲自幼即取家存秘籍，昼夜攻读，寒暑不辍，举凡内、妇、儿、外各科，悉览无遗，卓然有悟，融会贯通，而尤独擅于针灸。自嘉靖起，历隆庆、万历，任三代医官，50多年间，医名满代野，并历封"良医"及太医院御医等。杨氏虽声名卓著，但不持才骄矜，常与同僚齐东靖皋、何鹤松等，共商奇证痼疾的诊治方法。并曾游大江南北，入四川、赴陕西等地，治病访贤，所涉针、药、调摄之法，必图示、类析，蔚然成集。至于针法，其先人得之于兰溪王镜泽（窦汉卿的针灸外科传给王氏），再传及继洲，则术大行。《针灸大成》12 卷，是杨继洲的毕生经验结晶。既尊《内经》《难经》经旨，又多创见，强调补泻手法，重视穴位性能、配伍等。杨继洲研究了井穴的临床运用，在《针灸大成》中绘有"十二经井穴图"，列有井穴主治各种病证。他还进一步阐发了八脉八穴理论，增加了杨氏治症 36 项，使其成为系统学说。杨氏阐述了十二经主客原络配穴法，为以后使用配穴时所遵循，均为学针灸者所效法，功垂后世[14]。

2. 学术思想及成就

杨继洲崇尚经典，勤求古训，治学力求渊博精深，他强调："针灸之妙，溯而言之，则惟《素问》、《难经》为最要""不溯其原，则无以得古人立法之意，不穷其流，则何以知后世变法之弊"。他从《素问》《难经》溯源，穷究诸家，详彻脏腑经络、营卫气血，并考证穴位，研讨手法，按经审证，严谨处方。杨继洲不仅是杰出的针灸理论家，同时是一位具有丰富经验、技术高超的临床家。他强调辨证、循经、掌握要穴，为杨继洲穴法之特点，且用穴少而精。杨继洲认为："不得其要，虽取穴之多，亦无以济之；苟得其要，则虽会通之简，亦足以成功。"用穴一般在 3～5 个，而又能获得很好的疗效，至今针灸临床处方多师其法。杨继洲在辨证选穴方面广泛收集各家用穴经验，并结合家传用穴，他强调的辨证选穴，包括辨证审因、辨局部与整体、辨正邪盛衰、辨阴阳关系、同病异治、异病同治的一整套的辨证选穴理论。杨继洲在少精取穴思想指导下，大力提倡"透穴针刺法"，对完善针法理论做出了较大贡献。杨继洲也非常重视经络学说，强调寻经选穴，他说："执简可以御繁，观会可以得要，而按经治疾之余，尚何疾之有不愈""求穴在乎按经"。

杨继洲针法、手法理论独具特色，除广收博采前贤手法论述外，还载述了杨继洲家传的许多手法，特别是杨继洲以自己的经验，结合《内经》《难经》及高武等的有关手法，提出爪切、持针、口温、进针、指循、爪摄、退针、搓针、捻针、留针、摇针、拨针等下针十二种手法。此后杨继洲又在十二法基础上进一步完善，创制出"下手八法"，成为后世针灸医家的习用手法，一直沿用至今。即揣、爪、搓、弹、摇、扪、循、捻。杨继洲提出的数十种单式和复式补泻手法，对手法理论无疑是较大的发展。此外，杨继洲还进一步把气理论与手法补泻紧密结合起来，发展候气、取气、行气手法，对提高疗效有重要意义。明以前医家虽也强调"气至而有效"，但对如何激发针感与控制针感传导很少论述，杨继洲则大大补充了这方面的内容，提出了一系列方法。首先，他也认为"用针之法，候气为先"，"宁失其时，勿失其气"。同时又指出了激发针感的方法，如十二手法中的"循法"谓："凡下针，若气不至，用指于所属部分经络之路上下左右循之。"其次，对控制针感传导方向，杨继洲还指出："病远道者，必先使气直到病所。"有关针刺补泻手法，历代文献往往仅作具体方法的论述，而缺乏对手法的性质，特别是刺激量的具体分析。杨继洲则首先提出了"导气先行"乃是针刺时"质"的要求。关于针刺补泻手法质和量的关系，杨继洲提出，平补平泻是提插幅度适中，刺激量较平和的补泻手法，而大补大泻是一种刺激量较强的补泻手法。他根据刺激量的轻重而区别其大小，使刺法理论的发展达到质和量一致的较为成熟的阶段。

杨继洲除在针刺配穴、手法方面研究较深之外，还主张"针灸药不可缺一"的论点，强调临证要运用四诊八纲，力求审辨精确，随时变通。治疗中或针或灸或针灸并施，针药并用，对按摩疗法也十分重视。杨继洲认为针灸、药物、按摩各有所长，不能互相取代，治疗应博采众长。另外，病因不同，侵犯人体部位不同，治疗当有区别。说明他能根据各疗法之特长及不同病情的需要，做出最佳综合治疗方案，纠正了当时崇尚药物而废弃针灸，以及明以前或重针或重灸的偏向，并强调针灸与药物相比之下的优势。

杨继洲以家传《卫生针灸玄机秘要》为基础，编著《针灸大成》。全书共 10 卷。对针道源流、周身经穴及制针法、补泻手法、治症总要等均有论述。主张"病以人殊，治以疾异""治法因乎人，不因乎数""变通随乎症，不随乎法"，体现辨证治病思想。《针灸大成》是对明以前针灸学术发展的总结，内容极其丰富，对继承和发展我国针灸学术、推广针灸的应用、开展针灸教育等方面都起到重要的作用。其翻刻次数之多，流传之广，影响之大，声誉之隆，十分罕见，是一部蜚声针坛的历史名著。

3.《针灸大成》主要内容简介

《针灸大成》又称《针灸大全》，由明朝杨继洲原著、靳贤补辑重编，于明万历二十九年（1601年）刊行，全书共 10 卷，是作者在早年撰写的《卫生针灸玄机秘要》一书的基础上，进一步汇集了多种针灸文献编撰而成。卷 1 节录了《内经》《难经》等重要古医籍部分针灸原文，附以注解；卷 2～3 摘引《医经小学》《针灸聚英》《标幽赋》《金针赋》《神应经》等 20 余种医籍中的部分针灸歌赋，也附有注解；卷 4 是取穴法、针具、各种针刺法等；卷 5 记载的是十二经井穴、子午流注法及灵龟飞腾针法等；卷 6～7 论述了脏腑经络腧穴及主病；卷 8 总结了临床上各个病证的针灸治法；卷 9 包括治症总要、名医治法、取穴法、灸治及杨继洲针灸治疗医案；卷 10 主要介绍小儿针灸按摩治法，特别是转载了《陈士铎小儿按摩经》。该书较全面地总结了明朝以前历代医家、学者积累的有关针灸的学术经验和成就，内容极为丰富，在临床实践和学术研究方面有着较高的参考价值。

4.《针灸大成》学术成就

（1）丰富针刺手法及选穴配穴方法

杨继洲以自己的经验，结合《内经》《难经》及高武等的有关学说，创立了十二字分次第手法，并把十二字分次第手法及窦汉卿的手指补泻十四法归纳为"下手八法"，这些手法相沿至清，为近代所习用。杨继洲根据补泻的不同程度，分为"平补平泻"和"大补大泻"两种治法。在选穴配穴方法上，主张发展透穴针法，重视选用经验效穴与奇穴，详细记载了井穴的名称和位置，而且还论及井穴的生理作用和主治功能。

（2）重视辨证论治

辨证论治是中医的精髓，杨继洲也强调临证时要探络脉，索营卫，诊表里"虚则补之，实则泻之，寒则温之，或通其气血而维其真元"，如治滕柯山母，诸医俱作虚冷治之，而杨继洲诊其脉沉滑，认为这是痰在经络，针肺俞、曲池、足三里，当日即见效，后投除湿化痰之剂而愈；治吕小山患结核在臂，杨继洲认为这是痰核结于皮里膜外，针和灸并用，以通其经气，不数日即愈。辨证准确是治疗取效的前提，杨继洲或依据脏腑经络，或依据脉理，或舍症从脉，或舍脉从症，灵活多变。

（3）兼容并蓄，博采众长

凡明以前的重要针灸论著，《针灸大成》都直接或间接、一部分或大部分予以引用并加以评点，是对我国明以前针灸学术发展的总结，在基本理论、歌赋、经络、腧穴、针法、灸法、临床治疗各方面，收集的资料都超过了以前的针灸著作。在《针灸大成·诸家得失策》的论述中，点评了《素问》《难经》《灵枢》《铜人腧穴针灸图经》《备急千金要方》《外台秘要》《金兰循经》《针灸杂集》等诸家著述。认为"《灵枢》之图，或议其太繁而杂；《金兰循经》（忽泰必烈所著），嫌其太简而略；《千金方》诋其不尽伤寒之数；于《外台秘要》或议其为医之蔽；于《针灸杂集》（窦桂芳所著）论其未尽针之妙"。《针灸大成》中收集《内经》《难经》针灸理论30余篇，融会贯通，穷脏腑经络、索营卫，分表里，考究穴位，研讨手法，按经审穴，严谨处方，辨证施穴，在临床上取得很好的疗效。

（4）重视经络学说

经络学说，是中医针灸学的核心理论之一。把能否熟练地掌握经络理论，作为衡量"良医"和"粗工"的重要标志。所以《针灸大成·头不多灸策》中说："……病以人殊，治以疾异，所以得之心而应之手者，罔不昭然，有经络在焉。而得之则为良医，失之则为粗工""灸穴须按经取穴，其气易连而其病易除""循其经而按之，则气有连属，而穴无不正，疾无不除"。针刺时重视经气的调节，因而提出"宁失其穴，勿失其经"，重在按取穴，"宁失其时，勿失其气"，乃重在手法"得气"的名言。这对按经取穴、按经调气非常重要，为针刺手法奠定了基础。在《针灸大成》中收集了"十二经脉歌"，以《灵枢·经脉》为底，编写成歌，其中有经脉是动病、所生病等内容，理论方面得以进一步阐发，为后世立言，堪称楷模。

5.《针灸大成》的取穴刺灸法特色

（1）透穴针法

《针灸大成》问世之前，元朝王国瑞《扁鹊神应针灸玉龙经》曰："偏正头风痛痛难医，丝竹金针亦可施，沿皮向后透率谷，一针两穴世间稀。"杨继洲结合临床经验，在注解《玉龙歌》时扩充至十四法，即"印堂透攒竹；风池透风府；合谷透劳宫；地仓透颊车；颊车透地仓；头维透额角；鱼尾透鱼腰；膝关透膝眼；阳陵泉透阴陵泉；昆仑透太溪；间使透支沟；液门透阳池；列缺透太渊；复溜透太溪。"在《针灸大成》中将透刺针法发展成一种理论，对完善针法理论做出了较大贡献，为后世留下极为珍贵的一份遗产。

（2）特定穴的广泛应用，丰富井穴主治

统计《针灸大成》全书，特定穴的使用占全部经穴的57.3%。首先拓展井穴理论：《针灸大成》将井穴列于十二经穴之首，置专章讨论，且论述方式按气血流注运行次序先论肺经少商穴，最后论述肝经的大敦穴，以突出和强调井穴在全部穴位中的重要意义。《针灸大成》明确提出井穴主治，"十二经井穴"详细论述了十条经脉的井穴主治、井穴的配伍运用及井穴刺法。对井穴使用有单侧井穴、双侧井穴、与其他穴配用多种选穴方法。其次，创对穴先河——四关穴，四关穴为对穴范畴，首见于《针灸大成》"四关、四穴，即两合谷、两太冲穴是也""六脏有十二原，出于四关"。该书中诸多文献均对四关穴有较多论述，四关穴临床应用范畴涉及神经系统疾病、心血管系统疾病、精神类病、呼吸道疾病、肝胆疾病、胃肠道疾病、皮肤病及痹证等病种。

（3）创立十二字口诀

杨继洲以自己的经验，结合《内经》《难经》及高武等的有关学说，创立了十二字分次第手法，即爪切、持针、口温、进针、指循、爪摄、退针、搓针、捻针、留针、摇针及拨针十二法，用歌诀体裁说明其操作要点与作用，并总括成简明易记的《十二歌》:《针法玄机》口诀多，手法虽多亦不过，切穴持针温口内，进针循摄退针搓，指捻泻气针留豆，摇令穴大拔如梭，医师穴法叮咛说，记此便为十二歌。上述十二法，除口温法需改进外，其余诸法迄今仍有参考价值。

（4）杨继洲"下手八法"

杨继洲"下手八法"针刺手法，可概分为基本手法和补泻手法两大类。揣、爪、搓、弹、摇、扪、循、捻，为杨继洲下手八法，是针刺手法中最基本的施术手法，即"揣而寻之。凡点穴，以手揣摸其处……以大指爪切掐其穴，于中庶得进退，方有准也……此乃阴阳补泻之大法也""爪而下之，此则《金针赋》曰：左手重而切按，欲令气血得以宣散，是不伤荣卫也。右手轻而徐入，欲不痛之因，此乃下针之秘法也""搓而转者，如搓线貌，勿转太紧……以大指次指相合""弹而努之，此则先弹针头，待气至，却退一豆许，先浅而后深，自外推内补针之法也""摇而伸之，此乃先摇动针头，待气至……故曰针头补泻""扪而闭之，经曰：凡补必扪而出之，故补欲出针时，就扪闭其穴，不令气出，使血气不泄，乃为真补""循而通之，经曰：凡泻针，必以手指于穴四傍循之，使令气血宣散，方可下针，故出针时不闭其孔，乃为真泻。此提按补泻之法……""捻者，治上大指向外捻，治下大指向内捻……如出针，内捻者令气行至病所，外捻者令气行至病所，外捻令邪气至针下而出也"。杨继洲下手八法为临床常用之针刺手法，分别施用于针刺的不同阶段，有不同的作用和目的。

（5）补泻手法

杨继洲在继承前人针法的基础上对补泻手法进行总结并有所发挥，《针灸大成·经络迎随设为回答》中论述了补针与泻针之要法。《针灸大成·三衢杨继洲补泻》中较为全面地介绍了烧山火、透天凉、阳中隐阴、阴中隐阳、留气法、运气法、提气法、中气法（纳气法）、苍龙摆尾（即青龙摆尾）、赤凤摇头、龙虎交战、龙虎升降、五脏交经、通关交经、膈角交经、子捣白、子午补泻、子午倾针、进火、进水等法。

6.《针灸大成》的治疗特色

（1）强调审因论治

《针灸大成》临证治疗，论述详备，强调审因论治。《针灸大成·策论》说："夫何喜怒哀乐心思嗜欲之汨于中，寒暑风雨温凉燥湿之浸于外，于是有疾病在腠理者焉，有疾在血脉焉，有疾在肠胃者焉。然而疾在肠胃，非药饵不能济；在血脉，非针刺不能以及，在腠理，非熨炳不能以达，是针药者，医家之三者不可缺一者也。"《针灸大成·穴有奇正策》说："故善业医者，苟能旁通其数法之原，冥会其奇正之奥，时可以针而针，时可以灸而灸，时可以补而补，时可以泻而泻，或针灸可并举，则并举之，或补泻可并行，则并行之。"书中所载具体治法，并非排除其他疗法于门外，主张应视病情需要，单纯采用针法、灸法，或针灸同施，或针药兼用，或数法结合。主张急重之症多用针治，慢性疾病针、灸、药三者结合。治疗时，皆辨证而施，堪为后人效法。

（2）治依标本缓急，杂病尤重脾胃

"病有标本，治有缓急"，杨继洲治病，始终贯穿着"急则治标，缓则治本"的精神，首先重视治本，惟有标病急迫时，则先治其标，或标本兼治。如"员外熊可山公患泻痢兼吐血不止案"，从医云不可治也。杨继洲视其脉虽危绝而胸尚暖，脐中一块高起如拳大，是日不宜针刺，但不得已，急针气海，更灸50壮而苏，其块即散，痛即止，后治痢，痢愈，治嗽血，以次调理得痊，后又嘱患者饮食后不可多怒气。此案因标病急迫，杨继洲不拘日忌，急施针灸，而使病人转危为安，病后调畅情志，旨在保养脾胃之气。此乃"急则治标，缓则治本"这一治则的充分体现。又如"徐阁老积热积痰，脾胃虚弱，饮食减少"案，杨继洲用清热健脾化痰汤医治，在清热化痰的同时健脾益气，乃是标本同治之法。

（3）主张针、灸、药、摩并重

中医治疗手段方法很多，各自均有其特点而不可偏废。到了明朝，出现了崇尚药物而废弃针灸的倾向，赵文炳序言："迩来针法绝传，殊为可惜。"杨继洲主张针灸和药物配合运用，宜灵活采取适当治法以取得最好的疗效，在《针灸大成·诸家得失策》中对此作了反复阐述。杨继洲指出：其致病也，既有不同；而其治之，亦不容一律，故药与针灸不可缺一者也。进而指出，由于疾病的部位和性质不同，治疗的方法也应有所选择。"疾在肠胃，非药饵不能以济；在血脉，非针刺不能以及；在腠理，非熨不能以达，是针灸药者，医家之不可缺一者也"。在卷6的十二经中列有药物方剂之歌诀，卷9中列有众多艾灸的方法。书中还批驳有的医家只着眼于药物治疗而忽视针灸的偏向。杨继洲对按摩疗法也十分重视，这从《针灸大成》专立按摩一卷，可见一斑。其医案中还有用手指按穴治病的记载，表明了他在临床上能最大限度地发挥各种疗法的特长[15-16]。

（六）张介宾

张介宾对经典著作，尤其是《内经》十分注重，他通过对《内经》全面而深入的研究之后，进行了校勘、注解、考证等工作，按其性质，"以类相从"，编著成《类经》。同时，张介宾还广收博采前人文献，如《类经图翼》中经络脑穴及临床灸法，收集了《备急千金要方》《外台秘要》等20多部医著，尤其是其中十四经穴主治，还收集了不少针灸验方。所有这些，张介宾为阐述经义奥旨，为后世针灸学的继承发展，做出重要贡献。

1. 推崇灸法总结灸疗作用

张介宾提出"阳非有余，而阴常不足""人体虚多实少"的学术思想；在针灸学术思想方面则表现在注重温补，推崇灸法。《类经图翼》卷11"针灸要览·临证灸法要穴"中辑录了明朝以前的数百首灸法验方，涉及内、外、妇、儿各科病证；《景岳全书》卷9、36"杂证说"

中 20 类提到针灸疗法，除 5 类涉及针法外，其余 15 类为灸法内容。由此可见张介宾对灸法的重视程度。对某些疾病的治疗，他认为灸胜于药，如"中风"用灸法，他说："中风服药，只可扶助，要收全功，艾火为良。"关于艾灸的作用，张介宾认为有以下三个方面，一是行气活血，二是回阳补气，三是散风拔毒，正如他在"诸证灸法要穴"中所说："凡用灸者，所以散寒邪。除阴毒，开郁破滞，助气回阳，火力若到，功非浅鲜。"譬如"痈疽为患，无非血气壅滞，留结不行之所致。凡大结大滞者，最不易散，必欲散之，非藉火力不能速也。"其次，张介宾发现可根据灸后反应来识别病情深浅，如痈毒，灸后"先不痛而后觉痛者，其毒轻浅；先痛而后反不痛者，其毒深重"（《类经图翼·卷十一》）。还可据此了解预后好坏，如疔疮一症，"以蒜膏遍涂四围，只露毒顶，用艾著肉灸之，以爆为度，如不爆者难愈"（《类经图翼·卷十一》）。

正因为张介宾认为艾灸以温补为主，故对热证灸法持反对态度。他在"诸证灸法要穴"中说："其有脉数躁烦，口干咽痛，面赤火盛，阴虚内热等症，俱不宜灸，反以助火，不当灸而灸之，灾害立至矣。"

2. 详述药灸方法有所革新

明朝的艾卷灸多为配入一定药物的药条灸，称之为太乙神针、雷火神针等，用于多种病证的治疗。《景岳全书·外科钤·古方》中记载了一位叫孙道人的所创制的神仙熏照方对痈毒中"毒邪炽盛，其势猛急而垂垂危者，则宜用熏照方，更胜于灸也"。所谓神仙熏照方，实际上也是一种药条灸。张介宾还详细介绍了此方的具体操作：先将药条"以真麻油润透，点灼疮上。须离疮半寸许，自红晕外圈周围徐徐照之，以渐将捻收入疮口上，所谓自外而内也。更须将捻猛向外提，以引毒气，此是手法。此药气从火头上出，内透疮中，则毒随气散，自不内侵脏腑"。这种灸治手法的应用，有助于进一步提高疗效。

"灸者必令火气直达毒处，不可拘定壮数"，如能"前后相催，其效尤速"（《类经图翼·卷十一》）。这里，张介宾将"气至病所"和灸治壮数作了有机结合，无疑是"气至病所"法在灸治上的一种创新。

3. 图表歌赋，以便学习

由于针灸学内容有其自身的特点，如经络循行、经穴位置等，常常非图不明，张介宾就运用大量图表，直观而形象地帮助读者掌握经络、腧穴。《类经图翼》中，除运气之外，附有经络针灸图 79 幅，图表数量之多、绘图水平之高为明朝以前所少见。针灸学中，需要记忆的内容很多，自金元以来，不断有人运用歌赋形式来普及针灸学知识。张介宾在前人的基础上又有补充和发展。据统计，《类经图翼》卷 3、1 计有歌、赋各 42 首，《类经图翼》载有"针灸诸赋"1 首。这些内容丰富的歌、赋，使初学者赖以入门；即使学成之后，经常温习，也可以巩固知识，便于临床应用。同时，它对后世也产生了一定的影响，《医宗金鉴》中的许多内容来源于《类经图翼》，如《针灸心法要诀·天干十二经表里歌》即录自《类经图翼》的"十二经纳甲歌"，不但文字相同，连张介宾注文也一字不差地抄入[17-18]。

（七）凌奂与《凌临灵方》

凌奂，字晓五（晓邬），晚号折肱老人，世居吴兴（今浙江湖州市）。当时，清廷下令太医院废止针灸科，他改从其舅父吴古年习内科。虽以内科闻名遐迩，但亦善用家传针灸治病。在历代针灸传业者中，凌奂较为出名。清道光二十九年（1849年），湖州大水，霍乱流行，罹者甚众，晓五用针刺委中、曲池、少商诸穴，并以食盐填脐，盖生附片，以艾灸之法，救治百余人。从游者遍江、浙，达100多人，他有《凌临灵方》《医学薪传》《本草利害》等著作传世[14]。

凌奂的长子绂曾，字初平，清代名医，道光间颇有医声，曾两膺特召，为醇亲王治病，由医而仕，曾作宰山阴（今浙江绍兴），亦有政绩。其胞弟凌爽泉，寓居沪上，深感医道难行，求教其兄，他的《示弟庸言》曰："我凌氏前明先十三世祖汉章公，精针灸术，治秦藩'风缓'得效，特召入京。御试以铜人七十二针，针无虚穴，乃授以'御医'之职。代有传人，寝为世医。今古气运不同，南北水土不同，人生老幼不同，时令冷暖不同，病证虚实、寒热不同，讵可一概而施，当细心斟酌。对古人成方，何者为最合，何者为相反，重者减之，轻者加之，或宜于先，或宜于后，略有损益，庶几始为有学、有识之医。予所以劝多读书者，良以古人如张、刘、李、朱四大家，所遗著作亦当潜心揣摩，熟读深思，则工夫日进，既有学问，便有识见，临一症，开一方，服之不患无效。初时，临证不多，凡出诊看过之病，开过之方，必须记在小册，回家细细翻阅，将逐日所读书中义理、方法，互相查对，则增长学识，可益思议；方中所开之药，亦须逐味查阅本草，是否对症。如此用苦功，适遇疑难重症，自当势如破竹，迎刃而解，不致蹙额苦思，束手无策。医者，既能奋勉读书，谨慎临证，则心地不患不沈静，气度不患不安详，步趋不患不端正，视听不患不专一，品端则学粹，学后则品高……须知医为仁术，当存济世之心，孳孳为利，是跖之徒也。"

凌氏针灸，自明代御医凌汉章起，至今已有500多年历史。桐乡市凌氏针灸则尤重视取穴进针及行针手法，对于病情复杂较重者，多取针药并用之法。凌氏针法，多用冷针，少用温针；凌氏灸法，多用直接灸，尤以化脓灸为主，兼用隔姜灸、隔药灸、隔附片灸等法。凌云，字汉章，号卧岩，明成化弘治间（1465～1505年）归安（今浙江湖州）人。以针灸术名噪一时。《明史》载：海内称针法者，曰归安（今浙江湖州）凌氏。早年为诸生，后弃学习医，造诣精湛，治疾无不效。昔有患咳嗽者，饮食不进，他医从虚证治，投补剂而病益重，请云诊之，曰：此寒湿积也，取削在顶，针之必晕厥，逾时始苏，戒病家勿惊恐。乃施以针，果然醒而吐大量积痰，得愈。因疗淮阳王病风3年，医名闻于孝宗，召至京，命太医官出铜人，蔽以衣而试之，所针无不中，乃授御医。家传有《步穴歌》《经外奇俞撷英歌》各1册，皆署名为"凌云汉章定本"。世传尚有《卧岩凌先生得效应穴针法赋》1篇。据《中医全国联合图书目录》载收录于《子午流注图释》《经学会宗》两书，为凌氏未刊本。凌氏针灸，世朝相传，分枝繁衍，各传其业，除家传外，授业者不乏其人。《浙江通志》载：聂莹得湖州凌汉章针法，针至病起，虽厚衣可按穴而定。凌氏治病重医德，有《家训》1则，示后人必具仁济之心。

（八）其他医家

王镜泽，兰溪县纯孝乡人，家贫好读书，不偶于时，遂肆力医学。游大都窦太师汉卿之门，20多年悉传其术以归。窦嘱之曰："传吾术以济人，使人无病，即君之报我也。"遇人有疾，施针砭，无不立愈。至元初，征领扬州教授，以母老辞。

杨敬斋，浙江常山人，约生活于明代，其生卒年已不详，所撰的《秘传杨敬斋针灸全书》于明万历十九年（1591年）刊行。该书原无序跋，卷首题"建阳九十翁西溪陈言著"。据现代考证，该书由杨敬斋所著。该书分上下两卷，上卷共 29 项内容，包括十二经脉歌、禁针歌、禁灸歌、逐日人神歌等，下卷内容共列病证 104 种，都是治症取穴图，每病（证）一幅图，每图均系全身图形，随证标明应取穴位、旁注穴名，图之右上角标明病证名，病证包括伤寒、中风、杂病以及妇人病、小儿病等，检索十分方便。由于《秘传杨敬斋针灸全书》收载宋元以来不少针灸学术文献，而绘制大量人形图来标明治症取穴，便于后学临证急用之际，随图取穴，法捷而明，这在现存古代针灸书中极为罕见。

严肃容，明清时期创立平湖县严氏针灸，以擅长"化脓灸"闻名于浙北一带。为人慈祥乐善好施，常济穷困潦倒之人，间间口碑甚好。平湖一带血吸虫病流行，而小儿发育受严重影响，严氏用"化脓灸"治之，1～2 年后大多发育成长，故从学者众。子严定梁、媳顾文修、幼子严海皆承其业，及门弟子则有许文波、张太华、曹默基、赵志良等，孙女蕊雪亦继业。严耀堃为严氏针灸之始祖。学术上宗古法，又不泥于古，从科学的态度出发，以提高临床治疗效果为宗旨，融针灸各家之所长，发严氏家传之所学，代代在医疗实践中有改进和发展，而自成浙江"严氏针灸"家法。六世严定梁（1924～2004 年）（国家级名中医，曾任浙江省中医院针灸科主任）、严君白（曾任上海市第一人民医院针灸科主任，首批国务院政府特殊津贴获得者）、严海、严喜、严华，先后离平，执业于沪、杭、禾各地医院。七世严蕊雪、严晨、严擎天。严氏针灸，解放前除家传外，世不授徒。解放后五世孙肃容授业者不乏其人，有董正雅、边根松、许文波、张太华、卢慧芳、曹默基六人。至定梁辈，门人益众，除教学工作外，先后授徒计10 余人。

李存声，黄岩（今隶浙江温岭）人，少攻举业。后习轩岐，主病多应手效。从弟匜病目，百药罔效，存声往视之曰：目其一身之精，通五脏之窍，病则赤脉贯瞳，热乘心也。胬肉攀睛，热乘肝也。古人云：火郁发之，木郁达之，宜针少阳以泻三焦之火，针足少阳以疏胆腑之热，为针数处，两目霍然。

孟态，明代金华县人，任医学训科，精于针灸，其所针穴不循常，法往往有神验。自后其法鲜有能知之者。

聂莹，处州（今浙江丽水）人。他得湖州凌汉章针法，虽厚衣可按穴定针，针至病起，未尝责报，时称神医。

杨九牧，字莲峰，江苏南汇（今上海南汇）人，生卒年代不详。本姓龚，少孤受抚于杨乏嗣，遂承龚杨双姓。不过其后人都以龚姓相沿至今。杨九牧本是一位医生，长于针灸，能拔盲为明，尤擅长风、痨、臌、膈杂症。清乾隆二十八年（1763 年）自南汇至嘉兴在同善堂药铺行医，生意兴旺，在当地小镇很有影响。曾用药酒治愈大臣钱臣群足疾，钱赠联云："功深九转丹成鼎，病却千人药在囊。"又医愈龙虎山天师张有义，张赠以"人世天医"额，命立石佛镇宅，后世遂以石佛为店标记。其曾孙奎克，嘉庆时继其业。

凌宸世，字兰亭，桐乡人。凌汉章七世孙，由归安（今浙江湖州）迁洑院。康熙间名医，以针术驰名吴浙。

董允明，宁波人，精针灸。

吕樵翁，鄞县人，清道光咸丰间（1824～1861 年）在世。少嗜学，工诗赋，尤精易理。中年补博士弟学员，屡试省闱，荐辄不受，潜心医学，精理内科。后遇江苏陈树芝，授以秘传眼科，遂专以金针术名世。远近就医者，辄应手取效。卒年 70 岁。著有《眼科易秘》1 卷，其子云伯已梓以行世。其他尚有诗文稿《蹉跎斋诗稿》2 卷、《苦学吟》1 卷、《经史分脉》1 卷、《西湖四时词》1 卷，藏于家。

范培贤，字廷轮，一字春坡，桐乡人，著《针灸聚萃》。

陈友兰，《天台县志》作陈玉兰，字与佩，号纫圃，天台庠生。世居妙山，以儒通医，擅针灸，著述颇丰，已梓者有《内经注释》《针灸心得》2 种，另有《灵验方》1 册，民间互相传抄，类皆验方。

来庆云，女，萧山人，约 1921 年前后在世。奉母至孝，终身不嫁。好读医书，精推拿之法。凡妇女、婴儿有患惊悸、瘫痪等疾，得其推拿以通经络气血，行宣通补泻诸法，无不奏效。晚年医名颇噪，而身价自重，每以收入医资均济贫苦无依之人，人颇德之，乡里无不称其贤。

李梦周，鄞县人。诸生。得针灸秘传，能以金针起死生。乡有汤姓患病，俗所谓"脱脚伤寒"也，乞梦周往治。既施针，痛益甚，两脚如刖，呼号彻晓。而梦周自至，曰：昨日治未得法，思之一夜，今得之矣。令数健人挟持病者，取小针管按其两脚踝下一穴，针刺其所痛处，收针径去，家人追询之，曰：不针，再俩炊许，两足脱矣，今可无事，午后当过我也。及时霍然，躬步往谢，其术之神如此。清光绪时上海道尹某，仅一子，年十七岁，侏儒如十二三许，遍尝中西医方药无效，闻金山寺老僧有神针之誉，延之来，僧曰：此非老衲所能，惟宁波李梦周能之。即派员邀李来沪，诊毕曰：大筋软短，百节拘挛，针治之可成伟男，惟年老有哮喘病，不能根治耳。即取手足合谷四穴，留针刻许，出针拱手而起曰：愈矣。去后 3 月重邀至沪，相见几不相识，自言针后百筋舒畅，今岸然已成伟男矣。道尹制匾额题词以赠，又赠银币，李笑曰：田野之夫，生平不为名，亦不为利，皆婉拒之。仅受实物若干以归，分赠好友。

孙传芳，慈溪人。精针灸，远近皆知，世称"野猫洞针灸"，子承其业。

高槐，字荫庭，余姚人。精针灸，所居石人山，故以石人山高氏著名。子孙传其业，至祥康，医名震乡里。

刘明德，原籍江西，流寓甬上。其父以针医名，明传其学，术益精，有袖针之誉。

黄学龙，号慈哉，生于 1878 年，卒于 1962 年，享年 84 岁，东阳人。工书法，50 岁始与其弟云龙共研针灸，卓有成果，颇负盛名。曾任中国针灸学研究社副社长，晚年在浙江中医研究所任职，在杭、绍各大专医校讲授针灸课程。与承淡安相友善，往来鸿雁，医论数千言。至老著作不衰，为继承发扬针灸科学做出贡献。创穴位注射法，著有《针灸疗法与生理作用》《十四经疏解》等。

周颂爻，字复初，嵊县人。精针灸，悬壶嵊县城关。针灸两法并重，手法一遵古制，强调灸炳不可用竹木火燃艾，而以凸透镜集阳光焦点以燃艾炷，或以蜡烛用。治疗颇多奇验，桃李遍植，湖北李良因乃其门下高足，江西刘止安亦谦执弟子礼。颂爻慨"世所传针灸沿讹承谬"，乃著《针灸秘授全书》1 帙，颇有特色，其中《针灸要言赋》更精，该书曾于 1931 年、1933 年两次出版。

柳一安，释名谛融，生于清光绪九年（1883 年），卒于 1946 年，享年 63 岁，黄岩人。家贫，幼年皈依佛门，出家宁波柳定庵。谛融幼慧好学，研读岐黄，留心甬上医家方术，钻研针灸。曾谓："针灸一术，器具添置及施治方法，简单方便，诚心施术，治病愈疾，于世有补，于道有益耳。"为窥其奥秘，除对《灵枢》《素问》《针灸大成》《针灸旨要》朝夕琢磨外，常涉足于方士行针灸所，对其手法、取穴、配方靡不潜心默记，后免费治病，对伤痛、痹痿病针到而除，名声渐震，就医者踵接，时人称他"柳定庵和尚"。谛融治病以灸为主，擅用雷公灸，尤擅长痄科。

严肃容，生于1883年，卒于1956年，享年73岁，祖籍绍兴，后徙平湖。严氏世业针灸，至肃容已六传，术尤精。擅冷针，对"化脓灸"更有研究，用于治疗蛊毒、侏儒症、哮喘等，能治痼疾，选穴精确，誉满浙北、苏南。曾有外国留学生及专家登门观摩，深受赞赏，弟子众多。

陆大鸣，平湖陆晓园六世孙，擅针灸、内科，尤以针灸手法独特而名震县内外。大鸣承家学，得家传之秘，有"黄龙探爪法"运气诀，亦精"化脓灸"。

施鹤年，生于1886年，卒于1948年，享年62岁，祖籍绍兴，后徙嘉兴，遂占籍。秉承家学，擅针灸术，迄鹤年已历五世，学宗《针灸大成》，对针灸颇有创新。曾得楞严寺僧授秘方，故兼擅金针开瞽及伤科手法。晚年专攻针灸，制药酒治慢性痄疾。医德高尚，恒施药以济贫病者。训后学当接受新兴科学，广求教益。

罗哲初，生于清光绪十四年（1888年），约于1944年前后卒，享年50多岁。原籍广西，后移居宁波。哲初医学深邃，学问广博，善豪饮，娴剑术，工吟咏，为人旷达。1929年应聘来甬行医，临诊惯以方药、针刺并进，注重运气学说，屡起沉疴，活人无算，名声日噪，求治者踵接，每日应诊竟达200～300人，名盛当时。哲初服膺仲景，对《难经》《伤寒论》《金匮要略》研究至深，认为医者不明经络，开口动手便错，《难经》阐明经络、脏腑及论脉甚详；《伤寒杂病论》乃医学之津梁，千古不易之作，示人以规矩。临证善用经方，如药味、用量、服法等，一应遵其古制。针灸主张针而不灸，对针刺疗法，从理论到手法、治疗颇为熟谙，曾以3个月为期，举办过多次针刺讲习班，求学者甚众。某年甬上时疫大行，哲初用大小柴胡汤加针刺（其中生大黄仅用一片），疗效颇著，为时人所钦佩。1934年被邀至南京中央国医馆，任针灸科主任。1937年日寇侵华时，随众撤退，避难广西，后因贫病交迫而卒。所藏《伤寒杂病论》稿本，谓系仲景第13稿，秘不示人，1980年有广西排印本问世。

张善元，生于1888年，卒于1965年，黄岩石曲人。家贫，辍学就农，17岁，佣于六陈行，往来天台、仙居、临海间，购卖豆麦杂粮等为业，途中感受风寒，患咳嗽，吐红痰，拖延3年，渐成痨瘵，医治无效。适逢天台山人李逸民，访友来黄。李善针灸，为之诊治，断为久病成痨，非药石所能辄效，施以针灸，2～3个月后康复。善元遂专针灸，攻读《针灸大成》，手法精熟，经治者均获捷效。后兼攻内、外、妇、幼各科。清光绪三十年（1904年）秋，过路桥闹市，遇温岭林姓者，骤发霍乱抽筋，冷汗淋漓，六脉全无，市人代为延医疗治，众医皆束手无策。善元施以针灸，用回阳救脱之法，顿时吐泻止，汗收脉复而痊，此为善元治病开端。几年后，医道大行。里人方雨斋，患风成瘫，卧床3年不起，中西医治罔效，善元以针灸起之。民国三十年（1941年）间，南通张謇弟弟患中风，手足不遂，方赓甫荐善元治之，来往数次，经治获愈，赠以对联匾额。并办济急堂，收容病人，及推行各项慈善事业。其盛年时，体态魁梧，道貌岸然，40多岁，须长及胸，人称"长须神医"。

章廷珪，山阴（今浙江绍兴）人，对针灸颇有研究，纂订《重修针灸大成》。

　　林伯厚，开化人。医术通神，刀砭针灸诸法，潜心参究，诊病无不效。

　　张岐山，号龙翊，生于清光绪十八年（1892年），卒于1958年，享年66岁，宁波人。世以医传，至岐山已四世。岐山幼承家学，克绍箕裘，学宗《灵枢》《素问》，临床参照《针灸大成》《类经图翼》，并结合祖传针术，悬壶甬上有声誉，行医近50年，悯恤贫病，患者称德。

　　张治寰，生于清光绪十九年（1893年），卒于1975年，享年82岁，长兴人。自幼随外祖父朱小庄学医，业成以内、妇科著名。后习针灸，曾向杭州名医马雨荪、陆德中请教。中华人民共和国成立后迁居杭州，与金文华等共组杭州中医门诊部针灸科。先后在广兴中医院、杭州市第一医院主持针灸科。对隔姜硫黄灸治疗肌腱病和针治小儿腹泻等，颇有研究。

　　白桂堂（1897～1966年），原籍鄞县。相传祖上在鄞县城里开针灸馆（诊所），参考华佗针灸术，创白氏针灸术，独创远道取穴和广泛运用经外奇穴，声名远播。明代，后人白于廷考中武举人，在乍浦任备倭把总，后代遂在乍浦定居。父亲白亦真继承祖业，后奉旨进京为宫廷御医。他把祖传的白氏针灸和一生的行医实践经验传给孙子白桂堂。白桂堂18岁开始对祖上的医术潜心钻研并发扬光大。北伐时期，曾一度跟随北伐军北上，任随军医生，参加定鼎中原的徐蚌会战。后回乍浦，悬壶济世。20世纪50年代举家迁林埭。他把祖传医术传授给他的孙子白祥飞。白祥飞学医至今已40余年，他以精湛的医术（独创双针并进术）治愈过数以千计的疑难病症。嘉兴、嘉善、海盐、上海及远至南京的患者慕名而来。

　　童爱仁，生于1898年，卒于1971年，享年73岁，永康人，自学成才。曾函授于苏州针灸学社，专内科，尤擅针灸与挑治，治半身不遂，堪称好手。

　　张欧波，宁波人，针灸医生，撰有《温灸术研究》。

　　张凤鸣，梅亭之孙。幼承祖父传教，精骨伤科与针灸，在民间久享盛誉，是绍兴在中华人民共和国成立前的八大名医之一。

　　张俊义，名世镳，四明（今浙江宁波）人。民国二十年，创办中国东方针灸术研究社，任社长。与廖召予等译述日本延命山针灸专门学院编纂的高等针灸学讲义，计《生理学》《病理学》《诊断学》《消毒学》《针治学》《灸治学》《经穴学》《孔穴学》等书，并发行函授。

　　王可贤，宁波人，针灸学家，著有《金针百日通》。

　　严庆泉，生于1908年，卒于1980年，享年72岁，海宁人。擅针灸，精手法，并能用针刺治愈急性病，远近求诊者甚众，誉及邻县。

　　吴安仁（1910～1953年），又名春，字泰，庆元县松源镇后田人。设延和堂药店，坐堂行医。善治内科杂病和儿科麻痘诸症，尤工针灸，曾入北平中国针灸学社。

三、特 殊 灸 法

　　古代的针和灸各自独立发展，历史上专门施行灸法的医师称为"灸师"，如唐代韩愈《谴疟鬼》诗说："灸师施艾炷，酷如猎火围。"浙江有许多针灸医家偏重于灸法，其应用较为广泛。如闻人耆年的《备急灸论》是古代灸法专著之一。王执中的《针灸资生经》也记载了很多灸法种类。除了一般灸法外，浙江各地尚流行一些特殊的灸法，深受病人的欢迎。

　　阳燧锭灸法，将硫黄、蟾酥、朱砂、冰片、麝香、白砒等药物制成药锭，粘在薄纸上，放于穴位上点燃施灸。

铺灸法，民间称"长蛇灸"，是在部位上用艾绒、麝粉、大蒜等铺成一长条，形似乌梢蛇，在其头、身、尾三处点燃施灸，多用作强壮补虚以治疗虚劳顽痹等证。

温针灸，民间称为"热针"，是指在针刺入穴位的一定深度后，用艾绒裹于针柄或以艾卷置于针柄，点燃后，艾火热力熏灼穴位，并凭借针体传热于穴位深部，起到温通经脉、通利经络气血、祛寒解凝的作用，一般用于治疗寒湿痹痛、血虚气弱等证。

伏针，是指在每年夏季的伏天施行瘢痕灸法以治疗陈伤久病、顽固之疾，其效果要比在冬春寒冷季节时为好。伏针在杭、嘉、湖地区较为流行，因该处属太湖流域，农村以种植水稻为主，从夏至播秧后，三伏时较为空闲，加上天气晴朗，施行瘢痕灸法后可以得到休息，约定成俗而流传下来。

漆针，流行于浙西地区，是我国其他省区所少见的，也是浙江特有的针刺法之一。其方法是用乳香、肉桂、川乌、血竭、京墨、米醋、麝香等药物，铺敷在患者皮肤上，然后再用针尖点刺至皮肤稍突起，再施以松花粉，待5～6天后花粉自行脱去，在皮肤上留下黄色的针痕，状如漆染，故名漆针。漆针主要用于治疗风湿痹痛及腰痛等病[14]。

挑痧、放痧，古时针灸为砭石，后世少用，浙江民间流传的挑痧、放痧等法，就是古代砭法之遗。而刮痧等法虽不见经传，而临床确具疗效，亦为民间所喜用。明代医家张景岳在《景岳全书·杂证谟》中说："今东南人有刮痧之法，以治心腹急痛，盖使寒随血聚，则邪达于外，而脏气始安。"刮痧之法，能散寒解表，祛瘀通经，浙江各地乡间刮痧之法，主要部位在脊柱两旁及颈项之间，适值足太阳膀胱经部位，似更合理。放痧，即古时刺络法，是点刺选定的穴位范围内浅表静脉的方法。挑痧，则是连续点刺一定皮肤区域的方法。这些治疗方法均有简、便、廉、验的特点，故在浙江民间流行。清代桐乡郭右陶曾专门写了一本《痧胀玉衡》，总结民间治痧的经验，并将其提高到理论的高度。

第四节　民国时期浙江针灸推拿

一、发展概况

民国时期，浙江针灸的教育和研究得到进一步的发展。张俊义创办了颇具规模的中国东方针灸研究社和针灸书局，编印教材《针灸学讲义》《温灸学讲义》等10多种，并举办全省函授学习班，开创了针灸现代化教育的先河。郑卓人、吴伟业等热衷于振兴针灸学术，对部分古典医籍进行全面整理和校注，为针灸医学的传授、继承做出很大贡献。湖州张志仁、定海戴砥中广收学徒，以教学与带徒相结合形式，传授针灸学，扩大了针灸学的影响。另有张山雷编著《经脉腧穴新考证》《经脉腧穴记诵编》等，均在一定程度上促进了浙江针灸学术的发展。当代，浙江针灸名家在针灸临床诊治过程中各有特点，或重针刺手法及补泻，或善针灸疗法之使用，或精于用穴，或以针药结合治疗见长，形成了相对固定的临床治疗特色，渐成现代浙江针灸名家之针法、灸法流派。

二、名 医 名 著

（一）郑卓人

1. 医家简介

郑卓人（1904～1984 年），浙江省浦江县人。早年曾任承淡安创办的中国针灸研究社副社长，并聘为中国中医研究院研究员、香港针灸学会高级顾问。他治学严谨，耄耋精勤，毕生致力于中医文献和临床研究，通晓中医诸科，擅长针灸。对《灵枢》造诣尤深。其治病，以《灵枢》为旨，更能阐发百家，法简而效捷。一生著有《灵枢经白话解》《针灸歌赋选解》等书。

2. 学术成就

（1）治病要调气，气至则效速

郑卓人认为，针灸治病以气为要，这是因为气是人体生命活动的基本物质，是生命的动力、功能的表现。十二经脉，从肺经太阴到肝经厥阴的十二时辰气血流注，阴阳相贯，如环无端，正是经脉之气推动的结果。它沟通了五脏六腑、筋脉骨骼，使机体成为一个有机统一的整体，保持着气血阴阳的协调和平衡。因此，针灸治病的机制，就在于调节经脉之气来达到扶正祛邪、调和阴阳的目的。故在临床上先师十分重视经气的调动，强调"用针之类，在于调气"（《灵枢·刺节真邪》），"凡刺之道，气调而止"（《灵枢·终始》）等理论。他认为："正气和经气互为孪生，正气存内，经气自旺，邪无可干，人体才能百脉无病，脏腑平安，疾无它生。"认识到只有在激发经气的条件下，才能"盛则泻之，虚则补之，热则泻之，寒则留之，不盛不衰，以经取之""菀陈则除之"（《灵枢·九针十二原》）之目的。所以在针灸临床上，郑老根据自己独特的见解，认为"得气"是经气调动的标志，"得气"如何乃是针灸取效的关键，亦是机体正气盛衰和疾病预后吉凶的征兆。在临床治疗上，对针刺难以得气，特别是效果不明显的病人，又常辅以补益气血之大剂，往往相得益彰，疗效颇佳。

（2）调气重脾胃，扶正能祛邪

郑卓人认为，脾胃之所以称为"生化之源""后天之本"，在于人体的生长发育靠"胃主受纳""脾主运化"。二者配合吸精微、布精气，以滋养全身器官。人体一身之正气全赖脾胃之气为根本，"胃气败，则正气绝"。所以理论上推崇东垣的脾胃学说，尤其赞同"元气之充足，皆脾胃之气无所伤，而后能滋养元气，若胃气本弱，饮食自倍，则脾胃之气既伤，而元气亦不能充，而诸病之所由生也""胃虚则五脏六腑、十二经、十五络、四肢皆不得营运之气，而百病生焉""人以胃气为本""脾胃一伤，五乱互作""病从脾胃所生""养生当充元"的论点。他认为脾胃之气是经脉之气的根本；脾胃虚弱，气血无源，经气无生，百脉空虚，病邪即可乘虚而入。并根据"脾主四肢肌肉"的理论，提出了"胃气不撒，则四肢不用"的观点，认识到脾胃是人体生命之枢纽，犹如机器的供油泵，油干机自停。而惟脾胃之气充足，元气得以恢复，虽痼疾也易康复。据此观点，在临床上郑老除对消化系统疾病外，对一些外感、精神、运动系疾病的治疗都十分注重脾胃之气的调补。取穴常配足三里、三阴交、关元、气海等，用药上又常在辨证基础上加萱草、陈皮、橘叶之类，以调脾胃之气。

（3）针下辨虚实，补泻更有度

郑卓人治病，更善于用针刺来探测、辨别正气的盛衰、病邪的轻重、病位之深浅和疾病虚实的转归。在长期临床实践中，郑卓人总结提出："进针求得气，气至验针感；得气速迟要辨明，针下感觉更留意。"认为实证病人一般"得气"较速，针感以胀、酸、痛为主，且感传远，针下沉紧，甚至紧涩。这是邪气盛实，正气旺盛，经气调动，正邪交争的必然反映。而虚证病人，一般得气缓慢，针感以麻、酸为主，感传相对弱，虽"得气"但针下相对松滑，更有正气大损者有针刺豆腐之感。在针感强弱的反映过程中也有一定规律，一般而言，实证病人针感由强到弱，虚证病人针感由弱而强，顺者为善，逆者为恶。郑老还认为，经脉之气除有虚实盛衰以外，又有重阴和重阳之分，重阳的人，对针的反应很敏感，阳中有阴的人既不敏感也不迟钝，一般来说，针后反应能适时而至；阴多阳少的人，得气较慢，出针后始有反应，或在针过数次后，才会产生反应。就针刺感应而言，如属阳虚阴盛之人，针后施透天凉手法，则针下有寒凉透骨之感；阴虚阳盛之人，施烧山火手法，针下可有温热灼热之感。根据这一点，郑卓人常将之用于临床一些真热假寒、真寒假热之证的辨治，而且得心应手。

郑卓人根据前人总结的理论，结合古代各种补泻手法，吸精华，补不足。认为补泻手法，不管用何种方式，都以调动扶助经脉之气、祛除邪气为目的。所谓泻即要设法使机体亢进的功能得以复原，使病邪外泄和祛除；所谓补就在于鼓动和扶助脉气，使低下的功能有力祛除病邪。然要达到这个目的，必须审察经气的盛衰和顺逆。根据《灵枢·九针十二原》"逆（迎）而夺之，恶得无虚？追[随]而济之，恶得无实？迎之随之，以意和之，针道毕矣"；《灵枢·终始》"泻者迎之，补者随之，知迎知随，气可令和"，他认为一切手法的补泻以迎随补泻为基础，泻实逆其经气，补虚顺其经气，如子午流注针法、母子补泻手法等，都是由此而来[19]。

（二）楼百层

1. 医家简介

楼百层，1913 年出生于诸暨县，1930 年考入浙江中医专门学校。1935 年毕业后，他即行医于故乡诸暨。1947 年夏，楼百层离开故乡诸暨，迁杭州开业。1949 年杭州解放，人民政府十分重视推广针灸疗法，登门求针者日益增多，楼百层乃倾注全力研究针灸学。在他的精心治疗下，一些原建议手术摘除的甲状腺腺瘤患者，腺瘤消失而愈，一些大医院难奏速效的腰腿扭伤患者，常收"抬进来，走出去"之效，于是病人与日俱增。1956 年参加筹建浙江省中医药研究所。1960 年他从农村调回浙江省中医药研究所，先后对各种针刺补泻手法，针刺治疗神经衰弱（脑电观察）、手术后肠粘连、阳痿、遗尿及灸治肺结核等进行了临床研究，并在有关医刊上发表 10 多篇针灸科研论文，同时还执教于浙江中医学院、浙江医科大学等。1966 年，他利用管理"百竹园"的机会，研制出以喜树皮为原料的"6.26"油膏，外搽治疗皮肤癌痒症，取得良好疗效。1979 年，他当选为全国针灸学会委员、浙江省针灸学会主任委员及浙江省中医学会常务理事，并任浙江省中医药研究所针灸研究室主任、研究员。

1985 年 5 月，楼百层应邀出访澳大利亚，在悉尼、墨尔本及布里斯班等城市进行了针灸巡回讲学，受到澳医界人士热烈欢迎和好评。澳大利亚自然疗法协会授予楼百层名誉会员证章和证书。他为国际的交流，提高针灸在世界医学的地位和声誉做出了贡献。

2. 学术成就

（1）辨证立法，强调针灸特色

人体的健康，取决于机体内外环境的平衡，即阴阳的相互协调。如一旦这种平衡遭到破坏，就会发生疾病，表现出虚实、寒热不同的病证。若以病邪侵犯部位而论，则有表里浅深的区别。针灸是一种辅以外力的信息治疗方法，通过输入信息，依靠机体的自然疗能，达到体内阴阳的调和整复。楼百层认为，针灸与药物治疗并非完全雷同。每一方剂，皆有一定的组合原则和适应范围，例如，一般通便的方药不能止泻；止泻的方药亦不能通便。然而针灸对同一脏器的两种相反病证（如便秘与腹泻），常取用同一穴位，只是运用不同的补泻手法而已。这在历代针灸文献中屡见记载，如《拦江赋》："伤寒无汗泻合谷补复溜，若汗多不止补合谷泻复溜"；《针灸大成》："文伯泻三阴交补合谷，胎应针而下……今独不可补三阴交泻合谷而安胎乎？盖三阴交，肾肝脾三脉之交会，主阴血，当补不当泻；合谷为大肠之原，大肠为肺之腑，主气，当泻不当补。"此皆说明在同一腧穴处方中，可因针刺补泻手法的不同，以致作用完全相反。

针灸通过腧穴调和局部与周身气血，起到扶正祛邪的作用。由于腧穴依附于经络，气血循行于经络，正邪之争与经络密切相关，故针灸必须通过经络以调和气血阴阳，从而达到扶正祛邪的目的。在针灸临床上常用的八纲辨证中，"虚实"指正邪的强弱消长，是决定针灸补泻的关键；"寒热"指疾病的属性，是建立在虚实辨证的基础上的，常见热证多实、寒证多虚。为此，楼老强调，针灸临床首先应辨别经络与虚实，然后遵"盛则泻之，虚则补之，热则疾之，寒则留之，陷下则灸之，不盛不虚，以经取之"及"菀陈则除之"的经旨，酌情运用相应的针灸补泻法进行治疗。他十分重视在正确辨证的基础上运用适宜的补泻手法，认为"补泻反，则病益笃"（《灵枢·邪气脏腑病形》）。一般认为，阳证多为实热，宜针宜泻；阴证多为虚寒，宜灸宜补。疼痛多实，治宜泻之。痒麻多虚，治宜补之。针灸手法名目虽多，但总不离乎补泻之法。

综上所述，楼百层提出：针灸治疗，是在经络学说基础上，以虚实为纲，补泻为法的辨证施治过程。这也是针灸治疗的特色与关键。

（2）取穴少精，重视诸家歌赋

针灸治病取效与否，不在取穴多少，贵乎辨证精确，选穴中肯。实践证明，取穴少而精，不仅可减少患者多针滥灸之苦，而且可使处方效专力宏。

楼百层十分重视历代诸家的针灸歌赋，认为这些歌赋都是前人宝贵经验的总结，如《四总穴歌》，言简意赅，寓意深广。其中"面口合谷收"句，提示合谷穴可用治口腔、面部诸病。楼百层曾治一龋齿患者，长期服用维生素 C、维生素 K 等无效，经针刺合谷穴 10 次后，竟霍然而愈。又一血吸虫病患者，肝肿大至脐旁，一日骤然剧痛，延楼老诊治，他思及《通玄指要赋》"胁下肋边[痛]者，刺阳陵而往口止"和《标幽赋》"胸满腹痛刺内关"等记载，遂取右侧阳陵泉与内关穴，进针得气后，剧痛即缓解，留针 10 分钟后，痛失而复常。楼百层处方用穴，常寓神奇于平淡之中。对于外伤、痹证、甲状腺肿大等症，常遵《内经》"以痛为输""必刺其处"之旨，取病变局部腧穴进行治疗。对于内伤脏腑诸疾，辄以远道循经取穴为主。他屡屡告诫后学，针灸用穴当以简要朴实为贵，切忌标新立异、故弄玄虚，以致事倍功半，徒误病机。

（3）讲究手法，发挥针灸经旨

针灸是一种具有高度手技的外治法，除辨证求因，准确取穴外，其疗效与手法关系密切。历代针灸家创立的针刺手法多，著芜混杂。楼百层学宗《内经》《难经》及元明诸家，注重实践，有批判地继承前人之精华，对各种针刺手法，分析归纳，颇多创见。

1）针刺时基本手技：楼百层在前人论述的基础上，结合自己多年的临床体会，对进针手法强调押手、刺手必须配合默契，即在左手食指爪甲切押穴位的同时，将右手所持针尖轻而不觉地紧贴押手的指甲边缘，随着押手下压之际，右手稍稍用劲，轻轻刺入。这样既可减轻患者进针破皮时的痛感，又可避免损伤血管，使惧针病人心定志稳，乐意接受针刺治疗。

2）进针后补泻手法：楼百层认为，各种针刺补泻手法，均必须在得气的基础上运用，故《灵枢·九针十二原》有"刺之要，气至而有效"之说。对现今常用的针刺补泻手法，楼老认为，提插补泻重在调整营卫内外阴阳之气，在取用躯干部脏腑体表穴位时，多用此法。其手法在针下得气后，将针上下提插，先浅部后深部，反复重插轻提（急按慢提）为补法，反之为泻法。楼百层认为，捻转补泻法是以通调经脉气血而立法，多适用于四肢部穴位。其手法在针刺得气后，捻转较重，角度较大者为泻法，反之为补法。楼百层认为，平补平泻法以诱导邪气外出，导引正气恢复的导气法为立法依据，适用于虚实不太显著或虚实兼有的病证，以及机体一时性气血紊乱所致的疾病。方法为在针刺得气后，进行不快不慢、均匀的提插捻针，以患者能够忍受的适宜刺激量为度，捻转数分钟后出针。至于烧山火与透天凉等针刺复式手法，则是在上述针刺手法基础上发展起来的。临床证明，不同的针刺补泻手法，对不同的疾病各具有特异的治疗作用，这提示了正确运用针刺补泻手法的重要意义。

（4）崇尚实践，注重气至病所

楼百层在博览群书的同时，重视实践。他常说，读书是掌握理论知识，临证是运用理论于实践。他认为，学习《内经》《难经》的理论及前人经验，固然是十分必要的，但决不能脱离临床实践。因为理论只有通过临床才能提高，前人的经验也只有结合临床验证，才能去伪存真，成为自己的经验。尤其是学习、掌握各种针刺操作手法，临床实践更为重要。楼百层指出，要提高针刺疗效，除必须掌握正确辨证、取穴和熟练运用针刺补泻手法等环节外，尚应重视针刺感传，掌握"气至病所"。楼百层对于针刺感传，辄能运用自如，使气至病所，而屡收奇效。如在带教澳大利亚针灸班学员时，患者周某，右小腿外侧疼痛已2年余，近日疼痛加剧，昼夜呻吟不止，经用针灸等治疗无效，特求治于楼老。即予针刺右侧阳陵泉穴，施以捻转泻法，使针感沿小腿外侧下行放射至足踝部，留针10分钟，运用手法2～3次后出针，疼痛消失，欣悦而去。又治患者教某，3个月前因骤然受寒，致左侧颈项强直连及脑部疼痛不已，回顾困难，曾就诊于京、沪各大医院不效，遂来杭求治于楼百层，楼百层取左侧风池穴，用平补平泻法，使针感由项部上行放射至额，运针5分钟后出针，患者顿觉舒适，疼痛消失。

楼百层认为，欲掌握针刺感传，气至病所，必须熟谙定穴位置、针尖方向和针刺深度这三大要领，并在临床中反复实践，才能得心应手，左右逢源。所谓定穴位置，是指针刺穴位的准确定位。如风池穴的准确位置：在与耳垂横平的后发际边缘处。针尖方向是指进针后能使针感传导、放射的准确针尖方位。如风池穴的准确针尖方向：交叉朝向对侧颧骨下缘。针刺深度是指临床实践中的针刺深度。如风池穴的针刺深度为 1～1.5 寸。若按古代文献所规定的 3～4 分针刺深度，则不能使针感由后脑、颞部向上放射至前额。楼百层指出，上述三大要领，必须彼此互勘。如针刺已达一定深度，而仍无针感传导者，应考虑到定穴位置和针尖方向有无偏差，以免盲目深刺而致弊害。

（5）推陈出新，治宜活法随变

1）配穴有度，简明扼要：楼百层在长期临床实践中，对不少腧穴积累了丰富的经验。其辨证配穴的规律，主要是以局部与远道取穴相结合，采用多经配穴法。处方具有结构严谨、简要中肯的特色。如用关元、肾俞、三阴交专治泌尿、生殖器疾患；神门、合谷、风池治疗失眠、头痛诸症；胃肠有病，取中脘、足三里；颈项疼痛，用百劳、悬钟。此外，楼百层十分重视经验要穴，所谓"病有增减，穴有抽添，方随证移，效从穴转"，处方中常因一穴之差，其作用就迥然有别。如合谷穴，为手阳明大肠经的原穴，其性能升、能降、能开、能合，为调和气血升降出入之要穴。与曲池穴相配，能治疗胸、肺、臂、头、面部诸疾；与复溜穴相配，为止汗、发汗之要穴；与三阴交相配，为妇科调经理血之妙穴；与太冲穴相配，可镇静降压，为治疗高血压肝阳上亢之验穴。

2）留针温针，贵在得宜：楼百层认为，留针的应用，主要有二。其一是在针刺得气时，留针以催候经气之到来，即《素问·离合真邪论》所言："静以久留，以气至为故。"其二是在调气的基础上结合留针，旨在助阳胜寒，治疗一切阴寒之症，即《灵枢·经脉》所说的"寒则留之"。证诸临床，凡治"寒厥拘急"之症，在施以恰当的针刺补泻手法后，患者常觉病证顿减，此时若在保持针感的基础上予以留针，能使拘挛疼痛诸症缓解，甚或消失。温针，又名烧针，亦称针柄灸，一般又称"热针"，始见于《伤寒论》。楼百层认为，温针是针对风寒湿痹的一种有效辅助治法，但应详审病机，明辨寒热，不宜盲目滥用，否则反无益而有弊。

3）针灸兼药，因病而施：楼百层博采众长，针药兼精，十分赞同明朝高武关于"针、灸、药因病而施"的主张。他常说，医者除疾济人，不仅要会针、会灸，亦要善于遣方用药。古代名医，如扁鹊、华佗、张仲景诸家皆是多才善医的典范。故先贤有"一针二灸三服药"之说。灸能补充"针所不为"之不足，药物内治又可顾及针灸外治之短绌。各种治法，均有其擅长及不足。针灸长于疏通经络，调和气血；药物长于协调脏腑，扶正祛邪。如哮喘一症，针刺虽能平喘于即刻，但难以根治，须施艾灸，或可"断其根株"；黄疸为病，针灸虽有健脾助运之效，但难奏清热化湿之功，当投茵陈蒿汤出入为法。是以临证之际，或用针，或用灸，或用药，或彼此配合治疗，方能扬长避短，广开治路，冀获卓效[20]。

（三）其他医家

郑子英，曾名杨葆全，生于 1913 年，卒于 1978 年，享年 65 岁，鄞县人。未冠学医，喜用经方，药简量重，每起危症，名噪鄞东。又赴中国针灸研究社，师事承淡安，以其警敏出众，深受淡赏识，曾委为"治疗股"负责。归甬后，其道大行，遂以针灸为主，兼擅内科。尝谓《针灸资生经》："只针不灸，只灸不针，或只针灸不用药，皆非良医。"故处方配药，随证加穴，多机善变。郑氏于经络奥秘，洞彻善用，配穴施针，强调手法，尤于开阖流注，补泻进退，极有心得。晚年欲将生平40多年治疗经验著成一书，初稿未完，患癌不起。

<h2 style="text-align:center">参 考 文 献</h2>

[1] 朱德明. 先秦时期浙江医药的起源[J]. 浙江中医药大学学报，2008（6）：705-708.

[2] 朱德明. 浙江医药通史（古代卷）[M]. 杭州：浙江人民出版社，2013：35.

[3] 朱德明. 浙江医药通史（古代卷）[M]. 杭州：浙江人民出版社，2013：438.

[4] 朱德明. 浙江医药通史（古代卷）[M]. 杭州：浙江人民出版社，2013：173.

[5] 朱德明. 浙江医药通史（古代卷）[M]. 杭州：浙江人民出版社，2013：155.

[6] 秦琴，柴铁劬，王嘉慧，等. 王执中与《针灸资生经》[J]. 中国针灸，2016，36（7）：770-772.

[7] 严善馀. 王执中《针灸资生经》对针灸学的贡献探微[J]. 中医药学刊，2001（6）：635-636.

[8] 朱德明. 浙江医药通史（古代卷）[M]. 杭州：浙江人民出版社，2013：439.

[9] 高希言，王鑫，高峻，等. 王国瑞针灸学术思想探讨[J]. 中国针灸，2013，33（12）：1123-1125.

[10] 俞昌德，俞兰英，王艳. 楼英的针灸学说[J]. 福建中医学院学报，2006（4）：62-63.

[11] 朱德明. 浙江医药通史（古代卷）[M]. 杭州：浙江人民出版社，2013：322，441.

[12] 李慕期. 针灸学家凌云及其学术成就[J]. 浙江中医学院学报，1991（3）：37-38.

[13] 曹健，许霞. 明代医家马莳针灸学术思想浅析[J]. 中医学报，2011，26（10）：1279-1280.

[14] 朱德明. 浙江医药通史（古代卷）[M]. 杭州：浙江人民出版社，2013：440-442.

[15] 曾云. 杨继洲之针药并用验案评析[J]. 中国民间疗法，2019，27（4）：95.

[16] 孙丽娜. 杨继洲针灸医案特色考辨[J]. 中医药学刊，2005（12）：2260-2261.

[17] 宋建乔. 略论张景岳的针灸学术思想[J]. 中医文献杂志，1994（3）：12，23.

[18] 张建斌，赵京生. 张介宾对针灸理论的研究和阐释[J]. 中国针灸，2011，31（2）：173-175.

[19] 于晓峰. 郑卓人针灸学术经验精要[J]. 中国针灸，2000（6）：47-48.

[20] 楼星煌. 楼百层的针灸学术思想[J]. 中医杂志，1985（10）：51-53.

后　记

　　浙江地处东海之滨，钟灵毓秀，物华天宝，人杰地灵，历史悠久。早在 100 万年前的旧石器时期，就已揭开浙江历史的序幕，浙江省长兴县泗安镇的旧石器时代、浦江县黄宅镇的新石器时代古人类遗址，对后来的萧山跨湖桥文化、河姆渡文化、良渚文化和春秋时期的"越文化"的形成具有重要影响，尤其宋室南迁以降，历经元明清，以至近世，浙江人文荟萃，经济发达。与其相随，浙江中医源远流长，有文献记载的浙江医学流派林立、医家众多、医著纷呈、医事活跃。

　　本书源于浙江省社会科学界联合会研究课题资助，得力于浙江中医药界专家、教授的鼎力相助，数历寒暑终至玉成。由于编者团队对浙江医学史的把握并不全面，部分史料的佚失及真实性有待考证，这对本书编写造成了一定的难度。书中不足之处，我们将上下求索，予以完善，纰漏恐难避免，敬请读者雅正！

张光霁

2022 年 1 月 28 日